U0349018

中西医结合
临床常见疾病诊疗手册

周继如　邓雄飞◎主编

科学技术文献出版社
SCIENTIFIC AND TECHNICAL DOCUMENTATION PRESS
·北京·

图书在版编目（CIP）数据

中西医结合临床常见疾病诊疗手册 / 周继如，邓雄飞主编. —北京：科学技术文献出版社，2022.6
ISBN 978-7-5189-8751-1

Ⅰ.①中…　Ⅱ.①周…②邓…　Ⅲ.①常见病—中西医结合疗法—手册
Ⅳ.① R45-62

中国版本图书馆 CIP 数据核字（2021）第 262259 号

中西医结合临床常见疾病诊疗手册

策划编辑：张宪安　薛士滨　责任编辑：郭　蓉　责任校对：王瑞瑞　责任出版：张志平

出　版　者	科学技术文献出版社
地　　　址	北京市复兴路15号　邮编 100038
编　务　部	（010）58882938，58882087（传真）
发　行　部	（010）58882868，58882870（传真）
邮　购　部	（010）58882873
官 方 网 址	www.stdp.com.cn
发　行　者	科学技术文献出版社发行　全国各地新华书店经销
印　刷　者	长沙鸿发印务实业有限公司
版　　　次	2022 年 6 月第 1 版　2022 年 6 月第 1 次印刷
开　　　本	787×1092　1/16
字　　　数	1422千
印　　　张	62.5
书　　　号	ISBN 978-7-5189-8751-1
定　　　价	398.00元

编 委 会

序　言

新中国成立以来，党和国家高度重视中医药发展，将中医药作为我国医疗卫生事业的重要组成部分来统筹。1956年，毛泽东同志做出"把中医中药的知识和西医西药的知识结合起来，创造中国统一的新医学、新药学"的指示，提出"中西医结合"。此后几十年间，中西医结合作为我国特有的医疗模式，一直在不断摸索中前进和成长，有效促进了中西医两种医疗模式的交融发展，有力保障了人民群众的身体健康。

党的十八大以来，以习近平同志为核心的党中央把中西医并重摆在更加突出的位置，中西医结合得到加速发展。2016年8月，习近平在全国卫生与健康大会上发表重要讲话时强调"预防为主，中西医并重是对长期以来实践证明行之有效的做法的坚持、继承、发展""要着力推动中医药振兴发展，坚持中西医并重，推动中医药和西医药相互补充、协调发展"。中医药与西医药优势互补、相互促进，共同维护和增进人民健康，已经成为中国特色医药卫生与健康事业的重要特征和显著优势。特别是在新冠肺炎疫情防控中，中西医结合防治模式成为"中国方案"的亮点。习近平同志多次在新冠肺炎疫情防控工作指示中强调，要坚持中西医并重、加强中西医结合。

在近期国务院办公厅印发的《"十四五"中医药发展规划》中明确提出，"提高中西医结合水平"，推广"有机制、有团队、有措施、有成效"的中西医结合医疗模式，加强中西医协作和协同攻关。

长沙市中医医院（长沙市第八医院）建院60多年来，在临床诊疗和科研中充分吸收中西医两种医学模式之长，创立以病证结合为核心的临床诊疗模式，在临床实践中解决了许多以往单纯依靠中医或西医无法有效解决的问题。医院组织了一批具有丰富临床经验的专家，精心编写了《中西医结合临床常见疾病诊疗手册》一书。专家们凭借深厚的专业素养和丰富的临床经验，系统介绍了 120 多种常见疾病的中西医结合诊断与治疗方法，提出了一批"宜中则中、宜西则西"的中西医结合诊疗方案。全书融科学性、实用性和可读性于一体，让中医、西医和中西医结合工作者看得懂、学得会、用得上。

希望该书能成为中医、西医和中西医结合工作者的良师益友，更好地推动中西医两种医学互学互鉴，更好地满足人民群众日益增长的医疗保健需求。

是为序。

湖南省中医药管理局局长

于长沙

前　言

　　中医药学是中华文明的瑰宝，凝聚着中国人民和中华民族的博大智慧。随着疾病谱的变化、老龄化社会的到来、人们健康观念的转变，传统中医药理论思维和辨证方法的特色优势得以进一步凸显。习近平总书记强调，要遵循中医药发展规律，传承精华、守正创新，坚持中西医并重，推动中医药和西医药相互补充、协调发展。国务院办公厅印发的《"十四五"中医药发展规划》提出"坚持中西医并重，推进中医药和现代科学相结合，为全面推进健康中国建设、更好保障人民健康提供有力支撑"。长沙市中医医院（长沙市第八医院）经过 60 多年的建设发展，已经成为在中西医结合方面独具特色的三级甲等中医医院。在党和国家方针政策的指导下，医院中西医结合事业得到了全面发展，取得了显著成绩。

　　在这样的时代背景下，长沙市中医医院（长沙市第八医院）对中西医结合教育事业进行了积极探索，组织了一批具有丰富科研及临床经验的专家共同编写了《中西医结合临床常见疾病诊疗手册》一书。本书论述的 120 多种常见疾病的中西医结合诊治要点和独特经验，既是对专家们科研成果和临床经验的系统总结，又是对中西医结合医学的宝贵贡献。本书对于中西医结合医学的学习具有启发思考、巩固提高之用，非常适合广大医师学习和使用。

　　本书的编写出版得到了湖南省中医药管理局领导的大力支持，郭子华局长在百忙之中为本书作序，书稿内容凝聚了我院专家的集体智慧，在此谨向有关领导及专家致以衷心的感谢！尽管所有组织者与编写者竭尽心智，精益求精，本书不足之处仍在所难免，敬请广大读者提出宝贵意见和建议，以便今后修订。

　　历史实践证明了中西医结合的有效性与合理性，中西医结合是科学发展和研究走向交叉综合、系统化、国际化和多元化的必然趋势。中西医结合医学在临床、科研等方面得到蓬勃发展，对维护人类健康产生了积极作用。我们坚信中西医结合的传承、创新和发展将会对增进人民健康福祉做出新的贡献！

长沙市中医医院（长沙市第八医院）院长　周继如

于长沙

目　录

第一章

中西医结合医学概述

第一节　中西医结合医学的概念与源流

一、内涵

中西医结合医学是一门新兴学科，是综合运用中、西医药学理论与方法，以及在综合运用中产生新理论、新方法，研究人体系统结构与功能、人体系统与环境系统（自然与社会）关系等，探索并解决人类健康、疾病及生命问题的科学。中西医结合就是运用现代科学知识和技术手段对中医的理法方药进行研究，将两种不同学术的精华融会贯通，形成更加完善的医学体系，从而提高临床疗效。病证辨治构建了中西医结合临床医学模式，是指通过辨识诊断西医病名和中医证候，再给予中西医结合临床医学的综合治疗。病证辨治将西医学疾病的临床类型、临床表现及理化检查纳入中西医结合诊疗体系，并进行中医学方药治疗，不仅扩展了中医学辨证论治视野，也丰富了西医学临床治疗技术。中西医结合坚持以中医药为主，吸纳、结合西医，进行守正创新。可以说是在继承中创新，在创新中继承，发扬了中医药的精华，丰富了现代医学的内涵。

中、西医药知识的结合是两种医学知识和经验的统一综合和融会贯通，包括理论和方法等，不能将其简单理解为经验层次或常识层次的"中药加西药""看了中医看西医"等，从而缺乏本质的认识。它的内涵反映了中西医结合发展的规律，通过科学研究，逐步把中西医药知识融会贯通、统一规范（结合起来），产生新的医药学知识。因此，中、西医药知识的结合与新医药学的创立紧密联系，构成了一个辩证统一和发展的完整命题，体现了中西医结合的本质。

二、源流

中西医结合的起源与西医传入我国有着直接的联系。《现代汉语词典》将"西医"定义为"从欧美各国传入中国的医学"。这种医学实际上就是从古希腊起源，在欧美成长，并逐步扩展至世界各国的医学，我们现在称之为近代和现代医学，在过去的中国也被称为新医学。有学者指出，西医的提法欠妥，甚至认为是一种错误，西医应当被看作是一种约定俗成，是相对中医而言的一个特定概念。1582 年，意大利传教士利玛窦来中国，在此期间撰写了《西国记法》，被认为是西方传入中国的第一部医书，内容包括心理学及神经病学等。此后，许多西医著作传入中国，并且对中医产生了影响，中西医结合开始萌芽。明代方以智（1611—1671年）是中国医学史上产生中西结合汇通思想最早的倡导者，他的《医学会通》是中国第一部论述中西医汇通的专著，其中包含大量中西医结合的材料，在《人身类·身内三贵之论》中就血的运行所谓的"由大络入心，先入右窍，次移左窍，渐至细微""从大络（血）升入脑中，又变愈细愈精。以为动觉之气，乃令五官四体，动觉各得其分矣""人之智愚，系脑之清浊"等参合了当时西医解剖及生理方面的知识。清代医家汪昂《本草备要》、赵学敏《本草纲目拾遗》、王学权《重庆堂随笔》、王清任《医林改错》等书中均涉及西方医学的内容，初步体现出了"中西医汇通"思想，这些都是中西医结合思想的早期探索。

1796年，英国医生琴纳在中国人痘接种术的启示下发明了牛痘接种法。随之发展，在1805年，英国另一位医生皮尔逊把种牛痘成熟的技术传入广州，他撰写了《种痘奇方详悉》一书，还教授给他的广东徒弟海官。海官30年内种痘人数达到100万人，种痘之法还传到广东邻近的省份。此后西医影响逐渐扩大，中西医交流开始增多。1840年鸦片战争之后，西医书籍迅速涌入中国，西医影响进一步扩大。与此同时，中医药受到了影响，很多医家积极学习西方医学，认为中西医各有所长，应当互相补充。这一时期，以唐容川为最初代表的中西医汇通派应运而生。中西医汇通派认为中西医各有优势，必须汲取西医之长，为中医所用。但中西医汇通派在具体认识和方法上也有很大的不同。唐容川认为，中医体系较西医体系更为完善，中西医原理是相通的，中西医汇通主要是用西医印证中医，从而证明中医并非不科学。唐宗海、朱沛文、张锡纯、恽铁樵，被誉为"中西医汇通四大家"，他们认为中西医各有长处和短处，应相互学习，取长补短，这样才能使传统医学不断发展，达到一个新的高度。其中唐宗海（1862—1918年）是"中西医汇通派"创始人之一，著有《中西医汇通医书五种》，是中国试图汇通中西医学的一部早期著作。朱沛文（19世纪中叶）著有《华洋脏象约纂》，充分体现了中西医汇通的思想，其强调中西医"各有是非，不能偏主，有宜从华者，有宜从洋者。大约中华儒者精于穷理而拙于格物，西洋智士长于格物而短于穷理"，应"合采华洋之说而折中之"，并主张中西医以临床验证为标准求同存异。朱沛文的思想比唐宗海更为深刻，标志着对中西医汇通的思想更长远的认识。张锡纯著有《医学衷中参西录》，其中包括了他对中西医关系的探讨，如《医学衷中参西录》第五期第一卷"论中医之理多包括西医之理，沟通中西原非难事"中就有对中医与西医关系的论述，解释了西医学中所指脾在人体左侧，肝在右侧，而中医言肝左脾右的原因，认为西医所指为有形物，而中医则认为肝虽居右而气化实先行于左，脾虽居左而气化则先行于右，中医所指为无形气化。他还指出西医学中副肾髓质分泌素相当于中医学中的肾中真火，副肾皮质分泌素则相当于中医学中的肾中真水。从这些论述中可以推断出张锡纯对西医解剖学有着较为深入的学习，对西医生理学也有丰富的研究与思考。张锡纯还运用中医药理论对西药的性味功效进行了探索，他认为"阿司匹林，其性凉而发散，善退外感之热，初得外感风热，服之出凉汗即愈"，还使用阿司匹林与中药玄参、沙参等配伍治疗肺结核发热，开创了开展中西药并用防治疾病之先河。恽铁樵是中西医汇通中主张中西医同等地位的第一位论述者，他认为"中医有演进之价值，必须汲取西医之长与之合化产生新中医，是今后中医必循之轨道"，并说"西方科学不是唯一之途径，东方医学自有立脚点""万不可舍本逐末，以科学化为时髦，而专求形似，忘其本来""今日中西医皆立于同等地位"。但在当时的历史条件下，汇通派没有真正做到使中西医相互取长补短，更不可能把中西医统一起来，因此中西医汇通没有发展起来，但在近代中医药发展史上起到了承前启后的作用，是中西医结合发展的萌芽阶段。

第二节　中医与西医的比较与差异

中西医结合是中医学和西医学的交叉领域，认识其差异有利于寻求两者之间的共同点和交融的契合点从而探索医学的发展，中西医在医学观、医学模式、治疗方法三个方面存在较大的差异，就自然观而言，中医学元气论、阴阳五行学说为指导思想，西医学以还原论为指导思想；就医学模式的角度看，中医学为整体医学模式，西医学为生物医学模式；就治疗特点而言，中医学以"辨证论治"与"调整阴阳"为特点，西医学则强调实验室研究、临床路径、辨病论治。不同的学科，应该有不同的标准、规范，故而学科不应是死板僵化的，应当是灵活多变而实事求是的，我们要看到不同科学体系的存在及差异。

一、自然医学观的差异

哲学思想的指导对医学等各类科学的发展有着极大的作用，在中国和西方截然不同的哲学思想的指导下，中医和西医走上了各自不同的发展道路。哲学思想中起着持久影响作用的是文化理念，中医学吸收了周易、道家、儒家的哲学思想，以元气论、阴阳学说、五行学说来阐述人体生理和病理现象及其规律，具有朴素唯物论和原始辩证法思想。中医认为人体是一个有机整体，以五脏为中心，配以六腑，通过经络系统联络脏腑，联络肢节，并通过精、气、血、津液的作用，来完成机体统一的机能活动。当脏腑功能失常、气血失调、阴阳失衡，人体会处于病理状态，治疗时通过对气血、脏腑、阴阳的调节，恢复生理状态。中医学重视整体观的发展，但过于抽象化、概念化，影响了更深层揭示生命现象和疾病的本质。西医学以还原论为指导思想，把人理解为组合体，用"组合—分解"原理对人体进行研究，是机械唯物论。人体的组合发生机制决定着其解剖、分解和还原思维成为其主要的研究思路，西医学以现代科学的分析实验方法探索人体生命和疾病现象，对人体认识从系统、器官、组织达到细胞、分子水平，但常将复杂的生命现象分解为单纯的物理、化学过程，割裂了其间的联系。

二、医学模式的差异

中医学是整体医学模式，西医学为生物医学模式。中医学的整体性思维具体表现在人与外部自然和社会环境的和谐，人的生理和心理的和谐，人体生理上脏腑、气血、经络的和谐，这也是评判一个人健康的标准，即"阴平阳秘"。这三者之间出现了"不和"就意味着疾病的产生，扭转失和的状态，将人体恢复到阴阳脏腑气血调和，并与自然、社会环境和谐相处的健康状态，是治疗疾病的关键，也是治疗目的。例如，一位眩晕、头痛患者去看病，西医更关注的是头部问题，会做头部的检查，如头部 CT 或头部 MRI，而中医同样重视患者的其他临床表现，如果出现口干口苦、腰酸腿软、潮热盗汗、失眠心悸、急躁易怒等症状，结合舌脉，中医认为此眩晕是肾阴亏虚，肝火旺盛所引起。这就是中医与西医的不同之处，中医认为眩晕不是头的问题，而是考虑与肝肾相关，是阴阳失调所致。整体医学模式指人们用整体性的观点和方法认识和处理疾病与健康问题的医学模式。整体观是中医学的学科特征，其辨证论治的思维方式是整体性思维方式的延伸，中医学围绕"和"与"不和"形成了独特的医学观念，可简单概括为：中医的生理观为"和"，病理观为"不和"，诊断观为"察其不和"，治疗观为"调其不和"。这都是评判一个人健康与否的标准。出现了"不和"则意味疾病的产生。扭转"不和"是将人体恢复到阴阳脏腑气血调和，并与自然社会环境和谐相处的健康状态，故认为中医学是整体医学模式。生物医学模式认为每一种疾病都可以在器官组织细胞或生物大分子上找到形态结构或生化代谢的特定变化，且可以确定出生物物理化学的特定原因并能找到对应的治疗手段，这一模式在传染性疾病、寄生虫病与营养缺乏病的治疗上疗效显著，但其缺陷也是明显的，即偏离了人的整体性，从器官水平，再到分子水平，如今再到基因水平，研究逐步微观化。西医学忽略了对生命整体的关注，仅仅把人当作一个由各个系统器官组织等形态组成的机器，这也是西医学受人诟病的一大原因，随着疾病谱的改变与健康定义的完善，人们发现与心理性、社会性因素有关的疾病显著增多，而这又超出了生物医学模式的能力范围，在临床实际工作过程中，经常会遇到这样的问题：严重失眠患者的西医检查结果都正常；长期头痛、眩晕的患者，头部影像学检查及实验室指标都是正常的；有些人每年坚持体检，年年指标正常，但突然发生重大疾病，如肿瘤、心肌梗死等。如果把中医辨证引入评估，就能发现很多西医检查不能发现的危险因素。例如，失眠患者，经中医评估，可能是阴虚体质，病机是肾阴虚、心火旺，扰动心神所致失眠；也可能痰湿体质，病机是痰热扰心，心神不宁所致失眠等。再如有些头痛患者，经过中医评估，可能体质是气虚质，病机是气血亏虚、不能上荣脑髓所致头疼，也可能是气郁体质，病机是肝郁气滞血瘀，不通则痛等。通过中医干预，就可以阻断疾病的危险因素，达到早期防治疾病的目的。

三、治疗方法的差异

中医认为人是一个整体，脏腑气血阴阳平衡正常，人处于健康状态，脏腑气血失和、阴阳失调人就生病。中医治病，治疗的对象是人，中医学的诊疗特点强调"个性化的辨证论治"和顺应"阴阳自和"达"中和"。个性化的辨证论治，就是"观其脉证，知犯何逆，随证治之"。以上面讲到的眩晕为例，通过全面分析患者病史、症状、舌脉象、体征，认为眩晕不是头的问题，而是与肝肾及阴阳失调相关。通过中医滋肾阴、潜肝阳，使阴阳恢复平衡状态，眩晕就会好转，这就是中医治病基本原则。从整体上分析患者的病因，通过辨证论治，使用药物与非药物传统疗法，调节脏腑气血阴阳，达到健康状态。中医强调同一种病，由于发病的时间、地域不同，或所处的疾病的阶段或类型不同，或患者的体质有异，故反映出的证候不同，因而治疗也就有异，这是同病异治。几种不同的疾病，在其发展变化过程中出现了大致相同的病机，大致相同的证，故可用大致相同的治法和方药来治疗，这是异病同治。相比较而言，西医治病，治疗的对象是病，西医学不同于中医学的个性化辨证论治，而是强调临床路径的建立，即针对某一疾病建立一套标准化治疗模式与治疗程序，这样一方面有利于多科室医护工作人员之间的协调；另一方面可避免医生治疗方案的随意性，提高医疗的准确性与预后的可评估性。因此西医在治疗疾病时，会首先判断出患者所患的病症具体是哪一种病，针对病症下药，不同的人只要所患的病症相同，那么他们所对应的治疗方法也会相同，虽然失去了部分精准性，但也使得西医的推广变得更加便捷。

第三节　中西医结合医学的学习方法

中西医结合医学包括西医学知识和中医学内容，知识面广，因此掌握一定的学习方法可以事半功倍。《中西医结合临床常见疾病诊疗手册》涉及人体各个系统的疾病，内容十分丰富，但限于篇幅，本手册对临床上常见病及中西医结合确有优势的疾病做了比较详细的阐述，对少见病，仅做简单的介绍。掌握中西医结合常见疾病诊疗规范，可对提高临床各科疾病的防治水平奠定基础。

一、树立正确的世界观

以中医整体观统筹，学习和研究西医，中西医结合医学的研究对象是人与疾病，其宗旨是与疾病做斗争，为人民健康服务。因此，首先要建立全心全意为人民服务的思想和人道主义的高尚医德，唯有如此，才能在业务上追求精益求精，才能苦患者之所苦，急患者之所急，以高度的责任感和同情心进行医疗实践。

二、打好坚实的理论基础

本手册包括了临床各科常见疾病的中西医病因、病理、诊断与治疗等基础课程内容，在学习过程中要经常复习巩固基础知识。随着现代科学技术的进步，尽管许多新技术和仪器为疾病的诊断和治疗提供了有力的支持，但仍然不能忽略基础理论、基本知识、基本技能的学习。一个医生必须掌握好基本理论、基本知识和基本技能，结合西医和中医的基础理论，重点掌握中西医结合常见疾病的临床表现、诊断方法和治疗措施，同时要深入学习其发病的原因、发病机制、病理生理等，这样才能更好地掌握中西结合各常见病的临床知识，并运用于临床实践。随着现代科学技术的进步，尽管许多新技术和仪器为疾病的诊断和治疗提供了有力的支持，但仍然不能忽略基础理论、基本知识、基本技能的学习。

三、坚持理论结合实际

医学是一门临床课，实践性很强。只有多临床、多实践，日积月累才能不断提高自己的医疗水平。中医学讲究读经典、拜名师、早临床、多临床，一方面读经典、拜名师可以学习他人的经验；另一方面早临床、多临床可以积累自己的经验，从而提高临床思维能力和诊疗水平，同时，医学又是一门经验性极强的学科，书本上的病例又是单一、典型的，而临床上疾病因人而异，临床过程千变万化，只有扎实的理论基础才有助于临床，而不断的临床又能加深对理论的理解。医学不是机械开药，不是机器诊断，更不是绝对的标准化，要在反复的临床中实践，积累大量经验才能得心应手诊治临床中的各种疾病。

四、形成清晰的诊断思维

诊断思维是临床诊疗活动的核心与灵魂，正确的诊断结论来源于正确的思维方法。要形成正确的临床诊断，必须具备诊断的依据，依据要从调查研究入手，运用询问病史、体格检查、必要的生化检查等方法来搜集临床资料，作为诊断的出发前提。在搜集病史资料时，要鉴别、分析能反映疾病本质的症状。同时把详细可靠的病史资料与系统的体格检查结合起来，掌握准确的体征，为正确的诊断思维提供有诊断价值的信息和可靠的客观基础。而常规生化检查是对诊断初步印象的验证。根据这些临床资料进行综合分析，经过思维加工，提出初步诊断。随着病情发展和临床疗效的验证，需要及时修正。在临床思维过程中，不仅要纵向思维，还要善于横向思维，方可把握病情，做出正确判断。

第四节　中西医结合医学的现状与进展

在国家政策和方针的指导与支持下，中西医结合得到了全面的发展，基础研究和临床实践都取得了丰硕成果，尤其是许多疾病的临床疗效得到了显著的提高，广大中西医结合工作者运用中西医的方法和手段诊治疾病，创立了以病证结合为核心的、有效的、具有原创性的临床诊疗模式，解决了许多单纯靠中医或西医均无法解决的难题。

一、基础研究方面

基础研究可概括为基础理论研究和临床基础研究，其内容涉及藏象经络气血等本质的研究、证候本质的研究、四诊和证候客观化标准化的研究、病证诊疗模式的研究及中药的现代化研究等。

（一）藏象经络阴阳本质

通过中医藏象本质的研究，对肾、肝等脏的本质进行了初步的阐述，为揭示藏象学说的现代化内涵积累了丰富的数据和经验。在经络研究中，提出了循经传感和经络实质的神经生物学假说，在经络－脏腑相关联系途径的研究方面，获得了比目前国外关于体壁及内脏关系研究更新颖、更有意义的发现。阴阳学说的应用已经渗透到现代医学的多个领域，尤其是在阐述生物体内基因调控的对立统一、动态平衡的制约关系方面。1973年 Goldberg ND 发现环磷酸腺苷（cAMP）与环磷酸鸟苷（cGMP）通常呈拮抗性，有共同参与调节生物细胞的作用，首次提出了生物控制的"阴阳学说"，之后生物医学界相继发表了 cAMP 和 cGMP 相关与阴阳对立消长的研究。

（二）证候本质

通过大量的动物模型研究和临床流行病学调查对中医证候进行了研究，在2003年，由陈可冀、李连达两位院士牵头完成的"血瘀证与活血化瘀研究"荣获国家科技进步一等奖，对以宏观与微观相结合的证候研究模式予以示范。沈自尹院士从内分泌调节等角度探讨肾阴、肾阳的本质，提出了"阴阳常阈调节论"观点，其成果"肾阳虚证的神经内分泌学基础与临床应用"获得2010年度国家科技进步二等奖。此外，如"脾虚证辨证论治系列研究""中医肝的三类证候病理生理学研究"等，都是对证候实质进行深入系统研究的成果。新思路、新方法一直是证候研究所吸纳并应用的，不仅是中西结合医学优势互补的表现，更是现实临床价值的具体体现。

（三）病证诊疗模式

在中西医结合诊治疾病的过程中，创立了辨证与辨病相合的"病证结合诊疗"模式。所谓"辨病"，即通过实验检查判断是某种疾病，而"辨证"是运用中医四诊合参对疾病本质归类认识。对于西医辨病原因尚不明确，如心理性疾病、机体功能失调引起或西医效果不佳的某些病，可先用中医"辨证"方法，根据辨证结果，再用西医确诊。对中医辨证有困难的，如疾病潜伏期、癌前病变等，或经中医治疗效果不佳的某些病，可用西医"辨病"方法，根据辨病结果确立中医治疗方案。另外，为了解释单用中医或西医理论不能解释或难以说明的新现象、新认识，又陆续提出了一些具有明显中西医结合特征的新病名，如"生理性肾虚""病理性肾虚""显性证""潜隐证""急虚证""脾虚综合征""急性血瘀证""陈旧性血瘀证""瘀滞期阑尾炎""蕴热期阑尾炎""毒热期阑尾炎"等病理学概念，以及"动静结合、筋骨并治"等治疗学概念和"宏观辨证""微观辨证""宏观辨证与微观辨证相结合"的诊断概念和理论等。两者之间结合，在于其深刻认识了疾病本质，提高了临床疗效，充分汲取了中西医两家之长。

（四）中药的现代化

我国政府通过制定国家战略目标，统揽全局，为中药现代化发展创造了良好环境。中药单体治疗为重大疾病做出了重要贡献，最具代表的就是抗疟药青蒿素的发现，该药的研制成果拯救了全球尤其是发展中国家数百万人的生命，中国中医科学院研究员屠呦呦因此获得2015年诺贝尔生理学或医学奖，实现了华人科学家诺贝尔生理学或医学奖"零的突破"。另外，三氧化二砷治疗急性早幼粒细胞性白血病、小檗碱治疗肠道感染等成果造福无数患者。中药复方理论研究也进一步深化，特别是开展了对生脉散、当归补血汤、桂枝汤、血府逐瘀汤、六味地黄汤等代表经典方剂的现代系统研究，以揭示其配伍原理，证明中药复方多成分多途径作用于人体多个靶点发挥综合调节的优越性，并研制出"复方丹参滴丸""清开灵""醒脑静"等一批适应国内外市场需求的现代中药新产品。

二、内科临床方面

中西结合的优势在于临床疗效显著。它不仅可以迅速、有效地控制病情，缓解临床症状，还可以提高患者的生活质量。50多年来，特别是近30年间，中西结合在临床上普遍形成了辨病与辨证相结合、宏观辨证与微观辨证相结合、临床与实验室相结合的疾病诊断观，以及辨证论治与辨病论治相结合、中药传统药性与中药现代药理相结合的观念。中西药结合的疾病治疗观创立了以病证结合理论为核心的疾病诊疗模式，获得了大量的研究成果，取得了可喜的临床疗效，且涉及的病种不断扩大。

（一）心脑血管疾病

心血管研究是中西医结合医学研究中最活跃、最有成效的领域之一。以冠心病为例，以中医理论指导新药研发与临床应用，包括活血化瘀法指导下的以心脉通、血府逐瘀浓缩丸、血栓通及血塞通制剂、复方丹参滴丸为代表的药物；芳香开窍法指导下的麝香保心丸、宽胸气雾剂、救心金丹、心痛气雾剂等药物；益气活血法指导下的益气注射液、活血注射液、正心泰等药物；以及络病理论指导下的通心络胶囊，均经过临床研究被证明临床疗效。此外，高血压、心律失常、病毒性心肌炎的治疗也取得一定进展。用活血化瘀法治疗出血性脑血管疾病，既能促进血肿的吸收，又能减少神经功能缺损。张伯礼、王永炎两位院士带领团队开展的"益肾化浊法治疗老年性血管性痴呆（VD）的研究"，结果证实该法不仅能改善轻中度老年性血管性痴呆智能障碍核心症状，还能明显消除周边症状，提高生活质量，该研究获得2002年国家科学进步二等奖。此外，石学敏院士课题组采用随机对照试验，为"醒脑开窍"针刺治疗脑梗死提供了科学依据。

（二）消化系统疾病

消化系统常见病的中西医结合治疗研究得到了较快的发展与应用。王宝恩教授团队在应用中药逆转慢性肝炎肝纤维化和早期肝硬化中取得了具有突破性的进展。一些富有成效的药物也被研发并投入临床应用，大黄醇提片、紫地合剂治疗上消化道出血；胃肠分溶双层丸的补脾益肠丸治疗慢性肠炎；针对胃炎的三九胃泰均在临床广泛应用。此外，在急性胰腺炎、胆囊炎等方面中西医结合诊疗也取得了一定成果。

（三）风湿免疫病

对于风湿免疫性疾病的治疗，中西结合的优势更加凸显。经大量临床研究（包括RCT的研究）证实，中西医联合应用治疗类风湿关节炎，其疗效明显优于单纯的西药或中药治疗，且证实中药的应用不仅有利于控制病情，而且在改善患者症状、降低不良事件发生率等方面均有较强优势，同时又可减少西药的毒副作用；再如临床研究显示中西结合治疗系统性红斑狼疮等多种免疫性疾病具有明显的优势。风湿免疫领域，许多有效的新药被陆续研发，如雷公藤制剂、正清风痛宁片、白芍总苷、益肾蠲痹丸等。其中雷公藤制剂的应用，是中西医结合医学干预类风湿关节炎的重要突破。

（四）血液肿瘤疾病

在某些血液病方面，中西结合疗法已居世界领先水平。如陈竺、王振义两位院士领衔创立的三氧化二砷（俗称砒霜）与西药结合治疗白血病的方案，成为目前全世界治疗急性早幼粒细胞白血病的标准疗法。两位院士的原创性成果被美国癌症研究会授予圣捷尔吉癌症研究创新成就奖，这是迄今为止世界上在癌症研究方面的最高奖励，也是美国以外科学家首度获奖。另外从蚕沙提取物中研制的生血宁片研究获得了 2004 年度国家科技奖。肿瘤临床研究证实了中医药在肿瘤防治中的积极作用，特别是在改善和控制临床症状，对放、化疗的增效减毒，改善骨髓抑制，提高免疫力，提高生活质量，延长寿命等方面取得了较好的效果。中医药与现代肿瘤治疗相结合的中国肿瘤模式受到国内外学术界的广泛关注，被誉为"中国治疗肿瘤的模式"。

（五）糖尿病肾病

在糖尿病临床研究方面，林兰教授提出"三型辨证"，制定糖尿病辨证和治疗规范，并被纳入《新药（中药）糖尿病（消渴病）临床研究指导原则》，在 2008 年获得中国中西医结合学会科学技术奖一等奖。在益气养阴、活血化瘀的指导原则下，研制出许多治疗糖尿病的有效复方制剂，如降糖甲片、渴乐宁胶囊、降糖通脉宁胶囊等，以及中药及有效成分、有效部位的研究，主要有齐墩果酸、桑叶总黄酮、五倍子、地黄、山茱萸、牡丹皮等，均取得了一定进展。在肾脏疾病研究方面，黎石院士团队借鉴雷公藤的免疫抑制效应，首创应用雷公藤治疗肾炎；陈香美院士和她的课题组在诊治 IgA 肾病方面取得了创新性成果，通过试验证实中药复方治疗气阴两虚证的 IgA 肾病，具有与血管紧张素转化酶抑制剂同样的疗效和安全性。

（六）传染性疾病

随着中西医结合医学防治传染病研究被列入国家重大专项课题，研究取得了诸多成果。2003 年传染性非典型肺炎（严重急性呼吸综合征，SARS）流行，因其传染性强，死亡率高，涉及面广，无特殊的治疗方法，引起全世界关注，我国采用中西医结合治疗，有效地改善了症状、减少了并发症、降低了死亡率，结果显示中西医结合治疗 SARS 疗效优于单纯的西医治疗，因此获得世界卫生组织认可。中西医结合学者对 SARS 从病因病机、中医证候特征及其演变规律等多方面进行了研究。国家设立多项防治 SARS 科技攻关专项，筛选中药的主要化学成分或有效部位与生物靶分子的相互作用，从中发现具有潜在抗 SARS 病毒活性的成分，为抗 SARS 病毒的治疗药物的研制提供了依据。2011 年 8 月《内科学年鉴》（Ann Intern Med）发表了由北京朝阳医院王辰领衔，国内 11 家医院组成的课题组完成的关于奥司他韦和传统中药汤剂治疗新型甲型 H1N1 流感的临床研究结果，国际上首次以严格 RCT 证实中药汤剂在缓解新型甲型 H1N1 流感引起的发热症状方面与奥司他韦同样有效。中西医结合医学对于人类免疫缺陷病毒的研究不断深入，我国大规模非随机化对比研究显示中医药可改善症状体征，提高生活质量。在抗击 2020 年新冠肺炎疫情救治工作中我国强化中西医结合、中医深度介入诊疗过程，成为医疗救治的鲜明特点，中医药在改善发热、咳嗽、乏力等症状，以及在缩短治愈时间、减少转化为重症等方面都取得了良好的疗效。中医药在全国各地新冠肺炎防治中的价值被极大地肯定，2020 年 2 月 15 日北京市新冠肺炎疫情防控工作新闻发布会上，北京地坛医院报告，中医药对轻型、普通型和重型都取得了很好的疗效，单用中药加对症治疗有效率为 87.5%，中西医结合治疗有效率达 92.3%。2 月 24 日北京市新冠肺炎疫情防控工作新闻发布会介绍，北京中医药治疗率总体为 87%，使用中药汤剂的比例占 82%，治疗总有效率为 92%。在中医药全力参与国内疫情防控的同时，中国积极推动开展中医药抗疫国际交流合作，为全球疫情防控贡献"中国智慧"和"中国力量"，中医药价值日益得到国际社会认可。今后，如果出现新的重大传染病时，在中医和西医都未曾认识的情况下，恐怕最有可能首先突破的，可能还是中医中药。

第五节　中西医结合医学的展望与未来

50 多年的实践证明了中西医结合的有效性和合理性，中西医结合是科学发展和研究走向交叉综合、系统化、国际化和多元化的必然趋势。中西医结合医学不仅在临床、科研等方面蓬勃发展，对维护人类健康也产生了积极作用。但目前尚处于发展的初级阶段，还存在不成熟之处。对此，应该具备"和而不同"的远见和胸怀，努力创建一套独立、完善的医学理论体系，使中西医结合医学取得更多突破性进展。

一、中西医结合的必然性

进入 21 世纪，生物科学、基因工程、纳米技术等新成果不断涌现，中医药学与自然科学的交融已成为历史的必然。由于人类生存环境和自然条件的变化，人类疾病谱发生了改变，慢性非感染性疾病成为影响人类健康的重要方面。人们的健康观念和医疗需求也发生了很大的变化。近些年来，中医药引起了国际社会越来越多的关注，人们面对疾病谱的变化和环境污染，以及化学药品毒副作用、耐药性的影响，寄希望于中医药发挥特色优势，来解决这些棘手的问题。由于文化背景的不同，中医药的传播与交流受到了一定的影响。中医药要想走向世界，被各国人民所接受，就必须具备符合国际上通用的解释语言、名词术语、检测方法和质控标准。只有实现中西医结合，才能加速中医药国际化的进程，更好地为全人类的健康服务。以上可见，中西医结合不仅仅是自身发展的问题，更是时代的要求和历史发展的必然，也是国际社会和人类健康的需要。

二、中西医结合的需要性

随着社会的不断发展，如环境污染、生态失调、医源性和药源性疾病增加、人口老龄化、疾病谱改变等一系列威胁人类生态的问题日益凸显，形势紧迫，现代医学"三剑客"维生素、抗生素、激素似乎也无能为力。艾滋病席卷全球，癌症坐拥头号杀手傲视群雄，慢性疾病亦对人类紧咬不放，在这种情形下，单一的治疗方式显得势单力薄。中西医结合十分明确地强调和包含了作为完整的人的健康和疾病的各个基本方面。中医学和西医学必将融为一体，才可以尽量全面地维系人类健康。

近年来，中医药科研人员对中医药理论进行了系统的研究，在中医"证"的现代科学基础、针刺镇痛原理和经络的研究及中药复方配伍理论等方面做了大量的研究工作。在心脑血管疾病、恶性肿瘤、病毒性肝炎、老年病，以及类风湿关节炎、系统性红斑狼疮、干燥综合征、血液病、皮肤病等疑难危重病的治疗方面取得了较满意的疗效，中医药治疗艾滋病、戒毒也取得了可喜的苗头。基本阐明了 120 种中药材的化学成分，通过了代表性经典方的现代研究，初步说明了中药复方多种有效组分通过多种途径作用于人体多个靶点而发挥整合调节的优越性。中药生产现代化水平不断提高。随着科学的发展和中西医结合研究的不断深入，在党和政府的大力支持及广大医学工作者的努力下我们有理由相信中西结合事业的前途。

三、中西医结合的展望

到 21 世纪中叶，我国将基本实现现代化的宏伟目标。在实现现代化战略目标的指引下，通过若干年的奋发努力，在不远的将来中医药现代化发展将呈现更加辉煌的前景。中医药学术水平大大提高，中医药理论不断丰富和完善，并有新的突破。中医医疗服务领域扩大、质量提高，通过若干年的努力，我国将形成能够满足不同人群需要的、功能完善的、服务良好的中医医疗保健体系。中药产业化得以实现。一系列适应国际需求的中药创新产品将不断面市，中药企业的技术设备水平和研发能力大大提高，将会形成若干代表我国中药产业化水平和国际竞争能力的中药跨国产业集团。我国中药产业占国内生产总值的比例将有较大的提高，真正成为我国国民经济的支柱产业，为我国经济建设和综合国力的提高做出较大贡献。相信不久的将来，中医药必将融入国际主流社会，成为世界各国医疗卫生事业的组成部分。中医药服务的人群进一步扩大，为维护和增强全人类的健康做出更大的贡献。

（周继如）

【参考文献】

［1］陈志强，蔡光先.中西医结合内科学［M］.北京：中国中医药出版社，2012.
［2］陈元，何清湖，孙贵香，等. 国医大师孙光荣论中西医学文化的比较［J］.湖南中医药大学学报，2017，37（11）：1181-1183.

第二章

中西医结合诊疗思维与合理用药策略及注意事项

第一节　中西药联合应用的临床意义

中西药联合应用是现代中西医结合临床用药的一种新的模式。自晚清时期中西医汇通派代表张锡纯开创"石膏阿司匹林汤"开始，中西药联合应用至今已有近百年历史。随着中西医结合的不断深入与发展，中西药联合应用已遍及临床各个专业，成为我国临床治疗用药中鲜明的特色与优势。大量临床实践表明，中西药联合应用并不是简单的相加、盲目的堆叠，而是在"中医辨证"与"西医辨病"的双重理论的严格指导下，各自取长补短，将中药、西药有机合理地结合，充分发挥各自优势，从而达到扩大药物作用范围、增强药物疗效、缩短疾病疗程及减轻药物不良反应的目的。

一、协同作用，提高疗效

中西药联用后，可以充分发挥各自优势，呈显著的协同作用，提高了临床疗效。首先，中西药复方制剂是最具中国特色的一类药物，具有中药和西药的双重疗效。例如，维C银翘片含中药成分金银花、连翘、荆芥、淡豆豉、淡竹叶、牛蒡子、芦根、桔梗、甘草和薄荷素油，西药成分为马来酸氯苯那敏、对乙酰氨基酚和维生素C，中药成分具有疏风解表、清热解毒的作用，西药成分具有解热镇痛作用，中西药联合用于缓解外感风热所致的流行性感冒；又如消渴丸含西药成分格列本脲主要降低血糖，中药成分葛根、地黄、黄芪等主要调整血糖，降低血液黏稠度，同时改善患者消瘦、神疲、倦怠乏力等气阴两虚之证，中西药联用治疗糖尿病的目的不单是降低血糖，还需对糖尿病损伤机体的气阴两虚等病变进行干预。两者取长补短，不仅降低血糖，还可滋肾养阴、益气生津。其次，根据临床需求，将药理作用相近或相似的中药和西药以不固定剂量、不固定形式的方式联合应用，可充分发挥协同增效的作用，减少药量，缩短治疗周期，提高药物疗效。例如，经西药化疗的肿瘤患者，往往邪去正衰，可中医辨证给予气血双补的十全大补汤或滋阴补肾的六味地黄丸，中西药联用，先治其标，后固其本，标本兼顾，既改善了患者身体状况的同时，又明显地提高了抗癌疗效；中药莪术中提取的抗癌成分榄香烯，在与西药顺铂联用治疗癌性胸腔积液时，疗效显著优于单用顺铂；中药甘草中的甘草甜素有皮质激素样作用，可竞争性抑制丁酸氢化可的松在肝脏内的代谢失活，从而间接提高其血药浓度，二者合用可协同抗炎、抗变态反应；我国屠呦呦团队发现的抗疟中药成分青蒿素，其抗疟作用迅速，疗效显著，但近期复发率较高，临床研究发现，将西药磷酸伯氨喹与青蒿素联用，可极大程度地降低疟疾的近期复发率，使抗疟疗效显著提高。

二、发挥各自的治疗优势，扩大作用范围

与单独使用中药或西药相比，中西药联合应用可以更具优势。传统的中药成分多，作用靶点多，可从多层面、多角度有机治疗或调节机体，避免了西药疗效单一的劣势；而西药作用靶点单一，专一性强，疗效确切，起效迅速，可弥补中药疗效缓慢的缺陷，因此，将二者合理联合应用，既可以弥补各自不足，又可发挥各自优势，扩大了作用范围。例如，珍氯片含西药氯丙嗪和中药珍珠层粉，氯丙嗪治疗精神分裂症的疗效确切，但对肝脏副作用较大，因此肝功能不全者应减量或忌用。而珍珠层粉具有安神、清热、解毒的功效，与氯丙嗪组成复方制剂，不仅可以协同治疗精神分裂症，还能减小氯丙嗪对肝脏的毒副作用，适用于精神分裂症并伴轻度肝功能不全的患者；山莨菪碱在治疗病态窦房结综合征时，主要针对有明显心律失常、心率减慢症状的患者，虽能提高患者心率，但疗效有限、作用不持久，且副作用多。若山莨菪碱合用益气生津、敛阴止汗的生脉注射液及有活血化瘀、通脉养心功效的丹参注射液，便能积极改善患者血液循环，减轻心脏缺氧状况，并显著缓解心律失常造成的心悸、胸闷、气短、乏力等症状，标本兼治，扩大了作用范围，提高了疗效。

三、减少药物剂量，缩短疗程

减少给药剂量，缩短治疗疗程，使患者早日康复，也是中西药联用的另一大优势。例如，服用地西泮时，常常会使患者出现嗜睡、头昏、乏力等不良反应，若与具有温阳化饮、健脾利湿功效的苓桂术甘汤（含茯苓、桂枝、白术和甘草）联合使用，不仅可以减轻患者嗜睡、头昏、乏力等症状，还能降低患者的地西泮用量至常规用量的1/3；许多中药具有广谱抗菌、抗病毒活性，且毒副作用小，在抗感染治疗中，若辨证合用小柴胡汤、三黄解毒汤、清瘟败毒散、银翘散等中医传统名方或具有抑菌杀菌作用的清热解毒类中药如金银花、黄连、黄芩、白花蛇舌草、板蓝根等，便可减少抗生素用量，充分发挥协同抗感染作用，并缩短抗感染疗程；治疗日本血吸虫的实践表明，单用呋喃丙胺的治疗疗程为14天，而与中药槟榔联合治疗疗程则为4天，显著缩短了治疗疗程，提高了患者的生活质量；珍菊降压片含珍珠层粉、野菊花膏粉、盐酸可乐定、氢氯噻嗪和芦丁，降压效果良好，兼具有清热解毒、祛风明目的功效，在同等的降压作用效果情况下，盐酸可乐定的用量比单独使用时减少了60%。

四、减轻或治疗不良反应

临床上，中药与毒副作用较大的西药联用，可明显降低西药的毒副作用，减轻不良反应。近年来，中西药联合应用在治疗各类恶性肿瘤、降低不良反应及改善患者生活质量方面取得了良好的进展。例如，复方氟尿嘧啶片中的5-氟尿嘧啶和环磷酰胺在肿瘤

的同时可诱发胃肠道不良反应如胃肠道溃疡和出血，配伍中药白及、海螵蛸则可收敛止血、制酸止痛，从而降低胃肠道不良反应，减轻肿瘤患者的化疗痛苦；中成药威麦宁胶囊具有活血化瘀、清热解毒、扶正祛邪的功效，与卡培他滨和奥沙利铂合用治疗中晚期结肠癌和非小细胞肺癌时，可显著提高患者的免疫力，并降低化疗不良反应的发生率；针对肿瘤化疗中骨髓造血抑制作用和严重胃肠道反应，配伍补益强壮、扶正抗衰的刺五加片和益气固脱、养阴生津、生脉类中药参麦注射液，不仅可预防化疗后白细胞减少、防治化疗引起的恶心呕吐，还可提高机体免疫力，减轻不良反应的发生情况。我国是结核病大国，目前常以异烟肼、利福平、乙胺丁醇及吡嗪酰胺组成三联或四联方案治疗。长疗程使用上述药物可对消化系统、内分泌系统等产生较大损害。有文献报道 113 例抗结核药不良反应中，恶心、呕吐及腹胀呃逆发生率约为 19.2%，我国抗结核药药物性肝损伤发生率为 9.5%~10.6%，125 例抗结核药物不良反应报告分析显示高尿酸血症发生率为 45.6%，若辨证配以香砂六君子汤（含人参、白术、茯苓、甘草、陈皮、半夏、砂仁和木香）则可降低恶心、腹胀等不良反应；五酯胶囊（含五味子甲素、木子素）发挥保肝作用；六味地黄丸类方（六味地黄丸、杞菊地黄丸、知柏地黄丸等）促进尿酸排泄，这些中西药配伍实例可提高患者药物治疗的依从性；激素类药物在长期治疗过程中，若突然撤停易出现"反跳"现象，若辨证将补益类中药甘草人参汤或六味地黄丸等与激素合用，可有效降低激素的用量，并缓解激素的撤药反应，有利于患者的恢复；长期服用泼尼松治疗肾病综合征时，中医辨证合用金匮肾气丸温补肾阳、化气行水或知柏地黄丸滋阴清热，不仅能协同消除患者的尿蛋白与水肿，还可有效地降低泼尼松引起的满月脸、水钠潴留等副作用，在减轻副作用的同时提高了疗效。

2020 年，面对新型冠状肺炎疫情的全面暴发，中医中药在治疗和预防新型冠状病毒肺炎的过程中起到了举足轻重的作用。田朝晖、吴波等在采用中西结合法治疗新型冠状病毒肺炎过程中，发现清肺排毒汤尤其适用于危重型新型冠状病毒肺炎患者，且普通型、轻型、重型患者均有不同程度的明显疗效。习进平总书记更是着重强调"中西医结合、中西药并用，是这次疫情防控的一大特点，也是中医药传承精华、守正创新的生动实践"。

然而，随着中西医结合的发展，中西药联合应用在带来良好治疗效果的同时，也带来了更多的问题与挑战，由于中药成分复杂，作用机制较多且不详尽，在与西药联合应用时，若不合理应用，则会导致药物疗效下降，不良反应增多或增大，甚至可能引起新的药源性疾病。因此，中西药联合应用过程中，对于中药与西药之间的相互作用机制、形式的深入探讨也应引起各个医务工作人员的高度重视。如何合理地发挥中西药的药物作用，提高药效，降低药物合用的不良反应，从而起到事半功倍的作用是临床医务人员的重要职责与使命。在实践中，我们需要进一步深入药理分析和理论探索，不断总结经验、提高药物治疗水平。在临床治疗前，医师一定要严格掌握各个药物作用机制，药学工作人员也要严格把关，应当对所用药品的药理作用了解清楚，扬长避短，避免不合理中西药联用情况的发生，将中西药物联合应用的优势充分发挥，更好地为每一位患者服务。

第二节　中西药物联用的用药方式

中西药联合应用已有上百年的历史，19世纪中期，西医、西药大规模地传入中国，后来由于西医、西药理论体系和思维方式与传统中医药不一致，国内出现了中、西医药学派别大争论。但与此同时，中西医汇通派的代表人物、近代中医临床名家张锡纯大胆尝试，应用中药与西药配伍，结果取得了良好的治疗效果，开创了中西药联合应用的先河。新中国成立后，我国中医、西医、中西医结合都得到了相应的发展，临床上中西药联合应用的方式、方法也多了起来，主要可将其分为两大类，即中西药不固定剂量形式的联合应用和中西药复方制剂。

一、中西药不固定剂量形式的联合应用

中西药不固定剂量形式的联合应用是指根据临床治疗需要联合应用中药和西药，但不固定中西药物的剂量，而是根据不同患者出现的不同疾病症状进行加减，即临床随机处方，从而提高对疾病的治疗效果，这种方式对现代医学正日益发挥着重要作用。医师根据治疗目的不同，将中西药不固定剂量的联合应用分为四种情况，一是联合应用中西药，发挥中西联用减毒增效、扩大作用范围的优势。例如，阿奇霉素与双黄连注射液（金银花、黄芩、连翘）联用治疗慢性支气管炎。阿奇霉素对肺炎链球菌、流感嗜血杆菌、支原体、衣原体等病原微生物有较强的抑制作用，双黄连注射液有抗菌、抗病毒的作用，两药联用不但具有扩大抗菌谱、发挥协同抗菌作用，而且剂量也可根据患者病情进行适当调整，灵活便捷。同理亦如香连丸与广谱抗生素甲氧苄啶联用，不仅使抗生素的抗菌活性提高了16倍，而且剂量可随症调整。再如临床上常用灰黄霉素治疗头癣，若不溶于水的灰黄霉素灵活配伍茵陈等具有利胆功效的中药，中药通过促进胆汁的排泄，增加灰黄霉素的吸收，即使减少灰黄霉素常用量的33%~50%，仍然有明显的疗效。中西药的联用，缩短疗程，减少药物剂量，起到了相辅相成、协同增效的优势。二是针对某一种疾病的不同阶段，应用中西药联合或序贯治疗。例如，林举择等中西医联合治疗新冠肺炎确诊患者1例，除西药抗病毒、抗感染治疗外，中医根据疫毒传变规律及不同阶段患者证候演变给予相对应的方剂，中药及时随证加减，取得满意的治疗效果。又如乌头碱类中药中毒，西医对症治疗联合中医从毒、痰、瘀、虚辨证治疗，根据患者具体证型动态给予对证方剂或中成药。肿瘤是临床常见的难以治愈的疾病，药物化学疗法或者放射疗法是目前人类对肿瘤患者采取的主要有效治疗手段，但是患者接受放化疗的同时会对机体产生严重的毒副作用，此时患者按照中医辨证多属于燥热伤津的阴虚内热证。按"虚劳"诊治即机体处于邪去正衰，以阴虚为主的气阴两虚证，此时机体阴阳失去平衡，气血运行障碍，脏腑功能失调。中医治疗当以滋阴润燥、益气养血、滋补肝肾为主，同时行气健脾、和胃降逆。如临床上化疗后用十全大补汤、六味地黄丸等中成药，其组方中含有抗肿瘤、增强免疫力的中药，能很好地增强机体的免疫功能。当放化疗出现白细胞值下降时，合用复方阿胶浆等升白中药能够出现很好的疗效。三是针对同一患者身患不同疾病，分别应用了中西药治疗。例如，本身有基础疾病的患者如

糖尿病患者感冒时，需要服用降糖的西药，再加发散风寒或疏散风热的中药；高血压患者严重便秘时，需要服用降压的西药和润肠通便的中药。四是生活中最常见，但又容易被人们忽视的一种形式，即被动联用的形式。例如，人们在生活中常自用有清热功效的中药（如菊花、金银花、桑叶、甘草、夏枯草等）熬制凉茶来清热解毒，自用补益类中药（如人参、西洋参、阿胶、黄芪、当归等）来强身健体，或食用药食两用类中药（如百合、山药、莲子等），此时若因其他病情再服用西药，则被动地发生了中西药联用。在上述的四种中西药联用情况当中，有西药和中成药的联合应用，也有西药和中药方剂的联合应用。中西药的联合应用不同于单独应用西药，西药说明书上规定了药物的固定使用剂量，中西药的联用需要根据临床疾病的轻重缓急和疾病发展的进程进行适当加减，该种应用方式对于不同病况的患者用药更加有针对性，疗效会更加显著。

二、中西药复方制剂

中西药复方制剂是我国药品注册分类中"中药、天然药物和化学药品组成的复方制剂"的简称。该类制剂有明确的组成、功效及用法用量，如维 C 银翘片、新癀片、珍菊降压片等。中西药复方制剂不同于一般的中药制剂，也不同于一般的西药制剂，其使用过程既离不开传统中医药理论的指导，也离不开现代医学理论体系的指导。中西药复方制剂经临床实践证明，能将西药起效迅速和中药对机体全面调理的优点有效结合，取得优于单独使用中药或西药的综合疗效，目前在临床上取得了广泛的应用，并成了临床治疗过程中不可或缺的一类药物。2010 年版《中华人民共和国药典》（以下简称《中国药典》）共收录中西药复方制剂 28 个品种，2011 年《新编国家中成药》（第 2 版）中收录中西药复方制剂 295 个品种，2020 年版《中国药典》共收录中西药复方制剂 47 个品种，其包含的制剂剂型种类多，有片剂、胶囊剂、颗粒剂、口服液体制剂等，涉及的病症类型广，包括呼吸系统、消化系统、心血管系统、骨伤科、五官科、皮肤科、妇科疾病等。其所占比例之大，临床应用之广，已经成为我国临床用药的一大特色。根据所含西药成分的不同，可将中西药复方制剂分为九大类：含治疗感冒药物的复方制剂（如解热镇痛药、抗过敏药、抗病毒药）；含止咳平喘药物的复方制剂（如麻黄碱、氯化铵、盐酸克伦特罗）；含降糖药物的复方制剂（如格列本脲）；含降压药物的复方制剂（如氢氯噻嗪、盐酸可乐定、芦丁）；含治疗消化系统疾病药物的复方制剂（如普鲁卡因、阿托品、碱式硝酸铋、硫糖铝、碳酸氢钠等）；含有抗生素的复方制剂（如甲氧苄啶、盐酸左旋咪唑）、含有维生素、矿物质药物的复方制剂（如维生素 C、维生素 B_1、碳酸氢钠、碳酸钙、硫酸亚铁）；外用复方制剂（如含有水杨酸甲酯、盐酸普鲁卡因、马来酸氯苯那敏、苯海拉明等）；其他药。

近年来，随着中西医结合不断加强，中西药不断互补，取长补短，中西药联合应用已经成为广泛的用药方式，而中西药复方制剂这种中西药联用的方式起源最早，也是临床运用较普遍的一种方式。其有明确的组成、功效及用法用量，是目前临床上最简便、最直接的中西药联用的方式。有数据资料显示，许多中西药复方制剂进入了非处方药目录、社保报销药品目录、基本药物目录等。临床实践证明，中西药复方制剂不只是中西药物的重叠堆砌，而是在各自医学理论指导下取长补短，从而能够提高药物的疗效、减轻不良反应、扩大使用范围、缩短疗程等，进而发挥单独使用中药或西药不能达到的治疗作用。

正因如此，很多医生和患者往往只关注到了中西药复方制剂的优势，而忽视了中西药相互作用也可能会引起疗效降低、产生或增加不良反应的负面作用，中药成分复杂，其药理作用和药代动力学过程尚不完全清楚，复杂的相互作用产生了临床疗效的同时也带来了巨大的安全隐患。例如，国家药品不良反应监测数据库分析显示，感冒清片（胶囊）致血尿不良反应报告较多，脑络通胶囊其主要活性成分盐酸托哌酮过敏反应较多。目前中西药复方制剂还存在一个严重的问题那就是说明书过于简单或缺项的严重问题，一些临床必须了解的项目，如"不良反应""禁忌""药理作用"项尚不明确，而"注意事项""药物相互作用"项也只是简单地、泛泛地描述，可供临床参考的信息有限。所以在使用中西药复方制剂时应当谨慎，不可盲目认为中西结合就能增效，必须根据患者自身病情合理选择，尽量避免不良反应的发生。

第三节　中西医结合诊疗思维与合理用药策略

中、西医学模式和文化背景、认知方法、诊断与治疗学等各不相同，这种不同导致了它们对疾病认识具有差异性，这种差异性对于我们摸清疾病本质有重要意义。将中、西医学进行有机融合，利用它们对于疾病不同方面的认知，形成科学、客观的中西医结合诊疗思维体系，使之成为我们认识疾病的理论基石，促进疾病的治疗。

合理选择药物是中、西医学对疾病进行相应处理采用的一种普遍的重要医疗技术手段之一，亦是他们治疗疾病时的共同之处。结合中西医的诊疗特点，通过西医辨病与中医辨证相结合的方式分析疾病，选择合适的药物和适当给药途径，合理地使用药物，或治标，或治本，或标本兼治，从而对抗疾病。

一、中西医结合诊疗思维的简介

（一）中医辨证、西医辨病的诊疗思维

中医与西医在诊断上各有所长。中医通过四诊合参，全面地、系统地收集相关临床资料，运用比较、类比、分类、归纳等中医诊断思维加以分析、综合，辨明疾病的原因、性质、部位，以及邪正之间的关系，得出证候诊断。西医则认为疾病是由人体某一个或几个组织或器官的病理改变而引起的，通过病史收集、体格检查，或者实验室、影像学和病理学等辅助检查技术手段，得出客观的科学数据，并以此为基础做出相应诊断。但他们亦存在较为明显的短板，如早期无症状的肿瘤、心脑血管疾病和内分泌疾病，传统的中医四诊方法难以做到早诊断、早治疗，也无证可辨。同样即使现代医学检查与治疗方法丰富，拥有最先进的探查设备和检验方法，但在临床实践中对于某些疾病仍然束手无策，无法找出病因，只能给出功能紊乱或亚健康等不确定的诊断。

为了避免上述短板，将中医辨证与西医辨病结合，使我们对疾病的了解和认识更全

面，有助于我们提高诊疗水平，从而早发现、早治疗，通过合理使用药物，增强疾病治疗的针对性。中医辨证与西医辨病的思维相结合，先辨病，确定病名后，在该病的一般演变规律基础上进行辨证。当疾病的本质反映的不够充分时，应先辨证，并通过对证的变化的观察，揭示疾病的本质，从而确定病名。辨证与辨病结合，可以对疾病有一个较为清晰与完整的认识。

中医辨证、西医辨病都是认识疾病的过程和方法。证以病为前提，为认识病的基础，病是证的临床反应与体现，并以证的形式反馈于临床。辨病与辨证有机结合，运用西医辨病思维，掌握某一病的病因、病变规律和预后转归情况，了解疾病过程的本质和全局。运用中医辨证思维，根据该病当时的症状表现、四诊结果及当前的自然和社会环境，辨明疾病的原因、部位、性质及转变规律，认清疾病处于病变的哪一阶段或属于哪一类型，确定病因病机，从而对证候做出判断。在证候基础上，综合疾病的转变规律及自然环境和社会环境的特点与变化情况，如四季气候的变化、南北地域差异及人的情志与心理状态的起伏等，因时、因地、因人合理地选择药物、剂型、用法用量及服用时间等。通过合理使用药物，人体内部间及与自然和社会环境重新达到稳态，阴阳平衡。

（二）充分发挥中西医各自优势，取长补短

中、西医学源于不同的文化，属于两种不同的医学体系，各自均经历了几千年的独立发展历程。由于认知基础和理论基础不同，地域与历史背景差异，以及截然不同的思维方式，使得各有优势，但同时各自本身的缺陷与不足亦较明显。

中医学在其形成与发展过程中，因当时的生产力水平低下落后，生产工具简陋，其无法从内部以微观的角度来认识人体。整体、宏观为中医学研究人体的最大特点，也是时代的产物，经过几千年的实践检验，亦证明了其科学性。其依靠综合外部信息，结合古朴的中国古代哲学思想，弥补了由于当时生产条件的局限性不能满足人们对人体知识需求的缺陷。但中医学研究的技术手段相对落后，科技水平含量低，相关理论阐述仍以古代简朴哲学为基础，带有宏观性、概括性和抽象性，与现代医疗科技结合尚处于初级阶段，缺乏当代可以接受的评价方法和标准，具有一定的模糊性质。

现代医学起源于西方，经过了漫长的发展，在16世纪之前，其发展相对缓慢。但伴随着欧洲一系列的科技革命，西医学得以迅速发展，走上了与现代科技同步发展道路。它结合自然科学中的物理学、化学、生物学及统计学等基础科学，研究人体的组织、器官、细胞、分子的结构与功能的病理变化，以客观的实验数据为依据，做出准确、具体、量化地表述，因此它的最大优势是具有客观性。但其偏重于局部研究，过于依赖现代检验检查技术，对复杂生命体现象的认识不足。由于现代医学诊疗导致的医源性、药源性疾病亦日趋增多，不符合现代人的养生健康模式。

中医来源于中国古代哲学，其兼具包容性。利用现代科学的先进理论、技术和方法，建立能够量化的方法和标准来丰富和充实自身，实现中医现代化，改善中医以经验为主导的模式。以中药药性理论为例，大黄等含有蒽醌类成分和其他致泻成分，通过泻下作用，发散热量，而达到其药理作用。西医吸收中医整体观念思维，重视人体自身完整统一性及人体与自然社会环境之间的联系性，联合中药方剂或针灸等缓和、绿色且相对简便价廉的治疗方式，贯穿整个医疗活动过程，使其成为现代医学模式由生物医学到生物–心理–社会医学转变的一种方式。

中、西医并存是我国现代医学事业的特点，亦是得天独厚的优势，它们都是人类在长期与疾病奋战中获得的宝贵科学经验，在我国医疗体系中发挥着重要作用。自 2020 年新型冠状病毒肺炎疫情大暴发以来，我国坚持中、西医并重对抗疫情，在全国范围内很好地控制住了疫情的扩散，目前为止也只有我国做到了这一点。

中、西医学不论在医学思维方式、治疗手段与手法上差异如何，但两者均能在临床实践中相统一，因为最终的目的是一致的，都是寄希望通过各种技术手段，实现人们的身体保健和治愈疾病。我们应当充分发挥中、西医各自特色，取长补短，优势互补，临床互用，最大可能地提高我们的疾病治疗水平，守护大众健康。

（三）认识中西医理论体系的区别和联系，将中医治疗和西医治疗有机结合

中、西医对世界的认知方式方法不同，因此对于事物产生机制和运行模式的理解不同。中医将对事物外观的直接感受作为其认识的基础，从宏观层面观察事物的运行特点，按其规律性来推测难以直接观察的其他事物运行的机制，以整体观察与类比思维见长，内容抽象、宏观，有利于把握大局。如人体外部可观察到的舌、耳、面、二便等形态的变化，是整个人体生理信息的表达，反映人整个生活活动的变化。西医建立在严密的逻辑推理基础上，利用现代检验检查技术，来反映人体各系统器官组织细胞的生理功能与病理变化，内容具体、可量化，准确度较高。如以发热为例，中医学根据症状表现、病史、情志及环境变化等，进行证候分析，进而判断为表热，或里热，或实热，或虚热等，从而做出比较客观的定性分析。西医学通过现代化的检验检测手段，进行实验、分析，做出细菌感染或病毒感染，或其他器官组织病变等比较具体的定性诊断。

由于理论基础的不同，中、西医在治疗上的侧重点也各异。中医治病强调抓住疾病的根本原因，体现治病求本，提倡中和之道。中医在治疗技术上，具有古朴天然的特征。治疗疾病所采用的药物大多保持原有的自然属性，药性平和，毒副作用较小，通过随证加减，调理人体自身功能以恢复健康，达到统筹兼顾、标本兼治的目的。中医还有众多外治疗法，如针灸、推拿、拔罐、刮痧、引导、食疗、熏洗、敷贴等，简单易行。西医治病注重局部具体的病理变化，着眼于某一具体的病理环节，直截了当地针对性治疗。具体疗法包括药物疗法、物理疗法、手术疗法、免疫疗法、介入疗法、血液净化疗法等。西医采用的药物绝大多数为化学合成品，成分单一，对抗症状能力强，临床疗效明显。

中、西医学虽然文化背景不同，认知方法、医学模式等有差异，但它们都是以疾病为研究对象的经验科学，在本质上没有区别，临床疗效均与医生个体经验、知识、技巧密切相关。中、西医学各自的优势与缺点十分明显，应该结合。采用病证结合的诊断模式，即西医诊断、中医辨证。这种模式体现了东西方医学的优势，弥补了中医学形态结构等方面的不足，使辨证逐步具体化、标准化。中医宏观的以感性认识为主体的整体观和西医注重细腻的数理分析及细致入微的器官组织、细胞分子生物学等微观局部的认识结合，可以更为全面地反映病情，其将关注的重点由人的疾病转为患病的人体，是现代生物－社会－心理医学模式在实践中的具体体现。中西医结合的途径和模式还有许多，应通过科学研究和实践，使中、西医学有机的融合在一起，扬长避短，优势互补，更好地服务于大众的健康。

二、合理用药策略

（一）中西药物联用要以中西医双重理论为指导，避免随意叠加，盲目合用

中西药物联用是中、西医治疗有机结合重要的一部分，遍及各个临床学科。这种联用模式不仅是我国临床用药区别于其他国家的优势和特点，还拓宽了临床用药的途径。

若单纯运用西医理论指导中西药配伍联用或依据中医方剂的组方原则使用西药都明显不妥，应根据中西医诊断和各自的用药原则选药，充分考虑药物之间的相互作用，尽可能减少联用药物的种数和剂量，根据临床情况及时调整用药。如中药中的清热解毒药，现代药理研究表明其具有抗病原微生物、抗内毒素、抑制炎症早期的毛细管通透性、降低发热高度与程度等药理作用，临床在与西药联合用于治疗热证时，应区分热证的性质合理选用药味，并应适当减少西药的应用。

针对具体疾病制定用药方案时，考虑中西药物的主辅地位确定给药剂量、给药时间、给药途径。如中西医结合治疗糖尿病策略：西医以胰岛素或口服降糖药替代或补充人体自身胰岛素发挥降糖作用，中医方剂则根据患者具体证型选择合适的方药改善全身症状，如口渴较为严重辨证为上消：肺热伤津证可选择玉泉丸或二冬汤；消谷善饥较为严重辨证为中消：胃热炽盛证可选择玉女煎；小便频数、腰膝酸软辨证为下消：肾阴亏虚证可选择六味地黄丸类方。又如中西医结合治疗高血压策略：西医以五大类降压药为主（钙通道拮抗剂、ACEI/ARB 类、β 受体阻滞剂、利尿剂、α 受体阻滞剂），中医治疗辨证辅以左归丸、天麻钩藤饮、半夏白术天麻汤、龙胆泻肝汤等治疗全身症状如头晕、头痛、腰膝酸软等。此外避免副作用相似的中西药联合使用及避免有不良相互作用的中西药联合使用，如含有西药成分的中成药消渴丸与西药促胰岛素分泌剂同用，新癀片与非甾体抗炎药同用。尽可能选择不同的给药途径（如穴位注射、静脉注射），如必须同一途径用药时，应将中西药分开使用，谨慎考虑中西药注射剂的使用间隔时间以及药物相互作用，严禁混合配伍。

中西药联用得当、合理，可相互为用，增效减毒，缩短病程。然而中西药物如果配伍不当、剂量不准或用法不当，轻则药效降低或消失，延误病情，重则增加毒副作用，引发药源性疾病，甚至危及生命。

（二）重视体质差异，注意个体化给药

人是由脏腑器官、骨骼肌肉等有形之体及心理活动构成的形与神的统一体，这是人体的生理共性。但正常人体间是有差异的，不同个体在形质、机能、心理上存在各自的特性，这种特性就是体质。

体质有虚实、强弱之别，药物有性味之偏颇，药物剂量更有大小之分，故处方遣药时，应明辨体质对药的宜忌。如体质偏阳者宜甘寒、酸寒、咸寒、清润之品，忌辛热温

散、苦寒沉降之品；素体气虚者宜益气培元之品，忌辛散耗气之品；体质强壮者，对药物耐受力强，剂量宜大；体质羸弱者，对药物耐受力弱，剂量宜小。

另外，老年人、婴幼儿、孕妇及哺乳期妇女，以及肝、肾功能不全者等特殊人群，他们的生理功能与普通人有较大区别，对药物的反应亦不相同，应根据他们的生理特质，确定给药方案。如老年人因脏器组织结构及生理功能衰退，宜减少药物种类，从小剂量开始用药。肝、肾功能不全者宜尽量选择对肝肾影响较小的药物，注意药物相互作用，调整给药剂量。

体质影响着人对自然与社会环境的适应能力和对疾病的抵抗能力，以及对某些致病因素的易侵性和疾病发展的倾向性，进而影响某些疾病的证候和个体对治疗措施的反应性。重视个体的体质差异，辨证论治，给予个性化的给药方案，发挥"看菜吃饭，量体裁衣"的个体化优势，合理用药，对于疾病的治疗与预后有重要意义。

第四节　中西药物联合应用的注意事项

一、尽量避开中西药物配伍禁忌

（一）影响药物的吸收

吸收是指药物由机体用药部位（如消化道、皮肤等）进入机体大循环的过程。中西药物联合使用可能主要影响药物在胃肠道的吸收过程和速度。当一种药物改变了胃肠道内环境后（胃肠蠕动和排空速率、pH 等），就会引起另一种口服药物吸收情况的变化，形成间接的相互作用。此外，消化道内发生的药物间吸附、络合等也是影响药物吸收的因素。

胃肠道蠕动强弱和胃排空时间长短的改变：胃肠道蠕动减弱使内容物停留时间延长，药物吸收更加充分；反之胃肠道蠕动增强使内容物停留时间缩短，药物吸收减少。胃排空时间缩短使胃内药物提前进入小肠吸收；反之，吸收延缓。如中药泻下药大黄、番泻叶、麻仁润肠丸；理气药枳实、枳壳、木香、乌药、四磨汤口服液；消食药山楂、莱菔子、健胃消食片等可刺激胃肠道蠕动，缩短地高辛在胃肠道的吸收时间，降低其药效。抗胆碱中药洋金花、华山参可抑制胃排空和肠蠕动，增加地高辛在胃肠内停留时间，使吸收增加，引起中毒。

胃肠道 pH 的改变：pH 的变化可能影响药物的解离度进而影响吸收度。通常生理状态下胃内 pH 为 1~3，小肠内 pH 为 5~7，大肠内 pH 为 7~8，弱酸性药物如阿司匹林在胃部的酸性环境中非解离型比例较大，从而易被吸收；弱碱性药物如奎宁在肠道的碱性环境中非解离型比例较大，也易被吸收。使用抗酸药如铝碳酸镁等使胃部 pH 升高，碱性条件下弱酸性药物非解离型向解离型转变，从而减弱其吸收。弱碱性药物反之亦然。酸碱性不同的中药与西药同用可导致酸碱中和，从而影响机体对药物的吸收，使疗效减弱或加强，甚至产生毒副作用。含有机酸较多的中药如山楂、乌梅、青皮、枳实、陈皮、五味子等及其制剂不宜与碱性的西药碳酸氢钠、氢氧化铝、氨茶碱、复方氢氧化铝等联合使用；碱性中药如牡蛎、龙骨、硼砂及其制剂等不宜与酸性西药阿司匹林、甲氧氯普胺等联合使用。又如铁剂在酸性条件下易吸收，联用含有机酸的中（成）药可增加疗效。红霉素在碱性缓解下抑菌作用强，若与有机酸的中（成）药联用则药效降低甚至失效。

吸附作用：炭类中药（侧柏炭、蒲黄炭、荷叶炭、血余炭、荆芥炭、地榆炭等）在炮制过程中可产生具有吸附作用的活性炭，与酶制剂、抗生素类、生物碱类、维生素 B_1、维生素 B_6 等同用，因发生吸附作用，可减少上述西药在胃肠道的吸收。同理，西药药用炭、蒙脱石也具有强大的吸附作用，也不应与中药及其制剂同时服用。

生成络合物和沉淀：含有金属离子较多的中药如石膏、石决明、珍珠母、牡蛎、代赭石、滑石等与四环素类、喹诺酮类的抗菌药物或异烟肼等西药合用，因能生成难溶性的络合物，影响吸收，同时增加对胃肠道的刺激，从而降低疗效。含汞的中药（如朱砂）或中成药（如朱砂安神丸、人参再造丸、避瘟散）与还原性的西药（硫酸亚铁、亚硝酸盐、溴化钾、溴化钠、碘化钾等）联用，因汞离子可与溴、碘成溴化汞或碘化汞沉淀，从而严重刺激肠壁引起赤痢样大便，导致药源性肠炎。如含鞣质的中药（大黄、虎杖、五倍子、地榆、侧柏叶、石榴皮、诃子等）与西药金属离子药物（钙剂、铁剂）、四环素类（多西环素、米诺环素）、生物碱类（山莨菪碱、小檗碱、麻黄碱、奎宁）、洋地黄类强心苷同用，可发生化学反应生成鞣酸盐沉淀，从而降低药物的疗效。

（二）影响药物的代谢

药物代谢主要在肝脏进行，通过肝药酶的催化使药物发生氧化、还原、水解和结合反应。许多中药及其所含成分（多酚类、黄酮类、香豆素类、生物碱类等）是 CYP450 等代谢酶的底物、抑制剂或诱导剂（表 2-1）。中药和西药联用对肝药酶活性的影响而影响药物的代谢。如甘草及其制剂是肝药酶的诱导剂，实验研究发现其能诱导小鼠体内安替比林的代谢，降低安替比林解热镇痛的疗效。贯叶金丝桃的活性成分能够诱导细胞色素 P450 酶，以 CYP3A4 为代表，这种诱导作用呈剂量依赖性，可降低免疫抑制剂（如环孢素、他克莫司、西罗莫司）、抗反转录病毒药（茚地那韦、奈韦拉平、利托那韦）、抗癌药（伊马替尼）、口服避孕药（炔雌醇、炔诺酮、甲地孕酮）、调脂药（阿托伐他汀钙、辛伐他汀）等药的疗效。当归、川芎内的呋喃香豆素类成分可抑制大鼠肝药酶 CYP2C、CYP3A、CYP2D1，与地西泮、硝苯地平等合用可能增强疗效。银杏叶提取物黄酮类成分（槲皮素和山柰酚）可能抑制 CYP3A4 的活性进而抑制体内硝苯地平的代谢，且硝苯地平代谢受抑制程度与银杏黄酮量呈正相关，故硝苯地平的不良反应如头晕、头痛、心率加快等更易发生，应避免其与银杏叶提取物及含这两种黄酮成分的药物同时使用。

表 2-1　部分中药及其组分对 CYP450 酶的抑制和诱导作用

药物名称	化学成分	CYP450 酶	抑制/诱导
丹参	丹酚酸 B	CYP3A4、2D6、1A2、2C9	抑制
银杏、银杏叶	槲皮素、山奈酚	CYP1A1、3A4	抑制
	银杏内酯 A	CYP3A23、3A2、3A18	诱导
	白果内酯	CYP2B1	诱导
当归	藁本内酯	CYP3A4	抑制
白芷	呋喃香豆素、香豆素	CYP2E1、3A4	抑制
五加皮	五加苷	CYP2C9	诱导
甘草	异黄酮光甘草定	CYP3A4	诱导
人参	人参皂苷 Rd	CYP3A4、2D6、2C9、2C19	抑制
	人参皂苷 Re、Rf	CYP2C9、3A4	诱导
	人参提取物	CYP3A4	抑制
红参	红参皂苷	CYP2E1	抑制
黄芩	黄芩苷	CYP1A1、2B1、2C11	诱导
贯叶金丝桃	金丝桃素	CYP3A4	诱导
紫草	紫草素	CYP2C9、3A4	抑制
虎杖	白藜芦醇	CYP1A1、1B1	抑制
吴茱萸	吴茱萸次碱	CYP1A2、2C19、2D6、2E1	抑制
黄连、黄柏	小檗碱	CYP2C19、2D6、3A4	抑制
水飞蓟	水飞蓟素	CYP1A2、2C8、2C9	抑制
青蒿	青蒿素、双氢青蒿素	CYP2B6	诱导

（三）影响药物的排泄

排泄是指吸收进入人体内的药物或经代谢后的产物排出到体外的过程。排泄途径主要为肾—尿排泄，其次是消化道—粪便排泄。此外还有经肺呼气排泄、皮肤汗腺分泌排泄、乳汁分泌排泄等。大多数弱酸性或弱碱性西药以解离型或非解离型两种形式存在于肾小管滤液中，非解离型药物易被肾小管重吸收而排泄较慢，解离型药物则不易被肾小管重吸收导致排泄较快。如氨基糖苷类抗菌药物与碱性中（成）药（煅牡蛎、煅龙骨、瓦楞子、硼砂、海螵蛸、黄连上清丸、小金丸、二妙丸）合用会增加其肾毒性。乌梅、山楂、女贞子、山茱萸、五味子、山楂丸、保和丸等含有机酸的药物，可使尿液酸化，与磺胺类药物合用时，可降低磺胺的溶解度，易导致泌尿系统损害。临床上排泄环节发生的中西药相互作用见表2-2。

表2-2 排泄环节的中西药相互作用

中药	西药	配伍结果及相互作用机制
含酸性成分中药（乌梅、山楂、五味子、山茱萸、木瓜、陈皮、女贞子、金樱子、覆盆子、青皮、五倍子、枳实、化橘红）等及其制剂（山楂丸、保和丸、五味子丸、橘红丸、乌梅丸、复方五味子糖浆）	酸性药物（苯巴比妥、苯妥英钠、对氨基水杨酸、阿司匹林、吲哚美辛、利福平、呋喃妥因、青霉素、头孢菌素）	酸性中药可酸化尿液，增加酸性西药在肾小管的重吸收，提高其血药浓度，加重肾脏的毒性反应
	磺胺类、大环内酯类抗菌药物	后者乙酰化后溶解度降低，易在肾小管析出结晶，引起结晶尿、血尿、尿闭，重者导致急性肾衰竭
含碱性成分中药（煅龙骨、煅牡蛎、硼砂、瓦楞子、海螵蛸、龙齿）及其制剂（红灵散、行军散、冰硼散、喉症丸、通窍散、龙牡壮骨冲剂）	氨基糖苷类抗生素、多粘菌素、甲氧基青霉素、林可霉素、克林霉素	
	四环素、红霉素	酸性中药可酸化尿液，而后者在酸性尿液中抗菌力降低
	呋喃妥因、利福平	酸性中药可使后者排泄增加，疗效降低
	弱碱性西药（东莨菪碱、咖啡因、颠茄、美卡拉明等）	长期合用会增加后者在肾脏的重吸收、加重肾脏的毒性
	酸性西药（阿司匹林、对氨基水杨酸、吲哚美辛、青霉素、头孢菌素、维生素C、苯巴比妥、苯妥英钠）、奎宁	前者可减少肾小管对弱碱性药物的重吸收，使药效降低
		二者发生中和反应，降低酸性西药在肾小管的重吸收，使其排泄加快、疗效降低；碱性中药碱化尿液，增加奎宁在肾小管的重吸收，使血药浓度升高，引起中毒

（四）增加毒性，产生毒效

麻黄与单胺氧化酶抑制剂（利血平、异烟肼、呋喃唑酮）联用，由于单胺氧化酶活性受到抑制，单胺类神经递质不被破坏而储存于神经末梢，而麻黄碱能进一步促进这些神经递质大量释放，从而引起头痛、头晕、恶心、腹痛腹泻、呼吸困难、心律不齐、运动失调及心肌梗死，严重可引起高血压危象。六神丸、救心丸等含有蟾酥、罗布麻等强心苷成分与西药洋地黄类同用，易增加心律失常的风险。含糖皮质激素的鹿茸、甘草与水杨酸衍生物长时间联合使用，导致消化道溃疡发生概率增加。川乌、草乌、附子及其制剂如小活络丸等与氨基糖苷类药物合用会增加对听神经的毒性，产生耳鸣、耳聋。另外雷公藤及其制剂与氯霉素、含氰苷的中药（白果、杏仁、桃仁等）与中枢抑制药（地西泮、苯巴比妥等）联用也极易导致毒副作用的叠加。

（五）作用拮抗降低药效

中西药物拮抗作用是指在现代药理学上存在相反、相互抵消的药效作用。如中药麻黄及含有麻黄的中成药有升高血压的作用和中枢兴奋作用，与降压药、镇静催眠药联用可能会降低疗效。又如中药甘草及其制剂具有糖皮质激素样作用，与降糖药联用可能会抵消其降糖疗效。龙骨、牡蛎、石膏等含钙离子较多的中药及其制剂与硫酸镁联用，可能会拮抗硫酸镁的泻下作用。藿香正气水与甲氧氯普胺联用，使甲氧氯普胺的疗效降低或两药疗效均减弱。祖师麻所含瑞香素与维生素 K 产生拮抗作用。

二、注意中药的配伍禁忌

（一）中药配伍"七情"

中药配伍是指有目的按病情需要和药性特点，技术性地将两味及以上药物配合使用。纵观中医药的发展长河，医药发展的初期，以单味药治疗疾病为主；但伴随着发现的药物日益增多，对疾病的认识也逐渐深化，针对病情较重或者复杂的病症，出现了多种药物配合应用的方法，用药也由简到繁。在由单味药发展到多种药配合应用，以及将药物组成方剂的漫长过程中，人们通过大量的实践，掌握了丰富的配伍经验，了解到药物在配伍应用以后可以对较复杂的病症如数病相兼、表里同病、寒热夹杂予以全面照顾，同时又能获得安全且更好的疗效。

《本草纲目》进一步总结认为：药有七情，独行者，单方不用辅也；相须者，同类不可离也；相使者，我之佐使也；相畏者，受彼之制也；相杀者，制彼之毒也；相恶者，夺我之能也；相反者，两不相合也。故中药配伍七情分别为单行、相须、相使、相畏、相杀、相恶、相反。

1. 单行　就是单用一味药来治疗某种病情较单一的疾病。如独参汤单用人参大补元气、治疗虚脱；清金散单用黄芩治疗轻度的肺热咯血；益母草膏用于妇科活血调经；马齿苋治疗痢疾等。

2. 相须　就是功用相类似的药物，配合应用后可以起到协同作用，加强了药物的疗效。如桃仁配红花，以增强活血化瘀的作用；石膏配知母，以增强清热泻火的作用；龙骨配牡蛎，以增强重镇安神的作用；乳香配没药，以增强消肿止痛的作用；紫菀配款冬花，以增强化痰止咳的作用等。

3. 相使　就是用一种药物作为主药，配合其他药物来提高主药的功效。一主一辅，相辅相成。如用补气利水的黄芪配利水健脾的茯苓治疗脾虚水肿，茯苓可加强黄芪益气健脾利水的作用；清胃降火的石膏配引火下行的牛膝治疗胃火上延导致的牙痛，牛膝能增强石膏清热泻火止痛的作用；柔肝止痛的白芍配缓急止痛的甘草治疗筋挛作痛，甘草能增强白芍的荣筋止痛的作用等。

4. 相畏　就是一种药物的毒性或其他有害作用能被另一种药抑制或消除。如生半夏有毒性，可以用生姜来减轻或消除它的毒性；熟地黄滋腻碍胃，可以用砂仁减轻熟地黄对消化系统的副作用。所以说半夏畏生姜、熟地畏砂仁。

5. 相杀　就是一种药能消除另一种药物的毒性反应。如生姜能减轻或消除生半夏的毒性；生白蜜能缓和乌头的毒性。所以说生姜杀生半夏的毒，蜂蜜杀乌头的毒。相杀、相畏实际上是同一配伍关系的两种提法。

6. 相恶　就是两种药配合应用以后，一种药可以减弱另一种药物的药效。如生姜恶黄芩，黄芩能削弱生姜温胃止呕的作用；人参恶莱菔子，莱菔子能减弱人参的补气功能等。

7. 相反　就是两种药物配合应用后，可能发生剧烈的副作用。如"十八反""十九畏"中的若干药物：甘草反海藻、瓜蒌反乌头、丁香反郁金等。

七情配伍中，相须、相使能起到协同增效的作用，是临床常用的配伍；相畏、相杀可以减轻或消除毒副作用，保证安全用药，是临床使用毒性较强药物时的配伍方法；相恶是药物可能产生拮抗作用，抵消或减弱其中一种药物的功效，用药时需注意；相反则是药物合用能产生或增强毒性反应，是临床配伍用药的禁忌。

反药能否同用，历代医家众说纷纭。古代虽有反药同用的文献记载，认为反药同用可起到相反相成、反抗夺积的效能。《医学正传》认为："外有大毒之疾，必有大毒之药以攻之，又不可以常理论也。"如古方感应丸，用巴豆、牵牛同剂，以为攻坚积药；四物汤加人参、五灵脂以治血块；二陈汤加藜芦、细辛以吐风痰。但《神农本草经》《本草经集注》均提出反药不可同用的论述，现代临床、实验研究也报道了一定数量的反药同用导致中毒的案例，因此《中国药典》历版中均明确相恶、相反一般情况下不宜同用。临床用药也应该采取谨慎的态度，最好不使用反药配伍，以免发生意外。

（二）中药配伍"十八反"

张子和在《儒门事亲》提出的"十八反歌诀"被后世广为流传："本草明言十八反，半蒌贝蔹及攻乌，藻戟遂芫俱战草，诸参辛芍叛藜芦。"后世学者对"十八反"中药物进行了考证："乌"指川乌、草乌、乌喙、附子、天雄、侧子；"贝"类药物中如川贝母和浙贝母有相关的古代文献记载，湖北贝母、伊贝母、平贝母为现代药名，但2020年版《中国药典》此5种贝母与"乌"相反；"蒌"一般认为瓜蒌用药不同部位均应列入反药范围，即天花粉、全瓜蒌、瓜蒌皮、瓜蒌子；"戟"经考证清末以前大戟原植物均为大戟科京大戟，红大戟在古代本草中尚未列入反药的记载，但目前临床存在红大戟应和京大戟混用且红大戟更为广泛，2020年版《中国药典》甘草项下注明红大戟、京大戟均与其相反；"诸参"历代对其数目的争议较大，《本草经集注》最初提出了"五参"即人参、沙参、玄参、苦参、丹参反藜芦，后世在此基础上数目和品种又有所扩充，但尚未有定论。2020版《中国药典》人参、人参叶、丹参、玄参、苦参、南沙参、北沙参、西洋参、红参、党参共10种注明与藜芦相反；"芍"指白芍、赤芍。

综上所述：半夏、天花粉、全瓜蒌、瓜蒌皮、瓜蒌子、川贝母、浙贝母、湖北贝母、伊贝母、平贝母与川乌、草乌、乌喙、附子、天雄、侧子相反；海藻、红大戟、京大戟、甘遂、芫花与甘草相反；人参、人参叶、丹参、玄参、苦参、南沙参、北沙参、西洋参、红参、党参、细辛、白芍、赤芍与藜芦相反。

（三）中药配伍"十九畏"

"十九畏"歌诀首见于明代刘纯《医经小学》，其载："硫黄原是火中精，朴硝一见便相争，水银莫与砒霜见，狼毒最怕密陀僧，巴豆性烈最为上，偏与牵牛不顺情，丁香莫与郁金见，牙硝难合京三棱，川乌草乌不顺犀，人参最怕五灵脂，官桂善能调冷气，若逢石脂便相欺，大凡修合看顺逆，炮爁炙煿莫相依"。"十九畏"的内涵并不是中药七情中的相畏的概念，而是相反的概念。根据 2020 年版《中国药典》相关内容，"十九畏"即硫黄反芒硝、玄明粉，水银反砒霜，狼毒反密陀僧，巴豆、巴豆霜反牵牛子，丁香、母丁香反郁金，芒硝、玄明粉反三棱，川乌、草乌反犀角，人参反五灵脂，肉桂反赤石脂。以上药物不仅不宜配伍使用，炮制、煎煮、加工等过程中也不宜同时并存。

（四）妊娠期禁用药和慎用药

某些药物具有损害胎元的副作用，根据药物对胎元损害程度的不同，一般可分为慎用和禁用两大类。

禁用的药物是指毒性较强或药性猛烈的药物。2020 年版《中国药典》收载的孕妇禁用中药有红粉、斑蝥、闹羊花、生巴豆、巴豆霜、生草乌、生川乌、天仙子、马钱子、马钱子粉、制草乌、干漆、千金子、千金子霜、甘遂、朱砂、全蝎、芫花、两头尖、京大戟、牵牛子、轻粉、洋金花、商陆、雄黄、蜈蚣、罂粟壳、丁公藤、水蛭、土鳖虫、三棱、莪术、麝香、阿魏、黑种草子、猪牙皂。大皂角与天山雪莲为忌用品种，可以理解为尽量避免使用。此外未收载在《中国药典》而在《医疗用毒性药品管理办法》中颁布的 28 种毒性中药的生附子、红娘虫、砒石、砒霜、青娘虫、水银、生藤黄、雪上一枝蒿、白降丹、红升丹孕妇禁止使用。有毒中药生狼毒、生半夏《中国药典》虽未标明孕妇禁用和慎用，但也不建议孕妇使用。

慎用的药物主要包括通经祛瘀、行气破滞、辛热燥烈及滑利通窍之品。2020 年版《中国药典》收载的孕妇慎用中药为制川乌、天南星、制天南星、木鳖子、白附子、附子、华山参、苦楝皮、常山、蟾酥、硫黄、飞扬草、金铁锁、草乌叶、急性子、三七、川牛膝、牛膝、王不留行、红花、西红花、苏木、牡丹皮、没药、乳香、桃仁、凌霄花、益母草、蒲黄、片姜黄、大黄、番泻叶、芦荟、虎杖、玄明粉、芒硝、郁李仁、枳实、枳壳、天然冰片、艾片、冰片（合成龙脑）、牛黄、体外培育牛黄、人工牛黄、天花粉、肉桂、桂枝、卷柏、通草、赭石、薏苡仁、瞿麦、皂矾、小驳骨、禹州漏芦、禹余粮、黄蜀葵花、漏芦。

凡禁用的药物绝对不能使用，慎用的药物可以根据病情酌情使用。如《金匮要略》中治疗妊娠血瘀证使用桂枝茯苓丸；吴又可用承气汤治疗孕妇时疫见阳明腑实证。此即《黄帝内经》"有故无殒亦无殒也"的道理。但必须强调指出，除非必用时，一般应尽量避免使用，以防发生事故。

对于没有收载入药典或在药典中未明确注明为妊娠禁忌的品种，中成药首先遵循药品说明书相关内容，其他情况下可运用以下原则。

（1）"大毒、有毒"的中药严禁使用。

（2）"小毒、药性较缓"的药材，辨证论治，权衡用药。

（3）妊娠禁忌药应注重正确炮制及合理配伍，利用炮制手段降低药物毒性。还可配伍使用安胎药，最大程度降低妊娠禁忌药物对胎元的不良影响。

（4）中病即止，不可长期大剂量应用。

（5）依据现代医学研究有损胎元的药物，也应归为妊娠禁忌药范畴。

（6）了解所处妊娠阶段。应特别避免孕早期用药。

三、避免盲目用药

用药的目的是防治疾病，但药物作用具有两重性，即有治疗作用同时又可能会产生与治疗作用无关的副作用。药物可以影响机体的生理生化机能或病变的自然过程，因此临床用药一定要做到合理使用，正确配伍，不偏不倚，对症下药，中病即止；避免盲目无适应证用药或过度重复滥用药物，注重个体差异与疾病之间的差异或疾病不同阶段的差异，时刻关注药物的毒副作用与不良反应，真正发挥其最大程度的治疗作用，以避免其盲目使用给机体带来的不良反应与毒副作用，远离药物不良反应之害。

（一）对症用药，辨证施治

中医治疗疾病，首先辨证施治，在疾病诊疗的过程中辨证施治，审因论治，辨证立法，遣方用药，方从法出，法随证立，方以药成。在临床诊治中，须辨虚实、表里、阴阳，避免因临床辨证失误或不经辨证随意滥用药物。如外感风寒表实证误用桂枝汤，里寒证误用解表药麻黄汤；热证、阳盛阴虚证误用温热药，寒证、阴证乱投寒凉药，阴盛格阳的真寒假热证使用寒凉药或阳盛格阴的真热假寒证使用温热药，不但达不到治疗目的，还会导致外邪内陷，机体阴阳耗损过度，使疾病更加严重，延误治疗时机。如在治疗外感等常见病时，须辨明风寒、风热与虚实，有上呼吸道症状时中药合并抗生素使用，须明确诊断是否有细菌感染，不得盲目滥用抗菌药物。

（二）避免盲目合并用药

1.避免功效类似药物叠加使用　在治疗疾病时，常出现功效类似的药物联合应用，如作用机制相同的抗生素的不合理联合应用，一代头孢与二代头孢联合应用；中药处方中功效类似的药物大量叠加使用，如补气药人参、西洋参、党参、黄芪等大量叠加使用，应有君臣佐使，治疗主症与兼症的药味分明，而不是一堆功效类似药物的累积。

2.注意含西药成分的中成药相互联用或与西药的联合用药　中西药复方制剂与西药合用时，因一些中西复方制剂含有西药成分易导致重复超剂量用药，从而导致不良反应增加。如新癀片因含有吲哚美辛，治疗风湿病、类风湿关节炎、骨关节炎时，无须再加类似的非甾体抗炎止痛药。否则，会造成重复用药，导致剂量过大而引起不良反应。在治疗感冒时，同时服用一些含有相同西药或中药成分的复方制剂如维 C 银翘片与感冒片（胶囊）、治感佳片（胶囊）、新复方大青叶片、仔花感冒胶囊、扑感片、金感新片等，因同时含有对乙酰氨基酚、马来酸氯苯那敏导致重复超剂量用药而发生严重的胃肠道、中枢神经抑制等不良反应；高血压患者珍菊降压片与西药降压药同时服用，含有氢氯噻嗪成分的降压避风片、罗己降压片、脉安片等与利尿药氢氯噻嗪合并使用，容易导致低血压的发生；降糖中成药消渴丸、十味降糖颗粒、消糖灵胶囊等与西药格列本脲联合应用时，因此类中成药含有西药成分格列本脲，导致超剂量用药，易发生恶心、呕吐等消化道不良反应，甚至可导致严重低血糖反应。

四、选择适当的不同的给药途径

给药途径是指药物以什么形式，通过人体什么部位、组织或器官进入机体的途径。目前临床给药途径有经胃肠道给药与不经胃肠道给药两种方式，其经胃肠道给药包括：①口服给药（汤剂、合剂、糖浆剂、煎膏剂、片剂、颗粒剂、丸剂、散剂、胶囊剂等）；②直肠给药（栓剂、灌肠剂等）。不经胃肠道给药途径包括：①皮肤给药（软膏剂、膏药、橡胶膏剂、搽剂、洗剂、涂膜剂、离子透入剂等）；②黏膜给药（滴眼剂、滴鼻剂、含漱剂、舌下片、吹入剂、膜剂等）；③呼吸道给药（气雾剂、吸入剂、烟剂、雾化剂等）；④注射给药（静脉给药、肌内注射、穴位注射等）。临床用药途径的选择，主要是取决于用药的目的、药物本身的性质及剂型特点、患者的生理病理状态以及是否安全方便、经济等因素。总的选择目标是要有利于增效减毒，根据临床治疗需要及减少不良反应发生的目标选择给药途径，一般应遵循"能口服不肌注，能肌注不静脉"的原则。同一药物的不同剂型具有不同的给药途径，产生的作用也不相同，如硫酸镁静脉注射可用于治疗子痫，而口服则用于导泻，湿敷则消肿；中药药理实验表明理气药枳实口服无升压作用，但用枳实注射剂静脉注射可使麻醉犬血压明显升高，其升压机制主要与兴奋α受体有关。一般吸收规律为静脉注射＞（快于）吸入＞肌内注射＞皮下注射＞口服＞直肠＞透皮。同一药物不同剂型，患者用药的依从性也具有较大差异，外用优于口服，口服优于注射。相同给药途径的不同剂型吸收的速度也不同，口服液体制剂比固体制剂吸收快，即使是固体制剂，散剂＞颗粒剂＞胶囊剂＞片剂＞丸剂；肌内注射溶液剂＞混悬剂＞油剂。选择正确的药物剂型与给药途径，是保证药品发挥最佳治疗作用的关键之一，反之不但达不到治疗效果和目的，还有可能产生严重的毒副作用。但不管选择何种给药途径，均不得超说明书途径给药。

（一）根据用药目的选择合适的给药途径

根据防治疾病的目的不同可以将给药途径分为局部治疗作用与全身治疗作用。起局部治疗作用的给药途径有：皮肤给药、穴位给药、黏膜表面给药等。全身治疗作用的给药途径有：口服给药、直肠内给药、吸入给药、舌下给药、注射给药等。在不同给药途径达到相同治疗目的时，应选择副作用小的给药途径，如双黄连口服制剂与双黄连注射剂、鱼腥草口服制剂与鱼腥草注射剂、清开灵胶囊与清开灵注射液、小柴胡颗粒与小柴胡注射液、抗生素（头孢类与青霉素类）的口服与注射剂等，它们的口服给药途径不良反应较少，在非重症或紧急条件下可优先考虑使用。特别是中药注射剂不良反应较多发，甚至引起严重不可逆的不良反应。

（二）根据药物本身及其成分的性质选择给药途径

在选择药物的给药途径时，要充分考虑药物成分本身的性质对药物作用的影响，如一些易被胃肠道破坏或不被其吸收，对胃肠道刺激性特别大的，或因为肝脏"首过效应"而疗效显著降低的药物均不宜选择口服给药途径，如胰岛素类、蛋白多肽类、血红蛋白、肾上腺素等药物。

（三）根据临床治疗需要选择给药途径

重症、急救治疗时，如大出血、休克、昏迷或急性中毒等危急症，要求药物能迅速起效，宜选择静脉注射、静脉滴注、肌内注射、吸入、舌下给药等方式。轻症、慢性疾病治疗时，因用药持久，考虑患者用药的依从性，因尽量选择无创伤、方便的给药方式，如高血压、糖尿病、慢性肺病等，适宜选用口服给药途径，增加慢性病用药的依从性，可以有效促进慢性病的长期稳定给药，从而稳定和延缓病情。皮肤疾病适宜选择外用搽剂、酊剂、软膏剂、涂膜剂等剂型，达到局部治疗作用。

（四）特殊人群

特殊人群如婴幼儿、孕妇、老年人等应考虑其特殊性，婴幼儿的吞咽功能发育不完善，不宜选择口服的固体制剂、缓控释制剂给药，如片剂、胶囊、丸剂等；儿童、老年人、孕妇胃肠道功能通常较弱，一些刺激性大的药物易引起患者恶心、呕吐、腹泻等严重的胃肠道不良反应，可以选择非胃肠道给药，如直肠给药或注射给药、黏膜给药等。

五、间隙服药时间

临床用药疗效不但与选择的药物给药途径有关，也与其服药的时间、服药剂量等有关，确定合理的给药间隙时间可以充分发挥药物的治疗作用，并可减少不良反应的发生，特别是联合用药时更应考虑其药物之间的相互作用。在中西药结合应用时，不但要考虑各自用药的间隔时间，还需要充分考虑两者同时使用时是否存在配伍及药理禁忌，在选择给药间隙时间时，以达到中西药联用的最佳组合，以求协同增效、优势互补、减毒、降低不良反应的发生。

（一）中药的用药间隙时间

一般内服中药汤剂或中成药每日用药 2~3 次，于早、中、晚或早、晚饭后 0.5~1 小时各服药一次，两次用药间隔时间不可过长，以确保药物在血液中的有效浓度，若间隔时间过长，血药浓度低于治疗窗，就会出现治疗盲区，贻误治疗时机。至于说明书没有明确规定饭前还是饭后服用的药物，服药原则主要与病变的性质和部位有关，一般病位在头面部及咽喉部如头痛、眩晕、眼疾、咽喉疼痛等宜饭后服药；病位在中下二焦如脾胃、肾等脏腑疾病宜饭前服用。又如驱虫药等治疗肠道疾病的药物宜在清晨空腹服用；对胃肠道有刺激的药物或消食药宜饭后服用；补益药宜餐前服用，以利于药物吸收；危急重症患者应及时给药，可将所需药量酌情分次给予或不拘时服；安神药宜睡前 1~2 小时服。外用药一般一日换药一次，外搽药一般一日外用 2~3 次，硬膏及橡胶膏可 2~3 天换一次。中药注射剂应严格按说明书要求间隙给药。

（二）化学药的用药间隙时间

化学药因有效成分单一，给药间隔时间可以依据其半衰期的长短决定，通常在一个给药间隔时间内，血药浓度的波动不超过 1 倍，因此通常将给药间隔时间略小于半衰期，以减少血药浓度的波动。目前对于临床上一些毒副作用较大的、治疗窗较窄的药物主要采取血药浓度监测的方法及时调整其给药间隙时间及给药剂量如氨茶碱、万古霉素等。根据药代动力学/药效学（PK/PD）理论抗菌药物可分为时间依赖型和浓度依赖型。时间依赖型药物其杀菌效果主要取决于血药浓度超过所针对细菌的最小抑菌浓度（MIC）的时间占比，与血药峰浓度关系不大，通常没有或很少有抗生素后效应，代表如青霉素、头孢类抗菌药物，要求血药浓度＞MIC，其持续时间应超过给药间期的40%～50%，故适宜的给药方式为小剂量分次均匀给药，甚至持续给药；浓度依赖型药物其杀菌效果主要取决于峰浓度，浓度越高对致病菌的杀伤力越强，杀伤速度越快，该类药物通常具有首剂效应和较长的抗生素后效应，血药峰浓度（C_{max}）和药物浓度－时间曲线下面积（AUC）是体内效能的主要决定因素，如氨基糖苷类预测疗效的PK/PD指标主要为$C_{max}/MIC \geq 8$或$AUC0～24/MIC \geq 100$，由于该类药物的PK/PD特点和耳肾对氨基糖苷类的摄取具有"饱和性"，每日剂量一次给予既可兼顾安全性，又可保证有效性。文献报道，人体内源性肾上腺皮质激素分泌有明显的昼夜节律，峰值在上午6至8时，谷值在午夜，故服用糖皮质激素类药物应在早晨7至8点一次给药，这种给药方式对自身肾上腺分泌的抑制作用较小。高血压可分为勺型高血压和非勺型高血压，勺型高血压具有"两高一低"的特点，该类高血压人群服用氨氯地平、卡托普利均以清晨1次服用较好，老年性高血压患者如清晨1次效果不佳，至下午仍有高峰出现可在下午3点左右加服一次。抗心绞痛药应择时服用，心绞痛、心肌梗死、急性心肌缺血等心脏疾病多在清晨或上午发作，故治疗该类疾病的硝酸盐类药物多在早晨醒来立即服用，为避免快速耐受多频次给药的药物还需采用"偏心给药法"。降糖药应根据药物起效时间、药物作用机制（如超短效胰岛素应饭前10分钟给药，短效胰岛素饭前30分钟给药；阿卡波糖饭后给药）合理给药，否则宜发生低血糖休克，危及生命。

（三）联合用药的用药间隙时间

联合用药时，应充分考虑药物之间相互影响，包括物理化学作用及药理作用的影响。治疗腹泻时同时使用抗菌药物与肠道菌群微生物调节剂时，其服用时间必须间隔2小时以上；中西药联合应用时，应充分考虑药物之间的相互作用，特别是中药注射剂，应间隔有效时间，以免不良反应的发生，如清开灵注射液与西药庆大霉素、卡那霉素、链霉素、维生素B_1等多种药物合用会产生浑浊或沉淀。含大量鞣质的中药如大黄、五倍子、地榆、石榴与含有金属离子的西药如钙剂、铁剂、氯化钴等同时服，因同服后可在回盲部结合，产生沉淀，导致难以吸收从而降低疗效。

六、中西药注射剂避免混合注射

中西医结合深入发展的今天，中西药联合应用日趋普遍，中西药注射液混合使用成为近十几年来中药注射剂不良事件频繁发生的重要原因。中西药注射液同瓶输注产生药理配伍禁忌的少见，多是理化配伍禁忌。尤其是中药注射剂成分复杂，和其他药物混合使用，容易发生氧化、水解、络合反应，产生沉淀、变色、pH改变、有效成分含量减低等现象。如喜炎平注射液与青霉素、头孢拉定、盐酸氨溴索配伍产生沉淀，与维生素

B_6 配伍后会出现白色浑浊；清开灵注射剂与庆大霉素、链霉素、环丙沙星、维生素 B_6 等药物配伍后会产生浑浊或沉淀；双黄连注射液与庆大霉素、阿米卡星、诺氟沙星、环丙沙星、氧氟沙星、红霉素等配伍时会产生沉淀；含有黄芩、黄连的注射液与青霉素配伍后即可出现沉淀；莪术油葡萄糖注射液与头孢哌酮钠、头孢曲松钠、头孢拉定等配伍后颜色明显变化、含量下降。也有资料显示莪术油为乳浊液型注射液，与其他药品联用会导致乳滴合并聚集而发生"破乳"现象，从而引发不良反应。药物混合配置过程中产生明显的气体、分层、变色、沉淀自然会弃用，但是外观无明显变化的也可以产生不良反应，需引起注意。中西药注射剂混合使用时药物、附加剂、溶媒、配伍浓度及配伍条件的变化都可能导致杂质产生，虽然肉眼不可见，并不代表不会产生不溶性微粒。这些微粒沉积在毛细血管中可造成局部循环障碍，引起血管栓塞、静脉炎、肉芽肿，还可引起过敏和热原样反应。以丹参注射液为例，丹参注射液与低分子右旋糖酐注射液联合使用用于治疗梅尼埃综合征、急性胰腺炎等，若同瓶输注，低分子右旋糖酐可与丹参形成络合物，导致过敏性休克的发生。

因此《中药注射剂临床使用基本原则》明确规定：严禁混合配伍，谨慎联合用药。中药注射剂应单独使用，禁忌与其他药品混合配伍使用。中药注射剂还应谨慎联合用药，如确需联合使用其他药品，应谨慎考虑与中药注射剂的间隔时间及药物相互作用等问题。还要加以重视的是，当注射剂序贯静脉滴注，前后两组输液药物成分存在配伍禁忌时，输注完前一组液体后残留在管壁的药物会和下一组药物在输液管中发生意想不到的反应，产生沉淀、气泡、变色等可见变化或不可见的改变，产生不良反应，甚至危害患者健康，引发医患纠纷。这也是中西药混合注射引起药源性疾病的另一隐匿形式，因此中药注射剂使用前后必须冲管，并注意观察患者有无输液反应。

七、避免重复用药

近年来，随着中西医结合的不断深入，本着优势互补、取长补短的原则，将部分西药与中药联合制成一定剂型的复方制剂。临床实践证明，中西药复方制剂将西药起效迅速和中药对机体全面调理的优点有效结合起来，取得优于单独使用中药或西药的综合疗效。中西药复方制剂目前在临床中应用广泛，已经成为临床治疗过程中不可或缺的一类药物。但这些中西药复方制剂在临床应用过程中，由于药品说明书未对所含西药成分详细说明或医师对含有的西药成分不了解，在与西药合用时经常会导致重复用药或超量用药。不合理用药，不仅无法起到治疗疾病的目的，甚至会引发各种不良反应。

重复用药：由于中西药复方制剂的西药成分存在一定的隐匿性，当医师或患者在选择用药时误认为是纯中药制剂，在给药的同时再给予相同或相似的西药，就会造成重复用药，从而导致剂量在体内叠加，达到中毒剂量，对机体造成伤害。如在治疗高血压时选择珍菊降压片的同时又服用氢氯噻嗪类或可乐定类制剂，可导致氢氯噻嗪或可乐定在体内的浓度大幅度增加，引起电解质紊乱、低血压等不良反应的发生。

八、避免超量用药

超量用药：由于受到纯中药制剂安全无毒思想的影响，认为中西药复方制剂也是安全无毒的，医师或患者未按照说明书的要求，随意加大剂量，超疗程使用，导致不良事件的发生。如长期使用含对乙酰氨基酚的中成药，可能造成肾绞痛、肾衰竭、少尿等不良反应。

目前市面上中西药复方制剂其所含有的主要西药成分如下：①治疗糖尿病药物中的格列本脲；②治疗感冒药物中的对乙酰氨基酚、氯苯那敏等；③止咳平喘药物中的氯化铵；④降压药物中的可乐定、氢氯噻嗪等；⑤消化系统药物中的阿托品、硫糖铝等；⑥外用药中的普鲁卡因、水杨酸甲酯、苯海拉明等；⑦含有抗生素的中成药；⑧含有维生素的中成药。

九、仔细阅读说明书，了解药物组成及用量，防止配伍禁忌和过量用药

（一）中西药复方制剂的分类和常用品种

根据整理统计，2020 年版《中国药典》收录中西药复方制剂共计 47 个品种，其中第一部收载 35 个品种，第二部收载 12 个品种。参考 2020 年《中国药典》及部颁标准等资料，归纳了常见的中西药复方制剂品种、分类及过量使用可能发生的不良反应，为临床合理用药提供参考，见表 2-3。

表 2-3 常见中西药复方制剂品种

分类	中西药复方制剂名称	功效	含西药成分	含中药成分
感冒药	感冒清胶囊（片）	疏风解表，清热解毒	盐酸吗啉胍、马来酸氯苯那敏、对乙酰氨基酚	南板蓝根、大青叶、金盏银盘、岗梅、山芝麻、穿心莲叶
	精制银翘解毒片	清热散风，发汗解表	对乙酰氨基酚	金银花、连翘、荆芥穗、薄荷脑、淡豆豉、淡竹叶、牛蒡子、桔梗、甘草
	强力感冒片	疏风解表，清热解毒	对乙酰氨基酚	金银花、连翘、荆芥、薄荷、淡豆豉、淡竹叶、牛蒡子、桔梗
	维 C 银翘片	疏风解表，清热解毒	马来酸氯苯那敏、对乙酰氨基酚、维生素 C	金银花、连翘、薄荷素油、淡豆豉、淡竹叶、牛蒡子、荆芥、桔梗、甘草、芦根
	重感灵片	解表清热，疏风止痛	马来酸氯苯那敏、安乃近	葛根、青蒿、羌活、毛冬青、板蓝根、石膏、马鞭草
	扑感片	辛温解表，疏散风寒	马来酸氯苯那敏、对乙酰氨基酚	地胆草、苍耳草、山葡萄、紫苏油

续表

分类	中西药复方制剂名称	功效	含西药成分	含中药成分
感冒药	贯防感冒片	祛风，解毒，止痛	马来酸氯苯那敏、对乙酰氨基酚	贯众、防风
	临江风药	疏风清热，开窍豁痰，平肝息风，镇惊止抽	对乙酰氨基酚	人工牛黄、全蝎、僵蚕、天麻、地龙、琥珀、白附子、青黛、石膏、大黄、薄荷叶
	复方小儿退热栓	解热镇痛，利咽解毒，祛痰定惊	对乙酰氨基酚	体外培育牛黄、南板蓝根浸膏粉
	感冒安片	解热镇痛	马来酸氯苯那敏、对乙酰氨基酚、咖啡因	倒扣草、水杨梅、地胆草、佛手、千里光、野菊花
	贯黄感冒颗粒	清热解表，宣肺止咳	马来酸氯苯那敏	贯众、三叉苦、黄皮叶、生姜、路边青
	抗感灵片	解热镇痛，消炎	对乙酰氨基酚	牛黄、板蓝根、北豆根提取物、小檗根提取物、菊花
	新复方大青叶片	清瘟，消炎，解热	对乙酰氨基酚、咖啡因、异戊巴比妥、维生素C	大青叶、羌活、拳参、金银花、大黄
	银菊清解片	辛凉透表，清热解毒	马来酸氯苯那敏、对乙酰氨基酚	忍冬藤、野菊花、岗梅、桑叶、痰火草、薄荷油
	金羚感冒片	辛凉解表，清热解毒	阿司匹林、马来酸氯苯那敏、维生素C	羚羊角、水牛角浓缩粉、忍冬藤、野菊花、北豆根
	复方感冒灵片（颗粒、胶囊）	辛凉解表，清热解毒	马来酸氯苯那敏、对乙酰氨基酚、咖啡因	金银花、野菊花、五指柑、南板蓝根、三叉苦、岗梅
	治感佳片（胶囊）	清热，解毒，解表	马来酸氯苯那敏、对乙酰氨基酚、盐酸吗啉胍	山芝麻、穿心莲、葫芦茶、板蓝根、三叉苦、羌活、薄荷脑
	感特灵胶囊（片）	清热解毒，清肺止咳	马来酸氯苯那敏、对乙酰氨基酚、咖啡因	黄芩、柴胡、贝母、大青叶、细辛、板蓝根、牛黄
	感冒灵胶囊（片、颗粒）	解热镇痛	马来酸氯苯那敏、对乙酰氨基酚、咖啡因	三叉苦、岗梅、薄荷油、金盏银盘、野菊花

续表

分类	中西药复方制剂名称	功效	含西药成分	含中药成分
感冒药	菊蓝抗流感片（胶囊、颗粒）	清热解毒	阿司匹林	野菊花、板蓝根、水牛角浓缩粉、人工牛黄
	速感宁胶囊	清热解毒，消炎止痛	马来酸氯苯那敏、对乙酰氨基酚	柴胡、贯众、大青叶、金银花、人工牛黄
	速克感冒片	清热解毒，疏风止痛	阿司匹林、马来酸氯苯那敏、维生素C	忍冬藤、野菊花、射干
	金感康胶囊	清热解毒，疏风解表	马来酸氯苯那敏、对乙酰氨基酚、盐酸金刚烷胺	金银花、穿心莲、蒲公英、板蓝根
	小儿解热栓	解热，消炎	安乃近	黄芩提取物、金银花提取物
五官科用药	鼻炎康片	清热解毒，宣肺通窍，消肿止痛	马来酸氯苯那敏	野菊花、黄芩、猪胆粉、麻黄、薄荷油、苍耳子、广藿香、鹅不食草、当归
	康乐鼻炎片	疏风清热，活血祛瘀，祛湿通窍	马来酸氯苯那敏	苍耳子、辛夷、白芷、麻黄、穿心莲、黄芩、防风、广藿香、牡丹皮、薄荷脑
	鼻舒适片	清热消炎，通窍	马来酸氯苯那敏	苍耳子、野菊花、鹅不食草、白芷、防风、墨旱莲、白芍、胆南星、蒺藜、甘草
	苍鹅鼻炎片	清热解毒，疏风通窍	马来酸氯苯那敏	苍耳子、白芷、黄芩、鹅不食草、菊花、野菊花、荆芥、广藿香、猪胆膏、薄荷油、鱼腥草素钠
	新癀片	清热解毒，活血化瘀，消肿止痛	吲哚美辛	人工牛黄、肿节风、猪胆汁膏、肖梵天花、珍珠层粉、水牛角浓缩粉、三七、红曲
止咳平喘药	止咳宝片	宣肺祛痰，止咳平喘	氯化铵	紫菀、桔梗、前胡、百部、橘红、陈皮、枳壳、五味子、干姜、罂粟壳浸膏、荆芥、薄荷素油、甘草
	痰咳清片	清肺化痰，止咳平喘	盐酸麻黄碱、氯化铵	暴马子皮、满山红、黄芩
	芒果止咳片	宣肺化痰，止咳平喘	合成鱼腥草素、氯苯那敏	芒果叶干浸膏

续表

分类	中西药复方制剂名称	功效	含西药成分	含中药成分
止咳平喘药	痰咳净片（散）	通窍顺气，镇咳祛痰	咖啡因	桔梗、远志、苦杏仁、冰片、五味子、炙甘草
	小儿止咳糖浆	祛痰，止咳	氯化铵	甘草流浸膏、桔梗流浸膏、橙皮酊
	安嗽糖浆	润肺化痰，止咳平喘	氯化铵、盐酸麻黄碱	浙贝母、甘草流浸膏、百部、桔梗、前胡、姜半夏、陈皮、薄荷脑
	清咳散	清热解毒，化痰镇咳	盐酸溴己新	蟾酥、薄荷脑、冰片、白矾、桔梗干膏、甘草干膏、百部干膏、珍珠层粉
	喘息灵胶囊	平喘，止咳，祛痰	盐酸克仑特罗、马来酸氯苯那敏	何首乌、知母、马兜铃、甘草、五味子
	舒咳枇杷糖浆	止咳祛痰	氯化铵	枇杷叶、麻黄、薄荷脑、桔梗、远志
	苏菲咳糖浆	祛痰镇咳	盐酸麻黄碱、氯化铵	百部流浸膏、甘草流浸膏、薄荷脑、桑白皮流浸膏、桔梗流浸膏
	舒肺糖浆	镇咳祛痰	盐酸麻黄碱、氯化铵	甘草流浸膏、百部流浸膏、桔梗流浸膏
	海珠喘息定片	平喘，祛痰，镇静，止咳	盐酸氯喘、盐酸去氯羟嗪	珍珠层粉、胡颓子叶、防风、天花粉、蝉蜕、冰片、甘草
	情安喘定片	平喘，止咳，祛痰，消炎	盐酸双氯醇胺	鱼腥草、榕树叶、胡颓子叶、五指毛桃、珍珠层粉、冰片
	咳喘膏	止咳平喘，利湿区祛痰	盐酸异丙嗪	芥子、甘遂、延胡索、细辛、洋金花、干姜、樟脑
	散痰宁糖浆（滴丸）	清肺，止咳，平喘	氯化铵，盐酸麻黄碱	桔梗、远志、桑白皮、薄荷脑
	天一止咳糖浆	止咳，化痰	氯化铵，盐酸麻黄碱	百部流浸膏、远志流浸膏、桔梗流浸膏、薄荷脑
	化痰平喘片	清热化痰，止咳平喘	盐酸异丙嗪	南沙参、地龙、暴马子皮、百部、浮海石、黄芩
	百梅止咳糖浆（颗粒）	祛痰止咳	氯化铵	百部、岗梅、桑白皮、东风桔、枇杷叶、陈皮、甘草、薄荷油

分类	中西药复方制剂名称	功效	含西药成分	含中药成分
止咳平喘药	喘舒片	温肾纳气，化痰定喘	盐酸双氯醇胺	升华硫、大黄粉、黄芩提取物
	止咳宝片	理肺祛痰，止咳平喘	氯化铵	紫菀、橘红、桔梗、前胡、枳壳、百部、五味子、罂粟壳浸膏、甘草、薄荷素油
	消咳宁片	止咳祛痰	盐酸麻黄碱，碳酸钙	苦杏仁、石膏、甘草浸膏
	咳特灵片（胶囊、颗粒）	镇咳，祛痰，平喘，消炎	马来酸氯苯那敏	小叶榕干浸膏
	安喘片	止咳祛痰，宣肺平喘	盐酸克仑特罗、马来酸氯苯那敏	野马追、天仙子、蝉蜕、牡荆油
	复方甘草片	镇咳祛痰	阿片粉、苯甲酸钠	甘草浸膏粉、八角茴香油、樟脑
	肺气肿片	补肾益气，活血化瘀，止咳祛痰	盐酸克仑特罗	野马追、黄芪、丹参、补骨脂、淫羊藿、桃仁、红花、牡荆油
降糖药	消渴丸	滋肾养阴，益气生津	格列本脲	葛根、地黄、黄芪、天花粉、玉米须、南五味子、山药
	消糖灵胶囊	益气养阴，清热泻火	格列本脲	人参、黄连、天花粉、杜仲、黄芪、丹参、枸杞子、沙苑子、白芍、知母、五味子
降压药	降压平片	清热平肝潜阳	芦丁	夏枯草、葛根、珍珠母、菊花、淡竹叶、槲寄生、黄芩、薄荷脑、地龙、地黄
	复方罗布麻片（Ⅱ）	降压	三硅酸镁、硫酸胍生、硫酸双肼屈嗪、氢氯噻嗪、盐酸异丙嗪、维生素 B_1、维生素 B_6、泛酸钙	罗布麻煎剂干粉、野菊花煎剂干粉、防己煎剂干粉
	珍菊降压片	降压	芦丁、氢氯噻嗪、盐酸可乐定	珍珠层粉、野菊花膏粉
	降压避风片	清热平肝	盐酸甲基丙炔苄胺、氢氯噻嗪	黄芩、槐角、落花生枝叶

续表

分类	中西药复方制剂名称	功效	含西药成分	含中药成分
降压药	舒络片	舒筋通络，清热疏风，凉血降压，镇静宁心	亚油酸、优降宁、维生素C、维生素B_6、芦丁	野菊花、决明子、大蓟
	新降片	降压	利血平、双苯哒嗪	夏天无、杞子根、珍珠母、车前子
	脉君安片	平肝息风、解肌止痛	氢氯噻嗪	钩藤、葛根
消化系统	复方田七胃痛胶囊	温中理气，制酸止痛，化瘀止血	氧化镁、碳酸氢钠	三七、延胡索、醋香附、川楝子、醋吴茱萸、白芍、甘草、白及、枯矾、煅瓦楞子、颠茄流浸膏
	复方陈香胃片	行气和胃，制酸止痛	碳酸氢钠、重质碳酸镁、氢氧化铝	陈皮、木香、石菖蒲、大黄
	野苏颗粒	理气调中，和胃止痛	碳酸氢钠	野木瓜、白矾、陈皮
	婴儿健脾颗粒（口服液）	健脾，消食，止泻	碳酸氢钠	炒白扁豆、炒白术、炒山药、木香、炒鸡内金、川贝母、人工牛黄
	神曲胃痛片	止痛生肌，理气，健脾消食	氢氧化铝、碳酸氢钠	神曲茶、大黄、姜粉、颠茄浸膏
	珍黄胃片	芳香健胃，行气止痛，止血生肌	碳酸氢钙	珍珠层粉、白及、樟树子、三七、大黄、煅瓦楞子、木香、砂仁、石菖蒲
	活胃胶囊（散）	理气和胃，降逆止呕	碳酸氢钠、酒石酸、碳酸镁	砂仁、小茴香、肉桂、红曲、大黄、滑石粉、薄荷脑
	胃宁散	和胃止痛	碳酸氢钠、三硅酸镁	麦芽、龙胆、颠茄流浸膏、薄荷脑
	复方猴头颗粒（胶囊）	治疗消化性溃疡	硫糖铝、碱式硝酸铋、三硅酸镁	猴头子实体
	溃疡宁片	制酸，解痉，止痛，止血，调整胃肠功能，促进溃疡面的愈合	维生素U、硫酸阿托品、氢氯噻嗪、盐酸普鲁卡因	海螵蛸、甘草浸膏
	谷海生片	补气健脾，行气止痛，活血和肌	甘珀酸钠、呋喃唑酮、盐酸小檗碱	黄芪、川芎、白及、海螵蛸、洋金花

分类	中西药复方制剂名称	功效	含西药成分	含中药成分
消化系统	正胃片（胶囊）	清热凉血，健脾和胃，制酸止痛	碱式硝酸铋、氧化镁、氢氧化铝	猴耳环、木香、七叶莲、陈皮、甘草
	元和正胃片	降逆和胃，制酸止痛	碳酸氢钠	大黄、龙胆、木香、延胡索、薄荷、甘草、丁香
	复方铝酸铋片（颗粒、胶囊）	抗酸收敛药	铝酸铋、重质碳酸镁、碳酸氢钠	甘草浸膏粉、弗朗鼠李皮、茴香粉
	复方甘铋镁	胃及十二指肠溃疡，慢性胃炎，胃酸过多，胃痉挛	碱式硝酸铋、碳酸氢钠、重质硫酸镁	大黄、石菖蒲、甘草流浸膏、颠茄流浸膏
	复方颠茄氢氧化铝片	用于胃疼，胃胀，反酸，呕吐	氢氧化铝	牡蛎粉、龙胆、大黄、颠茄流浸膏
	复方延胡索氢氧化铝片	用于胃疼，胃胀，反酸，呕吐	氢氧化铝	海螵蛸、延胡索、甘草浸膏
	参歧肠泰合剂	益气健脾，消食和胃	双歧杆菌培养液	红参、白术、茯苓、甘草、陈皮
	陈香露白露片	健胃和中，理气止痛	碱式硝酸铋、碳酸氢钠、碳酸镁、氧化镁	陈皮、川木香、大黄、石菖蒲、甘草
含抗生素药	痢特敏片	清热解毒，凉血止痢	甲氧苄啶	仙鹤草浸膏粉、翻白草浸膏液
	消炎止痢灵片	清热燥湿，抗菌消炎	甲氧苄啶	苦参
	复方鹧鸪菜散	驱虫消积	盐酸左旋咪唑	鹧鸪菜
含维生素、矿物质药	脉络通颗粒	益气活血，化瘀止痛	维生素C、柠檬酸、碳酸氢钠	党参、当归、丹参、红花、川芎、槐花、山楂、地龙、木贼、葛根
	脉平片	活血化瘀	芦丁、维生素C	银杏叶提取物、何首乌、当归
	冠通片	增加冠脉血流量，降低冠脉阻力，减少心肌耗氧量，并降低血压	维生素C、异去氧胆酸	葛根、海金沙藤、陈皮、野菊花
	脂降宁片	行气散瘀，活血通经，益精血，降血脂	维生素C、氯贝酸铝	瓜蒌、制何首乌、丹参、决明子、山楂、葛根
	决明降脂片	降血脂	维生素C、维生素B_2、烟酸	决明子、茵陈、何首乌、桑寄生

续表

分类	中西药复方制剂名称	功效	含西药成分	含中药成分
含维生素、矿物质药	安神补脑液	生精补髓，益气养血，强脑安神	维生素 B_1	鹿茸、制何首乌、淫羊藿、干姜、大枣、甘草
	强力脑清素片	益气健脾，补肾安神	甘油磷酸钠	刺五加浸膏、五味子流浸膏、鹿茸精（10%）
	脑力宝丸	滋补肝肾，养心安神	维生素 E、维生素 B_1	地黄、五味子、菟丝子、远志、石菖蒲、茯苓、地骨皮、川芎
	健脾生血颗粒	健脾和胃，养血安神	硫酸亚铁	党参、黄芪、茯苓、炒白术、山药、醋南五味子、山麦冬、醋龟甲、大枣、炒鸡内金、龙骨、煅牡蛎、甘草
	妇科十味片	养血疏肝，调经止痛	碳酸钙	醋香附、当归、醋延胡索、熟地黄、白芍、川芎、赤芍、白术、大枣、甘草
	龙牡壮骨颗粒	强筋壮骨，和胃健脾	乳酸钙、葡萄糖酸钙、维生素 D_2	黄芪、党参、山药、炒白术、茯苓、炒鸡内金、山麦冬、醋龟甲、龙骨、煅牡蛎、醋南五味子、大枣、甘草
	人参补丸	滋阴补虚，养血宁神，助颜益智	维生素 B_1	人参、茯苓、沙参、肉苁蓉、海马、山茱萸、牛膝
	力加寿片	补脾益肾，滋阴养血，益智安神	维生素 E	刺五加浸膏、黄芪、淫羊藿、灵芝、白芍、人参总皂苷
	维尔康胶囊	健脾固本，益气扶正	维生素 A、维生素 B_1、维生素 C、维生素 E、甲基橙皮苷	人参、黄芪、灵芝
	维血康糖浆（颗粒）	补肾健脾，补血养阴	硫酸亚铁	党参、熟地黄、黑豆、山药、陈皮、砂仁、何首乌、山楂
	心血宝胶囊	补血益气，健脾和胃	硫酸亚铁	黄芪、当归、鸡血藤、白术、陈皮、大枣
	参芪力得康片	补气养血，升阳益胃	维生素 E	黄芪、党参、炙甘草、陈皮、白术、柴胡、当归、白芍、升麻、北五味子、葛根、苍术、刺五加

续表

分类	中西药复方制剂名称	功效	含西药成分	含中药成分
含维生素、矿物质药	脑力静糖浆（胶囊）	养心安神，和中缓急，补脾益气	甘油磷酸钠、维生素 B_1、维生素 B_2、维生素 B_6	甘草流浸膏、小麦、大枣
	维参锌胶囊	用于老年男性性功能、双眼视敏度、听力、心脏功能自我调节能力、肺功能衰退症	维生素E、花粉素、硫酸锌	人参
	益康胶囊	调节全身代谢，恢复细胞活力，改善心血管功能，健脑健身，延缓衰老，扶正固本	维生素A、维生素E、甲基橙皮素	人参、三七、黄芪、黄精、天花粉、何首乌、灵芝、丹参、泽泻、珍珠层粉
	强力康颗粒	扶正固本，滋补强壮	维生素E	灵芝菌浸膏、猴头菌浸膏、银耳菌浸膏
	更年舒片	滋补肝肾，养阴补血，化瘀调经，调气温肾，营养神经，调节代谢功能	维生素 B_6、谷维素	熟地黄、炒龟甲、山药、鹿角霜、五味子、牡丹皮、四制益母草、四制艾叶、泽泻、阿胶、茯苓、砂仁、淫羊藿、当归
	更年灵胶囊（片）	温肾益阴，调补阴阳	维生素 B_1、维生素 B_6、谷维素	淫羊藿、女贞子
	肝精补血素口服液	益气补血，滋补肝肾	维生素 B_1、枸橼酸铁铵	肝精膏、党参、枸杞
	玉金方胶囊（片）	补益元气，滋补肝肾，调气和血	盐酸普鲁卡因、苯甲酸、亚硫酸钾、维生素 B_1、维生素E、维生素C、磷酸三钙	人参、海马、制何首乌干浸膏、黄精干浸膏、猕猴桃原汁干粉、猪脑粉
	复方刺五加片	补气养血，益智安神，补肾健脾，扶正固本	维生素 B_1	刺五加浸膏、玉竹、黄芪、当归
	复方北五味子片	敛肺补肾，养心安神	甘油磷酸钠、维生素 B_1	五味子流浸膏、刺五加浸膏
	健宝灵片（颗粒）	健脾益胃，促进生长，增强抵抗力	赖氨酸	银耳、山药、茯苓、山楂浸膏

续表

分类	中西药复方制剂名称	功效	含西药成分	含中药成分
含维生素、矿物质药	愈肝片	助消化，疏肝开胃，消积滞，止痛除烦	维生素 C	当药、茵陈、黄芩素
	复方五仁醇胶囊	清热利胆，平肝养血，降低血清谷丙转氨酶	碳酸钙	五仁醇浸膏、白芍、茵陈
	胆益宁片	疏肝止痛，清热利胆	胆酸钠	梅根
	复方五味子冲剂	改善神经衰弱	50%甘油磷酸钠、甘油磷酸钾、甘油磷酸铁、维生素 B_1、氯化亚钴	五味子流浸膏
	复方保泰松鸡血藤片	舒筋通络，祛风止痛	保泰松、维生素 B_1、维生素 C	豨莶草、鸡血藤、姜粉
	消朦片	明目退翳，镇静安神	葡萄糖酸锌	珍珠层粉
外用药	导便栓	润肠通便	醋酸氯己定	猪胆膏
	新型狗皮膏	祛风散寒，舒筋活血，活络止痛	水杨酸甲酯、盐酸苯海拉明	生川乌、洋金花、蟾酥、高良姜、官桂、白屈菜、花椒、八角茴香油、羌活、防己、麻黄、透骨草、当归、红花、乳香、没药、白花菜籽、薄荷脑、冰片、樟脑
	天和追风膏	温经散寒，祛风除湿，活血止痛	水杨酸甲酯、月桂氮酮	生草乌、生川乌、麻黄、细辛、羌活、白芷、独活、高良姜、肉桂、威灵仙、蜈蚣、蛇蜕、海风藤、乌药、红花、桃仁、苏木、赤芍、乳香、没药、广西血竭、当归、牛膝、续断、香加皮、冰片、红大戟、麝香酮、肉桂油、薄荷脑、辣椒浸膏、樟脑、丁香罗勒油
	精制狗皮膏	祛风散寒，舒筋活血，活络止痛	水杨酸甲酯	生川乌、防己、山柰、透骨草、延胡索、干姜、辣椒、蟾酥、樟脑、冰片、薄荷脑

分类	中西药复方制剂名称	功效	含西药成分	含中药成分
外用药	特制狗皮膏	祛风散寒，舒筋活血，活络止痛	水杨酸甲酯、盐酸苯海拉明、氮酮	枳壳、细辛、赤石脂、青风藤、天麻、青皮、羌活、乌药、生川乌、甘草、白蔹、黄柏、川芎、木香、远志、桃仁、白术、生草乌、小茴香、穿山甲、菟丝子、川楝子、蛇床子、威灵仙、大枫子、赤芍、牛膝、补骨脂、续断、附子、杜仲、香附、僵蚕、当归、陈皮、肉桂、儿茶、乳香、血竭、没药、丁香、樟脑、薄荷油、冰片、颠茄流浸膏
	祖师麻关节止痛膏	祛风除湿，活血止痛	水杨酸甲酯、苯海拉明	祖师麻、樟脑、冰片、薄荷脑、二甲苯麝香
	跌打镇痛膏	活血止痛，散瘀止痛，祛风胜湿	水杨酸甲酯	土鳖虫、生草乌、炒马钱子、大黄、降香、两面针、黄芩、黄柏、虎杖、冰片、薄荷素油、樟脑、薄荷脑
	风痛灵	活血化瘀，消肿止痛	水杨酸甲酯	乳香、没药、血竭、麝香草脑、冰片、樟脑、薄荷脑、丁香罗勒油
	神农镇痛膏	活血散瘀，消肿止痛	水杨酸甲酯	三七、胆南星、白芷、狗脊、羌活、石菖蒲、防风、升麻、红花、土鳖虫、川芎、当归、血竭、马钱子、没药、樟脑、重楼、薄荷脑、乳香、冰片、丁香罗勒油、人工麝香、颠茄流浸膏、熊胆粉
	少林风湿跌打膏	散瘀活血，舒筋止痛，祛风散寒	水杨酸甲酯	生川乌、生草乌、乌药、白及、白芷、白蔹、土鳖虫、木瓜、三棱、莪术、当归、赤芍、肉桂、大黄、连翘、血竭、炒乳香、炒没药、三七、儿茶、薄荷脑、冰片
	按摩乳	活血化瘀，活络止痛	水杨酸甲酯	芸香浸膏、颠茄流浸膏、乳香、没药、乌药、川芎、郁金、薄荷油、肉桂油、丁香油、樟脑

分类	中西药复方制剂名称	功效	含西药成分	含中药成分
外用药	麝香壮骨膏	祛风除湿，消肿止痛	水杨酸甲酯、盐酸苯海拉明、硫酸软骨素	八角茴香、山柰、生川乌、生草乌、麻黄、白芷、苍术、当归、干姜、人工麝香、薄荷脑、冰片、樟脑
	关节止痛膏	活血祛瘀，温经镇痛	水杨酸甲酯、盐酸苯海拉明	颠茄流浸膏、辣椒流浸膏、樟脑、薄荷素油
	麝香镇痛膏	散寒，活血，镇痛	水杨酸甲酯	人工麝香、生川乌、辣椒、红茴香根、樟脑、颠茄流浸膏
	麝香活血化瘀膏	活血化瘀，消炎止痛	尿素、盐酸苯海拉明、盐酸普鲁卡因	人工麝香、三七、红花、丹参、硼酸、樟脑、血竭、颠茄流浸膏
	麝香祛风湿膏	祛风湿，活血，镇痛，消肿	盐酸苯海拉明、水杨酸甲酯	人工麝香、血竭、乳香、没药、桉油、薄荷脑、桂皮油、丁香罗勒油、樟脑、冰片、颠茄浸膏、麝香草脑
	麝香关节止痛膏	活血，消炎，镇痛	水杨酸甲酯、碘、碘化钾、盐酸苯海拉明	辣椒流浸膏、颠茄流浸膏、薄荷油、樟脑
	双龙风湿跌打膏	镇痛，消肿，祛瘀	水杨酸甲酯，氯苯那敏	双龙风湿跌打流浸膏、松节油、桂皮油、樟脑、薄荷油
	筋骨宁膏	活血化瘀，消肿止痛，舒筋活络	水杨酸甲酯，盐酸苯海拉明	骨碎补、凤仙透骨草、五加皮、生天南星、续断、蒲公英、当归、羌活、红花、土鳖虫、桃仁、乳香、没药、樟脑、冰片、桉叶油
	一枝蒿伤湿祛痛膏	祛风除湿，活血止痛	冬青油	复方一枝蒿流浸膏、颠茄流浸膏、薄荷脑、冰片、樟脑
	消炎镇痛膏	消炎镇痛	水杨酸甲酯、盐酸苯海拉明	薄荷脑、樟脑、冰片、颠茄流浸膏、麝香草脑
	关节解痛膏	祛风除湿，活血止痛	水杨酸甲酯、盐酸苯海拉明	辣椒、白芷、细辛、姜黄、肉桂、生川乌、生草乌、骨碎补、五加皮、红花、天南星、闹羊花、防风、独活、羌活、桑枝、海风藤、芥子、防己、凤仙透骨草、伸筋草、威灵仙、冰片、薄荷脑、樟脑、麝香草酚、二甲苯麝香、颠茄流浸膏

续表

分类	中西药复方制剂名称	功效	含西药成分	含中药成分
外用药	骨友灵贴膏	活血化瘀，消肿止痛	水杨酸甲酯、马来酸氯苯那敏	红花、威灵仙、防风、延胡索、续断、鸡血藤、蝉蜕、何首乌、川乌、樟脑、薄荷脑、冰片、颠茄流浸膏
	伤可贴	止血，消炎，愈创	氧化钙、呋喃西林、对羟基苯甲酸乙酯	大蓟、小蓟、牛西西、黄柏
	安阳精制膏	消积化癥，逐瘀止痛，舒筋活血，祛风散寒	水杨酸甲酯	生川乌、生草乌、乌药、白蔹、白芷、白及、木鳖子、木通、木瓜、三棱、莪术、当归、赤芍、肉桂、大黄、连翘、血竭、阿魏、乳香、没药、儿茶、薄荷脑、冰片
	伤湿解痛膏	祛风除湿，化瘀止痛	水杨酸甲酯、盐酸苯海拉明	独活、白芷、生川乌、生草乌、桂皮、芥子、王不留行、生天南星、半夏、姜黄、苍术、香加皮、艾叶、红花、薄荷脑、冰片、樟脑、颠茄流浸膏、芸香浸膏、二甲苯麝香、
	腰肾膏	温肾助阳，强筋壮骨	水杨酸甲酯、盐酸苯海拉明	肉苁蓉、八角茴香、熟地黄、补骨脂、淫羊藿、蛇床子、牛膝、续断、甘草、杜仲、菟丝子、枸杞子、车前子、小茴香、附子、五味子、乳香、没药、丁香、锁阳、樟脑、冰片、薄荷油、肉桂油、枫香脂
	冠心膏	活血化瘀，行气止痛	盐酸苯海拉明	丹参、川芎、当归、红花、没药、丁香、乳香、降香、樟脑、二甲苯麝香、薄荷脑、冰片
	障翳散	行滞祛痰，退障消翳	小檗碱、维生素B_2、无水硫酸钙	丹参、红花、茺蔚子、青葙子、决明子、蝉蜕、没药、黄芪、昆布、海藻、木通、炉甘石（水飞）、牛胆干膏、羊胆干膏、珍珠、琥珀、天然冰片、人工麝香、硼砂、海螵蛸、山药、荸荠粉
	伤疖膏	清热解毒，消肿止痛	水杨酸甲酯	黄芩、连翘、生天南星、白芷、薄荷脑、冰片

续表

分类	中西药复方制剂名称	功效	含西药成分	含中药成分
外用药	化痔栓	清热燥湿，收敛止血	次没食子酸铋	苦参、黄柏、洋金花、冰片
	蟾酥镇痛膏	消肿散结，消肿止痛	盐酸苯海拉明、二甲基亚砜	蟾酥、生马钱子、生天南星、生川乌、雄黄、白芷、姜黄、半边莲、樟脑、冰片、薄荷脑、二甲苯麝香
	复方土槿皮酊	杀菌，止痒	苯甲酸、水杨酸	土槿皮
	顽癣净	祛风止痒，保湿杀虫	苯甲酸、水杨酸	紫荆皮酊
	葛洪脚气水	除湿杀虫	冰醋酸、氯化钠	花椒
	克痤隐酮乳膏	抑制皮脂腺分泌及痤疮杆菌生长	甲氧苄啶、维生素A、维生素E	丹参酮粉
	黑豆馏油软膏	消炎，收敛，止痒	氧化锌	黑豆馏油、桉油、冰片
	坤净栓	清热燥湿，去腐生肌	呋喃唑酮	柴胡、火绒草
	盆炎清栓	清热解毒，活血通经，消肿止痛	吲哚美辛	毛冬青提取物
	鼻塞通滴鼻液	清热解毒，消肿通窍	羟苯乙酯	甜瓜蒂
	复方鼻炎膏	消炎，通窍	盐酸麻黄碱、盐酸苯海拉明	穿心莲、鹅不食草、薄荷油、桉油
	海呋龙散	杀菌，消炎，收敛止痛	呋喃西林	海螵蛸粉、冰片
其他	消痔灵注射液	收敛，止血	鞣酸、三氯叔丁醇、低分子右旋糖酐注射液、枸橼酸钠、亚硫酸氢钠、甘油	明矾
	银杏达莫注射液	预防和治疗冠心病，血栓栓塞性疾病	双嘧达莫	银杏总黄酮
	复方酸枣仁胶囊	养心安神	左旋延胡索乙素	制酸枣仁

（二）中西药复方制剂用药注意事项

中西药复方制剂成分复杂，除中成药外尚含有一种或多种化学药成分，临床使用中易忽略其化学药物成分的安全问题，其中包括化学药物成分本身引起的不良反应；含有相同化学成分的药物重复使用造成化学药物过量；与其他化学药物合用引起的药物相互作用。因此，在使用中西药复方制剂时要仔细阅读说明书，了解其药物组成和用量，特别是所含化学药物成分，了解药物的适应证、功能主治及不良反应（表2-4），避免重复用药和过量用药，防止药物的相互作用和配伍禁忌。

表2-4　常见中西药复方制剂可能发生的不良反应

分类	中西药复方制剂名称	内含化学药成分	功效	过量重复用药可能发生的不良反应
解热镇痛抗炎药	维C银翘片	对乙酰氨基酚、氯苯那敏、维生素C	疏风解表、清热解毒	急性肾衰竭、嗜睡、疲劳、口干、少尿、贫血、肾绞痛、胃痛、多汗、膀胱颈梗阻
	金羚感冒片	阿司匹林、氯苯那敏	辛凉解表、清热解毒	虚脱、出血、胃溃疡、嗜睡、血小板计数减少
	菊蓝抗流感片	阿司匹林	清热解毒	虚脱、出血、胃溃疡、血小板计数减少
	抗感灵片	对乙酰氨基酚	解热镇痛、抗炎	急性肾衰竭、贫血、多汗、胃溃疡
	感冒灵胶囊（颗粒）	对乙酰氨基酚、氯苯那敏、咖啡因	解热镇痛	急性肾衰竭、嗜睡、疲劳、口干、少尿、贫血、肾绞痛、胃痛、多汗、膀胱颈梗阻、紧张激动、焦虑、失眠、头痛
抗过敏药	鼻炎康片	氯苯那敏	清热解毒、宣肺通窍、消肿止痛	嗜睡、疲劳、口干、少尿、贫血、肾绞痛、胃痛、多汗、膀胱颈梗阻
	咳特灵片（胶囊）	氯苯那敏	镇咳、祛痰、平喘、消炎	同上
	新癀片	吲哚美辛	清热解毒、活血化瘀、消肿止痛	恶心、呕吐、消化不良、厌食、出血、头痛、腹泻、眩晕、粒细胞减少、皮疹、血小板计数减少、肝损伤
止咳平喘药	镇咳宁（口服液、颗粒、糖浆）	麻黄碱	镇咳祛痰	排尿困难、焦虑、头痛、心悸、恶心、失眠、不安、震颤、发热、血压升高
	喘息灵胶囊	克仑特罗、氯苯那敏	平喘、止咳、祛痰	嗜睡、疲劳、口干、少尿、贫血、肾绞痛、胃痛、多汗、膀胱颈梗阻、心悸、手颤

续表

分类	中西药复方制剂名称	内含化学药成分	功效	过量重复用药可能发生的不良反应
糖尿病药物	消渴丸	格列本脲	滋肾养阴、益气生津	低血糖反应、恶心、呕吐、腹泻、食欲减退、皮疹
	消糖灵胶囊	格列本脲	益气养阴、清热泻火	同上
高血压药物	珍菊降压片	可乐定、氢氯噻嗪	降压	多尿、血压过低、失眠、头痛、低血钾
消化系统药物	复方陈香胃片	碳酸氢钠、重质碳酸镁、氢氧化铝	行气和胃、制酸止痛	便秘、腹胀、嗳气
	胃泰康胶囊	氢氧化铝、三硅酸镁、罗通定	中和胃酸、解痉止痛	便秘、肾小管结石
	谷海生片	呋喃唑酮、盐酸小檗碱	补气健脾、行气止痛	恶心、呕吐、头痛、头晕、皮疹、直立性低血压
	溃疡宁片	阿托品、氢氯噻嗪、普鲁卡因	制酸、解痉、止痛、止血	口干、血压过低
含维生素、矿物质药物	龙牡壮骨颗粒	乳酸钙、维生素D_2、葡萄糖酸钙	强筋健骨、和胃健脾	便秘、高钙血症、高磷血症
	妇科十味片	碳酸钙	养血疏肝、调经止痛	便秘、高钙血症
	健脾养血（片、颗粒）	硫酸亚铁	健脾和胃、养血安神	胃部不适、出血、渗出
外用药	消炎止痛膏	苯海拉明、水杨酸甲酯	消炎、活血、镇痛	皮疹、瘙痒、皮肤过敏
	按摩软膏	水杨酸甲酯	活血化瘀、活络止痛	同上
	肛泰软膏	盐酸小檗碱、盐酸罂粟碱	凉血止血、清热解毒	皮疹、腹泻、腹痛

1. 治疗感冒中西药复方制剂用药注意事项　在感冒发热时，往往几种感冒药或退热药同时使用，过量用药和重复用药现象非常常见。治疗感冒的中西药复方制剂包含解热镇痛抗炎药、抗过敏药、中枢神经兴奋药等化学药成分，如解热镇痛抗炎药包含对乙酰氨基酚、阿司匹林、安乃近等。阿司匹林本身应避免与其他非甾体抗炎药合用，用药

过程中应警惕心血管事件和过敏反应的发生。对乙酰氨基酚过量可引起肝损害。氯苯那敏是中西药复方制剂中最常见的抗过敏药物，用量过大可致急性中毒：成人常出现中枢抑制；而儿童多呈中枢兴奋，故婴儿和哺乳期妇女忌用。幽门梗阻、前列腺肥大、膀胱阻塞、青光眼、甲亢及高血压患者慎用。咖啡因是中西药复方制剂中常见的中枢兴奋药，过量的咖啡因可致肌肉抽搐和惊厥、低钾血症、高血糖等，还可增加胃酸分泌，加重胃溃疡，长期应用可发生耐受性和成瘾性。咖啡因和茶碱可发生相互作用，不能同时使用。

2. 止咳平喘祛痰中西药复方制剂用药注意事项　具有止咳平喘祛痰作用的中西药复方制剂常含有盐酸麻黄碱、氯化铵、克仑特罗等成分。麻黄碱作为特殊药品，其用量有严格的控制，短期反复用药可呈快速耐受现象，与洋地黄苷类合用可致心律失常；与 α 受体阻滞剂如哌唑嗪合用，可对抗麻黄碱的升压作用。甲亢、高血压、动脉硬化、心绞痛等患者禁用。氯化铵是刺激性祛痰药，过量服用可造成酸中毒和低钾血症，氯化铵与磺胺嘧啶、呋喃妥因等为配伍禁忌。克仑特罗为选择性 β_2 受体激动剂，心律失常、高血压和甲亢的患者都应慎用。

3. 治疗糖尿病中西药复方制剂用药注意事项　治疗糖尿病中西药复方制剂常含有格列本脲，如与其他降糖药重复用药最常出现低血糖。肝、肾功能不全，磺胺过敏，白细胞减少的患者禁用。与 β 受体阻滞剂合用可增加低血糖的危险；与酒精同服可引起腹痛、恶心、头痛等一系列症状；与香豆素类药物合用发生相互作用，需调整两者用量。

4. 治疗高血压中西药复方制剂用药注意事项　治疗高血压的中西药复方制剂含有氢氯噻嗪、可乐定等化学药成分。氢氯噻嗪作为常见的利尿药，与磺胺类药物和其他利尿药有交叉反应；与肾上腺皮质激素、非甾体抗炎药、拟交感胺类药物合用作用减弱；与多巴胺合用利尿作用增强。氢氯噻嗪大多不良反应与其剂量相关，严重肾功能不全、糖尿病、痛风患者慎用。可乐定是中枢降压药，与中枢神经抑制药、其他降压药合用可以增强其作用，而与三环类抗抑郁药、非甾体抗炎药合用可减弱降压作用。可乐定过敏患者为禁忌。

5. 治疗消化系统中西药复方制剂用药注意事项　治疗消化系统中西药复方制剂一般含有的化学药成分是抗酸药碳酸氢钠、氢氧化铝、三硅酸镁等；抗微生物药物呋喃唑酮、盐酸小檗碱。碳酸氢钠长期或大量应用可致代谢性碱中毒，并且钠负荷过高引起水肿等，可加速酸性药物的排泄，降低胃蛋白酶的疗效。氢氧化铝长期使用可致老年人骨质疏松，可妨碍磷的吸收，肾功能不全患者长期应用可能造成铝蓄积中毒。三硅酸镁可引起肾小管结石。呋喃唑酮禁用于 G-6-PD 缺乏患者，服药期间饮酒可引起双硫仑样反应；与三环类抗抑郁药合用可引起急性中毒性精神病，过量引起精神障碍及多发性神经炎。小檗碱禁用于溶血性贫血及 G-6-PD 缺乏患者，与含鞣质的中药生成沉淀为配伍禁忌。

6. 含维生素、矿物质中西药复方制剂用药注意事项　含维生素、矿物质中西药复方制剂一般以滋补类药物为主，正常情况下，该类药物引起不良反应的概率较小，但也应注意重复使用而引起过量的情况。例如，维生素 A 慢性中毒时，可出现食欲不振、腹泻、皮肤干燥、脱发；维生素 D 具有蓄积性，长时间服用可引起高钙血症、高磷血症。矿物质类硫酸亚铁摄入过量可引起胃黏膜坏死、出血、渗出。钙剂过量则易出现高钙血症。

7.外用中西药复方制剂用药注意事项　外用中西药复方制剂多为骨伤科和皮肤科用药，常含有苯海拉明、水杨酸甲酯等化学药成分，其主要引起皮肤刺激或过敏反应，如用药部位有烧灼感、瘙痒、红肿等应停用，禁用于婴幼儿及过敏者。

十、注意防治中西药联用的不良反应

（一）中西药联合不良反应的表现

临床和实验研究表明，中西药联用不当可产生拮抗作用或改变药物的某些性质，从而降低药效，或增加毒副作用，甚至引起药源性疾病。

1.治疗作用减弱　不合理的中、西药联用，可能引起中药、西药或两者的治疗作用减弱，导致疗效降低或治疗失败。其一，中西药联用产生物理或化学反应造成有效成分被破坏，或产生络合物、沉淀，妨碍吸收，导致疗效降低。如抗酸中成药（如胃宁散）通过改变胃液 pH 而减少青霉素、阿司匹林的吸收。石榴皮、五倍子、地榆等含鞣质的中药与氢氧化铝、碳酸钙、葡萄糖酸钙等含金属离子的西药同服时，可生成难以吸收的沉淀。含铁、钙、铝或镁的中药与四环素类抗菌药物同服，四环素类抗菌药物分子含有酰胺基和多个酚羟基，能与上述离子产生化学反应生成络合物，降低疗效。其二，中西药相互拮抗，疗效降低。如中药甘草及其制剂具有糖皮质激素样作用，与降糖药联用时可能会抵消其降糖疗效。又如一般认为中药麻黄及含有麻黄的中成药具有升高血压的作用，与降压药联用时可能会降低疗效。

2.用药过度　药理作用相似或具有协同作用的中西药联用，如不注意调整剂量，易导致用药过度。如治疗高血压时，选择珍菊降压片的同时又服用氢氯噻嗪类或可乐定类制剂，导致氢氯噻嗪或可乐定在体内浓度增加，引起电解质紊乱、低血压等不良反应。华法林是经典的口服抗凝血药物，据报道很多活血化瘀类中药如三七、丹参、当归、红花、桃仁等均能够通过抗凝血活性、抗血小板活性从而增强华法林的药效，适用于监测凝血状态的国际标准化比率（INR）数值增加，或引起意外出血。

3.毒性增加　不合理的中西药联用可以导致药物毒性增加，引起不良反应或药源性疾病，甚至死亡。其一，中西药联用产生有毒化合物。如含汞中成药（如安宫牛黄丸）与溴化物、碘化物合用生成刺激性的溴化汞、碘化汞引起肠道毒副作用。其二，中西药联用增加药物不良反应。如甘草还可以引起低血钾从而增强细胞膜上钠，钾 – 三磷酸腺苷（$Na^+ – K^+ – ATP$）酶的阻断，与强心苷类药物（洋地黄毒苷、地高辛等）联用时会增加强心苷中毒的风险。再如某些含有蟾酥的中成药（益心丸、麝香保心丸）经常与洋地黄同时使用，蟾酥含有的蟾蜍甾烯类物质具有洋地黄类似作用，可引起洋地黄过量中毒。

（二）中西药联合不良反应的发生机制

1.物理禁忌　药物配伍时发生了物理性质的改变，如改变了原先药物的溶解度、外观形状等物理性质。如引起物理性质改变，山楂、乌梅中含有有机酸可导致尿液 pH 降低，使磺胺类的药物溶解度下降，析出结晶，导致血尿、急性肾炎、肾衰竭等。再如产生吸附作用，中药炒炭后等具有强吸附作用，可吸附活菌及酶类，不宜与多酶片、活菌制剂等联用。

2. 化学禁忌　化学性配伍禁忌即某些药物配合在一起会发生化学反应，不但改变了药物的性状，更重要的是使药物减效、失效或毒性增强。化学性配伍禁忌常见的外观现象有变色、产气、沉淀、水解等。如维生素 C 与含有丹参（含醌式结构物质）的注射液合用时会发生氧化还原反应而变色。山楂、乌梅与碱性西药如氨茶碱、碳酸氢钠能发生中和反应；碱性中药硼砂、煅牡蛎与酸性西药如阿司匹林能发生中和反应等。含有皂苷成分的人参复方丹参注射液与氧氟沙星配伍使用时产生乳白色沉淀，双黄连无菌粉末在室温下与氨基糖苷类抗菌药配伍时会立即产生沉淀，穿琥宁注射液与硫酸妥布霉素注射液前后更换输注时产生白色絮状沉淀等。

3. 药理禁忌　药理配伍禁忌是指两种或两种以上药物配伍后，发生了药动学（吸收、分布、代谢、排泄）或药效学变化，药物的疗效相互抵消或降低，或增加毒性导致药源性疾病的发生。其一，对药动学的影响，一些中成药能够增加胃肠蠕动和促进胃排空，缩短了药物在胃肠道停留的时间而减少其吸收。例如，通便类中成药麻仁润肠丸、健胃颗粒等增强胃肠蠕动，从而减少地高辛的吸收。含硼砂中成药如清音丸，可增加氨基糖苷类抗菌药的脑组织分布浓度而增加耳毒性风险。香豆素类药物血浆蛋白结合率高，容易将口服降糖药甲苯磺丁脲置换出来而引起低血糖。丹参、黄连、黄柏等通过与血浆蛋白竞争性结合影响华法林的药效作用。甘草、五味子具有药物代谢酶诱导作用，有可能使苯巴比妥、华法林等的代谢加快而药效减弱；含呋喃香豆素成分药（如白芷、当归）通过抑制药物代谢酶的活性而降低地西泮的体内代谢。含有大量有机酸的中药及制剂能增加利福平、阿司匹林等在肾脏的重吸收，加重对肾脏的毒性。其二，药效学上的拮抗作用。洋金花片、华山参片的主要成分为东莨菪碱及阿托品，可拮抗 M– 胆碱受体激动剂。麻黄碱系拟肾上腺素药，能通过竞争抑制作用而减弱利血平、胍乙啶的降压作用。

（三）注意防止常用中西药复方制剂含西药成分的不良反应

中西药复方制剂中部分品种在临床应用较为广泛，但这类药物成分复杂，除中药外尚含有一种或多种化学药物成分，临床使用过程中易忽略其化学成分的安全性问题，包括化学成分引起的不良反应；或与含有相同成分或功效类似的药品联合使用，易造成组方成分超剂量使用或引起毒性协同作用，增加了用药的风险。

1. 辨证论治与辨病施治相结合的指导原则　中药是在中医理论指导下使用的药品，而辨证论治是中医理论的精髓，中成药的使用应首先体现辨证论治，同时结合现代医学研究成果。

2. 保证含西药成分中成药的规范使用　全面准确了解含西药成分中成药的药物组成及其功能主治是合理使用的前提。药品说明书及国家药典中的相关内容是了解药物作用和使用药物的法定依据。掌握正确的给药方式、给药时间、给药途径、给药剂量；严禁超剂量、超疗程用药；严格遵守说明书中病/证禁忌和注意事项；曾有药物过敏史的患者应密切观察其服药后的反应；特殊人群（婴幼儿、老年人、孕妇及原有脏器损害或功能不全的患者）更应注意根据患者情况及时调整用药方案。

3.确保联合用药的合理 由于疾病的发生和发展往往错综复杂，为了发挥更好的药效，临床常需将含西药成分中成药与其他药物联合使用。在联合用药过程中，既要遵循以最少种类药物获得最佳疗效的用药原则，同时又要充分了解中成药的配伍应用及相关文献报道，避免不良反应的发生。如中药的"十八反""十九畏"即属于用药禁忌范畴；又如与化学药品联用时，尽量避免与可能产生不良反应的化学药物联用。

4.加强监管与监测 含西药成分中成药的风险控制是一项复杂的系统工程，它涉及中成药研制、生产、经营和使用等各个环节。相关部门应加强对该类药物的审批和监管，通过加强含西药成分中成药整个生产周期的监管，包括药品研制阶段的安全性监测、生产过程的质量控制、流通环节的日常监管等方式提高中成药质量。同时，完善可疑中药不良反应报告制度；加强用药安全性监测，及时发现含西药成分中成药潜在的、未知的风险；加强信息沟通与交流，并开展与安全性相关的基础和临床研究；建立科学规范的中药安全性评价体系、积极开展中成药上市后安全性评价及风险管理研究也是规避该类中成药安全风险的重要方式之一。

5.加强合理用药知识的宣传和培训 广大医务人员及患者在使用药物前，应仔细阅读药品说明书，充分了解用药风险。医务人员详细了解患者疾病史及用药史，避免或减少不良反应的发生。药品生产企业应完善其药品说明书的安全性信息，增加或修订警示语、不良反应、注意事项、禁忌、特殊人群用药及药物相互作用等项内容；同时应加强药品不良反应监测和临床合理用药的宣传，采取有效措施，降低用药风险。

提高用药水平的同时从根源上减少和避免含西药成分中成药的不合理使用问题。消除"纯天然制剂，安全无毒"思想的影响。针对目前公众存在忽视和片面夸大中成药不良反应的两种倾向，应积极开展合理使用中成药科普教育，告知患者使用含西药成分中成药时，应严格按照医嘱服用，严禁擅自改变用药途径、超剂量用药；在用药过程中出现不适，及时停药，必要时应到医院就诊；需长期服药的患者要加强安全性指标的监测。此外，患者如自行购买非处方药，则应仔细阅读药品说明书或在药师指导下用药。

（四）注意防止常用中药与西药联合用药的不良反应

1.认识中、西医理论体系的区别与联系 中医与西医的理论体系不同，对疾病发展、药物作用机制认识不同。因此，不宜单纯地用一方理论指导配伍用药，应将中医辨证施治与西医辨病治疗有机地结合起来。中西药联用治疗疾病根本目的在于取得优于单用中药或西药的疗效，需要在中西医双重理论指导下，合理联用。

首先，辨病与辨证用药相结合。中医辨证着眼于整体，用药侧重平衡阴阳，调理气血，调动机体抗病能力；西医以现代解剖学、生理学、病理学等为基础，注重病因、病理变化，用药针对性强。将两者结合起来，明确疾病及疾病在各阶段的本质表现，作为中西药联用的前提。

其次，在中西医各自理论指导下选用相应的中西药物。如肾病初期，中医辨证为肾阳虚水肿，用温阳利水方药；西药选用皮质激素，皮质激素为"纯阳"药物。使用之初，为防止阳盛耗阴，由肾阳虚转为肾阴虚，故辅佐滋阴补肾药物（如六味地黄丸等）；当皮质激素减少至维持量时，需要在滋阴基础上加上助阳药物（如仙茅、淫羊藿、肉苁蓉等），兴奋肾皮质功能，分泌皮质激素，减少外源激素撤退的不良反应，亦可辅助实施逐渐撤掉外源性激素的作用。

2. 了解相互作用特点　药物的化学成分是药物作用的物质基础，有的药物在联合应用时会产生相互作用，引起药物吸收、分布、代谢、排泄发生变化，使药效学上产生协同或拮抗作用。因此，应了解中西药物可能产生的相互作用，充分利用有益的中西药联用（增效减毒、扩大适用范围），规避不恰当的联用（药理作用拮抗、毒性增强）。例如，含有机酸中药应避免与磺胺类药物合用，因有机酸能酸化尿液，使磺胺的溶解性降低，导致尿中析出结晶，引起结晶尿或血尿；麻黄有升压作用，不宜与利血平等降压药合用，避免减少西药的降压效果。

3. 避免配伍禁忌，慎定用药方案　由于中药的化学成分和药理作用十分复杂，与西药合用时存在许多不安全因素，尤其是相互作用研究极少、临床联用经验不多的中西药，用时应慎之又慎，同时，要关注中西药配伍的研究进展，及时了解其研究成果，避免配伍禁忌。

针对具体疾病制定用药方案时，应充分考虑中西药的主辅地位、给药剂型、剂量、给药途径等因素。药物的主辅地位可以根据疾病特点和中西药各自的优势来确定，如治疗病毒性感冒，可选用既对"证"又具有良好抗病毒作用的中药为主治疗，辅以西药对"症"（如发热）处理。治疗恶性肿瘤，以西药化疗为主，辅以中药扶正祛邪，增强免疫。药物的剂型、剂量、给药途径等也影响中西药联用，例如，炭类中药均有较强的吸附作用，当与抗生素同时服用时，因其能吸附而减少抗生素在肠道的吸收，降低抗生素的疗效，若抗生素改用非肠道给药，则能避免。因此，中西药联用时应从多角度考虑，慎定用药方案，才能发挥最大作用。

4. 重视体质差异，个体化用药　个体化用药，就是药物治疗"因人而异""量体裁衣"，在充分考虑每个患者的遗传因素、性别、年龄、体重、生理病理状态及合并用药的情况下，制定安全、合理、有效、经济的药物治疗方案。中西药联用时，既要考虑机体对特定药物的代谢能力不同，又要考虑中西药之间可能产生的相互作用。如中药酒剂中的乙醇是肝药酶诱导剂，若与苯巴比妥、苯妥英钠、地西泮等联用会加速这些药物的代谢，使其血药浓度下降，疗效降低，应尽量避免中药酒剂与上述药物合用。随着血药浓度监测工作的开展，对一些治疗范围较窄的药物，若不确定中西药之间的相互作用，可行血药浓度监测保证药物使用安全。

总之，中医、西医治疗依赖不同的理论体系，各自又具有其优势，两者联合的情况在临床也较为多见，其中的安全问题较为复杂，医务人员应重视两者配伍可能产生的相互作用，尽量精简用药，能口服则不注射，能单用则不联合。对于需要联合且有明显治疗优势的疾病，则需采取正确的给药方法。

（姚秋娥　赵瑞柯　周　容　郭红玲　佘朋桂　邹　静　谭小雯　李一卉　陈艳玲　邓曼静　段菊屏）

【参考文献】

[1] 张冰.中西药联用合理用药实践 [M].北京：人民卫生出版社，2017.

[2] 曹俊岭，李国辉.含西药成分中成药的合理使用 [M].北京：中国中医药出版社，2014.

[3] 戴恩来，罗再琼.中西医结合导论 [M].北京：中国医药科技出版社，2012.

[4] 何清湖.中西医结合思路与方法 [M].北京：中国中医药出版社，2008.

[5] 王文健.中西医结合临床研究进展 [M].上海：上海科学技术出版社，2015.

[6] 唐金陵.循证医学基础 [M].北京：北京大学医学出版社，2010.

[7] 吴勉华，王新月.中医内科学 [M].北京：中国中医药出版社，2012.

[8] 杨希，高利孝，冯立娟.心脏病治疗名方验方 [M].北京：人民卫生出版社，2016.

[9] 曹俊岭，甄汉深.中成药与西药的相互作用 [M].北京：人民卫生出版社，2016.

[10] 钟赣生.中药学 [M].北京：中国中医药出版社，2016.

[11] 范欣生，段金廒.中药十八反配伍禁忌论述 [M].北京：人民卫生出版社，2016.

[12] 国家药典委员会.中华人民共和国药典 [M].北京：人民卫生出版社，2020.

[13] 梅全喜，彭代银.中药临床药学导论 [M].北京：人民卫生出版社，2016.

[14] 吴清和.中药药理学 [M].2版.北京：高等教育出版社，2012.

[15] 徐叔云.临床药理学 [M].3版.北京：人民卫生出版社，2004.

[16] 何绍雄.时间药理学与时间治疗学 [M].天津：天津科学技术出版社，1993.

[17] 朱建华.中西药物相互作用 [M].2版.北京：人民卫生出版社，2006.

[18] 张冰.中药药物警戒 [M].北京：人民卫生出版社，2015.

[19] 苗明三.中西药配伍宜忌表 [M].北京：人民军医出版社，2006.

[20] 刘俊田.中西药相互作用与配伍禁忌 [M].西安：陕西科学技术出版社，2000.

第三章

传染病

第一节　流行性感冒

【概述】

一、西医定义

流行性感冒简称流感，是由流感病毒引起的急性呼吸道传染病，其潜伏期短、传染性强、传播速度快。临床主要表现为高热、乏力、头痛、全身肌肉酸痛等中毒症状，而呼吸道症状轻微。在老年人和慢性病患者中可引起较严重的并发症。

二、中医认识

本病符合《素问·刺法论》"五疫之至，皆相染易，无问大小，病状相似"的论述，本病中医属于"疫病、时行感冒"范畴，系疫疠之邪自口鼻而入，正邪交争，热邪深入，疫毒壅肺所致。病位在肺，亦可累及其他脏腑。其基本病机为邪毒壅肺，湿痰瘀阻，肺气郁闭，气阴亏虚，甚则气脱阴竭。

【流行病学】

1. 传染源　患者和隐性感染者从潜伏期即有传染性，发病3天内传染性最强，是主要传染源，病毒在人呼吸道分泌物中一般持续排毒3~6天，而儿童、免疫功能受损者则可以持续1周以上。轻型患者和隐性感染者在疾病传播上有重要意义，健康带病毒者排病毒数量少且时间短，传播意义不大。

2. 传播途径　主要通过飞沫经呼吸道传播，也可通过接触被污染的手、日常用具等间接传播。

3. 人群易感性　人群普遍易感，感染后可获得同型病毒免疫力，但持续时间短，各型及亚型之间无交叉免疫，可反复发病。接种流感疫苗可有效预防相应亚型的流感病毒感染。

4. 流行特征

（1）流行特点：突然发生、迅速传播，甲型流感病毒一般每隔10~15年就会发生一次抗原性转变，一般表现为HA和（或）NA的抗原性发生突然而完全的质变，产生一个新的亚型，因人类对其缺乏免疫能力，可引发世界性大流行。此外，甲型流感亚型内部还会发生抗原漂移，主要是 HA 和（或）NA 内氨基酸序列的点突变，这种变化是逐渐累积产生的，一般 2~3 年发生一次。乙型流感病毒只有抗原漂移，无抗原转变，因新旧毒株仍有抗原联系，无法划分亚型，乙型流感以局部流行为主，相隔 5~6 年发生一次，丙型流感则为散发。

（2）流行季节：四季均可发生，以秋、冬季为主。南方在夏、秋季也可见到流感流行。

【诊断依据】

一、临床表现

潜伏期通常为 1~4 天。根据病程长短和病情轻重可分为以下临床类型。

（一）典型流感

典型流感起病急，前驱期即出现乏力、高热、寒战、头痛、全身酸痛等全身中毒症状，但体征较轻，可伴或不伴流涕、咽痛、干咳等局部症状。查体可见结膜充血。肺部听诊可闻及干啰音。病程 4~7 天，咳嗽和乏力可持续数周。

（二）轻型流感

轻型流感急性起病，轻或中度发热，全身及呼吸道症状轻，2~3 天内自愈。

（三）肺炎型流感

肺炎型流感多发生于老年人、婴幼儿、慢性病患者及免疫力低下者。病初类似典型流感症状，1 天后病情迅速加重，出现高热、咳嗽、呼吸困难及发绀，可伴有心、肝、肾衰竭。体检双肺遍及干、湿啰音，但无肺实变体征。痰细菌培养阴性，抗生素治疗无效。多于 5~10 天内发生呼吸循环衰竭，预后较差。

（四）其他类型

流感流行期间，患者除流感的症状体征外，还伴其他肺外表现，特殊类型主要有以下几种：胃肠型伴呕吐、腹泻等消化道症状；脑膜脑炎型表现为意识障碍、脑膜刺激征等神经系统症状；若病变累及心肌、心包，分别为心肌炎型和心包炎型。此外，还有以横纹肌溶解为主要表现的肌炎型，仅见于儿童。呼吸系统并发症主要为继发性细菌感染，包括急性鼻窦炎、急性化脓性扁桃体炎、细菌性气管炎、细菌性肺炎等。其他肺外并发症有中毒性休克、中毒性心肌炎和瑞氏综合征等。

二、辅助检查

1. 一般检查

（1）血常规：发病初数天即可见白细胞总数减少，中性粒细胞减少显著，淋巴细胞相对增加，单核细胞也可增加，此血象往往持续 10~15 天。合并细菌性感染时，白细胞和中性粒细胞增多。而重症患者淋巴细胞计数明显降低。

（2）血清学检查：分别对急性期及 2 周后血清进行补体结合试验或血凝抑制试验，前后抗体滴度上升 4 倍，则为阳性。

2. 病原学检查

（1）病毒分离：将起病 3 天内患者的含漱液或上呼吸道分泌物接种于鸡胚或组织培养进行病毒分离。

（2）免疫荧光检测抗原：起病 3 天内鼻黏膜压片染色找包涵体，荧光抗体检测抗原可呈阳性。

三、诊断标准

冬、春季节在同一地区，1~2 天内有大量上呼吸道感染患者发生，应考虑流感。流行期间，可根据临床表现诊断，但在流感的非流行期间或流行初期的散发病例，临床上难以诊断。

对于有上述流感临床表现，且具有以下一种或以上病原学检测结果阳性者，即可确诊。①流感病毒核酸检测阳性。②流感病毒分离培养阳性。③急性期和恢复期双份血清的流感病毒特异性 IgG 抗体水平呈 4 倍或 4 倍以上升高。

四、危重症病例的诊断

（一）出现以下情况之一者为重症病例

①持续高热＞3 天，伴有剧烈咳嗽，咳脓痰、血痰，或胸痛。②呼吸频率快，呼吸困难，口唇发绀。③神志改变：反应迟钝、嗜睡、躁动、惊厥等。④严重呕吐、腹泻，出现脱水表现。⑤合并肺炎。⑥原有基础疾病明显加重。

（二）出现以下情况之一者为危重病例

①呼吸衰竭。②急性坏死性脑病。③脓毒性休克。④多脏器功能不全。⑤出现其他需进行监护治疗的严重临床情况。

【鉴别诊断】

一、普通感冒

流感的全身症状比普通感冒重；追踪流行病学史有助于鉴别；普通感冒的流感病原学检测阴性，或可找到相应的感染病原证据。

二、其他类型上呼吸道感染

其他类型上呼吸道感染包括急性咽炎、扁桃体炎、鼻炎和鼻窦炎。感染与症状主要限于相应部位。局部分泌物流感病原学检查呈阴性。

三、其他类型下呼吸道感染

流感有咳嗽症状或合并气管 - 支气管炎时需与急性气管 - 支气管炎相鉴别；合并肺炎时需要与其他肺炎，包括细菌性肺炎、衣原体肺炎、支原体肺炎、病毒性肺炎、真菌性肺炎、肺结核等相鉴别。

还应与其他病原体所致呼吸道感染，包括腺病毒、肠道病毒、呼吸道合胞病毒及单纯型钩端螺旋体病等进行鉴别。根据临床特征可做出初步判断，病原学检查可资确诊。

流感和普通感冒的主要区别与特点见表 3-1。

表 3-1　流感和普通感冒的主要区别与特点

	流感	普通感冒
致病原	流感病毒	鼻病毒、冠状病毒等
流感病原学检测	阳性	阴性
传染性	强	弱
发病的季节性	有明显季节性（我国北方为 11 月至次年 3 月多发）	季节性不明显
发热程度	多高热（39~40 ℃），可伴寒战	不发热或轻、中度热，无寒战
发热持续时间	3~5 天	1~2 天
全身症状	重。头痛、全身肌肉痛、乏力	轻或无
病程	5~10 天	5~7 天
并发症	可合并中耳炎、肺炎、心肌炎、脑膜炎或脑炎	少见

【西医治疗】

一、治疗思路及原则

对临床诊断病例和确诊病例应尽早隔离治疗。卧床休息，多饮水，注意营养。密切观察和监测并发症。高热者予解热镇痛药，必要时使用止咳祛痰药物。儿童忌服含阿司匹林成分的药物，以避免产生瑞氏综合征。

二、抗流感病毒治疗

1. 脱氢酶抑制剂　利巴韦林（Ribavirin）可阻碍病毒核酸的合成，对多种病毒如呼吸道合胞病毒、流感病毒、单纯疱疹病毒等均有抑制作用。用药前应检查血红蛋白或血细胞比容。推荐用量为：口服 0.8~1 g/d，分 3~4 次；肌内注射或静脉注射 10~15 mg/d，分 2 次。

2. 离子通道阻滞剂　金刚烷胺（Amantadine）可阻断病毒吸附于宿主细胞，抑制病毒复制。早期应用可减少病毒的排毒量，缩短病程，对重症流感来说，早期治疗能够降低病死率。该药易产生耐药性，不良反应主要有头晕、失眠、共济失调等神经精神症状。推荐用量为成人 200 mg/d，老年人 160 mg/d，小儿每天 4~5 mg/kg，分两次口服，疗程 3~4 天。金刚烷类对乙型流感病毒无效，目前流行的甲型流感病毒对其耐药率 > 99%，故不推荐单独使用。

3.神经氨酸酶抑制剂 奥司他韦能特异性抑制甲、乙型流感病毒的 NA，从而抑制病毒的释放，减少病毒传播。应及早服用，推荐口服剂量为成人每天 2 次，每次 75 mg，连服 5 天。儿童体重小于 15 kg 患者推荐剂量 30 mg，15~23 kg 患者为 45 mg，24~40 kg 患者为 60 mg，大于 40 kg 患者可用 75 mg，1 岁以下儿童不推荐使用。在紧急情况下，对大于 3 个月婴儿可以使用奥司他韦。即使时间超过 48 小时，也应进行抗病毒治疗。帕拉米韦是静脉用药剂型，扎那米韦是吸入用药剂型。

三、重症病例的治疗

治疗原则：积极治疗原发病，防治并发症，并进行有效的器官功能支持治疗。

（1）如出现低氧血症或呼吸衰竭，应及时给予相应的治疗措施，包括氧疗或机械通气等。

（2）合并休克时给予相应抗休克治疗。

（3）出现其他脏器功能损害时，给予相应支持治疗。

（4）出现继发感染时，给予相应抗感染治疗。

【中医治疗】

一、中医辨证施治

（一）轻症辨证治疗方案

1.风热犯卫证

临床表现：发病初期，发热或未发热，咽红不适，轻咳少痰，无汗。舌质红，苔薄或薄腻，脉浮数。

病机：邪郁卫表，肺气失宣，正邪相争。

治法：疏风解表，清热解毒。

处方：银翘散合桑菊饮加减。金银花、连翘、桑叶、菊花、桔梗、牛蒡子、竹叶、芦根、薄荷、生甘草。

加减：苔厚腻加藿香、佩兰；咳嗽重加杏仁、炙枇杷叶；腹泻加黄连、木香；咽痛重加锦灯笼、玄参；若呕吐可先用黄连、苏叶水煎频服。

2.热毒袭肺证

临床表现：高热，咳嗽，痰黏，咳痰不爽，口渴喜饮，咽痛，目赤。舌质红，苔黄或腻，脉滑数。

病机：疫毒化热入里，致肺热壅盛，耗伤阴液。

治法：清热解毒，宣肺止咳。

处方：麻杏石甘汤加减。炙麻黄、杏仁、生石膏、知母、浙贝母、桔梗、黄芩、柴胡、生甘草。

加减：便秘加生大黄；持续高热加青蒿、丹皮。

（二）重症辨证治疗方案

1.毒热壅肺证

临床表现：高热不退，咳嗽重，少痰或无痰，喘促短气，头身痛；或伴心悸、躁扰不安。舌质红，苔薄黄或腻，脉弦数。

病机：热毒壅盛，肺气郁闭。

治法：解毒清热，泻肺活络。

处方：宣白承气汤加减。炙麻黄、生石膏（先煎）、杏仁、知母、鱼腥草、葶苈子、黄芩、浙贝母、生大黄、青蒿、赤芍、生甘草。

加减：持续高热者加羚羊角粉、安宫牛黄丸1丸；腹胀便秘者加枳实、元明粉；喘促加重伴有汗出乏力者加西洋参、五味子。

2.毒热内陷，内闭外脱

临床表现：神识昏蒙、淡漠，口唇爪甲紫暗，呼吸浅促，咯粉红色血水，胸腹灼热，四肢厥冷，汗出，尿少。舌脉：舌红绛或暗淡，脉沉细数。

病机：热毒壅盛，邪盛正虚，瘀血内生，气阴损伤，内闭外脱。

治法：益气固脱，清热解毒。

处方：参附汤加减。生晒参，炮附子（先煎）、金银花、生大黄、青蒿、山萸肉、枳实。

加减：神昏蒙蔽者可送服安宫牛黄丸1丸。

（三）恢复期辨证治疗方案——气阴两虚，正气未复

临床表现：神倦乏力，气短，咳嗽，痰少，纳差。舌脉：舌暗或淡红，苔薄腻，脉弦细。

病机：邪去正衰，气阴两伤。

治法：益气养阴。

处方：沙参麦门冬汤加减。沙参、麦冬、五味子、浙贝母、杏仁、青蒿、炙枇杷叶、焦三仙。

加减：口干明显加玄参、天花粉；气短加西洋参、五味子、牛膝。

二、中成药处方

1.金花清感颗粒　口服，每次1袋，每天3次，3天为1个疗程。适用于风热犯肺证。

2.连花清瘟胶囊　口服，每次4粒，每天3次。适用于风热犯肺证、热毒袭肺证。

3.清开灵颗粒　口服，每次1~2袋，每天2~3次。适用于风热犯肺证。

4.疏风解毒胶囊　口服，每次4粒，每天3次。适用于风热犯肺证。

三、针灸及其他疗法

1.针灸疗法

治法：解表达邪。取穴以手太阴肺经、手阳明大肠经、督脉穴为主。

主穴：风池、大椎、列缺、合谷。

根据辨证分型或相关症状进行配穴。风寒者，加风门、肺俞；风热者，加曲池、鱼际、外关；暑湿者，加中脘、足三里、支沟；气虚者加气海、足三里；阳虚者加百会、关元；血虚者加血海、三阴交；阴虚者加太溪；鼻塞、流涕加迎香；头痛配印堂、太阳穴；全身酸痛配身柱。实证，针用泻法；虚证，针用补法或平补平泻法，毫针常规操作，留针30分钟。风寒者可加灸；风热者，大椎、少商点刺放血。

2. 其他疗法

（1）拔罐疗法：取大椎、风门、肺俞、身柱，每次选2~3穴，留罐法，或背部膀胱经走罐法。

（2）推拿治疗：用一指禅推法自印堂沿督脉推至神庭，再用拇指抹法自印堂沿两侧抹至太阳穴，每日1次，每次30分钟。

（3）刮痧治疗：用刮痧板自风池向下，沿两侧膀胱经由上向下，出现紫色、红色出血点为止。

【用药说明及治疗注意事项】

（1）利巴韦林可能导致胃肠道出血，大剂量长期服用可导致免疫抑制、贫血和心脏损害等。药品致畸作用较强，停药后4周仍不能在体内完全消除，故妊娠妇女及可能怀孕妇女禁用。

（2）金刚烷胺会导致少数患者服药后有嗜睡、眩晕等情况，严重时会导致充血性心衰、直立性低血压。药品不得突然停药，用药期间应避免精神警觉（如驾车）等需集中精力的危险操作。

（3）奥司他韦不良反应主要为胃肠、神经系统反应，且曾服用奥司他韦后有行为及感觉异常、幻觉、嗜睡、意识障碍、癫痫等情况，对已有相关病史风险或已发生上述情况者，应避免使用或停用。

（4）妊娠期妇女发病，中医治疗参考成人方案，避免使用妊娠禁忌药，治病与安胎并举，以防流产，并应注意剂量，中病即止。

（5）儿童用药可参考成人治疗方案，根据儿科规定调整剂量，无儿童适应证的中成药不宜使用。

（6）重症患者，注重通腑泄热、攻邪，可重用生大黄，或予生大黄、承气汤类煎汤保留灌肠。

【预防】

一、控制传染源

早期发现疫情，及时掌握疫情动态，及早对流感患者进行呼吸道隔离和早期治疗，隔离时间为1周或至主要症状消失。

二、切断传播途径

流感流行期间，避免集会等集体活动，易感者尽量少去公共场所。注意通风，必要时要对公共场所进行消毒。医务人员在工作期间戴口罩，勤洗手，防止交叉感染，流感患者的用具及分泌物使用消毒剂消毒。

三、保护易感人群

疫苗接种是预防流感的基本措施。我国目前使用全病毒灭活疫苗、裂解疫苗和亚单位疫苗，均有很好的免疫原性，但应严格按照适应证使用。

药物预防可使用金刚烷胺，每次 100 mg 口服，每天 2 次，连服 10~14 天，仅对甲型流感有一定预防作用。奥司他韦可用于甲型、乙型流感的预防，成人预防用药推荐剂量为 75 mg，每天 1 次，连用 7 天。

第二节　人感染高致病性禽流感

【概述】

一、西医定义

人禽流感是由甲型流感病毒某些感染禽类亚型中的一些毒株引起的急性呼吸道传染病。其中 H_5N_1 亚型引起的高致病性禽流感病情严重，可出现脓毒血症、感染性休克、多脏器功能衰竭及瑞氏综合征等并发症而致人死亡。

二、中医认识

本病中医属于"疫病、时行感冒"范畴，系疫疠之邪自口鼻而入、正邪交争、热邪深入、疫毒壅肺所致。病位在肺，亦可累及其他脏腑。其基本病机为邪毒壅肺，湿痰瘀阻，肺气郁闭，气阴亏虚，甚则气脱阴竭。

【流行病学】

一、传染源

传染源主要为患禽流感或携带禽流感病毒的鸡、鸭、鹅等家禽。其他禽类、野禽或猪也有可能成为传染源。患者是否为人禽流感的传染源尚待进一步确定。

二、传播途径

主要通过呼吸道传播，也可通过密切接触感染的禽类及其分泌物、排泄物，病毒污染的水等被感染。现有证据表明，其传播途径可能包括：①禽—人传播；②环境—人传播；③少数和非持续性人际间的有限传播；④母婴垂直传播。

三、人群易感性

人群普遍易感。12 岁以下儿童发病率较高，病情较重。与不明原因病死家禽或感染、疑似感染禽流感家禽密切接触人员为高危人群。

【诊断依据】

一、临床表现

人禽流感的潜伏期一般在 7 天以内，通常为 2~4 天。

感染 H_9N_2 亚型的患者通常仅有轻微的上呼吸道感染症状。感染 H_7N_7 亚型的患者常表现为结膜炎。重症患者一般均为 H_5N_1 和 H_7N_9 亚型病毒感染。患者呈急性起病，早期酷似普通型流感，主要为发热，体温大多持续在 39 ℃以上，热程 1~7 天，多为 3~4 天，可伴有流涕、鼻塞、咳嗽、咽痛、头痛、肌肉酸痛和全身不适。常在发病 1~5 天后出现呼吸急促及明显的肺炎表现。重症患者病情进展迅速，发病 1 周内出现呼吸窘迫，肺部实变体征，随即发展为呼吸衰竭，大多数患者即使接受辅助通气治疗，仍然死亡。还可出现肺炎、肺出血、胸腔积液、全血细胞减少、肾衰竭、败血症、感染性休克及瑞氏综合征等并发症。

二、辅助检查

（一）血常规及生化检查

外周血白细胞总数一般正常或降低，重症患者多有白细胞总数及淋巴细胞下降。多有 C - 反应蛋白、乳酸脱氢酶、肌酸激酶、天门冬氨酸氨基转移酶、丙氨酸氨基转移酶升高，肌红蛋白可升高。

（二）病毒抗原及基因检测

取患者呼吸道标本，采用免疫荧光法或酶联免疫法，检测甲型流感病毒核蛋白抗原及禽流感病毒 H 亚型抗原，还可采用 RT-PCR 法，检测相应核酸。

（三）病毒分离

从患者呼吸道标本（如鼻咽分泌物、口腔含漱液、气管吸出物或呼吸道上皮细胞）中分离禽流感病毒。

（四）血清学检查

采集发病初期和恢复期双份血清，采用血凝抑制试验、补体结合试验或酶联免疫吸附试验，检测禽流感病毒抗体，前后滴度上升 ≥ 4 倍可作为回顾性诊断的参考指标。

（五）影像学检查

X 线胸片可见肺内斑片状、弥漫性或多灶性浸润，但缺乏特异性。重症患者肺内病变进展迅速，呈大片磨玻璃状或肺实变影像，少数可伴有胸腔积液。CT 检查显示支气管血管束增粗、小叶间隔增厚、出现条索和网状影像。肺内残留影像可持续数月以上。

三、诊断标准

诊断原则：人禽流感病例的诊断需结合患者的流行病学史、临床表现和实验室检测结果进行综合判断。其诊断依据有：①在禽流感流行时，发病前 1 周内曾到过疫点；②有明确的病、死禽及其分泌物、排泄物接触史，或与人禽流感患者有密切接触者；

③实验室检查、病毒分离和血清学抗体检测，从患者呼吸道分泌物中分离出特定病毒或采用 RT-PCR 检测到禽流感 H 亚型病毒基因，且双份血清抗禽流感病毒抗体滴度恢复期较发病初期有 4 倍或以上升高。

【鉴别诊断】

应与流感、普通感冒、细菌性肺炎、严重急性呼吸综合征（severe acute respiratory syndrome，SARS）、传染性单核细胞增多症、巨细胞病毒感染、衣原体肺炎、支原体肺炎等疾病进行鉴别。鉴别诊断主要依靠病原学检查。

【西医治疗】

一、隔离

对疑似病例、临床诊断病例和确诊病例均应进行隔离治疗。隔离原则上禁止探视，不设陪护，与患者的诊疗活动尽量在病区内进行。

二、一般及对症治疗

卧床休息，多饮水，注意营养。密切观察和监测并发症。高热与肌痛较重者可用解热镇痛药，但应防止出汗过多所致的虚脱。干咳者可用喷托维林、棕色合剂。高热、中毒症状较重者，应予以输液与物理降温，密切观察病情，及时处理并发症，如有继发细菌感染，针对病原菌及早使用适宜的抗菌药物。

三、抗病毒治疗

应在发病 48 小时内使用抗流感病毒药物，可选择脱氢酶抑制剂利巴韦林、离子通道阻滞剂金刚烷胺、神经氨酸酶抑制剂奥司他韦和帕拉米韦等。

四、重症患者治疗

处理要点：①积极治疗原发病；②营养支持；③加强血氧监测和呼吸支持；④防治继发细菌感染；⑤防治其他并发症，如短期给予肾上腺皮质激素改善毒血症状及呼吸窘迫。

五、预后

感染 H_5N_1 亚型者预后较差，病死率为 30%～80%。患者年龄、存在基础性疾病、治疗延迟、出现并发症等影响本病预后。

【中医治疗】

一、中医辨证施治

1. 表证期
临床表现：发热，或恶寒或不恶寒，伴有流涕、鼻塞、咳嗽、咽痛、头痛、肌肉酸痛和全身不适等上呼吸道感染样症状。夹湿邪者，可有恶心、腹痛、腹泻、稀水样便等，舌质边尖红或舌质红，脉浮数或滑数。

病机：邪郁卫表，肺气失宣，正邪相争。

治法：清热解毒，宣肺透邪。

处方：银翘散、升降散、麻杏石甘汤。金银花、连翘、荆芥、蝉蜕、炙麻黄、杏仁、生石膏（先煎）、芦根、桔梗、大黄、薄荷（后下）、生甘草。

加减：舌苔厚腻者，加苍术、藿香；乏力、气促者，加人参。

2. 高热期

临床表现：高热，体温持续在39 ℃以上，热程3~7天。伴有烦躁、咳嗽、尿黄、口渴、咽痛、胸痛、胸闷、纳差、脘痞、疲乏、神昏，小儿可见易惊、抽搐，舌质红或暗红，苔黄或腻，脉数。

病机：疫毒化热入里，致肺热壅盛，毒热亢盛，肺络受损。

治法：泻肺通腑，益气解毒。

处方：宣白承气汤、葶苈大枣泻肺汤、生脉散等化裁。全瓜蒌、大黄、金银花、葶苈子、炙麻黄、生石膏（先煎）、赤芍、人参、麦冬、生甘草。

加减：烦躁、神昏者，上方送服安宫牛黄丸；痰中带血重者加仙鹤草、三七粉。

3. 喘憋期

临床表现：高热难退，烦躁不宁，神识昏蒙，唇甲青紫，呼吸浅促，痰少色黄，胸腹灼热，四末不温或厥逆，腹胀尿少，舌淡暗，苔白腻，脉微欲绝。

病机：热毒壅盛，邪盛正虚，肺气郁闭，聚湿成痰，瘀血内生，气阴损伤，内闭外脱。

治法：回阳固脱，解毒开窍。

处方：参附汤、茯苓四逆汤、参萸汤等加用安宫牛黄丸化裁。人参、炮附子、山萸肉、炙甘草、干姜、茯苓。

加减：高热难退，加青蒿、丹皮，必要时送服羚羊角粉。

4. 恢复期

临床表现：热退、神疲乏力、纳差、口渴等，舌红少津、苔薄白或黄，脉细。

病机：邪去正衰，主要表现为气阴两伤。

治法：清解余热，益气养阴。

处方：沙参麦门冬汤、生脉散、六君子汤等化裁。太子参、麦冬、北沙参、茯苓、炒杏仁、生麦芽、芦根、炒白术、生甘草。

加减：口干明显加玄参、天花粉；纳差加焦三仙。

二、中成药处方

1. 蓝芩口服液　口服，每次1支，每天3次。适用于表证期、高热期。

2. 疏风解毒胶囊　口服，每次4粒，每天3次。适用于表证期、高热期。

3. 连花清瘟胶囊　口服，每次4粒，每天3次。适用于表证期、高热期。

4.清开灵注射液　肌内注射，一日 2~4 mL。重症患者静脉滴注，一日 20~40 mL，以 10% 葡萄糖注射液 200 mL 或氯化钠注射液 100 mL 稀释后使用。适用于表证期、高热期。

5.血必净注射液　0.9% 氯化钠注射液 250 mL 加血必净注射液 100 mL，一日 2 次。适用于表证期、高热期、喘憋期。

6.生脉注射液　肌内注射：一次 2~4 mL，一日 1~2 次。静脉滴注：一次 20~60 mL，用 5% 葡萄糖注射液 250~500 mL 稀释后使用，或遵医嘱。适用于喘憋期。

7.参麦注射液　肌内注射，一次 2~4 mL，一日 1 次。静脉滴注：一次 20~100 mL（用 5% 葡萄糖注射液 250~500 mL 稀释后应用）或遵医嘱，也可直接滴注。适用于喘憋期。

8.参附注射液　肌内注射一次 2~4 mL，一日 1~2 次。静脉滴注：一次 20~100 mL（用 5%~10% 葡萄糖注射液 250~500 mL 稀释后使用）。静脉推注：一次 5~20 mL（用 5%~10% 葡萄糖注射液 20 mL 稀释后使用），或遵医嘱。适用于喘憋期。

三、针灸疗法

1.针灸疗法

治法：扶正祛邪。取穴以手太阴肺经、手阳明大肠经、足阳明胃经穴为主。

主穴：大椎、曲池、合谷、少商、鱼际、内庭。

根据相关症状进行配穴。鼻塞、流涕配迎香；头痛配风池、印堂、太阳；全身酸痛配身柱；胸闷、胸痛、气短加膻中。急性期实证，针用泻法，后期益气扶正养阴，针刺足三里、三阴交或艾灸身柱穴；虚证，针用补法。毫针常规操作，留针 30 分钟。

2.其他疗法

三棱针：高热者，可在少商、商阳、十宣、十二井、四缝用三棱针点刺放血。

【用药说明及治疗注意事项】

（1）糖皮质激素因疗效不佳，在甲型禽流感病毒感染治疗中不作为常规使用，且长疗程或高剂量的糖皮质激素可引起严重的并发症，包括机会性感染。

（2）利巴韦林致畸作用较强，停药后 4 周仍不能在体内完全消除，故妊娠妇女及可能怀孕妇女禁用。

（3）奥司他韦不良反应为神经系统反应，如嗜睡、意识障碍。对已有相关病史风险或已发生上述情况者，应避免使用或停用。

（4）高热不退者，中医汤剂 1 日可用 2 剂，每 4~6 小时口服 1 次或代茶频服，以热退人安为度，中病即止。

（5）重症患者，注重通腑泄热、攻邪，可重用生大黄，或予生大黄、承气汤类煎汤保留灌肠。

【预防】

一、监测及控制传染源

应勤洗手，可以用肥皂或者洗手液，平时远离患禽流感的患者和动物，在禽流感流行地区，避免接触活禽及其排泄物，如果确诊感染了禽流感，要尽早隔离治疗。加强禽类疾病的监测，一旦发现禽流感疫情，立即封锁疫区，将高致病性禽流感疫点周围半径3 km 范围划为疫区，捕杀疫区内的全部家禽，并对疫区 5 km 范围内的易感禽类进行强制性疫苗紧急免疫接种。此外，应加强对密切接触禽类人员的检疫。

二、切断传播途径

发生禽流感疫情后，彻底消毒禽类养殖场、市场禽类摊档以及屠宰场，销毁或深埋饲禽及禽类废弃物；彻底消毒患者排泄物、用于患者的医疗用品及诊室；医护人员做好个人防护。检测患者标本和禽流感病毒分离严格按照生物安全标准进行。保持病室内空气清新流通；做好手卫生，杜绝院内感染。

三、保护易感人群

目前，尚无人用 H_5N_1 疫苗。对密切接触者试用抗流感病毒药物或按中医药辨证施治。

第三节　非典型肺炎（严重急性呼吸综合征）

【概述】

一、西医定义

非典型肺炎（atypical pneumonia）被世界卫生组织命名为严重急性呼吸综合征（severe acute respiratory syndrome，SARS），是由 SARS 冠状病毒（SARS-coronary virus，SARS-CoV）引起的一种具有明显传染性、可累及多个器官和系统，以肺炎为主要临床表现的急性呼吸道传染病。该病具有传染性强、人群普遍易感、疾病进展快、预后较差和危害大的特点。

二、中医认识

本病是一种新的呼吸道疾病，因其临床表现与其他非典型肺炎相似而传染性强，故而命名为传染性非典型肺炎。本病符合《素问·刺法论》"五疫之至，皆相染易，无问大小，病状相似"的论述，属于中医学"瘟疫、热病"的范畴。其病因属疫毒之邪，由口鼻而入，病位在肺，亦可累及其他脏腑。其基本病机为邪毒壅肺，湿痰瘀阻，肺气郁闭，气阴亏虚，甚则气脱阴竭。

【流行病学】

一、传染源

传染源主要包括感染者和无症状感染者。

二、传播途径

主要通过近距离飞沫、气溶胶或者直接接触污染的物品传播，暴露在感染者飞沫环境下极易获得感染。另外在患者粪便中检测出病毒，存在消化道传播可能。

三、人群易感性

人群普遍易感，发病者以青壮年多见，儿童和老年人少见，患病后可获得一定程度免疫，目前无再次发病的通告。

【诊断依据】

一、临床表现

潜伏期通常限于2周之内，潜伏期2~10天。起病急骤，自发病之日起，2~3周内病情都可处于进展状态。多以发热为首发和主要症状，体温大于38℃，常呈持续性高热，可有畏寒、咳嗽、少痰，偶见有血丝痰、心悸、呼吸困难或呼吸窘迫。可伴有肌肉关节酸痛、头痛、乏力和腹泻。患者多无上呼吸道卡他症状。在早期使用退热药可有效，进入进展期，通常难以用退热药控制高热，使用糖皮质激素可对热型造成干扰。呼吸困难和低氧血症多见于发病6~12天以后，体征不明显，部分患者可闻及少许湿啰音，或有肺实变体征。偶有局部叩浊、呼吸音减低等少量胸腔积液的体征。部分患者出现腹泻、恶心、呕吐等消化道症状。

二、辅助检查

（一）血常规及生化检查

外周血白细胞一般不升高，或降低，常有淋巴细胞减少，可有血小板降低。部分患者血清转氨酶、乳酸脱氢酶等升高。发病后期常容易合并细菌感染、白细胞计数明显升高，中性粒细胞比例升高。常于发病早期即见 CD4$^+$、CD8$^+$ 细胞计数降低，二者比值正常或降低。

（二）病原学检查

病原诊断早期可用鼻咽部冲洗/吸引物、血、尿、粪便等标本行病毒分离和聚合酶链反应（PCR）检查。平行检测进展期和恢复期双份血清SARS病毒特异性IgM、IgG抗体，抗体阳转或出现4倍及以上升高，有助于诊断和鉴别诊断。常用免疫荧光抗体法（IFA）和酶联免疫吸附法（ELISA）检测。

（三）影像学检查

胸部 X 线检查早期可无异常，从临床症状出现到肺部出现异常影像时间一般为 2~3 天。X 线及 CT 表现为肺内小片状影，密度一般较低，为磨玻璃影，少数为实变影。一般 1 周内逐渐出现肺纹理粗乱的间质性改变、斑片状或片状渗出影，典型的改变为磨玻璃影及肺实变影。可在 2~3 天内波及一侧肺野或双肺，约半数波及双肺。病灶多位于下肺及分布于外周。少数出现气胸和纵隔气肿。CT 还可见小叶内间隔和小叶间隔增厚（碎石路样改变）、细支气管扩张和少量胸腔积液。病变后期部分患者有肺纤维化。

三、诊断标准

结合流行病学接触史、临床和影像学特点，配合 SARS 病原学检测阳性，排除其他表现类似的病原体肺炎，可以诊断。但需和其他感染性和非感染性肺部病变鉴别，尤其注意与流感鉴别。

1. 医学隔离观察者　无 SARS 临床表现但近 2 周内曾与 SARS 患者或 SARS 疑似患者接触者，均列为医学隔离观察者，应接受医学隔离观察 2 周。

2. 疑似病例　对于缺乏明确流行病学依据，但具备其他 SARS 支持证据者，可以作为疑似病例，需进一步进行流行病学追访，并安排病原学检查以求印证。对于有流行病学依据，有临床症状，但尚无肺部 X 线影像学变化者，也应作为疑似病例。对此类病例，需动态复查 X 线胸片或胸部 CT，一旦肺部病变出现，在排除其他疾病的前提下，可以做出临床诊断。

3. 临床诊断和确定诊断　对于有 SARS 流行病学依据、相应临床表现和肺部 X 线影像改变，并能排除其他疾病诊断者，可以做出 SARS 临床诊断。在临床诊断的基础上，若分泌物 SARS-CoV RNA 检测阳性，或血清（或血浆）SARS-CoV 特异性抗原 N 蛋白检测阳性，或血清 SARS-CoV 抗体阳转，或抗体滴度升高 ≥ 4 倍，则可确定诊断。

4. 重症 SARS 的诊断标准　具备以下三项之中的任何一项，均可以诊断为重症 SARS。

（1）呼吸困难：成人休息状态下呼吸频率 > 30 次 / 分，且伴有下列情况之一：① X 线胸片显示多叶病变或病灶总面积在正位胸片上占双肺总面积的 1/3 以上；②病情进展，48 小时内病灶面积增大超过 50% 且在正位胸片上占双肺总面积的 1/4 以上。

（2）出现低氧血症：PaO_2/FiO_2 低于 300 mmHg。

（3）出现休克或多器官功能障碍综合征。

【鉴别诊断】

普通典型肺炎常见致病原如肺炎链球菌、流感杆菌、克雷伯菌、部分厌氧菌及革兰阴性菌等，临床表现结合实验室检查白细胞高，X 线提示大叶肺炎表现等可以鉴别，SARS 轻症者和初发者临床症状特异性不高，重症者早期表现极似流感，应仔细鉴别。影像学出现变化后应与各种病原体引起的社区获得性肺炎鉴别，特别是病毒性肺炎和肺炎支原体、肺炎衣原体和军团菌引起的肺炎鉴别，重症 SARS 其影像学和呼吸系统表现也容易和急性间质性肺炎、肺水肿、肺不张、肺栓塞、肺血管炎、肺间质纤维化、其他原因引起的急性呼吸窘迫综合征等混淆，应强调流行病学资料和实验室诊断。

【西医治疗】

一、一般治疗与病情监测

住院、隔离、卧床休息，注意维持水、电解质平衡，适当补充液体，输液量应少，速度应慢，避免用力和剧烈咳嗽，密切观察病情变化（不少患者在发病后的 2~3 周内都可能属于进展期）。一般早期给予持续鼻导管吸氧（吸氧浓度一般为 1~3 L/min）。根据病情需要，每天定时或持续监测脉搏、血氧饱和度。定期复查血常规、尿常规、血电解质、肝肾功能、心肌酶谱、T 淋巴细胞亚群和 X 线胸片等。

二、对症治疗

发热 > 38.5 ℃，或全身酸痛明显者，可使用解热镇痛药。高热者给予冰敷、酒精擦浴、降温毯等物理降温措施。儿童禁用水杨酸类解热镇痛药。咳嗽、咳痰者可给予镇咳、祛痰药。腹泻患者应注意补液及纠正水、电解质失衡。有心、肝、肾等器官功能损害者，应采取相应治疗。

三、糖皮质激素的使用

应用糖皮质激素的目的在于抑制异常的免疫病理反应，减轻全身炎症反应状态，从而改善机体的一般状况，减轻肺的渗出、损伤，防止或减轻后期的肺纤维化，具备以下指征之一即可应用：①有严重的中毒症状，持续高热不退，经对症治疗 3 天以上最高体温仍超过 39 ℃；② X 线胸片显示多发或大片阴影，进展迅速，48 小时之内病灶面积增大 > 50% 且在正位胸片上占双肺总面积的 1/4 以上；③达到急性肺损伤或 ARDS 的诊断标准，成人推荐剂量为甲泼尼龙 2~4 mg/（kg·d），当临床表现改善或 X 线胸片显示肺内阴影有所吸收时，应及时减量停用，通常静脉给药 1~2 周后可改为口服泼尼松或泼尼松龙，一般不超过 4 周，不宜过大剂量或过长疗程。

四、抗病毒治疗

目前尚未发现针对 SARS-CoV 的特异性药物，临床回顾性分析资料显示：利巴韦林等常用抗病毒药对 SARS 无效。蛋白酶抑制剂类药较洛匹那韦与利托那韦的疗效尚待验证。

五、免疫治疗

胸腺素、干扰素、静脉用丙种球蛋白等非特异性免疫增强剂对 SARS 的疗效尚未肯定，不推荐常规使用。SARS 恢复期血清的临床疗效尚未被证实。对诊断明确的高危患者，可在严密观察下使用。

六、抗菌药物的使用

抗菌药物的应用目的主要为两个：一是用于对疑似患者的试验治疗，以帮助鉴别诊断；二是用于治疗和控制继发细菌、真菌感染。鉴于SARS常与社区获得性肺炎相混淆，而后者常见致病原为肺炎链球菌、肺炎支原体、肺炎衣原体、流感嗜血杆菌等，在诊断不清时可选用喹诺酮类、β内酰胺类联合大环内酯类药物经验性治疗。继发感染的致病原包括革兰阴性杆菌、耐药革兰阳性球菌、真菌及结核分枝杆菌，应有针对性地选用适当的抗菌药物。喹诺酮类、β内酰胺类主要不良反应为恶心、呕吐、头痛、头晕等消化系统反应，喹诺酮类、β内酰胺类、大环内酯类药物均对肝、肾有损害，肝肾功能减退者慎用。

七、心理治疗

对疑似病例应合理安排收住条件，减少患者对院内交叉感染的担心；对确诊病例，应加强关心与解释，引导患者加深对本病的自限性和可治愈的认识。

八、重症SARS的治疗原则

尽管多数SARS患者的病情可以自然缓解，但大约有30%的病例属于重症病例，其中部分可能进展至急性肺损伤或呼吸窘迫综合征。因此对重症患者必须严密动态观察，加强监护，及时给予呼吸支持，合理使用糖皮质激素，加强营养支持和器官功能保护，注意水、电解质和酸碱平衡，预防和治疗继发感染，及时处理并发症。重症患者PaO_2急剧下降、面罩吸氧不能满足组织供氧时需要机械通气支持，由于可能增加SARS病毒传播，理论上应当在负压隔离病室，并使用动力空气净化系统，呼气和吸气系统加用N_{95}滤过膜，人工气道吸引采用封闭吸引系统。

1. 无创正压人工通气（NIPPV） 应用指征为SARS患者有明显呼吸窘迫的表现：呼吸频率 > 30次/分；吸氧5 L/min条件下 SPO_2 < 93%；或氧合指数 < 300 mmHg。无创通气模式建议使用CPAP或BiPAP模式。禁忌证为：①有危及生命的情况，需要紧急气管插管；②意识障碍；③呕吐、上消化道出血；④气道外泌物多和排痰能力障碍；⑤不能配合NIPPV治疗；⑥血流动力学不稳定及合并多器官功能障碍综合征。

2. 有创正压人工通气 对NIPPV无效或者不适合NIPPV的患者需要实施有创正压人工通气，其指征为：①使用NIPPV治疗不耐受，或呼吸困难无改善，氧合功能改善不满意，PaO_2 < 70 mmHg，并显示病情有恶化趋势；②有危及生命的临床表现或多器官功能衰竭，需要紧急进行气管插管抢救。

【中医治疗】

一、中医辨证施治

1. 疫毒犯肺证

临床表现：初起发热，或有恶寒，头痛，身痛，肢困，干咳，少痰，或有咽痛，乏力，气短，口干。舌苔白或黄或腻，脉滑数。

病机：疫毒夹湿，初袭肺表，正邪交争，肺气失宣，邪伤气阴。本证实多虚少。

治法：清肺解毒，化湿透邪。

处方：三仁汤化裁。金银花、连翘、黄芩、柴胡、青蒿、白蔻仁（打）、杏仁（炒）、生薏苡仁、沙参、芦根。

加减：无汗者加薄荷；热甚者加生石膏、知母；苔腻甚者加藿香、佩兰；腹泻者加黄连、炮姜；恶心呕吐者加制半夏、竹茹。

2. 疫毒壅肺证

临床表现：高热，汗出热不解；咳嗽，少痰，胸闷，气促；腹泻，恶心呕吐，或脘腹胀满，或便秘，或便溏不爽；口干不欲饮，气短，乏力；甚则烦躁不安，舌红或绛，苔黄腻，脉滑数。

病机：疫毒兼湿，壅阻于肺，肺气失宣；热毒壅盛，热入心营，耗伤气阴。

治法：清热解毒，宣肺化湿。

处方：麻黄杏仁石膏甘草汤化裁。生石膏（先煎）、知母、炙麻黄、金银花、炒杏仁、生薏苡仁、浙贝母、太子参、生甘草。

加减：烦躁、舌绛口干有热入心营之势者，加生地、赤芍、丹皮；气短、乏力、口干重者去太子参，加西洋参；恶心呕吐者加制半夏；便秘者加全瓜蒌、生大黄；脘腹胀满、便溏不爽者加焦槟榔、木香。

3. 肺闭喘憋证

临床表现：高热不退或开始减退，呼吸困难、憋气胸闷，喘息气促，或有干咳、少痰、痰中带血；气短，疲乏无力；口唇紫暗，舌红或暗红，苔黄腻，脉滑。

病机：疫毒闭阻肺气，湿痰瘀阻肺络，气阴两伤。

治法：清热泻肺，祛瘀化浊，佐以扶正。

处方：桑白皮汤加味。葶苈子、桑白皮、黄芩、郁金、全瓜蒌、蚕沙（包）、草薢、丹参、败酱草、西洋参。

加减：气短疲乏喘重者加山萸肉；脘腹胀满、纳差加厚朴、麦芽；口唇发绀加三七、益母草。

4. 内闭外脱证

临床表现：呼吸窘迫、憋气喘促、呼多吸少，语声低微，躁扰不安，甚则神昏，汗出肢冷，口唇紫暗，舌暗红，苔黄腻，脉沉细欲绝。

病机：湿痰瘀闭于肺，肺气欲绝，气损及阳，阳气亡脱于外。本证虚实并见，病情危重。

治法：益气敛阴，回阳固脱，化浊开闭。

处方：参附汤加味。红参（另煎兑服）、炮附子、山萸肉、麦冬、郁金、三七。

加减：神昏者上方送服安宫牛黄丸；冷汗淋漓者加煅龙骨、牡蛎；肢冷者加桂枝、干姜；喉间痰鸣者加用猴枣散。

5. 气阴亏虚、痰瘀阻络证

临床表现：胸闷，气短，神疲乏力，动则气喘，或见咳嗽，自觉发热或低热，自汗，焦虑不安，失眠、纳呆，口干咽燥。舌红少津，舌苔黄或腻，脉象多见沉细无力。

病机：邪退正虚，络脉瘀阻。

治法：益气养阴，化痰通络。

处方：沙参麦冬汤加减。党参、沙参、麦冬、生地、赤芍、紫菀、浙贝、麦芽。

加减：气短气喘较重、舌暗者加三七、五味子、山萸肉；自觉发热或心中烦热、舌暗者加青蒿、山栀、丹皮；大便偏溏者加茯苓、白术；焦虑不安者加醋柴胡、香附；失眠者加炒枣仁、远志；肝功能损伤、转氨酶升高者加茵陈、五味子；骨质损伤者加龟板、鳖甲。

二、中成药处方

1.早期、进展期发热

（1）瓜霜退热灵胶囊：口服，一次 4~6 粒，每日 3~4 次。

（2）紫雪（1.5 g 一瓶）：口服，冷开水调下，每次 1.5~3 g，每日 2 次。

（3）新雪颗粒：口服，一次 1 袋，每日 2 次，用温开水送服。

（4）小柴胡片：口服，一次 4~6 片，每日 3 次。

（5）柴银口服液：口服，一次 20 mL（1 瓶），每日 3 次，连服 3 天。

2.早期、进展期的疫毒犯肺证、疫毒壅肺证、肺闭喘憋证

（1）清开灵注射液：肌内注射，每日 2~4 mL。重症患者静脉滴注，每日 20~40 mL，以 10% 葡萄糖注射液 200 mL 或氯化钠注射液 100 mL 稀释后使用。

（2）鱼腥草注射液：静脉滴注，一次 20~100 mL，用 5%~10% 葡萄糖注射液稀释后应用，或遵医嘱。

（3）双黄连粉针剂：静脉滴注，临用前，先以适量注射用水充分溶解，再用生理盐水或 5% 葡萄糖注射液 500 mL 稀释。每次每千克体重 60 mg，每日 1 次，或遵医嘱。

（4）清开灵口服液：口服，一次 20~30 mL，每日 2 次。

（5）清热解毒口服液：口服，一次 10~20 mL，每日 3 次。

（6）双黄连口服液：口服，一次 2 支，每日 3 次。

（7）金莲清热颗粒：口服，成人一次 1 袋，每日 4 次。

（8）苦甘颗粒：开水冲服，一次 8 g（2 袋），每日 3 次。

3.进展期和重症 SARS 肺闭喘憋证

（1）丹参注射液：肌内注射，一次 2~4 mL，每日 1~2 次；静脉注射，一次 4 mL（用 50% 葡萄糖注射液 20 mL 稀释后使用），每日 1~2 次；静脉滴注，一次 10~20 mL（用 5% 葡萄糖注射液 100~500 mL 稀释后使用），每日 1 次。或遵医嘱。

（2）香丹注射液：静脉滴注，一次 10~20 mL，用 5%~10% 葡萄糖注射液 250~500 mL 稀释后使用，每日 1~2 次。或遵医嘱。

（3）灯盏细辛注射液：静脉注射，一次 20~40 mL，每日 1~2 次，用 0.9% 氯化钠注射液 250~500 mL 稀释后缓慢滴注。穴位注射，每穴 0.5~1.0 mL，多穴总量 6~10 mL。肌内注射，一次 4 mL，每日 2~3 次。

（4）血府逐瘀口服液：口服，一次 1 支，每日 3 次，或遵医嘱。

（5）猴枣散：口服，1~4 岁一次 0.15 g，4 岁以上一次 0.3 g，每日 1~2 次。

4.各期有正气亏虚者

（1）生脉注射液：肌内注射，一次 2~4 mL，每日 1~2 次。静脉滴注，一次 20~60 mL（用 5% 葡萄糖注射液 250~500 mL 稀释后使用），或遵医嘱。

（2）参麦注射液：肌内注射，一次 2~4 mL，每日 1 次。静脉滴注，一次 20~100 mL（用 5% 葡萄糖注射液 250~500 mL 稀释后应用），或遵医嘱，也可直接滴注。

（3）参附注射液：肌内注射，一次 2~4 mL，每日 1~2 次。静脉滴注，一次 20~100 mL，（用 5%~10% 葡萄糖注射液 250~500 mL 稀释后使用）。静脉推注，一次 5~20 mL（用 5%~10% 葡萄糖注射液 20 mL 稀释后使用），或遵医嘱。

（4）黄芪注射液：肌内注射，一次 2~4 mL，每日 1~2 次。静脉滴注，一次 10~20 mL，每日 1 次，或遵医嘱。

（5）生脉饮：口服，一次 1 支（10 mL），每日 3 次。

（6）百令胶囊：口服，一次 5~15 粒（0.2 g）/一次 2~6 粒（0.5 g），每日 3 次。

（7）金水宝胶囊：口服，一次 3 粒，每日 3 次。

（8）宁心宝胶囊：口服，一次 2 粒，每日 3 次或遵医嘱。

（9）诺迪康胶囊：口服，一次 1~2 粒，每日 3 次

（10）六味地黄丸：口服，大蜜丸一次 1 丸，每日 2 次。

（11）补中益气丸：口服，一次 8~10 丸，每日 3 次。

三、针灸疗法

1.针灸疗法

治法：扶正祛邪。取穴以手太阴肺经、手阳明大肠经穴为主。

主穴：肺俞、膻中。

根据相关症状进行配穴。气短、胸闷、胸痛、呼吸困难配气海、定喘、内关、合谷、膻中；鼻塞、流涕配迎香；头痛配风池、印堂、太阳穴；针用泻法。后期调理：可选用足三里、三阴交、阴陵泉、丰隆、脾俞、胃俞，针用补法，可加灸，毫针常规操作，留针 30 min。抢救呼吸衰竭：以水沟、气舍、天突、素髎为主穴，针用泻法，酌加内关、三阴交，针刺强刺激，直至患者恢复自主呼吸。

2.其他疗法

（1）刺络拔罐：高热不退者，可在大椎穴刺络拔罐，或井穴三棱针点刺放血。

（2）保健灸：用于健康人群的预防。艾条、温灸仪，取足三里、内关，儿童可加身柱，老年人可加筋缩、脾俞、胃俞、肾俞等穴。

【用药说明及治疗注意事项】

（1）传染性非典型肺炎在不同时期及严重程度不同治疗原则均不同。疾病初期应以抗病毒及支持治疗为主，不主张使用激素。在疾病中期，治疗需应用糖皮质激素，必要时应用大剂量丙种球蛋白配合呼吸及营养支持，注意并发症。在疾病后期应继续使用糖皮质激素、纠正电解质、加强心理治疗及处理并发症。

（2）注意糖皮质激素的不良反应，可同时给予制酸剂与胃黏膜保护剂，还应警惕骨缺血性改变和继发感染，包括细菌和（或）真菌感染，以及原已稳定的结核病灶的复发和扩散。有严重高血压、中度以上糖尿病、精神病、癫痫、肾上腺皮质功能亢进、妊娠早期等均禁用糖皮质激素。

（3）中医治疗注重早诊断、早治疗，攻邪为主，扶正为辅。重症患者，注重通腑泄热、攻邪，可重用生大黄，或予生大黄、承气汤类煎汤保留灌肠。

【预防】

一、临床预防

1. 控制传染源　应做到早发现、早报告、早隔离、早治疗。医院按呼吸道传染病分别进行隔离观察、治疗，同时对密切接触者进行 14 天居家隔离。

2. 切断传播途径　医院应设立发热门诊，建立本病的专门通道，医护及工作人员要切实做好个人防护工作。个人要避免集会或活动，保持场所或住所通风、空气流通，保持良好个人卫生习惯。

3. 保护易感人群　注意休息，避免着凉，适量运动，提高免疫力。

二、中医防治

根据中医防治疾病的理论和经验，实施预防，注意养生保健，合理饮食，劳逸适度，增强体质。在 SARS 流行地区，对接触或可疑接触 SARS 患者的人，可在医师的指导下合理应用中医药预防方法和措施。

处方一：太子参、败酱草、生薏苡仁、桔梗。功能：益气化湿，清热解毒。适用于素体气虚、兼有湿热者。

处方二：鱼腥草、野菊花、金银花、茵陈、草果。功能：清热解毒，利湿化浊。适用于素体内热偏盛、水湿内盛者。

处方三：生黄芪、北沙参、金银花、连翘、白术、防风、藿香、苏叶。功能：健脾养阴，化湿解毒。适用于气阴两虚、素体有湿易于感冒者。

第四节　新型冠状病毒肺炎

【概述】

一、西医定义

新型冠状病毒（COVID-19）是由新出现的严重急性呼吸综合征冠状病毒 2（severe acute respiratory syndrome coronavirus 2，SARS-CoV-2）引起的急性呼吸道传染病。本病潜伏期多为 1~14 天，以发热、干咳、乏力为主要临床表现，多数患者临床症状轻微、预后良好；部分重症患者可快速进展为急性呼吸窘迫综合征、脓毒症休克。重症患者常合并心肌损伤、急性肾损伤等脏器功能损伤，可进展为多脏器功能衰竭。

二、中医认识

根据新型冠状病毒肺炎（简称新冠肺炎）发病的临床症候特点，本病可归属于中医"疫病"的范畴。因为感受"疫疠"之气。本病病位在肺，涉及脾胃，逆传心包，延及心肾。基本病机为疫毒外侵，正气亏虚，肺脏受邪。病机特点为"湿、热、瘀、毒、虚"。疫毒夹风、寒、湿、热而致病。疫疠之气，从口鼻而入，客于膜原，侵袭肺卫，肺失宣肃，故而发热、咳嗽；滞于胃肠，则运化失司，气机郁滞，故见腹胀、纳差、呕吐、大便溏烂，甚者腹泻；疫毒留滞体内，化热壅肺犯胃，阻滞气机，易导致肺气郁闭，见喘促不能平息；甚则逆传心包，见神识昏蒙或神昏谵语；若疫毒稽留不去，邪胜正衰，暴伤正气，见大汗淋漓、四肢厥冷等阴阳离决之危象；若及时治疗得当，湿、热、毒、瘀祛除，然气阴已伤，可见低热、少气懒言、疲乏、口干、纳差、大便溏烂等。

本病初起以寒湿、湿热为主；若病情发展，湿、热、毒、瘀夹杂而致病情加重，以标实为主；若邪毒稽留不去，邪盛正衰，病性为本虚标实；恢复期因邪毒耗散气阴，因而以正虚为主。年老或正虚体弱或素体肺胃伏热者，易疫毒内陷，传变迅速，发为变证、坏证，出现危候。

【流行病学】

一、传染源

传染源主要包括新冠病毒感染者和无症状感染者。

二、传播途径

（1）主要通过近距离呼吸道和密切接触传播，暴露在感染者飞沫环境下极易获得感染。在相对封闭环境长时间暴露，会存在高浓度气溶胶传播。

（2）其次还存在物体传播，接触病毒污染的物品可造成感染，特别是冷冻食品、货物等。

（3）其他可能传播方式：血液、粪—口传播等尚不能排除。

三、人群易感性

人群普遍易感，老年人感染率较高，感染或疫苗接种后可获得一定免疫力，但持续时间尚不明确。

【诊断依据】

一、临床表现

潜伏期为1~14天，一般为3~7天，急性起病，早期以发热、乏力、干咳为主，少数患者伴有鼻塞、流涕、咽痛、肌痛和腹泻等症状。重症者经过7~10天后可能逐渐出现胸闷、呼吸困难，严重者并发急性呼吸窘迫综合征、脓毒症休克、难以纠正的代谢性酸中毒和凝血功能障碍。极少数患者还可以有中枢神经系统受累及肢端缺血性坏死等表现。值得注意的是，部分重型、危重型患者可以起病隐匿，病程中可有中低度发热，或无明显发热。轻型患者症状轻微，表现为低热、乏力、嗅觉及味觉障碍，少数可无临床症状，也可无肺炎表现。多数患者预后良好，少数患者如病情危重者预后不良，甚至死亡。

二、辅助检查

1. 一般检查　发病早期白细胞总数正常或减低，淋巴细胞计数减少。部分患者出现肝酶、肌酶和肌红蛋白、肌钙蛋白及铁蛋白增高。多数患者C- 反应蛋白和红细胞沉降率升高，降钙素原正常。严重者 D- 二聚体升高。重型、危重型患者常有炎症因子升高，外周血淋巴细胞进行性减少及 D- 二聚体增高。

2. 病原学及血清学检查

（1）病原学检查：采集鼻咽拭子、痰和其他下呼吸道分泌物、血液、尿液及粪便等标本，采用实时反转录 PCR（RT-PCR）或第二代基因测序（NGS）方法行 SARS-CoV-2 核酸检测，下呼吸道标本（痰和气道抽取物、肺泡灌洗液）更加准确。

（2）血清学检查：新冠病毒特异性 IgM 抗体阳性，IgG 抗体阳性，发病 7 天内阳性率降低。

3. 胸部影像学　胸片漏诊率高，病变早期多无异常改变或者表现为支气管炎，肺野局限性斑片影，病变严重时表现为双肺弥漫性多发实变。HRCT（高分辨 CT）为当前首选筛查和诊断的主要手段，早期呈现多发小斑片影及间质改变，以肺外带明显，进而发展为双肺多发磨玻璃影、浸润影，严重者可出现肺实变，双肺弥漫性病变，甚至"白肺"，胸腔积液少见。胸部影像学表现没有特异性，必须结合临床表现动态观察，如短期进展明显、双肺多发病灶更支持诊断，但如果患者有肺部基础疾病，常与其他肺部病变不易鉴别，需借助其他检查证实。

三、诊断标准

1. 疑似病例　应结合下述流行病学史和临床表现综合分析。

（1）流行病学史：①发病前 14 天内有病例报告社区的旅行史或居住史；②发病前 14 天内与 SARS-CoV-2 感染者或无症状感染者有接触史；③发病前 14 天内曾接触来自有病例报告社区的发热或有呼吸道症状的患者；④聚集性发病。

（2）临床表现：①发热和（或）呼吸道症状等新型冠状病毒肺炎相关临床症状；②具有 COVID-19 影像学特征；③发病早期白细胞总数正常或降低，淋巴细胞计数正常或减少。结合上述流行病学和临床表现综合分析符合下列情况之一者，即可确诊：有流行病学史中的任何一条，且符合临床表现的任意 2 条；有流行病学史中的任意 1 条，而且符合临床表现中的任意 2 条；无明确流行病学史的，符合临床表现中的任意 2 条，同时新冠肺炎 IgM 抗体（+）；无明确流行病学史的，符合临床表现中的 3 条。

2. 确诊病例　疑似病例同时具备以下病原学或血清学证据之一者可明确诊断：①实

时 RT-PCR 检测 SARS-CoV-2 核酸阳性；②病毒基因测序，与已知的 SARS-CoV-2 高度同源；③血清 SARS-CoV-2 特异性 IgM 抗体和 IgG 抗体阳性，SARS-CoV-2 特异性 IgG 抗体由阴性转为阳性或恢复期较急性期 4 倍及以上升高。

3. 严重度分型

（1）轻型：临床症状轻微，影像学未见肺炎表现。

（2）普通型：具有发热、呼吸道等症状，影像学可见肺炎表现。

（3）重型：成人符合下列任何一条：①出现气促，呼吸频率 ≥ 30 次 / 分。②静息状态下，指氧饱和度 ≤ 93%。③动脉血氧分压（PaO_2）/吸氧浓度（FiO_2）≤ 300 mmHg（1 mmHg=0.133 kPa）。高海拔（海拔超过 1000 m）地区应根据以下公式对 PaO_2/FiO_2 进行校正：$PaO_2/FiO_2 ×$［760/大气压（mmHg）］。④肺部影像学显示 24~48 小时内病灶明显进展 > 50% 者，且临床症状进行性加重。

（4）危重型：符合以下情况之一者：①出现呼吸衰竭，且需要机械通气；②出现休克；③合并其他器官功能衰竭者需 ICU 监护治疗。

4. 重型、危重型高危人群及临床预警指标　高危人群：①> 65 岁老年人；②伴有合并症，如 COPD、中至重度哮喘、糖尿病、高血压、慢性肝、肾疾病、冠心病、肿瘤等；③免疫功能缺陷者，如 HIV、长期使用激素或其他免疫抑制药物导致免疫功能缺陷；④体重指数 ≥ 28 的肥胖患者；⑤围产期以及晚期妊娠的女性；⑥重度吸烟者。临床预警指标：有以下指标提示病情恶化：①外周血淋巴细胞进行性下降，如 $CD4^+$ T 淋巴细胞数 < 250/µL；②外周血炎症因子如 IL-6、C- 反应蛋白、铁蛋白等进行性上升；③乳酸进行性升高，如乳酸脱氢酶 LDH > 2 倍正常值上限或组织氧合指标恶化；④肺内病变明显进展，如在 2~3 天内明显进展 > 50%；⑤ D- 二聚体水平等凝血功能相关指标明显增高。

【鉴别诊断】

一、轻型新冠肺炎的鉴别

主要与普通感冒和流行性感冒相鉴别。普通感冒以低热、卡他症状为主要表现，无季节性，人群普遍易感，一般具有自限性，5~7 天痊愈，伴发并发症者可致病程迁延。流行性感冒则头痛、肌痛等全身症状较多，为流感病毒引起，可为散发，时有小规模流行，多在 11 月底至次年 2 月底大规模暴发流行。可通过快速血清 PCR 方法检测病毒来鉴别。

二、普通型、重型及危重型新冠肺炎的鉴别

1. 其他病毒性肺炎　主要鉴别流感病毒（甲型 H1N1 流感病毒）、人禽流感病毒、腺病毒、呼吸道合胞病毒、中东呼吸综合征冠状病毒及 SARS 病毒等所致病毒性肺炎，需结合流行病学史（如流行季节和疫区旅游史等）及临床特征和病原学检查结果，一般这些病毒感染引起肺炎概率相对较低，而新型冠状病毒感染患者出现肺炎概率较高，传染性较其他病毒性肺炎强。

2. 非典型病原体肺炎　主要包括支原体、衣原体、军团菌所致的下呼吸道感染，发病多有聚集性。刺激性干咳为支原体感染较为特异的临床症状，呈进行性加重。衣原体

肺炎与支原体肺炎临床表现类似，大多数预后良好，少数鹦鹉热衣原体感染可引起重症肺炎，需要警惕。军团菌流行病学史包括接触被污染的空调系统或水源等。临床常表现为相对缓慢的发热、急性发作性头痛、非药物引发的意识障碍或嗜睡、非药物引起的腹泻、休克、急性肝肾功能损伤、低钠血症、低磷血症等。

3.非感染性肺病　包括急性间质性肺炎、机化性肺炎、肺水肿、肺泡出血、结缔组织疾病引起的继发性间质性肺炎，需要详细询问病史，结合相应临床表现、特异的实验室指标等进行鉴别。

【西医治疗】

一、根据病情确定治疗场所

（1）疑似病例及确诊病例应在具备有效隔离和防护条件的定点医院进行隔离治疗，疑似病例需单人单间隔离治疗，确诊病例可多人收治在同一病室进行治疗。

（2）危重型病例应尽早收入 ICU 治疗。

二、一般治疗

主要是针对轻型和普通型患者，包括：适当卧床休息；对症支持治疗：保持充足的能量摄入，注意水电解质和酸碱平衡紊乱，维持内环境的稳定；注意生命体征监测及血氧饱和度检测。

三、抗病毒治疗

根据现有的研究，仍未发现经严格研究证实有效的抗病毒药物。不推荐单独使用洛匹那韦/利托那韦和利巴韦林，如下药物可继续使用，但应在临床实践中进一步评估疗效。洛匹那韦/利托那韦（成人 200 mg/50 mg，每次 2 粒，每日 2 次，疗程不超过10 天）单药或联合干扰素（成人每次 500 万 U 或相当剂量，加入灭菌用水 2 mL，雾化吸入，每日 2 次）、利巴韦林（建议与干扰素或洛匹那韦/利托那韦联合应用，成人500 mg/次，每日 2 至 3 次静脉输注，疗程不超过 10 天）、阿比多尔（成人 200 mg，每日 3 次，疗程不超过 10 天）等，要注意上述药物的不良反应禁忌证及与其他药物的相互作用等问题，不建议同时使用 3 种抗病毒药。

四、抗菌治疗

应避免盲目或不恰当使用抗菌药物。轻型及普通型 COVID-19 患者不建议使用抗菌药物，重型及危重型患者如评估存在合并或继发细菌、真菌感染时可使用抗菌药物治疗。如评估存在脓毒症，应在初次患者评估后 1 小时内给予抗菌药物，并及时根据微生物学结果和临床判断降阶梯治疗。

五、免疫调节治疗

1.糖皮质激素　对于氧合指标进行性恶化、影像学快速进展、机体炎症反应处于过度激活状态的患者，酌情短期内使用糖皮质激素，一般建议剂量相当于甲泼尼龙 0.5~1 mg/（kg·d）。疗程 3~5 天，小于 10 天。应当注意较大剂量糖皮质激素的免疫抑制作用会延缓对冠状病毒的清除，所以免疫功能低下患者使用糖皮质激素时应谨慎，需严格把握适应证及禁忌证。

2. 细胞因子靶向治疗　目前常用的靶向治疗药物包括 IL-6 拮抗剂、Janus 激酶（JAK）抑制剂等。这些药物可以通过暂时抑制或调节的机制，及时阻断失控的细胞因子风暴，为患者度过危险期提供最重要的干预措施，帮助患者度过最紧急的不当免疫激活致死期。托珠单抗：对于双肺广泛病变者及重型患者，且 IL-6 升高者，可试用。具体用法：首次剂量 4~8 mg/kg，推荐 400 mg + 0.9% 氯化钠 100 mL，静脉滴注时间大于 1 小时，首次用药效果欠佳，可以追加，应在 12 小时后，剂量同前，累计给药次数不超过 2 次，单次剂量不超过 800 mg，密切关注过敏反应，特别注意有结核活动性感染者禁用。

3. 康复者恢复期血浆治疗　COVID-19 恢复期血浆治疗适用于病情进展较快、重症和危重症患者，具体用法用量及不良反应管理参考国家卫生健康委颁布的《新型冠状病毒肺炎康复者恢复期血浆临床治疗方案（试行第二版）》。

4. 其他治疗　静脉注射新冠肺炎病毒人免疫球蛋白，可急用于病情进展较快的普通型和重型患者，推荐剂量为普通型 20 mL，重型加倍，根据患者病情改善情况可酌情减量，总次数小于 5 次。

六、呼吸支持治疗

1. 普通氧疗　$PaO_2/FiO_2 < 300$ mmHg 的患者应立即给予氧疗。初始吸氧流量为 5 L/min，在氧流量 > 10 L/min 条件下，短时间内低氧血症无改善或恶化应立即更换其他呼吸支持方式。

2. 经鼻高流量氧疗（HFNC）和无创正压通气　当普通氧疗难以纠正急性低氧性呼吸衰竭时（$PaO_2/FiO_2 < 300$ mmHg）可以考虑早期经鼻高流量氧疗，但如果治疗短时间内病情无好转或持续恶化，或吸入氧浓度超过 50% 也不能维持 $SpO_2 > 90\%$ 时，应及时更换为无创通气。

$PaO_2/FiO_2 < 200$ mmHg 的患者，应给予经鼻高流量氧疗，无禁忌证的情况下，建议同时施行俯卧位通气，即清醒俯卧位通气，时间应大于 12 小时。如经鼻高流量氧疗或无创正压通气治疗效果欠佳，应及时进行有创通气治疗。

3. 有创正压通气　若上述呼吸支持方式难以纠正低氧血症或出现气道保护能力差、血流动力学不稳定等情况时，应立即气管插管实施有创正压通气。

有创机械通气：$PaO_2/FiO_2 < 150$ mmHg，应考虑有创机械通气。采用小潮气量通气（6~8 mL/kg 理想公斤体重）和低平台压（< 30 cmH$_2$O）通气，以减少呼吸机相关性肺损伤。建议给予低水平 PEEP，避免气压伤。较多患者出现严重的呼吸窘迫症状和人机不协调、呼吸驱动过强导致难以实施小潮气量通气时，可以考虑在充分镇静和镇痛前提下短期使用肌肉松弛剂（如罗库溴铵、阿曲库铵等）。对于难治性低氧血症的患者，特别适用于中重度急性呼吸窘迫综合征，或有创机械通气 FiO$_2$ > 50% 的患者，肺复张手法（RM）可以作为补救措施。

4. 体外膜肺氧合（extracorporeal membrane oxygenation，ECMO） 在应用传统标准治疗手段（肺保护性通气潮气量为 6 mL/kg，平台压 < 30 cmH$_2$O，PEEP ≥ 5 cmH$_2$O，并且联合肺复张、俯卧位通气、肌肉松弛剂等手段）无明显改善时应考虑 ECMO 治疗。其相关指针：① PaO$_2$/FiO$_2$ < 50 mmHg 大于 3 小时；② PaO$_2$/FiO$_2$ < 80 mmHg 大于 6 小时；③ 动脉血 pH < 7.25 及 PaCO$_2$ > 60 mmHg 大于 6 小时，并且 R > 35 次/分；④ 合并心源性休克或者心脏骤停。单纯呼吸衰竭患者，首选静脉 – 静脉 ECMO（VV-ECMO）模式，若需要呼吸和循环同时支持，则选用静脉 – 动脉 ECMO（VA-ECMO）模式。

七、血液净化

1. 急性肾损伤（acute kidney injury，AKI） 重症 COVID-19 患者可能会出现 AKI，应积极寻找导致肾损伤的各种原因，并给予纠正。

2. 血液净化治疗 评估重症 COVID-19 患者 AKI 的严重程度，必要时行血液净化治疗。血液净化技术包含了肾脏替代治疗、血液/血浆滤过、吸附、血浆置换等多种模式。血液净化治疗重症 COVID-19 肺炎患者的流程分为 4 个步骤：评估重症 COVID-19 患者是否需要血液净化；选择血液净化的模式；监测及调整治疗过程中的参数；评估血液净化停止时机。由于严重低氧血症及全身炎症风暴，部分危重型 COVID-19 患者合并脓毒症休克及多器官功能衰竭。血液吸附可以清除炎症因子，减轻炎症风暴。

八、营养支持治疗

可向 COVID-19 患者推荐下列营养治疗的方法：膳食 + 营养教育、口服肠内营养、管饲肠内营养、补充性肠外营养及全肠外营养。科学合理的营养治疗对于重症 COVID-19 患者疾病恢复、预后改善至关重要。

【中医治疗】

一、中医辨证施治

1. 医学观察期

临床表现 1：乏力伴恶心、食欲不振、腹胀、腹泻等胃肠不适。

病机：疫毒夹湿伤表，气机阻滞，脾胃不和。

治法：解表化湿，理气和中。

处方：藿香（后下）、苍术、佩兰、紫苏、茯苓、法半夏、炒白术、陈皮、厚朴、黄芩、生甘草。

临床表现 2：乏力伴发热。

病机：风邪夹湿伤表，化热入里。

治法：疫毒除湿，清热解毒。

处方：金银花、连翘、黄芩、苍术、佩兰、生麻黄、杏仁、青蒿（后下）、生甘草。

推荐中成药：金花清感颗粒、连花清瘟胶囊（颗粒）、疏风解毒胶囊（颗粒）。

2.临床治疗期（确诊病例）

A.清肺排毒汤

适用范围：结合多地医生临床观察，适用于轻型、普通型、重型患者，在危重型患者救治中可结合患者实际情况合理使用。

病机：湿疫毒邪，上犯于肺，困脾郁肺。

治法：宣肺祛湿，清热解毒。

处方：麻黄、炙甘草、杏仁、生石膏（先煎）、桂枝、泽泻、猪苓、白术、茯苓、柴胡、黄芩、姜半夏、生姜、紫菀、冬花、射干、细辛、山药、枳实、陈皮、藿香。

B.分型

（1）轻型

①寒湿郁肺证

临床表现：发热，乏力，周身酸痛，咳嗽，咳痰，胸紧憋气，纳呆，恶心，呕吐，大便黏腻不爽。舌质淡胖齿痕或淡红，苔白厚腐腻或白腻，脉濡或滑。

病机：寒湿袭表，阻肺碍脾。

治法：宣肺祛湿，解毒通络。

处方：生麻黄、生石膏、杏仁、羌活、葶苈子、贯众、地龙、徐长卿、藿香、佩兰、苍术、云苓、生白术、焦三仙、厚朴、焦槟榔、煨草果、生姜。

加减：热甚可加大生石膏用量，加用知母；苔腻甚者可合三仁汤；腹泻甚者加黄连，改生姜为炮姜；恶心呕吐重者加制半夏、竹茹。

②湿热蕴肺证

临床表现：低热或不发热，微恶寒，乏力，头身困重，肌肉酸痛，干咳痰少，咽痛，口干不欲多饮，常伴有胸闷脘痞，无汗或汗出不畅，或见呕恶纳呆，便溏或大便黏滞不爽。舌淡红，苔白厚腻或薄黄，脉滑数或濡。

病机：湿邪郁而化热，气机中阻，湿重于热。

治法：燥湿化浊，开宣肺气。

处方：槟榔、草果、厚朴、知母、黄芩、柴胡、赤芍、连翘、青蒿（后下）、苍术、大青叶、生甘草。

加减：无汗者加薄荷；素体脾胃亏虚者，可合参苓白术散加减；身体困重甚者，可加用葛根、羌活。

（2）普通型

①湿毒郁肺证

临床表现：发热，咳嗽痰少，或有黄痰，憋闷气促，腹胀，便秘不畅。舌质暗红，舌体胖，苔黄腻或黄燥，脉滑数或弦滑。

病机：湿毒化热，闭结于肺。

治法：清热解毒，涤痰泻肺。

处方：生麻黄、苦杏仁、生石膏、生薏苡仁、茅苍术、广藿香、青蒿草、虎杖、马鞭草、干芦根、葶苈子、化橘红、生甘草。

加减：大便不通者，加生大黄；痰黏难咳者，加桔梗、白芍、枳壳。

②寒湿阻肺证

临床表现：低热，身热不扬，或无热，干咳，少痰，倦怠乏力，胸闷，脘痞，或呕恶，便溏。舌质淡或淡红，苔白或白腻，脉濡。

病机：寒湿疫毒，犯肺困脾。

治法：健脾祛湿，宣肺化浊。

处方：苍术、陈皮、厚朴、藿香、草果、生麻黄、羌活、生姜、槟榔。加减：低热加地骨皮、胡黄连；干咳甚，加白芍、甘草；呕恶加制半夏；便溏加木香。

（3）重型

①疫毒闭肺证

临床表现：发热面红，咳嗽，痰黄黏少，或痰中带血，喘憋气促，疲乏倦怠，口干苦黏，恶心不食，大便不畅，小便短赤。舌红，苔黄腻，脉滑数。

推荐处方：化湿败毒方。

病机：湿毒化热，肺壅腑实，毒损脉络。

治法：宣肺通腑，清热解毒化浊。

处方：生麻黄、杏仁、生石膏、甘草、藿香（后下）、厚朴、苍术、草果、法半夏、茯苓、生大黄（后下）、生黄芪、葶苈子、赤芍。

加减：热甚、大便不通，重用生大黄或合宣白承气汤加减；气短、疲倦明显，加西洋参、山茱萸。

②气营两燔证

临床表现：大热烦渴，喘憋气促，谵语神昏，视物昏瞀，或发斑疹，或吐血、衄血，或四肢抽搐。舌绛少苔或无苔，脉沉细数，或浮大而数。

病机：湿毒邪热入营，伤津耗气。

治法：透热转气，凉血解毒。

处方：生石膏（先煎）、知母、生地、水牛角（先煎）、赤芍、玄参、连翘、丹皮、黄连、竹叶、葶苈子、生甘草。

加减：热甚、大便不通，重用生大黄或合宣白承气汤加减；口渴，加天花粉；发斑，加大青叶；吐血、衄血，加仙鹤草、白茅根。

（4）危重型（内闭外脱证）

临床表现：呼吸困难、动辄气喘或需要机械通气，伴神昏，烦躁，汗出肢冷。舌质紫暗，苔厚腻或燥，脉浮大无根。

病机：湿毒瘀闭气机，闭阻清窍，气机不达，热深厥深。

治法：益气敛阴，回阳固脱，化浊开闭。

处方：人参、附子（先煎）、山茱萸，送服苏合香丸或安宫牛黄丸。

加减：出现机械通气伴腹胀、便秘或大便不畅者，加生大黄；出现人机不同步情况，在镇静和肌松剂使用的情况下，加生大黄和芒硝；危重症可重用山茱萸，甚则用至 80 g。

（5）恢复期

① 肺脾气虚证

临床表现：气短，倦怠乏力，纳差呕恶，痞满，大便无力，便溏不爽。舌淡胖，苔白腻。

病机：邪去正虚，肺脾气虚。

治法：补肺健脾，益气固表。

处方：法半夏、陈皮、党参、炙黄芪、炒白术、茯苓、藿香、砂仁（后下）、甘草。

加减：舌苔厚腻，加炒扁豆、豆蔻、槟榔；气短甚，改党参为西洋参；便溏加木香。

② 气阴两虚证

临床表现：乏力，气短，口干，口渴，心悸，汗多，纳差，低热或不热，干咳少痰。舌干少津，脉细或虚无力。

病机：邪去正虚，气阴两虚。

治法：清解余热，养阴生津。

处方：南北沙参、麦冬、西洋参、五味子、生石膏、淡竹叶、桑叶、芦根、丹参、生甘草。

加减：气短甚、舌暗，加三七、五味子、山萸肉；自觉发热或心中烦热、舌暗，加青蒿、山栀、丹皮；焦虑不安者加醋柴胡、香附；心悸、失眠者加炒枣仁、远志。

二、中成药处方

1.病毒感染或合并轻度细菌感染　0.9%氯化钠注射液 250 mL 加喜炎平注射液 100 mg，每日 2 次，或 0.9%氯化钠注射液 250 mL 加热毒宁注射液 20 mL，或 0.9%氯化钠注射液 250 mL 加痰热清注射液 40 mL，每日 2 次。

2.高热伴意识障碍　0.9%氯化钠注射液 250 mL 加醒脑静注射液 20 mL，每日 2 次。

全身炎症反应综合征和（或）多脏器功能衰竭：0.9%氯化钠注射液 250 mL 加血必净注射液 100 mL，每日 2 次。

3.免疫抑制　葡萄糖注射液 250 mL 加参麦注射液 100 mL 或生脉注射液 20~60 mL，每日 2 次。

三、针灸疗法

1.针灸疗法

治法：扶正祛邪。取穴以手太阴肺经、手阳明大肠经穴为主。

主穴：百会、大椎、风府、风门、肺俞。

根据相关症状进行配穴。针用平补平泻法，毫针常规操作，留针 30 分钟。高热配曲池、合谷、内庭、大椎，针用泻法；腹泻、呕吐配中脘、神阙、天枢、脾俞、足三里、阳陵泉，针用补法。

2.其他疗法

（1）发热不退者配合大椎穴刺络拔罐，三棱针点刺井穴放血。

（2）预防新冠肺炎：艾灸强壮穴，足三里、阳陵泉及相应背俞穴（肝俞、脾俞、肾俞等）。

【用药说明及治疗注意事项】

（1）新冠肺炎应根据临床分型进行分层治疗，目前尚无治疗新冠肺炎的有效抗病毒药，关于抗菌药物避免盲目或不恰当使用，不合理使用抗菌药物还会增加院内细菌耐药风险。糖皮质激素应严格把握适应证和禁忌证。对孕产妇患者的治疗应考虑孕周数，尽可能选择对胎儿影响小的药物，并应准确评估是否终止妊娠。

（2）使用清肺排毒汤者，每次服完药可加服大米汤半碗，舌干津液亏虚者可多服至一碗。不发热者，生石膏的用量需小；发热或壮热者，可加大生石膏用量。若症状好转而未痊愈则服用第二个疗程，若患者有特殊情况或其他基础病，第二个疗程可以根据实际情况修改处方，症状消失、中病即止。

（3）中医治疗，贵在"早治疗，重祛邪，防传变"，宣肺通腑、祛湿透邪需贯穿治疗始终，尤需重视大黄的通腑泄热之功；毒热易伤津耗气，需重视耗气之变，气不摄津，适当重用人参、西洋参、黄芪之品；高热不退、神昏谵语，可选用安宫牛黄丸芳香开窍、透热解毒。

（4）中成药使用时，功效相近的药物根据个体情况可选择一种，也可根据临床症状联合使用；中药注射剂可与中药汤剂联合使用；中药注射剂的使用遵照药品说明书从小剂量开始、逐步辨证调整的原则。

【预防与康复指导】

一、临床预防

1. 控制传染源　应早发现、早隔离、早治疗，加强感染者和感染暴发管理。
2. 切断传播途径　完善接触隔离、飞沫隔离和空气隔离相关措施。
3. 保护易感人群　提倡人们戴好口罩，勤洗手。正确选择和使用个人防护物品，落实与加强医务人员防护措施。
4. 疫苗接种　目前我国已进入临床试验阶段，多数临床试验的疫苗免疫原性和安全性表现良好，我国已启动重点人群接种免疫策略。

二、中医防治

调整人体脏腑气血阴阳的偏盛或偏衰，使得人体的阴阳达到平衡状态，正气存内，邪不可干。本病多见脾虚夹湿的体质特点，预防本病重在健脾祛湿、益气固表，及时祛除风寒湿热诸邪，用药需寒温适宜。

（1）内服中药方
① 平素乏力，汗出多，易于感冒者。
治法：健脾益气固表。
处方：炙黄芪、炒白术、防风、党参、茯苓、金银花、生甘草。

② 平素恶风身重，易感冒，以头疼身痛为临床表现者。

治法：祛风固表，散寒除湿。

处方：炙黄芪、炒白术、防风、茯苓、川芎、枳壳、羌活、桔梗、荆芥、金银花、生甘草。

③ 平素时有腹胀，大便不爽或黏腻者。

治法：固表化湿，理气和中。

处方：炙黄芪、炒白术、防风、藿香（后下）、苍术、茯苓、陈皮、姜厚朴、神曲、苏梗。

④ 平素时有口干苦，易咽痛者。

治法：理气固表，清热解毒。

处方：炙黄芪、炒白术、防风、金银花、连翘、黄芩、佛手、牛大力、佩兰、生甘草。

（2）药膳方

处方：白茅根、茯苓、陈皮、炙黄芪、扁豆、山药、五指毛桃各 30 g。

功效：固表和中，化浊解毒。

用法：瘦肉适量炖汤，每日 1 剂，水煎 400 mL，分 2 次服用。

（3）外用香囊方

处方：苍术、川芎、白芷、艾叶、藿香、佩兰、薄荷、檀香。

功效：利用中药的芳香之气，起到芳香辟秽、化浊醒脾、通经活络、宁神开窍等作用。

用法：上药打粉后用棉布袋缝制佩戴。

（4）穴位保健预防

取穴：足三里、气海、关元等保健穴。

方法：艾灸、按摩、穴位贴敷等，增强人体的正气以达到防病去疾的目的。

三、康复指导

重型和危重型患者达到病情稳定状态后，可进行早期康复干预，在病情允许情况下，鼓励普通型患者呼吸康复干预，早期进行有氧、抗阻、呼吸肌等训练，出院后仍存在功能障碍者，可考虑居家康复训练。

第五节　肺结核

【概述】

一、西医定义

肺结核是结核分枝杆菌复合群（简称结核分枝杆菌或结核菌）引起的慢性肺部感染性疾病，占各器官结核病总数的 80%~90%，其中痰中排菌者称为传染性肺结核病。

二、中医认识

肺结核中医辨病为"肺痨",是感染"痨虫"所致的以咳嗽、咯血、潮热、盗汗、身体逐渐消瘦为临床表现的肺部慢性消耗性传染性疾病。本病的名称历代变迁不一,大致有两大类:一类以其具有传染性而定名,如尸疰、虫疰、传尸、鬼疰等;一类以其症状特点而定名,如痨瘵、骨蒸、劳嗽、肺痿疾、伏连、急痨等。《黄帝内经》对本病的临床特点有较具体的记载,《素问·玉机真脏论》:"大骨枯槁,大肉陷下,胸中气满,喘息不便,内痛引肩项,身热,脱肉破䐃……肩髓内消。"《灵枢·玉版》:"咳,脱形,身热,脉小以疾。"汉·张仲景《金匮要略·血痹虚劳病脉证并治》叙述了本病及其合并症:"若肠鸣、马刀挟瘿者,皆为劳得之。"汉·华佗《中藏经·传尸论》提出本病具有传染性:"人之血气衰弱,脏腑虚……或因酒食而遇,或因风雨而来,或问病吊丧面……中此病死之气,染而为疾。"唐·王焘《外台秘要·传尸方》则进一步说明危害性:"莫向老少男女,皆有斯疾……不解疗者,乃至灭门。"唐·孙思邈《备急千金要方》把"尸疰"列入肺脏病篇,明确病位主要在肺。宋·许叔微《普济本事方·诸虫飞尸鬼疰》:"肺虫居肺叶之内,蚀人肺系,故成瘵疾,咯血声嘶。"元·朱丹溪倡"痨瘵主乎阴虚"之说,确立了滋阴降火的治疗大法。元·葛可久《十药神书》收载十方,为我国现存的第一部治疗肺痨的专著。明·虞抟《医学正传·劳极》则提出"杀虫"和"补虚"两大治疗原则。

本病病位在肺,病变可传及脾、肾等脏,病性属本虚标实,本虚以肺、脾、肾三脏的阴阳气血虚损为主,标实以痰浊、瘀血多见。

【流行病学】

一、传染源

传染源是肺结核患者和动物(主要是牛),主要传染源是排菌的开放性肺结核患者。经正规化疗后,随着痰菌排量减少而传染性降低。

二、传播途径

主要以空气传播为主,患者通过咳嗽、打喷嚏、大笑等方式把有病原菌微粒排到空气从而传播,其次消化道、皮肤感染等传播途径较罕见。

三、人群易感性

人群普遍易感,HIV 感染者、老年人、婴幼儿等免疫力低下人群感染率较高。

【诊断依据】

肺结核的临床表现不尽相同,但有共同之处。

一、临床表现

（一）症状

1. 呼吸系统症状　咳嗽、咳痰 2 周以上或痰中带血是肺结核的常见可疑症状。咳嗽常较轻，干咳或少量黏液痰，有空洞形成时，痰量增多。若合并其他细菌感染，痰可呈脓性；若合并支气管结核，表现为刺激性咳嗽。1/3~1/2 的患者有咯血，多数为少量咯血，少数为大咯血。咯血的临床症状和严重性除与咯血量多少有关外，在很大程度上还取决于气道的清除能力和全身状态。结核病灶累及胸膜时可表现胸痛，为胸膜性胸痛，呼吸运动和咳嗽时加重，膈胸膜受刺激，疼痛可放射至肩部或上腹部。呼吸困难多见于干酪样肺炎和大量胸腔积液。

2. 全身症状　发热为最常见症状，多为长期午后潮热，即下午或傍晚开始升高，翌晨降至正常。部分患者有倦怠乏力、盗汗、食欲减退和体重减轻，育龄期女性患者可以有月经不调。

（二）体征

1. 多寡不一　取决于病变性质、部位、程度和范围。病变范围较小时，可以没有任何体征；渗出性病变范围较大或干酪样坏死时，则可以有肺实变体征，如触觉语颤增强、叩诊浊音、听诊闻及支气管呼吸音和细湿啰音，较大的空洞性病变听诊也可以闻及支气管呼吸音。当有较大范围的纤维条索形成时，气管向患侧移位，患侧胸廓塌陷、叩诊浊音、听诊呼吸音降低并可闻及湿啰音。结核性胸膜炎时有胸腔积液体征：气管向健侧移位，患侧胸廓望诊饱满、触觉语颤减弱、叩诊实音、听诊呼吸音消失，支气管结核可有局限性哮鸣音。

2. 其他表现　少数患者可以有类似风湿热样表现，称为结核性风湿症，多见于青少年女性，常累及四肢大关节，在受累关节附近可见结节性红斑或环形红斑，间歇出现。常伴有长期低热，白细胞减少，重症或血行播散型肺结核；电解质紊乱可能是抗利尿激素分泌增加所致；急性呼吸衰竭，常见于急性血行播散型肺结核。

二、辅助检查

（一）胸部 X 线检查

可以发现早期轻微的结核病变，确定病变范围、部位、形态、密度、与周围组织的关系、病变阴影的伴随影像；判断病变性质、有无活动性、有无空洞、空洞大小和洞壁特点等。CT 能提高分辨率，易发现隐匿的胸部和气管、支气管内病变，早期发现肺内粟粒阴影和减少微小病变的漏诊；能清晰显示各型肺结核病变特点和性质、与支气管关系、有无空洞及进展恶化和吸收好转的变化；能准确显示纵隔淋巴结有无肿大；常用于对肺结核的诊断及与其他胸部疾病的鉴别诊断。PET-CT 对于区分肺结核活动性与非活动性具有独特价值。在确定亚临床结核感染、陈旧性肺结核的早期复发和评估治疗反应方面均有应用意义。PET-CT 价格昂贵，在我国尚不能常规用于肺结核活动性判断。

（二）痰结核

初诊患者至少要送 3 份痰标本，包括清晨痰、夜间痰和即时痰，复诊患者每次送两份痰标本，无痰患者可采用痰诱导获取痰标本。痰涂片检查阳性只能说明痰中含有抗酸杆菌，不能区分是结核分枝杆菌还是非结核性分枝杆菌，由于非结核性分枝杆菌致病的机会非常少，故痰中检出抗酸杆菌对诊断肺结核有极重要的意义。

（三）培养法

结核分枝杆菌培养为痰结核分枝杆菌检查提供准确、可靠的结果，灵敏度高于涂片法，常作为结核病诊断的"金标准"。结核分枝杆菌培养费时较长，一般为 2~8 周。

（四）药物敏感性测定

主要是初治失败、复发以及其他复治患者应进行药物敏感性测定，为临床耐药病例的诊断、制定合理的化疗方案及流行病学监测提供依据。

（五）其他检测技术

如 PCR、核酸探针检测特异性 DNA 片段、色谱技术检测结核硬脂酸和分枝菌酸等菌体特异成分以及采用免疫学方法检测特异性抗原和抗体、基因芯片法、重组结核杆菌融合蛋白等。

（六）纤维支气管镜检查

纤维支气管镜检查常应用于支气管结核和淋巴结支气管瘘的诊断，支气管结核表现为黏膜充血、溃疡、糜烂、组织增生、形成瘢痕和支气管狭窄，可以在病灶部位钳取活体组织进行病理学检查和结核分枝杆菌培养。对于肺内结核病灶，可以采集分泌物或冲洗液标本做病原体检查，也可以经支气管肺活检获取标本检查。

（七）结核菌素试验

结核菌素试验广泛应用于检出结核分枝杆菌的感染，而非检出结核病。结核菌素试验对儿童、少年和青年的结核病诊断有参考意义。由于许多国家和地区广泛推行卡介苗接种，结核菌素试验阳性不能区分是结核分枝杆菌的自然感染还是卡介苗接种的免疫反应。结核分枝杆菌感染后需 4~8 周才能建立充分的变态反应，在此之前，结核菌素试验可呈阴性；营养不良、HIV 感染、麻疹、水痘、癌症、严重的细菌感染包括重症结核病如粟粒型结核和结核性脑膜炎等，结核菌素试验结果则多为阴性或弱阳性。

（八）γ- 干扰素释放试验

通过特异性抗原 AT-6、GFP-10 与全血细胞共同孵育，然后检测，干扰素水平或采用酶联免疫斑点试验计数分泌干扰素的特异性淋巴细胞，可以区分结核分枝杆菌自然感染与卡介苗接种和大部分非结核分枝杆菌感染，特异性高于 PPD。γ- 干扰素释放试验可用于诊断结核分枝杆菌感染，但不能区分活动性结核病和结核分枝杆菌潜伏感染（latent tuberculosis infection，LTBI），也不能准确预测 LTBI 发展为活动性结核病的风险；γ- 干扰素释放试验对疑似结核病患者具有辅助诊断作用，γ- 干扰素释放试验阴性结果对排除结核分枝杆菌感染有一定帮助。

三、诊断标准

症状患者的筛选：86% 活动性肺结核患者和 95% 痰涂片阳性肺结核患者有可疑症状，主要可疑症状为：咳嗽、咳痰持续 ≥ 2 周和痰血或咯血，其次是午后低热、乏力、盗汗、月经不调或闭经等全身中毒症状，有肺结核接触史或肺外结核，上述情况应考虑到肺结核病的可能性，要进行痰抗酸杆菌和胸部 X 线或 CT 检查是否为肺结核，部分患者可无症状而在体检时发现，这时必须进行系统检查，包括影像学及相关结核检查，如果不能确定病变性质是结核性还是其他性质，可经 2 周左右观察后复查，大部分炎症病变会有所变化，肺结核则变化不大。

（1）有无活动性：如果诊断为肺结核，应进一步明确有无活动性，因为结核活动性病变必须给予治疗。活动性病变在胸片上通常表现为多发性结节病灶，片状、云絮状及大叶性肺实变，团块状阴影等。具有密度不均、分布不均等特点；可伴有厚壁、薄壁、张力性空洞及多发虫噬样空洞；还可以伴有邻近卫星灶、支气管播散灶、引流性支气管炎、淋巴管炎、胸腔积液等。在胸部 CT 通常表现为：小叶中心结节状病灶、树芽征、病灶边缘模糊、中低密度的结节及肿块状病灶、肺实变、GGO、小叶间隔、结节状病灶簇集征、空洞伴或不伴引流支气管、支气管壁增厚、反晕征、弥漫分布粟粒样结节、淋巴结肿大、胸腔积液等。

（2）是否排菌：确定活动性后还要明确是否排菌，是确定传染源的唯一方法。

（3）是否耐药：通过药物敏感性试验确定是否耐药。

（4）明确初、复治病史：通过询问明确初、复治患者。

四、结核病分类标准

我国实施的结核病分类标准突出了对痰结核分枝杆菌检查和化疗史的描述，取消了按活动性程度及转归分期的分类，使分类法更符合现代结核病控制的概念和实用性。

1. 结核病分类的诊断要点

（1）原发型肺结核：含原发综合征及胸内淋巴结结核。多见于少年儿童，无症状或症状轻微，多有结核病家庭接触史，结核菌素试验多为强阳性，X 线胸片表现为哑铃型阴影，即原发病灶、引流淋巴管炎和肿大的肺门淋巴结，形成典型的原发综合征，原发病灶一般吸收较快，可不留任何痕迹。X 线胸片只有肺门淋巴结肿大，则诊断为胸内淋巴结结核，淋巴结结核可呈团块状、边缘清晰和密度高的肿瘤型或边缘不清、伴有炎性浸润的炎症型。

（2）血行播散型肺结核：含急性血行播散型肺结核（急性粟粒型肺结核）及亚急性、慢性血行播散型肺结核、急性粟粒型肺结核多见于婴幼儿和青少年，特别是营养不良、患传染病和长期应用免疫抑制剂导致抵抗力明显下降的小儿，多同时伴有原发型肺结核，成人也可发生急性粟粒型肺结核，起病急，持续高热，中毒症状严重，全身浅表淋巴结肿大，肝脾大，有时可发现皮肤淡红色粟粒疹，可出现颈项强直等脑膜刺激征，眼底检查约 1/3 的患者可发现脉络膜结核结节。胸片和 CT 检查开始为肺纹理重，在症状出现 2 周左右可发现由肺尖至肺底呈大小、密度和分布均匀的粟粒状结节阴影，结节直径 2 mm 左右，亚急性、慢性血行播散型肺结核起病较缓，症状较轻，X 线胸片呈双上、中肺野为主的大小不等、密度不一和分布不均的粟粒状或结节状阴影，新鲜渗出与陈旧硬结和钙化病灶共存。

（3）继发型肺结核：继发型肺结核含浸润性肺结核、纤维空洞性肺结核和干酪样肺炎等。临床特点如下。

① 浸润性肺结核：浸润渗出性结核病变和纤维干酪增殖病变多发生在肺尖和锁骨下，影像学检查表现为小片状或斑点状阴影，可融合和形成空洞，渗出性病变易吸收，而纤维干酪增殖病变吸收很慢，可长期无改变。

② 空洞性肺结核：空洞形态不一，多由干酪渗出病变溶解形成洞壁不明显的、多个空腔的虫蚀样空洞；伴有周围浸润病变的新鲜的薄壁空洞，当引流支气管壁出现炎症伴堵塞时，因活瓣形成，而出现壁薄的、可迅速扩大和缩小的张力性空洞及肺结核球干酪样坏死物质排出后形成的干酪溶解性空洞性肺结核。多有支气管播散病变，临床症状较多，如发热、咳嗽、咳痰和咯血等。空洞性肺结核患者痰中经常排菌，应用有效的化学治疗后，出现空洞不闭合，但长期多次查痰阴性，空洞壁由纤维组织或上皮细胞覆盖，诊断为"净化空洞"，但有些患者空洞中还残留一些干酪样组织，长期多次查痰阴性，临床上诊断为"开放菌阴综合征"，仍须随访。

③ 结核球：多由干酪样病变吸收和周边纤维膜包裹或干酪空洞愈合而形成，结核球内有钙化灶或液化坏死形成空洞，同时 80% 以上的结核球有卫星灶，可作为诊断和鉴别诊断的参考。直径为 2~4 cm，多小于 3 cm。

④ 干酪性肺炎：多发生在机体免疫力和体质衰弱，又受到大量结核分枝杆菌感染的患者，或有淋巴结支气管瘘，淋巴结中的大量干酪样物质经支气管进入肺内而发生。大叶性干酪性肺炎 X 线影像呈大叶性密度均匀磨玻璃状阴影，逐渐出现溶解区，呈虫蚀样空洞，可出现播散病灶，痰中能查出结核分枝杆菌。小叶性干酪性肺炎的症状和体征都比大叶性干酪性肺炎轻，X 线影像呈小叶斑片播散病灶，多发生在双肺中下部。

⑤ 纤维空洞性肺结核：纤维空洞性肺结核的特点是病程长，反复进展恶化，肺组织破坏重，肺功能严重受损，双侧或单侧出现纤维厚壁空洞和广泛的纤维增生，造成肺门抬高和肺纹理呈垂柳样，患肺组织收缩，纵隔向患侧移位，常见胸膜粘连和代偿性肺气肿。结核分枝杆菌长期检查阳性且常耐药。在结核病控制和临床上均为老大难问题，关键在最初治疗中给予合理化学治疗，以预防纤维性肺结核的发生。

（4）结核性胸膜炎：含结核性干性胸膜炎、结核性胸膜炎、结核性脓胸。

（5）其他肺外结核：按部位和脏器命名，如骨关节结核、肾结核、肠结核。

（6）菌阴肺结核：菌阴肺结核为三次痰涂片及一次培养均阴性的肺结核，其诊断标准为：①典型肺结核临床症状和胸部 X 线表现；②抗结核治疗有效；③临床可排除其他非结核性肺部疾病；④ PPD 强阳性，血清抗结核抗体阳性；⑤痰结核菌 PCR 和探针检测呈阳性；⑥肺外组织病理证实结核病变；⑦支气管肺泡灌洗液中检出抗酸分枝杆菌；⑧支气管或肺部组织病理证实结核病具备①~⑥中 3 项或⑦~⑧中任何 1 项可确诊。

2. 检查记录格

以涂（＋）、涂（－）、培（＋）、培（－）表示，当患者无痰或未查痰时，则注明无痰或未查。

五、治疗状况记录

（1）初治：有下列情况之一者为初治：①尚未开始抗结核治疗的患者；②正进行标准化疗方案用药而未满疗程的患者；③不规则化疗未满 1 个月的患者。

（2）复治：有下列情况之一者为复治：①初治失败的患者；②规则用药满疗程后痰菌又复阳的患者；③不规则化疗超过 1 个月的患者；④慢性排菌患者。

【鉴别诊断】

一、肺炎

主要与继发型肺结核鉴别，各种肺炎因病原体不同而临床特点各异，但大都起病急伴有发热，咳嗽、咳痰明显，血白细胞和中性粒细胞增高，胸片表现密度较淡且较均匀的片状或斑片状阴影，抗菌治疗后体温迅速下降，1~2 周阴影有明显吸收。

二、慢性阻塞性肺疾病

多表现为慢性咳嗽、咳痰，少有咯血，冬季多发，急性加重期可以有发热，肺功能检查为阻塞性通气功能障碍。胸部影像学检查有助于鉴别诊断。

三、支气管扩张

慢性反复咳嗽、咳痰，多有大量脓痰，常反复咯血，轻者 X 线胸片无异常或仅见肺纹理增粗，典型者可见卷发样改变，CT 特别是高分辨 CT 能发现支气管腔扩大，可确诊。

四、肺癌

多有长期吸烟史，表现为刺激性咳嗽、痰中带血、胸痛和消瘦等症状，胸部 X 线或 CT 表现肺癌肿块常呈分叶状，有毛刺、切迹、癌组织坏死液化后，可以形成偏心厚壁空洞，多次痰脱落细胞和结核分枝杆菌检查及病灶活体组织检查是鉴别的重要方法。

五、肺脓肿

多有高热，咳大量脓臭痰，X 线胸片表现为带有液平面的空洞伴周围浓密的炎性阴影，血白细胞和中性粒细胞增高。

六、纵隔和肺门疾病

原发型肺结核应与纵隔和肺门疾病相鉴别，小儿胸腺在婴幼儿时期多见，胸内甲状腺多发生于右上纵隔，淋巴系统肿瘤多位于中纵隔，多见于青年人，症状多，结核菌素试验可呈阴性或弱阳性，皮样囊肿和畸胎瘤多呈边缘清晰的囊状阴影，多发生于前纵隔。

七、其他疾病

肺结核常有不同类型的发热，需与伤寒、败血症、白血病等发热性疾病鉴别。伤寒有高热、白细胞计数减少及肝脾大等临床表现，易与急性血行播散型肺结核混淆；但伤寒常呈稽留热，有相对缓脉、皮肤玫瑰疹，血、尿、便的培养检查和肥达试验可以确诊；败血症起病急，寒战及弛张热型，白细胞及中性粒细胞增多，常有近期感染史，血培养可发现致病菌；急性血行播散型肺结核有发热、肝脾大，偶见类白血病反应或单核细胞异常增多，需与白血病鉴别，后者多有明显出血倾向，骨髓涂片及动态 X 线胸片随访有助于诊断。

【西医治疗】

一、治疗原则及常用药物

肺结核化学治疗的原则是早期、规律、全程、适量、联合，整个治疗方案分强化和巩固两个阶段。常用的抗结核病药物如下。

1. 异烟肼（Isoniazid，INH，H） 异烟肼是单药抗结核药物中杀菌力特别是早期杀菌力最强的药物。成人剂量每日 300 mg，顿服；每日 5~10 mg/kg，最大剂量每日不超过 300 mg，结核性脑膜炎和血行播散型肺结核的用药剂量可加大，儿童 20~30 mg/kg，成人 10~20 mg/kg，常见的不良反应按发生频率依次为胃肠道反应（包括食欲不振、恶心等）、超敏反应（包括药物性皮疹等）、肝功能损伤、神经系统反应（包括头痛、精神异常、外周神经炎等）、血液系统反应，相对少见的主要包括白细胞减少、贫血等，如果发生周围神经炎可服用维生素 B_6（吡哆醇）。

2. 利福平（Rifampicin，RFP，R） 利福平及其代谢物为橘红色，服后大小便、眼泪等为橘红色。成人剂量为每日 8~10 mg/kg，体重在 50 kg 及以下者为 450 mg，50 kg 以上者为 600 mg，顿服。儿童每日 10~20 mg/kg。间歇用药为 600~900 mg，每周 2 次或 3 次。其不良反应按照发生频率为消化道反应、药物性肝损伤、超敏反应，另外血液系统反应也较常见，包括白细胞及血小板减少、贫血等，偶见溶血性贫血。用药后如出现一过性转氨酶上升可继续用药，加保肝治疗观察，如出现黄疸应立即停药。妊娠 3 个月以内忌用，超过 3 个月者要慎用。利福霉素类药物有利福喷丁，适于间歇使用，使用剂量为 450~600 mg，每周 2 次。

3. 吡嗪酰胺（Pyrazinamide，PZA，Z） 成人用药为 1.5 g/d，每周 3 次，用药为 1.5~2.0 g/d，儿童每日为 30~40 mg/kg。该药可引起氨基转氨酶升高、肝大、关节痛、过敏反应等。停药指征：痛风发生、严重的药物性肝损伤、严重的超敏反应。轻度关节及肌肉酸痛、血尿酸浓度升高均非停药指征。

4. 乙胺丁醇（Ethambutol，EMB，E） 成人剂量为 0.75~1.0 g/d，每周 3 次，用药为 1.0~1.25 g/d。不良反应为视神经炎。停药指征：视力持续下降、视物模糊。

5. 链霉素（Streptomycin，SM，S） 肌内注射，每日 0.75 g，每周 5 次，间歇用药每次 0.75~1.0 g，每周 2~3 次。不良反应主要为耳毒性、前庭功能损害和肾毒性等，严格掌握使用剂量，儿童、老人、孕妇、听力障碍和肾功能不良等要慎用或不用。

二、结核治疗方案

1. 原发型肺结核　强化期：异烟肼、利福平、吡嗪酰胺和乙胺丁醇，顿服 2 个月。巩固期：异烟肼、利福平，顿服 4 个月。简写为：2HRZE/4HR。若有以下情况可延长至 9~12 个月，如强化期不含 Z 的方案；胸内淋巴结较大或多组淋巴结肿大；怀疑有原发耐药（如原发耐药较高地区，此时巩固期可加用 E）；合并肺外结核或有机体免疫功能损害等患者。

2. 血行播散型肺结核　3HRZS（E）/9HR（E）方案。

3. 继发型肺结核　2HRZE/4HR，应适当延长抗结核化疗疗程（总疗程不少于 1 年）的情况：合并结核性脑膜炎或重要脏器的肺外结核、糖尿病、尘肺、免疫功能缺陷（包括 HIV 感染和 AIDS 患者）、器官移植和骨髓移植术后。

4. 支气管结核　3HRZS（E）/9~15HR（E）方案。

5. 结核性胸膜炎　2HRZE/7HR，初治轻症患者可适当缩短疗程，但不短于 6 个月，有时需适当延长疗程。

6. 肺外结核

（1）结核性脑膜炎：3HRZE/9~15HR，异烟肼可增加到 0.5~0.6 g，1 次/日。抗结核治疗总疗程 12~18 个月，激素品种及剂量：泼尼松 30~40 mg，1 次/日，或地塞米松 10~20 mg，1~2 次/日；重症患者可以采用甲泼尼龙 40~80 mg/次，每 12 小时 1 次（病情稳定后可逐渐减量，总疗程以 3 个月为宜）。

（2）结核性心包炎：3HRZE/9~15HR，抗结核治疗总疗程 12~18 个月，成人常用泼尼松 30~60 mg/d，4 周后逐渐减量，总疗程 10~12 周。

（3）结核性腹膜炎：2HRZE/10HR，适当放液后，腹腔内可以注入异烟肼 100~200 mg 和地塞米松 5 mg。激素用量：醋酸泼尼松，成人 30~40 mg/d 口服，逐渐减量，总疗程 4~6 周。渗出型结核性胸膜炎合并肠结核、渗出型结核性腹膜炎趋于化脓性或干酪性结核性腹膜炎一般不主张用激素。

（4）肠结核、骨关节结核：3HRZE/15HR，抗结核治疗总疗程 18 个月。

（5）淋巴结结核：2HRZE/7HR，深部淋巴结结核（胸腔内、腹腔内）疗程应当适当延长，局部治疗。对结节型和浸润型淋巴结结核可在病变淋巴结周围，用异烟肼或链霉素行病灶环形封闭，每周 1~3 次，4 周为 1 个疗程。

（6）泌尿系结核：3HRZE/6~9HR。

（7）其他部位结核：2HRZE/7~10HR。

7. 复治结核的治疗　指初治失败、正规足量疗程后痰菌复阳、不规律化疗大于 1 个月及慢性排菌者。复治方案：强化期 3 个月/巩固期 5 个月。常用方案为：2SHRZE/1HRZE/5HRE；2SHRZE/1HRZE/5H$_3$R$_3$E$_3$；2S$_3$H$_3$R$_3$Z$_3$E$_3$/1H$_3$R$_3$Z$_3$E$_3$/5H$_3$R$_3$E$_3$。复治应根据药敏结果进行。

8. 耐药结核的治疗　主要源于复治失败或复发的慢性病例，对于异烟肼、利福平两种或两种以上药物的肺结核主张每天给药，疗程延长至 21 个月。可使用方案为强化期阿米卡星（或卷曲霉素）＋丙硫异烟胺＋吡嗪酰胺＋氧氟沙星联合，巩固期丙硫异烟胺＋氧氟沙星联合，强化期至少 3 个月，巩固期至少 18 个月，总疗程大于 21 个月。获得药敏结果后，可在上述方案基础上酌情调整，保证三种以上敏感药物。化疗 4 个月痰菌不转阴，或只对两到三种效果较差的药物敏感，有手术适应证者可以选择手术治疗。

三、其他治疗

1. 对症治疗　肺结核的一般症状在合理化疗下很快减轻或消失，无须特殊处理。咯血是肺结核的常见症状，一般少量咯血，多以安慰患者、消除紧张、卧床休息为主，可用氨基己酸、氨甲苯酸（止血芳酸）、酚磺乙胺（止血敏）、卡巴克洛（安络血）等药物止血。大咯血时先将垂体后叶素 10 U 加入 25% 葡萄糖液 40 mL 中缓慢静脉注射，一般 15~20 分钟，然后将垂体后叶素加 5% 葡萄糖液按 0.1 U/（kg·h）速度静脉滴注。垂体后叶素收缩小动脉，使肺循环血量减少而达到较好止血效果。高血压、冠状动脉粥样硬化性心脏病、心力衰竭患者和孕妇禁用。对支气管动脉破坏造成的大咯血可采用支气管动脉栓塞法。

2. 糖皮质激素　糖皮质激素治疗结核病的适应证是：中毒症状严重有呼吸困难，重症急性和亚急性血行播散型肺结核患者。合并结核性脑膜炎或结核性胸膜炎、心包炎或腹膜炎等，合并结缔组织疾病，抗结核药物所致的严重过敏反应。症状严重者必须确保在有效抗结核药物治疗的情况下使用，使用剂量依病情而定，一般用泼尼松口服每日 30~40 mg，小儿为每日 1 mg/kg，3~4 周后逐渐减量，疗程 8~10 周。禁忌证：合并结核性脓胸或结核性脓肿，肠结核伴肠瘘、多发性坏死型淋巴结结核，消化道出血，骨质疏松症，股骨头坏死等。

3. 肺结核外科手术治疗　当前肺结核外科手术治疗主要的适应证是经合理化学治疗后无效、多重耐药的厚壁空洞、大块干酪灶、结核性脓胸、支气管胸膜瘘和大咯血保守治疗无效者。

【中医治疗】

一、中医辨证施治

1. 肺阴亏损证
临床表现：干咳，咳声短促，或咳少量黏痰，或痰中带有血丝，色鲜红，胸部隐隐闷痛，午后自觉手足心热，或见少量盗汗，皮肤干灼，口干咽燥，疲倦乏力，纳食不香，舌边尖红，苔薄白，脉细数。
病机：阴虚肺燥，肺失滋润，肺伤络损。
治法：滋阴润肺。
处方：月华丸加减。北沙参、麦冬、天冬、玉竹、百合、白及、百部。
加减：咳嗽频而痰少质黏者，可合川贝母、甜杏仁以润肺化痰止咳，并可配合琼玉膏以滋阴润肺；痰中带血丝较多者，加蛤粉炒阿胶、仙鹤草、白茅根（花）等以润肺和络止血；低热不退者，可配银柴胡、青蒿、胡黄连、地骨皮、功劳叶、葎草等以清热除蒸；

若咳久不已，声音嘶哑者，于前方中加诃子、木蝴蝶、凤凰衣等以养肺利咽，开音止咳。

2. 虚火灼肺证

临床表现：呛咳气急，痰少质黏或咳痰黄稠量多，时时咯血，血色鲜红，混有泡沫痰涎，午后潮热，骨蒸，五心烦热，颧红，盗汗量多，口渴心烦，失眠，性情急躁易怒，或胸胁掣痛，男子可见遗精，女子月经不调，形体日益消瘦，舌干而红，苔薄黄而剥，脉细数。

病机：肺肾阴伤，水亏火旺，燥热内灼，络损血溢。

治法：滋阴降火。

处方：百合固金汤合秦艽鳖甲散加减。南沙参、北沙参、麦冬、玉竹、百合、百部、白及、生地、五味子、玄参、阿胶、龟板、冬虫夏草。

加减：火旺热甚，加胡黄连、黄芩；骨蒸劳热，加秦艽、白薇、鳖甲；痰热蕴肺，咳嗽，痰黏色黄，加桑白皮、花粉、知母、海蛤粉；咯血较著，加丹皮、黑山栀、紫珠草、醋制大黄等，或合十灰丸；血色紫暗成块，伴有胸胁刺痛者，加三七、血余炭、花蕊石、广郁金；盗汗较著，加乌梅、瘪桃干、浮小麦、煅龙骨、煅牡蛎；咳呛而声音嘶哑者，加诃子肉、血余炭、白蜜。

3. 气阴耗伤证

临床表现：咳嗽无力，气短声低，咳痰清稀色白，量较多，偶或夹血，或咯血，血色淡红，午后潮热，伴有畏风，怕冷，自汗与盗汗可并见，纳少神疲，便溏，面色㿠白，颧红，舌质光淡，边有齿印，苔薄，脉细弱而数。

病机：阴伤气耗，肺脾两虚，肺气不清，脾虚不健。

治法：益气养阴。

处方：保真汤或参苓白术散加减。党参、黄芪、白术、甘草、山药、北沙参、麦冬、地黄、阿胶、五味子、冬虫夏虫、白及、百合、紫菀、冬花、苏子。

加减：夹有湿痰者，加半夏、橘红、茯苓；咯血量多者，加山萸肉、仙鹤草、煅龙牡、三七等，配合补气药；劳热、自汗、恶风者，加桂枝、白芍、红枣、党参、黄芪、炙甘草；兼有骨蒸盗汗者，酌加鳖甲、牡蛎、乌梅、地骨皮、银柴胡；纳少腹胀、大便溏薄者加扁豆、薏苡仁、莲肉、橘白。

4. 阴阳虚损证

临床表现：咳逆喘息，少气，咳痰色白有沫，或夹血丝，血色暗淡，潮热，自汗，盗汗，声嘶或失音，面浮肢肿，心慌，唇紫，肢冷，形寒，或见五更泄泻，口舌生糜，大肉尽脱，男子遗精阳痿，女子经闭，舌质光淡隐紫，苔黄而剥，少津，脉微细而数，或虚大无力。

病机：阴伤及阳，精气虚竭，肺、脾、肾俱损。

治法：滋阴补阳。

处方：补天大造丸加减。人参、黄芪、白术、山药、麦冬、生地、五味子、阿胶、当归、枸杞、山萸肉、龟板、鹿角胶、紫河车。

加减：肾虚气逆喘息者，配冬虫夏草、诃子、钟乳石；心慌者加紫石英、丹参、远志；五更泄泻，配煨肉蔻、补骨脂，并去地黄、阿胶等滋腻碍脾药物。

二、中成药处方

1. 百令胶囊　口服，一次 1.0～3.0 g，一日 3 次。适用于肺痨全期。
2. 金水宝胶囊　口服，一次 3 粒，一日 3 次。适用于肺痨全期。
3. 补肺活血胶囊　口服，一次 4 粒，一日 3 次。适用于后期、恢复期气阴耗伤证。

三、针灸疗法

1. 针灸疗法

治法：杀痨虫，补虚培元。以手太阴肺经、督脉穴为主。

主穴：肺俞、身柱、膏肓、尺泽。

根据相关症状进行配穴。针用平补平泻，毫针常规操作，留针 30 分钟。咯血加太渊、鱼际、太冲、膈俞；咳嗽不畅、胸闷气滞、胸痛者，配膻中、期门、尺泽、太渊、合谷；痰液黏多难咳，配丰隆、足三里；潮热者配大椎、间使、心俞、肝俞、太溪；盗汗者配后溪、阴郄、复溜、合谷等。

2. 其他疗法　灸法："择时而灸"，应在 21—23 时，即亥时施灸。具体方法有直接灸、温针灸、太乙神针灸及隔物灸等。

【用药说明及治疗注意事项】

（1）密切观察抗结核药物过程中出现的不良反应。异烟肼可导致周围神经炎，可有肝损害，利福平可有肝损害、过敏反应，链霉素可引起听力障碍、眩晕、肾功能损害，吡嗪酰胺可引起高尿酸血症、关节痛、肝功能损害、胃肠道不适，乙胺丁醇可出现视神经炎。联合使用抗结核药时，不良反应会增加，如果患者有肝肾功能损害，应避免使用肝、肾功能的药物。

（2）脾虚泄泻者，忌用地黄、麦冬、阿胶等过于滋腻的药物；骨蒸盗汗者，可合用清骨散加减。

（3）肺痨之为病，阴虚为本，滋阴不碍脾为宜。

【预防与康复指导】

一、预防

1. 控制传染源　肺结核属于乙类传染病，各级医疗机构应做到专人负责、及时报告，加强本病防治只是宣传，应该早发现、早诊断、早治疗痰菌阳性肺结核患者，督导化疗才是控制本病的关键。

2. 切断传播途径　肺结核患者应避免与他人密切接触，日常咳嗽、打喷嚏时应避让他人，不要随地吐痰。管理好痰液，用 2% 煤酚皂或 1% 甲醛（2 小时）消毒，污染物阳光暴晒，尽量不要去人群密集且封闭的公共场所，出门佩戴口罩。

3. 保护易感人群　新生儿出生时接种卡介苗，可获得免疫力。对儿童、青少年或艾滋病感染者等有感染结核杆菌好发因素而结核杆菌试验阳性者，酌情预防用药。例如，每天异烟肼 300 mg，儿童每天 5～10 mg/kg，1 次顿服，疗程为 6～12 个月。

二、康复指导

（1）注意饮食合理营养，避免挑食。

（2）要戒烟酒，适当运动锻炼，避免劳累，提高免疫力。

（3）积极配合治疗，按疗程用药。毁损肺患者有气促症状可适当进行肺康复治疗。

第六节 风 疹

【概述】

一、西医定义

风疹是由风疹病毒引起的急性呼吸道传染病，包括先天性感染和后天获得性感染。临床上以前驱期短、低热、皮疹和耳后、枕部淋巴结肿大为特征。一般病情较轻，病程短，预后良好。但风疹极易引起暴发传染，一年四季均可发生，以冬春季发病为多，易感年龄以 1~5 岁为主，故流行多见于学龄前儿童。孕妇早期感染风疹病毒后，虽然临床症状轻微，但病毒可通过胎血屏障感染胎儿，不论发生显性或不显性感染，均可导致以婴儿先天性缺陷为主的先天性风疹综合征，如先天性胎儿畸形、死胎、早产等。因此，风疹的早期诊断及预防极为重要。目前没有特异性方法治疗风疹，但是可通过免疫接种预防疾病发生。

二、中医认识

风疹，中医称为"风痧"。本病因感染风热时邪，邪毒由口鼻而入，郁于肺卫，蕴于肌肤，与卫气相搏而发疹。风热时邪从口鼻而入，郁于肺卫，蕴于肌腠，与气血相搏，邪毒外泄，发于肌肤。邪轻病浅，一般只伤及肺卫，故见恶风、发热、咳嗽等症，皮肤发出皮疹，色泽浅红，分布均匀，邪泄之后迅速康复。邪毒重者则可见高热烦渴，疹点红艳紫赤、密集等热毒内传营血、气营两燔证候。邪毒与气血相搏，阻滞于少阳经络则发为耳后及枕部淋巴结肿大。本病多数邪毒外泄，疹点透发之后，随之热退病解。发病重者，其病机重点在肺胃气分，涉及营血。

【流行病学】

风疹病毒是 RNA 病毒，是限于人类的病毒。风疹病毒的抗原结构相当稳定，现知只有一种抗原型。风疹病毒可在胎盘或胎儿体内（以及出生后数月甚至数年）生存增殖，产生长期多系统的慢性进行性感染。本病毒可在兔肾、乳田鼠肾、绿猴肾、兔角膜等细胞培养中生长，能凝集家禽、飞禽和人"O"型红细胞。病毒在体外的生活力弱，对紫外线、乙醚、去氧胆酸等均敏感。pH < 3.0 可将其灭活。本病毒不耐热。

一、传染源

患者是风疹唯一的传染源，包括亚临床型或隐性感染者，亚临床型或隐性感染者的实际数目比发病者高，因此是易被忽略的重要传染源。传染期在发病前5~7天和发病后3~5天，起病当天和前一天传染性最强。患者的口、鼻、咽分泌物以及血液、大小便中均可分离出病毒。

二、传播途径

一般儿童与成人风疹主要由飞沫经呼吸道传播，人与人之间密切接触也可经接触传染。胎内被感染的新生儿，咽部可排病毒数周、数月甚至1年以上，因此可通过污染的奶瓶、奶头、衣被、尿布及直接接触等感染缺乏抗体的医务、家庭成员，或引起婴儿室中传播。胎儿被感染后可引起流产、死产、早产或罹患多种先天畸形的先天性风疹。

三、人群易感性

风疹一般多见于儿童，流行期中青年、成人和老人中发病也不少见。风疹较多见于冬、春季。近年来春夏发病较多，可流行于幼儿园、学校、军队等聚集群体中。

【诊断依据】

一、临床表现

1. 获得性风疹

（1）潜伏期：14~21天。

（2）前驱期：1~2天，表现有低热或中度发热、头痛、食欲减退、疲倦、乏力及咳嗽、打喷嚏、流涕、咽痛、结膜充血等轻微上呼吸道症状，偶有呕吐、腹泻、鼻出血、齿龈肿胀等，部分患者咽部及软腭可见玫瑰色或出血性斑疹，但无颊黏膜粗糙、充血及黏膜斑等。

（3）出疹期：通常于发热1~2天后出现皮疹，皮疹初见于面颈部，迅速扩展躯干四肢，1天内布满全身，但手掌、足底大都无疹。皮疹初起呈细点状淡红色斑疹、斑丘疹或丘疹，直径2~3 mm。面部、四肢远端皮疹较稀疏，部分融合类似麻疹。躯干尤其背部皮疹密集，融合成片，又类似猩红热。躯干皮疹一般持续3天（1~4天）消退，亦称"三日麻疹"。可有耳后、枕后、颈部淋巴结肿大，结膜炎，或伴有关节痛（关节炎）等。

（4）无疹性风疹：风疹患者只有发热、上呼吸道炎、淋巴结肿痛而无皮疹；也可在感染风疹病毒后没有任何症状、体征，血清学检查风疹抗体为阳性，即所谓隐性感染或亚临床型患者。显性感染患者和无皮疹或隐性感染患者的比例为1∶9~1∶6。

2. 先天性风疹综合征　母体在孕期前3个月感染风疹病毒可导致胎儿发生多系统的出生缺陷，即先天性风疹综合征，感染发生越早，对胎儿损伤越严重。胎儿被感染后，重者可导致死胎、流产、早产；轻者可导致胎儿发育迟缓，甚至累及全身各系统，出现多种畸形。新生儿先天畸形多为先天性风疹所致。多数先天性患者于出生时即具有临床症状，也可于生后数月至数年才出现症状和新的畸形。

二、辅助检查

1. 外周血常规　白细胞总数减少，淋巴细胞增多，并出现异形淋巴细胞及浆细胞。

2. 病毒分离　风疹患者取鼻咽分泌物，先天性风疹患者取尿、脑脊液、血液、骨髓等培养于 RK-13、非洲绿猴肾异倍体细胞系（vero cells）或正常兔角膜异倍体细胞系（SIRC cells）等传代细胞，可分离出风疹病毒，再用免疫荧光法鉴定。

3. 血清抗体测定　如红细胞凝集抑制试验、中和试验、补体结合试验和免疫荧光测定，双份血清抗体效价增高 4 倍以上为阳性。血凝抑制试验最适用，具有快速、简便、可靠的优点。此抗体在出疹时即出现，1~2 周迅速上升，4~12 个月后降至开始时的水平，并可维持终身，用以检测风疹特异性抗体 IgM 和 IgG。局部分泌型 IgA 抗体于鼻咽分泌物可查得，有助诊断。也有用斑点杂交法检测风疹病毒 RNA。风疹视网膜炎往往为诊断先天性风疹的重要体征。视网膜上常出现棕褐或黑褐色的、大小不一的、点状或斑纹状色素斑点，重症患者除斑点粗大外并伴有黄色晶状体。视网膜血管常较正常窄细。

三、诊断标准

典型的风疹患者的诊断，主要依据病因、临床表现和检查。

1. 接触史　与确诊的风疹患者在 14~21 天内有接触史。

2. 具有以下主要临床症状

（1）发热。

（2）全身皮肤在起病 1~2 天内出现红色斑丘疹。

（3）耳后、枕后、颈部淋巴结肿大；结膜炎；或伴有关节痛（关节炎）。

3. 实验室诊断

（1）咽拭子标本分离到风疹病毒，或检测到风疹病毒核酸。

（2）1 个月内未接种过风疹减毒活疫苗而在血清中查到风疹 IgM 抗体。

（3）恢复期患者血清风疹 IgG 抗体滴度较急性期有 4 倍或 4 倍以上升高，或急性期抗体阴性而恢复期抗体阳转。

【鉴别诊断】

一、麻疹

麻疹是麻疹病毒引起的急性呼吸道传染病，临床症状以上呼吸道症状（发热、咳嗽、流涕）、眼结膜充血、麻疹黏膜斑及发疹时间较风疹时间晚等为特点。

二、猩红热

猩红热是一种有全身弥漫性的红色斑丘疹的呼吸系统疾病，是 A 族溶血性链球菌感染导致的。猩红热好发生在 3~7 岁的儿童，大多首先表现出呼吸道感染症状，有发热、咽峡炎。之后 1~2 天出现全身弥漫性红色丘疹，凸出皮肤表面，摸着粗糙（牛皮纸样），按压可褪色，疹子之间没有正常皮肤。这时用手按一下皮疹，能留下白色的手印。这是典型的猩红热特征。皮疹从耳后、颈部、上胸部开始，迅速波及上肢，最后到下肢。出疹 3~5 天后，皮疹按照出疹先后的顺序开始蜕皮、脱屑。在出疹期初期还可以看到草莓舌，之后 2~3 天变成杨梅舌。舌头变化也是猩红热的典型特点。

三、幼儿急疹

幼儿急疹是婴幼儿常见的一种急性发热发疹性疾病，由人类疱疹病毒 6、7 型感染引起。其特点是在发热 3~5 天后热度突然下降后，全身出现红斑丘疹。

【西医治疗】

一、对症治疗

风疹患者一般症状轻微，不需要特殊治疗，主要为对症治疗。症状较显著者，应卧床休息，流质或半流质饮食。对高热、头痛、咳嗽、结膜炎者可予对症处理。

二、并发症治疗

高热、嗜睡、昏迷、惊厥者，应按流行性乙型脑炎的原则治疗。出血倾向严重者，可用肾上腺皮质激素治疗，必要时输新鲜全血。

【中医治疗】

一、中医辨证施治

1.邪犯肺卫证
临床表现：发热恶风，喷嚏流涕，伴有轻微咳嗽，精神倦怠，胃纳欠佳，疹色浅红，先起于头面、躯干，随即遍及四肢，分布均匀，稀疏细小，2~3 日消退，有瘙痒感，耳后及枕部淋巴结肿大，舌质偏红，苔薄白或薄黄，脉浮数。
病机：外感风热时邪，犯于肺卫，宣发失职。
治法：疏风解表，清热透疹。
处方：银翘散加减。连翘、金银花、苦桔梗、薄荷、竹叶、生甘草、荆芥穗、淡豆豉、牛蒡子。
加减：耳后与枕部淋巴结肿大疼痛者，加蒲公英、夏枯草、玄参以清热解毒散结；咽喉肿痛者，加僵蚕、木蝴蝶、板蓝根清热解毒利咽；皮肤瘙痒者，加蝉蜕、僵蚕祛风止痒。
2.气营两燔证
临床表现：壮热口渴，烦躁哭闹，疹色鲜红或紫暗，疹点较密，甚则融合成片，小便黄少，大便秘结，舌质红，苔黄糙，脉洪数。

病机：邪热炽盛，气营两燔。

治法：清热解毒，凉营透疹。

处方：透疹凉解汤加减。桑叶、薄荷、牛蒡子、蝉蜕、连翘、黄芩、紫花地丁、赤芍、红花。

加减：若口渴甚者，加天花粉、鲜芦根以清热生津；大便干结，加大黄、芒硝以泻火通腑；疹色紫暗而密者加生地、丹皮、紫草以清热凉血，养阴止血。

二、中成药处方

1. 板蓝根冲剂 口服，每次 1 包，1 日 2~3 次。适用于邪犯肺卫证。
2. 清开灵冲剂 口服，每次 1 包，1 日 2~3 次。适用于气营两燔证。

三、外治法

（1）花生油 50 mL，煮沸后稍冷加入薄荷叶 30 g，完全冷却后过滤去渣。外涂皮肤痒处，有止痒作用。

（2）浴舒洗液，可用温水 1∶10 比例兑稀擦洗身体，有清热解毒止痒之功。

四、针灸疗法

1. 针灸疗法

治法：凉血清热，散风止痒。取穴以足太阴脾经、任脉穴为主。

主穴：神阙、血海、百虫窝。

根据相关症状进行配穴。神阙、血海刺络放血拔罐，百虫窝透血海。外感风热配风池、曲池、外关、合谷、风市，针用泻法，脾胃失调配中脘、天枢、足三里，针用补法。夜寐不安配曲泽、内关、神门，针用平补平泻，毫针常规操作，留针 30 分钟。

2. 其他疗法

（1）耳针：取穴以肺、风溪、肾上腺、内分泌、对屏尖、耳中、脾、大肠为主。浅刺留针 30 分钟，也可用王不留行籽贴压。

（2）三棱针点刺放血：取委中、尺泽，或者耳背静脉刺络放血。

（3）穴位注射：取穴肺俞，维生素 C 500 mg 和地塞米松 5 mg 充分混合，分别注入双侧穴位。另外，运用自血穴位注射，主穴：合谷、曲池、足三里、血海；配穴：大椎、三阴交。

（4）穴位埋线：风寒型取足三里、肾俞、大椎、关元；脾胃型取足三里、上巨虚、血海、合谷、中脘、巨阙；血热型取曲池、合谷、三阴交；血瘀型取委中、血海、膈俞。采用无菌操作将外科缝合线埋入相应穴位，10~15 天埋一次。

【用药说明及治疗注意事项】

（1）风疹一般对症治疗，无特效抗病毒药物，出现并发症及时处理。

（2）风疹治疗，以疏风清热为基本法则。治疗风疹之药大都为苦寒之药，注意脾胃调护，用量、疗程均应适度，避免寒凉伤中。

【预防】

一、管理好传染源

患者是风疹唯一的传染源，包括亚临床型或隐性感染者，对传染者进行隔离，减少传播。

二、切断传播途径

风疹主要由飞沫经呼吸道传播，人与人之间密切接触也可经接触传染。需及时切断传播途径。

三、保护易感人群

风疹一般多见于儿童、年老体弱者及孕妇，尤其是妊娠早期，应避免与风疹患者接触。对人群进行免疫接种是预防风疹的有效方法。

四、做好自我隔离

患者出疹期间不宜外出，宜注意保暖，调节情志，避免情志刺激；饮食宜清淡，忌食荤腥油腻难消化之物，多饮开水，治病宜早，防止病情恶化。

第七节　幼儿急疹

【概述】

一、西医定义

幼儿急疹（exanthema subitum，ES）又称婴儿玫瑰疹（roseola infantum，RI），是婴幼儿常见的一种急性发热发疹性疾病，由人类疱疹病毒6、7型感染引起。其特点是在发热3~5天后热度突然下降，皮肤出现玫瑰红色的斑丘疹，病情减轻，如无并发症可很快痊愈。

二、中医认识

幼儿急疹，中医称"假麻""奶麻"。本病由疹毒时邪所引起，疹毒时邪，首袭肺胃，蕴于肌表。疹毒乃为风热时邪，故初期可见风热表证；疹毒内传肺脾与气血相搏，正气亢盛，托毒外泄，而见热退疹透。

【流行病学】

幼儿急疹是一种小儿常见的出疹性疾病，全年均可发病，患病高峰年龄为6~15月龄，90%的病例见于2岁以下儿童，男女发病率相当。幼儿急疹的发病机制尚不明确。

人类疱疹病毒 6 型（HHV-6）感染是幼儿急疹最常见的病因，其次是 HHV-7 感染。幼儿急疹可通过接触受感染者的呼吸道分泌物或唾液，在人与人之间传播。

【诊断依据】

一、临床表现

1. 典型的临床表现

（1）发热：潜伏期 1~2 周，平均 10 天。多无前驱症状而突然发生高热，体温 39~40 ℃以上，高热初期可伴惊厥。患儿除了有食欲缺乏外，一般精神状态无明显改变，但亦有少数患儿有恶心、呕吐、咳嗽、巩膜炎、口周肿胀及血尿，极少数出现嗜睡、惊厥等，咽部和扁桃体轻度充血和头颈部、枕部淋巴结轻度肿大，表现为高热与轻度的症状及体征不相称。

（2）出疹：发热 3~5 天后，热度突然下降，在 24 小时内体温降至正常，热退同时或稍后出疹，皮疹为红色斑丘疹，散在，直径在 2~5 mm，压之褪色，很少融合。皮疹通常先发生于面颈部及躯干，以后渐渐蔓延到四肢近端。持续 1~2 天后皮疹消退，疹退后不留任何痕迹，没有脱屑和色素沉着。部分患儿早期腭垂可出现红斑，皮疹无须特殊处理，可自行消退。

2. 特殊的临床表现

特殊的临床表现包括眼睑水肿、前囟隆起、流涕、腹泻、食欲减退等。部分患儿颈部淋巴结肿大。

二、辅助检查

1. 血常规检查　在发病的第 1~2 天，白细胞计数可增高，但发疹后则明显减少，而淋巴细胞计数增高，最高可达 90% 以上。

2. 病毒分离　病毒分离是 HHV-6、7 型感染的确诊方法。HHV-6、7 型可在新鲜脐血单核细胞或成人外周血单核细胞中增殖。但需在培养基中加入植物血凝素、IL-2、地塞米松等物质。感染细胞在 7 天左右出现病变，细胞呈多形性，核固缩，出现多核细胞。感染细胞出现病变后还可继续生存 7 天，未感染细胞则在培养 7 天内死亡。由于病毒分离培养费时，不适于早期诊断，一般只用于实验室研究。

3. 病毒抗原的检测　病毒抗原检测适于早期诊断，但病毒血症维持时间短，很难做到及时采取标本。目前广泛采用免疫组化方法检测细胞和组织内病毒抗原。抗原阳性结果可作为确诊的依据。

三、诊断标准

2 岁以下的婴幼儿突然高热，无其他系统症状，热退时出现皮疹，应该考虑此病。

【鉴别诊断】

一、麻疹

麻疹以上呼吸道症状（发热、咳嗽、流涕）、眼结膜充血、麻疹黏膜斑及发疹时间较风疹时间晚等为临床特征，是一种由麻疹病毒引起的呼吸道传染病。

二、风疹

风疹是由风疹病毒引起的急性呼吸道传染病，和幼儿急疹皮疹相似，但风疹患儿热度不高，发热的同时出现皮疹，耳后和枕部淋巴结肿大更明显。而幼儿急疹是高热3~5天后热退疹出。

三、猩红热

猩红热是一种有全身弥漫性的红色斑丘疹的呼吸系统疾病，是A族溶血性链球菌感染导致的；好发于3~7岁的儿童。首先表现出呼吸道感染症状，如发热、咽峡炎。之后1~2天出现全身弥漫性红色丘疹，特征为凸出皮肤表面，摸着粗糙（牛皮纸样），按压可褪色，疹子之间没有正常皮肤。如用手按一下皮疹，能留下白色的手印。这是典型的猩红热特征，可与幼儿急疹鉴别。

【西医治疗】

本病应着重一般处理，加强护理，主要是对症处理。轻型患儿可卧床休息，给予适量水分和营养丰富易消化饮食。高热时可给予物理降温或小量退热剂，哭闹烦躁食用镇静剂；惊厥则及时止惊。但对免疫缺陷的婴幼儿或者严重的病例，则需抗病毒治疗，目前尚无十分肯定的抗病毒药物。

【中医治疗】

一、中医辨证施治

1. 邪在表卫证
临床表现：突然发热，持续不退，汗出不畅，咽红烦躁，精神良好，舌苔薄白，脉浮数。
病机：风热时邪，邪袭于表。
治法：辛凉解表。
处方：银翘散加减。金银花、连翘、薄荷（后下）、牛蒡子、荆芥、板蓝根、蒲公英、甘草。
加减：若兼呕吐，加姜竹茹、陈皮；若兼腹泻，加焦白术、扁豆花；若烦躁不安，加钩藤（后下）、磁石（先煎）。

2. 热退疹透证
临床表现：身热已退，全身出现红色玫瑰色小疹，皮疹以躯干为多，纳呆食少，舌质红，苔薄黄，脉数。

病机：疹毒内传肺脾，与气血相搏，正气亢盛，托毒外达。

治法：清热解毒。

处方：清热凉血汤加减。生地、丹皮、赤芍、黄芩、连翘、紫花地丁、玄参、竹叶、甘草。

加减：若兼口渴，加石斛、芦根。

二、中成药处方

1.维生素C银翘片　口服，每次2片，每日3次。适用于邪在表卫证。
2.抗病毒口服液　口服，每次10 mL，每日2~3次。适用于邪在表卫证。

三、中医外治法

中药制剂浴舒洗液，可用温水1：10比例兑稀擦洗身体，有清热解毒止痒之功。

四、小儿推拿治疗

婴幼儿不适宜针刺，以推拿治疗为主。

1.发热期

治疗原则：疏风清热。

方法：推六腑10分钟，平肝清肺5分钟，清胃5分钟。

操作：推六腑：用指面自患儿尺侧肘推向腕；平肝清肺：左手持患儿左手拇、中、小指，露出示指、无名指，右手指面自患儿指跟向指尖单向推；清胃：拇指面推患儿左第一指骨位置赤白肉际。

2.出疹期

治疗原则：养阴清热。

方法：清天河水10分钟，揉二马5分钟。

操作：清天河水：示中二指推患儿左手臂内侧，自腕至肘；揉二马：拇指揉患儿左手掌背面四五掌骨小头后凹陷中。

【用药说明及治疗注意事项】

（1）幼儿急疹一般热退疹出后病情好转，不需过度治疗，若高热可给予物理降温或小量退热剂。

（2）幼儿急疹多发于小儿，小儿脾胃尚弱，且治疗之药大都为苦寒之药，注意脾胃调护，用量、时间均应适度，避免寒凉伤中。

【预防】

一、切断传播途径

幼儿急疹患者是传染源，患者发病1~2天至出疹后5天均具有传染性，本病主要通过呼吸道传播，传染性不强，仍应做好相应措施，及时切断传播途径。

二、保护易感人群

风疹一般多见于 2 岁以内的幼儿，减少接触，可减少发病率。在婴幼儿集体场所，如托儿所、幼儿园等，如发现可疑患儿，应隔离观察 7~10 天。

三、做好自我防护

患者宜注意保暖，防感冒，饮食宜清淡，忌食荤腥油腻难消化之物，多饮水。

第八节　带状疱疹

【概述】

一、西医定义

带状疱疹是由长期潜伏在脊髓后根神经节或颅神经节内的水痘－带状疱疹病毒经再激活引起的感染性皮肤病。带状疱疹是皮肤科常见病，除皮肤损害外，常伴有神经病理性疼痛，常出现在年龄较大、免疫抑制或免疫缺陷的人群中，严重影响患者生活质量。

二、中医认识

蛇串疮是一种疼痛性的急性疱疹性皮肤病。中医文献中又名"缠腰火丹""蛇丹""火带疮""甑带疮"等。本病的特点是皮肤红斑上出现簇集水疱，累累如串珠，带状分布，痛如火燎。春秋季节多见，愈后很少复发。隋《诸病源候论·甑带疮候》曰："甑带疮者绕腰生。此亦风湿搏于血气所生。状如甑带，因以为名。"明代《证治准绳·疡医》云："或问绕腰生疮，累累如珠，何如？曰是名火带疮，亦名缠腰火丹。"

【诊断依据】

一、临床表现

1.典型的临床表现　部分患者发疹前有轻度乏力、低热、食欲不振等全身症状，患处皮肤自觉灼热感或神经痛，触之有明显的痛觉敏感，随即出现潮红斑，很快出现粟粒至黄豆大小丘疹，成簇状分布而不融合，继而迅速变为水疱，疱壁紧张发亮，疱液澄清，外周绕以红晕。皮损沿某一周围神经区域呈带状排列，多发生在身体的一侧，一般不超过正中线。病程一般 2~3 周，老年人为 3~4 周。水疱干涸、结痂脱落后留有暂时性淡红斑或色素沉着，也可无前驱症状即发疹。好发部位为肋间神经、颈神经、三叉神经及腰骶部神经。

神经痛为主要症状，可在发疹前、发疹时以及皮损痊愈后出现。疼痛可为钝痛、抽搐痛或跳痛，常伴有烧灼感，多为阵发性，也可为持续性。老年、体弱患者疼痛较为剧烈。

2. 特殊的临床表现

（1）眼带状疱疹：多见于老年人，表现单侧眼睑肿胀，结膜充血，疼痛常较为剧烈，常伴同侧头部疼痛，可累及角膜形成溃疡性角膜炎。

（2）耳带状疱疹：系病毒侵犯面神经及听神经所致，表现为外耳道疱疹及外耳道疼痛。膝状神经节受累同时侵犯面神经时，可出现面瘫、耳痛及外耳道疱疹三联征，称为Ramsay-Hunt 综合征。

（3）顿挫型带状疱疹：带状疱疹患者仅表现为神经疼痛而不出现皮损，这种类型的带状疱疹常常发生在那些机体免疫功能相对较强的患者，还有一些复发性带状疱疹患者也可以表现为此型。

（4）侵犯中枢神经系统大脑实质和脑膜时，发生病毒性脑炎和脑膜炎。

（5）侵犯内脏神经纤维时，引起急性胃肠炎、膀胱炎，表现为腹部绞痛、排尿困难、尿潴留等。

（6）播散型带状疱疹：恶性肿瘤或年老体弱患者，病毒经血液播散导致广泛性水痘样疹并侵犯肺和脑等器官，可致死亡。

（7）其他：尚有大疱性、出血性、坏疽性等表现的带状疱疹。

二、辅助检查

有症状患者通过收集疱液，用 PCR 检测法、病毒培养予以确诊。无疹性带状疱疹的诊断较难，需做 VZV 活化反应实验室诊断性检测。对于分布广泛甚至播散性、出血性或坏疽性等严重皮损，病程较长且愈合较差，反复发作的患者，需要进行抗 HIV 抗体或肿瘤等相关筛查，以明确可能合并的基础疾病。

三、诊断标准

根据典型的临床表现即可确诊：①病变皮肤出现簇集成群水疱，沿一侧周围神经呈带状分布；②有明显的神经痛，伴局部淋巴结肿大。

四、常见并发症

1. 合并细菌感染 若带状疱疹病损发生于特殊部位，如眼部，则可能导致严重后果。倘若继发细菌性感染，可引起全眼球炎，甚至脑膜炎，病后出现视力下降、失明、面瘫等后遗症。

2. 带状疱疹后遗神经痛（postherpetic neuralgia，PHN） PHN 是皮疹愈合后持续1 个月及以上的疼痛，部分老年患者神经痛可持续数月或年余，可严重影响睡眠和情绪，疼痛程度较重，持续时间较长者可导致精神焦虑、抑郁等表现。

3. 合并角膜炎、角膜溃疡、结膜炎 带状疱疹可发生在面部三叉神经节段，三叉神经中有一条神经纤维，即眼神经纤维，部分神经纤维分布在人体眼球的角膜、结膜以至于整个眼球，该部位的神经纤维如果受到疱疹病毒感染，可发生角膜炎、角膜溃疡、结膜炎，患者可发生怕光、流泪、眼睛疼痛，以致视力减退，重者发生全眼球炎而导致失明。

4.引发内耳功能障碍　发生在耳郭、耳道的带状疱疹，会出现内耳功能障碍症状。患者表现为头晕目眩、恶心、呕吐、听力障碍、眼球震颤等。

5.引发病毒性脑炎和脑膜炎　当疱疹病毒由脊髓处的神经根向上侵犯中枢神经系统，即人体的大脑实质和脑膜时，就会发生病毒性脑炎和脑膜炎，表现为严重的头痛、喷射样呕吐、惊厥、四肢抽搐，以及意识模糊、昏迷而有生命危险。

【鉴别诊断】

一、前驱期

前驱期无皮损仅有疼痛时诊断较困难，应告知患者有发生带状疱疹可能，密切观察，并排除相关部位的其他疾病。例如，发生在胸部的带状疱疹疼痛容易误诊为心绞痛、肋间神经痛，需完善心电图、心肌酶谱等检查；发生在腹部的带状疱疹疼痛容易误诊为胆结石、胆囊炎、阑尾炎；因此需要完善腹部 B 超、CT 等检查。

二、单纯疱疹

单纯疱疹通常有在同一部位，有多次复发的病史，而无明显免疫缺陷的带状疱疹患者不出现这种现象。从水疱液中分离病毒或检测 VZV、HSV 抗原或 DNA 是鉴别诊断唯一可靠的方法。

【西医治疗】

一、治疗思路

缓解急性期疼痛，缩短皮损持续时间，防止皮损扩散，预防或减轻带状疱疹后遗神经痛等并发症。

二、常用于治疗带状疱疹的抗病毒药物

目前批准使用的系统抗病毒药物包括阿昔洛韦、伐昔洛韦、泛昔洛韦、溴夫定和膦甲酸钠等。

三、常用于带状疱疹期的镇痛治疗药物

对于轻中度疼痛，考虑处方药对乙酰氨基酚、非甾体类抗炎药或曲马多；中重度疼痛使用阿片类药物，如吗啡或羟考酮，或治疗神经病理性疼痛的药物，如钙离子通道调节剂加巴喷丁、普瑞巴林等。

四、营养神经治疗

维生素 B_1、维生素 B_{12}、甲钴胺、腺苷钴胺等。

五、局部治疗

以干燥、消炎为主。疱液未破时可外用炉甘石洗剂、阿昔洛韦乳膏或喷昔洛韦乳膏；疱疹破溃后可酌情用 3% 硼酸溶液或 1：5000 呋喃西林溶液湿敷，或外用 0.5% 新霉素软膏或 2% 莫匹罗星软膏等。眼部可外用 3% 阿昔洛韦眼膏、碘苷滴眼液，禁用糖皮质激素外用制剂。

【中医治疗】

一、中医辨证施治

1. 肝火湿热证
临床表现：皮损颜色鲜红，水疱簇集，疱壁紧张，灼热疼痛；可伴有身热，口苦咽干，心烦易怒，大便干，小便黄；舌质红，苔薄黄或黄腻，脉弦滑数。
病机：情志内伤，肝气郁结，久而化火。
治法：清泄肝火，利湿解毒。
处方：龙胆泻肝汤加减。龙胆草、柴胡、当归、连翘、生地、车前子、黄芩、栀子、丹皮、泽泻、木通、甘草。
加减：酌情可加板蓝根、元胡、川楝子等。发于头面者，加金银花、野菊花；有血疱者，加白茅根、紫草；疼痛剧烈者，加三七粉；便秘者，加虎杖。

2. 脾虚湿蕴证
临床表现：皮损颜色淡红，水疱松弛，疼痛不适；伴口不渴，食少腹胀，大便时溏；舌质淡胖或淡红，苔白或腻，脉沉缓或滑。
病机：形劳伤脾，脾失健运，蕴湿化热，湿热内蕴。
治法：健脾利湿，解毒止痛。
处方：除湿胃苓汤加减。苍术、白术、茯苓、防风、陈皮、厚朴、猪苓、木通、泽泻、山栀、肉桂、甘草。
加减：发于下肢者，加牛膝、黄柏；水疱大而多者，加薏苡仁、车前草、土茯苓。

3. 气滞血瘀证
临床表现：红斑消退，水疱干涸结痂，局部仍刺痛窜痛；伴烦躁不安，夜寐不宁；舌质紫暗，苔白，脉弦。
病机：年老体弱者气虚，血行不畅，经络阻滞。
治法：理气活血，通络止痛。
处方：柴胡疏肝散合桃红四物汤加减。柴胡、川芎、香附、枳壳、白芍、桃仁、红花、当归、陈皮、党参、黄芪、甘草。
加减：老年患者疼痛剧烈，气短乏力，用补阳还五汤益气活血，通络止痛。心烦失眠者，加珍珠母、生牡蛎、酸枣仁；疼痛剧烈者，加制乳香、制没药、徐长卿、蜈蚣、地龙等。

二、中成药处方

1. 龙胆泻肝丸　口服，每次 3~6 g，每日 2 次。适用于肝火湿热证。
2. 参苓白术丸　口服，每次 6 g，每日 3 次。用于脾虚湿蕴证。
3. 元胡止痛片　口服，每次 4~6 片，每日 3 次。用于疼痛明显者。

三、外治疗法

（1）初起疱疹未破时，外用三黄洗剂，或鲜马齿苋捣烂外敷，或用炉甘石洗剂调青黛散外涂，每日 2~3 次。

（2）水疱破溃、糜烂渗液者，可用马齿苋、黄柏、大青叶等煎汤，放凉后湿敷患处，湿敷后薄涂青黛膏。

（3）水疱较大者，用消毒针头刺破疱壁，放出疱液，以减轻胀痛感。注意尽量保留疱壁，防止感染。

四、针灸及其他疗法

1. 针灸疗法
治法：清热利湿、泻火解毒。取穴以局部穴位及相应夹脊穴为主。
主穴：阿是穴、夹脊穴。
根据辨证分型或相关症状进行配穴。肝经郁热配行间、阳陵泉、大敦；脾经湿热配隐白、内庭；瘀血阻络配血海、三阴交。疱疹皮损局部阿是穴围刺，针尖朝疱疹方向平刺或呈 25° 斜刺，略捻转提插泻法。针用泻法，毫针常规操作，留针 30 分钟。也可在疱疹局部阿是穴梅花针叩刺出血后加拔火罐。大敦、隐白可点刺出血。

2. 其他疗法
（1）火针：取局部疱疹处为主，火针刺入深度急性期以达到疱疹基底部为度，可听到疱疹爆裂声，后期以点入皮肤为度。

（2）埋针治疗：采用一次性无菌皮内针，取局部阿是穴以皮内针埋入，2~3 天取出。

（3）穴位注射：取肝俞、相应夹脊穴、足三里。选用维生素 B_1 或维生素 B_{12} 注射液，每穴注射 0.5 mL。

（4）耳针：取肝、脾、神门、肾上腺、皮疹所在部位相应耳穴。浅刺留针 30 分钟，也可用王不留行籽贴压。

（5）半导体激光、氦氖激光照射/红外线照射、紫外线照射、微波、中频电疗等物理疗法辅助治疗。

【用药说明及治疗注意事项】

（1）中老年带状疱疹患者宜早期进行积极营养神经治疗，疗程需要 4 周以上，以最大限度避免后遗神经痛的发生。

（2）带状疱疹患者静脉输入抗病毒药物如阿昔洛韦、膦甲酸钠时，应注意控制输液速度，不宜静脉滴注过快及使用时间过长，以免药物性的肾功能损伤。

【预防】

发病早期应注意休息，避免紧张劳累。饮食宜清淡，忌食酒及辛辣发物。保持局部皮肤的干燥、清洁。带状疱疹患者早期应采取接触隔离措施，免疫功能低下的播散性带状疱疹患者还应采取呼吸道隔离措施直至皮损结痂。此外，提高 50 岁及以上易感人群的免疫力是重要的基础预防措施。目前已有相关疫苗可以注射以预防其发生。

第九节　病毒性甲型肝炎

【概述】

一、西医定义

甲型病毒性肝炎是由甲型肝炎病毒（hepatitis A virus，HAV）引起的一种以肝脏炎症病变为主的急性传染病，为国家法定乙类传染病。随着甲型肝炎疫苗的广泛使用以及环境卫生和个人卫生的改善，甲型病毒性肝炎的流行已得到有效的控制。

二、中医认识

甲型病毒性肝炎属中医"黄疸"范畴，阳黄者居多。黄疸的病因有外感和内伤两个方面，外感多属湿热疫毒，内伤常与饮食、劳倦、病后有关。黄疸的病机关键是湿，由于湿邪困遏脾胃，壅塞肝胆，疏泄失常，泛溢而发生黄疸。湿邪可从热化或从寒化。因湿热所伤或过食甘肥酒热，或素体胃热偏盛，则湿从热化，湿热交蒸，发为阳黄。由于湿和热的偏盛不同，阳黄有热重于湿和湿重于热的区别。如湿热蕴积化毒，疫毒炽盛，充斥三焦，深入营血，内陷心肝，可见猝然发黄、神昏谵妄、痉厥出血等危重症，称为急黄。若病因寒湿伤人，或素体脾胃虚寒，或久病脾阳受伤，则湿从寒化。寒湿瘀滞，中阳不振，脾虚失运，胆液为湿邪所阻，表现为阴黄证。黄疸的辨证，应以阴阳为纲。阳黄以湿热疫毒为主，其中有热重于湿、湿重于热、胆腑郁热与疫毒炽盛的不同；阴黄以脾虚寒湿为主，注意有无血瘀。

《金匮要略》说："诸病黄家，但利其小便。"黄疸的治疗大法，主要为化湿邪，利小便。化湿可以退黄，如属湿热，当清热利湿，必要时还应通利腑气，以使湿热下泄；如属寒湿，应健脾温化、利小便，无论湿热之轻重，苦寒下法的应用均有利于黄疸的消退，但须中病即止，以防损伤脾阳。至于急黄热毒炽盛，邪入心营者，又当以清热解毒、凉营开窍为主。

【流行病学】

一、传染源

甲型肝炎无病毒携带状态，传染源为急性期患者和隐性感染者。患者自潜伏期末期（起病前 2 周）至发病后 10 天传染性最大。

二、传播途径

甲型肝炎主要由粪—口途径传播。粪便污染饮用水源、食物、玩具等可引起流行。水源或食物污染可致暴发流行，如 1988 年上海暴发甲型肝炎流行，4 个月内发生 31 万例，是由食用受粪便污染的未煮熟毛蚶引起。日常生活接触是散发病例的主要传播途径。

三、易感人群

抗 HAV 阴性者均为易感人群。6 个月以下的婴儿有来自母亲的抗 HAV 抗体而不易感，6 个月龄后，血中抗 HAV 逐渐消失而成为易感者。感染后可产生持久免疫。

【诊断依据】

一、临床表现

甲型肝炎潜伏期 15~45 天，平均 4 周。本病病程呈自限性，不转为慢性和病原携带状态。极少发生重型肝炎。本病在临床上可分为急性黄疸型、急性无黄疸型、淤胆型与重症型四个类型，病程为 2~4 个月。

1. 急性黄疸型甲型肝炎 可分为以下三期。

（1）黄疸前期：甲型肝炎起病较急，约 80% 患者有发热伴畏寒。此期主要症状有全身乏力、恶心呕吐、厌油、腹胀、肝区疼痛、尿色加深，肝功能改变主要为丙氨酸氨基转移酶（alanine aminotransferase，ALT）、天门冬氨酸转移酶升高（aspartate aminotransferase，AST），本期持续 5~7 天。

（2）黄疸期：尿黄加深，巩膜和皮肤出现黄疸。1~3 周黄疸达到高峰。部分患者可有一过性粪色变浅、皮肤瘙痒、心动徐缓等梗阻性黄疸表现。肝大，质软，边缘锐利，有压痛及叩痛，部分病例有轻度脾大。肝功能检查示 ALT 和胆红素升高，尿胆红素阳性，本期持续 2~6 周。

（3）恢复期：症状逐渐消失，黄疸消退，肝脾回缩，肝功能逐渐恢复正常，本期持续 1~2 个月，总病程为 2~4 个月。

2. 急性无黄疸型甲型肝炎 除无黄疸外，其他临床表现与黄疸型相似。无黄疸型发病率远高于黄疸型。无黄疸型通常起病较缓慢，症状较轻，主要表现为全身乏力，食欲下降，恶心，腹胀，肝区痛、肝大、有轻压痛及叩痛等。恢复较快，病程多在 3 个月内。有些病例无明显症状，易被忽视。

3. 重型肝炎（肝衰竭） 表现为一系列肝衰竭综合征：极度乏力，严重消化道症状，神经、精神症状（嗜睡、性格改变、烦躁不安、昏迷等），有明显出血现象，凝血酶原时间显著延长及凝血酶原活动度（prothrombin activity，PTA）< 40%。黄疸进行性加深，胆红素每天上升大于正常值 10 倍。可出现中毒性鼓肠、肝臭、肝肾综合征等。可见扑翼样震颤及病理反射、肝浊音界进行性缩小、胆酶分离、血氨升高等。

4. 淤胆型肝炎 是以肝内淤胆为主要表现的一种特殊临床类型，又称为毛细胆管炎型肝炎。急性淤胆型肝炎起病类似急性黄疸型肝炎，大多数患者可恢复。有梗阻性黄疸临床表现：皮肤瘙痒、粪便颜色变浅、肝大。肝功能检查血清总胆红素明显升高，以直接胆红素为主，γ-谷氨酰转移酶、碱性磷酸酶、总胆汁酸、胆固醇等升高。黄疸深，消化道症状较轻，ALT、AST 升高不明显。PT 无明显延长，PTA > 60%。

二、辅助检查

（一）血常规

初期白细胞总数正常或略高，黄疸期白细胞总数正常或稍低，淋巴细胞相对增多，偶可见异型淋巴细胞。重型肝炎时白细胞可升高，红细胞及血红蛋白可下降。

（二）尿常规

尿胆红素和尿胆原的检测有助于黄疸的鉴别诊断。肝细胞性黄疸时两者均阳性，溶血性黄疸以尿胆原为主，梗阻性黄疸以尿胆红素为主。

（三）肝功能检查

1. 血清酶测定

（1）ALT：急性肝炎时 ALT 明显升高，AST/ALT 常小于 1，黄疸出现后 ALT 开始下降。重型肝炎患者可出现 ALT 快速下降，胆红素不断升高的"胆酶分离"现象，提示肝细胞大量坏死。

（2）AST：肝病时血清 AST 升高，提示线粒体损伤，病情易持久且较严重，通常与肝病严重程度呈正相关。

（3）γ-谷氨酰转移酶（γ-GT）：可升高，在胆管炎症、阻塞的情况下更明显。

（4）胆碱酯酶由肝细胞合成，其活性降低提示肝细胞已有较明显损伤，其值愈低，提示病情愈重。

2. 胆红素 急性黄疸型肝炎时血清胆红素升高，重型肝炎常超过 171 μmol/L。胆红素含量是反映肝细胞损伤严重程度的重要指标。

3. 凝血酶原时间（PT）、凝血酶原活动度（PTA）、国际标准化比率（INR） PT 延长或 PTA 下降与肝损害严重程度密切相关。PTA ≤ 40% 是诊断重型肝炎或肝衰竭的重要依据。健康成年人 INR 大约为 1，INR 越大表示凝血功能越差。

4. 胆汁酸 肝炎活动时胆汁酸升高。由于肝脏对胆红素和胆汁酸的运转系统不同，检测胆汁酸有助于鉴别胆汁淤积和高胆红素血症。

（四）病原学检查

1. 抗 HAV IgM 是新近感染的证据，是早期诊断甲型肝炎最简便而可靠的血清学标志。在发病后数天即可阳性，3~6 个月转阴。

2. 抗 HAV IgG 出现稍晚，于 2~3 个月达到高峰，持续多年或终身。属于保护性抗体，具有免疫力的标志。单份抗 HAV IgG 阳性表示受过 HAV 感染或疫苗接种后反应。如果急性期及恢复期双份血清抗 HAV IgG 滴度有 4 倍以上增长，亦是诊断甲型肝炎的依据。

（五）影像学检查

B 型超声有助于鉴别阻塞性黄疸、脂肪肝及肝内占位性病变。CT 的应用价值基本等同 B 超，但价格较昂贵。

三、诊断标准

病前是否在甲肝流行区，有无进食未煮熟的海产如毛蚶、蛤蜊及饮用污染水。多见于儿童。

（1）有急性病毒性肝炎临床表现。

（2）具备下列任何一项均可确诊为甲型肝炎：①抗 HAV IgM 阳性；②抗 HAV IgG 急性期阴性，恢复期阳性；③粪便中检出 HAV 颗粒或抗原或 HAV-RNA。

【鉴别诊断】

一、其他原因引起的黄疸

1.溶血性黄疸　常有药物或感染等诱因，表现为贫血、腰痛、发热、血红蛋白尿、网织红细胞升高，黄疸大多较轻，主要为间接胆红素升高。治疗后（如应用肾上腺皮质激素）黄疸消退快。

2.肝外梗阻性黄疸　常见病因有胆囊炎、胆石症、胰头癌、壶腹周围癌、胆管癌、阿米巴脓肿等。有原发病症状、体征，肝功能损害轻，以直接胆红素为主。肝内外胆管扩张。

二、其他原因引起的肝炎

1.其他病毒所致的肝炎　如巨细胞病毒感染、传染性单核细胞增多症等。可根据原发病的临床特点和病原学、血清学检查结果进行鉴别。

2.感染中毒性肝炎　如流行性出血热、恙虫病、伤寒、钩端螺旋体病、阿米巴肝病、急性血吸虫病、华支睾吸虫病等。主要根据原发病的临床特点和实验室检查加以鉴别。

3.药物性肝损害　有使用肝损害药物的历史，停药后肝功能可逐渐恢复。肝炎病毒标志物阴性。

【西医治疗】

一、治疗思路

原则是足够的休息、合理饮食，辅以适当药物，避免饮酒、过劳和服用损害肝脏药物。

二、常用于治疗肝炎的药物处方

1.阿拓莫兰（注射用还原型谷胱甘肽）　将之溶解于注射用水后，加入 250~500 mL 生理盐水或 5% 葡萄糖注射液中静脉滴注。病毒性肝炎 1.2 g（0.9 g/支或 1.2 g/支），每日 1 次，静脉注射，30 天；重症肝炎：1.2~2.4 g，每日 1 次，静脉注射，30 天。

2.肝泰乐（葡醛内酯片）　口服，成人一次 1~2 片（100 mg/片），一日 3 次。

3.甘利欣（甘草酸二铵注射液） 静脉滴注，一次 150 mg（50 mg/支），以 10% 葡萄糖注射液 250 mL 稀释后缓慢滴注，一日 1 次。

4.齐墩果酸片 口服，急性肝炎：一次 1~2 片（20 mg/片），一日 3 次。

5.水飞蓟宾胶囊 口服，成人每日 3 次，每次 2~4 粒（35 mg/粒）；或遵医嘱。

三、治疗方案

急性肝炎一般为自限性，多可完全康复。以一般治疗及对症支持治疗为主，急性期应进行隔离。注意防止感染、肝性脑病等并发症发生。

1.一般治疗

（1）适当休息：症状明显及有黄疸者应卧床休息，恢复期可逐渐增加活动量，但要避免过劳。

（2）合理饮食：饮食宜清淡易消化，适当补充维生素，热量不足者应静脉补充葡萄糖。避免饮酒和应用损害肝脏的药物。

（3）心理平衡：使患者有正确的疾病观，对肝炎治疗应有信心。

2.药物治疗 以改善和恢复肝功能。

（1）非特异性护肝药：维生素类、还原型谷胱甘肽、葡醛内酯片（肝泰乐）等。

（2）降酶药：甘草提取物（甘草酸、甘草苷等）、齐墩果酸片等有降转氨酶作用。

（3）退黄药物：丹参、茵栀黄、门冬氨酸钾镁、皮质激素等。应用皮质激素须慎重，症状较轻、肝内淤胆严重、其他退黄药物无效、无禁忌证时可选用。

【中医治疗】

一、中医辨证施治

1.阳黄（热重于湿证）
临床表现：身目俱黄，黄色鲜明，发热口渴，或见心中懊恼，腹部胀闷，胁痛，口干而苦，恶心呕吐，小便短少黄赤，大便秘结，舌质红，舌苔黄腻，脉象弦数。
病机：湿热熏蒸，困遏脾胃，壅滞肝胆，胆汁泛溢。
治法：清热通腑，利湿退黄。
处方：茵陈蒿汤加减。茵陈、大黄、山栀、板蓝根。
加减：若湿热较盛，可加茯苓、滑石、车前草利湿清热，使邪从小便而去；若热毒内蕴，可加黄柏、连翘、垂盆草、蒲公英、虎杖、土茯苓、田基黄等清热解毒；如胁痛较甚，可加柴胡、郁金、川楝子、延胡索等疏肝理气止痛；如心中懊恼，可加黄连、龙胆草清热除烦；如恶心呕吐，可加橘皮、竹茹、半夏等和胃止呕。

2.阳黄（湿重于热证）
临床表现：身目俱黄，黄色不及前者鲜明，头重身困，胸脘痞满，食欲减退，恶心呕吐，腹胀或大便溏垢，舌质红，舌苔厚腻微黄，脉象濡数或濡缓。
病机：湿遏热伏，困阻中焦，胆汁外溢。
治法：利湿化浊运脾，佐以清热。

处方：茵陈五苓散合甘露消毒丹加减。茵陈、茯苓、泽泻、白术、滑石、黄芩、菖蒲、木通、川贝母、连翘、白蔻仁、藿香。

加减：如湿阻气机、胸腹痞胀、呕恶纳差等症较著，可加入苍术、厚朴、半夏以健脾燥湿，行气和胃。

本证湿重于热，湿为阴邪，黏腻难解，治法当以利湿化浊运脾为主，佐以清热，不可过用苦寒，以免脾阳受损，如治疗失当，迁延日久，则易转为阴黄。如邪郁肌表，寒热头痛，宜先用麻黄连翘赤小豆汤疏表清热，利湿退黄，常用药如麻黄、杏仁疏散表邪，连翘、赤小豆、生梓白皮清热利湿解毒，甘草和中。

3.疫毒炽盛证（急黄）

临床表现：发病急骤，黄疸迅速加深，其色如金，皮肤瘙痒，高热口渴，胁痛腹满，神昏谵语，烦躁抽搐，或见衄血、便血，或肌肤瘀斑，舌质红绛，苔黄而燥，脉弦滑或数。

病机：湿热疫毒炽盛，深入营血，内陷心肝。

治法：清热解毒，凉血开窍。

处方：《千金》犀角散加味。犀角（可用水牛角代）、生地黄、赤芍、丹皮、茵陈。

加减：如衄血、便血、肌肤瘀斑重，可加黑地榆、侧柏叶、紫草、茜根炭等凉血止血；如腹大有水，小便短少不利，可加马鞭草、木通、白茅根、车前草，并另吞琥珀、蟋蟀、沉香粉以通利小便；如大便不通，腹满而痛，可加大黄、枳实、槟榔通腑行气导滞；如动风抽搐，加用钩藤、石决明，另服羚羊角粉或紫雪丹以息风止痉；如神昏谵语，加服安宫牛黄丸以凉窍。

二、中成药处方

茵栀黄口服液：口服，一次 10 mL（10 mL/支），一日 3 次。

三、针灸及其他疗法

1.针灸疗法

治法：利湿退黄。取穴以足厥阴肝经、足少阳胆经及相应背俞穴为主。

主穴：阳陵泉、阴陵泉、太冲、胆俞、内庭。

根据辨证分型或相关症状进行配穴。阳黄者，取内庭、太冲、建里，针用泻法。阴黄者，取至阳、脾俞、中脘、三阴交、肾俞、足三里、肝俞，针用补法。两胁疼痛者，加阳陵泉、支沟。脘腹胀闷者，加中脘、气海。毫针常规操作，留针 30 分钟。

2.其他疗法　耳针：取穴胆、肝、脾、胃、耳中。浅刺留针 30 分钟，也可用王不留行籽贴压。

【用药说明及治疗注意事项】

（1）以上西医治疗和中医治疗方案须个体化用药，要以最小的剂量、最简单的联合、最少的不良反应达到最佳控制症状为原则。

（2）药物治疗不宜过多，以免加重肝脏负担。

（3）降酶药停用后，部分患者可能 ALT 反跳，故显效后逐渐减量至停药为宜。

【预防】

一、控制传染源

患者是本病的传染源。急性患者应隔离治疗至病毒消失。凡现症感染者不能从事食品加工、饮食服务、托幼保育等工作。

二、切断传播途径

搞好环境卫生和个人卫生，加强粪便、水源管理，做好食品卫生、食具消毒等工作，防止"病从口入"。

三、保护易感人群

高危患者可通过接种疫苗以获得主动免疫。目前，在国内使用的甲肝疫苗有甲肝纯化灭活疫苗和减毒活疫苗两种类型。对近期有与甲型肝炎患者密切接触的易感者，可用人丙种球蛋白进行被动免疫预防注射，时间越早越好，免疫期为 2~3 个月。

第十节　病毒性乙型肝炎

【概述】

一、西医定义

病毒性乙型肝炎（viral hepatitis B，CHB）是由乙型肝炎病毒（hepatitis B virus，HBV）感染引起的，以肝脏炎症坏死和纤维化为主，是我国常见的传染病之一。此为国家法定乙类传染病。

二、中医认识

病毒性乙型肝炎属中医学"黄疸""胁痛""肝着"等范畴。中医理论认为本病由湿热疫毒之邪内侵，当人体正气不足无力抗邪时发病，常因外感、情志、饮食、劳倦而诱发。其病机特点是湿热疫毒隐伏血分，引发"湿热蕴结证"；湿阻气机则肝失疏泄、肝郁伤脾或湿热伤脾，可导致"肝郁脾虚证"；湿热疫毒郁久伤阴可导致"肝肾阴虚证"；久病"阴损及阳"或素体脾肾亏虚感受湿热疫毒导致"脾肾阳虚证"；久病致瘀，久病入络即可导致"瘀血阻络证"。本病的病位主要在肝，常多涉及脾、肾两脏及胆、胃、三焦等腑。病性属本虚标实，虚实夹杂。由于本病的病因、病机、病位、病性复杂多变，病情交错难愈，故应辨明"湿、热、瘀、毒之邪实与肝、脾、肾之正虚"两者之间的关系。由于慢性乙型肝炎可以迁延数年甚或数十年，治疗时应注意以人为本，正确处理扶正与祛邪，重点调整阴阳、气血、脏腑功能平衡。

【流行病学】

一、传染源

传染源为急、慢性乙型肝炎患者和病毒携带者。急性患者在潜伏期末及急性期有传染性。慢性患者和病毒携带者作为传染源的意义最大，其传染性与体液中 HBV DNA 含量成正比。

二、传播途径

主要经母婴垂直传播、血和血制品传播及性接触传播。

三、易感人群

所有未感染过 HBV 或未接受过乙型肝炎疫苗接种者均易感。婴幼儿是获得 HBV 感染的最危险时期。高危人群包括：HBsAg 阳性母亲的新生儿、HBsAg 阳性者的家属、反复输血及血制品者、血液透析患者、多个性伴侣者、静脉药瘾者及接触血液的医务工作者等。

【诊断依据】

一、临床表现

乙型肝炎潜伏期 1~6 个月，平均 3 个月。

（一）急性乙型肝炎

急性乙型肝炎包括急性黄疸型乙型肝炎和急性无黄疸型乙型肝炎。成年急性乙型肝炎约 10% 转为慢性。

1. 急性黄疸型乙型肝炎　临床经过的阶段性较为明显，可分为以下三期。

（1）黄疸前期：起病相对较缓，此期主要症状有全身乏力、恶心呕吐、厌油、腹胀、肝区疼痛、尿色加深，少数有发热。肝功能改变主要为丙氨酸氨基转移酶、天门冬氨酸转移酶升高，本期持续 5~7 天。

（2）黄疸期：尿黄加深，巩膜和皮肤出现黄疸。1~3 周黄疸达到高峰。部分患者可有一过性粪色变浅、皮肤瘙痒、心动徐缓等梗阻性黄疸表现。肝大，质软，边缘锐利，有压痛及叩击痛，部分病例有轻度脾大。肝功能检查示 ALT 和胆红素升高，尿胆红素阳性，本期持续 2~6 周。

（3）恢复期：症状逐渐消失，黄疸消退，肝脾回缩，肝功能逐渐恢复正常，本期持续 1~2 个月。总病程为 2~4 个月。

2. 急性无黄疸型乙型肝炎　除无黄疸外，其他临床表现与黄疸型相似。无黄疸型发病率远高于黄疸型。无黄疸型通常起病较缓慢，症状较轻，主要表现为全身乏力、食欲下降、恶心、腹胀、肝区痛、肝大、有轻压痛及叩痛等。恢复较快，病程多在 3 个月内。有些病例无明显症状，易被忽视。

（二）慢性肝炎

急性乙型肝炎病程超过半年，或原有乙型肝炎急性发作再次出现肝炎症状、体征及肝功能异常者。发病日期不明确或虽无肝炎病史，但根据肝组织病理学或根据症状、体征、化验及 B 超检查综合分析符合慢性肝炎表现者。依据 HBeAg 阳性与否可分为 HBeAg 阳性或阴性慢性乙型肝炎，分型有助于判断预后及指导抗病毒治疗。

二、辅助检查

（一）血常规

初期白细胞总数正常或略高，黄疸期白细胞总数正常或稍低，淋巴细胞相对增多，偶可见异型淋巴细胞。重型肝炎时白细胞可升高，红细胞及血红蛋白可下降。肝炎肝硬化伴脾功能亢进者可有血小板、红细胞、白细胞减少的"三少"现象。

（二）尿常规

尿胆红素和尿胆原的检测有助于黄疸的鉴别诊断。

（三）肝功能检查

1. 血清酶测定

（1）ALT：急性肝炎时 ALT 明显升高，AST/ALT 常小于 1，黄疸出现后 ALT 开始下降。慢性肝炎和肝硬化时 ALT 轻度或（至）中度升高或反复异常，AST/ALT 常大于 1。重型肝炎患者可出现 ALT 快速下降，胆红素不断升高的"胆酶分离"现象，提示肝细胞大量坏死。

（2）AST：肝病时血清 AST 升高，提示线粒体损伤，病情易持久且较严重，通常与肝病严重程度呈正相关。急性肝炎时如果 AST 持续在高水平，有转为慢性肝炎的可能。

（3）γ - 谷氨酰转移酶：可升高。

（4）胆碱酯酶：由肝细胞合成，其活性降低提示肝细胞已有较明显损伤，其值愈低，提示病情愈重。

2. 血清蛋白　急性肝炎时，血清蛋白质和量可在正常范围内。慢性肝炎中度以上、重型肝炎时白蛋白下降，球蛋白升高，白/球（A/G）比例下降甚至倒置。

3. 胆红素　急性或慢性黄疸型肝炎时血清胆红素升高，重型肝炎常超过 171 μmol/L。胆红素含量是反映肝细胞损伤严重程度的重要指标。直接胆红素在总胆红素中的比例尚可反映淤胆的程度。

4. 凝血酶原时间（PT）、凝血酶原活动度（PTA）、国际标准化比率（INR）　PT 延长或 PTA 下降与肝损害严重程度密切相关。PTA ≤ 40% 是诊断重型肝炎或肝衰竭的重要依据。健康成年人 INR 大约为 1，INR 越大表示凝血功能越差。

5. 胆汁酸　血清中胆汁酸含量很低，当肝炎活动时胆汁酸升高。

（四）甲胎蛋白

甲胎蛋白明显增高主要见于原发性肝癌。肝炎活动和肝细胞修复时甲胎蛋白有不同程度的升高，应动态观察。

（五）病原学检查

1. HBsAg 与抗 HBs　HBsAg 在感染 HBV 2 周后即可呈阳性。HBsAg 阳性表示现在感染 HBV，阴性不能排除 HBV 感染。抗 HBs 为保护性抗体，阳性表示对 HBV 有免疫。

2. HBeAg 与抗 HBe　急性 HBV 感染时 HBeAg 的出现时间略晚于 HBeAg。HBeAg 与 HBV DNA 有良好的相关性，因此，HBeAg 的存在表示病毒复制活跃且有较强的传染性，HBeAg 消失而抗 HBe 产生称为血清转换。抗 HBe 阳转后，病毒复制多处于静止状态，传染性降低。长期抗 HBe 阳性者并不代表病毒复制停止或无传染性。

3. HBcAg 与抗 HBc　HBcAg 与 HBV DNA 呈正相关。HBcAg 阳性表示 HRV 处于复制状态，有传染性。抗 HBc IgM 是 HBV 感染后较早出现的抗体，在发病第 1 周即可出现，持续时间差异较大，多数在 6 个月内消失。高滴度的抗 HBc IgM 对诊断急性乙型肝炎或慢性乙型肝炎急性发作有帮助。低滴度的抗 HBc IgM 应注意假阳性。抗 HBc IgG 在血清中可长期存在，高滴度的抗 HBc IgG 表示现症感染，常与 HBsAg 并存；低滴度的抗 HBc IgG 表示过去感染，常与抗 HBs 并存。单一抗 HBc IgG 阳性者可以是过去感染，因其可长期存在；亦可以是低水平感染，特别是高滴度者。

4. HBV DNA　是病毒复制和传染性的直接标志。定量测定对于判断病毒复制程度、传染性大小、抗病毒药物疗效等有重要意义。

5. 组织中 HBV 标志物的检测　可用免疫组织化学方法检测肝组织中 HBsAg、HBcAg 的存在及分布，原位杂交或原位 PCB 方法可检测组织中 HBV DNA 的存在及分布。

（六）影像学检查

B 型超声检查有助于鉴别阻塞性黄疸、脂肪肝及肝内占位性病变。

三、诊断标准

（一）流行病学资料

输血、不洁注射史、与 HBV 感染者接触史、家庭成员有无 HBV 感染者，特别是婴儿母亲 HBsAg 是否阳性等。

（二）临床诊断

1. 急性乙型肝炎　起病较急，常有畏寒、发热、乏力、食欲缺乏、恶心、呕吐等急性感染症状。肝大，质偏软，ALT 显著升高。黄疸型肝炎血清胆红素正常或 > 17.1 μmol/L，尿胆红素阳性。黄疸型肝炎可有黄疸前期、黄疸期、恢复期三期经过，病程不超过 6 个月。

2. 慢性乙型肝炎　病程超过半年或发病日期不明确而有慢性肝炎症状、体征、实验室检查改变者。常有乏力、厌油、肝区不适等症状，可有肝病面容、肝掌、蜘蛛痣、胸前毛细血管扩张、肝大质偏硬、脾大等体征。

（三）病原学诊断

急性乙型肝炎现已少见。慢性 HBV 感染可分为以下几种。

1. 慢性乙型肝炎

（1）HBeAg 阳性慢性乙型肝炎：血清 HBsAg、HBeAg 阳性和 HBV DNA 阳性，抗

HBe 阴性，血清 ALT 持续或反复升高，或肝组织学检查有肝炎病变。

（2）HBeAg 阴性慢性乙型肝炎：HBsAg 阳性和 HBV DNA 阳性，HBeAg 阴性，抗 HBe 阴性，血清 ALT 持续或反复升高，或肝组织学检查有肝炎病变。

2. HBV 携带者　分慢性 HBV 携带者和低复制 HBsAg 携带者两种。

3. 隐匿性慢性乙型肝炎　血清 HBsAg 阴性，但血清和（或）肝组织中 HBV DNA 阳性，并有慢性乙型肝炎的临床表现。诊断需排除其他病毒及非病毒因素引起的肝损伤。

【鉴别诊断】

一、其他原因引起的黄疸

与溶血性黄疸、肝外梗阻性黄疸相鉴别，具体内容参见本章第九节"病毒性甲型肝炎。"

二、其他原因引起的肝炎

1. 其他病毒所致的肝炎　如巨细胞病毒感染、传染性单核细胞增多症等。可根据原发病的临床特点和病原学、血清学检查结果进行鉴别。

2. 感染中毒性肝炎　如流行性出血热、恙虫病、伤寒、钩端螺旋体病、阿米巴肝病、急性血吸虫病、华支睾吸虫病等。主要根据原发病的临床特点和实验室检查加以鉴别。

3. 药物性肝损害　有使用肝损害药物的历史，停药后肝功能可逐渐恢复。肝炎病毒标志物阴性。

4. 酒精性肝病　有长期大量饮酒的历史，肝炎病毒标志物阴性。

5. 自身免疫性肝炎　主要有原发性胆汁性肝硬化和自身免疫性肝病。原发性胆汁性肝硬化主要累及肝内胆管，自身免疫性肝病主要破坏肝细胞。诊断主要依靠自身抗体的检测和病理组织检查。

6. 肝豆状核变性　血清铜及铜蓝蛋白降低，眼角膜边沿可发现 K-F 环。

【西医治疗】

一、治疗思路

治疗原则是足够的休息、合理饮食，辅以适当药物，避免饮酒、过劳和服用损害肝脏药物。

二、常用于治疗肝炎的药物处方

1. 改善和恢复肝功能

（1）阿拓莫兰（注射用还原型谷胱甘肽）：将之溶解于注射用水后，加入 250~500 mL 生理盐水或 5% 葡萄糖注射液中静脉滴注。病毒性肝炎 1.2 g，每日一次，静脉注射

（0.9 g/支或1.2 g/支），30天；重症肝炎：1.2~2.4 g，每日一次，静脉注射，30天。

（2）甘利欣（甘草酸二铵注射液）：静脉滴注，一次150 mg（50 mg/支），以10%葡萄糖注射液250 mL稀释后缓慢滴注，每日1次。

（3）肝泰乐（葡醛内酯片）：口服，成人一次1~2片（100 mg/片），每日3次。

（4）百赛诺（双环醇片）：口服，成人常用剂量一次25 mg（25 mg/片），必要时可增至50 mg（2片），每日3次，最少服用6个月或遵医嘱，应逐渐减量。

（5）齐墩果酸片：口服。急性肝炎：一次1~2片（20 mg/片），每日3次；慢性肝炎：一次3~4片，每日3次。

（6）苦参素胶囊：慢性乙型病毒性肝炎：口服，成人每次0.2~0.3 g（0.1 g/粒），每日3次，3个月为1个疗程，或遵医嘱。乙型病毒性肝炎患者纤维化的辅助用药：口服，每次0.3 g，每日3次，6个月为1个疗程，或遵医嘱。

（7）水飞蓟宾胶囊：口服，成人每日3次，每次2~4粒（35 mg/粒）；或遵医嘱。

2. 免疫调节　注射用胸腺素：本品治疗慢性乙型肝炎的推荐量是1.6 mg（1.6 mg/支），皮下注射，每周2次，两剂量相隔3~4日。治疗应持续6个月（52针），期间不可中断。

注意：假如本品是与干扰素–α联合使用，应参考干扰素–α处方资料内的剂量和注意事项。在联合应用的临床试验上，当两药物在同一天使用时，本品一般是早上给药而干扰素是晚上给药。

3. 抗病毒治疗

（1）干扰素类：有一定的直接抗病毒作用，但主要是通过调节机体免疫功能从而发挥抗病毒疗效。① 聚乙二醇化干扰素 α-2a：180 μg（或聚乙二醇化干扰素 α-2b：1~1.5 μg/kg），皮下注射，每周1次，HBeAg阳性慢性乙型肝炎疗程1年，HBeAg阴性慢性乙型肝炎疗程至少1年。② 普通干扰素–α：每次5 MU，每周3次，皮下或肌内注射。对于HBeAg阳性者疗程6个月至1年，对于HBeAg阴性慢性乙肝疗程至少1年。

有下列情况者不宜用干扰素–α：血清胆红素＞正常值上限2倍；失代偿性肝硬化；有自身免疫性疾病；有重要器官、系统疾病（严重心肾疾病、糖尿病、甲状腺功能亢进或低下，以及明显的精神异常者等）。

（2）核苷（酸）类似物：核苷（酸）类似物作用于HBV的聚合酶区，抑制病毒复制。本类药物口服方便、抗病毒活性较强、直接毒副作用很少，但是长期治疗可产生耐药，停药后可有复发。① 恩替卡韦：剂量为0.5 mg，每日一次口服。抗病毒活性高、耐药发生率很低。本药需空腹服用。② 替诺福韦酯：剂量为300 mg，每日一次口服。抗病毒活性很高、耐药发生率很低。对初治和拉米夫定、恩替卡韦、替比夫定耐药变异者均有效，其肾毒性低于阿德福韦酯。③ 替比夫定：剂量为600 mg，每日一次口服。抗病毒活性较强，耐药发生率中等。极个别病例可发生神经肌肉并发症，应避免与聚乙二醇干扰素联合应用。④ 阿德福韦酯：剂量为每日10 mg，每日一次口服。有一定肾毒性，应定期监测血清肌酐、血磷及骨密度。本药对初治和已发生拉米夫定、恩替卡韦、替比夫定耐药变异者均有效。⑤ 拉米夫定：其抗病毒作用较强，安全性良好，但耐药发生率很高。

三、治疗方案

（一）急性乙型肝炎

急性肝炎一般为自限性，多可完全康复。以一般治疗及对症支持治疗为主，急性期应进行隔离，症状明显及有黄疸者应卧床休息，恢复期可逐渐增加活动量，但要避免过劳。饮食宜清淡易消化，适当补充维生素，热量不足者应静脉补充葡萄糖。避免饮酒和应用损害肝脏药物，辅以药物对症及恢复肝功能，药物不宜太多，以免加重肝脏负担。

一般不采用抗病毒治疗。

（二）慢性乙型肝炎

慢性乙型肝炎根据患者具体情况采用综合性治疗方案，包括合理的休息和营养、心理平衡、改善和恢复肝功能、调节机体免疫、抗病毒、抗纤维化等治疗。

1. 一般治疗

（1）适当休息：症状明显或病情较重者应强调卧床休息，卧床可增加肝脏血流量，有助恢复。病情轻者以活动后不觉疲乏为度。

（2）合理饮食：适当的高蛋白、高热量、高维生素的易消化食物有利肝脏修复，不必过分强调高营养，以防发生脂肪肝，避免饮酒。

（3）心理平衡：使患者有正确的疾病观，对肝炎治疗应有耐心和信心。

2. 药物治疗

（1）改善和恢复肝功能：①非特异性护肝药，如维生素类、还原型谷胱甘肽、葡醛内酯等；②降酶药，如五味子类（联苯双酯等）、山豆根类（苦参碱等）、甘草提取物（甘草酸、甘草苷等）、垂盆草、齐墩果酸等有降转氨酶作用；③退黄药物，如丹参、茵栀黄、门冬氨酸钾镁、前列腺素 E、腺苷蛋氨酸、低分子右旋糖酐、苯巴比妥、山莨菪碱、皮质激素等。

（2）免疫调节：如胸腺素、转移因子、特异性免疫核糖核酸等。某些中草药提取物如猪苓多糖、香菇多糖、云芝多糖等亦有免疫调节效果。

（3）抗肝纤维化：主要有丹参、冬虫夏草、核仁提取物、干扰素 –γ 等。丹参抗纤维化作用有较一致共识。

（4）抗病毒治疗：抗病毒治疗的一般适应证包括：① HBV DNA $\geq 10^5$ copies/mL（HBeAg 阴性者为 $\geq 10^4$ copies/mL）；② ALT $\geq 2 \times$ 正常上限（upper limit of normal, ULN），如用干扰素治疗，ALT 应 $\leq 10 \times$ ULN，血 TBIL $\leq 2 \times$ 正常值上限；③如 ALT < 2 倍正常值上限，但组织病理学 Knodell HAI 指数 ≥ 4，或中度（G2~3）及以上炎症坏死和（或）中度（S2）以上纤维化病变。注意排除由药物、酒精和其他因素所致的 ALT 升高，也应排除因应用降酶药物后 ALT 暂时性正常。

抗病毒治疗疗效判断：①完全应答为 HBV DNA 阴转，ALT 正常，HBeAg 血清转换；②部分应答为介于完全应答和无应答之间者；③无应答：HBV DNA、ALT、HBeAg 均无应答者。

具体用药见本节"常用于治疗肝炎的药物处方"。

核苷（酸）类似物的疗程：对于 HBeAg 阳性慢性乙型肝炎，治疗至 HBeAg 血清学转换（HBeAg 转阴、抗 HBe 出现）后至少再继续巩固治疗 1 年，且总疗程不短于 2 年时，可以考虑停药观察。对于 HBeAg 阴性慢性乙型肝炎，治疗至如 HBV DNA 检测不出、肝功能正常后，至少巩固 1 年半，且疗程不短于两年半时，可以考虑停药观察。已发生肝硬化者，原则上应长期治疗。

【中医治疗】

一、中医辨证施治

1. 肝胆湿热证

临床表现：胁肋胀痛，纳呆呕恶，厌油腻，口黏口苦，大便黏滞秽臭，尿黄，或身目发黄。舌苔黄腻，脉弦数或弦滑数。

病机：湿热蕴结，困遏脾胃，壅滞肝胆，胆汁泛溢。

治法：疏肝利胆，清热利湿。

处方：茵陈蒿汤加减。茵陈、栀子、大黄、滑石、黄芩、虎杖、连翘等。

加减：湿偏盛者，加藿香、川朴、法半夏；热偏重者加黄芩、龙胆草；时作太息、右胁胀痛甚者，加柴胡、白芍、枳壳、甘草；口苦喜呕者，加竹茹、法半夏、黄芩。

2. 肝郁脾虚证

临床表现：胁肋胀痛，情志抑郁，纳呆食少，脘痞腹胀，身倦乏力，面色萎黄，大便溏泻。舌质淡有齿痕，苔白，脉沉弦。

病机：肝失条达，肝郁脾虚，疏运失职。

治法：疏肝解郁，健脾和中。

处方：逍遥散加减。北柴胡、当归、白芍、白术、茯苓、薄荷、甘草等。

加减：胁痛明显者，加郁金、元胡；胁痛固定、刺痛者，加桃仁、红花；脘痞腹胀甚者，加生麦芽、木瓜、佛手；气郁化火、口苦、舌红、脉弦数者，加栀子、牡丹皮；体倦乏力、舌淡脉虚者，加太子参。

3. 肝肾阴虚证

临床表现：胁肋隐痛，遇劳加重，腰膝酸软，两目干涩，口燥咽干，失眠多梦，或五心烦热。舌红或有裂纹，少苔或无苔，脉细数。

病机：肝肾阴亏，精血耗伤，肝络失养。

治法：养阴柔肝，理气止痛。

处方：一贯煎加减。生地、北沙参、麦冬、枸杞子、当归、白芍、炙甘草、川楝子、延胡索等。

加减：若阴亏过甚，舌红而干，可酌加石斛、玄参、天冬；若心神不宁，而见心烦不寐者，可酌配酸枣仁、炒栀子、合欢皮；若肝肾阴虚，头目失养，而见头晕目眩者，可加菊花、女贞子、熟地等；若阴虚火旺，可酌配黄柏、知母、地骨皮等。

4. 瘀血阻络证

临床表现：两胁刺痛，胁下痞块，面色晦暗，或见赤缕红丝，口干不欲饮。舌质紫暗或有瘀斑瘀点，脉沉细涩。

病机：瘀血内阻，肝络痹阻。

治法：活血祛瘀，通络止痛。

处方：膈下逐瘀汤加减。当归、桃仁、红花、川芎、赤芍、丹参、泽兰等。

加减：若胁肋下有癥块，而正气未衰者，可酌加三棱、莪术、䗪虫以增加破瘀散结消坚之力。

5. 脾肾阳虚证

临床表现：胁肋隐痛，畏寒肢冷，面色无华，腰膝酸软，食少脘痞，腹胀便溏，或伴下肢浮肿。舌质暗淡，有齿痕，苔白滑，脉沉细无力。

病机：脾肾阳虚，不能温运，水湿内聚。

治法：温补脾肾，化气利水。

处方：附子理苓汤或济生肾气丸加减。附子、干姜、人参、白术、鹿角片、胡芦巴、茯苓、泽泻、陈葫芦、车前子。

加减：偏于脾阳虚弱、神疲乏力、少气懒言、纳少、便溏者，可加黄芪、山药、苡仁、扁豆益气健脾；偏于肾阳虚衰、面色苍白、怯寒肢冷、腰膝酸冷疼痛者，酌加肉桂、仙茅、仙灵脾等，以温补肾阳。

二、中成药处方

1. 肝胆湿热证常用中成药　①叶下珠胶囊：口服，一次 2~4 粒，一日 3 次。②苦参素胶囊：口服，成人每次 2 粒，一日 3 次，必要时可每次服 3 粒。③茵栀黄口服液：口服，一次 10 mL（1 支），一日 3 次。④乙肝清热解毒颗粒：开水冲服，一次一袋（6 g），一日 3 次。

2. 肝郁脾虚证常用中成药　①肝苏颗粒：口服，一次一袋，一日 3 次，小儿酌减。②逍遥丸：口服，一次 9 g，一日 2 次。

3. 肝肾阴虚证常用中成药　①复方益肝灵片：口服，一次 4 片，一日 3 次，饭后服用。②六味地黄丸（浓缩丸）：口服，一次 8 丸，一日 3 次。

4. 瘀血阻络证常用中成药　①复方鳖甲软肝片：口服，一次 4 片，一日 3 次，6 个月为 1 个疗程，或遵医嘱。②扶正化瘀胶囊：口服，一次 3 粒，一日 3 次。24 周为 1 个疗程。③鳖甲煎丸：口服，一次 3 g（3 g 约半瓶盖），一日 2~3 次。

5. 脾肾阳虚证常用中成药　金匮肾气丸：口服，一次 4~5 g（20~25 粒），一日 2 次。

三、针灸及其他疗法

1. 针灸疗法

治法：扶正祛邪。

主穴：肝俞、肾俞、脾俞、胆俞、足三里、阳陵泉、中脘、三阴交、曲池、合谷。根据相关症状进行配穴。针用平补平泻。两胁疼痛者，加阳陵泉、支沟；脘腹胀闷者，加中脘、气海。毫针常规操作，留针 30 分钟。

传染病 第三章

2. 其他疗法

（1）艾灸：取穴关元、气海、中极、肝俞、神阙。采用温针灸或者悬灸。

（2）穴位贴敷：选穴期门、肝俞、中都，贴敷吴茱萸、三叶青、牛黄、冰片等研末，醋调成膏，外敷。

【用药说明及治疗注意事项】

一、治疗方案须个体化

要以最小的剂量、最简单的联合、最少的不良反应达到最佳控制症状为原则。

二、干扰素－α 的不良反应

①类流感综合征，通常在注射后 2~4 小时发生，可给予解热镇痛剂等对症处理，不必停药。②骨髓抑制，表现为粒细胞及血小板计数减少，一般停药后可自行恢复。当中性粒细胞绝对数 $\leq 0.75 \times 10^9$/L，或血小板 $\leq 50 \times 10^9$/L 时，应减量。中性粒细胞绝对数 $\leq 0.5 \times 10^9$/L 和（或）血小板 $\leq 30 \times 10^9$/L，则应停药。血象恢复后可重新恢复治疗，但需密切观察。③神经精神症状，如焦虑、抑郁、兴奋、易怒、精神病。出现抑郁及精神症状应停药。④失眠、轻度皮疹、脱发，视情况可不停药。出现少见的不良反应如癫痫、肾病综合征、间质性肺炎和心律失常时，应停药观察。⑤诱发自身免疫性疾病，如甲状腺炎、血小板减少性紫癜、溶血性贫血、风湿性关节炎、1型糖尿病等，亦应停药。

三、治疗过程中动态观察指标

干扰素者治疗过程除观察 HBV DNA 和乙肝标志物等疗效指标外，还应监测血常规、血糖等血生化及甲状腺功能，并定期评估精神状态。对所有慢性乙肝，特别是肝硬化患者，应每6个月检查一次肝脏超声和血清甲胎蛋白。

四、核苷（酸）类似物治疗过程中的监测

一般每3个月测定一次 HBV DNA、肝功能（如服用阿德福韦酯或替诺福韦酯还应测定肾功能），根据具体情况每3~6个月测定一次乙肝 HBsAg、HBeAg、抗 HBe。

治疗结束后的监测：不论有无应答，停药后6个月内每2个月检测一次，以后每3~6个月检测一次 ALT、AST、HBV 血清标志和 HBV DNA。如随访中有病情变化，应缩短检测间隔。对有慢性乙肝，特别是肝硬化患者，应每6个月检查一次肝脏超声和血清甲胎蛋白。

五、核苷（酸）类似物耐药的预防与处理

核苷（酸）类似物长期治疗可产生耐药，停药后可有复发。应正确掌握抗病毒治疗适应证，并尽可能选择高效、低耐药的恩替卡韦或替诺福韦酯作为初始治疗方案，以减少耐药的发生。目前主张对已发生拉米夫定、恩替卡韦、替比夫定耐药变异者可改为替

127

诺福韦酯治疗，或加用阿德福韦酯联合治疗。反之，对于已发生阿德福韦酯或替诺福韦酯耐药变异者，加用另外的三种药物之一治疗仍有效。

【预防与康复指导】

一、控制传染源

肝炎患者和病毒携带者是本病的传染源。急性患者应隔离治疗至病毒消失。慢性患者和携带者可根据病毒复制指标评估传染性大小。符合抗病毒治疗情况的尽可能予抗病毒治疗，凡现症感染者不能从事食品加工、饮食服务、托幼保育等工作。对献血员进行严格筛选，不合格者不得献血。

二、切断传播途径

加强托幼保育单位及其他服务行业的监督管理，严格执行餐具、食品消毒制度。理发、美容、洗浴等用具应按规定进行消毒处理。养成良好的个人卫生习惯，接触患者后用肥皂和流动水洗手。提倡使用一次性注射用具，各种医疗器械及用具实行一用一消毒措施，对带血及体液污染物应进行严格消毒处理。加强血制品管理，每一个献血员和每一个单元都要经过最敏感方法检测 HBsAg 和抗 HCV，有条件时应同时检测 HBV DNA 和 HCV RNA 取主动和被动免疫阻断母婴传播。

三、保护易感人群

（1）乙型肝炎疫苗：易感者均可接种，新生儿应进行普种，与 HBV 感染者密切接触者、医务工作者、同性恋者、药瘾者等高危人群及从事托幼保育、食品加工、饮食服务等职业人群亦是主要的接种对象。现普遍采用 0、1、6 个月的接种程序，每次注射 10~20 μg（基因工程疫苗），高危人群可适当加大剂量，抗 HBs 阳转率可达 90% 以上。接种后随着时间的推移，部分人抗 HBs 水平会逐渐下降，如果少于 10 mIU/mL，宜加强注射一次。HBV 慢性感染母亲的新生儿出生后立即注射乙型肝炎免疫球蛋白 100~200 IU，3 天后接种乙肝疫苗 10 ng，出生后 1 个月重复注射一次，6 个月时再注射乙肝疫苗，保护率可达 95% 以上。

（2）乙型肝炎免疫球蛋白：属于被动免疫，从人血液中制备。主要用于 HBV 感染母亲的新生儿及暴露于 HBV 的易感者，应及早注射，保护期约 3 个月。

第十一节　细菌性食物中毒

细菌性食物中毒是指由于进食被细菌或细菌毒素所污染的食物而引起的急性感染中毒性疾病。根据临床表现的不同，分为胃肠型食物中毒和神经型食物中毒。细菌性食物中毒的主要病原菌有沙门菌、志贺菌、致病性大肠埃希菌、副溶血弧菌、变形杆菌、空肠弯曲菌、金黄色葡萄球菌、溶血性链球菌、蜡样芽孢杆菌、肉毒梭菌和产气荚膜梭菌等。细菌性食物中毒的特征为：①在集体用膳单位常呈暴发起病，发病者与食入同一污染食物有明显关系；②潜伏期短，突然发病，临床表现以急性胃肠炎为主，肉毒杆菌中毒则以眼肌、咽肌瘫痪为主；③病程较短，多数在2~3天内自愈；④多发生于夏秋季。

细菌性食物中毒以胃肠型食物中毒多见，属中医学"呕吐""泄泻""霍乱"范畴，多见于夏、秋季。中医理论认为本病与暑湿相关，尤以湿邪为重，在内与脾胃功能失调相关。夏季气候炎热，暑气既盛，且雨湿较多，湿气亦重，天暑下逼，地湿上蒸，湿气与暑热相合则形成暑湿病邪。若饮食不洁，再加上感受夏季暑湿秽浊之气，可导致脾胃中焦困遏，气机升降失常，水谷清浊不分，以致呕吐、腹痛、腹泻。本病核心病机为湿邪致泻，脾喜燥而恶湿，外邪袭体，可直接影响脾胃的运化功能，使脾失健运，而为泄泻，邪侵胃腑，胃失和降，则为呕吐。风、寒、暑、热之邪亦需夹杂湿邪方能为病，故《杂病源流犀烛·泄泻源流》谓："湿胜则飧泄，乃独由于湿耳？不知风寒热虚，虽皆能为病，苟脾强无湿，四者均不得而干之，何自成泄？是泄虽有风寒热虚之不同，要未有不源于湿者也。"神经型食物中毒中医文献记载较少，我们认为，毒邪中于虚损之体而发病，正气亏虚为本，毒邪侵袭为标，基本病机可能为毒邪侵犯气血，脏腑功能失调，肝肾亏虚。

Ⅰ.胃肠型食物中毒

胃肠型食物中毒以夏、秋季较多见，以恶心、呕吐、腹痛、腹泻等急性胃肠炎症状为主要特征。

【流行病学】

引起胃肠型食物中毒的细菌很多，常见的有沙门菌属、副溶血性弧菌、变形杆菌、葡萄球菌、蜡样芽孢杆菌、大肠埃希菌等。

一、传染源

被致病菌感染的动物如家畜、家禽、鱼类及野生动物和人为本病主要传染源。副溶血性弧菌主要存在于浅海水中，附着海洋生物体表生长繁殖，主要传染源为海产品，海产品中乌贼、黄鱼、蛏子、海蜇头等带菌率较高。我国还发现在近海河中，淡水鱼的副溶血性弧菌带菌率也较高。

二、传播途径

经消化道传播。发生的原因主要是：①食品加热不彻底，未达到灭菌目的；②制作不符合卫生要求，如生、熟食共用刀、砧板、容器等；③熟食保管不善，致病菌污染后大量繁殖，达到足以致病的菌量。

三、人群易感性

人群普遍易感，病后通常不产生明显的免疫力，且致病菌血清型多，可反复感染发病。

四、流行特征

本病在 5—10 月较多，7—9 月尤易发生，与夏季气温高、细菌易于在食物中大量繁殖相关。常因食物不新鲜、食物保存与烹调不当而引起。病例可散发，有时集体发病。潜伏期短，有进食可疑食物史，病情轻重与进食量有关，未食者不发病，停止食用可疑食物后流行迅速停止。

【诊断依据】

一、临床表现

（1）潜伏期短，常在进食后数小时发病。金黄色葡萄球菌引起的食物中毒潜伏期一般为 1~5 小时、沙门菌 4~24 小时、蜡样芽孢杆菌 1~2 小时、副溶血弧菌 6~12 小时、变形杆菌 5~18 小时。

（2）临床症状大致相似，以急性胃肠炎症状为主，起病急，有恶心、呕吐、腹痛、腹泻等。腹痛以上、中腹部持续或阵发性绞痛多见，呕吐物多为进食之食物。常先吐后泻，腹泻轻重不一，每天数次至数十次，多为黄色稀便、水样或黏液便。葡萄球菌、蜡样芽孢杆菌食物中毒呕吐较剧烈，呕吐物含胆汁，有时带血和黏液。侵袭性细菌引起的食物中毒，可有发热、腹部阵发性绞痛、里急后重和黏液脓血便。鼠伤寒沙门菌食物中毒的粪便呈水样或糊状，有腥臭味，也可见脓血便。部分副溶血弧菌食物中毒病例粪便呈血水样。变形杆菌感染还可发生颜面潮红、头痛、荨麻疹等过敏症状。病程短，多在 1~3 天恢复，极少数可达 1~2 周。

（3）腹泻严重者可导致脱水、酸中毒甚至休克。

二、辅助检查

（一）血常规

沙门菌感染者血白细胞计数多在正常范围。副溶血弧菌及金黄色葡萄球菌感染者，白细胞数可增高达 10×10^9/L 以上，中性粒细胞比例增高。

（二）粪便检查

粪便呈稀水样镜检可见少量白细胞，血水样便镜检可见多数红细胞，少量白细胞；血性黏液便则可见到多数红细胞及白细胞，与痢疾样便无异。

（三）血清学检查

患病早期及病后 2 周的双份血清特异性抗体 4 倍升高者可明确诊断。由于患病数天即可痊愈，血清学检查较少应用。但确诊变形杆菌感染应采患者血清，进行对 OX_{19} 及 OX_K 的凝集反应，效价在 1：80 以上有诊断意义，因变形杆菌极易污染食物及患者的吐泻物，培养阳性亦不足以证明为真正的病原，患者血清凝集效价增高，则可认为是变形杆菌感染引起。

（四）分子生物学检查

近年有采用特异性核酸探针进行核酸杂交和特异性引物进行聚合酶链反应以检查病原菌，同时可做分型。

（五）细菌培养

将患者的呕吐、排泄物及进食的可疑食物做细菌培养，如能获得相同病原菌有利于确诊。

三、并发症

（一）急性肾衰竭

其中大部分为肾前型衰竭，与肾血流急剧障碍有关；小部分为肾型衰竭，是肾单位损害所致，主要是肾小管上皮损害。

（二）肺炎

其中 80% 以上为坠积性肺炎，75% 肺炎定位于肺底后段，75% 为老年人，若延误诊断可导致死亡。

（三）急性血脑循环障碍

均有程度不同的脱水，绝大部分为老年人，超过 50% 有高血压病史。将近 50% 患者发生出血性脑卒中，缺血性脑卒中占小部分，另有约 1/3 患者为短暂性脑血循环障碍。

（四）心肌梗死

老年人占大多数，其中 85% 以上有冠心病史。发病隐匿。有血流动力学障碍、水电解质代谢紊乱和酸碱失衡的背景。

（五）肠系膜血管血栓

肠系膜血栓形成发生肠坏死，病死率高，达 90% 以上。

（六）休克

感染中毒性休克预后差，病死率高；血容量减少性休克预后较好。

四、诊断标准

（一）流行病学资料

患者有进食变质食物、海产品、腌制食品、未煮熟的肉类、蛋制品等病史。共餐者在短期内集体发病，有重要的参考价值。

（二）临床表现

主要为急性胃肠炎症状，病程较短，恢复较快。

（三）实验室检查

收集吐泻物或可疑的残存食物进行细菌培养，重症患者做血培养，留取早期及病后 2 周的双份血清与培养分离所得可疑细菌进行血清凝集试验，双份血清凝集效价递增者有诊断价值。怀疑细菌毒素中毒者，可做动物试验，以检测细菌毒素的存在。

【鉴别诊断】

胃肠型食物中毒应与以下疾病鉴别诊断。

一、非细菌性食物中毒

食用发芽马铃薯、苍耳子、苦杏仁、河豚或毒蕈等中毒者，潜伏期仅数分钟至数小时，一般不发热，以多次呕吐为主，腹痛、腹泻较少，但神经症状较明显，病死率较高。汞砷中毒者有咽痛、充血、吐泻物中含血，经化学分析可确定病因。

二、霍乱及副霍乱

霍乱及副霍乱为无痛性泻吐，先泻后吐为多，且不发热，粪便呈米泔水样，因潜伏期可长达 6 天，故罕见短期内大批患者。粪便涂片荧光抗体染色镜检及培养找到霍乱弧菌或爱尔托弧菌，可确定诊断。

三、急性菌痢

偶见食物中毒型暴发。一般呕吐较少，常有发热、里急后重，粪便多混有脓血，下腹部及左下腹明显压痛，粪便镜检有红细胞、脓细胞及巨噬细胞，粪便培养约半数有痢疾杆菌生长。

四、病毒性胃肠炎

病毒性胃肠炎是由多种病毒引起，以急性小肠炎为特征，潜伏期 24~72 小时，主要表现有发热、恶心、呕吐、腹胀、腹痛及腹泻，排水样便或稀便，吐泻严重者可发生水、电解质及酸碱平衡紊乱。

【西医治疗】

一、治疗思路

本病病程较短，应以对症治疗为主；暴发流行时应做好思想工作和组织工作，将患者进行分类，较轻者在原单位集中治疗，重症患者送往医院治疗，即时收集资料，进行流行病学调查和细菌学的检验工作，以明确病因。

二、常用于治疗胃肠型食物中毒的处方

1. 解痉药　该类药物减弱食管体、胃和小肠的蠕动，松弛下食管括约肌、幽门及胆道口括约肌，从而减慢胃的排空和小肠转运；减弱胆囊的收缩和减低胆内压力；减弱结肠的蠕动，减慢结肠内容物的转运。目前临床上使用的解痉药以抗胆碱药物为主，多为非特异性受体拮抗剂，如硫酸阿托品、氢溴酸山莨菪碱、溴丙胺太林（普鲁本辛）等。溴丙胺太林（普鲁本辛）片（15~30 mg/次，3~4 次/日，饭前服）；硫酸阿托品（皮下注射 0.5 mg）；氢溴酸山莨菪碱（5~10 mg/次，肌内注射或静脉注射）。

2. 水、电解质和酸碱平衡药物　它们是人体细胞进行正常代谢、维持各系统器官生理功能的必需条件。细菌性食物中毒可能因严重呕吐、腹泻等导致脱水、电解质及酸碱平衡失调，如不及时纠正可威胁生命。其纠正的原则是缺什么补什么，先快后慢、

先盐后糖，及时祛除病因。复方氯化钠（林格液）用于补充体液，补充 Na^+、Cl^-、K^+、Ca^{2+}；葡萄糖氯化钠注射液：每 1000 mL 中含葡萄糖 5% 及氯化钠 0.9%；氯化钠：可补充体内钠离子、氯离子，调节体内水与电解质平衡，维持体液正常渗透压；口服补盐液 ORS Ⅱ：每包总量为 13.95 g，其中含氯化钠 1.75 g，氯化钾 0.75 g，枸橼酸钠 1.45 g，无水葡萄糖 10.0 g，应用时溶解于 500 mL 水中口服，成人用量开始时 50 mL/kg，4~6 小时服完，以后酌情调整剂量，严重腹泻应以静脉用药为主；碳酸氢钠：用于纠正机体代谢性酸中毒或增强氨基糖苷类抗生素对泌尿系感染的疗效及防止磺胺类对肾脏的损害。

三、治疗方案

1. 一般治疗　卧床休息，早期饮食应为易消化的流质或半流质饮食，病情好转后可恢复正常饮食。沙门菌食物中毒应床边隔离。

2. 对症治疗　呕吐、腹痛明显者，可口服溴丙胺太林（普鲁本辛）15~30 mg，或皮下注射阿托品 0.5 mg，亦可注射山莨菪碱 10 mg。能进食者均应予以口服补盐液。剧烈呕吐不能进食或腹泻频繁者，给予葡萄糖生理盐水静脉滴注。出现酸碱中毒酌情补充 5% 碳酸氢钠注射液。脱水严重甚至休克者，应积极补充液体，保持电解质平衡并给予抗休克处理。

3. 病原治疗　一般不用抗菌药物。伴有高热的严重患者，可按不同的病原菌选用抗菌药物。如大肠埃希菌、沙门菌、副溶血弧菌可选用喹诺酮类抗菌药物。金黄色葡萄球菌及蜡样芽孢杆菌致病作用主要来自肠毒素，抗生素对毒素无任何作用，但严重感染者应给予抗菌药物以消灭致病菌。

【中医治疗】

一、中医辨证施治

1. 湿热内蕴证
临床表现：起病急骤，吐泻并作，脘腹疼痛，吐下急迫，或泻而不爽，其气臭秽，肛门灼热，烦热口渴，小便短赤。舌苔黄腻，脉多滑数或濡数。
病机：感受湿热之邪，肠腑传化失司。
治法：清热利湿。
处方：葛根芩连汤加减。葛根、金银花、茯苓、黄芩、车前子、黄连、通草、甘草。
加减：湿邪偏重者，可加厚朴、薏苡仁；夹食滞者宜加神曲、山楂、麦芽；如有发热、头痛、脉浮等风热表证，可加连翘、薄荷；如在夏季盛暑之时，可酌加藿香、香薷、扁豆花、荷叶。

2. 寒湿内困证
临床表现：呕吐清水，泻下清稀，甚至如水样，腹痛肠鸣，脘闷食少，口淡不渴，小便清而量少，或兼有恶寒，头痛，肢体酸痛。苔白腻，脉濡缓。
病机：寒湿之邪，困脾伤肠。

治法：芳香化湿，散寒和中。

处方：藿香正气散加减。藿香、紫苏、大腹皮、白术、厚朴、半夏、白芷、茯苓、桔梗、甘草、生姜、大枣。

加减：表邪较重者，可加荆芥、防风；湿邪较重而症见胸闷食少、肢体倦怠、苔腻或白滑者，可加苍术、陈皮、猪苓、木香。

3. 阴竭阳脱证

临床表现：吐下无度，口干咽燥，目眶凹陷，神昏，呼吸急促，四肢厥冷。舌光红或淡暗，脉微细欲绝。

病机：阴气衰竭，阳气外脱，阴阳之气不能相互维系。

治法：回阳固脱，益气救阴。

处方：参附龙牡汤合生脉散加减。人参、附子、生龙骨（先煎）、生牡蛎（先煎）、干姜、炙甘草、麦冬、五味子。

加减：病轻浅者当早用大剂量独参汤浓煎频服，气固阳自回；阳随阴脱者加大剂量山萸肉，回阳固脱。

二、中成药处方

1. 藿香正气水　口服，5～10 mL/次，2次/日，适用于寒湿内困证。

2. 参麦注射液　10～60 mL加入5%～10%葡萄糖注射液250～500 mL中，静脉滴注，1次/日，用于脱证患者。

三、针灸疗法

1. 呕吐为主者　宜理脾和胃，降逆止呕。取穴：中脘、内关、足三里，寒吐配胃俞；热吐配金津、玉液点刺出血；食滞配梁门、天枢。

2. 泄泻为主者　宜除湿导滞，通调腑气。取穴：天枢、阴陵泉、上巨虚，寒湿配神阙；湿热配内庭；食滞配中脘。

【用药说明及治疗注意事项】

（1）以上西医治疗和中医治疗方案须个体化用药，要以最小的剂量、最简单的联合、最少的不良反应达到最佳控制症状为原则。

（2）注意解痉药的不良反应及用药禁忌，阿托品禁用于青光眼、前列腺肥大患者，慎用于儿童、心脏病、反流性食管炎、溃疡性结肠炎患者；山莨菪碱毒性相对较小；溴丙胺太林有闭汗作用，暑天可使体温升高，老年人或虚弱患者对常用剂量即很敏感，可致激动、昏睡甚或神经错乱，以便秘多见，老年人多见排尿困难。

（3）不易轻易补涩。本病为实证居多，寒、湿、热、食滞为患，或兼脾胃虚弱，急则治标，早用补涩之品，易闭门留寇，疾病缠绵难愈。

（4）根据熊继柏名老中医经验，暴吐暴泻，必须先治其吐。呕吐严重则饮食不能进，汤药不能下，此时必当辨寒热，先治呕吐。若表现为口苦、呕苦、舌苔黄，属热证者，用乌梅30 g，配以黄连10 g、竹茹15 g，酸苦并用，止呕作用很强；若患者呕吐清水、口不甚渴，舌苔白，属寒证者，用乌梅 30 g、干姜 10 g、白豆蔻 10 g，酸辛并用，止呕之效亦速。

Ⅱ.神经型食物中毒

神经型食物中毒又称肉毒中毒，是因进食含有肉毒杆菌外毒素的食物而引起的中毒性疾病。临床上以中枢神经系统症状如眼肌及咽肌瘫痪为主要表现。抢救不及时，病死率较高。

【流行病学】

一、传染源

肉毒杆菌存在于变质肉食品、豆制品及动物肠道中，芽孢可在土壤中存活较长时间，但仅在缺氧时才能大量繁殖。引起肉毒中毒的食品在我国多为变质的牛、羊肉类和发酵的豆、麦制品，国外主要为罐头食品。

二、传播途径

主要通过进食被肉毒杆菌外毒素污染的食物传播，如腌肉、腊肉及制作不良的罐头食品。部分地区曾因食用豆豉、豆瓣酱、臭豆腐及不新鲜的鱼、猪肉、猪肝而发病。肉毒杆菌的繁殖，不一定需要严格的乏氧条件及适当的温度，E 型菌可在 6 ℃低温繁殖并产生毒素；A 型及 B 型菌能产生蛋白水解酶，使食物变质；而 E 型菌不产生此酶，食物可不变质，易疏忽而致病。

三、易感人群

肉毒杆菌外毒素有很强的致病力，人群普遍易感。患者无传染性，亦不产生病后免疫力。

【诊断依据】

一、临床表现

（1）潜伏期为 12~36 小时，可短至 2 小时，最长可达 8~10 天。潜伏期长短与外毒的量有关，潜伏期越短，病情越重。但也可先起病轻，后发展成重型。

（2）临床症状轻重不一，轻者仅有轻微不适，重者可于 24 小时内死亡。一般起病突然，以神经系统症状为主。病初可有头痛、头昏、眩晕、乏力、恶心、呕吐；继而，眼内外肌瘫痪，出现眼部症状如视力模糊、复视、眼睑下垂、瞳孔散大或两侧瞳孔不等大，光反应迟钝或对光反射消失。当胆碱能神经的传递作用受损时，可出现便秘、尿潴留及唾液和泪液分泌减少，重症者腭、舌、呼吸肌呈对称性弛缓性轻瘫，出现咀嚼困难、吞咽困难、言语困难、呼吸困难等脑神经损害症状。四肢肌肉弛缓性瘫痪表现为深腱反射减弱和消失，但不出现病理反射，肢体瘫痪较少见，感觉正常，意识清楚。

（3）患者不发热。可于5~9天内逐渐恢复，但全身乏力及眼肌瘫痪持续较久，有时视觉恢复需数月之久。重症患者抢救不及时多数死亡，病死率为30%~60%。

（4）4~26周婴儿食入少量肉毒杆菌芽孢，细菌在肠内繁殖，产生神经毒素出现中毒综合征。首发症状为便秘、拒奶、哭声低沉、颈软不能抬头及脑神经损害。病情进展迅速，可因呼吸衰竭死亡。

二、辅助检查

（一）细菌培养

将可疑食物、呕吐物或排泄物加热煮沸20分钟后，接种血琼脂做厌氧培养，可检出肉毒杆菌。

（二）毒素检查

1. 动物试验　将检查标本浸出液饲喂动物，或做豚鼠、小白鼠腹腔内注射，同时设对照组，将加热80 ℃、30分钟处理的标本或加注混合型肉毒抗毒素于标本中，如试验组动物肢体麻痹死亡，而对照组无此现象，则本病的诊断可成立。

2. 中和试验　将各型抗毒素血清0.5 mL注入小白鼠腹腔内，随后接种检查标本0.5 mL，同时设对照组，从而判断毒素有无并做型别鉴定。

3. 禽眼睑接种试验　将含有毒素的浸出液，视禽类大小，0.1~0.3 mL不等注入家禽眼内角下方眼睑皮下，出现眼睑闭合或出现麻痹性瘫痪和呼吸困难，经数十分钟至数小时家禽死亡，可做快速诊断。

三、并发症

重症患者抢救不及时多数死亡，病死率为30%~60%，死亡原因多为延髓麻痹所致呼吸衰竭、心功能不全及误吸肺炎所致继发性感染。

四、诊断标准

（一）流行病学资料

有特殊饮食史，进食可疑食物，特别是火腿、腊肠、罐头等食品。同餐者集体发病。

（二）临床表现

有特殊的神经系统症状与体征，如复视、斜视、眼睑下垂、吞咽困难、呼吸困难等。

（三）实验室检查

确诊可用动物试验检查患者血清及可疑食物中的肉毒毒素，亦可用可疑食物进行厌氧培养，分离病原菌。

（四）婴儿肉毒中毒的确诊

主要检测患儿粪便中肉毒杆菌或肉毒杆菌毒素，因血中毒素可能已被结合而不易检出。创伤性肉毒中毒，主要检测伤口肉毒杆菌或血清中毒素。

【鉴别诊断】

早期由于咽干、红、痛，应与咽炎鉴别；呕吐、腹痛、便秘，应与肠梗阻、肠麻痹相鉴别；黏膜干燥、瞳孔扩大，应与阿托品或曼陀罗中毒相鉴别；还需与河豚或草覃所致的食物中毒鉴别，这两种生物性食物中毒亦可产生神经麻痹症状，但河豚中毒轻者为指端麻木，重者则为四肢瘫痪。明显无力及瘫痪需与多发性神经炎、重症肌无力、白喉后神经麻痹、脊髓灰质炎等相鉴别。

【西医治疗】

一、治疗思路

尽早识别神经毒型食物中毒，清除未吸收的毒素，早期使用血清。治疗原则：早期诊断，防止疾病进展。

二、常用于治疗神经型食物中毒的处方

1. 精制肉毒抗毒素（BAT）针剂　多价：A、B、E型各含1万U/支；单价：A型1万U/支，B型1万U/支，E型1万U/支。具有中和肉毒素的作用，用于肉毒中毒的防治，宜尽早使用。

2. 盐酸胍乙啶　系选择性交感神经末梢阻滞剂，主要用于少数因其他药物治疗效果不佳的严重高血压患者。

三、治疗方案

1. 一般及对症治疗　卧床休息，并予适当镇静剂，以避免瘫痪加重。外毒素在碱性溶液中易被破坏，在氧化剂作用下毒力减弱。因此应尽早（进食可疑食物4小时内）用5%碳酸氢钠或1:4000高锰酸钾溶液洗胃及灌肠。对没有肠麻痹者，可服导泻剂或灌肠以清除未吸收的毒素，但不能用镁剂。吞咽困难者宜用鼻饲及输液补充每天必需的营养及水分。呼吸困难者应予吸氧，及早气管切开。给予人工呼吸器。加强监护、密切观察病情变化，防止肺部感染的发生。继发肺炎时给予抗菌药物治疗。

2. 抗毒素治疗　早期用多价抗毒素血清（A、B、E型）对本病有特效，在起病后24小时内或瘫痪发生前注射最为有效，剂量每次5万~10万U，静脉或肌内注射（先做血清敏感试验，过敏者先行脱敏处理），必要时6小时后重复给予同样剂量1次。如已知毒素型别，可用单价抗毒素血清，每次1万~2万U。

3. 其他治疗　盐酸胍乙啶有促进周围神经释放乙酰胆碱作用，被认为对神经瘫痪和呼吸功能有改进作用，剂量为每天15~50 mg/kg，可鼻饲给予，但可出现胃肠反应、麻木感、肌痉挛、心律不齐等。

为防止肉毒杆菌在肠道内繁殖产生神经毒素，可用青霉素消灭肠道内肉毒杆菌。

【中医治疗】

一、中医辨证施治

1.毒侵气血

临床表现：心悸气短，心烦，夜不能寐，表情淡漠，嗜睡，甚则昏迷，谵语或郑声，项背强直，角弓反张，瞳仁乍大乍小或大小不等，舌质红绛，无苔，脉数疾，或雀啄，或屋漏。

病机：毒侵气血，脏腑受损。

治法：清热凉营。

处方：清营汤合生脉散加减。水牛角、生地、麦冬、玄参、金银花、连翘、丹参、竹叶、五味子。

加减：神昏谵语者，送服安宫牛黄丸，或静脉滴注醒脑静注射液；项背强直、角弓反张者，加钩藤、天麻平肝息风。

2.脏腑虚衰

临床表现：伤阴者，吐泻频繁，口渴引饮，目眶凹陷，声嘶，尿少或闭，舌质干红，脉细数；亡阳者，吐泻频剧，神志模糊，汗出身凉，四肢厥冷，气短声怯，舌质淡，脉微欲绝，至数不清。

病机：毒损气血，伤阴亡阳。

治法：伤阴者益气养阴，亡阳者回阳救逆。

处方：生脉散合四逆汤加味。制附子、干姜、人参、麦冬、五味子、炙甘草。

加减：阴伤重者，加山萸肉，养阴固脱；阴竭阳脱者，可静脉滴注参附注射液。

二、中成药处方

1.安宫牛黄丸　口服，一次 3 g，一日 1 次。适用于高热者。

2.参麦注射液　10~60 mL 加入 5%~10% 葡萄糖注射液 250~500 mL 中，静脉滴注，1 次/日，用于脱证患者。

3.醒脑静注射液　10~20 mL 加入 5%~10% 葡萄糖注射液或氯化钠注射液 250~500 mL 中，静脉滴注，1 次/日，用于神昏谵语者。

三、针灸及其他疗法

1.针灸疗法

治法：扶正祛邪，调和肠胃。取穴以手足阳明经、足太阴经经穴为主。

主穴：天枢、大肠俞、足三里、气海、关元、中脘。

根据辨证分型或相关症状进行配穴。针用平补平泻，毫针常规操作，留针 30 分钟。实证用泻法、虚证用补法。寒吐加上脘、胃俞；热吐加合谷、金津、玉液；腹痛加气海；阳衰欲脱加水分、神阙（隔盐灸）。

2.其他疗法

（1）艾灸：取穴神阙、气海、关元、天枢。采用温针灸或者悬灸。

（2）耳针：取穴大肠、小肠、交感、神门、皮质下，浅刺留针30分钟，也可用王不留行籽贴压。

（3）穴位贴敷：取穴神阙、足三里、天枢，吴茱萸20g研末、醋调成膏，外敷。

【用药说明及治疗注意事项】

（1）以上西医治疗和中医治疗方案须个体化用药，要以最简单的联合、最少的不良反应达到最佳控制症状为原则。

（2）抗毒素血清应尽早足量使用，以达最好预期。

（3）在神经型食物中毒治疗过程中，必须坚持中西医结合的治疗方案，挽救患者生命，减少或减轻并发症。

【预防与康复指导】

一、管理传染源

一旦发生可疑食物中毒，应立即报告当地卫生防疫部门，及时进行调查、分析，制定防疫措施，及早控制疫情。

二、切断传播途径

与胃肠型食物中毒相同，尤应注意罐头食品、火腿、腌腊食品、发酵豆的卫生检查。禁止出售变质食品，不食用变质食品。

三、保护易感人群

如果进食食物已证明有肉毒杆菌或外毒素存在，或同进食者已发生肉毒中毒时，未发病者应立即注射多价抗毒血清1000~2000U，以防止发病。

四、生活起居规律

加强锻炼，增强体质，使脾气健旺，则不易受邪。加强食品卫生及饮用水的管理，防止污染。饮食应有节制，不暴饮暴食，不吃腐败变质的食物，不喝生水，生吃瓜果要洗干净，养成饭前便后洗手的习惯。生活起居应有规律，防止外邪侵袭，夏季切勿因热贪凉，尤应注意腹部保暖，避免感邪。

第十二节　细菌性痢疾

【概述】

一、西医定义

细菌性痢疾简称菌痢，是由痢疾杆菌（志贺菌属）引起的肠道传染病，为国家法定乙类传染病。痢疾杆菌主要通过消化道途径传播，经污染的食品、水和手等感染，急慢性菌痢患者及带菌者均可成为传染源。痢疾是我国夏季常见的传染病，人群普遍易感。主要临床表现是腹痛、腹泻、里急后重和黏液脓血便，可伴有发热及全身毒血症症状，严重者可出现感染性休克，甚至发生中毒性脑病。主要病理变化为直肠、乙状结肠的炎症和溃疡。

二、中医认识

细菌性痢疾属于中医"痢疾"范畴。痢疾多因外感时疫邪毒，或内伤饮食，导致邪蕴肠腑，气血凝滞，大肠脂膜血络损伤，传导失司，以腹痛、里急后重、赤白脓血为主症的病证。对于本病的认识，《黄帝内经》称"肠澼"，认为其发病与饮食不节及湿热下注有关。《金匮要略》称"下利"（包括痢疾与泄泻两病），制定了治疗湿热痢的白头翁汤。《备急千金要方》则称为"滞下"，至宋·严用和《严氏济生方》首创"痢疾"之名，隋·巢元方《诸病源候论》强调了热毒致病，金元时代已认识到本病能互相传染，普遍流行而称"时疫痢"。至明清时期，对痢疾的认识更趋深入，进一步阐发了痢疾的病因病机和辨证论治，提出痢有伏积，外感、内伤者，由于人体气盛、气虚的不同，发病有寒化、热化二途，对休息痢的认识更为深刻。张景岳、李中梓等医家强调本病与脾肾关系密切。在治疗方面，金·刘河间提出的"调气则后重自除，行血则便脓自愈"的法则，至今仍属治痢之常法。清·喻昌创"逆流挽舟"之法，并创制活人败毒散。本病病位在肠，与脾胃关系密切，可涉及肾，病理性质有虚、实、寒、热之不同，且变化多端。暴痢多属实证，久则由实转虚或虚实夹杂，寒热并见。

【流行病学】

我国各地区菌痢发病率差异不大，终年均可发生，一般从5月份开始上升，8—9月达高峰，10月以后逐渐下降。菌痢夏秋季发病率升高可能和降水量多、苍蝇密度高及进食生冷瓜果食品的机会多有关。若在环境卫生差的地区，更易引起菌痢的大暴发流行。

一、传染源

主要为急性、慢性菌痢患者及带菌者。急性典型菌痢患者有黏液脓血便，带菌量大，非典型患者仅有轻度腹泻，往往诊断为肠炎，容易误诊。慢性菌痢患者粪便内均可分离出志贺菌，由于慢性菌痢患者发现及管理均比较困难，在流行中起着不可忽视的作用。

二、传播途径

本病通过消化道传播。志贺菌从粪便排出后，通过手、苍蝇、食物和水，经口感染。生活接触传播是指接触患者或带菌者的生活用具而感染。食物型传播和水型传播均可引起暴发流行。

三、人群易感性

人群普遍易感。年龄分布在 2 个高峰，第一个高峰为学龄前儿童，第二个高峰为青壮年期（20~40 岁）。病后可获得一定免疫力，但短暂而不稳定，不同菌群及血清型间无交叉保护性免疫，易于重复感染。

【诊断依据】

一、临床表现

潜伏期为 1~4 天，短者可为数小时，长者可达 7 天。菌痢患者潜伏期长短和临床症状的轻重主要取决于患者年龄、抵抗力、感染细菌的数量、毒力及菌型等因素。

根据病程长短和病情轻重可分为以下临床类型。

（一）急性菌痢

1. 普通型（典型）　急起畏寒高热，伴头痛、乏力、食欲减退，并出现腹痛腹泻，多数患者先为稀水样大便，1~2 天后转为黏液脓血便，每日 10~20 次或以上，大便量少，有时纯为脓血，此时里急后重明显。常伴有肠鸣音亢进，左下腹压痛。自然病程为 1~2 周，多数患者可以自行恢复，少数可迁延转为慢性。

2. 轻型（非典型）　全身毒血症症状轻微，可无发热或仅低热。急性腹泻，每日大便 10 次以内，稀便有黏液但无脓血。有轻微腹痛及左下腹压痛，里急后重较轻或缺如，易误诊为肠炎，大便培养有志贺菌生长则可确诊。病程 3~7 天，也可转为慢性。

3. 重型　多见于老年、体弱、营养不良患者，急起发热，腹泻每天 30 次以上，为稀水脓血便，偶尔排出片状假膜，甚至大便失禁，腹痛、里急后重明显。后期可出现严重腹胀及中毒性肠麻痹，常伴呕吐，严重失水可引起外周循环衰竭。部分病例表现为中毒性休克，体温不升，常有酸中毒和水、电解质平衡失调，少数患者可出现心、肾功能不全。

4. 中毒性菌痢　以 2~7 岁儿童多见，成人偶尔也可发生。起病急骤，突然高热，病势凶险，全身中毒症状严重，可有嗜睡、昏迷及抽搐，迅速发生循环和呼吸衰竭。临床主要表现为严重毒血症症状、休克和（或）中毒性脑病，而局部肠道症状很轻甚至缺如。在开始时可无腹痛及腹泻症状。但发病 24 小时内可出现腹泻及痢疾样大便。按临床表现可分为以下三型。

（1）休克型（周围循环衰竭型）：较为常见，主要表现为感染性休克。由于微血管痉挛，导致面色苍白、四肢发冷、皮肤出现花斑。心率加快，脉细速甚至不能触及。早期血压可正常，逐渐下降甚至测不出。并可出现心、肾功能不全及意识障碍等症状。重型病例休克不易逆转，并发 DIC、肺水肿等，可致外周性呼吸衰竭或多脏器功能损害与衰竭，而危及生命。

（2）脑型（呼吸衰竭型）：是中毒性痢疾最严重的一种类型。由于脑血管痉挛，引起脑缺血、缺氧，脑水肿，颅内压增高，甚至脑疝。早期可有剧烈头痛、频繁呕吐、典型呈喷射状呕吐；面色苍白、口唇发灰；血压可略升高，呼吸与脉搏可略减慢；伴嗜睡或烦躁等不同程度意识障碍，为颅内压增高、脑水肿早期表现。严重者可出现中枢性呼吸衰竭，表现为反复惊厥、血压下降、脉细速、呼吸节律不齐、深浅不匀等；瞳孔可不等大、不等圆，或忽大忽小，对光反射迟钝或消失；肌张力增高，腱反射亢进，可出现病理反射；意识障碍明显加深，甚至昏迷。

（3）混合型：此型兼有上两型的表现，病情最为凶险，病死率很高（90%以上）。该型实质上包括循环系统、呼吸系统及中枢神经系统等多脏器功能损害与衰竭。

（二）慢性菌痢

菌痢病程反复发作或迁延不愈达 2 个月以上，即为慢性菌痢。根据临床表现可分为 3 型。

1. 急性发作型　有慢性菌痢史，间隔一段时间又发急性菌痢的表现，腹痛、腹泻、脓血便，但发热等全身毒血症症状常不明显。

2. 慢性迁延型　急性菌痢发作后，迁延不愈，时轻时重。长期出现腹痛、腹泻、黏液便或脓血便，或便秘与腹泻交替出现。常有左下腹压痛，可扪及增粗的乙状结肠，呈条索状。长期腹泻可导致营养不良、贫血、乏力等。大便常间歇排菌。

3. 慢性隐匿型　有急性菌痢史，可无明显临床症状。大便培养可检出痢疾杆菌，结肠镜检查可发现黏膜炎症或溃疡等病变。

慢性菌痢中以慢性迁延型最为多见，慢性菌痢急性发作次之，慢性隐匿型比较少见。

二、辅助检查

（一）一般检查

1. 血常规　急性菌痢白细胞总数可轻至中度增多，以中性粒细胞为主，可达（10~20）×10^9/L。慢性菌痢可有贫血表现。

2. 大便常规　粪便外观多为黏液脓血便。镜检可见白细胞（大于 15 个/高倍视野）、脓细胞及少许红细胞，如有巨噬细胞则有助于诊断。培养可检出致病菌，如采样不当、标本搁置过久或患者已接受抗菌治疗，则培养结果常不理想。

（二）病原学检查

1. 细菌培养　粪便培养出痢疾杆菌可以确诊，同时应做药物敏感试验以指导临床合理选用抗菌药物。为提高细菌培养阳性率，应在抗菌药物使用前采样，取粪便脓血部分及时送检，早期多次送检可提高细菌培养阳性率。

2. 特异性核酸检测　采用核酸杂交或聚合酶链反应可直接检查粪便中的痢疾杆菌核酸，具有灵敏度高、特异性强、快速简便、对标本要求较低等优点，是较有发展前途的方法。

（三）免疫学检查

采用免疫学方法检测细菌或抗原具有早期、快速的优点，对菌痢的早期诊断有一定的帮助，但由于粪便中抗原成分复杂，易出现假阳性，推广应用少。

三、诊断标准

1. 诊断原则　①根据流行病学资料、临床表现及实验室检查，综合分析后做出疑似诊断、临床诊断；②确定诊断须依靠病原学检查。

2. 诊断　①疑似病例：腹泻，有脓血便或水样便或稀便，伴有里急后重症状，尚未确定其他原因引起的腹泻者；②临床诊断病例：同时具备以上流行病学史及临床表现，粪便常规检查提示白细胞或脓细胞 ≥ 15 个/高倍视野，可见红细胞、吞噬细胞，并排除其他原因引起之腹泻；③确诊病例：临床诊断病例并具备病原学检查结果，即粪便培养志贺菌阳性。

【鉴别诊断】

细菌性痢疾应与下列疾病进行鉴别诊断。

一、急性菌痢

1. 阿米巴痢疾　起病一般缓慢，少有毒血症症状，里急后重感较轻，大便次数亦较少，腹痛多在右侧，典型者粪便呈果酱样，有腐臭。镜检仅见少许白细胞、红细胞凝集成团，常有夏科 – 雷登结晶体，可找到阿米巴滋养体。乙状结肠镜检查，见肠黏膜大多正常，其中有散在溃疡，边缘深切，周围有红晕。细菌性痢疾易并发肝脓肿。

2. 其他细菌性肠道感染　如肠侵袭性大肠埃希菌、空肠弯曲菌及气单胞菌等细菌引起的肠道感染也可出现痢疾样症状，鉴别有赖于大便培养检出不同的病原菌。

3. 细菌性胃肠型食物中毒　因进食被沙门菌、金黄色葡萄球菌、副溶血弧菌、大肠埃希菌等病原菌或它们产生的毒素污染的食物引起。有进食同一食物集体发病病史，大便镜检通常白细胞不超过 5 个/高倍视野。确诊有赖于从可疑食物及患者呕吐物、粪便中检出同一细菌或毒素。

4. 急性肠套叠　多见于小儿。婴儿肠套叠早期无发热，因腹痛而阵阵啼哭，发病数小时后可排出血黏液便，镜检以红细胞为主，腹部可扪及包块。

5. 急性坏死性出血性小肠炎　多见于青少年，有发热、腹痛、腹泻及血便，毒血症严重，短期内出现休克。大便镜检以红细胞为主。常有全腹压痛及严重腹胀。大便培养无志贺菌生长。

二、中毒性菌痢

流行性乙型脑炎表现和流行季节与细菌性痢疾（重型或中毒型）相似，但是中毒性菌痢发病更急，进展迅猛且易并发休克，可以温盐水灌肠并做镜检及细菌培养。流行性乙型脑炎病情发展略缓，常在发热数日后进入昏迷或呼吸衰竭，休克少见，脑脊液检查有阳性发现。

三、慢性菌痢

慢性菌痢应与慢性血吸虫病、直肠癌、非特异性溃疡性结肠炎等疾病鉴别。

【西医治疗】

一、治疗思路及原则

急性菌痢发病急，早期诊断、早期治疗可使菌痢得到控制，早期治愈；中毒性菌痢可出现严重毒血症症状，并迅速发生休克和（或）呼吸衰竭，故应及时采用综合急救措施，力争早期治疗；慢性菌痢病因复杂，可采取全身与局部治疗相结合的原则，抗生素的使用应尽量根据大便培养的药敏结果，并可联合2种不同类型的抗菌药物，疗程须长。

二、常用药物处方

1. 抗菌药物

（1）喹诺酮类。喹诺酮类是主要作用于革兰氏阴性菌的抗菌药物，对革兰氏阳性菌的作用较弱。第三代喹诺酮类常用药物有诺氟沙星、氧氟沙星、环丙沙星、氟罗沙星等。第四代喹诺酮类药物增强了对革兰氏阳性菌的抗菌活性，对典型病原菌如肺炎支原体、肺炎衣原体及结核杆菌的作用增强，如莫西沙星和加替沙星。细菌性痢疾常用药物有诺氟沙星及环丙沙星，诺氟沙星胶囊每次 0.3~0.4 g，口服，一日 2 次，疗程 5~7 天。环丙沙星每次 0.2 g，2~3 次/日，口服或肌内注射。

（2）其他抗菌药物。匹美西林（Pivmecillinam）：成人 2~4 g/d，对难治性或重症感染，剂量可增至 13 g/d，静脉注射；儿童按体重 40~80 mg/（kg·d），分 2~4 次静脉注射，对难治性或重症感染，剂量可增加至 180 mg/（kg·d），静脉注射。头孢曲松（Ceftriaxone）：成人及 12 岁以上儿童：1~2 g，每日一次，危重症或由中度敏感菌引起的感染，剂量可增至 4 g，每日一次；新生儿、婴儿及 12 岁以下儿童按体重 20~50 mg/kg，每日一次。阿奇霉素（Azithromycin）也可用于成人治疗，用法：总剂量 1500 mg，每日一次服用 500 mg，共 3 天，或总剂量相同，首日服用 500 mg，第二至第五日每日一次口服本品 250 mg。

2. 抗胆碱能药物　此类药物能解除血管痉挛而用于中毒性菌痢，松弛胃肠平滑肌痉挛而缓解胃肠绞痛，改善症状。常用药物有阿托品、山莨菪碱、东莨菪碱、颠茄等。山莨菪碱（654-2）成人剂量为 10~20 mg/次，儿童每次 0.3~0.5 mg/kg，或阿托品成人 1~2 mg/次，儿童每次 0.03~0.05 mg/kg，可以对抗乙酰胆碱并具有扩张血管的作用，注射间隔和次数视病情轻重和症状缓解而定，轻症每隔 30~60 分钟肌内注射或静脉注射一次，重症 10~20 分钟静脉注射一次，直至面色红润、四肢转温，呼吸好转，血压回升即可停药，一般用 3~6 次即可见效。

3. 抗休克药物　酚妥拉明以每分钟 0.3 mg 剂量静脉滴注，对严重肺水肿者可每次 0.5~1 mg 静脉注射，在严密监测血流动力学改变下，每 10~15 分钟重复 1 次直至症状改善后改为每分钟 0.5~1 mg 持续静脉滴注。去甲肾上腺素每分钟滴入 4~10 μg，根据病情调整用量。可用 1~2 mg 加入生理盐水或 5% 葡萄糖 100 mL 内静脉滴注，根据情况掌握滴注速度，待血压升至所需水平后，减慢滴速，以维持血压于正常范围。

4. 小檗碱（黄连素） 因其有减少肠道分泌的作用，故在使用抗生素时可同时使用，每次 0.1~0.3 g，每天 3 次，7 天为 1 个疗程。

三、急性菌痢的治疗方案

1. 一般治疗 消化道隔离至临床症状消失，粪便培养连续 2 次阴性。毒血症状重者必须卧床休息。饮食以流食为主，忌食生冷、油腻及刺激性食物。

2. 抗菌治疗 轻型菌痢患者可不用抗菌药物，严重病例则需应用抗生素。近年来志贺菌对抗生素的耐药性逐年增长，因此，应根据当地流行菌株药敏试验或粪便培养的结果进行选择。抗生素治疗的疗程一般为 3~5 天。常用药物包括以下几种。

（1）喹诺酮类药物：抗菌谱广，口服吸收好，不良反应小，耐药菌株相对较少，可作为首选药物。首选环丙沙星，其他喹诺酮类也可酌情选用。不能口服者也可静脉滴注。儿童、孕妇及哺乳期妇女如非必要不宜使用。

（2）其他：WHO 推荐的二线用药，如匹美西林（Pivmecillinam）和头孢曲松（Ceftriaxone），二者可应用于任何年龄组，同时对多重耐药株有效。阿奇霉素（Azithromycin）也可用于成人治疗。二线用药，只有在志贺菌菌株对环丙沙星耐药时才考虑应用。

（3）小檗碱（黄连素）：因其有减少肠道分泌的作用，故在使用抗生素时可同时使用。

3. 对症治疗 只要有水和电解质丢失，均应口服补液（ORS），只有对严重脱水者，才考虑先静脉补液，然后尽快改为口服补液。高热以物理降温为主，必要时适当使用退热药；毒血症状严重者，可给予小剂量肾上腺皮质激素。腹痛剧烈者可用颠茄片或阿托品。

四、中毒性菌痢的治疗方案

1. 对症治疗
（1）降温止惊：高热应给予物理降温，必要时给予退热药；高热伴烦躁、惊厥者，可采用亚冬眠疗法。
（2）休克型：①迅速扩充血容量纠正酸中毒：快速给予葡萄糖盐水、5% 碳酸氢钠及低分子右旋糖酐等液体，补液量及成分视脱水情况而定，休克好转后则继续静脉输液维持。②改善微循环障碍：可给予山莨菪碱（654-2）、酚妥拉明、多巴胺等药物，以改善重要脏器血流灌注。③保护重要脏器功能：主要是心、脑、肾等重要脏器的功能。④其他：可使用肾上腺皮质激素，有早期 DIC 表现者可给予肝素抗凝等治疗。
（3）脑型：可给予 20% 甘露醇每次 1~2 g/kg 快速静脉滴注，每 4~6 小时注射一次，以减轻脑水肿，应用血管活性药物以改善脑部微循环，同时给予肾上腺皮质激素有助于改善病情。防治呼吸衰竭需保持呼吸道通畅、吸氧，如出现呼吸衰竭可使用洛贝林等药物，必要时可应用呼吸机。

2.抗菌治疗　药物选择基本与急性菌痢相同，但应先采用静脉给药，可选用环丙沙星、左旋氧氟沙星等喹诺酮类或三代头孢菌素类抗生素。病情好转后改为口服，剂量和疗程同急性菌痢。

五、慢性菌痢的治疗方案

1.一般治疗　注意生活规律，进食易消化、吸收的食物，忌食生冷、油腻及刺激性食物，积极治疗可能并存的慢性消化道疾病或肠道寄生虫病。

2.病原治疗　根据病原菌药敏结果选用有效抗菌药物，通常联用 2 种不同类型药物，疗程需适当延长，必要时可给予多个疗程治疗。也可药物保留灌肠，选择 0.3% 小檗碱液、5% 大蒜素液或 2% 磺胺嘧啶银悬液等灌肠液 1 种，每次 100~200 mL，每晚 1 次，10~14 天为 1 个疗程，灌肠液中添加小剂量肾上腺皮质激素可提高疗效。抗菌药物使用后，菌群失调引起的慢性腹泻可给予微生态制剂，包括益生菌和益生元。

3.对症治疗　有肠道功能紊乱者可采用镇静或解痉药物。

【中医治疗】

一、中医辨证施治

1.湿热痢

临床表现：腹痛阵阵，痢下赤白脓血，口干喜饮或伴发热，里急后重，肛门灼热，小便短赤，呕恶，苔黄腻，脉滑数。

病机：湿热之邪壅滞肠中，气机不畅，传导失常。

治法：清热解毒，调气行血。

处方：芍药汤加减。黄连、黄芩、大黄、当归、白芍、甘草、木香、槟榔、肉桂、金银花。

加减：兼饮食积滞，嗳腐吞酸，腹部胀满，加莱菔子、神曲、焦山楂以消食导滞；湿重于热，痢下白多赤少，舌苔白腻，去当归、黄芩，加茯苓、苍术、厚朴、陈皮以燥湿健脾；痢下鲜红，加地榆、苦参、牡丹皮、侧柏叶以凉血止血。热重于湿，痢下赤多白少，口渴喜冷饮者，宜加用白头翁、黄柏、秦皮等清热解毒。痢疾初起，兼见表证，恶寒发热，头痛身重者，可用荆防败毒散加减，解表举陷，此喻嘉言所谓"逆流挽舟"法。

2.寒湿痢

临床表现：腹痛拘急或胀满，喜温喜暖，痢下白多赤少或纯白冻，头沉身重，舌质淡，苔白腻，脉濡缓。

病机：寒湿阴邪留着肠中，气机阻滞，传导失常。

治法：温中燥湿，调气和血。

处方：胃苓汤或不换金正气散加减。苍术、白术、厚朴、桂枝、茯苓、陈皮、木香。

加减：痢下白中兼赤者，加芍药、当归调营和血；脾虚纳呆者，加神曲健脾开胃；寒湿气滞明显者，加槟榔、木香、炮姜散寒调气；暑天感寒湿而痢者，可用藿香正气散加减，以祛暑散寒，化湿止痢；痢下不止，状如鸭溏，畏寒不渴，四肢欠温，腹中微痛，舌苔薄白，脉沉迟等，属寒湿伤阳，脾胃阳虚者，治宜温中健脾，方用理中汤加木香、肉豆蔻以行气涩肠止痢。

3. 疫毒痢

临床表现：发病急骤，腹痛剧烈，里急后重较剧，高热，痢下鲜紫脓血，可有神昏痉厥，舌红绛，苔黄燥，脉滑数。

病机：疫毒熏灼肠道，耗伤气血。

治法：清热，解毒，凉血。

处方：白头翁汤合芍药汤加减。白头翁、黄连、黄芩、黄柏、秦皮、当归、白芍、木香、槟榔。

加减：夏季兼有暑湿困表者，可加藿香、佩兰、荷叶等，芳香透达，使邪从表解；若见热毒秽浊，壅积肠道，症见腹中满痛拒按、大便滞涩、臭秽难闻等，急以大承气汤之类，通腑泄浊，使疫毒之邪从下排。若发生厥脱，面色苍白，四肢厥逆而冷汗出，唇甲紫暗，尿少，脉微细欲绝，甚至神昏、惊厥者必须采用综合性抢救措施，中西医结合治疗，以挽其危。

4. 阴虚痢

临床表现：脐下急痛，里急后重，痢下脓血黏稠，虚坐努责，五心烦热，舌红绛少苔，脉细数。

病机：素体阴虚而病痢，或久痢伤阴。

治法：养阴清热，和血止痛。

处方：黄连阿胶汤合驻车丸加减。黄连、乌梅、黄芩、阿胶、当归、白芍、地榆炭。

加减：若下痢无度，虚坐努责，加赤石脂、禹余粮、人参以收涩固脱。若阴虚较甚，口干口渴明显，可加入石斛、沙参、天花粉养阴生津；若阴虚火旺，湿热未清，口苦，肛门灼热，下痢鲜血黏稠，加秦皮、白头翁清解湿热；痢下血多，加丹皮、赤芍、槐花凉血止血。

5. 虚寒痢

临床表现：腹部隐痛，痢下稀薄或白冻，滑脱不禁，四肢不温，畏寒神倦，食少神疲，舌淡，苔薄白，脉沉细而弱。

病机：痢久脾虚中寒，寒湿留滞肠中。

治法：温补脾胃，收涩固脱。

处方：附子理中汤加减，或桃花汤合真人养脏汤加减。制附片、干姜、人参、白术、甘草、肉桂、赤石脂、诃子、罂粟壳、肉豆蔻、白芍、当归、木香。

加减：积滞未尽者，应少佐消导积滞之品，如枳实、山楂、莱菔子、神曲等；畏寒肢厥，里寒较甚者，加吴茱萸、乌药以温中散寒理气；脱肛下坠者，可加升麻、黄芪以益气升陷，亦可用补中益气汤加减，以益气补中，升清举陷。

6. 休息痢

临床表现：下痢时发时止，缠绵不愈，饮食减少，里急后重，大便夹有黏液，或见赤色，舌质淡，苔腻，脉濡或虚数。

病机：下痢日久，正虚邪恋，寒热夹杂，肠道传导失司。

治法：温中清肠，调气化滞。

处方：①连理汤加减。人参、白术、干姜、甘草、黄连、木香、槟榔、枳实、当归。适用于休息痢发作期。②温脾汤加减。制附片、大黄、芒硝、当归、干姜、人参、甘草。适用于脾胃阳气不足、积滞未尽、遇寒即发，症见下痢白冻，倦怠少食，舌淡苔白，脉沉者。

加减：久痢不愈，见肾阳虚衰、关门不固者，宜加肉桂、熟附子、吴茱萸、五味子、肉豆蔻等以温肾暖脾，固肠止痢。

二、中成药处方

1. 木香槟榔丸　口服，3~6 g/次，2~3次/日。适用于湿热痢。

2. 复方黄连素片　口服，3~4片/次，2~3次/日。适用于湿热痢。

3. 参苓白术丸　口服，6 g/次，3次/日。适用于寒湿痢。

4. 参麦注射液　10~60 mL加入5%~10%葡萄糖注射液250~500 mL中，静脉滴注，1次/日，用于脱证患者。

5. 紫雪散　口服，1.5~3.0 g/次，2次/日，适用于疫毒痢。

6. 附子理中丸　口服，8丸/次，2次/日，适用于虚寒痢。

三、针灸及其他疗法

1. 针灸疗法

治法：通调腑气、调和气血。取穴以手足阳明经、足太阴经经穴为主。

主穴：天枢、气海、关元、足三里或止痢穴（左下腹相当于麦氏压痛点）。

根据辨证分型或相关症状进行配穴。针用平补平泻，毫针常规操作，留针30分钟。湿热痢加曲池、内庭；寒湿痢加中脘、气海；疫毒痢加尺泽、委中、内庭；阴虚痢加太溪、间使；虚寒痢加脾俞、胃俞；休息痢加脾俞、胃俞、大肠俞。

2. 其他疗法

（1）耳针：取穴大肠、小肠、直肠下段，浅刺留针30分钟，也可用王不留行籽贴压。口噤不能进食加贲门，毫针强刺激。

（2）穴位贴敷：吴茱萸20 g研末、醋调成膏，外敷神阙、涌泉，每日1次，适用于湿热痢、疫毒痢。

（3）隔姜灸：取穴神阙、关元、气海、脾俞、胃俞，适用于虚寒痢、休息痢。

【用药说明及治疗注意事项】

（1）以上西医治疗和中医治疗方案须个体化用药，要以最小的剂量、最简单的联合、最少的不良反应达到最佳控制症状为原则。

（2）喹诺酮类的主要不良反应为胃肠道反应和中枢反应，并可致精神症状，可影响软骨发育，孕妇、儿童应慎用，大剂量或长期应用易致肝损害。

（3）痢疾不论虚实，肠中多有滞，气血失于调畅。因此，消导、去滞、调气、和血、行血为治痢的基本方法。赤多重用血药，白多重用气药。"人以胃气为本，而治痢尤要"，顾护胃气应观察治痢始终。

（4）急性痢疾以实证、热证为主者，前人有"痢无止法""痢无泻法"之说，但对日久不愈的慢性痢疾，有寒热错杂者，可用乌梅丸加减。

（5）对于湿热痢不少单味中草药均有良好效果，如海蚌含珠草、马齿苋、小凤尾草等，可在辨证遣方时加用1~2味药物，或单味药30 g煎服。黄连作为治痢专药，因性味苦寒，其用量、疗程均应适度，以免日久苦寒伤胃。

（6）若下痢而不能进食，或下痢呕恶不能食者，称为噤口痢，主要是胃失和降、气机升降失调所致。实证者，多由湿热、疫毒蕴结而成，症见下痢，胸闷，呕恶不食，口气秽臭，舌苔黄腻，脉滑数，治宜泄热和胃，苦辛通降，方用开噤散加减，降逆开噤；或加玉枢丹，少量冲服，或用姜汁炒黄连同煎，少量频服，反复使用，以开噤为度。虚者因脾胃素虚或久痢胃虚气逆所致，症见下痢频频，呕恶不止，食入即吐，舌淡，脉弱，治宜健脾和胃，方用六君子汤加石菖蒲、姜汁以醒脾开胃。而胃气衰败所致噤口痢，实属危象，应积极图治。

【预防与康复指导】

一、管理好传染源

早期发现患者和带菌者，早期隔离，直至粪便培养隔日1次、连续2~3次阴性方可解除隔离。尽早治疗。对于托幼、饮食行业、供水等单位人员，定期进行查体、做粪便培养等，以便及时发现带菌者。对于慢性菌痢带菌者，应调离工作岗位，彻底治愈后方可恢复原工作。

二、切断传播途径

认真贯彻执行"三管一灭"（管好水源、食物和粪便及消灭苍蝇），注意个人卫生，养成餐前、便后洗手的良好卫生习惯；严格贯彻执行各项卫生制度。

三、保护易感人群

痢疾菌苗疗效不够肯定。近年来主要采用口服活菌苗，用于主动免疫，已获初步效果。在流行季节，可适当食用生蒜瓣，1~3瓣/次，2~3次/日，或将大蒜瓣放入菜食之中食用。亦可用马齿苋、绿豆适量，煎汤饮用，或马齿苋、陈茶叶共研细末，大蒜瓣捣泥拌匀成糊为丸，如龙眼大小，1丸/次，2次/日，连服1周。

四、生活起居规律

患者宜注意保暖，卧床静养，不要过量活动，调节情志，避免情志刺激；注意饮食卫生，避免进食不洁及变质食物，饮食宜清淡，忌食荤腥油腻难消化之物，脾胃虚寒者，则应忌食生冷瓜果，以免助寒，重伤脾胃之阳；注意观察大便的颜色、性状和大便次数；致病宜早，防止病情恶化。

第十三节　狂犬病

【概述】

一、西医定义

狂犬病又名恐水症，是由狂犬病毒引起的一种以侵犯中枢神经系统为主的急性人兽共患传染病。狂犬病毒通常由病兽通过唾液以咬伤方式传给人。临床表现有狂躁型和麻痹型，狂躁型症状为特有的恐水、怕风、恐惧不安、咽肌痉挛、进行性瘫痪等。迄今为止，该病无特效药物治疗，一旦发病，病死率接近100%。

二、中医认识

早在西晋葛洪所著《肘后备急方》中已有关于本病的记载。中医理论认为人被感染非时不正之气、五脏受毒的狂犬所咬而发病是狂犬病的病因。《外科正宗》言："疯犬乃朝夕露卧，非时不正之气所感，故心受之，其舌外出；肝受之，其目昏蒙；脾受之，其涎自流；肺受之，其音不出；肾受之，其尾下拖。此五脏受毒，成为疯犬，乃禀阴阳肃杀之气，故经此必致伤人。"

狂犬病早期基本病机为风毒内动出表，次要病机为正气亏虚，瘀阻脉络；中期以瘀热入络、肝风内动、痰蒙心窍为主，次要病机为气阴两虚；晚期病机为热毒互结，痰瘀阻闭，阳脱阴竭。清·马培之《青囊秘传》曰："仲景云'瘀热在里，其人发狂。'又云'其人如狂者，血症也，下血乃愈。'今犯此症者，大都如癫如狂，非瘀血为之乎？于是用仲景下瘀血汤治之，任其毒之轻重，症之发与未发，莫不应手而愈"。

明清医家治疗狂犬病主要基于对狂犬病"风、热、毒、瘀"病因病机的认识，故治疗狂犬病的成方主要由祛风解痉、活血化瘀和凉血解毒药物组成。后代医家在此基础上，对狂犬病的治法，做了如下精辟概括："本病病灶在血液中，当以排除血中毒素为主，清热解毒、破瘀行滞之药，尤宜多服，伤部亦应严密消毒。"

【流行病学】

一、传染源

带狂犬病毒的动物是本病的传染源，我国狂犬病的主要传染源是病犬，其次为猫、猪、牛、马等家畜。在发达国家地区由于对流浪狗控制及对家养狗的强制免疫，蝙蝠、浣熊、狼、狐狸等野生动物成为主要传染源。一般来说，狂犬患者不是传染源，不形成人与人之间的传染。

二、传播途径

病毒主要通过咬伤传播，也可由带病毒犬的唾液，经各种伤口和抓伤、舔伤的黏膜和皮肤入侵，少数可在宰杀病犬、剥皮、切割等过程中被感染。蝙蝠群居洞穴中的含病毒气溶胶也可经呼吸道传播。器官移植也可传播狂犬病。

三、易感人群

人群普遍易感，兽医与动物饲养员尤其易感。人被病犬咬伤后发病率为15%~20%，被病兽咬伤后是否发病与下列因素有关。①咬伤部位：头、面、颈、手指处被咬伤后发病机会多。②咬伤的严重性：创口深而大者发病率高。③局部处理情况：咬伤后迅速彻底清洗者发病机会较少。④及时、全程、足量注射狂犬疫苗和免疫球蛋白者发病率低。⑤被咬伤者免疫功能低下或免疫缺陷者发病机会多。

【诊断依据】

一、临床表现

潜伏期长短不一，大多在3个月内发病，潜伏期可长达10年以上，潜伏期长短与年龄、伤口部位、伤口深浅、入侵病毒数量和毒力等因素相关。典型临床经过分为以下3期。

（一）前驱期

常有低热、倦怠、头痛、恶心、全身不适，继而恐惧不安，烦躁失眠，对声、光、风等刺激敏感而有喉头紧缩感。具有诊断意义的早期症状是在愈合的伤口及其神经支配区有痒、痛、麻及蚁走等异样感觉，发生于50%~80%的病例。本期持续2~4天。

（二）兴奋期

表现为高度兴奋、恐惧不安、恐水、恐风。体温常升高（38~40 ℃甚至超过40 ℃）。恐水为本病的特征，但不一定每例都有。典型患者虽渴极而不敢饮，见水、闻流水声、饮水或仅提及饮水时均可引起咽喉肌严重痉挛。外界多种刺激如风、光、声也可引起咽肌痉挛。常因声带痉挛伴声嘶、说话吐词不清，严重发作时可出现全身肌肉阵发性抽搐，因呼吸肌痉挛致呼吸困难和发绀。患者常出现流涎、多汗、心率快、血压增高等交感神经功能亢进表现。因同时有吞咽困难和过度流涎而出现"泡沫嘴"。患者神志多清晰，可出现精神失常，视、幻听等。本期为1~3天。

（三）麻痹期

患者肌肉痉挛停止，进入全身弛缓性瘫痪，患者由安静进入昏迷状态，最后因呼吸、循环衰竭死亡。该期持续时间较短，一般6~18小时。

本病全程一般不超过6天。除上述狂躁型表现外，尚有以脊髓或延髓受损为主的麻痹型（静型）。该型患者无兴奋期和典型的恐水表现，常见高热、头痛、呕吐、腱反射消失、肢体软弱无力、共济失调和大小便失禁，呈横断性脊髓炎或上行性麻痹等症状，最终因全身弛缓性瘫痪死亡。

二、辅助检查

（一）血、尿常规及脑脊液

外周血白细胞总数轻至中度增多，中性粒细胞一般占80%以上。尿常规可发现轻度蛋白尿，偶有透明管型。脑脊液压力稍增高，细胞数轻度增高，一般不超过200×10^6/L，以淋巴细胞为主，蛋白轻度增高，糖及氯化物正常。

（二）病原学检查

1. 抗原检查　可取患者的脑脊液或唾液直接涂片、角膜印片或咬伤部位皮肤组织或脑组织通过免疫荧光法检测抗原，阳性率可达98%，此外，还可使用快速狂犬病酶联免疫吸附法检测抗原。

2. 病毒分离　取患者的唾液、脑脊液、皮肤或脑组织进行细胞培养或用乳小白鼠接种法分离病毒。

3. 内基小体检查　动物或死者的脑组织做切片染色，镜检找内基小体，阳性率为70%~80%。

4. 核酸测定　取新鲜唾液和皮肤活检组织通过反转录－聚合酶链反应法测定狂犬病毒RNA。

（三）抗体检查

存活1周以上者做血清中和试验或补体结合试验检测抗体，效价上升者有诊断意义。此外，中和抗体还是评价疫苗免疫力的指标。国内多采用酶联免疫吸附试验检测血清中特异性抗体，该抗体仅在疾病晚期出现。

三、诊断标准

依据为有被狂犬或病兽咬伤或抓伤史。出现典型症状如恐水、怕风、咽喉痉挛，或怕光、怕声、多汗、流涎和咬伤处出现麻木、感觉异常等即可做出临床诊断。确诊有赖于检查病毒抗原、病毒核酸或尸检脑组织中的内基小体。

【鉴别诊断】

本病需与破伤风、病毒性脑膜脑炎、脊髓灰质炎、类狂犬病性癔症等鉴别。

一、破伤风

有外伤史，患者潜伏期较短，多为6~14天，常见症状为牙关紧闭，苦笑面容，全身性肌肉痉挛持续较久，常伴有角弓反张。而狂犬病肌肉痉挛呈间歇性发作，主要发生在咽肌。破伤风患者无高度兴奋及恐水现象，积极治疗多可治愈。

二、病毒性脑膜脑炎

病毒性脑膜脑炎有明显的颅内高压和脑膜刺激征，神志改变明显，脑脊液检查有助于鉴别。

三、脊髓灰质炎

麻痹型脊髓灰质炎易与麻痹型狂犬病混淆。此病呈双向热型起病，双侧肢体现不对称弛缓性瘫痪，无恐水症状，肌痛较明显。

四、类狂犬病性癔症

这类患者有被犬且多确定为狂犬咬伤史或与患病动物接触史，经数小时或数天即发生类似狂犬病的症状，如咽喉部有紧缩感、能饮水、精神兴奋等症状，但不发热、不流涎、不怕风，或试以饮水，可不引起咽喉肌肉痉挛。这类患者经暗示、说服、对症治疗，可以恢复健康。

【西医治疗】

一、治疗思路

狂犬病发病以后以对症支持等综合治疗为主。

二、常用于治疗的处方

1.联合镇痛治疗的镇静方案

（1）地西泮：成人常用剂量开始 10 mg 静脉注射，以后按需每隔 3~4 小时加 5~10 mg，24 小时总量以 40~50 mg 为限。

（2）咪达唑仑：成人常用剂量 3~8 mg/h 泵速（以 60 kg 为例），维持量 3~8 mL/h。

（3）丙泊酚：成人常用剂量 30~200 mg/h 泵速（以 60 kg 为例），维持量 6~18 mL/h。

（4）舒芬太尼：成人常用剂量 0.1~0.3 μg/h 泵速（以 60 kg 为例），维持量 3~18 mL/h。

2.临床曾应用干扰素-α、阿糖腺苷、大剂量人抗狂犬病免疫球蛋白治疗，均未获成功。

三、急性发作期的治疗方案

1.隔离患者　单室严格隔离患者，防止唾液污染，尽量保持患者安静，减少光、风、声等刺激。

2.对症治疗　对症治疗包括加强监护、镇静、解除痉挛、给氧，必要时气管切开，纠正酸中毒，补液，维持水、电解质平衡，纠正心律失常，稳定血压，出现脑水肿时给予脱水剂等。

3.抗病毒治疗　临床曾应用干扰素-α、阿糖腺苷、大剂量人抗狂犬病免疫球蛋白治疗，均未获成功。还需进一步研究有效的抗病毒治疗药物。2018 年 10 月"人用皮卡狂犬病疫苗"获得国际多中心三期临床试验批件。该疫苗是全球首创的治疗性狂犬病疫苗，率先采用一周加速完成免疫的免疫规程，可大幅提升免疫人群的依从性。

【中医治疗】

一、中医辨证施治

1. 前驱期

临床表现：发热、倦怠、头痛、恶心、全身不适，继而恐惧不安，烦躁失眠，对声、光、风等刺激敏感而有喉头紧缩感。愈合的伤口及周围区域有痒、痛、麻及蚁走等异样感觉。舌淡，苔薄黄或薄白，脉浮或浮紧或浮数。

病机：风毒内动出表，正气亏虚，瘀阻脉络。

治法：益气解毒，祛风解痉。

处方：加味人参败毒散。人参、荆芥、柴胡、前胡、川芎、枳壳、羌活、独活、茯苓、桔梗（炒）、甘草、薄荷。

2. 兴奋期

临床表现：狂躁、恐惧不安、恐水、恐风。发热、虽渴极而不敢饮。声嘶、说话吐词不清，吞咽困难，流涎，阵发性抽搐，呼吸急促、唇绀。可出现精神失常，视、幻听等。舌红，苔干，脉弦数或滑数。

病机：瘀热入络，肝风内动，痰蒙心窍。

治法：清热解毒、破瘀行滞。

处方：下瘀血汤。生大黄、桃仁、地鳖虫。

3. 麻痹期

临床表现：神志淡漠或不省人事，面色苍白，呼吸浅促，汗出肢冷，全身弛缓性瘫痪，舌暗淡，脉沉细微欲绝或浮大无根。

病机：热毒互结，痰瘀阻闭，元气衰微，阳脱阴竭。

治法：益气回阳，救阴固脱。

处方：参附汤合生脉饮。人参、麦冬、五味子、附子。

二、针灸疗法

针灸治疗狂犬病，常用放血（井穴）、拔罐（伤口刺络拔罐）及灸疗，以灸法为主，往往针药并用。外丘经验穴治犬伤，速灸三壮。

【用药说明及治疗注意事项】

一、治疗方案须个体化

用药要以最小的剂量、最简单的联合、最少的不良反应达到最佳控制症状为原则。

二、镇静镇痛药物使用注意

联合镇痛治疗的镇静方案需由受过训练的麻醉医师或重症监护病房医生来给药。镇静之前应对患者的基本生命体征（神志、心率、呼吸、血压、尿量及体温）进行严密监测，应结合患者病情及器官功能状态，以选择合适的药物及其剂量，确定观察监测的疗效目标，制定最好的个体化治疗方案，及时调整镇痛和镇静治疗方案，避免发生不良事件，尤其对于循环不稳定、肝肾功能不全、呼吸衰竭的患者。镇静、镇痛治疗可能带来ICU获得性肌无力、循环和呼吸功能抑制、深静脉血栓，阿片类镇痛药物可抑制肠道蠕动导致便秘和腹胀等不良反应。积极处理原发病、早期康复训练、充足的营养、积极的护理以及必要的对症支持治疗可减少上述并发症的发生。

【预防与康复指导】

目前狂犬病仍是被认为死亡率接近100%的疾病。

一、管理传染源

对家庭饲养动物进行免疫接种，管理流浪动物。对可疑因狂犬病死亡的动物，应取其脑组织进行检查，并将其焚毁或深埋，切不可剥皮或食用。

二、正确处理伤口

被动物咬伤或抓伤后，应立即用20%的肥皂水反复彻底冲洗伤口至少半小时，伤口较深者需用导管伸入，以肥皂水持续灌注清洗，力求去除狗涎，挤出污血。一般不缝合包扎伤口，必要时使用抗菌药物，伤口深时还要使用破伤风抗毒素。

三、接种狂犬病疫苗

预防接种对防止发病有肯定价值，包括主动免疫和被动免疫。人一旦被咬伤，疫苗注射至关重要，严重者还需注射狂犬病血清。

1. 主动免疫　世界卫生组织推荐使用疫苗如下。

（1）人二倍体细胞疫苗，价格昂贵。

（2）原代细胞培养疫苗，包括地鼠肾细胞疫苗、狗肾细胞疫苗和鸡胚细胞疫苗等。

（3）传代细胞系疫苗，包括Vero细胞（非洲绿猴肾传代细胞）疫苗和BHK细胞（幼仓鼠肾细胞）疫苗。

我国批准的地鼠肾细胞疫苗、鸡胚细胞疫苗和Vero细胞疫苗注意如下：①暴露前预防：接种3次，每次1 mL，肌内注射，于0、7、28天进行；1~3年加强注射一次。②暴露后预防：接种5次，每次2 mL，肌内注射，于0、3、7、14和28天完成，如严重咬伤，可全程注射10针，于当天至第6天每天一针，随后于10、14、30、90天各注射一针。部分Vero细胞疫苗可应用2—1—1免疫程序：于0天在左右上臂三角肌肌内各注射一剂（共两剂），幼儿可在左右大腿前外侧区肌内各注射一剂（共两剂），7、21天各注射本疫苗1剂，全程免疫共注射4剂，儿童用量相同。

对具有下列情形之一的建议首剂狂犬病疫苗剂加倍给予：①注射疫苗前1个月内注射过免疫球蛋白或抗血清者。②先天性或获得性免疫缺陷患者。③接受免疫抑制剂（包括抗疟疾药物）治疗的患者。④老年人及患慢性病者。⑤暴露后48小时或更长时间后才注射狂犬病疫苗的人员。

2. 被动免疫　创伤深广、严重或发生在头、面、颈、手等处，同时咬人动物确有患狂犬病的可能性，则应立即注射狂犬病血清（人抗狂犬病毒免疫球蛋白和抗狂犬病马血清两种，以人抗狂犬病免疫球蛋白为佳），该血清含有高效价抗狂犬病免疫球蛋白，可直接中和狂犬病病毒，应及早应用，伤后即用，伤后一周再用几乎无效。

（葛 潮 戴 蓓 刘振学 张 源 张 腾 李 斌 郭维军）

【参考文献】

[1]国家卫生健康委员会.流行性感冒诊疗方案（2018年版修订版）[J].传染病信息，2018，31（6）：500-504.

[2]卫生部流行性感冒诊断与治疗指南编撰专家组.流行性感冒诊断与治疗指南（2011年版）[J].中华结核和呼吸杂志，2011（10）：725-734.

[3]中国中西医结合学会传染病专业委员会.人禽流感中西医结合诊疗专家共识[J].中华传染病杂志，2016，34（11）：641-647.

[4]杨建宇.人禽流感诊疗方案（2008版）[J].光明中医，2009，24（3）：377-383.

[5]马亦林，李兰娟.传染病学[M].5版.上海：上海科学技术出版社，2011.

[6]中华医学会，中华中医药学会.传染性非典型肺炎（SARS）诊疗方案[J].中华医学杂志，2003，83（19）：1731-1752.

[7]中华中医药学会.传染性非典型肺炎（SARS）中医诊疗指南[J].中医药临床杂志，2004，16（1）：附页.

[8]中华人民共和国国家卫生健康委员会.新型冠状病毒肺炎诊疗方案（试行第七版）.

[9]国家卫生健康委办公厅.新型冠状病毒肺炎诊疗方案（试行第八版）.

[10]广东省中西医结合学会.广东省新型冠状病毒肺炎中西医结合防治专家共识（试行第一版）.

[11]吴勉华，王新月.中医内科学[M].9版.北京：中国中医药出版社，2012.

[12]中华医学会.临床指南（结核病分册）[M].北京：人民卫生出版社，2004.

[13]中国防痨协会.耐药结核病化学治疗指南（2009）[J].中国防痨杂志，2010，42（4）：181-197.

[14]赵辨.临床皮肤病学[M].2版.南京：江苏科学技术出版社，2001.

[15]汪受传.中医儿科学[M].北京：中国中医药出版社，2003.

[16]杨志波，范瑞强，邓丙戌.中医皮肤性病学[M].北京：中国中医药出版社，2010.

[17]瞿幸.中医皮肤性病学[M].北京：中国中医药出版社，2016.

[18]李兰娟，任红.传染病学[M].9版.北京：人民卫生出版社，2019.

[19]魏来，李太生.内科学：感染科分册[M].北京：人民卫生出版社，2016.

［20］刘晓青，段兴容.甲型肝炎的中西医治疗及预防［J］.中国医药指南，2008，6（18）：103-104.

［21］张天伦.运用中药配合针刺治疗甲型肝炎 75 例［J］.中西医结合肝病杂志，1995，5（S1）：107.

［22］袁达观.病毒性甲型肝炎的中医治疗［J］.实用中医内科杂志，1988，2（2）：61-62.

［23］中华医学会肝病学分会，中华医学会感染病学分会.慢性乙型肝炎防治指南（2010 年版）［J］.中华肝脏病杂志，2011，19（1）：13-24.

［24］中华中医药学会肝胆病专业委员会，中国民族医药学会肝病专业委员会.慢性乙型肝炎中医诊疗指南（2018 年版）［J］.中西医结合肝病杂志，2019，29（1）：6.

［25］刘清泉.中医传染病学［M］.北京：科学出版社，2017.

［26］张培新.食物中毒的中医治疗［J］.中国中医药报，2009（3）：4.

［27］孙国杰.针灸学［M］.上海：上海科学技术出版社，1997.

［28］熊继柏.暴吐、暴泻、虚脱［J］.中国乡村医生杂志，1992（8）：15-16.

［29］杨绍基.传染病学［M］.北京：人民卫生出版社，2005.

［30］周仲英，蔡淦.中医内科学［M］.2 版.北京：人民卫生出版社，2013.

［31］中华中医药学会.细菌性痢疾中医内科临床诊疗指南［J］.北京中医药，2020，39（6）：521-525.

［32］斯崇文.感染病学［M］.北京：人民卫生出版社，2004.

［33］陈灏珠.实用内科学［M］.11 版.北京：人民卫生出版社，2005.

［34］李永宸，彭胜权.中医文献治疗狂犬病方法探析［J］.中国中医急症，2006，15（10）：1142-1143，1160.

［35］蒋国平，田昕.中国成人 ICU 镇痛和镇静治疗 2018 指南解读［J］.浙江医学，2018，40（16）：1769-1774，1778.

第四章

脑血管疾病

第一节　短暂性脑缺血发作

【概述】

一、西医定义

短暂性脑缺血发作（transient ischemic attack，TIA）是由于局部脑或视网膜缺血引起的短暂性神经功能缺损，临床症状一般不超过 1 小时，最长不超过 24 小时，且无责任病灶的证据。凡神经影像学有神经功能缺损对应的明确病灶者不宜称为 TIA。传统的 TIA 定义，只要临床症状在 24 小时内消失，且不遗留神经系统体征，而不管是否存在责任病灶。近来研究证实，对于传统 TIA 患者，如果神经功能缺损症状超过 1 小时，绝大部分神经影像学检查均可发现对应的脑部小梗死灶。因此，许多传统的 TIA 病例实质上是小卒中。

二、中医认识

短暂性脑缺血发作的临床特点是突然发病，发病时间短，可自行缓解，但易于复发。朱丹溪云："眩晕者，中风之渐也。"临床主要有以下几方面的表现：①眩晕：突然发作甚则昏倒，旋而即醒。②一侧面部或肢体麻木，或肢体软弱无力，或呈蚁行感，嘴角流涎，尤以一侧手指麻木多见。③舌强言謇：突然出现暂时性说话困难或含糊不清。④视歧或目瞀：暂时性视物模糊或失明。《医林改错》云："未得半身不遂以前……有无故一阵眼睛发热者，有眼前常见旋风者。"⑤嗜睡：没有明显原因的嗜睡，整天昏昏沉沉，但对外界刺激能正常反应。⑥健忘：在智力和个性方面一反常态，智力显著减退。《医林改错》云："有平素聪明，忽然无记性者，有忽然说话少头无尾、语无伦次者……"⑦头胀痛或项强：突然出现难以忍受的头痛或项强，形式和往常不同，常伴有高血压或高血脂。

【诊断依据】

一、临床表现

（一）一般特点

TIA 好发于中老年人，男性多于女性，患者多伴有高血压、动脉粥样硬化、糖尿病或高血脂等脑血管病危险因素。发病突然，局部脑或视网膜功能障碍历时短暂，最长时间不超过 24 小时，不留后遗症状。由于微栓塞导致的脑缺血范围很小，一般神经功能缺损的范围和严重程度比较有限。偶见新鲜松散的大血栓（如阵发性房颤）阻塞颈动脉后栓子很快破碎、自溶和血管再通，表现为短暂性、大面积严重脑缺血症状。TIA 常反复发作。血流动力学改变导致的 TIA，因每次发作缺血部位基本相同，而临床表现相似或刻板；微栓塞导致的 TIA，因每次发作受累的血管和部位有所不同，而临床表现多变。

（二）颈内动脉系统 TIA

神经功能缺损的中位持续时间为 14 分钟。临床表现与受累血管分布有关。大脑中动脉（middle cerebral artery，MCA）供血区的 TIA 可出现缺血对侧肢体的单瘫、轻偏瘫、面瘫和舌瘫，可伴有偏身感觉障碍和对侧同向偏盲，优势半球受损常出现失语和失用，非优势半球受损可出现空间定向障碍。大脑前动脉（anterior cerebral artery，ACA）供血区缺血可出现人格和情感障碍、对侧下肢无力等。颈内动脉（internal carotid artery，ICA）的眼支供血区缺血表现为眼前灰暗感、云雾状或视物模糊，甚至为单眼一过性黑蒙、失明。颈内动脉主干供血区缺血可表现为眼动脉交叉瘫［患侧单眼一过性黑蒙、失明和（或）对侧偏瘫及感觉障碍］、Horner 交叉瘫（患侧 Horner 征、对侧偏瘫）。

（三）椎 – 基底动脉系统 TIA

神经功能缺损的中位持续时间为 8 分钟。最常见表现是眩晕、平衡障碍、眼球运动异常和复视。可有单侧或双侧面部、口周麻木，单独出现或伴有对侧肢体瘫痪、感觉障碍，呈现典型或不典型的脑干缺血综合征。此外，椎 – 基底动脉系统 TIA 还可出现下列几种特殊表现的临床综合征。

1. 跌倒发作　表现为下肢突然失去张力而跌倒，无意识丧失，常可很快自行站起，系脑干下部网状结构缺血所致。有时见于患者转头或仰头时。

2. 短暂性全面遗忘症（transient global amnesia，TGA）　发作时出现短时间记忆丧失，对时间、地点有定向障碍，但谈话、书写和计算能力正常，一般症状持续数小时，然后完全好转，不遗留记忆损害。发病机制仍不十分清楚，部分发病可能是大脑后动脉颞支缺血累及边缘系统的颞叶海马、海马旁回和穹隆所致。

3. 双眼视力障碍发作　双侧大脑后动脉距状支缺血导致枕叶视皮质受累，引起暂时性皮质盲。值得注意的是，椎 – 基底动脉系统 TIA 患者很少出现孤立的眩晕、耳鸣、恶心、晕厥、头痛、尿便失禁、嗜睡或癫痫等症状，往往合并有其他脑干或大脑后动脉供血区缺血的症状和（或）体征。

二、辅助检查

发病 1 周内的患者建议就诊当天进行急诊脑 CT 平扫或 MRI 检查。脑 CT 平扫或 MRI 可以排除小量脑出血及其他可能存在的脑部病变，是最重要的初始诊断性检查。脑 CT 平扫或普通 MRI（T_1 加权、T_2 加权及质子相）检查大多正常，但部分病例弥散加权 MRI（DWI）可以在发病早期显示一过性缺血灶，缺血灶多呈小片状，一般体积 1~2 mL。初始检查内容：血常规（包括血小板计数）、凝血功能、血糖、血脂、血电解质、肝肾功能、心电图、经胸超声心动图、脑 CT 或 MRI 及无创性颅内外血管病变检查（颈部血管超声、经颅多普勒超声、CTA 或 MRA）。初始检查项目一般要求在 48 小时内完成，最好在 24 小时内完成。

为进行鉴别诊断和排除需要特殊治疗的 TIA 病因，以及评估预后，还可能需要动态心电图监测、经食管超声心动图、DSA 等检查，以及蛋白 C、蛋白 S、抗凝血酶 Ⅲ 等易栓状态的筛查。对于多次发生单眼一过性黑蒙的老年高血压患者，应该直接关注同侧颈动脉；而对于有自然流产、静脉血栓和多次 TIA 发作史的年轻女性，则应该初始评估抗磷脂抗体（抗磷脂抗体综合征）。

三、诊断标准

大多数 TIA 患者就诊时临床症状已消失，故诊断主要依靠病史。中老年患者突然出现局灶性脑功能损害症状，符合颈内动脉或椎－基底动脉系统及其分支缺血表现，并在短时间内症状完全恢复（多不超过 1 小时），应高度怀疑为 TIA。如果神经影像学检查没有发现神经功能缺损对应的病灶，临床即可诊断 TIA。

TIA 的诊断还应区分不同类型的发病机制，明确脑缺血是否由低灌注等血流动力学改变所致，并需寻找微栓子的来源和病因。如果患者存在高度或中度心源性脑栓塞危险栓子来源，而没有脑缺血责任血管的栓子来源或其他病因，通常考虑 TIA 的微栓子来源于心脏。

【鉴别诊断】

一、脑梗死

TIA 在神经功能缺损症状消失前需与脑梗死鉴别。脑梗死在发病早期脑 CT、普通 MRI 等神经影像学检查也可正常，但 DWI 在发病早期可显示缺血灶，有利于进行鉴别诊断。如果患者神经功能缺损症状已持续存在超过 1 小时，因绝大部分患者均持续存在神经功能缺损对应的缺血灶，通常应考虑脑梗死诊断。由微栓子所致的 TIA，脑组织局部缺血的范围较小，其神经功能缺损的程度一般较轻；因此，对于神经功能缺损范围广泛且程度严重的患者，即使急性脑血管病的发病只有数分钟，也基本不考虑 TIA 的诊断，而应诊断急性脑梗死，积极进行溶栓筛查和治疗。

二、癫痫的部分性发作

特别是单纯部分性发作，常表现为持续数秒至数分钟的肢体抽搐或麻木针刺感，从躯体的一处开始，并向周围扩展，可有脑电图异常，CT/MRI 检查可能发现脑内局灶性病变。

三、梅尼埃病（Meniere disease）

发作性眩晕、恶心、呕吐与椎 – 基底动脉 TIA 相似，但每次发作持续时间超过 24 小时，伴有耳鸣、耳阻塞感、反复发作后听力减退等症状，除眼球震颤外，无其他神经系统定位体征。发病年龄多在 50 岁以下。

四、心脏疾病

阿 – 斯综合征（Adams-Strokes syndrome），严重心律失常如室上性心动过速、多源性室性期前收缩、室速或室颤、病态窦房结综合征等，可因阵发性全脑供血不足出现头昏、晕倒和意识丧失，但常无神经系统局灶性症状和体征，动态心电图监测、超声心动图检查常有异常发现。

五、其他

颅内肿瘤、脓肿、慢性硬膜下血肿、脑内寄生虫、低血糖等亦可出现类似 TIA 发作症状。原发或继发性自主神经功能不全亦可因血压或心律的急剧变化出现短暂性全脑供血不足和发作性意识障碍。基底动脉型偏头痛，常有后循环缺血发作，应注意排除。

【西医治疗】

TIA 是急症。TIA 发病后 2 天或 7 天内为卒中的高风险期，对患者进行紧急评估与干预可以减少卒中的发生。临床医师还应提前做好有关的准备工作，一旦 TIA 转变成脑梗死，不要因等待凝血功能等结果而延误溶栓治疗。

TIA 发病 1 周内，具备下列指征者建议入院治疗：进展 TIA；神经功能缺损症状持续时间超过 1 小时；栓子可能来源于心脏（如心房颤动）；已知高凝状态；TIA 短期卒中风险评估（如 ABCD2 评分，见表 4–1）为高危患者。如果症状发作在 72 小时内，建议有以下情况之一者也入院治疗：① ABCD2 评分 > 2；② ABCD2 评分 0~2，但门诊不能在 2 天之内完成 TIA 系统检查；③ ABCD2 评分 0~2，但 DWI 已显示对应小片状缺血灶或缺血责任大血管狭窄率 > 50%。

表 4-1   TIA 的 ABCD2 评分

TIA 的临床特征		得分
年龄（A）	＞60 岁	1
血压（B）	收缩压＞140 mmHg 或舒张压 ＞90 mmHg	1
临床症状（C）	单侧无力	2
	不伴无力的言语障碍	1
症状持续时间（D）	＞60 分钟	2
	10~59 分钟	1
糖尿病（D）	有	1

一、药物治疗

（一）抗血小板治疗

非心源性栓塞性 TIA 推荐抗血小板治疗。发病 24 小时内，具有卒中高复发风险（ABCD2 评分≥4）的急性非心源性 TIA 或轻型缺血性脑卒中患者（NIHSS 评分≤3），应尽早给予阿司匹林联合氯吡格雷治疗 21 天。发病 30 天内伴有症状性颅内动脉严重狭窄（狭窄率 70%~99%）的 TIA 患者，应尽早给予阿司匹林联合氯吡格雷治疗 90 天。其他 TIA 或小卒中一般单独使用：①阿司匹林（50~325 mg/d）；②氯吡格雷（75 mg/d）；③阿司匹林和缓释的双嘧达莫（分别为 25 mg 和 200 mg，2 次/日）。

（二）抗凝治疗

心源性栓塞性 TIA 一般推荐抗凝治疗，可在神经影像学检查排除脑出血后尽早开始实施。主要包括肝素、低分子肝素、华法林及新型口服抗凝药（如达比加群、利伐沙班、阿哌沙班、依度沙班等）。一般短期使用肝素后改为口服抗凝剂华法林治疗，华法林治疗目标为国际标准化比值达到 2~3，用药量根据结果调整。高度卒中风险的 TIA 患者应选用半衰期较短和较易中和抗凝强度的肝素；一旦 TIA 转变成脑梗死，可以迅速纠正凝血功能指标的异常，使之符合溶栓治疗的入选标准。频繁发作的 TIA 或椎 - 基底动脉系统 TIA 及对抗血小板治疗无效的病例也可考虑抗凝治疗。对人工心脏瓣膜置换术后等高度卒中风险的 TIA 患者口服抗凝剂治疗无效时还可加用小剂量阿司匹林或双嘧达莫联合治疗。

（三）扩容治疗

纠正低灌注，适用于血流动力型 TIA。

（四）溶栓治疗

对于新近发生的符合传统 TIA 定义的患者，即使神经影像学检查发现有明确的脑梗死责任病灶，目前也不作为溶栓治疗的禁忌证。若 TIA 再次发作，临床有脑梗死的诊断可能，不应等待，应按照卒中指南积极进行溶栓治疗。

（五）其他

对有高纤维蛋白原血症的 TIA 患者，可选用降纤溶治疗。活血化瘀性中药制剂对 TIA 患者也可能有一定的治疗作用。

二、TIA 的外科治疗和血管介入治疗

对适合颈动脉内膜切除术（carotid endarterectomy，CEA）或颈动脉血管成形和支架置入术（carotid angioplasty and stenting，CAS）者，最好在 48 小时之内手术，不应延误治疗。

三、控制危险因素

控制血压、血糖、血脂等。

【中医治疗】

一、中医辨证施治

1. 风阳上扰证

临床表现：常感眩晕头痛，耳鸣面赤，性情急躁易怒，怒时头痛加重，腰腿酸软，心烦少寐多梦，口干或苦，苔薄黄，舌质红，脉弦细数或弦滑。

病机：肝火旺盛，痰热内蕴，风阳上扰。

治法：平肝潜阳，镇肝息风。

处方：天麻钩藤饮合镇肝熄风汤加减。龙骨、牡蛎、代赭石、珍珠母、石决明、龟板、天麻、钩藤、白芍、玄参、牛膝、桑叶、菊花。

加减：阳亢火盛，头痛剧烈，面红目赤者，加夏枯草清肝息风潜阳；肝风内动，肢搐手抖者，加僵蚕、地龙息风镇痉；痰热较甚，苔黄腻者，加胆星、竹沥、川贝母清热化痰；心烦燥热者，加黄芩、山栀、茯神清热除烦宁神；痰蒙心神，若伴肾阴不足，气血亏虚，腰膝酸软无力，加当归、首乌、枸杞、桑寄生、熟地等补益肝肾。

2. 肝肾阴亏证

临床表现：脑晕而神疲健忘，耳鸣如蝉，甚则突然昏仆，昏不知人，短时即醒，双目干涩，视物昏花，甚则出现一过性眼盲，失眠多梦，腰膝酸软，手足心热，口干，舌红少苔或无苔，脉沉细弦。

病机：肝肾阴虚，虚阳上扰，扰乱清窍。

治法：滋补肝肾，育阴潜阳。

处方：左归丸加减。龟板、枸杞子、天门冬、菊花、白芍、怀牛膝、杜仲、桑寄生、熟地黄、山茱萸、茯苓、泽泻、山药、砂仁（后下）、甘草。

加减：五心烦热者加知母、黄柏。

3. 风痰阻络证

临床表现：头重目眩，或头重如裹，甚则神志迷蒙，一侧肢体发麻或沉重无力，或突然昏仆，少时而醒，平素嗜酒食甘，体肥，少气懒言，嗜卧欲寐，口中黏腻不爽，胸

膈满闷，恶心，舌苔厚腻，脉弦滑。

病机：风痰阻络，气血不通。

治法：祛风豁痰通络。

处方：涤痰汤加减。半夏、白术、天麻、陈皮、茯苓、白芍、甘草、石菖蒲、竹茹、郁金、僵蚕。

加减：若兼头目胀痛，苔黄腻，脉滑数，加胆南星、黄芩。若体丰痰湿黏滞，可加白芥子、皂角。

4.气虚血瘀证

临床表现：眩晕动则加剧，或突然昏不知人，旋时即醒，或一过性肢麻不用，气短乏力，心悸神疲，卧睡时口角流涎，手指麻木，肢体疼痛，夜间尤甚，遇劳加剧，舌紫暗，脉沉细。

病机：气虚不运，血瘀阻络。

治法：补益气血，活血通络。

处方：补阳还五汤加减。黄芪、桃仁、红花、牛膝、川芎、当归、赤芍、地龙。

加减：血虚甚者，加枸杞、首乌藤以补血；肢冷、阳失温煦者，加桂枝以温经通脉；腰膝酸软者，加续断、桑寄生、杜仲以壮筋骨、强腰膝。

中成药：脑心通每次3粒，一天3次，可静脉滴注血栓通、血塞通、丹红等活血通络药物。

二、中成药处方

（1）养血清脑颗粒，一次一袋，一天3次冲服。

（2）安脑丸一次一丸，一天2次口服。

（3）天麻颗粒一次一袋，一天2次冲服。

三、针灸及其他疗法

1.针灸疗法

治法：平肝潜阳，豁痰息风，健脾益气，活血通络。取穴以督脉、足厥阴肝经、足阳明胃经穴为主。

主穴：实证取百会、风池、太冲、内关、丰隆。虚证取百会、风池、肾俞、肝俞、足三里。

根据辨证分型或相关症状进行配穴。肝阳上亢配行间、率谷；气血亏虚配脾俞、气海；瘀血阻窍配膈俞、血海。针刺风池穴应正确把握进针的方向、角度和深度，余穴毫针常规操作，实证用泻法，虚证用补法，留针30分钟，每隔10~15分钟行针1次，每日治疗1~2次。

2.其他疗法

（1）醒脑开窍针刺法：用于昏仆发生时。先针内关，采用提插捻转结合的泻法，继刺人中，向鼻中隔方向斜刺0.3~0.5寸，采用雀啄泻法，以流泪或眼球湿润为度。

（2）电针：可配合电针连续波或疏密波刺激。

（3）头皮针：取顶中线、枕下旁线，头皮针常规刺法。

（4）耳针：取肾上腺、皮质下、枕、脑、神门、交感。每次选用3~5穴，浅刺留针30分钟，也可用王不留行籽贴压。

【用药说明及治疗注意事项】

（1）抗血小板聚集药物：可导致胃溃疡和出血，若有皮肤、牙龈出血，黑便、血尿，胃部不适，及时医院复诊。

（2）降脂药物：副作用包括肝功能不全、肌肉酸痛，注意监测肝功能、肌酶。

（3）中药治疗时需仔细辨证，急则治标，缓则治本，注意药物的加减。

【预防与康复指导】

（1）控制危险因素：血压、血糖、血脂等，合理运动。

（2）坚持服药。

（3）定期门诊复诊。

第二节　脑梗死

脑梗死又称缺血性脑卒中，是指各种脑血管病变所致脑部血液供应障碍，导致局部脑组织缺血、缺氧性坏死，而迅速出现相应神经功能缺损的一类临床综合征。脑梗死是卒中最常见类型，占70%~80%。

依据局部脑组织发生缺血坏死的机制可将脑梗死分为三种主要病理生理学类型：脑血栓形成、脑栓塞和血流动力学机制所致的脑梗死。脑血栓形成和脑栓塞均是脑供血动脉急性闭塞或严重狭窄所致，占全部急性脑梗死的80%~90%。前者急性闭塞或严重狭窄的脑动脉是因为局部血管本身存在病变而继发血栓形成，故称为脑血栓形成；后者急性闭塞或严重狭窄的脑动脉本身没有明显病变或原有病变无明显改变，是栓子堵塞动脉所致，故称为脑栓塞。血流动力学机制所致的脑梗死，其供血动脉没有发生急性闭塞或严重狭窄，是由于近端大血管严重狭窄加上血压下降，导致局部脑组织低灌注，从而出现的缺血坏死，占全部急性脑梗死的10%~20%。

在分析脑梗死病因时，目前国内外广泛使用脑梗死的TOAST分型。TOAST分型按病因分为5种类型：①大动脉粥样硬化型；②心源性栓塞型；③小动脉闭塞型；④其他病因型：指除以上3种明确病因的分型外，其他少见的病因，如各种原因血管炎、血管畸形、夹层动脉瘤、肌纤维营养不良等所致的脑梗死；⑤不明原因型：包括两种或多种病因、辅助检查阴性未找到病因和辅助检查不充分等情况。尽管临床上进行了全面和仔细的评估，约30%的脑梗死患者仍然病因不明。

脑梗死属于中医中风范畴，是以猝然昏仆、不省人事、半身不遂、口舌㖞斜、言语不利为主症的疾病，病轻者可无昏仆而仅见口舌㖞斜或半身不遂等症状。

由于本病发生突然，起病急骤，古人形容"如矢石之中的，若暴风之疾速"。临床见症不一，变化多端而速疾，有昏仆、抽搐，与自然界"风性善行而数变"的特征相似，故古代医家取类比象而名之为"中风"；又因其发病突然，亦称之为"卒中"。东汉·张仲景《伤寒论》有"中风"病名，如《伤寒论·辨太阳病脉证并治》："太阳病，发热汗出，恶风，脉缓者，名为中风。"乃伤寒表虚之证，与本节所述不可混淆。至清代叶天士以"中风"立论，进一步阐明了"精血衰耗，水不涵木……肝阳偏亢，内风时起"的发病机制，提出滋阴息风、滋阴潜阳以及开闭、固脱等法，这一时期治疗分别为治火、治痰、治虚等，各有偏重。清代王清任以气虚血瘀立论，创立补阳还五汤治疗偏瘫，至今仍为临床常用的方剂。

Ⅰ.大动脉粥样硬化性脑梗死

【诊断依据】

动脉粥样硬化是脑梗死最常见的病因，但符合 TOAST 分型标准的大动脉粥样硬化性脑梗死患者并不是很多。在美国 43 万例首次脑梗死发病研究中，大动脉粥样硬化性脑梗死约占 16%。白种人颅内动脉粥样硬化性狭窄较少，近 2/3 大动脉粥样硬化性脑梗死由颈动脉病变所致。与白种人不同，中国人颅内动脉粥样硬化性狭窄较常见，甚至比颈动脉粥样硬化性狭窄还要多见。

一、临床表现

（一）一般特点

动脉粥样硬化性脑梗死多见于中老年。常在安静或睡中发病，部分病例有 TIA 前驱症状如肢体麻木、无力等，局灶性体征多在发病后 10 余小时或 1~2 日达到高峰，临床表现取决于梗死灶的大小和部位，以及侧支循环和血管变异。患者一般意识清楚，当发生基底动脉血栓或大面积脑梗死时，可出现意识障碍，甚至危及生命。

（二）不同脑血管闭塞的临床特点

1.颈内动脉闭塞的表现 严重程度差异较大。症状性闭塞可表现为大脑中动脉和（或）大脑前动脉缺血症状。当大脑后动脉起源于颈内动脉而不是基底动脉时，这种血管变异可使颈内动脉闭塞时出现整个大脑半球的缺血。颈内动脉缺血可出现单眼一过性黑蒙，偶见永久性失明（视网膜动脉缺血）或 Horner 征（颈上交感神经节后纤维受损）。颈部触诊可发现颈动脉搏动减弱或消失，听诊有时可闻及血管杂音，高调且持续到舒张期的血管杂音提示颈动脉严重狭窄，但血管完全闭塞时血管杂音消失。

2.大脑中动脉闭塞的表现

（1）主干闭塞：导致三偏症状，即病灶对侧偏瘫（包括中枢性面舌瘫和肢体瘫痪）、偏身感觉障碍及偏盲，伴双眼向病灶侧凝视，优势半球受累出现失语，非优势半球受累出现体象障碍，并可以出现意识障碍，大面积脑梗死继发严重脑水肿时，可导致脑疝，甚至死亡。

（2）皮质支闭塞：①上部分支闭塞导致病灶对侧面部、上下肢瘫痪和感觉缺失，但下肢瘫痪较上肢轻，而且足部不受累，双眼向病灶侧凝视程度轻，伴 Broca 失语（优势半球）和体象障碍（非优势半球），通常不伴意识障碍；②下部分支闭塞较少单独出现，导致对侧同向性上 1/4 视野缺损，伴 Wernicke 失语（优势半球）和急性意识模糊状态（非优势半球），无偏瘫。

（3）深穿支闭塞：最常见的是纹状体内囊梗死，表现为对侧中枢性均等性轻偏瘫、对侧偏身感觉障碍，可伴对侧同向性偏盲。优势半球病变出现皮质下失语，常为基底节性失语，表现为自发性言语受限、音量小、语调低、持续时间短暂。

3. 大脑前动脉闭塞的表现

（1）分出前交通动脉前的主干闭塞：可因对侧动脉的侧支循环代偿而不出现症状，但当双侧动脉起源于同一个大脑前动脉主干时，就会造成双侧大脑半球的前、内侧梗死，导致双下肢截瘫、二便失禁、意志缺失、运动性失语和额叶人格改变等。

（2）分出前交通动脉后的大脑前动脉远端闭塞：导致对侧的足和下肢的感觉运动障碍，而上肢和肩部的瘫痪轻，面部和手部不受累。感觉丧失以辨别觉丧失为主，也可不出现。可以出现尿失禁（旁中央小叶受损）、淡漠、反应迟钝、欣快和缄默等（额极与胼胝体受损），对侧出现强握及吸吮反射和痉挛性强直（额叶受损）。

（3）皮质支闭塞：导致对侧中枢性下肢瘫，可伴感觉障碍（胼周和胼缘动脉闭塞）；对侧肢体短暂性共济失调，并伴有强握反射及精神症状（眶动脉及额极动脉闭塞）。

（4）深穿支闭塞：导致对侧中枢性面舌瘫、上肢近端轻瘫（内囊膝部和部分内囊前肢受损）。

4. 大脑后动脉闭塞的表现　因血管变异多和侧支循环代偿差异大，故症状复杂多样。主干闭塞可以出现皮质支和穿支闭塞的症状，但其典型临床表现是对侧同向性偏盲、偏身感觉障碍，不伴有偏瘫，除非大脑后动脉起始段的脚间支闭塞导致中脑大脑脚梗死才引起偏瘫。

（1）单侧皮质支闭塞：引起对侧同向性偏盲，上部视野较下部视野受累常见，黄斑区视力不受累（黄斑区的视皮质代表区为大脑中、后动脉双重供应）。优势半球受累可出现失读（伴或不伴失写）、命名性失语、失认等。

（2）双侧皮质支闭塞：可导致完全型皮质盲，有时伴有不成形的视幻觉、记忆受损（累及颞叶）、不识别熟悉面孔（面容失认症）等。

（3）大脑后动脉起始段的脚间支闭塞：可引起中脑中央和下丘脑综合征，包括垂直性凝视麻痹、昏睡甚至昏迷；旁正中动脉综合征，主要表现是同侧动眼神经麻痹和对侧偏瘫，即 Weber 综合征（病变位于中脑基底部，动眼神经和皮质脊髓束受累）；同侧动眼神经麻痹及对侧共济失调、震颤，即 Claude 综合征（病变位于中脑被盖部，动眼神经和结合臂）；同侧动眼神经麻痹及对侧不自主运动和震颤，即 Benedikt 综合征（病变位于中脑被盖部，动眼神经、红核和结合臂）。

（4）大脑后动脉深穿支闭塞：丘脑穿通动脉闭塞产生红核丘脑综合征，表现为病灶侧舞蹈样不自主运动、意向性震颤、小脑性共济失调和对侧偏身感觉障碍；丘脑膝状体动脉闭塞产生丘脑综合征（丘脑的感觉中继核团梗死），表现为对侧深感觉障碍、自发性疼痛、感觉过度、轻偏瘫、共济失调、手部痉挛和舞蹈 – 手足徐动症等。

5. 椎 - 基底动脉闭塞的表现　血栓性闭塞多发生于基底动脉起始部和中部，栓塞性闭塞通常发生在基底动脉尖。基底动脉或双侧椎动脉闭塞是危及生命的严重脑血管事件，引起脑干梗死，出现眩晕、呕吐、四肢瘫痪、共济失调、肺水肿、消化道出血、昏迷和高热等。脑桥病变出现针尖样瞳孔。

（1）闭锁综合征：基底动脉的脑桥支闭塞致双侧脑桥基底部梗死。患者大脑半球和脑干被盖部网状激活系统无损害，因此意识保持清醒，对语言的理解无障碍，由于其动眼神经与滑车神经的功能保留，故能以眼球上下示意与周围的环境建立联系。但因脑桥基底部损害，双侧皮质脑干束与皮质脊髓束均被阻断，外展神经核以下运动性传出功能丧失，患者表现为不能讲话，有眼球水平运动障碍，双侧面瘫，舌、咽及构音、吞咽运动均有障碍，不能转颈耸肩，四肢全瘫，可有双侧病理反射。

（2）脑桥腹外侧综合征：基底动脉短旋支闭塞，表现为同侧面神经、展神经麻痹和对侧偏瘫。

（3）脑桥腹内侧综合征：又称"福维尔综合征"，基底动脉的旁中央支闭塞，同侧周围性面瘫、对侧偏瘫和双眼向病变同侧同向运动不能。

（4）基底动脉尖综合征：基底动脉尖端分出小脑上动脉和大脑后动脉，闭塞后导致眼球运动障碍及瞳孔异常、觉醒和行为障碍，可伴有记忆力丧失、对侧偏盲或皮质盲。中老年卒中，突发意识障碍并较快恢复，出现瞳孔改变、动眼神经麻痹、垂直凝视麻痹，无明显运动和感觉障碍，应想到该综合征的可能，如有皮质盲或偏盲、严重记忆障碍更支持该诊断。CT 及 MRI 显示双侧丘脑、枕叶、颞叶和中脑多发病灶可确诊。

（5）延髓背外侧综合征：由小脑后下动脉或椎动脉供应延髓外侧的分支动脉闭塞所致。

6. 特殊类型的脑梗死　常见以下几种类型。

（1）大面积脑梗死：通常由颈内动脉主干、大脑中动脉主干或皮质支闭塞所致，表现为病灶对侧完全性偏瘫、偏身感觉障碍及向病灶对侧凝视麻痹。病程呈进行性加重，易出现明显的脑水肿和颅内压增高征象，甚至发生脑疝死亡。

（2）分水岭脑梗死（cerebral watershed infarction，CWSI）：是由相邻血管供血区交界处或分水岭区局部缺血导致，也称边缘带脑梗死，多为血流动力学原因所致。典型病例发生于颈内动脉严重狭窄伴全身血压降低时；此时，局部缺血脑组织的血供严重依赖于血压，小的血压波动即可能导致卒中或 TIA。通常症状较轻，纠正病因后病情易得到有效控制。可分为以下类型。

①皮质前型：见于大脑前、中动脉分水岭脑梗死，病灶位于额中回，可沿前后中央回上部带状走行，直达顶上小叶。表现为以上肢为主的偏瘫及偏身感觉障碍，伴有情感障碍、强握反射和局灶性癫痫，优势侧半球病变还可出现经皮质运动性失语。

②皮质后型：见于大脑中、后动脉或大脑前、中、后动脉皮质支分水岭区梗死，病灶位于顶、枕、颞交界区。常见偏盲、象限盲，以下象限盲为主，可有皮质性感觉障碍，无偏瘫或瘫痪较轻。约半数病例有情感淡漠、记忆力减退或 Gerstmann 综合征（优势半球角回受损）。优势半球侧病变出现经皮质感觉性失语，非优势半球侧病变可见体象障碍。

③皮质下型：见于大脑前、中、后动脉皮质支与深穿支分水岭区梗死或大脑前动脉回返支（Heubner动脉）与大脑中动脉豆纹动脉分水岭区梗死，病灶位于大脑深部白质、壳核和尾状核等。表现为纯运动性轻偏瘫或感觉障碍、不自主运动等。

（3）出血性脑梗死：是由于脑梗死灶内的动脉自身滋养血管同时缺血，导致动脉血管壁损伤、坏死，在此基础上如果血管腔内血栓溶解或其侧支循环开放等原因使已损伤血管血流得到恢复，则血液会从破损的血管壁漏出，引发出血性脑梗死，常见于大面积脑梗死后。

（4）多发性脑梗死：指两个或两个以上不同供血系统脑血管闭塞引起的梗死。当存在高黏血症和高凝状态时，患者的多个脑动脉狭窄可以同时形成血栓，导致多发性脑梗死。一般由反复多次发生脑梗死所致。

二、辅助检查

对初步诊断脑卒中的患者，如果在溶栓治疗时间窗内，最初辅助检查的主要目的是进行溶栓指征的紧急筛查。血糖化验对明确溶栓指征是必需的。如果有出血倾向或不能确定是否使用了抗凝药，还必须化验全血细胞计数（包括血小板）、凝血酶原时间、国际标准化比值和活化部分凝血活酶时间。脑CT平扫是最重要的初始辅助检查，可排除脑出血和明确脑梗死诊断。

卒中常规实验室检查的目的是排除类卒中或其他病因，了解脑卒中的危险因素。所有患者都应做的辅助检查项目：①脑CT平扫或MRI；②血糖；③全血细胞计数、凝血酶原时间、国际标准化比值和活化部分凝血活酶时间；④肝肾功能，电解质，血脂；⑤肌钙蛋白、心肌酶谱等心肌缺血标志物；⑥氧饱和度；⑦心电图；⑧胸部X线检查。部分患者必要时可选择的检查项目：①毒理学筛查；②血液酒精水平；③妊娠试验；④动脉血气分析（若怀疑缺氧）；⑤腰穿（怀疑蛛网膜下腔出血而CT没显示，或怀疑脑卒中继发于感染性疾病时）；⑥脑电图（怀疑癫痫发作时）等。

（一）脑CT

急诊脑CT平扫可准确识别绝大多数颅内出血，并帮助鉴别非血管性病变（如脑肿瘤），是疑似脑卒中患者首选的影像学检查方法。多数病例发病24小时后脑CT逐渐显示低密度梗死灶，发病后2~15日可见均匀片状或楔形的明显低密度灶。大面积脑梗死有脑水肿和占位效应，出血性梗死呈混杂密度。病后2~3周为梗死吸收期，由于病灶水肿消失及吞噬细胞浸润可与周围正常脑组织等密度，CT上难以分辨，称为"模糊效应"。增强扫描有诊断意义，梗死后5~6日出现增强现象，1~2周最明显，约90%的梗死灶显示不均匀强化。头颅CT是最方便、快捷和常用的影像学检查手段，缺点是对脑干、小脑部位病灶及较小梗死灶分辨率差。

灌注CT等多模式CT检查可区别可逆性和不可逆性缺血，帮助识别缺血半暗带，但其在指导急性脑梗死治疗方面的作用目前还没有确定。

（二）MRI

普通MRI（T_1加权、T_2加权及质子相）在识别急性小梗死灶和后颅窝梗死方面明显优于平扫脑 CT。MRI 可清晰显示早期缺血性梗死，梗死灶 T_1 呈低信号、T_2 呈高信号，出血性梗死时 T_1 加权像有高信号混杂。MRI 弥散加权成像（DWI）在症状出现数分钟内就可显示缺血灶，虽然超早期显示的缺血灶有些是可逆的，但在发病 3 小时以后显示的缺血灶基本代表了脑梗死的大小。灌注加权成像（PWI）可显示脑血流动力学状况和脑组织缺血范围。弥散-灌注不匹配（PWI 显示低灌注区而无与其相应大小的 DWI 异常）可提示可能存在的缺血半暗带大小。T_2 加权梯度回波磁共振成像（GRE-T_2，WI）和磁敏感加权成像（SWI）可以发现脑 CT 不能显示的无症状性微出血。MRI 还有无电离辐射和不需碘造影剂的优点。缺点有费用较高、检查时间较长、一些患者有检查禁忌证（如有心脏起搏器、金属植入物或幽闭恐惧症等）。

（三）常用检查方法

血管病变检查常用检查方法包括颈动脉双功能超声、经颅多普勒、磁共振血管成像、CT 血管成像和数字减影血管造影等。

CT 血管成像和磁共振血管成像可以发现血管狭窄、闭塞及其他血管病变，如动脉炎、脑底异常血管网病（烟雾病）、动脉瘤和动静脉畸形等，以及评估侧支循环状态，为卒中的血管内治疗提供依据。但 MRA 对远端或分支显示不清。DSA 是脑血管病变检查的"金标准"，缺点为有创和存在一定风险。

（四）其他检查

对心电图正常但可疑存在阵发性心房纤颤的患者可行动态心电图监测。超声心动图和经食管超声可发现心脏附壁血栓、心房黏液瘤、二尖瓣脱垂和卵圆孔未闭等可疑心源性栓子来源。蛋白 C、蛋白 S、抗凝血酶Ⅲ等化验可用于筛查遗传性高凝状态。糖化血红蛋白、同型半胱氨酸、抗凝脂抗体等其他化验检查有利于发现脑梗死的危险因素，对鉴别诊断也有价值。

三、诊断标准

（1）第一步，需明确是否为卒中。中年以上的患者，急性起病，迅速出现局灶性脑损害的症状和体征，并能用某一动脉供血区功能损伤解释，排除非血管性病因，临床应考虑急性脑卒中。

（2）第二步，明确是缺血性还是出血性脑卒中。CT 或 MRI 检查可排除脑出血和其他病变，帮助进行鉴别诊断。当影像学检查发现责任梗死灶时，即可明确诊断。当缺乏影像学责任病灶时，如果症状或体征持续 24 小时以上，也可诊断急性脑梗死。

（3）第三步，需明确是否适合溶栓治疗。卒中患者首先应了解发病时间及溶栓治疗的可能性。若在溶栓治疗时间窗内，应迅速进行溶栓适应证筛查，对有指征者实施紧急血管再灌注治疗。

此外，还应评估卒中的严重程度（如 NIHSS 卒中量表），了解脑梗死发病是否存在低灌注及其病理生理机制，并进行脑梗死病因分型。

【鉴别诊断】

一、脑出血

梗死有时与脑出血的临床表现相似，但活动中起病、病情进展快、发病当时血压明显升高常提示脑出血，CT检查发现出血灶可明确诊断（表4-2）。

表4-2　脑梗死与脑出血的鉴别要点

	脑梗死	脑出血
发病年龄	多为60岁以上	多为60岁以下
起病状态	安静或睡眠中	动态起病（活动中或情绪激动）
起病速度	10余小时或1~2天症状达到高峰	10分钟至数小时症状达到高峰
全脑症状	轻或无	头痛、呕吐、嗜睡、打哈欠等颅压高症状
意识障碍	无或较轻	多见且较重
神经体征	多为非均等性偏瘫	多为均等性偏瘫（基底核区）
	（大脑中动脉主干或皮质支）	
CT检查	脑实质内低密度病灶	脑实质内高密度病灶
脑脊液	无色透明	可有血性

二、脑栓塞

起病急骤，局灶性体征在数秒至数分钟达到高峰，常有栓子来源的基础疾病如心源性（心房颤动、风湿性心脏病、冠心病、心肌梗死、亚急性细菌性心内膜炎等）、非心源性（颅内外动脉粥样硬化斑块脱落、空气、脂肪滴等）。大脑中动脉栓塞最常见。

三、颅内占位病变

颅内肿瘤、硬膜下血肿和脑脓肿可呈卒中样发病，出现偏瘫等局灶性体征，颅内压增高征象不明显时易与脑梗死混淆，须提高警惕，CT或MRI检查有助确诊。

【西医治疗】

挽救缺血半暗带，避免或减轻原发性脑损伤，是急性脑梗死治疗的最根本目标。"时间就是大脑"，对有指征的患者，应力争尽早实施再灌注治疗。临床医师应重视卒中指南的指导作用，根据患者发病时间、病因、发病机制、卒中类型、病情严重程度、伴发的基础疾病、脑血流储备功能和侧支循环状态等具体情况，制定适合患者的最佳个体化治疗方案。

一、一般处理

（一）吸氧和通气支持

必要时可给予吸氧，以维持氧饱和度＞94%。对脑干梗死和大面积脑梗死等病情危重患者或有气道受累者，需要气道支持和辅助通气。轻症、无低氧血症的卒中患者无须常规吸氧。

（二）心脏监测和心脏病变处理

脑梗死后24小时内应常规进行心电图检查，有条件者可根据病情进行24小时或更长时间的心电监护，以便早期发现阵发性心房纤颤或严重心律失常等心脏病变；避免或慎用增加心脏负担的药物。

（三）体温控制

对体温＞38℃的患者应给予退热措施。发热主要源于下丘脑体温调节中枢受损、并发感染或吸收热、脱水等情况。体温升高可以增加脑代谢耗氧及自由基产生，从而增加卒中患者死亡率及致残率。对中枢性发热患者，应以物理降温为主（冰帽、冰毯或乙醇擦浴），必要时予以人工亚冬眠治疗，如存在感染应给予抗生素治疗。

（四）血压控制

约70%脑梗死患者急性期血压升高，主要原因：病前存在高血压、疼痛、恶心呕吐、颅内压增高、尿潴留、焦虑、卒中后应激状态等。多数患者在卒中后24小时内血压自发降低。病情稳定而无颅内高压或其他严重并发症的患者，24小时后血压水平基本可反映其病前水平。急性脑梗死血压的调控应遵循个体化、慎重、适度原则。①准备溶栓者，血压应控制在收缩压＜180 mmHg、舒张压＜100 mmHg。②发病72小时内，通常收缩压≥200 mmHg或舒张压≥110 mmHg，或伴有急性冠脉综合征、急性心衰、主动脉夹层、先兆子痫/子痫等其他需要治疗的并发症，才可进行缓慢降压治疗，且在卒中发病最初24小时内降压一般不应超过原有血压水平的15%。可选用拉贝洛尔、尼卡地平等静脉药物，避免使用引起血压急剧下降和不易调控血压的药物，如舌下含服短效硝苯地平。③卒中后若病情稳定，持续血压≥140 mmHg/90 mmHg，可于发病数天后恢复发病前使用的降压药物或开始启动降压治疗。④对卒中后低血压和低血容量，应积极寻找和处理原因，必要时采用扩容升压措施，可静脉输注0.9%氯化钠溶液纠正低血容量和可能引起心输出量减少的心律失常。

（五）血糖

脑卒中急性期高血糖较常见，可以是原有糖尿病的表现或应激反应。血糖超过10 mmol/L时应给予胰岛素治疗，并加强血糖监测，注意避免低血糖，血糖值可控制在7.7~10 mmol/L。发生低血糖（＜3.36 mmol/L）时，可用10%~20%的葡萄糖口服或静脉注射纠正。

（六）营养支持

卒中后呕吐、吞咽困难等可引起脱水及营养不良，导致神经功能恢复减慢。应重视卒中后液体及营养状况评估。急性脑卒中入院7天内应开始肠内营养，对营养不良或有营养不良风险的患者可使用营养补充剂。不能正常经口进食者可鼻饲，持续时间长者

（＞2~3周）可行经皮内镜下胃造口术管饲补充营养。

二、特异性治疗

特异性治疗指针对缺血损伤病理生理机制中某一特定环节进行的干预。

（一）静脉溶栓

静脉溶栓是目前最主要的恢复血流措施，rt-PA 和尿激酶（Urokinase）是我国目前使用的主要溶栓药。

1. rt-PA 静脉溶栓　发病 3 小时内或 3~4.5 小时，应按照适应证和禁忌证严格筛选患者，尽快给予 rt-PA 静脉溶栓治疗。使用方法：rt-PA 0.9 mg/kg（最大剂量 90 mg）静脉滴注，其中 10% 在最初 1 分钟内静脉推注，其余持续滴注 1 小时。溶栓药用药期间及用药 24 小时内应严密监护患者，定期进行血压和神经功能检查。如出现严重头痛、高血压、恶心和呕吐，或神经症状体征明显恶化，考虑合并脑出血时，应立即停用溶栓药物并行脑 CT 检查。

迄今为止，发病 3 小时内 rt-PA 标准静脉溶栓疗法是唯一被严格的临床科学试验证实具有显著疗效并被批准应用于临床的急性脑梗死药物治疗方法。每溶栓治疗 100 例急性脑梗死，就有 32 例在发病 3 个月时完全或基本恢复正常，溶栓较安慰剂增加了 13 例完全恢复，但同时也增加了 3 例症状性脑出血，净获益 29 例。

（1）适应证：①有急性脑梗死导致的神经功能缺损症状；②症状出现＜3 小时；③年龄≥18 岁；④患者或家属签署知情同意书。

（2）禁忌证：①既往有颅内出血史。②近 3 个月有重大头颅外伤史或卒中史。③可疑蛛网膜下腔出血。④已知颅内肿瘤、动静脉畸形、动脉瘤。⑤近 1 周内有在不易压迫止血部位的动脉穿刺，或近期有颅内、椎管内手术史。⑥血压升高：收缩压≥180 mmHg，或舒张压≥100 mmHg。⑦活动性内出血。⑧急性出血倾向，包括血小板计数低于 100×10^9/L 或其他情况，如 48 小时内接受过肝素治疗（APTT 超出正常范围上限）；已口服抗凝药，且 INR＞1.7 或 PT＞15 秒；目前正在使用凝血抑制剂或 Xa 因子抑制剂，各种敏感的实验室检查异常（如 APTT、INR、血小板计数、ECT、TT 或恰当的 Xa 因子活性测定等）。⑨血糖＜2.7 mmol/L。⑩CT 提示多脑叶梗死（低密度影＞1/3 大脑半球）。

（3）相对禁忌证：①轻型卒中或症状快速改善的卒中；②妊娠；③痫性发作后出现的神经功能损害症状；④近 2 周内有大型外科手术或严重外伤；⑤近 3 周内有胃肠或泌尿系统出血；⑥近 3 个月内有心肌梗死病史。

国内外卒中指南对发病 3~4.5 小时 rt-PA 标准静脉溶栓疗法均给予了最高推荐，但目前循证医学的证据还不够充分。因时间延长，其疗效只有 3 小时内 rt-PA 标准静脉溶栓疗法的一半；因入选溶栓的标准更严格，其症状性脑出血发生率相似。适应证：有急性脑梗死导致的神经功能缺损症状；症状持续时间在发病 3~4.5 小时；年龄 18~80 岁；患者或家属签署知情同意书。禁忌证同 3 小时内 rt-PA 静脉溶栓。相对禁忌证：年龄＞80 岁；严重卒中（NIHSS＞25）；口服抗凝药（不考虑 INR 水平）；有糖尿病和缺血性卒中病史。

2. 尿激酶静脉溶栓 我国"九五"攻关课题研究结果表明，尿激酶静脉溶栓治疗发病 6 小时内急性脑梗死相对安全、有效。如没有条件使用 rt-PA，且发病在 6 小时内，对符合适应证和禁忌证的患者，可考虑静脉给予尿激酶。使用方法：尿激酶 100 万 ~ 150 万 IU，溶于生理盐水 100 ~ 200 mL，持续静脉滴注 30 分钟。适应证：①有急性脑梗死导致的神经功能缺损症状；②症状出现 < 6 小时；③年龄 18 ~ 80 岁；④意识清楚或嗜睡；⑤脑 CT 无明显早期脑梗死低密度改变；⑥患者或家属签署知情同意书。禁忌证同 3 小时内 rt-PA 静脉溶栓。

（二）血管内介入治疗

血管内介入治疗包括动脉溶栓、桥接、机械取栓、血管成形和支架术等。采用 rt-PA 标准静脉溶栓治疗，大血管闭塞的血管再通率较低（ICA < 10%，MCA < 30%），疗效欠佳，对 rt-PA 标准静脉溶栓治疗无效的大血管闭塞患者，在发病 6 小时内给予补救机械取栓，每治疗 3 ~ 7 个患者，就可多 1 个临床良好结局。对最后看起来正常的时间为 6 ~ 24 小时的前循环大血管闭塞患者，在特定条件下也可进行机械取栓。对非致残性卒中患者（改良 Rankin 量表评分 0 ~ 2），如果有颈动脉血运重建的二级预防指征，且没有早期血运重建的禁忌证时，应在发病 48 小时 ~ 7 天内进行颈动脉内膜切除术或颈动脉血管成形和支架置入术，而不是延迟治疗。

（三）抗血小板治疗

常用的抗血小板聚集剂包括阿司匹林和氯吡格雷。未行溶栓的急性脑梗死患者应在 48 小时之内尽早服用阿司匹林（150 ~ 325 mg/d），但在阿司匹林过敏或不能使用时，可用氯吡格雷替代。一般 2 周后按二级预防方案选择抗栓治疗药物和剂量。如果发病 24 小时内，患者 NIHSS 评分 ≤ 3，应尽早给予阿司匹林联合氯吡格雷治疗 21 天，以预防卒中的早期复发。由于目前安全性还没有确定，通常大动脉粥样硬化性脑梗死急性期不建议阿司匹林联合氯吡格雷治疗，在溶栓后 24 小时内也不推荐抗血小板或抗凝治疗，以免增加脑出血风险。合并不稳定型心绞痛和冠状动脉支架置入是特殊情况，可能需要双重抗血小板治疗，甚至联合抗凝治疗。

（四）抗凝治疗

一般不推荐急性期应用抗凝药来预防卒中复发、阻止病情恶化或改善预后。但对于合并高凝状态、有形成深静脉血栓和肺栓塞风险的高危患者，可以使用预防剂量的抗凝治疗。对于大多数合并房颤的急性缺血性脑卒中患者，可在发病后 4 ~ 14 天开始口服抗凝治疗，进行卒中二级预防。

（五）脑保护治疗

脑保护剂包括自由基清除剂、阿片受体阻断剂、电压门控性钙通道阻断剂、兴奋性氨基酸受体阻断剂、镁离子和他汀类药物等，可通过降低脑代谢、干预缺血引发细胞毒性机制减轻缺血性脑损伤。大多数脑保护剂在动物实验中显示有效，但目前还没有一种脑保护剂被多中心、随机双盲的临床试验研究证实有明确的疗效。他汀类药物在内皮功能、脑血流、炎症等方面发挥神经保护作用，近来研究提示脑梗死急性期短期停用他汀与病死率和致残率增高相关。推荐急性脑梗死病前已服用他汀的患者，继续使用他汀。

（六）扩容治疗

纠正低灌注，适用于血流动力学机制所致的脑梗死。

（七）其他药物治疗

①降纤治疗：疗效尚不明确。可选药物有巴曲酶、降纤酶和安克洛酶等，使用中应注意出血并发症；②中药制剂：临床上常应用丹参、川芎嗪、三七和葛根素等，以通过活血化瘀改善脑梗死症状，但目前尚缺乏大规模临床试验证据；③针灸：中医也有应用针刺治疗急性脑梗死，但其疗效尚需高质量大样本的临床研究进一步证实；④丁基苯酞、人尿激肽原酶是近年国内开发的两个新药，对脑缺血和微循环均有一定改善作用。

三、急性期合并症处理

（一）脑水肿和颅内压增高

治疗目标是降低颅内压、维持足够脑灌注（脑灌注压 > 70 mmHg）和预防脑疝发生。推荐床头抬高 20° ~ 45°，避免和处理引起颅内压增高的因素，如头颈部过度扭曲、激动、用力、发热、癫痫、呼吸道不通畅、咳嗽、便秘等。可使用 20% 甘露醇每次 125 ~ 250 mL 静脉滴注，每 6 ~ 8 小时一次；对心、肾功能不全患者可改用呋塞米 20 ~ 40 mg 静脉注射，每 6 ~ 8 小时一次；可酌情同时应用甘油果糖每次 250 ~ 500 mL 静脉滴注，1 ~ 2 次/日；还可用注射用七叶皂苷钠和白蛋白辅助治疗。

对于发病 48 小时内、60 岁以下的恶性大脑中动脉梗死伴严重颅内压增高患者，施行去骨瓣减压术是有效挽救生命的措施。60 岁以上患者手术减压可降低死亡和严重残疾，但独立生活能力并未显著改善。对具有占位效应的小脑梗死患者施行去骨瓣减压术可有效防治脑疝和脑干受压。去骨瓣减压术的最佳时机尚不明确，一般将脑水肿引起的意识水平降低作为选择手术的标准。

（二）梗死后出血

脑梗死出血转化发生率为 8.5% ~ 30%，其中有症状的为 1.5% ~ 5%。症状性出血转化应停用抗栓治疗等致出血药物，无症状性脑出血转化一般抗栓治疗可以继续使用。需抗栓治疗时，应权衡利弊，一般可于症状性出血病情稳定后数天或数周后开始抗血小板治疗；对于再发血栓风险相对较低或全身情况较差者，可用抗血小板药物代替华法林。除非合并心脏机械瓣膜，症状性脑出血后至少 4 周内应避免抗凝治疗。

（三）癫痫

不推荐预防性应用抗癫痫药物。孤立发作一次者或急性期痫性发作控制后，不建议长期使用抗癫痫药物。卒中后 2 ~ 3 个月再发的癫痫，按常规进行抗癫痫长期药物治疗。

（四）感染

脑卒中患者（尤其存在意识障碍者）急性期容易发生呼吸道、泌尿系等感染，感染是导致病情加重的重要原因。应实施口腔卫生护理以降低卒中后肺炎的风险。患者采用适当的体位，经常翻身叩背及防止误吸是预防肺炎的重要措施。肺炎的治疗主要包括呼吸支持（如氧疗）和抗生素治疗；尿路感染主要继发于尿失禁和留置导尿，尽可能避免插管和留置导尿，间歇导尿和酸化尿液可减少尿路感染。一旦发生感染应及时根据细菌培养和药敏试验应用敏感抗生素。

（五）上消化道出血

高龄和重症脑卒中患者急性期容易发生应激性溃疡，建议常规应用静脉抗溃疡药；对已发生消化道出血患者，应进行冰盐水洗胃、局部应用止血药（如口服或鼻饲云南白药、凝血酶等）；出血量多引起休克者，必要时输注新鲜全血或红细胞，以及进行胃镜下止血或手术止血。

（六）深静脉血栓形成（deep vein thrombosis，DVT）和肺栓塞（pulmonary embolism，PE）

高龄、严重瘫痪和房颤均增加 DVT 风险，DVT 增加 PE 风险。应鼓励患者尽早活动，下肢抬高，避免下肢静脉输液（尤其是瘫痪侧）。对发生 DVT 和 PE 风险高的患者可给予较低剂量的抗凝药物进行预防性抗凝治疗，如低分子肝素 4000 IU 左右，皮下注射，1 次/日。

（七）吞咽困难

约 50% 的卒中患者入院时存在吞咽困难。为防治卒中后肺炎与营养不良，应重视吞咽困难的评估与处理。患者开始进食、饮水或口服药物之前应筛查吞咽困难，识别高危误吸患者。对怀疑误吸的患者，可进行造影、光纤内镜等检查来确定误吸是否存在，并明确其病理生理学机制，从而指导吞咽困难的治疗。

（八）心脏损伤

脑卒中合并的心脏损伤是脑心综合征的表现之一，主要包括急性心肌缺血、心肌梗死、心律失常及心力衰竭。应密切观察心脏情况，必要时进行动态心电监测和心肌酶谱检查，及时发现心脏损伤，并及时治疗。措施包括：减轻心脏负荷，慎用增加心脏负担的药物，注意输液速度及输液量，对高龄患者或原有心脏病患者甘露醇用量减半或改用其他脱水剂，积极处理心脏损伤。

四、早期康复治疗

应制订短期和长期康复治疗计划，分阶段、因地制宜地选择治疗方法。卒中发病 24 小时内不应进行早期、大量的运动。在病情稳定的情况下应尽早开始坐、站、走等活动。卧床者注意良肢位摆放，尽量减少皮肤摩擦和皮肤受压，保持良好的皮肤卫生，防止皮肤皲裂，使用特定的床垫、轮椅坐垫和座椅，直到恢复行走能力。应重视语言、运动和心理等多方面的康复训练，常规进行卒中后抑郁的筛查，并对无禁忌证的卒中后抑郁患者进行抗抑郁治疗，目的是尽量恢复患者日常生活自理能力。

五、早期开始二级预防

不同病情患者卒中急性期长短有所不同，通常规定卒中发病 2 周后即进入恢复期。对于病情稳定的急性卒中患者，应尽可能早期安全启动卒中的二级预防，并向患者进行健康教育。

Ⅱ. 心源性脑栓塞

【概述】

一、西医定义

脑栓塞是指各种栓子随血进入脑动脉，使血管急性闭塞或严重狭窄，导致局部脑组织缺血、缺氧性坏死，而迅速出现相应神经功能缺损的一组临床综合征。脑栓塞栓子来源可分为心源性、非心源性和来源不明性三种类型。动脉粥样硬化性血栓栓子脱落导致脑栓塞比较常见，其他非心源性脑栓塞如脂肪栓塞、空气栓塞、癌栓塞、感染性脓栓、寄生虫栓和异物栓等均较少见。脑栓塞在临床上主要指心源性脑栓塞。近来研究表明，心源性脑栓塞较大动脉粥样硬化性脑梗死可能更常见，约占全部脑梗死的20%。

二、中医认识

参见本节中医内容。

【诊断依据】

一、临床表现

心源性脑栓塞可发生于任何年龄，风湿性心脏病引起的脑栓塞以青年女性为多，非瓣膜性心房颤动、急性心肌梗死引起的脑栓塞以中老年人为多。典型脑栓塞多在活动中急骤发病，无前驱症状，局灶性神经功能缺损体征在数秒至数分钟即达到高峰。

临床神经功能缺损和脑实质影像学表现与大动脉粥样硬化性脑梗死基本相同，但可能同时出现多个血管支配区的脑损害。因大多数栓子阻塞大脑中动脉及分支，临床常表现为上肢瘫痪重，下肢瘫痪相对较轻，感觉和视觉功能障碍不明显。栓子移动可能最后阻塞皮质分支，表现为单纯失语或单纯偏盲等大脑皮质功能缺损症状。不同部位血管栓塞会造成相应的血管闭塞综合征，详见大动脉粥样硬化性脑梗死部分。

心源性脑栓塞容易复发和出血。病情波动较大，病初严重，主干动脉阻塞或继发血管痉挛时，可在发病早期出现意识障碍，但因为血管的再通，部分病例临床症状可迅速缓解；有时因并发出血，临床症状可急剧恶化；有时因栓塞再发，稳定或一度好转的局灶性体征可再次加重。发病时出现头痛或癫痫发作相对多见。

反常栓塞多在促进右向左分流的活动过程中发病，如用力排便、咳嗽、喷嚏、性交等。患者常有久坐、近期手术等诱发下肢深静脉血栓形成的因素，或存在脱水、口服避孕药等导致高黏血症或高凝状态的原因，有些患者在发生脑栓塞的前后并发了肺栓塞（表现为气急、发绀、胸痛、咯血和胸膜摩擦音等）。

近1/6卒中由房颤导致，房颤引起的心源性脑栓塞是80岁以上人群脑梗死的首要病因。阵发性房颤患者在房颤出现时容易引起脑栓塞，总体发生脑栓塞的风险与持续性房颤和永久性房颤相似。单纯风湿性二尖瓣关闭不全引起脑栓塞相对较少，而二尖瓣狭窄则较多，但房颤导致栓子脱落仍是二尖瓣狭窄引起脑栓塞的主要原因。约2%急性心肌梗死在发病 3 个月内发生心源性脑栓塞，发病 1~2 周内栓塞风险最高。大多数心脏附壁血栓在急性心肌梗死发病 2 周内形成；前壁心肌梗死导致左室射血分数 < 40% 的患者约 18% 出现左心室血栓，而左室射血分数较高的心肌梗死患者左心室血栓形成率低于10%。

感染性心内膜炎常见于各种心脏瓣膜病、先天性心脏病、阻塞性肥厚型心肌病，以及风湿免疫性疾病；而长期服用糖皮质激素患者，发生脑栓塞主要在抗生素治疗之前或第 1 周内。脑栓塞并发颅内感染，常出现头痛、发热和弥漫性脑部症状（如记忆力下降、嗜睡、谵妄等）。有时感染性心内膜炎发生脑出血或蛛网膜下腔出血，颅内出血发生前数小时或数天可出现 TIA 或缺血性卒中（感染性栓子栓塞所致）。

大多数心源性脑栓塞患者伴有房颤、风湿性心脏病、急性心肌梗死等提示栓子来源的病史。大约 1% 心源性脑栓塞同时并发全身性栓塞，出现肾栓塞（腰痛、血尿等）、肠系膜栓塞（腹痛、便血等）和皮肤栓塞（出血点或瘀斑等）等疾病表现。

二、辅助检查

有关卒中的常规辅助检查部分详见本节大动脉粥样硬化性脑梗死。

患者有发热和白细胞增高时，应进行血培养，排除感染性心内膜炎。感染性心内膜炎产生含细菌栓子，一般脑脊液白细胞数增高，蛋白多增高，发生出血性梗死时，脑脊液可呈血性或镜下检出红细胞。部分感染性心内膜炎进行 GRE-T$_2$WI 和 SWI 检查时可以发现脑沟和皮质多发性微出血。怀疑非细菌性血栓性心内膜炎时，应进行抗磷脂抗体等免疫学自身抗体检测。

有卵圆孔未闭和不明原因的脑梗死时，应探查下肢深静脉血栓等静脉栓子来源，化验蛋白 C、蛋白 S、抗凝血酶Ⅲ等筛查高凝状态。经胸超声心动图、经食管超声心动图及经颅多普勒超声发泡试验可用于探查卵圆孔未闭和右向左分流通道。

心电图检查可作为确定心肌梗死、房颤和其他心律失常的依据。阵发性房颤有时可能需要长时程连续动态心电图监测才能发现。

探查心脏栓子的来源首选 TTE 和 TEE，但心脏 MRI 优于超声心动图检查。一般心脏 MRI 检查指征：① TTE 诊断可疑左心室血栓；②进一步评估 TTE 发现的心脏肿块；③ TEE 检查结果不一致；④不能耐受或不能进行 TEE 检查。

三、诊断标准

心源性脑栓塞是由不同疾病导致的一个临床综合征。除了明确脑梗死和心源性脑栓塞的诊断外，还需明确导致心源性脑栓塞的病因。有关脑梗死的诊断详见大动脉粥样硬化性脑梗死。

心源性脑栓塞的诊断主要基于：①有潜在的心源性栓子来源，要求至少存在一种高度或中度心源性脑栓塞危险因素；②已排除大动脉粥样硬化性脑梗死、小动脉闭塞性脑梗死以及明确的其他原因脑梗死；③临床表现和神经影像学改变支持脑栓塞诊断。

心源性脑栓塞高度危险因素：二尖瓣狭窄伴心房颤动、心房颤动（非孤立）、机械心脏瓣膜、病态窦房结综合征、4 周内心肌梗死、左心房或左心耳血栓、左心室血栓、扩张型心肌病、左室壁节段性运动异常、左心房黏液瘤、感染性心内膜炎。心源性脑栓塞中度危险因素：二尖瓣脱垂、二尖瓣环状钙化、二尖瓣狭窄不伴心房颤动、房间隔缺损、卵圆孔未闭、心房扑动、孤立性心房颤动、生物心脏瓣膜、非细菌性血栓性心内膜炎、充血性心力衰竭、4 周至 6 个月的心肌梗死等。

根据骤然起病，数秒至数分钟达到高峰，出现偏瘫、失语等局灶性神经功能缺损，既往有栓子来源的基础疾病，如房颤、风湿性心脏病等病史，CT 或 MRI 检查排除脑出血和其他病变，即可初步做出心源性脑栓塞诊断。脑梗死发病时出现意识障碍，或主要神经功能缺损症状在发病早期迅速改善，则更支持诊断。血管影像学检查证实没有与脑梗死神经功能缺损相对应的颅内或颅外大血管动脉粥样硬化性狭窄（＞50%），或同时出现多个血管支配区的梗死灶，或合并身体其他脏器栓塞，则可明确诊断。

【鉴别诊断】

见大动脉粥样硬化性脑梗死。

【西医治疗】

一、脑栓塞治疗

与大动脉粥样硬化性脑梗死治疗原则基本相同。心源性脑栓塞急性期一般不推荐抗凝治疗，急性期的抗凝不比抗血小板更有效，但显著增加了脑出血和全身出血的风险。对大部分房颤导致的卒中患者，可在发病 4~14 天给予口服抗凝药物治疗，预防卒中复发。存在出血转化的高危患者（如大面积梗死、早期影像学出血转化表现、血压控制不佳或出血倾向），抗凝一般推迟到 14 天以后。无症状性脑出血转化的抗凝或抗血小板治疗一般不受影响。症状性出血转化或合并脑出血时，应权衡利弊，一般可在病情稳定后数天或数周后启动抗血小板治疗，除非置换了心脏机械瓣膜，症状性脑出血发病至少 4 周内应避免抗凝治疗，但下肢深静脉血栓和肺栓塞的高危患者可在脑出血停止后 1~4 天开始给予预防剂量的抗凝治疗。

二、原发病治疗

针对性治疗原发病有利于脑栓塞病情控制和防止复发。有心律失常者，应予以纠正。对感染性栓塞者应使用抗生素，并禁用溶栓和抗凝治疗，防止感染扩散；对非细菌性血栓性心内膜炎，口服抗凝剂（如华法林）治疗其高凝状态的疗效欠佳，可采用肝素或低分子肝素治疗。心房黏液瘤可行手术切除。反常栓塞在卵圆孔未闭和深静脉血栓并存的情况下，可以考虑经导管卵圆孔封堵术治疗。

Ⅲ. 小动脉闭塞性脑梗死

【概述】

一、西医认识

小动脉闭塞性脑梗死又称腔隙性缺血性脑卒中（lacunar ischemic stroke），是指大脑半球或脑干深部的小穿通动脉，在长期高血压等危险因素基础上，血管壁发生病变，最终管腔闭塞，导致动脉供血区脑组织发生缺血性坏死（其梗死灶直径小于 1.5 cm），从而出现急性神经功能损害的一类临床综合征，占全部脑梗死的 20%~30%。腔隙性脑梗死主要指小动脉闭塞性脑梗死，累及的部位包括脑深部白质、基底核、丘脑和脑桥等。部分小病灶位于脑的相对静区，与 1 个穿支动脉供血区内的皮质下小梗死或出血相一致，放射学检查或尸检时才得以证实，推测为血管源性的腔隙。还有部分皮质小梗死也无明显的神经缺损症状，与大动脉疾病、心源性脑栓塞或其他非小血管病机制相关。脑内无症状性小腔隙很多见，患病率是有症状者的 5~6 倍，不属于小动脉闭塞性脑梗死范畴。

二、中医认识

见大动脉粥样硬化性脑梗死。

【诊断依据】

一、临床表现

（一）一般特点

多见于中老年患者，男性多于女性。中国人发病率较白种人高。本病首次发病的平均年龄约为 65 岁，随着年龄增长发病逐渐增多。半数以上的病例有高血压病史，突然或逐渐起病，出现偏瘫或偏身感觉障碍等局灶症状。通常症状较轻、体征单一、预后较好，一般无头痛、颅内压增高和意识障碍等表现。

（二）常见的腔隙综合征

根据临床和病理学资料，将本病归纳为 21 种临床综合征，其中常见的 5 种如下。

1. 纯运动性轻偏瘫（pure motor hemiparesis，PMH） 是最常见类型，约占 60%，病变多位于内囊、放射冠或脑桥。表现为对侧面部及上下肢大体相同程度轻偏瘫，无感觉障碍、视觉障碍和皮质功能障碍（如失语等），多不出现眩晕、耳鸣、眼震、复视及小脑性共济失调等。常常突然发病，数小时内进展，许多患者遗留受累肢体的笨拙或运动缓慢。

2. 纯感觉性卒中（pure sensory stroke，PSS） 较常见，特点是偏身感觉缺失，可伴感觉异常，如麻木、烧灼或沉重感、刺痛、僵硬感等；病变主要位于对侧丘脑腹后外侧核。

3. 共济失调性轻偏瘫（ataxic hemiparesis） 病变对侧轻偏瘫伴小脑性共济失调，偏瘫下肢重于上肢（足踝部明显），面部最轻，共济失调不能用无力来解释，可伴锥体束征。病变位于脑桥基底部内囊或皮质下白质。

4. 构音障碍－手笨拙综合征（dysarthric-clumsy hand syndrome，DCHS） 约占 20%，起病突然，症状迅速达高峰，表现为构音障碍、吞咽困难、病变对侧中枢性面舌瘫、面瘫侧手无力和精细动作笨拙（书写时易发现），指鼻试验不准，轻度平衡障碍。病变位于脑桥基底部、内囊前肢或膝部。

5. 感觉运动性卒中（sensorimotor stroke，SMS） 以偏身感觉障碍起病，再出现轻偏瘫，病灶位于丘脑腹后核及邻近内囊后肢，是丘脑膝状体动脉分支或脉络膜后动脉丘脑支闭塞所致。

腔隙状态是本病反复发作引起多发性腔隙性梗死，累及双侧皮质脊髓束和皮质脑干束，出现严重精神障碍、认知功能下降、假性延髓性麻痹、双侧锥体束征、类帕金森综合征和尿便失禁等。

二、辅助检查

辅助检查同大动脉粥样硬化性脑梗死，详见本章节的相关内容。神经影像学检查是确诊的主要依据。CT 可见内囊基底核区、皮质下白质单个或多个圆形、卵圆形或长方形低密度病灶，直径小于 1.5 cm，边界清晰，无占位效应。MRI 呈 T_1 低信号、T_2 高信号，可较 CT 更为清楚地显示腔隙性脑梗死病灶。

三、诊断标准

中老年发病，有长期高血压、糖尿病等危险因素病史，急性起病，出现局灶性神经功能缺损症状，临床表现为腔隙综合征，即可初步诊断本病。如果 CT 或 MRI 检查证实有与神经功能缺失一致的脑部腔隙病灶，梗死灶直径小于 1.5 cm，且梗死灶主要累及脑的深部白质、基底核、丘脑和脑桥等区域，符合大脑半球或脑干深部的小穿通动脉病变，即可明确诊断。

【鉴别诊断】

需与小量脑出血、感染、囊虫病、烟雾病、脑脓肿、颅外段颈动脉闭塞、脑桥出血、脱髓鞘病和转移瘤等鉴别。

【西医治疗】

本类型脑梗死与大动脉粥样硬化性脑梗死治疗类似，详见本章节的有关内容。少数脑梗死患者发病早期表现为小卒中，但实际最后是严重卒中，甚至是致死性卒中，临床上难以区别。溶栓治疗对这些患者同样是至关重要的。近来的研究表明，对于神经系统症状轻微或快速自发缓解的急性脑梗死患者，溶栓治疗也有较好的疗效。虽有研究提示严重脑白质病变和微出血及多发性腔隙性脑梗死是溶栓后脑出血的独立危险因素，但不是溶栓治疗的禁忌证。对发病 24 小时内、NIHSS 评分 ≤ 3 的急性脑梗死患者，阿司匹林短期联合氯吡格雷较单用阿司匹林有更好的疗效；但长期联合抗血小板治疗会增加出血风险，没有益处。高血压是小动脉闭塞性脑梗死最重要的危险因素，降压治疗能有效预防卒中复发和认知功能衰退，尤其要强调积极控制高血压。

【中医治疗】

一、中医辨证施治

（一）急性期

1. 中经络

（1）风痰瘀阻证

临床表现：头晕，头痛，手足麻木，突然发生口舌㖞斜，口角流涎，舌强言謇，半身不遂，或手足拘挛，舌苔薄白或紫暗，或有瘀斑，脉弦涩或小滑。

病机：风痰上扰，肝阳化风，痹阻经脉。

治法：息风化痰，活血通络。

处方：半夏白术天麻汤合桃仁红花煎加减。半夏、茯苓、陈皮、甘草、白术、桃仁、红花、香附、青皮、穿山甲、延胡索、天麻、生姜、大枣。

加减：湿痰偏盛、舌苔白滑者，加泽泻、桂枝利湿化饮；肝阳偏亢者，加钩藤、代赭石潜阳息风。中成药可服血塞通片以活血化瘀。

（2）风阳上扰证

临床表现：常感眩晕头痛，耳鸣面赤，腰腿酸软，突然发生口舌㖞斜，语言謇涩，半身不遂，苔薄黄，舌质红，脉弦细数或弦滑。

病机：肝肾阴虚，痰热内蕴，风阳上扰，经脉痹阻。

治法：镇肝息风，育阴潜阳。

处方：天麻钩藤饮加减。石决明、天麻、钩藤、菊花、白芍、玄参、牛膝、桑叶、菊花、益母草、薄荷、丹参。

加减：阳亢火盛、头痛剧烈、面红目赤者，加夏枯草清肝息风潜阳；肝风内动、肢搐手抖者，加僵蚕、地龙息风镇痉；痰热较甚、苔黄腻者，加胆南星、竹沥、川贝母以清热化痰；心烦燥热者，加黄芩、山栀、茯神清热除烦宁神；痰蒙心神、语言不清、神情呆滞者，加菖蒲、远志化痰开窍；若伴肾阴不足、气血亏虚、腰膝酸软无力，加当归、首乌、枸杞、桑寄生、熟地等补益肝肾。

2. 中脏腑

（1）闭证

突然昏仆，不省人事，牙关紧闭，口噤不开，两手握固，肢体偏瘫，拘急，抽搐。由于有痰火和痰浊内闭之不同，故有阳闭、阴闭之分。

① 阳闭

临床表现：除闭证主要症状外，兼见面红气粗，躁动不安，舌红苔黄，脉弦滑有力。

病机：肝阳暴张，气血上逆，痰火壅盛，清窍被扰。

治法：清肝息风，豁痰开窍。

处方：先服（或用鼻饲法）至宝丹或安宫牛黄丸以清心开窍。羚角钩藤汤加减，羚羊角（或山羊角）、钩藤、珍珠母、石决明、胆南星、竹沥、半夏、天竺黄、黄连、石菖蒲、郁金。

加减：痰热阻于气道、喉间痰鸣辘辘者，可服竹沥水、猴枣散以豁痰镇惊；肝火旺盛、面红目赤、脉弦劲有力者，宜酌加龙胆草、山栀、夏枯草、代赭石、磁石等清肝镇摄之品；腑实热结、腹胀便秘、苔黄厚者，宜加生大黄、元明粉、枳实以清热通腑导滞，或用礞石滚痰丸清热涤痰通腑；痰热伤津、舌质干红、苔黄糙者，宜加沙参、麦冬、石斛、生地等滋阴清热。

②阴闭

临床表现：除闭证主要症状外，兼见面白唇紫或暗，四肢不温，静而不烦，舌质暗淡，苔白腻滑，脉沉滑。

病机：痰浊偏盛，风痰上扰，内闭心神。

治法：豁痰息风，辛温开窍。

处方：急用苏合香丸温开水化开灌服（或用鼻饲法），以芳香开窍，涤痰汤加减。半夏、茯苓、橘红、竹茹、郁金、石菖蒲、胆南星、天麻、钩藤、僵蚕。

（2）脱证

临床表现：突然昏仆，不省人事，面色苍白，目合口开，鼻鼾息微，手撒遗尿，汗出肢冷，舌萎缩，脉沉细微欲绝或浮大无根。

病机：元气衰微，精去神脱，阴竭阳亡。

治法：回阳救阴，益气固脱。

处方：参附汤加减。人参、附子（先煎）、麦冬、五味子、山萸肉。

加减：阴不敛阳、阳浮于外、津液不能内守、汗泄过多者，可加煅龙骨、煅牡蛎敛汗回阳；阴精耗伤、舌干、脉微者，加玉竹、黄精救阴护津。

（二）恢复期和后遗症期

中风病急性阶段经抢救治疗，神志渐清，痰火渐平，风退瘀除，饮食稍进，渐入恢复期，但恢复期和后遗症有半身不遂、口㖞、语言謇涩或失音等症状，此时仍须积极治疗并加强护理。针灸与药物治疗并进，可以提高疗效。药物治疗根据病情可采用标本兼顾或先标后本等治法。

（1）痰瘀阻络证

临床表现：口舌㖞斜，舌强语謇或失语，半身不遂，肢体麻木，舌紫暗或有瘀斑，苔滑腻，脉弦滑或涩。

病机：痰瘀互结，脉络痹阻。

治法：化痰祛瘀，活血通络。

处方：温胆汤合四物汤加减。熟地、当归、川芎、枳实、半夏、竹茹、茯苓、陈皮。

加减：兼气虚者，加黄芪、党参、白术；心烦甚者，加山栀、豆豉以清热除烦；眩晕者，可加天麻、钩藤以平肝息风；四肢不用明显者，加杜仲、川断、牛膝、桑枝。

（2）气虚血瘀证

临床表现：偏枯不用，肢软无力，面色萎黄，舌质淡紫或有瘀斑，苔薄白，脉细濡或细弱。

病机：气虚血滞，脉络瘀阻。

治法：益气养血，化瘀通络。

处方：补阳还五汤加减。黄芪、桃仁、红花、赤芍、当归、地龙、牛膝、川芎、桂枝。

加减：血虚甚者，加枸杞、首乌藤以补血；肢冷、阳失温煦者，加桂枝温经通脉；腰膝酸软者，加续断、桑寄生、杜仲以壮筋骨，强腰膝。

（3）肝肾亏虚证

临床表现：半身不遂，患肢僵硬拘挛变形，舌强不语，或偏瘫，肢体肌肉萎缩，舌红脉细，或舌淡红，脉沉细。

病机：肝肾亏虚，阴血不足，筋脉失养。

治法：滋养肝肾。

处方：左归丸合地黄饮子加减。干地黄、首乌、枸杞、山萸肉、麦冬、石斛、当归、鸡血藤。

加减：若腰酸腿软较甚，加杜仲、桑寄生、牛膝补肾壮腰；若肾阳虚，加巴戟天、肉苁蓉补肾益精，或附子、肉桂引火归原；若夹有痰浊，加菖蒲、远志、茯苓化痰开窍。

二、中成药

可给予血络通一次 3 粒、一天 3 次口服，血塞通 400 mg 加入葡萄糖中，每天一次静脉滴注。

三、针灸及其他疗法

1. 针灸疗法　治法：以醒脑开窍为主，中经络者兼以疏通经络、滋补肝肾、行气活血，取穴以手足阳明经穴为主，辅以太阳、少阳经穴；中脏腑脱证者兼以回阳固脱、醒神开窍，以任脉穴为主；闭证者兼以开窍启闭，以水沟、十二井穴为主。

（1）中经络：主穴Ⅰ取内关、水沟、三阴交。主穴Ⅱ取内关、印堂、上星、百会、三阴交。辅穴取极泉、尺泽、委中。主方Ⅱ主要作为主方Ⅰ的替换穴位使用，多用于中风恢复期。

（2）中脏腑（闭证）：内关、水沟、十二井穴。

（3）中脏腑（脱证）：内关、水沟、气海、关元、神阙、太冲、内庭、气舍。

根据辨证分型及相关症状进行配穴。肝阳暴亢配太冲、太溪，捻转泻法；风痰阻络配丰隆、合谷，提插泻法；痰热腑实配行间、丰隆，捻转泻法；气虚血瘀配气海、血海，气海施捻转补法，血海施提插泻法；虚风内动证配太溪、风池，提插补法。

中经络者，上肢不遂加肩髃、臂臑、曲池、外关、合谷、内关等；下肢不遂加环跳、承扶、风市、足三里、血海、委中、阳陵泉、太冲等。吞咽障碍者，加风池、完骨、天柱、天容；语言不利者，加廉泉、金津、玉液、哑门；手指握固者，加八邪、后溪；足内翻者，加丘墟透照海。

中脏腑者，脱证取关元、足三里，施大艾炷隔姜灸，神阙隔盐灸，重用灸法；闭证取水沟、十二井、太冲、丰隆、劳宫等，只针不灸，泻法。

上述穴位行针手法严格遵照"醒脑开窍针刺法"操作。每日针刺 2 次，14 天为 1 个疗程，持续治疗 1~3 个疗程。

2. 其他疗法

（1）电针：可配合电针连续波或疏密波刺激，取穴参照中经络处方。

（2）头皮针：取对侧顶颞前斜线、顶颞后斜线、顶旁 1 线及顶旁 2 线，头皮针常规针刺。

（3）康复训练：PT、OT 及 ST 治疗。

【用药说明及治疗注意事项】

（1）抗血小板聚集药物：可导致胃溃疡和出血，若有皮肤、牙龈出血，黑便、血尿，胃部不适，及时医院复诊。

（2）降脂药物：副作用包括肝功能不全、肌肉酸痛，注意监测肝功能、肌酶。

（3）中医药治疗中风需严格按照病期，仔细辨证，实则泻之，虚则补之，早期以平肝为主，后期以补虚为主，但如果有并发消化道出血建议暂停。

【预防】

（1）控制危险因素：血压、血糖、血脂等，合理运动。

（2）坚持服药。

（3）定期门诊复诊。

第三节　脑出血

【概述】

一、西医定义

脑出血（intracerebral hemorrhage，ICH）是指非外伤性脑实质内出血，发病率为每年（60~80）/10 万，在我国占全部脑卒中的 20%~30%。虽然脑出血发病率低于脑梗死，但其致死率却高于后者，急性期病死率为 30%~40%。

二、中医认识

脑出血属于中医的"中风"范畴，脑出血基本病机是脏腑功能失调，阴阳失衡，气血逆乱，上犯于脑，络破血溢于脑脉之外，重症者可闭塞清窍，蒙蔽神明。病位在脑，与心、肾、肝、脾密切相关。病性是本虚标实，上盛下虚。在本为肝肾阴虚，气血亏虚；在标为风火相煽，痰湿壅盛，气血逆乱，络破血溢。"风证""火证""痰证""阴虚证"为出血性中风急性期的基本证侯，"风证"为发病的启动因素，急性期以"火证"最为明显，而"瘀证"贯穿于疾病的始终。

【诊断依据】

一、临床表现

（一）一般表现

ICH 常见于 50 岁以上患者，男性稍多于女性，寒冷季节发病率较高，多有高血压病史。多在情绪激动或活动中突然发病，发病后病情常于数分钟至数小时内达到高峰。少数也可在安静状态下发病。前驱症状一般不明显。

ICH 患者发病后多有血压明显升高。由于颅内压升高，常有头痛、呕吐和不同程度的意识障碍，如嗜睡或昏迷等。

（二）局限性定位表现

取决于出血量和出血部位。

1. 基底核区出血

（1）壳核出血：最常见，占 ICH 病例的 50%~60%，系豆纹动脉尤其是其外侧支破裂所致，可分为局限型（血肿仅局限于壳核内）和扩延型。常有病灶对侧偏瘫、偏身感觉缺失和同向性偏盲，还可出现双眼球向病灶对侧同向凝视不能，优势半球受累可有失语。

（2）丘脑出血：占 ICH 病例的 10%~15%，系丘脑膝状体动脉和丘脑穿通动脉破裂所致，可分为局限型（血肿仅局限于丘脑）和扩延型。常有对侧偏瘫、偏身感觉障碍，通常感觉障碍重于运动障碍。深浅感觉均受累，而深感觉障碍更明显。可有特征性眼征，如上视不能或凝视鼻尖、眼球偏斜或分离性斜视、眼球会聚障碍和无反应性小瞳孔等。小量丘脑出血致丘脑中间腹侧核受累可出现运动性震颤和帕金森综合征样表现；累及丘脑底核或纹状体可呈偏身舞蹈－投掷样运动；优势侧丘脑出血可出现丘脑性失语、精神障碍、认知障碍和人格改变等。

（3）尾状核头出血：较少见，多由高血压动脉硬化和血管畸形破裂所致，一般出血量不大，多经侧脑室前角破入脑室。常有头痛、呕吐、颈强直、精神症状，神经系统功能缺损症状并不多见，故临床酷似蛛网膜下腔出血。

2. 脑叶出血　脑叶出血占脑出血的 5%~10%，常由脑动静脉畸形、血管淀粉样病变、血液病等所致。出血以顶叶最常见，其次为颞叶、枕叶、额叶，也有多发脑叶出血的病例。如额叶出血可有偏瘫、尿便障碍、Broca 失语、摸索和强握反射等；颞叶出血可有 Wernicke 失语、精神症状、对侧上象限盲、癫痫；枕叶出血可有视野缺损；顶叶出血可有偏身感觉障碍、轻偏瘫、对侧下象限盲，非优势半球受累可有构象障碍。

3. 脑干出血

（1）脑桥出血：约占脑出血的 10%，多由基底动脉脑桥支破裂所致，出血灶多位于脑桥基底部与被盖部之间。大量出血（血肿 > 5 mL）累及双侧被盖部和基底部，常破入第四脑室，患者迅即出现昏迷、双侧针尖样瞳孔、呕吐咖啡样胃内容物、中枢性高热、中枢性呼吸障碍、眼球浮动、四肢瘫痪和去大脑强直发作等。小量出血可无意识障碍，表现为交叉性瘫痪和共济失调性偏瘫，两眼向病灶侧凝视麻痹或核间性眼肌麻痹。

（2）中脑出血：少见，常有头痛、呕吐和意识障碍，轻症表现为一侧或双侧动眼神经不全麻痹、眼球不同轴，同侧肢体共济失调，也可表现为 Weber 或 Benedikt 综合征；重症表现为深昏迷，四肢弛缓性瘫痪，可迅速死亡。

（3）延髓出血：更为少见，临床表现为突然意识障碍，影响生命体征，如呼吸、心率、血压改变，继而死亡。轻症患者可表现为不典型的 Wallenberg 综合征。

4. 小脑出血　小脑出血约占脑出血的 10%。多由小脑上动脉分支破裂所致。常有头痛、呕吐，眩晕和共济失调明显，起病突然，可伴有头部疼痛。出血量较少者，主要表现为小脑受损症状，如患侧共济失调、眼震和小脑性语言等，多无瘫痪；出血量较多者，尤其是小脑蚓部出血，病情进展迅速，发病时或病后 12~24 小时内出现昏迷及脑干受压征象，双侧瞳孔缩小至针尖样、呼吸不规则等。暴发型则常突然昏迷，在数小时内迅速死亡。

5. 脑室出血　脑室出血占脑出血的 3%~5%，分为原发性和继发性脑室出血。原发性脑室出血多由脉络丛血管或室管膜下动脉破裂出血所致，继发性脑室出血是指脑实质出血破入脑室。常有头痛、呕吐，严重者出现意识障碍如深昏迷、脑膜刺激征、针尖瞳孔、眼球分离斜视或浮动、四肢弛缓性瘫痪及去脑强直发作、高热、呼吸不规则、脉搏和血压不稳定等症状。临床上易误诊为蛛网膜下腔出血。

二、辅助检查

（一）CT 和 CTA 检查

颅脑 CT 扫描是诊断 ICH 的首选方法，可清楚显示出血部位、出血量多少、血肿形态、是否破入脑室，以及血肿周围有无低密度水肿带和占位效应等。病灶多呈圆形或卵圆形均匀高密度区，边界清楚，脑室大量积血时多呈高密度铸型，脑室扩大。1 周后血肿周围有环形增强，血肿吸收后呈低密度或囊性变。脑室积血多在 2~3 周内完全吸收，而较大的脑实质内血肿一般需 6~7 周才可彻底消散。脑出血后动态 CT 检查还可评价出血的进展情况，并进行及时处理，减少因血肿扩大救治不及时给患者转归所带来的影响。

（二）MRI 和 MRA 检查

该检查对发现结构异常、明确脑出血的病因很有帮助。MRI 对检出脑干和小脑的出血灶和监测脑出血的演进过程优于 CT 扫描，对急性脑出诊断不及 CT。脑出血时 MRI 影像变化规律如下。①超急性期（< 24 小时）为长 T_1、长 T_2 信号，与脑梗死、水肿不易鉴别。②急性期（2~7 天）为等 T_1、短 T_2 信号。③亚急性期（8 天~4 周）为短 T_1、长 T_2 信号。④慢性期（> 4 周）为长 T_1、长 T_2 信号。

MRA 可发现脑血管畸形、血管瘤等病变。

（三）脑脊液检查

脑出血患者一般无须进行腰椎穿刺检查，以免诱发脑疝形成，如需排除颅内感染和蛛网膜下腔出血，可谨慎进行。

（四）DSA

脑出血患者一般不需要进行 DSA 检查，除非疑有血管畸形、血管炎或烟雾病又需外科手术或血管介入治疗时才考虑进行。DSA 可清楚显示异常血管和造影剂外漏的破裂血管及部位。

（五）其他检查

其他检查包括血常规、血液生化、凝血功能、心电图检查和胸部 X 线片检查。外周白细胞可暂时增高，血糖和尿素氮水平也可暂时升高，凝血活酶时间和部分凝血活酶时间异常提示有凝血功能障碍。

三、诊断标准

中老年患者在活动中或情绪激动时突然发病，迅速出现局灶性神经功能缺损症状以及头痛、呕吐等颅高压症状应考虑脑出血的可能，结合头颅 CT 检查，可以迅速明确诊断。

【鉴别诊断】

（1）首先应与其他类型的脑血管疾病如急性脑梗死、蛛网膜下腔出血鉴别。

（2）对发病突然、迅速昏迷且局灶体征不明显者，应注意与引起昏迷的全身性疾病如中毒（乙醇中毒、镇静催眠药物中毒、一氧化碳中毒）及代谢性疾病（低血糖、肝性脑病、肺性脑病和尿毒症等）鉴别。

（3）对有头部外伤史者应与外伤性颅内血肿相鉴别。

【西医治疗】

治疗原则为安静卧床、脱水降颅压、调整血压、防治继续出血、加强护理防治并发症，以挽救生命，降低死亡率、残疾率和减少复发。

一、内科治疗

（一）一般处理

一般应卧床休息 2~4 周，保持安静，避免情绪激动和血压升高。有意识障碍、消化道出血者宜禁食 24~48 小时，必要时应排空胃内容物。注意水电解质平衡、预防吸入性肺炎和早期积极控制感染。明显头痛、过度烦躁不安者，可酌情适当给予镇静止痛剂；便秘者可选用缓泻剂。

（二）降低颅内压

脑水肿可使颅内压增高，并致脑疝形成，是影响脑出血死亡率及功能恢复的主要因素。积极控制脑水肿、降低颅内压（intracranial pressure，ICP）是脑出血急性期治疗的重要环节。不建议应用激素来减轻脑水肿。参照脑梗死颅内压增高的药物治疗。

（三）调整血压

一般认为 ICH 患者血压升高是机体针对 ICP 为保证脑组织血供的一种血管自动调节反应，随着 ICP 的下降血压也会下降，因此降低血压应首先以进行脱水降颅压治疗为基础。但如果血压过高，又会增加再出血的风险，因此需要控制血压。调控血压时应考虑患者的年龄、有无高血压史、有无颅内高压、出血原因及发病时间等因素。

一般来说，当收缩压＞ 200 mmHg 或平均动脉压＞ 150 mmHg 时，要用持续静脉降压药物积极降低血压；当收缩压＞ 180 mmHg 或平均动脉压＞ 130 mmHg 时，如果同时有疑似颅内压增高的证据，要考虑监测颅内压，可用间断或持续静脉降压药物来降低血压，但要保证脑灌注压＞ 60 mmHg；如果没有颅内压增高的证据，降压目标则为 160/90 mmHg 或平均动脉压 110 mmHg。降血压不能过快，要加强监测，防止因血压下降过快引起脑低灌注。脑出血恢复期应积极控制高血压，尽量将血压控制在正常范围内。

（四）止血治疗

止血药物如氨基己酸、氨甲苯酸、巴曲酶等对高血压动脉硬化性出血的作用不大。如果有凝血功能障碍，可针对性给予止血药物，如肝素治疗并发的脑出血可用鱼精蛋白中和。华法林治疗并发的脑出血可用维生素 K_1 拮抗。

（五）亚低温治疗

亚低温治疗是脑出血的辅助治疗方法，可能有一定效果，可在临床当中试用。

二、外科治疗

严重脑出血危及患者生命时内科治疗通常无效，外科治疗则有可能挽救生命；但如果患者预期幸存，外科治疗较内科治疗通常增加严重残疾风险。主要手术方法包括去骨瓣减压术、小骨窗开颅血肿清除术、钻孔血肿抽吸术和脑室穿刺引流术等。

目前对于外科手术适应证、方法和时机选择尚无一致性意见，主要应根据出血部位、病因、出血量及患者年龄、意识状态、全身状况决定。一般认为手术宜在早期（发病后 6~24 小时内）进行。

通常下列情况需要考虑手术治疗。

（1）基底核区中等量以上出血（壳核出血＞ 30 mL，丘脑出血＞ 15 mL）。

（2）小脑出血≥ 10 mL 或直径≥ 3 cm，或合并明显脑积水。

（3）重症脑室出血（脑室铸型）。

（4）合并脑血管畸形、动脉瘤等血管病变。

三、康复治疗

脑出血后，只要患者的生命体征平稳、病情不再进展，宜尽早进行康复治疗。早期分阶段综合康复治疗对恢复患者的神经功能、提高生活质量有益。

【中医治疗】

一、中医辨证施治

1.肝阳暴亢证

临床表现：半身不遂，口舌㖞斜，言语謇涩不语，偏身麻木，头晕头痛，面红目赤，口苦咽干，心烦易怒，尿赤便干，舌质红或红绛，舌苔薄黄，脉弦有力。

病机：肝肾阴虚，痰热内蕴，风阳上扰，经脉痹阻。

治法：平肝潜阳，清热息风。

处方：天麻钩藤饮加减。天麻、钩藤（后下）、石决明（先煎）、川牛膝、杜仲、桑寄生、黄芩、栀子、益母草、夜交藤、茯神。

加减：头晕头痛者，加菊花、桑叶以平肝息风；肝火甚者，加龙胆草以清泻肝火；心烦易怒者加牡丹皮、白芍以清热除烦；便干便秘者加大黄（后下）以清热通便。重症患者出现风火上扰清窍而神志昏蒙，以羚角钩藤汤加减配合服用安宫牛黄丸，药用：羚羊角片（单煎）、桑叶、川贝粉（冲服）、生地黄、钩藤（后下）、菊花、茯神、白芍、甘草、竹茹等。

2. 痰热腑实证

临床表现：半身不遂，口舌喎斜，言语謇涩或不语，偏身麻木，腹胀，便干便秘，头晕目眩，咳痰豁痰，舌质暗红或暗淡，苔黄或黄腻，脉弦滑或偏瘫侧脉弦滑而大。

病机：风痰上扰，肝阳化风，腑气不通。

治法：化痰通腑。

处方：瓜蒌承气汤加减。瓜蒌、胆南星、大黄（后下）、芒硝（冲服）、丹参。

加减：舌苔黄腻、脉弦滑、便秘是本证的特征，也是化痰通腑法的临床应用指征。应用本法应以通为度，不可通下太过，以免伤及正气。头痛、头晕重，加钩藤（后下）、菊花、珍珠（先煎）以平肝息风；风动不已，躁动不安，加羚羊角粉（冲服）、石决明（先煎）、磁石（先煎）以镇肝息风；痰热甚，加天竺黄、竹沥水（冲服）、川贝粉（冲服）以清化痰热；心烦不宁加栀子、黄芩以清热除烦；大便通而黄腻苔不退，少阳枢机不利，气郁痰阻，配大柴胡汤化裁；年老体弱津亏，口干口渴，加生地黄、麦冬、玄参以养阴生津；黄腻苔呈斑块样剥脱，见阴伤之势，去芒硝，减胆南星、瓜蒌、大黄之用量，加麦冬、玄参、生地黄以育阴生津。

3. 阴虚风动证

临床表现：半身不遂，口舌喎斜，言语謇涩或不语，偏身麻木，烦躁失眠，头晕耳鸣，手足心热，咽干口燥，舌质红绛或暗红，或舌红瘦，少苔或无苔，脉弦细或弦细数。

病机：肝肾阴虚，痰热内蕴，风阳上扰，经脉痹阻。

治法：滋养肝肾，潜阳息风。

处方：镇肝熄风汤加减。牛膝、代赭石（先煎）、龙骨（先煎）、牡蛎（先煎）、龟甲（先煎）、白芍、玄参、天冬、川楝子、麦芽、茵陈（后下）、甘草。

加减：心烦失眠者加黄芩、栀子、莲子心、夜交藤、珍珠母（先煎）以清心除烦，镇心安神；头痛重者加石决明（先煎）、夏枯草以清肝息风；阴虚明显者加鳖甲（先煎）、阿胶（烊化）以滋阴养血；阴虚血瘀明显者以育阴通络汤加减，药用生地黄、山萸肉、钩藤（后下）、天麻、丹参、白芍以育阴息风，活血通络。

4. 痰热内闭证

临床表现：神昏，半身不遂，鼻鼾痰鸣，项强身热，气粗口臭，躁扰不宁，甚则手足厥冷，频繁抽搐，偶见呕血，舌质红绛，舌苔黄腻或干腻，脉弦滑数。

病机：肝阳暴张，气血上逆，痰火壅盛，清窍被扰。

治法：清热化痰，醒神开窍。

处方：羚羊角汤加减。龟甲（先煎）、生地黄、牡丹皮、白芍、夏枯草、石决明（先煎）。配合灌服或鼻饲安宫牛黄、羚羊角粉（冲服）。

加减：痰多者加胆南星，竹沥水兑服或配合服用珠珀猴枣散以清热化痰；便秘者加大黄（后下）、芒硝（冲服）以通腑泄热；躁扰不宁，加黄芩、栀子、麦冬、莲子心以清肝泻火除烦；伴抽搐，加僵蚕、天竺黄以息风化痰止痉；神昏重者加郁金、石菖蒲以开窍醒神；见呕血、便血，加三七粉、大黄粉冲服或鼻饲以凉血止血。

5. 痰湿蒙窍证

临床表现：神志昏蒙，半身不遂，口舌㖞斜，痰鸣辘辘，面白唇暗，肢体松懈，瘫软不温，静卧不烦，二便自遗，或周身湿冷，舌质紫暗，苔白腻，脉沉滑缓。

病机：痰浊偏盛，风痰上扰，内闭心神。

治法：温阳化痰，醒神开窍。

处方：涤痰汤加减。法半夏、陈皮、枳实、胆南星、茯苓、石菖蒲、竹茹、远志、丹参、甘草。配合灌服或鼻饲苏合香丸。

加减：肢体抽搐，加天麻、钩藤（后下）以平肝息风；痰声辘辘、舌苔厚腻，加紫苏子、瓜蒌以化痰降浊。

6. 元气败脱证

临床表现：神昏，肢体瘫软，目合口张，呼吸微弱，手撒肢冷，汗多，重则周身湿冷，二便失禁，舌痿不伸，舌质紫暗，苔白腻，脉沉缓或沉微。

病机：元气衰微，精去神脱，阴竭阳亡。

治法：益气回阳固脱。

处方：参附汤加减或合生脉散加减。人参（单煎）、附子（先煎）。

加减：汗出不止者加山茱萸、黄芪、煅龙骨（先煎）、煅牡蛎（先煎）以敛汗固脱；气阴两伤者选用西洋参（单煎）、阿胶（烊化）、龟甲（先煎）以益气养阴；阳气欲脱、四肢不温者用附子（先煎）、红参（单煎）水煎频频灌服以回阳固脱。

7. 气虚血瘀证

临床表现：半身不遂，口舌㖞斜，言语謇涩或不语，偏身麻木，面色白，气短乏力，口角流涎，自汗出，心悸便溏，手足肿胀，舌质暗淡，或舌边有齿痕，舌苔薄白或白腻，脉沉细、细缓或细弦。本证多见于恢复期。

病机：气虚血滞，脉络瘀阻。

治法：益气活血。

处方：补阳还五汤加减。黄芪、当归尾、赤芍、地龙、川芎、红花、桃仁。

加减：恢复期气虚明显者加党参或太子参以益气通络；言语不利者加远志、石菖蒲、郁金以祛痰利窍；心悸、喘息者加桂枝、炙甘草以温经通阳；肢体麻木者加木瓜、伸筋草、防己以舒筋活络；上肢偏废者加桂枝以通络；下肢瘫软无力者加续断、桑寄生、杜仲、牛膝以强壮筋骨；小便失禁者加桑螵蛸以温肾固涩；肢体拘急疼痛而血瘀重者加莪术、水蛭、鬼箭羽、鸡血藤以活血通络。

二、中成药处方

1. 脑心通胶囊　口服，1次4粒，每日3次。

2. 牛黄清心丸　口服，1次1丸，每日1次。

3. 生脉注射液　20~60 mL加入5%葡萄糖注射液250~500 mL中，静脉滴注，每日1次，可连续使用7~10天。

4. 参附注射液　20~100 mL加入5%或10%葡萄糖注射液250~500 mL中，静脉滴注，每日1次。

5. 参麦注射液　10~60 mL加入用5%葡萄糖注射液250~500 mL中静脉滴注，每日1次。

6. 安宫牛黄丸　灌服或鼻饲，1次1丸，每6~8小时1次；珠珀猴枣散，口服每次0.3 g，每日2次。

三、针灸及其他疗法

参照脑梗死。

【用药说明及治疗注意事项】

（1）甘露醇：不要快速大量滴注甘露醇，这样会导致人体电解质紊乱。注意复查肾功能、电解质。

（2）静脉滴注甘露醇时如果发生外渗会导致组织水肿、皮下坏死等情况。

（3）有可能发生静脉炎，静脉给药时护士一定要勤观察，勤巡视。

（4）孕妇儿童不宜使用此药，老年人用药一定要观察生命体征、尿量等。

【预防】

低盐低脂饮食，控制血压。避免情绪激动，适当运动，定期体检，筛查脑出血高危因素。

第四节　蛛网膜下腔出血

【概述】

一、西医定义

颅内血管破裂，血液流入蛛网膜下腔，称之为蛛网膜下腔出血（subarachnoid hemorrhage，SAH）。分为外伤性和自发性两种情况。自发性又分为原发性和继发性两种类型。原发性蛛网膜下腔出血为脑底或脑表面血管病变（如先天性动脉瘤、脑血管畸形、高血压脑动脉硬化所致的微动脉瘤等）破裂，血液流入到蛛网膜下腔，占急性脑卒中的10%左右；继发性蛛网膜下腔出血为脑内血肿穿破脑组织，血液流入蛛网膜下腔。本节重点介绍先天性动脉瘤破裂所致的原发性蛛网膜下腔出血，即动脉瘤性蛛网膜下腔出血。

二、中医认识

真头痛之病名始见于《黄帝内经》。《灵枢·厥病》曰："真头痛，头痛甚，脑尽痛，手足寒至节，死不治。"《三因极一病证方论》谓："凡头痛者，乃足太阳受病……或上穿风府，陷入于泥丸宫而痛者，是为真头疼……责在根气先绝也。"《辨证奇闻·头痛门》云："人有头痛连脑，双目赤红，如破如裂者，所谓真正头痛也。"对其临床特征做了较为详尽的描述。现代学者对其病名归属存在分歧。王氏等首次将本病归属真头痛范畴，周绍华则主张无意识障碍按头痛辨治，有意识障碍或出现瘫痪时按中风论治。阎氏将本病笼统归属中风、头痛辨治，亦有学者谓其当属类中风，大多数学者仍倾向中风之说。本病虽发病急、病势凶险，类似中风病之发病特征，然其典型的剧烈头痛、血性脑脊液，发病或治愈后很少伴有或遗留半身不遂、口眼㖞斜等症状或后遗病，与中风早期即出现意识、肢体功能障碍有别，与《黄帝内经》《三因极一病证方论》等文献描述之真头痛症状、病机与预后相合。脑血管病理改变等特征亦与出血性中风不同，SAH 死亡患者痉挛动脉管壁内膜肿胀，内膜基质增多，肌层和肌细胞呈现坏死性改变，与脑出血血管改变有显著差异，故我们主张将本病归属中医"真头痛"。

【诊断依据】

一、临床表现

（一）一般症状

SAH 临床表现差异较大，轻者可没有明显临床症状和体征，重者可突然昏迷甚至死亡。以中青年发病居多，起病突然（数秒或数分钟内发生），多数患者发病前有明显诱因（剧烈运动、过度疲劳、用力排便、情绪激动等）。

一般症状主要包括以下几种。

1. 头痛　动脉瘤性 SAH 的典型表现是突发异常剧烈全头痛，患者常将头痛描述为"一生中经历的最严重的头痛"，头痛不能缓解或呈进行性加重。多伴发一过性意识障碍和恶心、呕吐。约 1/3 的动脉瘤性 SAH 患者发病前数日或数周有轻微头痛的表现，这是小量前驱（信号性）出血或动脉瘤受牵拉所致。动脉瘤性 SAH 的头痛可持续数日不变，2 周后逐渐减轻，如头痛再次加重，常提示动脉瘤再次出血。但动静脉畸形破裂所致 SAH 头痛常不严重。局部头痛常可提示破裂动脉瘤的部位。

2. 脑膜刺激征　患者出现颈强、Kernig 征和 Brudzinski 征等脑膜刺激征，以颈强直最多见，而老年、衰弱患者或小量出血者，可无明显脑膜刺激征。脑膜刺激征常于发病后数小时出现，3~4 周后消失。

3. 眼部症状　20% 患者眼底可见玻璃体下片状出血，发病 1 小时内即可出现，是急性颅内压增高和眼静脉回流受阻所致，对诊断具有提示。此外，眼球活动障碍也可提示动脉瘤所在的位置。

4. 精神症状　约 25% 的患者可出现精神症状，如欣快、谵妄和幻觉等，常于起病后 2~3 周内自行消失。

5. 其他症状　部分患者可以出现脑心综合征、消化道出血、急性肺水肿和局限性神经功能缺损症状等。

（二）动脉瘤的定位症状

1. 颈内动脉海绵窦段动脉瘤　患者有前额和眼部疼痛、血管杂音、突眼，以及Ⅲ、Ⅳ、Ⅵ和Ⅶ脑神经损害所致的眼动障碍，其破裂可引起颈内动脉海绵窦瘘。

2. 颈内动脉 – 后交通动脉瘤　患者出现动眼神经受压的表现，常提示后交通动脉瘤。

3. 大脑中动脉瘤　患者出现偏瘫、失语和抽搐等症状，多提示动脉瘤位于大脑中动脉的第一分支处。

4. 大脑前动脉 – 前交通动脉　患者出现精神症状、单侧或双侧下肢瘫痪和意识障碍等症状，提示动脉瘤位于大脑前动脉或前交通动脉。

5. 大脑后动脉瘤　患者出现同向偏盲、Weber 综合征和第Ⅲ脑神经麻痹的表现。

6. 椎 – 基底动脉瘤　患者可出现枕部和面部疼痛、面肌痉挛、面瘫及脑干受压等症状。

（三）血管畸形的定位症状

动静脉畸形患者男性发生率为女性的 2 倍，多在 10~40 岁发病，常见的症状包括痫性发作、轻偏瘫、失语或视野缺损等，具有定位意义。

（四）常见并发症

1. 再出血　是 SAH 主要的急性并发症，指病情稳定后再次发生剧烈头痛、呕吐、痫性发作、昏迷甚至去脑强直发作，颈强直、Kernig 征加重，复查脑脊液为鲜红色。20%的动脉瘤患者病后 10~14 日可发生再出血，使死亡率约增加一倍，动静脉畸形急性期再出血者较少见。

2. 脑血管痉挛　发生于蛛网膜下腔中血凝块环绕的血管，痉挛严重程度与出血量相关，可导致约 1/3 以上病例脑实质缺血。临床症状取决于发生痉挛的血管，常表现为波动性的轻偏瘫或失语，有时症状还受侧支循环和脑灌注压的影响，对载瘤动脉无定位价值，是死亡和致残的重要原因。病后 3~5 天开始发生，5~14 天为迟发性血管痉挛高峰期，2~4 周逐渐消失。TCD 或 DSA 可帮助确诊。

3. 急性或亚急性脑积水　起病 1 周内 15%~20% 的患者发生急性脑积水，由于血液进入脑室系统和蛛网膜下腔形成血凝块阻碍脑脊液循环通路所致。轻者出现嗜睡、思维缓慢、短时记忆受损、上视受限、展神经麻痹、下肢腱反射亢进等体征，严重者可造成颅内高压，甚至脑疝。亚急性脑积水发生于起病数周后，表现为隐匿出现的痴呆、步态异常和尿失禁。

4. 其他　5%~10% 的患者发生癫痫发作，不少患者发生低钠血症。

二、辅助检查

（一）头颅 CT

临床疑诊 SAH 首选头颅 CT 平扫检查。出血早期敏感性高，可检出 90% 以上的 SAH，显示大脑外侧裂池、前纵裂池、鞍上池、脑桥小脑脚池、环池和后纵裂池高密度出血征象。但出血量较少时，CT 扫描显示不清。根据 CT 结果可以初步判断或提示颅内动脉瘤的位置：位于颈内动脉段常是鞍上池不对称积血；大脑中动脉段多见外侧裂积血；前交通动脉段则是前间裂基底部积血；而出血在脚间池和环池，一般无动脉瘤，但 5% 病例可由后循环动脉瘤引起。动态 CT 检查有助于了解出血的吸收情况，有无再出血、继发脑梗死、脑积水及其程度。

（二）头颅 MRI

当 SAH 发病后数天 CT 检查的敏感性降低时，MRI 可发挥较大作用。由于血红蛋白分解产物如去氧血红蛋白和正铁血红蛋白的顺磁效应，对于亚急性期出血，尤其是当出血位于大脑表面时，MRI 比 CT 敏感，通过磁共振梯度回波 T_2 加权成像等方法常可显示出血部位。在动静脉畸形引起的脑内血肿已经吸收后，MRI 检查可以提示动静脉畸形存在。对确诊 SAH 而 DSA 阴性的患者，MRI 用来检查其他引起 SAH 的原因。当颅内未发现出血原因时，应行脊柱 MRI 检查排除脊髓海绵状血管瘤或动静脉畸形等。

（三）CT 血管成像（CTA）和 MR 血管成像（MRA）

主要用于有动脉瘤家族史或破裂先兆者的筛查、动脉瘤患者的随访及 DSA 不能进行及时检查时的替代方法。

CTA 检查比 DSA 更为快捷、创伤较小，尤为适用于危重患者，同时已被证实对较大动脉瘤的灵敏度接近于 DSA，并可补充 DSA 的结果，较好地确定动脉瘤瘤壁是否钙化、瘤腔内是否有血栓形成、动脉瘤与出血的关系及动脉瘤位置与骨性标志的关系。目前，随着 CTA 检查设备的不断改进，国际高水准的卒中中心 CTA 已逐步取代 DSA 成为诊断有无动脉瘤的首选方法。MRA 检查不使用对比剂和放射线，对直径 3~15mm 动脉瘤检出率达 84%~100%，但急诊应用受许多因素的限制，其空间分辨率较差，不能清晰地显示动脉瘤颈和载瘤动脉。

（四）DSA

条件具备、病情许可时应争取尽早行全脑 DSA 检查，以确定有无动脉瘤、出血原因、决定治疗方法和判断预后。DSA 仍是临床明确有无动脉瘤的诊断"金标准"，可明确动脉瘤的大小、位置、与载瘤动脉的关系、有无血管痉挛等解剖学特点。但 20%~25% 的 SAH 患者 DSA 不能发现出血来源或原因。

（五）腰椎穿刺

如果 CT 扫描结果阴性，强烈建议行腰穿 CSF 检查。通常 CT 检查已明确诊断者，腰穿不作为临床常规检查。均匀血性 CSF 是 SAH 的特征性表现。腰穿误伤血管所致的血性 CSF，其颜色从第 1 管至第 3 管逐渐变淡。血性 CSF 离心后上清液发生黄变，或者发现吞噬的红细胞、含铁血黄素或胆红素结晶的吞噬细胞，这些均提示 CSF 中红细胞已存在一段时间，支持 SAH 的诊断。血性 CSF 每 1000 个红细胞约导致蛋白增高 1 mg/dL；最初白细胞与红细胞的比例与周围血相似，约为 1：700；数天后，由于血液引起的无菌性化学性脑膜炎，可能出现反应性白细胞增多。

（六）TCD

TCD 可作为非侵入性技术检测 SAH 后脑血管痉挛情况。

（七）其他

血常规、凝血功能和肝功能等检查有助于寻找其他出血原因；心电图可显示 T 波高尖或明显倒置、PR 间期缩短和高 U 波等异常。

三、诊断标准

突然发生的持续性剧烈头痛、呕吐、脑膜刺激征阳性，伴或不伴意识障碍，检查无局灶性神经系统体征，应高度怀疑蛛网膜下腔出血。同时 CT 证实脑池和蛛网膜下腔高密度征象或腰穿检查示压力增高和血性脑脊液等可临床确诊。

【鉴别诊断】

一、高血压性脑出血

可出现血性脑脊液，但此时应有明显局灶性体征如偏瘫、失语等。原发性脑室出血与重症 SAH 患者临床上难以鉴别，小脑出血、尾状核头出血等因无明显的肢体瘫痪临床上也易与 SAH 混淆，但 CT 和 DSA 检查可以鉴别。蛛网膜下腔出血与脑出血的鉴别要点见表 4-3。

表 4-3　蛛网膜下腔出血与脑出血的鉴别要点

	蛛网膜下腔出血	脑出血
发病年龄	粟粒样动脉瘤多发于 40~60 岁，动静脉畸形青少年多见，常在 10~40 岁发病	50~65 岁多见
常见病因	粟粒样动脉瘤、动静脉畸形	高血压、脑动脉粥样硬化
起病速度	急骤，数分钟症状达到高峰	数十分钟至数小时达到高峰
血压	正常或增高	常显著增高
头痛	极常见，剧烈	常见，较剧烈
昏迷	常为一过性昏迷	重症患者持续性昏迷
局灶体征	常无局灶性体征，颈强直、Kernig 征等脑膜刺激征阳性	偏瘫、偏身感觉障碍及失语等局灶性体征
眼底	可见玻璃体膜下片状出血	眼底动脉硬化，可见视网膜出血
头部 CT	脑池、脑室及蛛网膜下腔高密度出血征	脑实质内高密度病灶
脑脊液	均匀一致血性	均匀一致血性

二、颅内感染

细菌性、真菌性、结核性和病毒性脑膜炎等均可有头痛、呕吐及脑膜刺激征，故应注意与 SAH 鉴别。SAH 后发生化学性脑膜炎时，CSF 白细胞增多，易与感染混淆，但后者发热在先。SAH 脑脊液黄变和淋巴细胞增多时，易与结核性脑膜炎混淆，但后者 CSF 糖、氯降低，头部 CT 正常。

三、脑肿瘤

约 1.5% 的脑肿瘤可发生瘤卒中，形成瘤内或瘤旁血肿合并 SAH；癌瘤颅内转移、脑膜癌病或 CNS 白血病也可见血性 CSF，但根据详细的病史、CSF 检出瘤和（或）癌细胞及头部 CT 可以鉴别。

四、其他

如偏头痛、颈椎疾病、鼻窦炎、酒精中毒、CO 中毒等由于部分症状与 SAH 类似，容易造成误诊。特别是某些老年 SAH 患者，头痛、呕吐不显著，以突发精神障碍为主要症状，临床工作中应予注意。

【西医治疗】

急性期治疗目的是防止再出血，降低颅内压，减少并发症，治疗原发病和预防复发。SAH 应急诊收入院诊治，需要遵循分级管理、多模态检测、优化脑灌注和脑保护以及预防脑血管痉挛的原则，并尽早查明病因，决定是否外科治疗。手术治疗选择和预后判断主要依据 SAH 的临床病情分级，一般可采用 Hunt-Hess 分级（表 4-4）。Hunt-Hess 分级Ⅲ级时，多早期行手术夹闭动脉瘤或者介入栓塞治疗。建议同时在医院内提供外科或血管内治疗。

表 4-4 动脉瘤性 SAH 患者 Hunt-Hess 临床分级

级别	标准
0 级	未破裂动脉瘤
Ⅰ级	无症状或轻微头痛
Ⅱ级	中—重度头痛、脑膜刺激征、脑神经麻痹
Ⅲ级	嗜睡、意识混沌、轻度局灶性神经体征
Ⅳ级	昏迷、中或重度偏瘫、有早期去脑强直或自主神经功能紊乱
Ⅴ级	昏迷、去大脑强直、濒死状态

一、一般处理

1.保持生命体征稳定　有条件时应收入重症监护室，密切监测生命体征和神经系统体征的变化；保持气道通畅，维持稳定的呼吸、循环系统功能。

2.降低高颅压　主要使用脱水剂，如甘露醇、呋塞米、甘油果糖或甘油氯化钠，也可以酌情选用白蛋白。

3. 避免用力和情绪波动，保持大便通畅 烦躁者予镇静药，头痛者予镇痛药。注意慎用阿司匹林等可能影响凝血功能的非甾体类消炎镇痛药物或吗啡、哌替啶等可能影响呼吸功能的药物。

4. 其他对症支持治疗 包括维持水、电解质平衡，给予高纤维、高能量饮食，加强护理，注意预防尿路感染和吸入性肺炎等。

二、预防再出血

1. 绝对卧床休息 4~6 周。

2. 调控血压 防止血压过高导致再出血，同时注意维持脑灌注压。如果平均动脉压＞ 125 mmHg 或收缩压＞ 180 mmHg，可在血压监测下静脉持续输注短效安全的降压药。最好选用尼卡地平、拉贝洛尔和艾司洛尔等降压药。一般应将收缩压控制在 160 mmHg 以下。若患者出现急性神经系统症状，则最好不要选择硝普钠，因为硝普钠有升高颅内压的不良反应，长时间输注还有可能引起中毒。

3. 抗纤溶药物 SAH 不同于脑内出血，出血部位没有脑组织的压迫止血作用，可适当应用止血药物，如氨基己酸、氨甲苯酸和酚磺乙胺等抗纤溶药物。抗纤溶药物虽然可以减少再出血，但增加了 SAH 患者缺血性卒中的发生率。尽管较早的研究证实，抗纤溶药的总体结果是阴性的，但新近的证据提示，早期短程（＜ 72 小时）应用抗纤溶药结合早期治疗动脉瘤，随后停用抗纤溶药，并预防低血容量和血管痉挛（包括同时使用尼莫地平），是较好的治疗策略。如果患者的血管痉挛风险低和（或）推迟手术能产生有利影响，也可以考虑用抗纤溶药预防再出血。

4. 破裂动脉瘤的外科和血管内治疗 动脉瘤夹闭或血管内治疗是预防 SAH 再出血最有效的治疗方法。与动脉瘤完全闭塞相比较，行动脉瘤包裹术、夹闭不全及不完全栓塞动脉瘤，再出血风险较高。因此，应尽可能完全闭塞动脉瘤。血管内治疗或手术治疗方法的选择应根据患者的病情及动脉瘤的特点由多学科医师来讨论决定。Hunt-Hess 分级≤Ⅲ级时，推荐发病 3 天内进行治疗。Ⅳ、Ⅴ级患者手术治疗或内科治疗的预后均差，是否需进行血管内治疗或手术治疗仍有较大争议，但经内科治疗病情好转后可行延迟性（10~14 天）血管内治疗或手术治疗。

三、脑血管痉挛防治

口服尼莫地平能有效减少 SAH 引发的不良结局。推荐早期使用口服或静脉泵入尼莫地平改善患者预后。其他钙拮抗剂的疗效仍不确定。应在破裂动脉瘤的早期管理阶段即开始防治脑血管痉挛，维持正常循环血容量，避免低容量。在出现迟发性脑缺血时，推荐升高血压治疗。不建议使用容量扩张和球囊血管成形术来预防脑血管痉挛的发生。症状性脑血管痉挛的可行治疗方法是脑血管成形术和（或）选择性动脉内血管扩张器治疗，尤其是在升高血压治疗后还没有快速见到效果时，可视临床具体情况而定。

四、脑积水处理

SAH 急性期合并症状性脑积水应进行脑脊液分流术治疗。对 SAH 后合并慢性症状性脑积水患者，推荐进行永久的脑脊液分流术。

五、癫痫的防治

可在 SAH 出血后的早期，对患者预防性应用抗惊厥药。不推荐对患者长期使用抗惊厥药，但若患者有以下危险因素，如癫痫发作史、脑实质血肿、脑梗死或大脑中动脉动脉瘤，可考虑使用。

六、低钠血症及低血容量的处理

某些患者可能需要联合应用中心静脉压、肺动脉楔压、液体平衡和体重等指标来监测血容量变化。应避免给予大剂量低张液体和过度使用利尿药。可用等张液来纠正低血容量，使用醋酸氟氢可的松和高张盐水来纠正低钠血症。

七、放脑脊液疗法

每次释放 CSF 10~20 mL，每周 2 次，可以促进血液吸收和缓解头痛，也可能减少脑血管痉挛和脑积水发生。但应警惕脑疝、颅内感染和再出血的危险。

【中医治疗】

一、中医辨证施治

1. 肝阳暴亢证

临床表现：剧烈的头痛、呕吐，无神昏，面红目赤，口苦咽干，心烦易怒，尿赤便干，舌质红或红绛，舌苔薄黄，脉弦有力。

病机：肝阳上扰，瘀血阻络，清窍失养。

治法：平肝潜阳，祛瘀止痛。

处方：龙胆泻肝汤加减。龙胆草、黄芩、山栀子、泽泻、木通、车前子、当归、生地黄、柴胡、生甘草。

加减：心烦易怒者加牡丹皮、白芍以清热除烦；便干便秘者加大黄（后下）以清热通便。重症患者出现风火上扰清窍而神志昏蒙，以羚角钩藤汤加减配合服用安宫牛黄丸，药用：羚羊角片（单煎）、桑叶、川贝粉（冲服）、生地黄、钩藤（后下）、菊花、茯神、白芍、甘草、竹茹等。

2. 痰浊蒙窍证

临床表现：头痛，呕吐，神志昏蒙，咳痰，舌质暗红或暗淡，苔黄或黄腻，脉弦滑。

病机：风痰上扰，蒙蔽清窍。

治法：化痰通腑，醒神开窍。

处方：涤痰汤加减。法半夏、胆南星、天麻、茯苓、陈皮、白术、甘草、竹茹、石菖蒲、浙贝母、白芷、薄荷、白菊花。

加减：头痛、头晕重，加钩藤（后下）、珍珠（先煎）以平肝息风；风动不已，躁动不安，加羚羊角粉（冲服）、石决明（先煎）、磁石（先煎）以镇肝息风；痰热甚，加天竺黄、竹沥水（冲服）10 mL；心烦不宁，加栀子、黄芩以清热除烦。

3. 阴虚风动证

临床表现：头痛不适，头晕耳鸣，手足心热，咽干口燥，舌质红绛或暗红，或舌红瘦，少苔或无苔，脉弦细或弦细数。

病机：肝肾阴虚，痰热内蕴，风阳上扰，经脉痹阻。

治法：滋养肝肾，潜阳息风。

处方：镇肝熄风汤加减。牛膝、代赭石（先煎）、龙骨（先煎）、牡蛎（先煎）、龟甲（先煎）、白芍、玄参、天冬、川楝子、麦芽、茵陈（后下）、甘草。

加减：心烦失眠，加黄芩、栀子、莲子心、夜交藤、珍珠母（先煎）以清心除烦，镇心安神；头痛重，加石决明（先煎）、夏枯草以清肝息风；阴虚明显，加鳖甲（先煎）、阿胶（烊化）以滋阴养血；阴虚血瘀明显，以育阴通络汤加减，药用：生地黄、山萸肉、钩藤（后下）、天麻、丹参、白芍以育阴息风，活血通络。

4. 肝风上扰证

临床表现：神昏，呕吐，躁动不安，面红目赤，舌质红绛，舌苔黄腻或干腻，脉弦滑数。

病机：肝阳暴张，气血上逆，痰火壅盛，清窍被扰。

治法：清热化痰，醒神开窍。

处方：羚羊角汤加减。羚半角粉（冲服）、龟甲（先煎）、生地黄、牡丹皮、白芍、夏枯草、石决明（先煎）。配合灌服或鼻饲安宫牛黄丸。

加减：痰多，加胆南星、竹沥水兑服或配合服用珠珀猴枣散以清热化痰；便秘，加大黄（后下）、芒硝（冲服）以通腑泄热；躁扰不宁，加黄芩、栀子、麦冬、莲子心以清肝泻火除烦；神昏重，加郁金、石菖蒲以开窍醒神；见呕血、便血，加三七粉、大黄粉冲服或鼻饲以凉血止血。

5. 元气败脱证

临床表现：神昏，肢体瘫软，目合口张，呼吸微弱，手撒肢冷，汗多，重则周身湿冷，二便失禁，舌痿不伸，舌质紫暗，苔白腻，脉沉缓或沉微。

病机：元气衰微，精去神脱，阴竭阳亡。

治法：益气回阳固脱。

处方：参附汤加减，或合生脉散加减。

加减：汗出不止，加山茱萸、黄芪、煅龙骨（先煎）、煅牡蛎（先煎）以敛汗固脱；气阴两伤，选用西洋参（单煎）、阿胶（烊化）、龟甲（先煎）以益气养阴；阳气欲脱，四肢不温，用附子（先煎）、红参（单煎）水煎频频灌服，以回阳固脱。

二、中成药处方

1. 参附注射液　20~100 mL 加入 5% 或 10% 葡萄糖注射液 250~500 mL 中，静脉滴注，1 日 1 次。

2. 参麦注射液　10~60 mL 加入 5% 葡萄糖注射液 250~500 mL 中，静脉滴注，1 日 1 次。

3. 安宫牛黄丸　灌服或鼻饲，1 次 1 丸，每 6~8 小时 1 次；珀珀猴枣散，口服，1 次 0.3 g，1 日 2 次。

4. 醒脑静注射液　20~40 mL 加入 5% 葡萄糖注射液或 0.9% 生理盐水 250~500 mL 中，静脉滴注，1 日 1 次，连续使用 7~14 天。

5. 牛黄清心丸　口服，1 次 1 丸，1 日 1 次。

三、针灸及其他疗法

1. 针灸疗法

治法：开窍醒神、疏经活络、通行气血。取穴以督脉、手厥阴肝经、手少阴心经穴为主。

主穴：内关、水沟、风池、列缺、太冲、阿是穴。

蛛网膜下腔出血主要症状是剧烈头痛，意识清楚者可根据头痛部位的归经不同选取相应经脉的穴位进行毫针刺。阳明头痛，即前额痛，常痛连目珠，近取印堂、上星、阳白、攒竹透鱼腰及丝竹空，远取合谷、内庭；少阳头痛，即偏头痛，近取太阳、丝竹空、角孙、率谷、风池，远取外关、足临泣；太阳头痛，即后枕痛，近取天柱、风池，远取申脉、后溪、昆仑；厥阴头痛，即巅顶痛，近取百会、通天，远取太冲、行间、太溪、涌泉；太阴头痛，症见头痛而重，常取足三里、丰隆等；少阴头痛症见头痛晕眩，针灸常取肾俞、三阴交等。

病情稳定后可参照"脑梗死"进行针灸治疗。

2. 其他疗法

（1）电针：可配合电针连续波或疏密波刺激，取穴参照体针。

（2）三棱针：可在耳背静脉点刺放血，或手指井穴放血。

（3）病情稳定后可配合 PT、OT 等康复训练，上下肢机器人智能训练，四肢联动训练等。

【用药说明及治疗注意事项】

1. 甘露醇　参照脑出血。

2. 尼莫地平　①血压监测：能及时观察患者的血压波动，防止因血流动力学改变而引起患者的不适。开始滴注药物后应每 30 分钟监测 1 次血压，根据血压及患者的主诉调节滴注尼莫地平的速度。6 小时后血压平稳后，改为每小时监测 1 次血压。②匀速给药：由于尼莫地平注射液对血管和神经系统的作用较强，给药时应该均匀慢速，使用微量泵滴注 5~20 小时，如 24 小时未滴完，应该更换药液，以免药物失效和避免不良反应。③心理护理：长时间给药会使患者产生焦虑和疲乏感，护理人员应该在用药前向患者解释用药的必要性，让患者做好思想准备，帮助患者采取舒适的卧位，如患者出现药物不良反应，应耐心解释，并及时通知医师。④饮食调节：静脉滴注尼莫地平注射液，使患者每天长时间卧床，活动量少，肠蠕动减慢，因此，鼓励患者进食清淡、易消化的食物，防止腹胀、便秘等症状。少数患者在药物使用过程中会有恶心等消化道症状，所以不能空腹给药。⑤输液护理：尼莫地平注射液具有较强的扩血管作用，在静脉滴注时会有患者主诉疼痛，穿刺皮肤红肿、发热现象，所以应该选用粗直的血管进行穿刺。⑥根据患者情况使用中药，如神志昏蒙、吞咽障碍者，留置胃管可鼻饲，如未留置胃管不可强行灌服。

【预防】

（1）控制危险因素：包括高血压、吸烟、酗酒、吸毒等。

（2）筛查和处理高危人群尚未破裂的动脉瘤：破裂动脉瘤患者经治疗后每年新发动脉瘤的概率为1%~2%，对此类患者进行远期的影像学随访具有一定的意义。若在动脉瘤破裂前就对其进行干预，则有可能避免SAH带来的巨大危害。但预防性处理未破裂动脉瘤目前的争议很大，应谨慎处理，充分权衡其获益和风险。

第五节　帕金森病

【概述】

一、西医定义

帕金森病，又名震颤麻痹，是一种常见于中老年的神经系统变性疾病，临床上以静止性震颤、运动迟缓、肌强直和姿势平衡障碍为主要特征。由英国医师詹姆士·帕金森（James Parkinson）于1817年首先报道并系统描述。我国65岁以上人群患病率为1700/10万，与欧美国家相似，患病率随年龄增加而升高，男性稍高于女性。

二、中医认识

帕金森属于中医的颤证范畴，《黄帝内经》无颤证病名，但有类似记载。《素问·至真要大论》曰："诸风掉眩，皆属于肝。"其中"掉"字即指肢体震颤摇动。《素问·脉要精微论》云："骨者髓之府，不能久立，行则振掉，骨将惫矣。"《素问·五常政大论》又有"其病摇动""掉眩颠疾""掉振鼓栗"等描述，不但指出了病因、主症，还提出了本病以肢体摇动为主要症状，属风象，与肝、肾有关。明·孙一奎《赤水玄珠·颤振门》认为血虚亦可引起颤证，"血虚而振，用秘方定心丸"，其又指出"木火上盛，肾阴不充，下虚上实，实为痰火，虚则肾亏"，治法宜"清上补下"。迨至清代，张璐《张氏医通·颤振》对颤证的病因病机、辨证治疗及其预后有了较全面的阐述，认为本病多因风、火、痰、虚所致，并载列相应的治疗方药十余首，使本病的理法方药日臻完善。

【诊断依据】

一、临床表现

发病年龄平均约 55 岁，多见于 60 岁以后，40 岁以前相对少见。男性略多于女性。隐匿起病，缓慢进展。

（一）运动症状

常始于一侧上肢，逐渐累及同侧下肢，再波及对侧上肢及下肢，呈"N"形进展。

1. 静止性震颤　常为首发症状，多始于一侧上肢远端，静止位时出现或明显，随意运动时减轻或停止，紧张或激动时加剧，入睡后消失。典型表现是拇指与示指呈"搓丸样"动作，频率为 4~6 Hz。令患者一侧肢体运动如握拳或松拳，可使另一侧肢体震颤更明显，该试验有助于发现早期轻微震颤。少数患者可不出现震颤，部分患者可合并轻度姿势性震颤。

2. 肌强直　被动运动关节时阻力增高，且呈一致性，类似弯曲软铅管的感觉，故称"铅管样强直"；在有静止性震颤的患者中可感到在均匀的阻力中出现断续停顿，如同转动齿轮，称为"齿轮样强直"。颈部躯干、四肢、肌强直可使患者出现特殊的屈曲体姿，表现为头部前倾，躯干俯屈，肘关节屈曲，腕关节伸直，前臂内收，髋及膝关节略为弯曲。

3. 运动迟缓　随意运动减少，动作缓慢、笨拙。早期以手指精细动作如解或扣纽扣、系鞋带等动作缓慢，逐渐发展成全面性随意运动减少、迟钝，晚期因合并肌张力增高，导致起床、翻身均有困难。体检见面容呆板，双眼凝视，瞬目减少，酷似"面具脸"；口、咽、腭肌运动徐缓时，表现语速变慢，语音低调；书写字体越写越小，呈现"小字征"；做快速重复性动作如拇、示指对指时表现运动速度缓慢和幅度减小。

4. 姿势步态障碍　在疾病早期，表现为走路时患侧上肢摆臂幅度减小或消失，下肢拖曳。随病情进展，步伐逐渐变小变慢，启动、转弯时步态障碍尤为明显，自坐位、卧位起立时困难。有时行走中全身僵住，不能动弹，称为"冻结"现象。有时迈步后，以极小的步伐越走越快，不能及时止步，称为前冲步态或慌张步态。

（二）非运动症状

非运动症状也是十分常见和重要的临床症状，可以早于或伴随运动症状而发生。

1. 感觉障碍　疾病早期即可出现嗅觉减退或睡眠障碍，尤其是快速眼动期睡眠行为异常。中、晚期常有肢体麻木、疼痛。有些患者可伴有不宁腿综合征。

2. 自主神经功能障碍　临床常见，如便秘、多汗、溢脂性皮炎（油脂面）等。吞咽活动减少可导致流涎。疾病后期也可出现性功能减退、排尿障碍或体位性低血压。

3. 精神和认知障碍　近半数患者伴有抑郁，并常伴有焦虑。15%~30% 的患者在疾病晚期发生认知障碍乃至痴呆，以及幻觉，其中视幻觉多见。

二、辅助检查

（一）血、唾液、脑脊液常规检查均无异常

在少数患者中可以发现血 DNA 基因突变；可以发现脑脊液和唾液中 α-突触核蛋白、DJ-1 蛋白含量有改变。

（二）嗅觉测试及经颅超声

嗅觉测试可发现早期患者的嗅觉减退；经颅超声（transcranial sonography，TCS）可通过耳前的听骨窗探测黑质回声，可以发现绝大多数 PD 患者的黑质回声异常增强（单侧回声面积 > 20 mm^2）；心脏间碘苄胍（metaiodobenzylguanidine，MIBG）闪烁照相术可显示心脏交感神经元的功能，研究提示早期 PD 患者的总 MIBG 摄取量减少。

（三）分子影像

结构影像如 CT、MRI 检查无特征性改变；分子影像 PET 或 SPECT 检查在疾病早期甚至亚临床期即能显示异常，有较高的诊断价值。其中以 ^{123}I-β-CIT、^{11}C-CFT、^{99m}Tc-TRODAT-1 作为示踪剂行多巴胺转运体（DAT）功能显像可显示显著降低，以 ^{18}F-多巴作为示踪剂行多巴摄取 PET 显像可显示多巴胺递质合成减少；以 ^{123}I-IBZM 作为示踪剂行 D$_2$ 多巴胺受体功能显像其活性在早期呈失神经超敏，后期低敏。

（四）病理

外周组织，如胃窦部和结肠黏膜、下颌下腺、周围神经等部位可以检见 α-突触核蛋白异常聚积。

帕金森病与帕金森综合征的分类见表 4-5。

表 4-5　帕金森病与帕金森综合征分类

1. 原发性
原发性帕金森病
少年型帕金森综合征
2. 继发性（后天性、症状性）帕金森综合征
感染：脑炎后、慢病毒感染
药物：神经安定剂（吩噻嗪类及丁酰苯类）、利血平、甲氧氯普胺、α-甲基多巴、锂、氟桂利嗪、桂利嗪
毒物：MPTP 及其结构类似的杀虫剂和除草剂、一氧化碳、锰、汞、二硫化碳、甲醇、乙醇
血管性：多发性脑梗死、低血压性休克
外伤：拳击性脑病
其他：甲状旁腺功能异常、甲状腺功能减退、肝脑变性、脑瘤、正常颅压性脑积水
3. 遗传变性性帕金森综合征
常染色体显性遗传路易小体病、亨廷顿病、肝豆状核变性、泛酸激酶相关性神经变性病、多系萎缩小脑型、脊髓小脑变性、家族性基底节钙化、家族性帕金森综合征伴周围神经病、神经棘红细胞增多症
4. 多系统变性（帕金森叠加综合征）
进行性核上性麻痹、多系统萎缩-帕金森症型（MSA-P）、帕金森综合征-痴呆-肌萎缩性侧索硬化复合征、皮质基底节变性、阿尔茨海默病、偏侧萎缩-偏侧帕金森综合征

三、诊断标准

国际帕金森病与运动障碍学会、我国帕金森病及运动障碍学组和专委会制定了帕金森病临床诊断标准（2016 版）（表 4-6）。

表 4-6　中国帕金森病的诊断标准（2016 版）

诊断标准 （必备条件）	1. 运动迟缓：启动或在持续运动中肢体运动幅度减小或速度缓慢 2. 至少存在下列 1 项：肌强直或静止性震颤
支持标准 （支持条件）	1. 患者对多巴胺能药物的治疗具有明确且显著有效。在初始治疗期间，患者的功能可恢复或接近正常水平。在没有明确记录的情况下，初始治疗的显著应答可定义为以下两种情况： 　　a. 药物剂量增加时症状显著改善，剂量减少时症状显著加重。以上改变可通过客观评分（治疗后 UPDRS-Ⅲ评分改善超过 30%）或主观描述（由患者或看护者提供的可靠而显著的病情改变）来确定 　　b. 存在明确且显著的开/关期症状波动，并在某种程度上包括可预测的剂末现象。 2. 出现左旋多巴诱导的异动症 3. 临床体检观察到单个肢体的静止性震颤（既往或本次检查） 4. 以下辅助检测阳性有助于特异性鉴别帕金森病与非典型性帕金森综合征：存在嗅觉减退或丧失，或头颅超声显示黑质异常高回声（> 20 mm²），或心脏间碘苄胍（MIBC）闪烁显像显示心脏去交感神经支配
排除标准 （不应存在 下列情况）	1. 存在明确的小脑性共济失调，如小脑性步态、肢体共济失调，或者小脑性眼动异常（持续凝视诱发的眼震、巨大方波跳动、超节律扫视） 2. 出现向下的垂直性核上性凝视麻痹，或者向下的垂直性扫视选择性减慢 3. 在发病后 5 年内，患者被诊断为高度怀疑的行为变异型额颞叶痴呆或原发性进行性失语 4. 发病 3 年后仍局限于下肢的帕金森样症状 5. 多巴胺受体阻滞剂或多巴胺耗竭剂治疗诱导的帕金森综合征，其剂量和时程与药物性帕金森综合征相一致 6. 尽管病情为中等严重程度（即根据 MDS-UPDRS，评定肌强直或运动迟缓的计分大于 2 分），但患者对高剂量（不少于 600 mg/d）左旋多巴治疗缺乏显著的治疗应答 7. 存在明确的皮质复合感觉丧失（如在主要感觉器官完整的情况下出现皮肤书写觉和实体辨别觉损害），以及存在明确的肢体观念运动性失用或进行性失语 8. 分子神经影像学检查突触前多巴胺能系统功能正常 9. 存在明确可导致帕金森综合征或疑似与患者症状相关的其他疾病，或者基于全面诊断评估，由专业评估医师判断其可能为其他综合征，而非帕金森病
警示征象	1. 发病后 5 年内出现快速进展的步态障碍，以至于需要经常使用轮椅（支持判断其他疾病） 2. 运动症状或体征在发病后 5 年内或 5 年以上完全不进展，除非这种病情的稳定与治疗相关 3. 发病后 5 年内出现球部功能障碍，表现为严重的发音困难、构音障碍或吞咽困难（需进食较软的食物，或通过鼻管、胃造瘘进食）

警示征象	4. 发病后 5 年内出现吸气性呼吸功能障碍，即在白天或夜间出现吸气性喘鸣或者频繁的吸气性叹息 5. 发病后 5 年内出现严重的自主神经功能障碍，包括： 　a. 体位性低血压，即在站起后 3 分钟内，收缩压下降至少 30 mmHg 或舒张压下降至少 20 mmHg 并排除脱水、药物或其他可能解释自主神经功能障碍的疾病 　b. 发病后 5 年内出现严重的尿潴留或尿失禁（不包括女性长期存在的低容量压力性尿失禁），且不是简单的功能性尿失禁（如不能及时如厕）。对于男性患者来说，尿潴留必须不是由前列腺疾病引起的，且伴发勃起障碍 6. 发病后 3 年内由于平衡障碍导致反复（＞1 次/年）跌倒 7. 发病后 10 年内出现不成比例的颈部前倾或手足挛缩 8. 发病后 5 年内不出现任何一种常见的非运动症状，包括嗅觉减退、睡眠障碍（睡眠维持性失眠、日间过度嗜睡、快动眼期睡眠行为障碍）、自主神经功能障碍（便秘、日间尿急、症状性体位性低血压）、精神障碍（抑郁、焦虑、幻觉） 9. 出现其他原因不能解释的锥体束征 10. 起病或病程中表现为双侧对称性的帕金森综合征症状，没有任何侧别优势，且客观体检亦未观察到明显的侧别性

1. 临床确诊的帕金森病需要具备　①不存在绝对排除标准；②至少存在两条支持性标准；③没有警示征象。

2. 临床很可能的帕金森病需要具备　①不符合绝对排除标准。②如果出现警示征象则需要通过支持性标准来抵消：如果出现 1 条警示征象，必须需要至少 1 条支持性标准抵消；如果出现 2 条警示征象，必须需要至少 2 条支持性标准抵消；如果出现 2 条以上警示征象，则诊断不能成立。

【鉴别诊断】

本病需与其他原因引起的帕金森综合征鉴别。

一、继发性帕金森综合征

共同特点是有明确病因可寻，如感染、药物、中毒、脑动脉硬化、外伤等，相关病史是鉴别诊断的关键。继发于甲型脑炎后的帕金森综合征，目前已罕见。多种药物均可引起药物性帕金森综合征，一般是可逆的。拳击手中偶见头部外伤引起的帕金森综合征。老年人基底核区多发性腔隙性梗死可引起血管性帕金森综合征，患者有高血压、动脉硬化及卒中史，步态障碍较明显，震颤少见，常伴锥体束征。

二、伴发于其他神经变性疾病的帕金森综合征

不少神经变性疾病具有帕金森综合征表现。这些神经变性疾病各有特点，有些有遗传性，有些为散发性，除程度不一的帕金森样表现外，还有其他征象，如不自主运动、垂直性眼球凝视障碍（进行性核上性麻痹）、小脑性共济失调（MSA-C）、早期出现且严重的痴

呆和视幻觉（路易体痴呆）、角膜色素环阳性（肝豆状核变性）、皮质复合感觉缺失和锥体束征（皮质基底核变性）等。另外，这些疾病所伴发的帕金森症状，常以强直、少动为主，震颤少见，一般以双侧起病（除皮质基底核变性外），对左旋多巴治疗不敏感。

三、其他

帕金森病早期患者尚需鉴别下列疾病：临床较常见的原发性震颤，1/3 有家族史，各年龄段均可发病，姿势性或动作性震颤为唯一表现，无肌强直和运动迟缓，饮酒或服用普萘洛尔后震颤可显著减轻。抑郁症可伴有表情贫乏、言语单调、随意运动减少，但无肌强直和震颤，抗抑郁药治疗有效。早期帕金森病症状限于一侧肢体，患者常主诉一侧肢体无力或不灵活，若无震颤，易误诊为脑血管病，仔细体检易于鉴别。

【西医治疗】

世界不同国家已有多个帕金森病治疗指南，在参照国外治疗指南的基础上，结合我国的临床研究和经验以及国情，我国帕金森病及运动障碍学组制定的中国帕金森病治疗指南如下。

一、治疗原则

（一）综合治疗

应对帕金森病的运动症状和非运动症状采取综合治疗，包括药物治疗、手术治疗、运动疗法、心理疏导及照料护理。药物治疗作为首选，且是整个治疗过程中的主要治疗手段，手术治疗则是药物治疗的一种有效补充手段。目前应用的治疗手段，无论药物或手术，只能改善症状，不能阻止病情的发展，更无法治愈。因此，治疗不仅立足当前，而且需长期管理，以达到长期获益。

（二）用药原则

以达到有效改善症状、提高工作能力和生活质量为目标。提倡早期诊断、早期治疗，不仅可以更好地改善症状，而且可能延缓疾病的进展。坚持"剂量滴定"以避免产生药物急性副作用，力求实现"尽可能以小剂量达到满意临床效果"的用药原则，可避免或降低运动并发症尤其是异动症的发生率；治疗应遵循一般原则，也应强调个体化特点，不同患者的用药选择需要综合考虑患者的疾病特点（是以震颤为主，还是以强直少动为主）和疾病严重度、有无认知障碍、发病年龄、就业状况、有无共病、药物可能的副作用、患者的意愿、经济承受能力等因素。尽量避免、推迟或减少药物的副作用和运动并发症。

二、早期帕金森病治疗

（一）治疗原则

疾病一旦发生将随时间推移而渐进性加重，疾病早期阶段较后期阶段进展快。目前的观点是早期诊断、早期治疗。早期治疗可以采用非药物治疗（运动疗法等）和药物治疗。一般开始多以单药治疗，但也可小剂量两药（体现多靶点）联用，力求疗效最佳，维持时间更长，而运动并发症发生率更低。

（二）首选药物原则

1. 老年前期（＜65 岁）患者，且不伴智能减退，可有如下选择　①非麦角类 DR 激动剂；② MAO-B 抑制剂，或加用维生素 E；③金刚烷胺：若震颤明显而其他抗 PD 药物效果不佳则可选用抗胆碱能药；④复方左旋多巴＋儿茶酚 –O– 甲基转移酶抑制剂，即达灵复；⑤复方左旋多巴：一般在①②③方案治疗效果不佳时加用。

首选药物并非完全按照以上顺序，需根据不同患者的情况，而选择不同方案。若顺应美国、欧洲治疗指南应首选①方案，也可首选②方案，或可首选④方案；若由于经济原因不能承受高价格的药物，则可首选③方案；若因特殊工作之需，力求显著改善运动症状，或出现认知功能减退，则可首选⑤或④方案，或在小剂量应用①、②或③方案时，同时小剂量合用⑤方案。

2. 老年（≥65 岁）患者，或伴智能减退　首选复方左旋多巴，必要时可加用 DR 激动剂、MAO-B 抑制剂或 COMT 抑制剂。苯海索尽可能不用，尤其对于老年男性患者，因有较多副作用，除非有严重震颤，并明显影响患者的日常生活能力。

3. 治疗药物

（1）抗胆碱能药：主要有苯海索，用法 1~2 mg，3 次/日。此外有丙环定、甲磺酸苯扎托品、东莨菪碱、环戊哌丙醇和比哌立登。主要适用于震颤明显且年轻患者，老年患者慎用，闭角型青光眼及前列腺肥大患者禁用。主要副作用有口干、视物模糊、便秘、排尿困难，影响认知，严重者有幻觉、妄想。

（2）金刚烷胺：用法 50~100 mg，2~3 次/日，末次应在下午 4 时前服用。对少动、强直、震颤均有改善作用，对改善异动症有帮助。副作用有下肢网状青斑、踝部水肿、不宁、意识模糊等。肾功能不全、癫痫、严重胃溃疡、肝病患者慎用，哺乳期妇女禁用。

（3）复方左旋多巴（苄丝肼左旋多巴、卡比多巴–左旋多巴）：是治疗本病最基本、最有效的药物，对强直、少动、震颤等均有良好疗效。初用量 62.5~125 mg，2~3 次/日，根据病情而渐增剂量至疗效满意和不出现不良反应为止，餐前 1 小时或餐后一个半小时服药。以往主张尽可能推迟应用，因为早应用会诱发异动症；现有证据提示早期应用小剂量（400 mg/d 以内）并不增加异动症的产生。复方左旋多巴有标准片、控释片、水溶片等不同剂型。①复方左旋多巴标准片：有美多芭和卡左双多巴控释片；②复方左旋多巴控释剂：有美多芭液体动力平衡系统和卡左双多巴控释片，特点是血药浓度比较稳定，且作用时间较长，有利于控制症状波动，减少每日的服药次数，但生物利用度较低，起效缓慢，故将标准片转换为控释片时，每日首剂需提前服用，剂量应做相应增加；③弥散型美多芭：特点是易在水中溶解，便于口服，吸收和起效快，而且作用时间与标准片相仿。适用于晨僵、餐后"关闭"状态、吞咽困难患者。

副作用有周围性和中枢性两类，前者为恶心、呕吐、低血压、心律失常（偶见）；后者有症状波动、异动症和精神症状等。活动性消化道溃疡者慎用，闭角型青光眼、精神病患者禁用。

（4）DR 激动剂：目前大多推崇非麦角类 DR 激动剂为首选药物，尤其用于早发患者。因为这类长半衰期制剂能避免对纹状体突触后 DR 产生"脉冲"样刺激,可以减少或推迟运动并发症的发生。激动剂均应从小剂量开始,渐增剂量至获得满意疗效而不出现副作用为止。副作用与复方左旋多巴相似,不同之处是症状波动和异动症发生率低,而体位性低血压和精神症状发生率较高。DR 激动剂有两种类型,麦角类包括溴隐亭、培高利特、α-二氢麦角隐亭、卡麦角林和麦角乙脲;非麦角类包括普拉克索、罗匹尼罗、吡贝地尔、罗替高汀和阿扑吗啡。麦角类 DR 激动剂会导致心脏瓣膜病变和肺胸膜纤维化现已不主张使用,而非麦角类 DR 激动剂没有该副作用。目前国内上市的非麦角类 DR 激动剂有以下几种。①吡贝地尔缓释片:初始剂量 25 mg,每日 2 次,第 2 周增至 50 mg,每日 2 次,有效剂量 150 mg/d,分 3 次口服,最大不超过 250 mg/d。②普拉克索:有常释剂和缓释制,常释剂的用法:初始剂量 0.125 mg,每日 3 次,每周增加 0.125 mg,每日 3 次,一般有效剂量 0.5~0.75 mg,每日 3 次,最大不超过 4.5 mg/d;缓释剂的用法:每日剂量与常释剂相同,只需每日服用 1 次。③罗匹尼罗:有常释剂和缓释剂,国内仅有缓释剂,起始剂量 2 mg,第 2 周开始剂量增至 4 mg,若不能有效控制症状,则可渐增剂量,每次增加日剂量 2 mg,每次间隔一周或更长,直至达到 8 mg/d。一般有效剂量 4~8 mg/d,最大日剂量 24 mg,国内上市的麦角类 DR 激动剂有:①溴隐亭:0.625 mg,每日 1 次,隔 5 天增加 0.625 mg,有效剂量 3.75~15 mg/d,分 3 次口服;② α-二氢麦角隐亭:2.5 mg,每日 2 次,每隔 5 天增加 2.5 mg,有效剂量 30~50 mg/d,分 3 次口服。

上述 5 种药物之间的剂量转换为:吡贝地尔:普拉克索:罗匹尼罗:溴隐亭:α-二氢麦角隐亭 =100:1:5:10:60。

MAO-B 抑制剂:其能阻止脑内多巴胺降解,增加多巴胺浓度。与复方左旋多巴合用可增强疗效,改善症状波动,单用有轻度的症状改善作用。目前国内有司来吉兰和雷沙吉兰。司来吉兰的用法为 2.5~5 mg,每日 2 次,应早、中服用,勿在傍晚或晚上应用,以免引起失眠,或与维生素 E 2000 IU 合用;雷沙吉兰的用法为 1 mg,每日 1 次,早晨服用;新剂型 Zydis selegiline(口腔黏膜崩解剂)的吸收、作用、安全性均好于司来吉兰标准片,用法为 1.25~2.5 mg/d,目前国内尚未上市。胃溃疡者慎用,原则上禁与5-羟色胺再摄取抑制剂合用。

COMT 抑制剂:恩他卡朋和托卡朋通过抑制左旋多巴在外周的代谢,使血浆左旋多巴浓度保持稳定,并能增加其进脑量。托卡朋还能阻止脑内多巴胺降解,使脑内多巴胺浓度增加。COMT 抑制剂与复方左旋多巴合用,可增强后者的疗效,改善症状波动。恩托卡朋每次 100~200 mg,服用次数与复方左旋多巴次数相同,若每日服用复方左旋多巴次数较多,也可少于复方左旋多巴次数,须与复方左旋多巴同服,单用无效。托卡朋每次 100 mg,每日 3 次,第一剂与复方左旋多巴同服,此后间隔 6 小时服用,可以单用,每日最大剂量为 600 mg。副作用有腹泻、头痛、多汗、口干、转氨酶升高、腹痛、尿色变黄等。托卡朋有可能导致肝功能损害,须严密监测肝功能,尤其在用药前 3 个月。

三、中晚期帕金森病治疗

中晚期帕金森病，尤其是晚期帕金森病的临床表现极其复杂，其中有疾病本身的进展，也有药物副作用或运动并发症的因素参与。对中晚期帕金森病患者的治疗，一方面继续力求改善运动症状；另一方面需要妥善处理一些运动并发症和非运动症状。

运动并发症的治疗：运动并发症（症状波动和异动症）是中晚期患者常见的症状，也是最棘手的治疗难题。

（一）症状波动的治疗

症状波动主要有两种形式：①疗效减退或剂末现象，即每次用药的有效作用时间缩短，症状随血药浓度波动而发生波动，可增加每日服药次数或增加每次服药剂量，或改用缓释剂，或加用雷沙吉兰或恩他卡朋（治疗剂末现象的 A 级证据），也可加用 DR 激动剂；②"开–关"现象症状在突然缓解（"开期"）与加重（"关期"）之间波动，"开期"常伴异动症，可应用长效 DR 激动剂，或微泵持续输注左旋多巴甲酯或乙酯。

（二）异动症的治疗

异动症又称为运动障碍，常表现为不自主的舞蹈样、肌张力障碍样动作，可累及头面部、四肢、躯干。主要有三种形式：①剂峰异动症：常出现在血药浓度高峰期（用药 1~2 小时），与用药过量或多巴胺受体超敏有关，可适当减少复方左旋多巴单次剂量（若此时运动症状有加重可加用 DR 激动剂或 COMT 抑制剂），加用金刚烷胺或氯氮平，若在使用复方左旋多巴控释剂，则应换用常释剂，避免控释剂的累积效应。②双相异动症：发生于剂初和剂末，若在使用复方左旋多巴控释剂应换用常释剂，最好换用水溶剂，可以有效缓解剂初异动症；加用长半衰期的 DR 激动剂或加用延长左旋多巴血浆清除半衰期、增加曲线下面积的 COMT 抑制剂，可以缓解剂末异动症，也可能有助于改善剂初异动症；微泵持续输注 DR 激动剂或左旋多巴甲酯或乙酯更有效。③肌张力障碍：表现为足或小腿痛性肌痉挛，多发生于清晨服药之前，可在睡前服用复方左旋多巴控释剂或长效 DR 激动剂，或在起床前服用弥散型多巴丝肼或标准片；发生于"关"期或"开"期的肌张力障碍可适当增加或减少复方左旋多巴用量。

（三）步态障碍的治疗

有些帕金森病患者会出现开步及转身困难（冻结步态），也是摔跤的最常见原因，目前缺乏有效的治疗措施，MAO-B 抑制剂和金刚烷胺对少数患者可能有帮助。主动调整身体重心、踏步走、大步走、听口令、听音乐或拍拍子行走或跨越物体（真实的或假想的）等可能有益。必要时使用助行器甚至轮椅，做好防护。

（四）非运动症状的治疗

1. 睡眠障碍　睡眠障碍主要包括失眠、快速眼动期睡眠行为异常、白天过度嗜睡。频繁觉醒可能使得震颤在浅睡眠期再次出现，或者夜间运动不能而导致翻身困难，或者夜尿增多。若与夜间帕金森病症状相关，加用左旋多巴控释剂、DR 激动剂或 COMT 抑制剂会有效。若正在服用司来吉兰或金刚烷胺，尤其在傍晚服用者，需纠正服药时间。有些患者则需用镇静安眠药。白天过度嗜睡可与帕金森病的严重程度和认知功能减退有关，也与抗帕金森病药物 DR 激动剂或左旋多巴应用有关。若在每次服药后出现嗜睡，则需减量有助于改善白天过度嗜睡，也可用控释剂代替常释剂，可能有助于避免或减轻服药后瞌睡。

2.感觉障碍　主要有嗅觉减退、疼痛或麻木、不宁腿综合征。其中嗅觉减退最常见，多发生在运动症状之前多年，尚无措施能够改善嗅觉障碍。疼痛或麻木在晚期患者也较多见，如果在抗帕金森病药物治疗"开期"疼痛或麻木减轻或消失，"关期"复现，则提示由帕金森病所致，可以调整治疗以延长"开期"；如果"开期"不能改善有可能由其他疾病或原因引起，可以选择相应的治疗措施。对伴有 RLS 的帕金森病患者，在入睡前 2 小时内选用 DR 激动剂或复方左旋多巴等治疗有效。

3.自主神经功能障碍：最常见有便秘，其次是泌尿障碍和体位性低血压等。对于便秘，增加饮水量和高纤维含量的食物对大部分患者行之有效，停用抗胆碱能药，必要时应用通便药。有泌尿障碍的患者需减少晚餐后的摄水量，也可试用奥昔布宁、山莨菪碱等外周抗胆碱能药。体位性低血压患者应适当增加盐和水的摄入量，睡眠时抬高头位，穿弹力裤，不宜快速改变体位，α－肾上腺素能激动剂米多君治疗有效。

4.精神障碍：精神症状表现形式多种多样，如生动的梦境、抑郁、焦虑、错觉、幻觉、欣快、轻躁狂、精神错乱和意识模糊等。治疗原则是：若与抗 PD 药物有关，则须依次逐减或停用抗胆碱能药、金刚烷胺、司来吉兰或 DR 激动剂，待症状明显缓解乃至消失为止。对经药物调整无效的严重幻觉、精神错乱、意识模糊可加用非经典抗精神病药如氯氮平、喹硫平、奥氮平等。对于认知障碍和痴呆，可应用胆碱酯酶抑制剂，如利斯的明、多奈哌齐、加兰他敏或石杉碱甲。

四、手术及干细胞治疗

早期药物治疗显效，而长期治疗疗效明显减退，同时出现异动症者可考虑手术治疗。需强调的是手术仅是改善症状，而不能根治疾病，术后仍需应用药物治疗，但可减少剂量。手术须严格掌握适应证，帕金森叠加综合征是手术的禁忌证。手术对肢体震颤和（或）肌强直有较好疗效，但对躯体性中轴症状如步态障碍无明显疗效。手术方法主要有神经核毁损术和脑深部电刺激术，后者因其相对微创、安全和可调控性而作为主要选择。手术靶点包括苍白球内侧部、丘脑腹中间核和丘脑底核。

【中医治疗】

一、中医辨证施治

1.风阳内动证

临床表现：肢体颤动粗大，不能自制，心情紧张时颤动加重，伴烦躁易怒，口苦咽干、眩晕耳鸣，面赤，流涎，或有肢体麻木，语声沉重迟缓，尿赤，大便干，舌红苔黄，脉弦。

病机：肝郁阳亢，化火生风，扰动筋脉。

治法：镇肝息风，舒筋止颤。

处方：天麻钩藤合镇肝熄风汤加减。天麻、钩藤（后下）、石决明、代赭石、生龙骨、生牡蛎、生地、白芍、玄参、龟板、天门冬、怀牛膝、杜仲、桑寄生、川楝子、黄芩、山栀、夜交藤、茯神。

加减：肝火偏盛、焦虑心烦者，加龙胆草、夏枯草；痰多者，加竹沥、天竺黄以清热化痰；肾阴不足、虚火上扰、眩晕耳鸣者，加知母、黄柏、牡丹皮；烦躁失眠者，加琥珀、磁石重镇安神；颤动不止者，加僵蚕、全蝎，增强息风活络止颤之力。

2. 痰热风动证

临床表现：头摇不止，肢麻震颤，重则手不能持物，头晕目眩，胸脘痞闷，口苦口黏，甚则口吐痰涎，舌体胖大，有齿痕，舌质红，舌苔黄腻，脉弦滑数。

病机：痰热内蕴，热极生风，筋脉失约。

治法：清热化痰，平肝息风。

处方：导痰汤合羚角钩藤汤加减。半夏、胆南星、竹茹、川贝母、黄芩、桑叶、钩藤（后下）、菊花、生地、白芍、甘草、橘红、茯苓、枳实。

加减：痰湿内聚，症见胸闷恶心、咳吐痰涎、舌苔厚腻、脉滑者，加煨皂角、天竺黄、白芥子以燥湿豁痰；震颤较重者，加珍珠母、生石决明平肝潜阳；心烦易怒者，加佛手、郁金疏肝解郁；胸闷脘痞者，加厚朴、瓜蒌皮理气化痰；肌肤麻木不仁者，加地龙、全蝎搜风通络；神识呆滞者，加石菖蒲、远志醒神开窍。

3. 气血亏虚证

临床表现：头摇肢颤，面色㿠白，表情淡漠，神疲乏力，言迟语缓，动则气短，心悸健忘，眩晕，纳呆。舌体胖大，舌质淡红，舌苔薄白，脉沉濡无力或沉细弱。

病机：气血两虚，筋脉失养，虚风内动。

治法：益气养血，濡养筋脉。

处方：人参养荣汤加减。熟地、当归、白芍、人参、白术、黄芪、茯苓、炙甘草、肉桂、五味子、远志、陈皮、天麻、钩藤（后下）、珍珠母。

加减：气虚运化无力，湿聚成痰，应化痰通络止颤，加半夏、白芥子、胆南星；血虚心神失养，心悸，失眠，健忘，加炒枣仁、柏子仁；气虚血滞，肢体颤抖，疼痛麻木，加鸡血藤、丹参、桃仁、红花；脾胃虚弱，食少纳呆，加焦三仙、砂仁。

4. 阴虚风动证

临床表现：头摇肢颤，持物不稳，步履疾趋，筋脉拘急，肌肉眴动，伴腰膝酸软，失眠心烦，头晕耳鸣，舌质红，舌苔薄白，或红绛无苔，脉象细数。

病机：肝肾阴虚，筋脉失养，虚风内动。

治法：滋补肝肾，育阴息风。

处方：大定风珠加减。龟板、鳖甲、生牡蛎、钩藤（后下）、鸡子黄、阿胶、枸杞子、鹿角霜、熟地、生地、白芍、麦冬、麻仁。

加减：若阴虚火旺，兼见五心烦热，躁动失眠，便秘溲赤，加黄柏、知母、丹皮、元参；若肢体麻木、拘急强直，加木瓜、僵蚕、地龙，重用白芍、甘草以舒筋缓急；神呆痴傻者，加胡桃肉、石菖蒲补肾宣窍；善忘者，加远志、茯神益智强识。

5. 阳气虚衰证

临床表现：头摇肢颤，筋脉拘挛，畏寒肢冷，四肢麻木，心悸懒言，动则气短，自汗，小便清长或自遗，大便溏，舌质淡，舌苔薄白，脉沉细无力。

病机：阳气虚衰，温煦失职，筋脉不用。

治法：补肾助阳，温煦筋脉。

处方：地黄饮子加减。附子（先煎）、肉桂、巴戟天、山萸肉、熟地黄、党参、白术、茯苓、生姜、山药、甘草。

加减：大便稀溏者，加干姜、肉豆蔻温中健脾；心悸者，加远志、柏子仁养心安神；神疲乏力者，加黄芪、黄精益气健脾；小便自遗者，加益智仁、桑螵蛸暖肾缩尿。

二、中成药处方

①右归丸一次 9 g，一天 3 次口服；②归脾丸一次 9 g，一天 3 次口服。

三、针灸及其他疗法

1. 针灸疗法

治法：补益肝肾，养血息风，宁神定颤。以督脉、足厥阴肝经穴为主。

主穴：百会、四神聪、合谷、风池、太冲、阳陵泉。

根据辨证分型或相关症状进行配穴。气血不足配气海、肝俞、肾俞、太溪，用补法；痰浊动风加丰隆、足三里、三阴交、阴陵泉，用平补平泻法；惊风异动，加用神庭、本神、四神聪、神门配合百会穴。根据症状出现部位，可选用上肢的阳池、阳溪、曲池、尺泽；下肢的中封、太溪、阴陵泉、委中等。末期肌张力障碍，以取上下肢阴经穴为主（靳三针中的挛三针），上肢挛三针：极泉、尺泽、内关；下肢挛三针：阴廉、阴陵泉、三阴交。头部可使用灸法时，应灸至患者感到艾灸热力达到颅内或穴位深层。

2. 其他疗法

（1）电针：选取疏密波强刺激 20~30 分钟，取穴参照体针。

（2）头皮针：头皮针疗法可取舞蹈震颤区、运动区、足运感区等；国标头皮针疗法可取顶中线、顶颞后斜线、顶旁 1 线、顶旁 2 线、枕下旁线等。头皮针一般要求动留针 30 分钟左右。

（3）耳针：皮质下、神门、枕、颈、肘、腕、指、膝等穴，采用毫针刺法或王不留行籽贴压。

【用药说明及治疗注意事项】

规律用药，注意服药时间，遵循小剂量滴定原则，定期复诊，避免突然停药。美多芭应空腹服用。

【预防与康复指导】

（1）预防颤证应起居有节，保持心情舒畅，劳逸适度，节制房事，饮食宜清淡而富有营养，忌暴饮暴食及嗜食肥甘厚味，戒除烟酒等不良嗜好。此外，避免中毒、中风、颅脑损伤对预防颤证发生有重要意义。

（2）颤证患者应注意加强肢体功能锻炼，可选练太极拳、五禽戏、内养功等。对患者进行语言、进食、行走及各种日常生活训练和指导。病室应保持安静，通风好。对卧床不起的患者，注意帮助患者翻身，经常进行肢体按摩，以防发生压疮。

第六节　阿尔茨海默病

【概述】

一、西医定义

阿尔茨海默病（Alzheimer's disease，AD）是发生于老年和老年前期、以进行性认知功能障碍和行为损害为特征的中枢神经系统退行性病变。临床上表现为记忆障碍、失语、失用、失认、视空间能力损害、抽象思维和计算力损害、人格和行为改变等。AD是老年期最常见的痴呆类型，占老年期痴呆的50%~70%。随着对AD认识的不断深入，目前认为AD在痴呆阶段之前还存在一个极为重要的痴呆前阶段，此阶段可有AD病理生理改变，但没有或仅有轻微临床症状。

二、中医认识

AD属于中医的痴呆病范畴，痴呆是由髓减脑消或痰瘀痹阻脑络、神机失用而导致的一种神志异常疾病，以呆傻愚笨、智能低下、善忘等为主要临床表现。轻者可见神情淡漠，寡言少语，反应迟钝，善忘；重则表现为终日不语，或闭门独居，或口中喃喃，言辞颠倒，行为失常，忽笑忽哭，或不欲食，数日不知饥饿等。中医古籍中有关痴呆的专论较少，与本病有关的症状、病因病机、治疗预后等认识散在于历代医籍中。《黄帝内经》中有类似痴呆症状的描述，如《灵枢·天年》云："六十岁，心气始衰，苦忧悲，血气懈惰，故好卧……八十岁，肺气衰，魄离，故言善误。"唐·孙思邈在《华佗神医秘传》中首倡"痴呆"病名。明·张景岳《景岳全书·杂证谟》有"癫狂痴呆"篇，指出该病由郁结、不遂、思虑、惊恐等多种病因积渐而成，临床表现变化多端，并指出病机为"逆气在心或肝胆二经，气有不清而然"，至于其预后则有"有可愈者，有不可愈者，亦在乎胃气元气之强弱"之说，至今仍对临床有指导意义。

【诊断依据】

一、临床表现

AD通常隐匿起病，持续进行性发展，主要表现为认知功能减退和非认知性神经精神症状。按照最新分期，AD包括两个阶段：痴呆前阶段和痴呆阶段。

（一）痴呆前阶段

此阶段分为轻度认知功能障碍发生前期（pre-mild cognitive impairment，pre-MCI）和轻度认知功能障碍期（mild cognitive impairment，MCI）。AD的pre-MCI期没有任何认

知障碍的临床表现或者仅有极轻微的记忆力减退主诉，这个概念目前主要用于临床研究。AD 的 MCI 期，即 AD 源性 MCI，是引起非痴呆性认知损害（cognitive impairment not dementia，CIND）的多种原因中的一种，主要表现为记忆力轻度受损，学习和保存新知识的能力下降，其他认知域，如注意力、执行能力、语言能力和视空间能力也可出现轻度受损，但不影响基本日常生活能力，达不到痴呆的程度。

（二）痴呆阶段

痴呆阶段即传统意义上的 AD，此阶段患者认知功能损害导致了日常生活能力下降，根据认知损害的程度大致可以分为轻、中、重三度。

1. 轻度　主要表现是记忆障碍。首先出现的是近事记忆减退，常将日常所做的事和常用的一些物品遗忘。随着病情的发展，可出现远期记忆减退，即对发生已久的事情和人物的遗忘。部分患者出现视空间障碍，外出后找不到回家的路，不能精确地临摹立体图。面对生疏和复杂的事物容易出现疲乏、焦虑和消极情绪，还会表现出人格方面的障碍，如不爱清洁、不修边幅、暴躁、易怒、自私多疑。

2. 中度　除记忆障碍继续加重外，工作、学习新知识和社会接触能力减退，特别是原已掌握的知识和技巧出现明显的衰退。出现逻辑思维、综合分析能力减退，言语重复、计算力下降，明显的视空间障碍，如在家中找不到自己的房间，还可出现失语、失用、失认等，有些患者还可出现癫痫、强直 – 少动综合征。此时患者常有较明显的行为和精神异常，性格内向的患者变得易激惹、兴奋欣快、言语增多，而原来性格外向的患者则可变得沉默寡言，对任何事情提不起兴趣，出现明显的人格改变，甚至做出些丧失羞耻感（如随地大小便等）的行为。

3. 重度　此期的患者除上述各项症状逐渐加重外，还有情感淡漠、哭笑无常、言语能力丧失，以致不能完成日常简单的生活事项如穿衣、进食。终日无语而卧床，与外界（包括亲友）逐渐丧失接触能力。四肢出现强直或屈曲瘫痪，括约肌功能障碍。此外，此期患者常可并发全身系统疾病的症状，如肺部及尿路感染、压疮及全身性衰竭症状等，最终因并发症而死亡。

二、辅助检查

（一）实验室检查

血、尿常规，血生化检查均正常。CSF 检查可发现 AB_{42} 水平降低，总 tau 蛋白和磷酸化 tau 蛋白增高。

（二）脑电图

AD 的早期脑电图改变主要是波幅降低和 α 节律减慢。少数患者早期就有脑电图 α 波明显减少，甚至完全消失，随病情进展，可逐渐出现较广泛的 θ 波活动，以额、顶叶明显。晚期则表现为弥漫性慢波。

（三）影像学

检查 CT 检查见脑萎缩、脑室扩大；头颅 MRI 检查显示双侧颞叶、海马萎缩。SPECT 灌注成像和氟脱氧葡萄糖 PET 成像可见顶叶、颞叶和额叶，尤其是双侧颞叶的海马区血流和代谢降低。使用各种配体的 PET 成像技术（如 PIB-PET、AV45-PET）可见脑内的 Aβ 沉积。

（四）神经心理学检查

对 AD 的认知评估领域应包括记忆功能、言语功能、定向力、应用能力、注意力、知觉（视、听、感知）和执行功能七个领域。临床上常用的工具可分为以下几种。

（1）大体评定量表，如简易精神状况检查量表（MMSE）、蒙特利尔认知测验（MoCA）、阿尔茨海默病认知功能评价量表（ADAS-cog）、长谷川痴呆量表（HDS）、Mattis 痴呆量表、认知能力筛查量表（CASI）等。

（2）分级量表，如临床痴呆评定量表（CDR）和总体衰退量表（GDS）。

（3）精神行为评定量表，如汉密尔顿抑郁量表（HAMD）、神经精神问卷（NPI）。

（4）用于鉴别的量表，如 Hachinski 缺血量表。还应指出的是，选用何种量表，如何评价测验结果，必须结合临床表现和其他辅助检查结果综合得出判断。

（五）基因检查

有明确家族史的患者可进行 *APP*、*PS1*、*PS2* 和 *APOE₄* 基因检测，突变的发现有助于确诊和疾病的提前预防。

三、诊断标准

应用最广泛的 AD 诊断标准是由美国国立神经病语言障碍卒中研究所和阿尔茨海默病及相关疾病学会（the National Institute of Neurological and Communicative Disorders and Stroke and the Alzheimer Diseases and Related Disorders Associations，NINCDS-ADRDA）1984 年制定的，2011 年美国国立老化研究所和阿尔茨海默病协会对此标准进行了修订，制定了 AD 不同阶段的诊断标准（NIA-AA），并推荐 AD 痴呆阶段和 MCI 期的诊断标准用于临床。AD 痴呆阶段的临床诊断标准如下。

1. 很可能的 AD 痴呆

（1）核心临床标准：①符合痴呆诊断标准；②起病隐匿，症状在数月至数年中逐渐出现；③有明确的认知损害病史；④表现为遗忘综合征（学习和近记忆下降，伴 1 个或 1 个以上其他认知域损害）或者非遗忘综合征（语言、视空间或执行功能三者之一损害，伴 1 个或 1 个以上其他认知域损害）。

（2）排除标准：①伴有与认知障碍发生或恶化相关的卒中史，或存在多发或广泛脑梗死，或存在严重的白质病变；②有路易体痴呆的核心症状；③有额颞叶痴呆的显著特征；④有原发性进行性失语的显著性特征；⑤有其他引起进行性记忆和认知功能损害的神经系统疾病，或非神经系统疾病，或药物过量或滥用证据。

（3）支持标准：①在以知情人提供和正规神经心理测验得到的信息为基础的评估中，发现进行性认知下降的证据；②找到致病基因（*APP*、*PS1* 或 *PS2*）突变的证据。

2. 可能的 AD 痴呆　有以下任一情况时，即可诊断

（1）非典型过程：符合很可能的 AD 痴呆诊断标准中的第 1 条和第 4 条，但认知障碍突然发生，或病史不详，或认知进行性下降的客观证据不足。

（2）满足 AD 痴呆的所有核心临床标准，但具有以下证据：①有与认知障碍发生或恶化相关的卒中史，或存在多发或广泛脑梗死，或存在严重的白质病变；②有其他疾病引起的痴呆特征，或痴呆症状可用其他疾病和原因解释。

3.AD 源性 MCI 的临床诊断标准

（1）符合 MCI 的临床表现：①患者主诉，或者知情者、医师发现的认知功能改变；②一个或多个认知领域受损的客观证据，尤其是记忆受损；③日常生活能力基本正常；④未达痴呆标准。

（2）发病机制符合 AD 的病理生理过程：①排除血管性、创伤性、医源性引起的认知功能障碍；②有纵向随访发现认知功能持续下降的证据；③有与 AD 遗传因素相关的病史。

在临床研究中，MCI 和 Pre-MCI 期的诊断标准还采纳了两大类 AD 的生物标志物。一类反映 Aβ 沉积，包括脑脊液 Aβ$_{42}$ 水平和 PET 淀粉样蛋白成像；另一类反映神经元损伤，包括脑脊液总 tau 蛋白和磷酸化 tau 蛋白水平、结构 MRI 显示海马体积缩小或内侧颞叶萎缩、氟脱氧葡萄糖 PET 成像、SPECT 灌注成像等。目前对这些生物标志物的理解有限，其临床应用还有待进一步改进和完善。

【鉴别诊断】

一、血管性痴呆（vascular dementia，VaD）

VaD 包括缺血性或出血性脑血管病，或者是心脏和循环障碍引起的低血流灌注所致的各种临床痴呆，是痴呆的常见类型之一。AD 与 VaD 在临床表现上有不少类似之处，但病因、病理大相径庭，治疗和预后也不相同。VaD 常常相对突然起病（以天周计），呈波动性进程，这在反复发生的皮质或皮质下损害的患者（多发梗死性痴呆）中常见，然而，需要注意的是，皮质下小血管性痴呆起病相对隐匿，发展进程较缓慢。神经心理学测验如 Stroop 色词测验、言语流畅性测验、MMSE、数字符号转换测验、结构模仿、迷宫测验等有助于两者的鉴别。Hachinski 缺血评分量表 ≥ 7 分提示 VaD，≤ 4 分提示 AD，5 分或 6 分提示为混合性痴呆。这一评分标准简明易行，应用广泛；但缺点是未包含影像学指标。

二、额颞叶痴呆（frontotemporal dementia，FTD）

FTD 的形态学特征是额极和颞极的萎缩。但疾病早期，这些改变并不明显，随着疾病的进展，MRI、SPECT 等检查上才可见典型的局限性脑萎缩和代谢低下。在视觉空间短时记忆、词语的即刻、延迟、线索记忆和再认、内隐记忆、注意持续性测验中，FTD 患者的表现比 AD 患者要好，而 Wisconsin 卡片分类测验、Stroop 测验、连线测验 A-B 等执行功能表现比 AD 患者差。FTD 记忆缺损的模式属于"额叶型"遗忘，非认知行为，如自知力缺乏、人际交往失范、反社会行为、淡漠、意志缺失等，是鉴别 FTD 与 AD 的重要依据。

三、路易体痴呆（dementia with Lewy bodies，DLB）

DLB 患者与 AD 相比，回忆及再认功能均相对保留，而在言语流畅性、视觉感知及操作任务的完成等方面损害更为严重。在认知水平相当的情况下，DLB 患者较 AD 患者功能损害更为严重，运动及神经精神障碍更重。同时，该类痴呆患者的生活自理能力更差。

四、帕金森病痴呆（Parkinson disease dementia，PDD）

PDD 指帕金森病患者的认知损害达到痴呆的程度。相对于其他认知领域的损害，PDD 患者的执行功能受损尤其严重。PDD 患者的短时记忆、长时记忆能力均有下降，但严重度比 AD 轻。视空间功能缺陷也是常见的表现，其程度较 AD 重。

五、其他

（1）正常颅压性脑积水。

（2）感染、中毒、代谢性疾病：痴呆还可能是多种中枢神经系统感染性疾病如 HIV、神经梅毒、朊蛋白病、脑炎等的表现之一。维生素 B_{12} 缺乏、甲状腺功能减退、酒精中毒、一氧化碳中毒、重金属中毒等均可出现痴呆。

对于痴呆及其亚型的诊断，需综合临床、影像、神经心理、实验室检查、病理等多方面检查共同完成。

【西医治疗】

AD 患者认知功能衰退目前治疗困难，综合治疗和护理有可能减轻病情和延缓发展。

一、生活护理

生活护理包括使用某些特定的器械等。有效的护理能延长患者的生命及改善患者的生活质量，并能防止摔伤、外出不归等意外的发生。

二、非药物治疗

非药物治疗包括职业训练、音乐治疗等。

三、药物治疗

（一）改善认知功能

①乙酰胆碱酯酶抑制剂（AChEI）：包括多奈哌齐、卡巴拉汀、石杉碱甲等，主要通过提高脑内乙酰胆碱的水平，加强突触传递；②NMDA 受体拮抗剂：美金刚能够拮抗 N- 甲基 -D- 门冬氨酸（NMDA）受体，具有调节谷氨酸活性的作用，现已用于中重度 AD 患者的治疗；③临床上有时还使用脑代谢赋活剂如奥拉西坦等。

（二）控制精神症状

很多患者在疾病的某一阶段出现精神症状，如幻觉、妄想、抑郁、焦虑、激越、睡眠紊乱等，可给予抗抑郁药物和抗精神病药物，前者常用选择性 5-HT 再摄取抑制剂，如氟西汀、帕罗西汀、西酞普兰、舍曲林等，后者常用不典型抗精神病药，如利培酮、奥氮平、喹硫平等。这些药物的使用原则是：①低剂量起始；②缓慢增量；③增量间隔时间稍长；④尽量使用最小有效剂量；⑤治疗个体化；⑥注意药物间的相互作用。

四、支持治疗

重度患者自身生活能力严重减退，常导致营养不良、肺部感染、泌尿系感染、压疮等并发症，应加强支持治疗和对症治疗。

目前，还没有确定的能有效逆转认知缺损的药物，针对 AD 发病机制不同靶点的药物开发尚处于试验阶段。处于 AD 痴呆前阶段的患者，宜饮食调整（地中海饮食）、体力锻炼和认知训练结合起来延缓认知功能下降。

【中医治疗】

一、中医辨证施治

1.髓海不足证

临床表现：智能减退，计算力、记忆力、定向力、判断力明显减退，神情呆钝，词不达意，头晕耳鸣，懒惰思卧，齿枯发焦，腰酸骨软，步履艰难，舌瘦色淡，苔薄白，脉沉细弱。

病机：肾精亏虚，髓海失养，神机失用。

治法：补肾填精，益髓养神。

处方：七福饮加减。熟地、鹿角胶、龟板胶、阿胶、紫河车、当归、人参、白术、炙甘草、石菖蒲、远志。

加减：若兼心烦溲赤，舌红少苔，脉细而弦数，乃肾精不足，水不制火而心火亢盛，可用知柏地黄丸加丹参、莲子心等清泻心火。舌质红苔黄腻者，是痰热内蕴，可加用清心滚痰丸，待痰热化净，再投滋补之品。

本型以虚为主，但不可峻补，一般多以本方为主加减配制蜜丸或膏剂以图缓治，也可用参茸地黄丸或河车大造丸补肾益精。

2.脾肾两虚证

临床表现：表情呆滞，沉默寡言，记忆减退，失认失算，口齿含糊，词不达意，伴腰膝酸软，肌肉萎缩，食少纳呆，气短懒言，口涎外溢，或四肢不温，腹痛喜按，鸡鸣泄泻，舌质淡白，舌体胖大，苔白，或舌红，苔少或无苔，脉沉细弱。

病机：气血亏虚，肾精不足，髓海失养。

治法：补肾健脾，益气生精。

处方：还少丹加减。熟地、枸杞子、山茱萸、肉苁蓉、巴戟天、小茴香、杜仲、牛膝、人参、白术、茯苓、山药、石菖蒲、远志。

加减：如见气短乏力较著，甚至肌肉萎缩，可配伍紫河车、阿胶、续断、杜仲、鸡血藤、何首乌、黄芪等，或合归脾汤加减以益气养血。若脾肾两虚，偏于阳虚者，出现四肢不温、形寒肢冷、五更泄泻等症，方用金匮肾气丸温补肾阳，再加紫河车、鹿角胶、龟板胶等血肉有情之品，填精补髓。若伴有腰膝酸软、颧红盗汗、耳鸣如蝉、舌瘦质红、少苔、脉弦细数，是为肝肾阴虚，可用知柏地黄丸合转呆定智汤加减。

3. 痰浊蒙窍证

临床表现：表情呆钝，智力衰退，或哭笑无常，喃喃自语，或终日无语，呆若木鸡，伴不思饮食，脘腹胀痛，痞满不适，口多涎沫，头重如裹，舌质淡，苔白腻，脉滑。

病机：痰浊上蒙，清窍被阻，神机失用。

治法：健脾化浊，豁痰开窍。

处方：洗心汤加减。人参、白术、甘草、半夏、陈皮、枳实、竹茹、生姜、石菖蒲、郁金、远志、茯神、酸枣仁、神曲、麦芽。

加减：脾虚明显者，可加党参、黄芪、山药、砂仁等；痰浊壅塞较著，重用陈皮、半夏，配伍胆南星、佩兰、白豆蔻、全瓜蒌等豁痰理气之品。若痰浊郁久化火，蒙蔽清窍，扰动心神，症见心烦躁动，言语颠倒，哭笑不休，甚至反喜污秽等，宜用涤痰汤化痰开窍，并加黄芩、黄连、竹沥以增强清化热痰之功。

4. 瘀血内阻证

临床表现：表情迟钝，言语不利，善忘，易惊恐，或思维异常，行为古怪，伴肌肤甲错，口干不欲饮，面色晦暗，舌质暗或有瘀点瘀斑，脉细涩。

病机：瘀血内结，脑脉痹阻，神机失用。

治法：活血化瘀，开窍健脑。

处方：通窍活血汤加减。石菖蒲、郁金、桃仁、红花、赤芍、川芎、丹参、地龙、水蛭、老葱、生姜、珍珠母、柏子仁、白芍、大枣。

加减：如久病气血不足，加党参、黄芪、熟地黄、当归以补益气血；瘀血日久、瘀血不去、新血不生、血虚明显者，可加当归、鸡血藤、三七、何首乌以养血活血；瘀血日久，郁而化热，症见头痛、呕恶、口干口苦、舌红苔黄等，加丹皮、生地、夏枯草、栀子等清热凉血，清泻肝火。

5. 心肝火旺证

临床表现：急躁易怒，善忘，言行颠倒，伴眩晕头痛，面红目赤，心烦失眠，口干咽燥，口臭生疮，尿黄便秘，舌红苔黄，脉弦数。

病机：心肝火旺，上扰清窍，神机失用。

治法：清热泻火，安神定志。

处方：当归龙荟丸加减。当归、龙胆草、芦荟、黄连、黄芩、栀子、生地黄、麦冬、五味子、柴胡、薄荷、石菖蒲、远志、合欢皮。

大便秘结者，加大黄、火麻仁以通下便结；眩晕头痛甚者，加天麻、钩藤、石决明平肝息风；失眠多梦者，加酸枣仁、柏子仁、夜交藤以加强养心安神之功。心火偏旺者可用牛黄清心丸。

二、中成药处方

①牛黄清心丸，每次 2 丸，每天 2~3 次口服；②当归龙荟丸，一次 6 g，每天 2 次口服。

三、针灸及其他疗法

1.针灸疗法

治法：补肾填精、健脑益智。以督脉和足少阴肾经腧穴为主。

主穴：百会、风府、四神聪、太溪、大钟、悬钟、足三里。

根据辨证分型或相关症状进行配穴。肝肾阴虚配肝俞、三阴交；气血不足配气海、膈俞；痰浊中阻配丰隆、中脘；瘀血阻络配膈俞、委中。肝肾亏虚、气血不足者针灸并用，补法；痰浊中阻、瘀血阻络者以针为主，平补平泻。各腧穴均常规针刺，四神聪刺向百会穴，百会针后加灸 20 分钟以上，每天或隔天治疗 1 次。

2.其他疗法

（1）头皮针：取顶中线、额中线、颞前线、颞后线，头皮针常规针刺。

（2）耳针：取心、肝、肾、枕、脑点、神门、肾上腺，采用毫针刺法或王不留行籽贴压。

【用药说明及治疗注意事项】

（1）一定要在家属陪伴下服药。

（2）对伴有抑郁、幻觉、自杀倾向的痴呆患者，家人管理好药品。

（3）对于此类患者的中医药治疗，需专人看管、喂服药物，以防药物使用不当，造成其他损伤。

【预防与康复指导】

（1）精神调摄、智能训练、调节饮食起居既是预防措施，又是治疗的重要环节。饮食宜清淡，少食肥甘厚味，戒烟酒，多食具有补肾益精作用的食品。

（2）应积极查明痴呆的病因，及时治疗。医护人员应帮助患者正确认识和对待疾病，解除思想顾虑。对轻症患者应耐心细致地进行智能训练，使之逐渐掌握一定的生活及工作技能，多参加社会活动，适当体育锻炼。对重症患者则应注意生活照顾，防止患者自伤或伤人，或长期卧床引发压疮、感染等并发症。

（刘华容　熊　熙　潘　强）

【参考文献】

［1］罗祖明.脑血管疾病治疗学［M］.北京：人民卫生出版社，1999.

［2］饶明俐.中国脑血管病防治指南［M］.北京：人民卫生出版社，2007.

［3］王维治.神经病学［M］.5 版.北京：人民卫生出版社，2004.

［4］张瑞丽.短暂性脑缺血发作的中医辨证治疗［J］.中国民间疗法，2008，

16（7）：2.

［5］吴江.神经病学［M］.2版.北京：人民卫生出版社，2012.

［6］吴勉华.中医内科学［M］.北京：中国中医药出版社，2012.

［7］邹忆怀，马斌.脑出血中医诊疗指南［J］.中国中医药现代远程教育，2011，9（23）：3.

［8］熊录，张学文，范吉平.近二十年来蛛网膜下腔出血中医研究现状评述［J］.中国中医基础医学杂志，2001，7（9）：70.

［9］贾建平.神经病学［M］.北京：人民卫生出版社，2009.

［10］ALBERT M S，DEKOSKY S T，DICKSON D，et al. The diagnosis of mild cognitive impairment due to Alzheimer's disease：recommendations from the National Institute on Aging-Alzheimer's Association workgroups on diagnostic guidelines for Alzheimer's disease［J］. Alzheimers Dement，2011，7（3）：270-279.

［11］MCKHANN G M，KNOPMAN D S，CHERTKOW H，et al. The diagnosis of dementia due to Alzheimer's disease：recommendations from the National Institute on Aging-Alzheimer's Association workgroups on diagnostic guidelines for Alzheimer's disease［J］. Alzheimers Dement，2011，7（3）：263-269.

［12］MCKHANN G M，ALBEA M S，GROSSMAN M，et al. Clinical and pathological diagnosis of frontotemporal dementia：report of the Work Group on Frontotemporal Dementia and Pick's Disease［J］. Arch Neurol，2001，58（11）：1803-1809.

第五章

呼吸系统疾病

第一节　急性上呼吸道感染

【概述】

一、西医定义

急性上呼吸道感染简称上感，为外鼻孔至环状软骨下缘包括鼻腔、咽或喉部急性炎症的总称。主要病原体是病毒，少数是细菌。发病不分年龄、性别、职业和地区，免疫功能低下者易感。急性上呼吸道感染70%~80%由病毒引起，主要有流感病毒（甲型、乙型、丙型）、副流感病毒、呼吸道合胞病毒、腺病毒、鼻病毒、埃可病毒、柯萨奇病毒、麻疹病毒、风疹病毒等，细菌感染可直接或在病毒感染之后发生，以溶血性链球菌为多见，其次为流感嗜血杆菌、肺炎链球菌和葡萄球菌等，偶见革兰氏阴性杆菌。其感染主要表现为鼻炎、咽喉炎或扁桃体炎。

当有受凉、淋雨、过度疲劳等诱发因素，使全身或呼吸道局部防御功能降低时，原本存在于上呼吸道或从外界侵入的病毒或细菌可迅速繁殖，引起本病，尤其老幼体弱或有慢性呼吸道疾病如鼻窦炎、扁桃体炎、慢性阻塞性肺疾病等。

通常病情较轻、病程短、可自愈，预后良好。但由于发病率高，不仅可影响工作和生活，有时还可伴有严重并发症，并有一定的传染性，应积极防治。

组织学上可无明显病理改变，亦可出现上皮细胞损伤。可有炎症因子参与发病，使上呼吸道黏膜血管充血和分泌物增多、单核细胞浸润、浆液性及黏液性炎性渗出。继发细菌感染者可有中性粒细胞浸润及脓性分泌物。

二、中医认识

急性上呼吸道感染中医属于"感冒""外感发热""风温肺热"，系感受触冒风邪，导致邪犯肺卫、卫表不和的常见外感疾病，临床表现以鼻塞、流涕、喷嚏、咳嗽、头痛、恶寒、发热、全身不适、脉浮为特征。《黄帝内经》即有外感风邪引起感冒的论述，《素问·骨空论》："风者，百病之始也……风从外入，令人振寒，汗出头痛，身重恶寒。"《素问·风论》："风之伤人也，或为寒热。"汉·张仲景《伤寒论·辨太阳病脉证并治》篇论述太阳病时，以桂枝汤治表虚证，以麻黄汤治表实证，为感冒的辨证论治奠定了基础。病名则出自北宋《仁斋直指方诸风》篇："治感冒风邪，发热头痛，咳嗽声重，涕唾稠黏。"元·朱丹溪《丹溪心法》提出本病病位及治疗："伤风属肺者多，宜辛温或辛凉之剂散之。"明清多将感冒与伤风互称，进一步认识虚人感冒，提出扶正达邪的治疗原则。本病的基本病机是邪犯肺卫，卫表不和，总属表实证，有寒热之分。

【诊断依据】

一、临床表现

临床表现有以下几种类型。

（一）普通感冒

普通感冒为病毒感染引起，俗称"伤风"，又称急性鼻炎或上呼吸道卡他。起病较急，主要表现为鼻部症状，如喷嚏、鼻塞、流清水样鼻涕，也可表现为咳嗽、咽干、咽痒或烧灼感甚至鼻后滴漏感。后三种表现与病毒诱发的炎症介质导致的上呼吸道传入神经高敏状态有关。2~3天后鼻涕变稠，可伴咽痛、头痛、流泪、味觉迟钝、呼吸不畅、声嘶等，有时可由于咽鼓管炎致听力减退。严重者有发热、轻度畏寒和头痛等。体检可见鼻腔黏膜充血、水肿、有分泌物，咽部可为轻度充血。一般5~7天痊愈，伴发并发症者可致病程迁延。

（二）急性病毒性咽炎和喉炎

由鼻病毒、腺病毒、流感病毒、副流感病毒、肠病毒及呼吸道合胞病毒等引起。临床表现为咽痒和灼热感，咽痛不明显，咳嗽少见。急性喉炎多为流感病毒、副流感病毒及腺病毒等引起，临床表现为明显声嘶、讲话困难、可有发热、咽痛或咳嗽，咳嗽又使咽痛加重。体检可见喉部充血、水肿，局部淋巴结轻度肿大和触痛，有时可闻及喉部的喘息声。

（三）急性疱疹性咽峡炎

多发于夏季，多见于儿童，偶见于成人。由柯萨奇病毒A引起，表现为明显咽痛、发热，病程约1周。查体可见咽部充血，软腭、悬雍垂、咽及扁桃体表面有灰白色疱疹及浅表溃疡，周围伴红晕。

（四）急性咽结膜炎

多发于夏季，由游泳传播，儿童多见。主要由腺病毒、柯萨奇病毒等引起。表现为发热、咽痛、畏光、流泪、咽及结膜明显充血。病程4~6天。

（五）急性咽扁桃体炎

病原体多为溶血性链球菌，其次为流感嗜血杆菌、肺炎链球菌和葡萄球菌等。起病急，咽痛明显，伴发热、畏寒，体温可达39℃以上。查体可发现咽部明显充血，扁桃体肿大和充血，表面有黄色脓性分泌物，有时伴有颌下淋巴结肿大、压痛，而肺部查体无异常体征。

附：流行性感冒

流行性感冒简称流感，是由流行性感冒病毒引起。潜伏期1~3日，临床可分为单纯型、肺炎型、中毒型及肠胃型。急性起病，出现畏寒、高热、头痛、头晕、全身酸痛、乏力等中毒急性起病，症状。鼻咽部症状较轻，可有食欲减退。胃肠型者伴有腹痛、腹胀、呕吐和腹泻等消化道症状，儿童多于成人。肺炎型者表现为肺炎，甚至呼吸衰竭。中毒型者有全身毒血症表现，严重者可致休克、弥散性血管内凝血、循环衰竭，直至死亡。

二、辅助检查

（一）血液检查

因多为病毒性感染，白细胞计数正常或偏低伴淋巴细胞比例升高。细菌感染者可有白细胞计数与中性粒细胞增多和核左移现象。

（二）病原学检查

因病毒类型繁多，且明确类型对治疗无明显帮助，一般无须病原学检查。需要时可用鼻拭子、咽拭子或鼻咽拭子免疫荧光法、酶联免疫吸附法、血清学诊断或病毒分离鉴定等方法确定病毒的类型。细菌培养可判断细菌类型并做药物敏感试验以指导临床用药。

（三）并发症

少数患者可并发急性鼻窦炎、中耳炎、气管、支气管炎。以咽炎为表现的上呼吸道感染，部分患者可继发溶血性链球菌引起的风湿热、肾小球肾炎等，少数患者可并发病毒性心肌炎，应予警惕。

三、诊断标准

患者多有受凉病史，表现为头痛、发热、鼻塞、流涕、咽痛、咳嗽、全身不适等症状，化验白细胞大多正常伴淋巴细胞比例升高，胸部 X 线检查正常，可做出临床诊断。

【鉴别诊断】

根据鼻咽部症状和体征，结合周围血象和阴性的胸部 X 线检查可做出临床诊断。一般无须病因诊断，特殊情况下可进行细菌培养和病毒分离，或病毒血清学检查等确定病原体。但需与初期表现为感冒样症状的其他疾病鉴别。

一、过敏性鼻炎

起病急，常表现为鼻黏膜充血和分泌物增多，伴有突发性连续喷嚏、鼻痒、鼻塞和大量清涕，无发热，咳嗽较少。多由过敏因素如螨虫、灰尘、动物毛皮、低温等刺激引起。如脱离过敏原，数分钟至 1~2 小时内症状即消失。检查可见鼻黏膜苍白、水肿，鼻分泌物涂片可见嗜酸粒细胞增多，皮肤过敏试验可明确过敏原。

二、流行性感冒

流行性感冒为流感病毒引起，可为散发，时有小规模流行，病毒发生变异时可大规模暴发。起病急，鼻咽部症状较轻，但全身症状较重，伴高热、全身酸痛和眼结膜炎症状。取患者鼻洗液中黏膜上皮细胞涂片，用免疫荧光标记的流感病毒免疫血清染色，置荧光显微镜下检查，有助于诊断。近来已有快速血清 PCR 方法检查病毒，可供鉴别。

三、急性气管支气管炎

急性气管支气管炎表现为咳嗽、咳痰，血白细胞可升高，鼻部症状较轻，X 线胸片常见肺纹理增强。

四、急性传染病前驱症状

很多病毒感染性疾病，如麻疹、脊髓灰质炎、脑炎、肝炎和心肌炎等疾病前期表现类似。初期可有鼻塞、头痛等类似症状，应予重视。但如果在 1 周内呼吸道症状减轻反而出现新的症状，需进行必要的实验室检查，以免误诊。

【西医治疗】

由于目前尚无特效抗病毒药物，以对症治疗为主，同时戒烟、注意休息、多饮水、保持室内空气流通和防治继发性细菌感染。

一、对症治疗

对有急性咳嗽、鼻后滴漏和咽干的患者可予伪麻黄碱治疗以减轻鼻部充血，亦可局部滴鼻应用，必要时加用解热镇痛类药物如对乙酰氨基酚、双分伪麻片等。小儿感冒忌用阿司匹林或含阿司匹林的药物及其他水杨酸制剂，以防 Reye 综合征。

二、支持治疗

休息、多饮水、注意营养，饮食要易于消化，特别在儿童及老年患者更应注意，密切观察及监测并发症，抗菌药物仅在明确或有充分证据提示继发性感染时有应用指征。

三、抗生素治疗

普通感冒无须使用抗生素。有白细胞升高、咽部脓苔、咳黄痰和流鼻涕等细菌感染证据，可根据当地流行病学史和经验选用口服青霉素、第一代头孢菌素、大环内酯类药物或喹诺酮类药物。极少数需要根据病原菌选用敏感的抗生素。

四、抗病毒药物治疗

由于目前药物滥用而造成流感病毒耐药现象，所以对于无发热、免疫功能正常、发病不超过 2 天的患者一般无须应用抗病毒药物。对于免疫缺陷患者，可早期常规使用。利巴韦林和奥司他韦有较广的抗病毒谱，对流感病毒、副流感病毒和呼吸道合胞病毒等有较强的抑制作用，可缩短病程。

【中医治疗】

一、中医辨证施治

1.风寒束表证

临床表现：恶寒重，发热轻，无汗，头痛，肢节酸痛，鼻塞声重或鼻痒喷嚏，时流清涕，咽痒，咳嗽，痰吐稀薄色白，口不渴或渴喜热饮，舌苔薄白而润，脉浮或浮紧。

病机：风寒外束，卫阳被郁，腠理内闭，肺气不宣。

治法：辛温解表。

处方：荆防达表汤或荆防败毒散加减。荆芥、防风、苏叶、豆豉、葱白、生姜、杏仁、前胡、桔梗、甘草、橘红、辛夷。

加减：表寒重、头痛身痛、憎寒发热、无汗者，配麻黄、桂枝以增强发表散寒之功用；身热较著者，加柴胡、薄荷疏表解肌。

2.风热犯表证

临床表现：身热较著，微恶风，汗泄不畅，头胀痛，面赤，咳嗽，痰黏或黄，咽燥，或咽喉乳蛾红肿疼痛，鼻塞，流黄浊涕，口干欲饮，舌苔薄白微黄，舌边尖红，脉浮数。

病机：风热犯表，热郁肌腠，卫表失和，肺失清肃。

治法：辛凉解表。

处方：银翘散或葱豉桔梗汤加减。金银花、连翘、黑山栀、豆豉、薄荷、荆芥、竹叶、芦根、牛蒡子、桔梗、甘草。

加减：若风热上壅，头胀痛较甚，加桑叶、菊花；痰阻于肺、咳嗽痰多者，加贝母、前胡、杏仁；痰热较盛、咳痰黄稠者，加黄芩、知母、瓜蒌皮；热毒壅阻咽喉，乳蛾红肿疼痛，加一枝黄花、土牛膝、玄参清热解毒利咽；风热化燥伤津，或秋令感受温燥之邪，伴有呛咳痰少，口、咽、唇、鼻干燥，苔薄舌红少津等燥象者，可酌配南沙参、天花粉、梨皮、石斛。

3.暑湿伤表证

临床表现：身热，微恶风，汗少，肢体酸重或疼痛，头昏重胀痛，咳嗽痰黏，鼻流浊涕，心烦口渴，或口中黏腻，渴不多饮，胸闷脘痞，泛恶，腹胀，大便或溏，小便短赤，舌苔薄黄而腻，脉濡数。

病机：暑湿伤表，表卫不和，肺气不清。

治法：清暑祛湿解表。

处方：新加香薷饮加减。金银花、连翘、鲜荷叶、鲜芦根、香薷、厚朴、扁豆。

加减：暑热偏盛者，加黄连、山栀、黄芩、青蒿；湿困卫表、肢体酸重疼痛较甚者，加豆卷、藿香、佩兰等；小便短赤者，加滑石、甘草、赤茯苓清热利湿。

4.气虚感冒

临床表现：恶寒较甚，发热，无汗，头痛身楚，咳嗽，痰白，咳痰无力，平素神疲体弱，气短懒言，反复易感，舌淡苔白，脉浮而无力。

病机：素体气虚，卫外不固，风邪乘袭。

处方：参苏饮加减。党参、陈皮、枳壳、桔梗、甘草、苏叶、葛根、前胡、半夏。

加减：表虚自汗、易伤风邪者，可常服玉屏风散或黄芪以防感冒。若见恶寒重，发热轻，四肢欠温，语音低微，舌质淡胖，脉沉细无力，为阳虚外感，用再造散加减或加淫羊藿、桂枝。

5. 阴虚感冒

临床表现：身热，微恶风寒，少汗，头昏，心烦，口干，干咳少痰，舌红少苔，脉细数。

病机：阴亏津少，外受风热，表卫失和。

治法：滋阴解表。

处方：加减葳蕤汤化裁。玉竹、甘草、大枣、豆豉、薄荷、葱白、桔梗、白薇。

加减：阴伤较重、口渴咽干明显者，加沙参、麦冬；血虚、面色无华、唇甲色淡、脉细者加地黄、当归。

二、中成药处方

1. 风寒束表证　风寒感冒颗粒：口服，一次 1 袋，每日 3 次。适用于风寒感冒，症见发热、头痛、恶寒、无汗、咳嗽、鼻塞、流清涕。

2. 风热犯表证　连花清瘟胶囊：口服，一次 4 粒，每日 3 次。适用于发热或高热，恶寒，肌肉酸痛，鼻塞流涕，咳嗽，头痛，咽干，咽痛，舌偏红，苔黄或黄腻，辨证为风热证者。

3. 暑湿伤表证　藿香正气水或藿香正气软胶囊：口服，一次 5~10 mL 或 2~4 粒，一日 2 次。适用于外感风寒、内伤湿滞或夏伤暑湿所致，症见头痛昏重、胸膈痞闷、脘腹胀痛、呕吐泄泻等。

4. 气虚感冒　玉屏风颗粒：开水冲服，一次 5 g，一日 3 次。适用于表虚不固、自汗恶风者日常扶固正气。

5. 阴虚感冒　金水宝胶囊：口服，一次 3 粒，一日 3 次。适用于肺肾阴虚者日常补益肺肾、滋阴益气。

三、针灸及其他疗法

1. 针灸疗法

治法：祛风解表。以手太阴肺经、手阳明大肠经和督脉穴为主。

主穴：风池、大椎、列缺、合谷、外关。

根据辨证分型或相关症状进行配穴。风寒证配风门、肺俞，可加灸法；风热证配曲池、尺泽；体虚感冒配足三里；头痛配印堂、太阳；鼻塞流涕配迎香；咽喉肿痛配少商；咳嗽配肺俞、天突；全身酸痛配身柱。诸穴均宜浅刺。

2. 其他疗法

（1）耳针：取肺、内鼻、气管、咽喉、额、三焦，每次选用 2~3 穴，浅刺留针 30 分钟，也可用王不留行籽贴压。

（2）拔罐疗法：选大椎、身柱、大杼、肺俞，拔罐后留罐10分钟起罐，或用闪罐法。

（3）穴位贴敷：取外关、大椎、风门、肺俞，生姜切片贴敷。用于风寒感冒。

【用药说明及治疗注意事项】

（1）急性上呼吸道感染多为病毒感染，缺乏细菌感染依据时，不用抗生素，以对症治疗为主，中药汤剂或针灸、拔罐等可帮助迅速改善患者临床不适感。

（2）患者如出现咳嗽，可根据中医辨证风寒咳嗽予以三拗片、通宣理肺丸口服，风热咳嗽可使用苏黄止咳胶囊、肺力咳、川贝枇杷膏等。

（3）上呼吸道感染合并消化道出血，避免口服非甾体类解热镇痛药，可予以物理降温、双氯芬酸钠塞肛等，退热时出汗注意多饮水，防止虚脱。

【预防】

重在预防，隔离传染源有助于避免传染。加强锻炼、增强体质、改善营养、饮食生活规律、避免受凉和过度劳累有助于降低易感性，是预防上呼吸道感染最好的方法。年老体弱易感者应注意防护，上呼吸道感染流行时应戴口罩，避免在人多的公共场合出入。

第二节　急性气管－支气管炎

【概述】

一、西医定义

急性气管－支气管炎是由生物、理化刺激或过敏等因素引起的急性气管－支气管黏膜炎症。多散发，无流行倾向，年老体弱者易感。症状主要为咳嗽和咳痰，常发生于寒冷季节或气候突变时，也可由急性上呼吸道感染迁延不愈所致。其病理主要是由于气管、支气管黏膜充血水肿，淋巴细胞和中性粒细胞浸润，同时可伴纤毛上皮细胞损伤、脱落和黏液腺体肥大增生。合并细菌感染时，分泌物呈脓性。

二、中医认识

急性气管－支气管感染中医属于"咳嗽病"，相关论述最早见于《黄帝内经》，《素问·宣明五气论》提出病位："五气所病肺为咳。"此外《素问·咳论》指出病因："皮毛先受邪气，邪气以从其合也""五脏六腑，皆令人咳，非独肺也。"五脏六腑之咳"皆聚于胃，关于肺"，确立了以脏腑分类的方法。隋·巢元方《诸病源候论·咳嗽候》提出"十咳"。明·张介宾将咳嗽分为外感、内伤两大类。《元岳全书·咳嗽》提出外感咳嗽宜"辛温"发散为主，内伤咳嗽宜"甘平养阴"为主的治疗原则；清·喻昌《医门法律》创立了温润、凉润治咳之法，提出"凡邪盛咳频，断不可用劫涩药。咳久势衰，其势不锐，方可涩之"等六条治咳之禁。风、寒、暑、湿、燥、火六淫之邪和吸入烟尘秽浊之气，皆可侵袭肺系发病，主要病机为邪犯于肺，肺气上逆。疾病反复发作且病程较长，常显正虚邪恋，正气不足多表现为肺气虚或气阴两虚。

三、病因和发病机制

（一）微生物

病原体与上呼吸道感染类似。病毒常为腺病毒、流感病毒（甲、乙型）、冠状病毒、鼻病毒、单纯疱疹病毒、呼吸道合胞病毒和副流感病毒。细菌常为流感嗜血杆菌、肺炎链球菌、卡他莫拉菌等。近年来衣原体和支原体感染明显增加，在病毒感染的基础上继发细菌感染亦较多见。

（二）理化因素

冷空气、粉尘、刺激性气体或烟雾（如二氧化硫、二氧化氮、氨气、氯气等）吸入，可刺激气管－支气管黏膜，引起急性损伤和炎症反应。

（三）过敏反应

机体对吸入性致敏原如花粉、有机粉尘、真菌孢子、动物毛皮及排泄物等过敏，或对细菌蛋白质过敏。钩虫、蛔虫的幼虫在肺内移行也可引起气管－支气管急性炎症反应。

【诊断依据】

一、临床表现

1.症状　通常起病较急，全身症状较轻，可有发热。初为干咳或少量黏液痰，随后痰量增多，咳嗽加剧，偶伴痰中带血。咳嗽、咳痰可延续2~3周，如迁延不愈，可演变成慢性支气管炎。相当一部分人由于气道高反应发生支气管痉挛时，可出现程度不等的胸闷气促、喘鸣等。

2.体征　主要表现为呼吸音增粗、干性啰音、湿性啰音等，支气管痉挛时可闻及哮鸣音，部分患者亦无明显体征。

二、辅助检查

1.血常规　多数病例的外周血白细胞计数和分类无明显改变，细菌感染时白细胞总数和中性粒细胞可增多。

2.病原体检查　肺炎支原体、衣原体抗体检查。

3.X线胸片　部分表现为肺纹理增粗，少数病例无异常表现。不建议对疑似急性气管－支气管炎患者进行胸部常规影像学检查。当出现咯血、呼吸困难、肺部实变体征等症状或体征时需进行胸部影像学检查。

三、诊断标准

（1）根据以上临床表现往往可得到明确的临床诊断，进行相关的实验室检查则可进一步做出病原学诊断。需注意与肺炎、肺结核、支气管扩张、肺脓肿、肺癌等疾病鉴别，以上疾病常以咳嗽、咳痰为主要症状，但胸部X线检查可发现各种特征性影像学改变。

（2）肺功能检查可发现相当一部分患者气道反应性增高，但通常为一过性。由于本病部分患者有气道反应性增高的现象，少数患者可闻及干性啰音，应注意与支气管哮喘相鉴别。

（3）流行性感冒的症状与本病相似，但流行性感冒以发热、头痛、全身酸痛等全身症状为主，而本病以咳嗽等呼吸道症状为主要表现。

（4）本病很少超过3周，如咳嗽超过3周称为"持续性"或"慢性"咳嗽，应注意是否由鼻漏、哮喘、吸入性肺炎、胃食管反流等疾病所致。

【鉴别诊断】

肺炎与其他疾病的鉴别见表5-1。

表5-1　肺炎与其他疾病的鉴别

疾病	临床表现	检查
肺炎	肺炎患者的发热温度通常高于急性气管－支气管炎患者，且病情可更为严重，肺部检查时可闻及啰音	胸部X线检查可见肺炎浸润影
变应性鼻炎	变应性鼻炎患者通常有鼻后滴漏，可引起咳嗽。鼻腔检查时，患者有明显的急性鼻炎表现且伴有咽后壁引流	—
急性上呼吸道感染	鼻咽部症状明显；一般无显著的咳嗽、咳痰；肺部无异常体征	—
流行性感冒	常有流行病史；起病急骤，全身中毒症状重，可出现高热、全身肌肉酸痛、头痛乏力等症状，但呼吸道症状较轻	根据病毒分离和血清学检查结果可确定诊断
支气管哮喘	常有过敏、鼻炎、湿疹个人史或家族史；症状呈发作性，并有一定的诱因可循，有明显的喘息，通常对支气管舒张剂治疗有反应	部分患者外周血嗜酸性粒细胞可升高；胸部X线检查正常或过度通气；肺功能有可变的呼气气流受限
肺癌	症状多持续30天以上；可出现咯血和（或）全身症状，例如体重减轻或食欲不振	胸部CT或胸部X线检查可见肺部占位性病变；支气管镜检查可发现支气管管腔内病变
百日咳	百日咳患者中，儿童可出现特征性的"鸡鸣"样吸气性吼声，而在青少年或成人感染患者中则很少出现	百日咳杆菌的培养、聚合酶链反应或直接荧光抗体试验可呈阳性
充血性心力衰竭	可出现咳嗽，同时伴有其他症状和体征，如劳力性呼吸困难、端坐呼吸、肺部检查有啰音、外周性水肿、颈静脉压升高及心脏病病史	胸部X线检查显示肺血管充血、心影扩大

【西医治疗】

急性气管－支气管炎与病毒感染最为相关，治疗策略在于最大限度地减轻症状。对于许多轻微咳嗽患者，日常活动及睡眠不受影响时，可选择观察。患者如果出现发热，解热药可有助于缓解不适。嘱患者适当休息、注意保温、多饮水，避免吸入粉尘和刺激性气体。对于有显著喘鸣、活动后或夜间咳嗽明显者可予对症治疗；但相关对症治疗并不能缩短病程。相关镇咳、祛痰、解痉、抗过敏药物选择应参考患者咳嗽咳痰特点、肝肾功能、年龄、职业、伴随用药及药物本身不良反应等因素。根据患者病情及伴随生理情况酌情调整药物用量。

一、镇咳

对于咳嗽无痰或少痰可酌情应用右美沙芬、喷托维等镇咳药；咳嗽有痰而不易咳出以祛痰药治疗为主。

二、祛痰

复方氯化铵、溴己新、N－乙酰半胱氨酸、氨溴索和标准桃金娘油等均具化痰作用。

三、解痉抗过敏

对于支气管痉挛（喘鸣）的患者，可给予解痉平喘和抗过敏治疗，如氨茶碱、沙丁胺醇和马来酸氯苯那敏等。目前尚无证据表明吸入或全身性使用皮质类固醇可有效治疗急性气管－支气管炎引起的咳嗽。

四、抗感染治疗

不推荐对无肺炎的急性单纯性气管－支气管炎进行常规抗菌药物治疗。抗菌药物可能对某些患者（如存在共病的老年患者）有益，但应权衡该益处与潜在的不良反应以及耐药性。对存在过去一年曾住院治疗、口服皮质类固醇、糖尿病或充血性心力衰竭其中一项且年龄＞80岁的患者，或者存在两项且年龄＞65岁的患者，可酌情使用抗菌药物，一般可选用青霉素类、头孢菌素、大环内酯类或氟喹诺酮类。如果考虑支原体、衣原体感染，需要使用后两类药物及四环素类药物。

【中医治疗】

一、中医辨证施治

1. 风寒袭肺证

临床表现：咳嗽，痰白，痰清稀，恶寒，鼻塞，流清涕，咽痒，发热，无汗，肢体酸痛。舌苔薄白，脉浮或浮紧。

病机：风寒袭肺，肺气失宣。

治法：疏风散寒，宣肺止咳。

处方：三拗汤合止嗽散加减。炙麻黄、苦杏仁、白前、荆芥、防风、紫苏子、陈皮、桔梗、百部、款冬花、炙甘草。

加减：往来寒热不解者，宜与小柴胡汤化裁；素有寒饮内伏，胸闷气逆、痰液清稀者，可与小青龙汤加减；周身酸楚甚至酸痛者，加羌活、独活。

2. 风热犯肺证

临床表现：咳嗽、痰黄或白黏，或痰少、咳痰不爽，或干咳，咽干甚则咽痛，发热，恶风，痰黏稠，鼻塞，流浊涕，鼻窍干热，咽痒，口渴，舌尖红，苔薄黄或薄白干，脉浮或浮数。

病机：风热犯肺，肺失清肃。

治法：疏风清热，宣肺化痰。

处方：桑菊饮加减。桑叶、菊花、苦杏仁、连翘、牛蒡子、前胡、黄芩、薄荷（后下）、桔梗、芦根、甘草。

加减：头痛、目赤者，加夏枯草、栀子；咳甚者，加百部、枇杷叶、浙贝母；喘促、汗出、口渴者，加炙麻黄、生石膏（先煎）。

3. 燥邪犯肺证

临床表现：干咳，或痰少或黏，难以咳出，唇鼻干燥，口干，咽干甚则咽痛，恶风或并发热，舌尖红，苔薄黄或薄白干，脉浮或浮数。

病机：风燥伤肺，肺失清润。

治法：清肺润燥，疏风清热。

处方：桑杏汤加减。桑叶、苦杏仁、北沙参、麦冬、浙贝母、淡豆豉、栀子皮、瓜蒌皮、梨皮。

加减：燥热明显，加知母、生石膏（先煎）；头痛发热明显，加薄荷（后下）、连翘；咳甚、胸痛，加枳壳、延胡索、白芍。

4. 痰热壅肺证

临床表现：咳嗽，痰黄，痰黏稠，痰多，咳痰不爽，口渴，胸闷，发热，大便秘结，舌质红，舌苔黄或黄腻，脉滑或滑数。

病机：痰热壅肺，肺失肃降。

治法：清热化痰，肃肺止咳。

处方：清金化痰汤加减。桑白皮、黄芩、栀子、全瓜蒌、橘红、知母、浙贝母、苦杏仁、桔梗。

加减：痰热甚者，可加竹沥、天竺黄；气急、喘鸣、胸闷者，减桔梗，加葶苈子、射干、地龙；胸痛明显者，加延胡索、赤芍、郁金；热盛伤津口渴甚者，减桔梗、橘红，加生石膏（先煎）、麦冬、玄参；大便秘结者，加酒大黄、枳实。

5. 痰湿阻肺证

临床表现：咳嗽，痰多，痰白黏或有泡沫，痰易咳出，口黏腻，胸闷，纳呆，食少，胃脘痞满，舌边齿痕，舌苔白或白腻，脉滑或濡或弦滑。

病机：脾湿生痰，上渍于肺，壅遏肺气。

治法：燥湿健脾，化痰止咳。

处方：二陈汤合三子养亲汤加减。法半夏、茯苓、陈皮、白术、厚朴、白芥子、莱菔子、紫苏子、炙甘草。

加减：寒痰较重、痰黏白如沫、畏寒者，加干姜、细辛；脾虚湿盛者，加党参、苍术、薏苡仁；胃脘痞满者，加白蔻仁、枳壳；外有风寒者，加荆芥、防风、紫苏梗。

6. 肺气虚证

临床表现：咳嗽，或咳痰无力；神疲或乏力或气短，动则加重，自汗，动则加重；畏风寒，或易感冒；舌质淡，舌苔白，脉沉细或沉缓或弱或细。

病机：年老体弱，正气不足，卫外不固，正虚邪恋，肺不主气，肺气上逆。

治法：补肺益气，宣肺止咳。

处方：补肺汤合玉屏风散加减。党参、黄芪、防风、白术、茯苓、五味子、紫菀、苦杏仁、陈皮、炙甘草。

加减：寒热起伏、畏风寒明显者，加桂枝、白芍；自汗甚者，加浮小麦、煅牡蛎；纳差者，加神曲、炒麦芽；风热未尽者，加桑叶、薄荷（后下）。

7. 气阴两虚证

临床表现：咳嗽，少痰，干咳，神疲，乏力或气短，动则加重，畏风寒，易感冒，自汗，盗汗，手足心热，口干，口渴，舌体胖大甚至边有齿痕或舌体瘦小，或舌质淡或红，或舌苔薄少或花剥，脉沉细或细弱或细数。

病机：正虚邪恋，气阴两伤，虚热内灼，肺失宣降。

治法：益气养阴，润肺止咳。

处方：生脉散合沙参麦冬汤加减。太子参、北沙参、麦冬、五味子、玉竹、桑叶、浙贝母、款冬花、炙甘草。

加减：兼有痰热咳黄痰者，加黄芩、全瓜蒌；口渴甚者，加天花粉、玄参；低热不退者，可加银柴胡、白薇；盗汗者，加浮小麦、乌梅。

二、中成药处方

1. 风寒袭肺证

（1）通宣理肺胶囊：口服，一次2粒，一日2~3次，适用于发热、恶寒、咳嗽、鼻塞流涕、头痛、无汗、肢体酸痛者。

（2）小青龙颗粒：开水冲服，一次6 g（无蔗糖），一日3次，适用于风寒水饮，恶寒发热，无汗，喘咳痰稀。

2. 风热犯肺证

（1）急支糖浆：口服，每次20~30 mL，每日3或4次，适用于发热、恶寒、胸膈满闷、咳嗽咽痛者。

（2）蛇胆川贝口服液：口服，每次10 mL，每日2次，适合痰多兼有胸闷者。

3. 燥邪犯肺证

（1）杏苏止咳颗粒：每次12 g，每日3次，口服，适用于风寒感冒症见咳嗽声重、气急、咳痰稀白伴鼻塞、流清涕偏于凉燥者。

（2）蜜炼川贝枇杷膏：口服，每次 22 g（约一汤匙），每日 3 次，适用于咳嗽、咳痰不爽、痰黏稠、痰黄、流黄涕、口渴者。

4.痰热壅肺证

（1）清气化痰丸：口服，每次 6 丸，每日 2 次，适用于咳嗽痰多、痰黄稠、胸腹满闷者。

（2）肺力咳胶囊：口服，每次 3~4 粒，每日 3 次，适用于咳喘痰多、呼吸不畅、痰偏黄者。

（3）痰热清注射液：静脉滴注，一次 20 mL，重症患者一次可用至 40 mL，加入 5% 葡萄糖注射液或 0.9% 氯化钠注射液 250~500 mL，控制滴数每分钟不超过 60 滴，每日 1 次，适用于发热、咳嗽、咳痰不爽、咽喉肿痛、口渴、舌红、苔黄者。

5.痰湿阻肺证

（1）二陈丸：口服，每次 9~15 丸，每日 2 次，适用于痰湿停滞导致的咳嗽痰多、胸脘胀闷、恶心呕吐者。

（2）祛痰止咳胶囊：口服，每次 4 粒，每日 2 次，适用于脾虚湿盛引起的痰多、咳嗽、喘息等症者。

6.肺气虚证

（1）玉屏风颗粒：口服，每次 15~30 g，每日 2 次，适用于表虚不固、自汗恶风、面色㿠白，或体虚易感风邪者。

（2）生脉饮口服液：口服，每次 10 mL，每日 3 次，适用于气阴两亏、心悸气短、脉微自汗者。

7.气阴两虚证

（1）百合固金丸：口服，每次 6 g（水蜜丸），每日 2 次，适用于肺肾阴虚、燥咳少痰、痰中带血、咽干喉痛者。

（2）生脉饮口服液：口服，每次 10 mL，每日 3 次，适用于气阴两亏、心悸气短、脉微自汗者。

三、针灸及其他疗法

1.针灸疗法

治法：宣通肺气、驱邪止咳。取穴以手太阴肺经穴和肺俞、募穴为主。

主穴：肺俞、列缺、合谷。

根据辨证分型或相关症状进行配穴。风寒束肺配风门、外关；风热犯肺配大椎、尺泽；发热加大椎；痰多加丰隆、阴陵泉健脾祛痰；痰中带血加孔最清肺止血。肺俞不可直刺、深刺，以免伤及内脏；其他腧穴常规操作。针用泻法。

2.其他疗法

（1）耳针：取肺、脾、肝、气管、神门。每次选 2~3 穴，浅刺留针 30 分钟，也可用王不留行籽贴压。

（2）拔罐疗法：取肺俞、风门、大椎、膻中、中府，常规拔罐。

（3）皮肤针法：取项后、背部第1胸椎至第2腰椎两侧足太阳膀胱经、颈前喉结两侧足阳明胃经。叩至皮肤隐隐出血，每日1~2次。

【用药说明及治疗注意事项】

（1）对于频繁或剧烈咳嗽造成的不适，影响学习、生活、工作和睡眠，甚至可能引起气胸、肋骨骨折、晕厥等并发症的患者，可酌情应用右美沙芬、喷托维林或苯丙哌林等镇咳剂。但对于痰多者不宜用可待因等强力镇咳药，中药避免五味子、诃子、罂粟壳等收敛止咳之品，以免影响痰液排出；避免阿胶、熟地黄等滋腻之品碍脾生痰。

（2）对于白天需要精神警觉（如驾驶员）的患者，慎用可待因或其他含阿片的镇咳剂。可待因和右美沙芬不宜使用时间过长，可能出现药物依赖。兼顾镇咳与祛痰的复方制剂目前在临床应用较为广泛。

（3）18岁以下及孕妇、哺乳期妇女禁用喹诺酮类药物，肝功能异常者慎用四环素类、大环内酯类药物。对于8岁以下小孩，不用四环素药物，而且有出现皮肤光过敏反应的可能。疗程一般是10~14天。

【预防】

多数患者的预后良好，症状在几周内消退，极少需要进行长期随访。对于高龄、免疫抑制宿主、孕妇需注意病情变化。对于有持续咳嗽（超过8周）的患者，可能有必要实施进一步评估，以排除慢性咳嗽的其他病因，如哮喘（包括咳嗽变异型哮喘）、支气管结核、胃食管反流病等，而不应该反复使用抗菌药物。此外还应指导吸烟患者戒烟，避免受凉、劳累，防治上呼吸道感染；改善生活环境，避免过度吸入环境中的过敏原和污染物；参加适当的体育锻炼，增强体质。注意气候变化，防寒保暖，避免感冒，可配合预防感冒的方法，如面部迎香穴按摩，晚间足三里艾灸；清除鼻、咽、喉等部位的病灶。

第三节　社区获得性肺炎

【概述】

一、西医定义

社区获得性肺炎（community acquired pneumonia，CAP）又称医院外肺炎，是指在医院外罹患的感染性肺实质（含肺泡壁，即广义上的肺间质）炎症，包括具有明确潜伏期的病原体感染而在入院后平均潜伏期内发病的肺炎。

二、中医认识

社区获得性肺炎，中医根据其临床表现多属于"风温肺热病""咳嗽""喘病"范畴。主要病因病机为感受外邪，肺失宣肃和正气内虚，脏腑功能失调，病理产物积聚。

感受风热之邪，经口鼻侵袭肺脏，或风寒之邪入里化热，炼津为痰，痰热壅肺。病理过程中可化火生痰、伤津耗气或风热邪盛而逆传心包，甚至邪进正衰、正气不固而现邪陷正脱。恢复期邪气渐去，正气已损，多以正虚为主，或正虚邪恋，常以气阴两虚、肺脾气虚为主，兼有痰热或痰浊。邪实（痰热、痰浊）正虚（气阴两虚、肺脾气虚）贯穿于疾病整个病程中。对于老年人，多因罹患慢性疾病，体内积生痰湿、瘀血，在此基础上易感受外邪而使病情发作，以痰热壅肺或痰浊阻肺为主，常兼有气阴两虚、肺脾气虚、瘀血等。因此"衰老积损、热毒损肺"为老年人 CAP 主要病机，衰老正虚、宿疾积损为其发病基础，热毒损肺为发病的关键因素。治疗方面，以祛邪扶正为大法。祛邪则当分痰、热、毒、瘀、腑实，当以痰（热）、毒为主，佐以活血、通腑。祛邪同时佐以扶正，或益气养阴或补益肺脾。

【诊断依据】

一、临床表现

CAP 大多呈急性病程，可因病原体、宿主免疫状态和并发症、年龄等不同而有差异。常见症状为发热、咳嗽、咳痰、胸痛为最常见的临床症状。重症 CAP 可有呼吸困难、缺氧、休克、少尿甚至肾衰竭等相应表现。CAP 可出现肺外的症状，如头痛、乏力、腹胀、恶心、呕吐、纳差等。胸部体征随病变范围、实变程度、是否合并胸腔积液等情况而异。病变范围局限或无明显实变时可无肺部阳性体征，有明显实变时病变部位可出现语颤增强。叩诊浊音提示实变和 / 或胸腔积液。听诊可闻及支气管样呼吸音和干、湿啰音，合并中等量以上胸腔积液时可出现叩诊浊音或实音、语颤减弱、呼吸音减弱或消失等体征。CAP 患者外周血白细胞总数和中性粒细胞的比例通常升高。但老年人、重症和免疫抑制等患者可不出现血白细胞总数升高，甚至下降。急性期 C- 反应蛋白、降钙素原、血沉可升高。

二、诊断标准

（1）CAP 的临床诊断依据和严重度评价对于新近发生咳嗽、咳痰和（或）呼吸困难的患者，尤其是伴有发热、呼吸音改变或出现啰音的患者都应怀疑是否为 CAP。老年或免疫力低下的患者往往无发热，而仅仅表现为意识模糊、精神萎靡或原有基础疾病加重，但这些患者常有呼吸频率增快及胸部体检异常。疑似 CAP 的患者可以通过 X 线胸片检查进行确诊，同时可以根据观察是否存在肺脓肿、肺结核、气道阻塞或胸腔积液，以及肺叶累及范围来评价病情严重程度。具体的诊断依据如下：①社区发病。②肺炎相关临床表现：a. 新近出现的咳嗽、咳痰或原有呼吸道疾病症状加重，伴或不伴脓痰、胸痛、呼吸困难及咯血；b. 发热；c. 肺实变体征和（或）闻及湿性啰音；d. 外周血白细胞计数 > 10×10^9/L 或 < 4×10^9/L，伴或不伴细胞核左移。③胸部影像学检查显示新出现的斑片状浸润影、叶或段实变影、磨玻璃影或间质性改变，伴或不伴胸腔积液。符合第①、③条及第②条中任何 1 项，并除外肺结核、肺部肿瘤、非感染性肺间质病、肺水肿、肺不张、肺栓塞、肺嗜酸性粒细胞浸润症、肺血管炎等，CAP 的临床诊断确立。

（2）重症 CAP 的诊断标准：符合下列 1 项主要标准或 ≥ 3 项次要标准者可诊断。主要标准：①需要气管插管行机械通气治疗；②脓毒症休克经积极液体复苏后仍需要血管活性药物维持。次要标准：①呼吸频率 ≥ 30 次 / 分；②氧合指数 ≤ 250 mmHg（1 mmHg = 0.133 kPa）；③多肺叶浸润；④意识障碍和（或）定向障碍；⑤血尿素氮 ≥ 7.14 mmol/L；⑥收缩压 < 90 mmHg 需要积极的液体复苏。

三、辅助检查

1. X 线影像学　X 线影像学表现呈多样性，与肺炎的病期有关。在肺炎早期急性阶段病变呈渗出性改变，X 线影像学表现为边缘模糊的片状或斑片状浸润影。在慢性期，影像学检查可发现增殖性改变，或与浸润、渗出性病灶合并存在。病变可分布于肺叶或肺段，或仅累及肺间质。

2. 病原学诊断　痰标本采集、送检和实验室处理检查痰液是最方便和无创伤性病原学诊断标本。①采集：应尽可能在抗生素治疗前或用药后 6~12 小时内采集标本。嘱患者先行漱口，并指导或辅助患者深咳嗽，留取脓性痰送检。无痰患者检查分枝杆菌或肺孢子菌可用高渗盐水雾化导痰。②送检：一般要求在 2 小时内送检。延迟送检或待处理标本应置于 4 ℃保存（不包括怀疑肺炎链球菌感染），且在 24 小时内处理。③实验室处理：挑取脓性部分涂片进行 G 染色，镜检筛选合格标本（鳞状上皮细胞 < 10 个 / 低倍视野、多核白细胞 > 25 个 / 低倍视野，或两者比例 < 1 : 2.5）。

3. 检测结果诊断意义的判断

（1）确定的病原学诊断：从无污染的标本（血液、胸液经支气管吸引或经胸壁穿刺）中发现病原体，或者从呼吸道分泌物发现不在上呼吸道定植的可能病原体（如结核分枝杆菌、军团菌、流感病毒、呼吸道合胞病毒、副流感病毒、腺病毒、SARS-CoV、肺孢子菌和致病性真菌）。

（2）可能的病原学诊断：①呼吸道分泌物（咳痰或支气管镜吸引物）涂片或培养发现可能的肺部病原体且与临床相符合；②定量培养达到有意义生长浓度或半定量培养中至重度生长。

4. 病原学诊断技术的运用和选择　门诊患者病原学检查不列为常规，但对怀疑有通常抗菌治疗方案不能覆盖的病原体感染（如结核）或初始经验性抗菌治疗无反应以及怀疑某些传染性或地方性呼吸道病原体等需要进行进一步病原学检查。住院患者应进行血培养（2 次）和呼吸道分泌物培养。经验性抗菌治疗无效者、免疫低下者、怀疑特殊感染而咳痰标本无法获得或缺少特异性者、需要鉴别诊断者可选择性通过纤维支气管镜下呼吸道防污染采样或肺泡灌洗液采样进行细菌或其他病原体检测。重症 CAP 推荐进行军团菌抗原或抗体检测。

【鉴别诊断】

一、肺结核

发病缓慢，病程长，多有全身中毒症状，如午后低热、乏力、盗汗、体重减轻、失眠、心悸等。X线胸片见病变多在肺尖或锁骨上下，密度不均，消散缓慢，且可形成空洞或肺内播散。痰中可找到结合分枝杆菌。一般抗菌治疗疗效不佳。

二、肺癌

多无急性感染中毒症状，有时痰中带血丝，血白细胞计数不高。但肺癌可伴发阻塞性肺炎，经抗菌药物治疗炎症消退后肿瘤阴影渐趋明显，或可见肺门淋巴结肿大，有时出现肺不张。若抗菌药物治疗后肺部炎症不见消散，或消散后于同一部位再次出现肺炎，应密切随访。

三、肺血栓栓塞症

多有静脉血栓的危险因素，如血栓性静脉炎、心肺疾病、创伤、手术和肿瘤等病史，可发生咯血、晕厥，呼吸困难较明显。X线胸片示区域性肺血管纹理减少，有时可见尖端指向肺门的楔形阴影，动脉血气分析常见低氧血症及低碳酸血症。D-二聚体、CT肺动脉造影、放射性核素肺通气/灌注扫描和MRI等检查可帮助鉴别。

四、非感染性肺部浸润

需排除非感染性肺部疾病，如肺间质性肺炎、肺水肿、肺不张和肺血管炎等。

【西医治疗】

一、治疗原则

1. 及时经验性抗菌治疗　越早给予抗菌治疗，患者预后越好。药物选择的依据应是CAP病原谱的流行病学分布和当地细菌耐药监测资料、临床病情评价、抗菌药物理论与实践知识（抗菌谱、抗菌活性、药动学/药效学、剂量和用法、不良反应、药物经济学）和治疗指南等。

2. 重视病情评估和病原学检查　初始经验性治疗48~72小时或稍长一些时间后病情无改善或反见恶化，按无反应性肺炎寻找原因并进行进一步处理。

3. 初始经验性治疗要求覆盖CAP最常见病原体　按病情分组覆盖面不尽相同。近年来非典型病原体及其与肺炎链球菌复合感染增加。经验性推荐 β-内酰胺类联合大环内酯类或呼吸喹诺酮类（左氧氟沙星、莫西沙星、加替沙星）单用。

4. 减少不必要住院和延长住院治疗时机　轻中度和无附加危险因素的CAP患者提倡门诊治疗，某些需要住院者经治疗后达到临床稳定，将静脉抗生素治疗转为口服治疗，并早期出院。临床稳定标准需符合下列五项指标：①体温 ≤ 37.8℃；②心率 ≤ 100次/分；③呼吸频率 ≤ 24次/分；④收缩压 ≥ 90 mmHg；⑤氧饱和度 ≥ 90%（或者动脉氧分压 ≥ 60 mmHg，吸空气情况下）。对达到临床稳定且能接受口服药物治疗的患者，改用同类或抗菌谱相近、对致病菌敏感的口服制剂进行序贯治疗。

二、经验性抗菌治疗方案

1. 门诊患者经验性治疗

（1）无心肺基础疾病和附加危险因素患者：推荐抗菌治疗：① 氨基青霉素、青霉素类/酶抑制剂复合物；② 一、二代头孢菌素；③ 多西环素或米诺环素；④ 呼吸喹诺酮类；⑤ 大环内酯类。

（2）伴心肺基础疾病和（或）附加危险因素患者：这里附加危险因素指：① 年龄＞65 岁、存在基础疾病（慢性心脏、肺、肝、肾疾病及糖尿病、免疫抑制剂）、酗酒、3 个月内接受 β- 内酰胺类抗生素治疗是耐药肺炎链球菌感染的危险因素；② 感染肠道革兰氏阴性杆菌危险性，包括护理院内生活、基础心肺疾病、多种内科合并症、近期接受过抗生素治疗。推荐抗菌治疗为：① 青霉素类/酶抑制剂复合物；② 二、三代头孢菌素（口服）；③ 呼吸喹诺酮类；④ 青霉素类/酶抑制剂复合物、二代头孢菌素、三代头孢菌素联合多西环素、米诺环素或大环内酯类。

2. 住院（普通病房）患者经验性治疗

（1）伴有心肺基础疾病和（或）附加危险因素患者：推荐抗菌治疗为：① 青霉素类/酶抑制剂复合物；② 三代头孢菌素或其酶抑制剂复合物、头霉素类、氧头孢烯类；③ 上述药物单用或联合大环内酯类；④ 呼吸喹诺酮类。

（2）无心肺疾病和附加危险因素：推荐抗菌治疗为：① 青霉素 G、氨基青霉素、青霉素类/酶抑制剂复合物；② 二、三代头孢菌素、头霉素类、氧头孢烯类；③ 上述药物联合多西环素、米诺环素或大环内酯类；④ 呼吸喹诺酮类；⑤ 大环内酯类。可选择静脉或口服给药。

3. 入住 ICU 患者经验性治疗

（1）无铜绿假单胞菌危险：推荐治疗方案为静脉应用 β- 内酰胺类（头孢噻肟、头孢曲松）及静脉大环内酯类，或喹诺酮类。

（2）伴铜绿假单胞菌危险：其危险因素为结构性肺病（支气管扩张）、糖皮质激素治疗（泼尼松＞10 mg/d）、近 1 个月内广谱抗生素治疗＞7 天、营养不良等。推荐治疗为静脉抗假单胞菌 β- 内酰胺类（头孢吡肟、哌拉西林/他唑巴坦、头孢他啶、头孢哌酮/舒巴坦、亚胺培南、美罗培南）+ 静脉抗假单胞菌喹诺酮类（环丙沙星、左氧氟沙星），或静脉抗假单胞菌 β- 内酰胺类 + 静脉氨基糖苷类 + 大环内酯类/非抗假单胞菌喹诺酮类。

4. 疗程　细菌性肺炎一般疗程 7~10 天，肺炎支原体和肺炎衣原体肺炎 10~14 天；免疫健全宿主军团菌病 10~14 天，免疫抑制宿主则应适当延长疗程。嗜血金葡菌肺炎的疗程至少为 4 周，但该菌引起肺段或肺叶的肺炎疗程为 2 周。形成空洞的肺炎和肺脓肿常需治疗数周；部分专家认为治疗应持续到空洞消失。疗程尚需参考基础疾病、细菌耐药及临床病情严重程度等综合考虑，既要防止疗程不足，更要防止疗程过长。目前，疗程总体上趋于尽可能缩短。

5. 支持治疗　重症 CAP 需要积极的支持治疗，如纠正低蛋白血症、维持水电解质和酸碱平衡、循环及心肺功能支持包括机械通气等。

6.无反应性肺炎应按照以下临床途径进行评估　①重新考虑 CAP 的诊断是否正确，是否存在以肺炎为表现的其他疾病，如肺血管炎等；②目前治疗针对的病原是否为致病病原，是否有少见病原体如分枝杆菌、真菌等感染的可能性；③目前针对的病原体是否可能耐药，判断用药是否有必要针对耐药菌进行抗感染升级治疗；④是否有机械性因素如气道阻塞造成的抗感染不利情况；⑤是否忽视了应该引流的播散感染灶，如脑脓肿、脾脓肿、心内膜炎等；⑥是否存在药物热可能性。其原因包括：①治疗不足，治疗方案未覆盖重要病原体（如金黄色葡萄球菌、假单胞菌）或细菌耐药（耐药肺炎链球菌或在治疗过程中敏感菌变为耐药菌）；②少见病原体（结核分枝杆菌、真菌、肺孢子菌、肺吸虫等）；③出现并发症（感染性或非感染性）；④非感染性疾病。如果经过评估认为治疗不足可能性较大时，可以更改抗菌治疗方案再进行经验性治疗，一般说如果经过一次更换方案仍然无效则应进一步拓展思路寻找原因并进行更深入的诊断检查，如 CT 侵袭性采样血清学检查、肺活检等。

【中医治疗】

一、中医辨证施治

1.风热袭肺证

临床表现：发热，恶风，鼻塞、鼻窍干热、流浊涕，咳嗽，干咳，痰白干黏、黄，咳痰不爽，口干，咽干，咽痛，舌尖红，舌苔薄白干或薄黄，脉浮或浮数。

病机：风热犯肺，肺失清肃。

治法：疏风清热，清肺化痰。

处方：银翘散加减。金银花、连翘、炒苦杏仁、前胡、桑白皮、黄芩、芦根、牛蒡子、薄荷（后下）、桔梗、甘草。

加减：头痛目赤者，加菊花、桑叶；喘促者，加麻黄、生石膏（先煎）；咽喉肿痛者，加山豆根、马勃；口渴者，加天花粉、玄参；胸痛明显者，加延胡索、瓜蒌。

2.外寒内热证

临床表现：发热，恶寒，无汗，或肢体酸痛；咳嗽，痰白干黏或黄，咳痰不爽；咽干，咽痛，口渴，舌质红，舌苔黄或黄腻，脉数或浮数。

病机：寒邪束表，热郁于肺，肺气上逆。

治法：疏风散寒，清肺化痰。

处方：麻杏石甘汤合清金化痰汤加减。炙麻黄、荆芥、防风、生石膏（先煎）、炒苦杏仁、知母、瓜蒌、栀子、桑白皮、黄芩、桔梗、陈皮、炙甘草。

加减：恶寒无汗、肢体酸痛者，减荆芥、防风，加羌活、独活；往来寒热不解、口苦者，加北柴胡。

3.痰热壅肺证

临床表现：咳嗽甚则胸痛，痰多，痰黄，痰白干黏，发热，口渴，大便干结或腹胀，面红，尿黄，大便干结，腹胀。舌质红，舌苔黄、腻，脉滑、数。

病机：痰热壅盛，肺失清肃。

治法：清热解毒，宣肺化痰。

处方：贝母瓜蒌散合清金降火汤加减。瓜蒌、浙贝母、生石膏（先煎）、炒苦杏仁、知母、白头翁、连翘、鱼腥草、黄芩、炙甘草。

加减：咳嗽带血者，加白茅根、侧柏叶；咳痰腥味者，加金荞麦根、薏苡仁、冬瓜仁；痰鸣喘息而不得平卧者，加葶苈子（包煎）、射干；此证亦可采用泻白散加减。

4. 痰浊阻肺证

临床表现：咳嗽，气短，痰多、白黏或呈泡沫，痰易咳出，胃脘痞满或腹胀，纳呆，食少，舌苔白腻，脉滑或弦滑。

病机：脾湿生痰，上渍于肺，壅遏肺气。

治法：燥湿化痰，宣降肺气。

处方：半夏厚朴汤合三子养亲汤加减。法半夏、厚朴、陈皮、炒苦杏仁、茯苓、枳实、白芥子、紫苏子、莱菔子、生姜。

加减：痰从寒化、畏寒、痰白稀者，加干姜、细辛；痰多咳喘、胸闷不得卧者，加麻黄、薤白、葶苈子（包煎）；此证亦可选用二陈汤加味。

5. 肺脾气虚证

临床表现：咳嗽，气短，乏力，动则加重，胃脘胀满，腹胀，纳呆，食少，自汗，舌质淡，舌体胖大、齿痕，舌苔白、薄，脉沉、细、缓、弱。

病机：肺虚失主，脾虚失运，气不化津，痰饮蕴肺，肺气上逆。

治法：补肺健脾，益气固卫。

处方：参苓白术散加减。党参、茯苓、白术、莲子、白扁豆、山药、炒苦杏仁、陈皮、枳壳、豆蔻、炙甘草。

加减：咳嗽明显者，加款冬花、紫菀；纳差不食者，加神曲、炒麦芽；脘腹胀闷者，减黄芪，加木香、莱菔子；虚汗甚者，加浮小麦、煅牡蛎；寒热起伏、营卫不和者，加桂枝、白芍、生姜、大枣。

6. 气阴两虚证

临床表现：咳嗽，无痰或少痰，咳痰不爽，口干或渴，自汗，盗汗，手足心热，气短，乏力，舌体瘦小、舌质淡或红，舌苔薄少或花剥，脉沉细或细数。

病机：肺气亏虚，气失所主，肺阴亏虚，虚火上炎。

治法：益气养阴，润肺化痰。

处方：生脉散合沙参麦冬汤加减。太子参、沙参、麦冬、五味子、川贝母、百合、山药、玉竹、桑叶、天花粉、地骨皮、炙甘草。

加减：咳甚者，加百部、炙枇杷叶、炒苦杏仁；低热不退者，可加北柴胡、白薇，亦可选用青蒿鳖甲汤加减；盗汗明显者，加煅牡蛎、糯稻根须。

7. 热陷心包证

临床表现：高热，身热夜甚，咳嗽，甚则喘息、气促，心烦不寐，烦躁甚或神志恍惚、昏蒙、谵妄、昏愦不语，大便干结，尿黄，舌红、绛，脉数、滑或滑数。

病机：邪陷心包，心失所主。

治法：清心凉营，豁痰开窍。

处方：清营汤合犀角地黄汤加减。水牛角（先煎）、生地黄、玄参、麦冬、赤芍、金银花、连翘、黄连、栀子、天竺黄、丹参、石菖蒲。

加减：谵语、烦躁不安者，加服安宫牛黄丸；抽搐者，加用钩藤、全蝎、地龙、羚羊角（粉）（冲服）；腑气不通者，加大黄（后下）、芒硝（冲服），或大黄颗粒鼻饲联合大黄颗粒灌肠，每日 1 次。

8.邪陷正脱证

临床表现：呼吸短促，气短息弱，身热，神志恍惚、烦躁、嗜睡、昏迷，面色苍白或潮红；大汗淋漓，四肢厥冷，舌质淡或绛、少津，或脉微细欲绝，或疾促。偏于阴竭者，可见面色潮红，舌绛少津，脉细数或疾促；偏于阳脱者，可见面色苍白，四肢厥冷，舌质淡，脉微细欲绝。

病机：邪热内陷，正气欲脱。

治法：益气救阴，回阳固脱。

处方：阴竭者以生脉散加味。生晒参（单煎）、麦冬、五味子、山茱萸、（煅）龙骨（先煎）、（煅）牡蛎（先煎）。

加减：阳脱者以四逆加人参汤加味，红参（单煎）、（制）附子（先煎）、干姜、（煅）龙骨（先煎）、（煅）牡蛎（先煎）、炙甘草。

二、中成药处方

1.风热袭肺证　连花清瘟胶囊：口服，每次 4 粒，每日 3 次，适用于发热或高热、恶寒、肌肉酸痛、鼻塞流涕、咳嗽、头痛、咽干、咽痛、舌偏红、苔黄或黄腻者。

2.痰热壅肺证

（1）痰热清注射液：静脉滴注，20～40 mL/次，每日 2 次，适用于发热、咳嗽、咳痰不爽、咽喉肿痛、口渴、舌红、苔黄者。

（2）热毒宁注射液：静脉滴注，20 mL/次，每日 1 次，适用于症见高热、微恶风寒、头痛身痛、咳嗽、痰黄者。

3.痰浊阻肺证　苏子降气丸：口服，每次 6 g，每日 1～2 次，适用于上盛下虚、气逆痰壅所致的咳嗽喘息者。

4.肺脾气虚证

（1）玉屏风颗粒：冲服，每次 5 g，每日 3 次，适用于表虚不固、自汗恶风、面色㿠白，或体虚易感风邪者。

（2）六君子丸：口服，每次 9 g，每日 2 次，适用于脾胃虚弱、食量不多、气虚痰多、腹胀便溏者。

5.气阴两虚证

（1）生脉饮口服液：口服，每次 10 mL，每日 3 次，适用于症见气阴两亏、心悸气短、脉微自汗者。

（2）养阴清肺丸：口服，每次 6 g，每日 2 次，适用于咽喉干燥疼痛、干咳少痰者。

6.热陷心包证

（1）清开灵注射液：20～40 mL 静脉滴注，每日 2 次，适用于神昏、中风偏瘫、神志不清者。

（2）醒脑静注射液：20 mL 静脉滴注，每日 2 次，适用于气血逆乱、脑脉瘀阻并有神志不清者。

三、针灸及其他疗法

1.针灸疗法

治法：调理脏腑功能，补肺、健脾、益肾、清肝、化痰止咳。取穴以手太阴肺经穴和肺俞、募穴为主。

主穴：肺俞、中府、列缺、太渊。

根据辨证分型或相关症状进行配穴。痰热蕴肺配丰隆；肝火犯肺配行间、鱼际；发热配少商；胸痛加膻中宽胸理气；胁痛加阳陵泉疏利少阳；痰中带血加孔最清肺止血。针刺太渊注意避开桡动脉；肺俞、中府不可直刺、深刺，以免伤及内脏；其他腧穴常规操作。针用平补平泻或泻法，每日或隔日治疗 1 次。

2.其他疗法

（1）耳针：取肺、脾、肝、气管、神门。每次选 2~3 穴，浅刺留针 30 分钟，也可用王不留行籽贴压。

（2）拔罐疗法：取肺俞、风门、大椎、膻中、中府，常规拔罐。

（3）皮肤针法：取项后、背部第 1 胸椎至第 2 腰椎两侧足太阳膀胱经、颈前喉结两侧足阳明胃经。叩至皮肤潮红，每日或隔日 1 次。

（4）穴位贴敷：取肺俞、中府、大椎、风门、膻中。用白芥子、苏子、葶苈子、干姜、细辛、五味子等分研末，用生姜汁调成膏状，贴敷穴位上，30 分钟后去掉，局部红晕微痛为度。

【用药说明及治疗注意事项】

（1）在诊断成人社区获得性肺炎时，门诊患者不建议常规行痰革兰染色和培养，不建议做血培养，但对重症 CAP 或正在接受金葡菌或铜绿假单胞菌经验性治疗的患者推荐使用。流感病毒在社区传播时，可以行快速分子学检测并及早用药。无论初始的降钙素原水平如何，一旦怀疑 CAP 且有影像学证据支持，均需经验性使用抗生素。优先使用肺炎严重指数判断成人 CAP 是否需要住院。对于成人 CAP 需要升压药治疗的低血压患者或需要机械通气支持的呼吸衰竭患者，建议直接入住 ICU。

（2）对于没有特殊合并症或抗生素耐药病原体危险因素的门诊健康患者可推荐使用阿莫西林、多西环素或大环内酯类，但对于存在合并症并患有慢性心、肺、肝或肾脏疾病，糖尿病，酗酒，恶性肿瘤或无脾脏的成人门诊患者可使用大环内酯类和 β-内酰胺类联合治疗，或喹诺酮类如左氧氟沙星、莫西沙星单独治疗。除非怀疑有肺脓肿或脓胸，否则不建议兼顾厌氧菌治疗。

（3）咳嗽痰多者在服用中药期间不宜肥甘厚腻，以免蕴湿生痰。风热、气火、风燥、肺阴虚咳嗽反复不愈者，应首先注意生活饮食习惯，戒除烟酒等不良习惯，不宜食辛辣香燥之品及饮酒，以免伤阴化燥助热。

【预防与康复指导】

患者应注意个人卫生，加强体育锻炼，增强体质。减少如吸烟、酗酒等危险因素。多价肺炎链球菌疫苗可使 85% 以上的健康老年人减少肺炎链球菌肺炎的发生，但对有一定基础疾病者保护率低。流感嗜血杆菌疫苗亦有较好保护效果。患病期间应注意休息、保暖，每日饮水 1~2 L。进易消化的高热量、高蛋白、高维生素的流质或半流质饮食，高热者宜物理降温，不用或慎用解热镇痛药，如对乙酰氨基酚等，以免大量出汗、脱水，干扰热型，引起误诊。咳嗽剧烈时可用止咳药，胸痛明显者适量应用止痛剂，缺氧者可给予吸氧。

第四节　慢性阻塞性肺疾病

【概述】

一、西医定义

慢性阻塞性肺疾病（chronic obstructive pulmonary disease，COPD）是一种常见的、可以预防和治疗的异质性疾病，以持续呼吸症状和气流受限为特征，通常由暴露于有害颗粒或气体引起的气道和（或）肺泡异常所导致，并受到宿主因素如肺发育异常的影响，合并症可增加 COPD 的致残率和死亡率。根据吸烟、职业暴露、空气污染和铜绿假单胞菌定植等高危因素史、临床症状和体征等资料，临床可以怀疑 COPD，肺功能检查确定持续气流受限是 COPD 诊断的必备条件，吸入支气管扩张剂后，第一秒用力呼气容积（FEV_1）占用力肺活量（FVC）之比值（FEV/FVC）< 70% 为确定存在持续气流受限的界限，若能同时排除其他已知病因或具有特征病理表现的气流受限疾病，则可明确诊断为 COPD。

二、中医认识

COPD 多属于中医学的"喘病""肺胀"等范畴。喘证、肺胀的名称、症状、表现和病因病机均最早见于《黄帝内经》。如《灵枢·五阅五使》说："肺病者，喘息鼻张。"金元时期的医家对喘证的论述各有补充。明·张介宾把喘证归纳成虚实两大证，指出了喘证的辨证纲领。清·叶天士《临证指南医案·喘》说："在肺为实，在肾为虚。"本虚标实为 COPD 的主要病理变化，正虚积损为 COPD 的主要病机。病理性质为虚实夹杂并重。

【诊断依据】

一、临床表现

（一）症状
起病缓慢，病程较长，早期可以没有自觉症状，主要症状如下。

（1）慢性咳嗽，随病程发展可终身不愈，常晨间咳嗽明显，夜间阵咳或咳痰。

（2）咳痰一般为白色黏液或浆液泡沫性痰，偶可带血丝，清晨排痰较多，急性发作期痰量增多，可有脓性痰。

（3）气短或呼吸困难早期在较剧烈活动时出现，后逐渐加重，以致在日常活动甚至休息时也感到气短，这是COPD的标志性症状。

（4）喘息和胸闷，部分患者特别是重度患者在急性加重时出现喘息。

（5）其他晚期患者有体重下降、食欲减退等。

（二）体征

（1）视诊：胸廓前后径增大，肋间隙增宽，剑突下胸骨下角增宽，称为桶状胸。部分患者呼吸变浅、频率增快，严重者可有缩唇呼吸等。

（2）触诊：双侧语颤减弱。

（3）叩诊：肺部过清音，心浊音界缩小，肺下界和肝浊音界下降。

（4）听诊：两肺呼吸音减弱，呼气期延长，部分患者可闻及湿啰音和（或）干啰音。

二、辅助检查

（一）肺功能检查

肺功能检查是判断持续气流受限的主要客观指标，吸入支气管扩张剂后，$FEV_1/FVC < 70\%$ 可确定为持续气流受限。肺总量（TLC）、功能残气量（FRC）和残气量（RV）增高，肺活量（VC）减低，表明肺充气过度。

（二）胸部X线检查

COPD早期胸片无异常变化。以后可出现肺纹理增粗、紊乱等非特异性改变，也可出现肺气肿。X线胸片改变对COPD诊断的特异性不高，但对于与其他肺疾病进行鉴别具有重要价值，对于明确自发性气胸、肺炎等常见并发症也十分有用。

（三）胸部CT检查

CT检查可见COPD小气道病变的表现、肺气肿的表现以及并发症的表现，但其主要临床意义在于排除其他具有相似症状的呼吸系统疾病，高分辨率CT对辨别小叶中央型或全小叶型肺气肿及确定肺大泡的大小和数量，有较高的敏感性和特异性，对预估肺大泡切除或外科减容手术等效果有一定价值。

（四）血气检查

对确定发生低氧血症、高碳酸血症、酸碱平衡失调及判断呼吸衰竭的类型有重要价值。

（五）其他

COPD合并细菌感染时，外周血白细胞计数增高，核左移。痰培养可能查出病原菌。

三、诊断标准

COPD的诊断主要依据危险因素暴露史、症状、体征及肺功能检查等临床资料，并排除可引起类似症状和持续气流受限的其他疾病，综合分析确定。肺功能检查表现为持续气流受限是确诊 COPD 的必备条件，吸入支气管舒张剂后 $FEV_1/FVC < 0.70$ 为确定存在持续气流受限的界限。

四、COPD 分级

1. 肺功能评估　可使用 GOLD 分级，COPD 患者吸入支气管扩张剂后 $FEV_1/FVC < 70\%$，再依据 FEV_1 下降幅度进行气流受限的严重度分级（表 5-2）。

表 5-2　COPD 患者气流受限严重程度的肺功能分级

肺功能分级	肺功能 FEV_1 占预计值的百分比（$FEV_1\%pred$）
GOLD1 级：轻度	$FEV_1\%pred \geqslant 80\%$，
GOLD2 级：中度	$50\% \leqslant FEV_1\%pred < 80\%$
GOLD3 级：重度	$30\% \leqslant FEV_1\%pred < 50\%$
GOLD4 级：极重度	$FEV_1\%pred < 30\%$

2. 症状评估　可采用改良版英国医学研究委员会呼吸困难问卷（mMRC 问卷）评估呼吸困难程度（表 5-3），采用 COPD 评估测试（COPD assessment test，CAT）问卷评估 COPD 患者的健康损害程度。

表 5-3　mMRC 分级

mMRC 分级	呼吸困难症状
0 级	交流活动时出现呼吸困难
1 级	平地快步行走或爬缓坡时出现呼吸困难
2 级	由于呼吸困难，平地行走时比同龄人慢或需要停下来休息
3 级	平地行走 100 m 或数十分钟后即需要停下来喘气
4 级	因严重呼吸困难而不能离开家，或在穿衣脱衣时即出现呼吸困难

3. 急性加重风险评估　上一年发生 2 次或以上急性加重，或者 1 次及 1 次以上需要住院治疗的急性加重，均提示今后急性加重风险增加。

依据上述症状、急性加重风险和肺功能改变等，即可对稳定期 COPD 患者的病情严重程度做出综合性评估，并依据该评估结果选择稳定期的主要治疗药物。外周血嗜酸性粒细胞计数有可能在预估 COPD 急性加重风险及吸入糖皮质激素对急性加重的预防效果有一定价值。

稳定期 COPD 患者病情严重程度的综合性评估及其主要治疗药物见表 5-4。

表 5-4　稳定期 COPD 患者病情严重程度的评估及起始用药

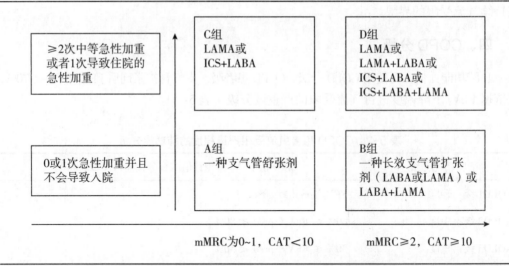

注：SABA：短效 β_2 受体激动剂；SAMA：短效抗胆碱能药物；LABA：长效 β_2 受体激动剂；LAMA：长效抗胆碱能药物；ICS：吸入糖皮质激素；A 组患者，条件允许可推荐使用 LAMA；B 组患者，若 CAT > 20 分，推荐起始使用 LAMA+LABA 联合治疗；D 组患者，若 CAT > 20 分，外周血嗜酸性粒细胞（EOS）≥ 300/μL，可推荐起始使用 ICS+LAMA+LABA 三联治疗，尤其是重度或以上气流受限者。

在对 COPD 患者进行病情严重程度的综合评估时，还应注意 COPD 患者的全身合并疾病，如心血管疾病、骨质疏松、焦虑和抑郁、肺癌、感染、胃食管反流、代谢综合征和糖尿病，治疗时应予兼顾。

4. 急性加重期病情严重程度评估　　COPD 急性加重是指咳嗽、咳痰、呼吸困难比平时加重，或痰量增多，或咳黄痰等呼吸系统症状加重恶化，需要改变用药方案。可以根据患者有无呼吸衰竭、低氧血症、意识状态改变、应用呼吸辅助肌群及高碳酸血症及呼吸频率等临床征象将其分Ⅰ、Ⅱ、Ⅲ级。

【鉴别诊断】

一、哮喘

哮喘多为儿童或青少年期起病，症状起伏大，常伴有过敏史、鼻炎和（或）湿疹等，部分患者有哮喘家族史，大多数哮喘患者的气流受限有显著的可逆性，合理吸入糖皮质激素等药物常能有效控制病情，是其与 COPD 相鉴别的一个重要特征，但是，部分病程长的哮喘患者可发生气道重塑，气流受限的可逆性减小，两者的鉴别诊断比较困难，此时应根据临床及实验室所见全面分析，进行鉴别，在少部分患者中这两种疾病可以重叠存在。如果怀疑哮喘和 COPD 合并存在，药物治疗应首先遵循哮喘指南，但针对 COPD 病情，药物和非药物治疗也是必要的。

二、其他

其他引起慢性咳嗽、咳痰症状的疾病，如支气管扩张、肺结核、肺癌、特发性肺纤维化、弥漫性泛细支气管炎等；其他引起劳力性气促的疾病：如冠心病、高血压心脏病、心脏瓣膜疾病等。

三、慢性阻塞性肺疾病急性加重期的鉴别诊断

肺炎需完善 X 线胸片，评估 C- 反应蛋白和（或）降钙素原以排查。气胸需完善 X 线胸片或 CT，可明确诊断。肺栓塞需完善 D- 二聚体和下肢多普勒超声，肺动脉造影明确。心脏相关疾病引起的肺水肿，通过心电图和心脏超声、心肌酶、BNP、肺部影像学可鉴别。

【西医治疗】

一、稳定期治疗

1. 教育与管理　其中最重要的是劝导吸烟的患者戒烟，可采用多种宣教措施，有条件者可以考虑使用辅助药物。因职业或环境粉尘、刺激性气体所致者，应脱离污染环境。

2. 支气管扩张剂　是现有控制症状的主要措施，可依据患者病情严重程度、用药后患者的反应等因素选用，联合应用不同药理机制的支气管扩张剂可增加支气管扩张效果。

（1）肾上腺素受体激动剂：短效制剂如沙丁胺醇气雾剂（每次 1~2 喷），雾化吸入，疗效持续 4~5 小时，每 24 小时不超过 8~12 喷。长效制剂如沙美特罗、福莫特罗等，每日吸入 2 次，茚达特罗每日仅吸入 1 次。

（2）抗胆碱药：短效制剂如异丙托溴铵气雾剂，雾化吸入，持续 6~8 小时，每次 40~80 μg，每天 3~4 次。长效制剂有噻托溴铵粉吸入剂，剂量为 18 μg，每天吸入 1 次；噻托溴铵喷雾剂，剂量为 5 μg，每天吸入 1 次。

（3）茶碱类药：茶碱缓释或控释片，0.2 g，每 12 小时 1 次；氨茶碱，0.1 g，每天 3 次。

3. 糖皮质激素　目前常用剂型有沙美特罗加氟替卡松、福莫特罗加布地奈德、布地奈德/格隆溴铵/福莫特罗气雾剂、糠酸氟替卡松/乌美溴铵/维兰特罗。

4. 祛痰药　对痰不易咳出者可应用，常用药物有盐酸氨溴索，30 mg，每日 3 次；N-乙酰半胱氨酸 1200 mg，一天一次；羧甲司坦 1500 mg，一天一次；厄多司坦 600 mg，一天一次，后一种药物可以降低部分患者急性加重的风险。

5. 其他药物　磷酸二酯酶抑制剂罗氟司特用于具有 COPD 频繁急性加重病史的患者，可以降低急性加重风险，有研究表明大环内酯类药物（红霉素或阿奇霉素）应用 1 年可以减少某些频繁加重性的 COPD 患者的急性加重频率，但有可能导致细菌耐药及听力受损。临床上可通过检测 25- 羟基维生素 D 水平给予个体化补充维生素 D。

6. 长期家庭氧疗（LTOT）　对 COPD 并发慢性呼吸衰竭者可提高生活质量和生存率，对血流动力学、运动能力和精神状态均会产生有益的影响，LTOT 的使用指征为：

① $PaO_2 \leqslant 55$ mmHg，或 $SaO_2 \leqslant 88\%$，有或没有高碳酸血症；② PaO_2 55~60 mmHg，或 $SaO_2 < 89\%$，并有肺动脉高压、右心衰竭或红细胞增多症（血细胞比容 > 0.55，一般用鼻导管吸氧，氧流量为 1.0~2.0 L/min，吸氧时间 > 15 h/d，目的是使患者在海平面、静息状态下，达到 PaO_2 60 mmHg 或使 SaO_2 升至 90% 以上）。

7. 康复治疗　是稳定期患者的重要治疗手段，具体包括呼吸生理治疗、肌肉训练、营养支持、精神治疗与教育等多方面措施。最简单有效的方法就是步行训练。COPD 患者常合并焦虑、抑郁，有研究表明肺康复对焦虑症有中等程度改善，而且能明显改善抑郁。

二、急性加重期治疗

1. 确定急性加重的原因　最多见的原因是细菌或病毒感染，根据病情的严重程度决定门诊或住院治疗。

2. 支气管扩张剂　药物同稳定期，有严重喘息症状者可给予较大剂量雾化吸入治疗，如应用沙丁胺醇 500 μg，或沙丁胺醇 1000 μg，加异丙托溴铵 250~500 μg，通过雾化吸入治疗以缓解症状。

3. 低流量吸氧　发生低氧血症者可用鼻导管吸氧，或通过文丘里面罩吸氧。鼻导管给氧时，吸入的氧浓度为 28%~30%，应避免吸入氧浓度过高引起二氧化碳潴留。

4. 抗生素　当患者呼吸困难加重，咳嗽伴痰量增加、有脓性痰时，应依据患者所在地常见病原菌及其药物敏感情况下积极选用抗生素治疗。门诊可用阿莫西林/克拉维酸、头孢唑肟、头孢呋辛、左氧氟沙星、莫西沙星口服治疗；较重者可应用第三代头孢菌素，如头孢曲松 2.0 g 加入生理盐水中静脉滴注，每天 1 次。住院患者应根据预计的病原菌及当地细菌耐药情况选用抗生素，如 β-内酰胺类/β-内酰胺酶抑制剂、大环内酯类或呼吸喹诺酮类，一般多静脉滴注给药。如果找到确切的病原菌，应根据药敏结果选用抗生素，抗生素治疗可以缩短恢复时间，降低早期复发、治疗失败和住院天数增加的风险，治疗天数应为 5~7 天。

5. 糖皮质激素　对需要住院治疗的急性加重期患者可考虑泼尼松龙 30~40 mg/d，也可静脉给予甲泼尼龙 40~80 mg，每日 1 次。全身性糖皮质激素可改善肺功能和氧合作用，并缩短恢复时间和住院天数，治疗天数不应超过 5~7 天。

6. 机械通气　对于并发较严重呼吸衰竭的患者可使用机械通气治疗。

7. 其他治疗措施　合理补充液体和电解质以保持身体水电解质平衡。注意补充营养，根据患者胃肠功能状况调节饮食，保证热量和蛋白质、维生素等营养素的摄入，必要时可以选用肠外营养治疗。积极排痰治疗，最有效的措施是保持机体有足够体液，使痰液变稀薄；其他措施如刺激咳嗽、击胸、体位引流等。同时应积极处理伴随疾病（如冠心病、糖尿病等）及并发症（如自发性气胸、休克、弥散性血管内凝血、上消化道出血、肾功能不全等）。

三、外科治疗

外科方法仅适用于少数有特殊指征的患者，手术方式包括肺大泡切除术和肺减容手术。肺移植术为终末期 COPD 患者提供了一种新的治疗选择，但存在着技术要求高、供体资源有限、手术费用昂贵等诸多问题。

【中医治疗】

一、中医辨证施治

（一）急性加重期

1. 风寒袭肺证

临床表现：咳嗽，喘息，发热，恶寒，无汗，鼻塞、流清涕，肢体酸痛，痰白、清稀，舌苔薄白或白，脉浮或浮紧。

病机：风寒上受，内舍于肺，邪实气壅，肺气不宣。

治法：宣肺散寒，止咳平喘。

处方：三拗汤合止嗽散加减。炙麻黄、杏仁、荆芥、紫苏叶、白前、百部、桔梗、枳壳、陈皮、炙甘草。

加减：痰多白黏、舌苔白腻者，加法半夏、厚朴、茯苓；喘息明显者，紫苏叶改为紫苏子，加厚朴。

2. 外寒内饮证

临床表现：咳嗽，喘息气急，恶寒、无汗，或鼻塞、流清涕，或肢体酸痛，痰多，痰白稀薄、泡沫，痰易咳出，喉中痰鸣，胸闷，不能平卧，舌苔白、滑，脉弦紧或浮弦紧。

病机：寒饮伏肺，遇感触发，肺气不利。

治法：疏风散寒，温肺化饮。

处方：小青龙汤加味。炙麻黄、桂枝、干姜、白芍、细辛、法半夏、五味子、杏仁、紫苏子、厚朴、炙甘草。

加减：饮郁化热、烦躁口渴、口苦者，减桂枝，加生石膏（先煎）、黄芩、桑白皮；肢体酸痛者，加羌活、独活；头痛者，加白芷。

3. 痰热壅肺证

临床表现：咳嗽或喘息气急，胸闷，胸痛，发热，口渴喜冷饮，痰多色黄或白黏，咳痰不爽，大便干结，舌质红，舌苔厚，舌苔黄或黄腻，脉数或滑数。

病机：邪热蕴肺，蒸液成痰，痰热壅滞，肺失清肃。

治法：清肺化痰，降逆平喘。

处方：清气化痰丸合贝母瓜蒌散加减。瓜蒌、清半夏、浙贝母、栀子、桑白皮、黄芩、杏仁、白头翁、鱼腥草、麦冬、陈皮。

加减：热甚烦躁、大便秘结者，可联合宣白承气汤（《温病条辨》）加减；痰鸣喘息而不得平卧者，加葶苈子（包煎）、射干、桔梗；兼有面色紫暗、口唇发绀、舌质紫暗或暗红、舌有瘀斑等血瘀证的患者，可采用通塞颗粒方（葶苈子、地龙、炙麻黄、浙贝母、制大黄、赤芍、人参、麦冬、石菖蒲、矮地茶）。

4. 痰浊阻肺证

临床表现：咳嗽，喘息，气短，痰多，痰白黏，或泡沫状，痰易咳出，口黏腻，胃脘痞满，纳呆，食少，舌苔白腻，脉滑或弦滑。

病机：中阳不运，积湿生痰，痰浊壅肺，肺失肃降。

治法：燥湿化痰，宣降肺气。

处方：半夏厚朴汤合三子养亲汤加减。法半夏、厚朴、陈皮、薤白、茯苓、枳壳、炒白芥子、紫苏子、莱菔子、豆蔻、生姜。

加减：痰多咳喘、胸闷不得卧者，加麻黄、葶苈子（包煎）；脘腹胀闷者，加木香、焦槟榔；便溏者，减紫苏子、莱菔子，加白术、泽泻、葛根；大便秘结者，加焦槟榔、枳实。

5. 痰蒙神窍证

临床表现：喘息气促，神志烦躁、恍惚、嗜睡、谵妄、昏迷，肢体瘛疭甚则抽搐，喉中痰鸣，舌质淡或红、舌苔白腻或黄腻，或脉滑或数。

病机：痰蒙神窍，引动肝风。

治法：豁痰开窍。

处方：涤痰汤加减。清半夏、天南星、天竺黄、茯苓、陈皮、枳实、丹参、人参、石菖蒲、细辛、生姜。

加减：身热，谵语，舌红绛、苔黄者，减细辛、天南星，加水牛角（先煎）、胆南星、玄参、连翘、黄连、炒栀子，或加用安宫牛黄丸或至宝丹。

（二）稳定期

1. 肺气虚证

临床表现：咳嗽，喘息，气短，动则加重，神疲，乏力，自汗，恶风，易感冒。舌质淡、苔白，或脉沉细或细弱。

病机：肺气亏虚，气失所主。

治法：补肺益气固卫。

处方：人参胡桃汤合人参养肺丸加减。党参、黄芪、白术、胡桃肉、百部、川贝母、杏仁、厚朴、紫苏子、地龙、陈皮、桔梗、炙甘草。

加减：自汗甚者，加浮小麦，煅牡蛎（先煎）；寒热起伏、营卫不和者，加桂枝、白芍。

2. 肺脾气虚证

临床表现：咳嗽，喘息，气短，动则加重，纳呆，神疲，乏力，自汗，动则加重，易感冒，纳呆或食少，胃脘胀满或腹胀或便溏，舌体胖大或有齿痕，或舌苔薄白或白腻，或脉沉细或沉缓或细弱。

病机：中气亏虚，肺脾同病，肺气不利，清气下陷。

治法：补肺健脾，降气化痰。

处方：六君子汤合黄芪补中汤加减。党参、黄芪、白术、茯苓、杏仁、川贝母、地龙、厚朴、紫菀、紫苏子、淫羊藿、陈皮、炙甘草。

加减：咳嗽痰多、舌苔白腻者，减黄芪，加法半夏、豆蔻；咳痰稀薄、畏风寒者，加干姜、细辛；纳差食少明显者，加神曲、豆蔻、炒麦芽；脘腹胀闷者，减黄芪，加木香、莱菔子、豆蔻。

3.肺肾气虚证

临床表现：喘息，气短，动则加重，神疲，乏力，恶风，自汗，腰膝酸软，易感冒，恶风，面目水肿，胸闷，耳鸣，夜尿多，咳而遗溺，舌体胖大、有齿痕，舌质淡、舌苔白，或脉沉细或细弱。

病机：肺肾两虚，气失摄纳。

治法：补肾益肺，纳气定喘。

处方：补肺益肾方。人参、黄芪、山茱萸、枸杞子、五味子、淫羊藿、浙贝母、赤芍、地龙、紫苏子、矮地茶、陈皮。

加减：咳嗽明显者，加炙紫菀、杏仁；咳嗽痰多、舌苔白腻者，加法半夏、茯苓；动则喘甚者，加蛤蚧粉（冲服）；腰膝酸软者，加菟丝子、杜仲。

4.肺肾气阴两虚证

临床表现：咳嗽，喘息，气短，动则加重，干咳，痰少，咳痰不爽，口干，咽干，手足心热，耳鸣，头昏，头晕，乏力，自汗，盗汗，腰膝酸软，易感冒，舌质淡或红、舌苔薄少或花剥，或脉沉细或细弱或细数。

病机：肺病及肾，肺肾俱虚，气失摄纳，虚火上炎。

治法：补肺滋肾，纳气定喘。

处方：保元汤合人参补肺汤加减。人参、黄芪、黄精、熟地黄、枸杞子、麦冬、五味子、肉桂（后下）、紫苏子、浙贝母、牡丹皮、地龙、百部、陈皮、炙甘草。

加减：咳甚者，加炙枇杷叶，杏仁；痰黏难咳者，加百合、玉竹、沙参；手足心热甚者，加知母、黄柏、地骨皮、鳖甲；盗汗者，加煅牡蛎（先煎）、糯稻根。

二、中成药处方

1.风寒袭肺证　通宣理肺丸：口服，7 g/次（水蜜丸）或2丸（大蜜丸），2~3次/日，适用于发热、恶寒、咳嗽、鼻塞流涕、头痛、无汗、肢体酸痛者。

2.外寒内饮证　小青龙颗粒：冲服，13 g/次，3次/日，适用于风寒水饮、恶寒发热、无汗、喘咳痰稀。

3.痰热壅肺证

（1）痰热清注射液：静脉滴注，20~40 mL，加入5%葡萄糖注射液或生理盐水250~500 mL，1次/日，适用于发热、咳嗽、咳痰不爽、咽喉肿痛、口渴、舌红、苔黄者。

（2）血必净注射液：静脉滴注，50 mL，加入生理盐水100 mL，适用于发热、喘促、心悸、烦躁等瘀毒互结证者，痰热与血瘀互结者可选。

4. 痰浊阻肺证

（1）苏子降气丸：口服，6 g/次，1~2 次/日，适用于上盛下虚、气逆痰壅所致的咳嗽喘息者。

（2）苓桂咳喘宁胶囊：口服，5 粒/次，3 次/日，适用于外感风寒、痰湿阻肺而见痰多咳嗽、喘息胸闷气短者。

5. 痰蒙神窍证

（1）醒脑静注射液：静脉滴注，一次 10~20 mL，加入 5%~10% 葡萄糖注射液或生理盐水 250~500 mL，1~2 次/日，适用于气血逆乱、脑脉瘀阻并有神志不清者。

（2）清开灵注射液：静脉滴注，20~40 mL，加入 10% 葡萄糖注射液 200 mL 或生理盐水 100 mL，2 次/日，适用于神昏、中风偏瘫、神志不清者。

6. 肺气虚证　玉屏风颗粒（冲剂）：冲服，5 g/次，3 次/日，适用于表虚不固、自汗恶风、面色㿠白，或体虚易感风邪者。

7. 肺脾气虚证

（1）玉屏风颗粒（冲剂）：冲服，5 g/次，3 次/日，适用于表虚不固、自汗恶风、面色㿠白，或体虚易感风邪者。

（2）六君子丸：口服，9 g/次，2 次/日，适用于脾胃虚弱、食量不多、气虚痰多、腹胀便溏者。

8. 肺肾气虚证　补肺活血胶囊：口服，4 粒/次，3 次/日，适用于咳嗽气促，或咳喘胸闷、心悸气短、肢冷乏力、腰膝酸软、口唇发绀、舌淡苔白或舌紫暗者，肺肾气虚兼血瘀者可选。

9. 肺肾气阴两虚证

（1）生脉饮口服液：口服，10 mL/次，3 次/日，适用于气阴两亏、心悸气短、脉微自汗者。

（2）蛤蚧定喘丸：口服，6 g/次（水蜜丸），2 次/日，适用于肺肾两虚、阴虚肺热所致的虚劳咳喘、气短郁闷，自汗盗汗者、偏肺肾阴虚而内热咳喘者可选用。

三、针灸及其他疗法

1. 针灸疗法

治法：本虚者，当以补养心肺、益肾健脾为主，分别兼以益气、养阴，或气阴双补，或阴阳兼顾。正气欲脱时则应扶正固脱，救阴回阳。虚实夹杂者，应扶正与祛邪共施。取穴以手太阴肺经的原穴、背俞穴、募穴为主。

主穴：肺俞、中府、太渊、膻中。

根据辨证分型或相关症状进行配穴。实证配尺泽、鱼际；虚证配膏肓、肾俞。喘甚配天突、孔最；痰多配中脘、丰隆。毫针常规刺，可加灸。发作期每日治疗 1~2 次，缓解期每日或隔日治疗 1 次。外寒内饮及阳虚水泛者，平时宜常艾灸大椎、肺俞、肾俞、命门、足三里、三阴交。

2.其他疗法

（1）耳针：取对屏尖、肾上腺、气管、肺、皮质下、交感。每次选用3~5穴，浅刺留针30分钟，也可用王不留行籽贴压。

（2）穴位贴敷：取肺俞、膏肓、膻中。用白芥子30 g，甘遂15 g，细辛15 g，共为细末，用生姜汁调成膏状，30~90分钟后去掉，以局部红晕微痛为度。三伏天敷贴为佳。

（3）穴位埋线：采用无菌操作将外科缝合线埋入相应穴位，取穴参照体针，10~15天埋一次。

【用药说明及治疗注意事项】

（1）支气管舒张剂是COPD的基础一线治疗，与口服药物相比，吸入制剂的疗效和安全性更优，因此多首选吸入治疗。相对常见的不良反应有窦性心动过速、肌肉震颤（通常表现为手颤）、头晕和头痛，不常见的有口咽部刺激。罕见的不良反应有心律失常、异常支气管痉挛及心力衰竭的氧耗增加。茶碱类不良反应与个体差异和剂量相关，常见的有恶心、呕吐、腹痛、头痛、胸痛、失眠、兴奋、心动过速、呼吸急促，注射速度过快或剂量过大时，常会引起严重不良反应，甚至会引起呼吸、心搏骤停。

（2）全身使用糖皮质激素副作用大，一般建议吸入型糖皮质激素联合使用，副作用较小，但也可能会导致咽部念珠菌感染、声嘶失声等。COPD稳定期长期单一应用吸入激素治疗并不能阻止FEV_1的降低趋势，对病死率亦无明显改善，因此不推荐COPD稳定期患者长期单一使用。

（3）服药期间应调节饮食，宜清淡而富于营养，忌辛辣香燥、酸咸肥甘、生冷发物，杜绝生痰之源。

（4）本病以本虚标实为基本病机，急性加重期亦需注重调护本虚、顾护脾胃，适当使用健脾、补肺、益肾之品，同时避免滋腻之品碍脾生痰。

【预防与康复指导】

预防COPD的主要措施是避免发病的高危因素、急性加重的诱发因素，增强机体免疫力，早期发现与早期干预重于治疗。教育或者劝导患者戒烟。注意气候变化，避免风寒外袭，预防感冒、流感及慢性支气管炎的发生。改善环境卫生，做好防尘、防毒、防大气污染的工作，可用冷水洗脸，以加强耐寒能力。坚持腹式及缩唇呼吸锻炼等。注意饮食卫生，少食咸甜、肥腻、辛辣食品，慎起居、适劳逸、节恼怒。加强个人劳动保护，消除及避免烟雾、粉尘和刺激性气体对呼吸道的影响。可有目的地进行上下肢功能的锻炼，如哑铃操、步行、慢跑、骑自行车及打太极拳等传统功法锻炼，以提高运动耐量，改善生活质量。

第五节　支气管哮喘

【概述】

一、西医定义

支气管哮喘是由多种炎症细胞（如嗜酸性粒细胞、肥大细胞、T淋巴细胞、中性粒细胞、巨噬细胞等），以及细胞组分参与的气道慢性炎症性疾病，主要特征包括气道慢性炎症，气道对多种刺激因素呈现的高反应性，多变的可逆性气流受限及气道重构。临床上表现为反复发作的喘息、气急、胸闷、咳嗽等症状，常在夜间和（或）清晨发作、加剧，可持续数分钟至数小时，大多数患者可经药物治疗得到控制，严重时可延续数日至数周。哮喘的发病是遗传和环境两方面因素共同作用的结果，长期反复发作常并发慢性阻塞性肺疾病。

二、中医认识

支气管哮喘中医属于"哮证"范围。中医学称"哮病""哮吼""哮喘"，哮病多因感受外邪，或饮食情志等失调，诱动内伏于肺的痰饮，痰气阻塞，使肺气不得宣降，以突然出现呼吸喘促、喉间哮鸣有声为主要表现的肺系发作性疾病。《黄帝内经》虽无哮病之名，但有"喘鸣"之类的记载，与本病的发作特点相似。《金匮要略》将本病称为"上气"，阐述了发病时的典型症状，提出了治疗方药；认为其病理基础是痰饮病中的"伏饮"，是后世顽痰伏肺为哮病夙根的理论渊源。隋代《诸病源候论》称本病为"呷嗽"，指出本病病理为"痰气相击，随嗽动息，呼呷有声"，治疗"应加消痰破饮之药"。元·朱丹溪首创"哮喘"病名，阐明病机专主于痰，提出"未发以扶正气为主，既发以攻邪气为急"的治疗原则，把本病从笼统的"喘鸣""上气"中分离出来，成为一个独立的病名。本病属正虚邪实，缓解期正虚为主，邪实主要为痰浊内停，久病则可有瘀血的病机存在，正虚可表现为肺虚、脾虚、肾虚。

【诊断依据】

一、临床表现

（一）症状

本病呈发作性，典型的支气管哮喘发作前可有打喷嚏、流涕、鼻痒、咳嗽、胸闷等先兆症状，发作时患者突感胸闷窒息、咳嗽，迅即出现伴有哮鸣音的呼气性呼吸困难，严重者被迫采取坐位或呈端坐呼吸，甚则出现发绀，烦躁汗出。临床症状可持续数分钟或数小时，可自行缓解或用支气管扩张药治疗后缓解，夜间及凌晨发作或加重是哮喘的重要临床特征。

（二）体征

发作时典型的体征为双肺可闻及广泛的哮鸣音，呼气音延长。轻度哮喘或哮喘发作严重时，肺部可无哮鸣音。哮喘发作严重时出现心率增快、奇脉、胸腹部反常运动和发绀。合并呼吸道感染时，肺部可闻及湿啰音。非发作期体查可无阳性体征。

（三）并发症

可并发气胸、纵隔气肿、肺不张；长期反复发作和感染可并发慢性阻塞性肺疾病、支气管扩张、间质性肺炎、肺纤维化和肺源性心脏病。

二、辅助检查

（一）血常规

血液检查可有嗜酸性粒细胞增高。如合并细菌感染时，可有白细胞总数及中性粒细胞增高。

（二）呼吸功能检查

1. 通气功能检测　哮喘发作时呈阻塞性通气功能障碍表现，用力肺活量（FVC）正常或下降，第一秒用力呼气容积（FEV_1）、1秒率（$FEV_1/FVC\%$）及最高呼气流量（PEF）均下降，残气量、功能残气量和肺总量、残气量与肺总量比值增加。

2. 支气管激发试验（bronchial provocation test，BPT）　吸入激发剂后 FEV_1 下降≥20%，判断结果为阳性，提示存在气道高反应性。BPT适用于非哮喘发作期、FEV_1 在正常预计值70%以上患者的检查。

3. 支气管舒张试验（bronchial dilation test，BDT）　吸入支气管舒张剂后 FEV_1 比用药前增加≥12%，且绝对值增加≥200 mL，判定结果为阳性，提示存在可逆的气道阻塞。

4. 呼吸流量峰值（PEF）及其变异率测定　PEF平均每日昼夜变异率>10%，或PEF周昼夜变异率>20%，提示存在气道可逆性的改变。

（三）痰嗜酸性粒细胞计数增加

大多数哮喘患者诱导痰液中嗜酸性粒细胞增高（>2.5%），且与哮喘在症状上相关。

（四）动脉血气分析

哮喘发作严重时可有不同程度的动脉血氧分压（PaO_2）降低，过度通气可使 $PaCO_2$ 下降，pH上升，表现为呼吸性碱中毒。若病情进一步恶化，可出现 CO_2 潴留，表现为呼吸性酸中毒。

（五）胸部X线和CT检查

早期发作时可见两肺透亮度增加，缓解期多无明显异常。

（六）皮肤过敏原测试

根据病史和生活环境选择可疑的过敏原进行测试，可通过皮肤点刺的方法进行。皮试阳性提示患者对该过敏原过敏。吸入过敏原测试因具有一定的危险性，已较少应用。

三、诊断标准

符合下述症状和体征，同时具备气流受限客观检查中的任何一条，并除外其他疾病引起的喘息、气急、胸闷和咳嗽，可以诊断为哮喘。

（1）反复发作喘息、呼吸困难、胸闷或咳嗽，多与接触变应原、冷空气、物理性或化学性刺激及病毒性上呼吸道感染、运动等有关。

（2）发作时在双肺可闻及散在或弥漫性以呼气相为主的哮鸣音，呼气相延长。

（3）上述症状可经治疗缓解或自行缓解。

（4）症状不典型，如无明显喘息或体征者应至少具备以下一项才可视为可变气流受限试验阳性。①支气管激发试验或运动试验阳性。②支气管舒张试验阳性。③平均每日PEF昼夜变异率＞10%或PEF周变异率＞20%。

（5）除外其他疾病引起的喘息、胸闷和咳嗽。

四、病情发作急慢分期

可将支气管哮喘分为急性发作期、慢性持续期和临床控制期。

1. 急性发作期　指气促、胸闷、咳嗽等症状突然发生或加重，患者常有呼吸困难，以呼气流量降低为特征，常因接触变应原等刺激物或治疗不当所致。哮喘急性发作时病情轻重不一，病情加重可在数小时或数天内出现，偶尔可在数分钟内危及生命，故应对病情做出正确的评估，有利于及时有效的紧急治疗。

2. 慢性持续期（亦称非急性发作期）　许多哮喘患者即使没有急性发作，但在相当长的时间内总是不同频度和（或）不同程度地出现喘息、咳嗽、胸闷等症状，因此需要依据就诊前临床表现、肺功能及人为控制其症状所需用药对其病情进行评价。

3. 临床控制期　指患者无喘息、气促、胸闷、咳嗽等症状4周以上，1年内无急性发作，肺功能正常。

五、病情严重程度分级

支气管哮喘急性发作病情严重程度可分为轻度、中度、重度和危重四级，详见表5-5。

表5-5　哮喘急性发作病情严重度分级

临床表现特点	轻度	中度	重度	危重
气短	步行、上楼时明显	稍事活动	稍事活动	休息时明显
体位	可平卧	喜坐位	端坐呼吸	—
讲话方式	连续成句	常有中断	单字	不能讲话
精神状态	可有焦虑/尚安静	时有焦虑或烦躁	常有焦虑、烦躁	嗜睡或意识模糊，出汗
呼吸频率	轻度增加	增加	常＞30次/分	常＞30次/分
辅助呼吸肌活动及三凹征	常无	可有	常有	胸腹矛盾运动
哮鸣音	散在，呼吸末期	响亮、弥漫	响亮、弥漫	减弱变慢不规则，乃至无

临床表现特点	轻度	中度	重度	危重
脉率（次/分）	< 100	100～120	> 120	脉率变慢或不规则
奇脉（深吸气时收缩压下降，单位mmHg）	无，< 10	可有，10～25	常有，10～25	无，提示呼吸肌疲劳
使用支气管舒张剂后PEF预计值或个人最佳值（%）	> 80%	60%～80%	< 60% 或 < 100 L/min 或作用时间 < 2 小时	无法完成检测
PaO_2（吸空气，mmHg）$PaCO_2$（mmHg）、SaO_2（吸空气，%）	正常、< 45，> 95、正常	≥ 60，≤ 45、91～95、正常	< 60，> 45、≤ 90、正常或降低	< 60，> 45、≤ 90、降低

【鉴别诊断】

支气管哮喘应与下列疾病进行鉴别诊断。

一、变态反应性肺浸润

见于变态反应性支气管肺曲菌病热带嗜酸性细胞增多症、多源性变态反应性肺泡炎等疾病。患者出现哮喘症状，但症状较轻，常有发热，且多有寄生虫、原虫、花粉、化学药品、职业粉尘等接触史。

二、慢性阻塞性肺疾病

多见于中老年人，患者有慢性咳嗽、喘息史，有加重期。有肺气肿体征，两肺可闻及湿啰音。

三、心源性哮喘

心源性哮喘是由左心衰竭引起的喘息样呼吸困难，发作时症状与哮喘相似，但患者多有高血压、冠状动脉粥样硬化性心脏病、风湿性心脏病病史和体征，突发气急，端坐呼吸，阵发性咳嗽。常咳粉红色泡沫痰，左心扩大，心率增快，心尖部可闻及奔马律，双肺可闻及广泛哮鸣音及湿啰音。

四、支气管肺癌

肺癌压迫或伴发感染导致支气管阻塞时，可出现类似哮喘样发作，出现呼吸困难，肺部可闻及哮鸣音，但患者发病常无诱因，咳嗽可伴有血痰。胸部 X 线、胸部 CT、痰查脱落细胞、纤维支气管镜等检查，有助于鉴别诊断。

【西医治疗】

一、治疗思路

长期规范化治疗可使哮喘症状得到控制，减少复发甚至不发作。治疗原则：脱离变应原，舒张支气管，治疗气道炎症，以缓解哮喘发作及控制或预防哮喘发作。

二、常用于治疗支气管哮喘药物

1. 支气管舒张药　此类药主要作用为舒张支气管，也具有抗炎等作用。

（1）β_2 受体激动剂：是控制哮喘急性发作症状的首选药物。长期应用可引起 β_2 受体功能下调，因而多不主张长期应用。常用的 β_2 受体激动剂有沙丁胺醇、特布他林和非诺特罗，属短效 β_2 受体激动剂，作用时间为 4~6 小时。新一代长效 β_2 受体激动剂如丙卡特罗、沙美特罗和班布特罗，作用时间达 12~24 小时，适用于夜间哮喘。β_2 受体激动剂的用药方法有定量吸入、口服和静脉注射，多用吸入给药。沙丁胺醇［口服，2.4 mg/次，3 次/日，或气雾吸入，0.1~0.2 mg/次，必要时 1 次/（4~6）小时］；特布他林（口服，2.5~5 mg/次，3 次/日，或气雾吸入，0.25~0.5 mg/次，3~4 次/日）；沙美特罗（口服与气雾吸入，均 50 μg/次，2 次/日）。

（2）茶碱类：为目前治疗哮喘的有效药物，可口服和静脉用药，长效茶碱可控制夜间哮喘。氨茶碱（口服，100~200 mg/次，3 次/日，或静脉推注或静脉滴注，250~500 mg/次）；多索茶碱（口服，200~400 mg/次，2 次/日）。

（3）抗胆碱药：吸入抗胆碱药有舒张支气管作用。与 β_2 受体激动剂联合吸入治疗使支气管舒张作用增强并持久，尤其适用于夜间哮喘及多痰的患者。可用定量吸入器或用溶液雾化吸入。异丙托溴铵（气雾吸入，2 喷/次，3~4 次/日）。噻托溴铵（气雾吸入，1 吸 1 次，1 次/日）。

2. 抗炎药

（1）糖皮质激素：由于哮喘的病理基础是慢性非特异性炎症，糖皮质激素是当前防治哮喘最有效的药物。主要作用机制是抑制炎症细胞的迁移和活化；抑制炎症因子的生成和介质的释放；增强平滑肌细胞 β_2 受体的反应性。可分为吸入（包括 MDI 或干粉剂）、口服和静脉用药，多主张吸入给药。氢化可的松（100~400 mg/d）或甲泼尼龙（80~160 mg/d）静脉滴注，或用泼尼松（30~60 mg/d）口服，控制症状后减量维持。亦可采用吸入给药，常选用二丙酸倍氯米松（500~1000 μg/d）、布地奈德（400~1600 μg/d）或丙酸氟替卡松（200~1000 μg/d），均分 2~4 次吸入。

（2）色甘酸钠：为一种非甾体消炎药。可部分抑制 IgE 介导的肥大细胞释放介质，对其他炎症细胞释放介质亦有选择性抑制作用。它能预防变应原引起的速发和迟发反应，以及过度通气引起的气道收缩。可雾化吸入。

（3）其他药物：酮替酚和新一代组胺 H_1 受体拮抗剂阿司咪唑、曲尼斯特、氯雷他定对轻症哮喘和季节性哮喘可能有一定效果，也可用于对 β_2 受体激动剂有不良反应的患者或联合用药。

（4）白三烯调节剂：白三烯是哮喘发病过程中重要的炎症介质。它不仅能收缩气道平滑肌，且能促进炎症细胞在气道聚集及促进气道上皮、成纤维细胞等增殖，从而参与气道炎症和重构的过程。LT 拮抗剂有 5- 脂氧合酶抑制剂和半胱氨酰白三烯受体拮抗剂，如扎鲁司特和孟鲁司特，可用于哮喘的预防和长期治疗。

3. 祛痰药　用于痰黏不易咳出者。选用氯化铵（口服，300~600 mg/次，3 次/日）、溴己新（口服，8~16 mg/次，3 次/日）、氨溴索（口服，30 mg/次，3 次/日）。乙酰半胱氨酸（口服，600 mg/次，2 次/日）。

4. 抗生素　包括 β- 内酰胺类、喹诺酮类、氨基糖苷类、大环内酯类等抗生素。

5. 免疫调节药　卡介菌多糖核酸（肌内注射，1 mL/次，3 次/周，共 18 次为 1 个疗程）；匹多莫德（急性期每次 2 瓶，每日 2 次，共 2 周）。

6. 抗 IgE 抗体　主要用于经吸入 ICS 和 LABA 联合治疗后症状仍未控制且血清 IgE 水平增高的重症哮喘患者，如奥马珠单抗（每 2 周皮下注射 1 次，疗程 3~6 个月）。

三、急性发作期的治疗方案

1. 轻度哮喘　吸入短效 β 受体激动剂，如特布他林、沙丁胺醇。可选用手控定量雾化，效果不佳时，可加用茶碱控释片（每日 200~400 mg），或雾化吸入异丙托溴铵。

2. 中度哮喘　常用雾化吸入 β 受体激动剂（沙丁胺醇或特布他林），可联合应用雾化吸入短效抗胆碱药、激素混悬液等。氨茶碱也是目前治疗哮喘的常用药物，可将 0.25~0.5 g 加入 5%~10% 葡萄糖注射液稀释后缓慢静脉滴注，若仍不能缓解，应尽早使用糖皮质激素，同时吸氧。

3. 重度哮喘

（1）氧疗：一般吸入氧浓度为 25%~40%，并应注意湿化，可用鼻导管或面罩吸氧，使患者保持 $PaO_2 > 60$ mmHg，$SaO_2 \geq 90\%$，监测血氧，注意预防氧中毒。

（2）糖皮质激素：常用琥珀酸氢化可的松（每日 100~400 mg 静脉滴注）或甲泼尼龙（每日 80~160 mg，静脉滴注）。病情好转（3~5 日）后可改为口服泼尼松（每日 30~40 mg），吸入糖皮质激素二丙酸倍氯米松（每日 300 mg），也可用超声雾化吸入布地奈德。

（3）支气管扩张剂：雾化吸入沙丁胺醇（0.5% 沙丁胺醇 1 mL，用适量的 0.9% 氯化钠注射液稀释）；静脉注射沙丁胺醇每次 250 μg（每次 4 μg/kg 体重）；氨茶碱静脉推注或静脉滴注（6~10 mg/kg 体重）；250~500 μg 异丙托溴铵加入 2 mL 0.9% 氯化钠注射液雾化吸入，每日 4~6 次。

（4）维持水电解质平衡：纠正酸碱失衡，纠正呼吸衰竭。

（5）抗生素：并发感染者，选择有效抗生素，积极控制感染是治疗危重症哮喘的有效措施。

（6）及时处理严重气胸：并发气胸时，机械通气应在胸腔引流气体条件下进行。

（7）机械通气：如病情恶化缺氧不能纠正时，应进行无创或有创机械通气。

四、非急性发作期的治疗方案

制订哮喘的长期治疗方案，其目的是防止哮喘再次急性发作，根据哮喘非急性发作期的病情评价，并按病情程度选择适当的治疗方案。

1.**间歇至轻度**　按个体差异吸入 β_2 受体激动剂或口服 β_2 受体激动剂以缓解症状。口服小剂量茶碱，也可定量吸入小剂量糖皮质激素（每日 < 500 μg）。

2.**中度**　按患者情况吸入 β_2 受体激动剂，中高剂量糖皮质激素，口服茶碱，口服白三烯拮抗剂，如孟鲁司特、扎鲁司特和 5- 脂氧合酶抑制剂，亦可加用抗胆碱药。

3.**重度**　规律吸入长效 β_2 受体激动剂或口服茶碱，或 β_2 受体激动剂联用抗胆碱药或加用白三烯拮抗剂口服，吸入糖皮质激素量每日超过 1000 μg。若仍有症状，需规律口服泼尼松或甲泼尼龙，长期服用者，尽可能将剂量维持于每日不超过 10 mg。

【中医治疗】

一、中医辨证施治

（一）发作期

1.冷哮证

临床表现：喉中痰鸣如水鸡声，呼吸急促，憋闷气逆，胸膈满闷如塞，咳不甚，咳痰清稀，痰少咳吐不利，呈白色泡沫状，口不渴或渴喜热饮，形寒怕冷，面色青白或青灰，舌质淡，苔薄白或白滑，脉弦紧或浮紧。

病机：寒痰伏肺，遇感触发，痰升气阻，肺失宣畅。

治法：温肺散寒，化痰平喘。

处方：射干麻黄汤加减。射干、炙麻黄、生姜、细辛、紫菀、款冬花、紫苏子。

加减：表寒里饮、寒象明显者，可用小青龙汤，酌配苦杏仁、紫苏子、陈皮以温肺化饮，降气祛痰；病发于秋深或秋冬之交时，感受凉燥之邪而诱发者，多选杏苏散外散秋凉，内润肺气；痰涌气逆、不得平卧者加葶苈子、紫苏子泻肺降逆，并酌加苦杏仁、白前、橘皮等化痰利气；咳逆上气、汗多者加白芍以敛肺。

2.热哮证

临床表现：喉中痰鸣如吼，喘而气粗息涌，胸高胁胀，不能平卧，咳呛阵作，咳痰黄稠，白黏稠厚，咳出不利，口苦，口渴喜饮，汗出，或面赤发热，大便秘结，舌质红、苔黄腻，脉滑数或弦滑。

病机：痰热蕴肺，壅阻气道，肺失清肃。

治法：清热宣肺，化痰定喘。

处方：定喘汤加减。麻黄、黄芩、桑白皮、苦杏仁、法半夏、款冬花、紫苏子、白果、瓜蒌仁、葶苈子、地龙、甘草。

加减：肺气壅实、痰鸣息涌、不得平卧者加葶苈子、广地龙泻肺平喘；肺热壅盛、痰吐稠黄者加海蛤壳、射干、知母、鱼腥草清热化痰；兼有大便秘结者可用大黄、枳实通腑以利肺；久热盛伤阴、气急难续、痰少质黏、口咽干燥、舌红少苔、脉细数者当滋阴清热化痰，加南沙参、知母、天花粉。

3.风痰哮

临床表现：喉中痰涎壅盛，声如拽锯，或鸣声如吹哨笛，喘急胸满，但坐不得卧，咳痰黏腻难出，或为白色泡沫痰液，无明显寒热倾向，起病多急，发前自觉鼻、咽、眼、耳发痒；喷嚏、鼻塞、流涕。舌苔厚浊，脉滑实。

病机：宿痰伏肺，风邪引触，气道挛急。

治法：祛风涤痰，降气平喘。

处方：三子养亲汤加减。白芥子、紫苏子、莱菔子、麻黄、苦杏仁、僵蚕、厚朴、法半夏、陈皮、茯苓。

加减：痰壅喘急、不能平卧者，加葶苈子、猪牙皂泻肺涤痰，必要时可暂时给予控涎丹泻肺祛痰；感受风邪而发作者，加紫苏叶、防风、蝉蜕祛风化痰。

4. 虚哮证

临床表现：喉中哮鸣如鼾，声低，气短息促，动则喘甚，发作频繁，甚则持续喘哮，口唇爪甲青紫，咳痰无力，痰涎清稀或质黏起沫，面色苍白或颧红唇紫，口不渴或咽干口渴，形寒肢冷或烦热。舌质淡或偏红，或紫暗，脉沉细或细数。

病机：哮病久发，肺肾两虚，摄纳失常。

治法：补肺纳肾，降气平喘。

处方：平喘固本汤加减。党参、黄芪、胡桃肉、沉香、冬虫夏草、五味子、紫苏子、法半夏、款冬花、橘皮。

加减：肾阳虚者加附子、鹿角片、补骨脂；肺肾阴虚者，配南沙参、麦冬、生地黄、当归；痰气瘀阻、口唇青紫者，加桃仁、苏木；气逆于上、动则气喘者，加紫石英、磁石镇纳肾气。

5. 喘脱危证

临床表现：哮证反复久发，喘息鼻煽，张口抬肩，气短息促，烦躁，昏蒙，面青，四肢厥冷，汗出如油。脉细数不清，或浮大无根，舌质青暗，苔腻或滑。

病机：痰浊闭阻，阳气欲脱。

治法：化痰开窍，回阳固脱。

处方：回阳救急汤、生脉饮加减。人参、附子、甘草、山茱萸、五味子、麦冬、煅龙骨、煅牡蛎、冬虫夏草、蛤蚧。

加减：喘急面青，烦躁不安，汗出肢冷，舌淡紫，脉细，另吞黑锡丹镇纳虚阳，温肾平喘固脱，每次服用 3~4.5 g，温水送下，或静脉滴注参附注射液。阳虚甚，气息微弱，汗出肢冷，舌淡，脉沉细，加肉桂、干姜回阳固脱；气息急促，心烦内热，汗出黏手，口干舌红，脉沉细数，加生地黄、玉竹养阴救脱，人参改用西洋参。

（二）缓解期

1. 肺脾气虚证

临床表现：气短声低，喉中时有轻度哮鸣，痰多质稀，色白，自汗，怕风，易感冒，倦怠无力，食少便溏，舌质淡，苔白，脉细弱。

病机：哮病日久，肺脾两虚，气不化津，痰饮蕴肺，肺气上逆。

治法：健脾益气，补土生金。

处方：六君子汤加减。党参、白术、山药、薏苡仁、茯苓、法半夏、陈皮、五味子、甘草。

加减：表虚自汗，加炙黄芪、浮小麦、大枣；怕冷畏风，易感冒，可加桂枝、白芍、附子；痰多者，加前胡、苦杏仁。

2. 肺肾两虚证

临床表现：短气息促，动则为甚，吸气不利，咳痰质黏起沫，脑转耳鸣，腰酸腿软，不耐劳累。或五心烦热，颧红，口干，或畏寒肢冷，面色苍白。舌质红少苔，脉细数或舌苔淡白，质胖，脉沉细。

病机：哮病久发，精气亏乏，摄纳失常。

治法：补肺益肾。

处方：生脉地黄汤合金水六君煎加减。熟地黄、山茱萸、胡桃肉、人参、麦冬、五味子、茯苓、法半夏、陈皮、甘草。

加减：肺气阴两虚为主者，加黄芪、沙参、百合；肾阳虚为主者，酌加补骨脂、淫羊藿、鹿角片、炮附片、肉桂；肾阴虚为主者，加生地黄、冬虫夏草。另可常服紫河车补益肾精。

二、中成药处方

1. 冷哮　紫金丹每次 1.5~3 g，每日 3 次。

2. 热哮　海珠喘息定片口服，1 次 2~4 片，每日 3 次，适用于咳嗽喘息、痰偏黄、口干。孕妇禁用。

三、针灸及其他疗法

1. 针灸疗法

治法：止哮平喘。取穴以手太阴肺经的原穴、背俞穴、募穴为主。

主穴：肺俞、中府、太渊、定喘、膻中。

根据辨证分型或相关症状进行配穴。实证配尺泽、鱼际，针用泻法；虚证配膏肓、肾俞，针用补法。喘甚配天突、孔最；痰多配中脘、丰隆。毫针常规刺，可加灸。发作期每日治疗 1~2 次，缓解期每日或隔日治疗 1 次。

2. 其他疗法

（1）耳针：取对屏尖、肾上腺、气管、肺、皮质下、交感。每次选用 3~5 穴，浅刺留针 30 分钟，也可用王不留行籽贴压。

（2）拔罐疗法：取肺俞、中府、大椎、定喘、膏肓、肾俞、膻中。常规拔罐。

（3）皮肤针法：取鱼际至尺泽穴手太阴肺经循行部、第 1 胸椎至第 2 腰椎足太阳膀胱经第 1 侧线，循经叩刺，以皮肤潮红或微渗血为度。

（4）穴位贴敷：取肺俞、膏肓、膻中、定喘。用白芥子 30 g，甘遂 15 g，细辛 15 g，共为细末，用生姜汁调成膏状，30~90 分钟后去掉，以局部红晕微痛为度。三伏天敷贴为佳。

（5）穴位埋线：采用无菌操作将外科缝合线埋入相应穴位，取穴参照体针，10~15 天埋一次。

【用药说明及治疗注意事项】

（1）以上西医治疗和中医治疗方案须个体化用药，要以最小的剂量、最简单的联合、最少的不良反应达到最佳控制症状为原则。

（2）茶碱类的主要不良反应为胃肠道症状和心血管症状，最好在用药中监测血浆茶碱浓度，其安全有效浓度为 6~15 μg/mL，发热、妊娠、小儿或老年，有心、肝、肾功能障碍及甲状腺功能亢进者须慎用。合用西咪替丁、喹诺酮类、大环内酯类药物等可以影响茶碱类代谢而使其排泄减慢，应减少用量。

（3）静脉应用糖皮质激素时最好选用短效制剂（如甲泼尼龙），地塞米松半衰期长，不良反应多，宜慎用；如无短效制剂时，宜短期应用，症状好转后立即停用或换用喷雾剂，吸入糖皮质激素时，应注意用后漱口。

（4）哮喘发作时，要采用中西药有效方法尽快控制症状，同时予以辨证治疗，哮喘的辨证属邪实正虚、本虚标实之证，发作时以邪实为主，未发作时以正虚为主，亦可从病程新久及全身状态辨虚实。实证多见于新病，哮喘发作，气粗声高，呼吸深长，呼出为快，脉象有力，体质不虚；虚证多见于久病，哮喘发作，气出声低，呼吸短促难续，吸气不利，脉沉细或细数，体质虚弱。在分清虚实的基础上，实证再辨寒热，虚证审阴阳，辨脏腑。在治疗方面，实证以泻肺为主，虚证以培补为要。

（5）重度哮喘往往由感染诱发，即使不是感染所致，严重气道阻塞、体力耗竭、大量用激素等也易诱发呼吸道感染，因而对重症哮喘应给予抗生素治疗，控制感染。

（6）患者出现嗜睡、意识模糊、胸腹矛盾运动、脉率变慢或不规则、哮鸣音减弱或消失等危急重症情况时，要及时转上级医院诊治。

【预防与康复指导】

嘱患者注意气候变化，避免感冒，戒烟，避免吸入有害气体、灰尘、花粉，饮食忌海腥鱼虾、辛辣、生冷、肥腻食品，避免过度劳累和情志刺激，做适当的体育锻炼，增强体质。

可通过中医中药膏方、三伏贴、三九贴等手段进行整体体质调理，扶正固表、预防发作。

第六节　支气管扩张

【概述】

一、西医定义

支气管扩张指急、慢性呼吸道感染和支气管阻塞后，反复发生支气管化脓性炎症，致使支气管壁结构破坏，管壁增厚，引起支气管异常和持久性扩张的一类异质性疾病的总称，可以是原发或继发，主要分为囊性纤维化（cystic fibrosis，CF）导致的支气管扩张和非囊性纤维化导致的支气管扩张。

二、中医认识

支气管扩张与中医的"肺络张"相类似，根据其临床特点，可归属于中医"咳嗽""咯血"等病症范畴。本病主要因素体正气不足、复感外邪所致，或因脾肺气虚、津液不能转运敷布，致使痰湿内蕴、阻遏气道而发病。本病病位在肺，而痰湿、火热、瘀血是主要病理因素，外邪的侵入与机体正气的虚损相关，由于本病常与幼年麻疹、百日咳或体虚之时感受外邪有关，因正气虚损，致痰湿留伏于肺，若再次感受外邪，或肝火犯肺，引动内伏之痰湿，致肺气上逆而出现咳嗽，咳吐脓痰，热伤血络，则见痰中带血或者大咯血，久病入络或离经之血不散而形成瘀血，又可成为新的致病因素。本病从邪热犯肺到形成肺络损伤，是一个慢性渐进过程，因此，该病的病理性质为本虚标实，虚实夹杂，主要以肺脾两虚为本，外邪侵袭为标。本病初起时病位在肺，继之可渐及肝脾，久之可累及心肾，导致病情反复发作，迁延难愈，使正气日渐耗损，因此晚期易见喘促、虚劳等辨证。

【诊断依据】

一、临床表现

支气管扩张本身可以引起的症状有慢性咳嗽、脓痰、发热、乏力和体重下降。咳嗽通常发生于早晨和晚上。患者晨起时痰液为脓性和黏液脓性。当合并急性感染时，咳嗽和咳痰量明显增多，痰液常呈黄绿色脓性，有厌氧菌感染者，常有臭味。收集全日痰量后分离为四层：上层为黏液泡沫，中间为浑浊浆液，下层为脓性成分，最下层为坏死组织。无明显诱因者常隐匿起病，无症状或症状轻微。呼吸困难和喘息常提示有广泛的支气管扩张或有潜在的 COPD。随着感染加重，可出现痰量增多和发热，可仅为支气管感染加重，也可为病变累及周围肺实质出现肺炎所致。50%~70% 的病例可发生咯血，大出血常为小动脉被侵蚀或增生的血管被破坏所致。部分患者以反复咯血为唯一症状，无咳嗽、咳痰，称为"干性支气管扩张"。

支气管扩张的肺部体检可发现啰音，有时可闻及哮鸣音。部分患者有杵状指、发绀和多血质，可能会有鼻息肉或慢性鼻窦炎。体重下降和肺心病的体征多提示病情进展。

二、辅助检查

1.影像学检查

（1）胸部 X 线检查对支气管扩张的敏感性较差。胸片前后位 X 线片在支气管扩张早期常无特殊发现。囊状支气管扩张的气道表现为显著的囊腔，腔内可存在气液平面。囊腔内无气液平面时，很难与严重肺间质病变的蜂窝肺鉴别。支气管扩张的其他表现为气道壁增厚，主要由支气管周围炎症所致。由于受累肺实质通气不足、萎陷，扩张的气道往往聚拢，纵切面可显示为"双轨征"，横切面显示"环形阴影"，病变轻时影像学检查可正常。

（2）胸部高分辨 CT 扫描（HRCT）：HRCT 现已成为支气管扩张的主要诊断方法。支气管扩张在 HRCT 的主要表现为支气管呈柱状及囊状改变，气道壁增厚，黏液阻塞。CT 扫描层面与支气管平行时，扩张的支气管呈"双轨征"或"串珠"状改变；当扫描层面与支气管垂直时，扩张的支气管与伴行的肺动脉形成"印戒征"；当多个囊状扩张的支气管彼此相邻时，则表现为"蜂窝"状改变。

（3）支气管碘油造影可确诊支气管扩张，但因其为创伤性检查，现已被高分辨CT取代。

2. 实验室检查

（1）血常规及炎症标志物：当细菌感染导致支气管扩张急性加重时，血常规白细胞计数、中性粒细胞分类及C-反应蛋白可升高。

（2）血清免疫球蛋白：合并免疫功能缺陷者可出现血清免疫球蛋白（IgG、IgA、IgM）缺乏。

（3）血气分析：可判断患者是否合并低氧血症和（或）高碳酸血症。

（4）微生物学检查：应留取合格的痰标本送检涂片染色以及痰细菌培养，痰培养和药敏试验结果可指导抗菌药物的选择，痰液中找到抗酸杆菌时需要进一步分型是结核杆菌还是非结核分枝杆菌。

（5）其他：怀疑变态反应性支气管肺曲菌病（allergic bronchopulmonary aspergillosis，ABPA）的患者可选择性进行总IgE测定、曲霉特异性IgE测定、烟曲霉皮试、曲霉沉淀素检查。如患者自幼起病，合并慢性鼻窦炎或中耳炎或合并右位心、不孕不育需怀疑原发性纤毛运动障碍（primary ciliary dyskinesia，PCD）可能，可行鼻呼出气一氧化氮测定筛查、鼻黏膜活检，疑诊者需进一步取纤毛上皮行电镜检查，必要时行基因检测。具有多系统受累、关节痛、血管炎等结缔组织病特征，需完善类风湿因子、抗CCP抗体、ANCA等，合并胃食管反流或误吸需行胃食管pH监测、食管组抗检查等。局限病灶需询问病史（如是否有先天性支气管肺发育不良、肺隔离征），并建议行支气管镜检查。反复多部位或机会性感染需排除特定的抗体缺陷（如CVID、特异性多糖抗体缺陷），可测定肺炎链球菌荚膜多糖特异性抗体基线水平。消化功能不全、金葡菌定植、上叶支气管扩张为主等囊性纤维化特征：需完善汗液氯化物检测及CFTR基因突变分析。

3. 其他

（1）纤维支气管镜检查：当支气管扩张呈局灶性且位于段支气管以上时，可发现弹坑样改变，可通过纤维支气管镜采样用于病原学诊断及病理诊断。纤维支气管镜检查还可明确出血、扩张或阻塞的部位。还可经纤维支气管镜进行局部灌洗，采取灌洗液标本进行涂片、细菌学和细胞学检查，协助诊断和指导治疗。

（2）肺功能测定：支气管扩张的肺功能损害主要表现为阻塞性通气功能障碍、FEV_1、最大通气量、FEV_1/FVC及小气道用力呼气流速均降低，而残气量/肺总量比增高，支气管扩张发展至广泛性肺组织纤维化时，肺功能可出现弥散功能障碍。

三、诊断标准

（一）诊断

高危人群筛查：①长期超过8周的呼吸道症状，咳嗽、咳痰（黏液脓性或脓性痰），或反复咯血为唯一症状者。②其他肺部疾病控制不佳，且既往类风湿性关节炎阳性者，

COPD 频繁加重（≥ 2 次/年）重症哮喘或哮喘控制不佳者。③慢性鼻窦炎、类风湿性关节炎或其他结缔组织病患者出现慢性呼吸道症状，既往 HIV 感染、器官移植后、长期使用免疫抑制剂者，出现慢性呼吸道症状。根据反复咳脓痰、咯血病史和既往有诱发支气管扩张的呼吸道感染病史，HRCT 显示支气管扩张的异常影像学改变，即可明确诊断为支气管扩张。诊断支气管扩张的患者还应进一步仔细询问既往病史、评估上呼吸道症状、根据病情完善相关检查以明确病因诊断。

（二）评估

患者初次诊断后的评估：痰液检查如痰涂片（包括真菌和抗酸染色），痰培养加药敏试验；肺部 CT 随访，尤其是肺内出现空洞，无法解释的咯血或痰中带血，治疗反应不佳，反复急性加重等；肺功能用于评估疾病进展程度和指导药物治疗；血气分析用于判断是否存在低氧血症和（或）CO_2 潴留，以及通过实验室检查评估患者的炎症反应、免疫状态、是否合并其他病原体感染等。

【鉴别诊断】

需鉴别的疾病主要为慢性支气管炎、肺脓肿、肺结核、先天性肺囊肿、支气管肺癌和弥漫性泛细支气管炎等。仔细研究病史和临床表现，参考影像学、纤维支气管镜和支气管造影的特征常可做出明确的鉴别诊断。下述要点对鉴别诊断有一定参考意义。

一、慢性支气管炎

多发生在中年以上患者，在气候多变的冬、春季节咳嗽、咳痰明显，多咳白色黏液痰，感染急性发作时可出现脓性痰，但无反复咯血史，听诊双肺可闻及散在干、湿啰音。

二、肺脓肿

起病急，有高热、咳嗽、大量脓臭痰，X 线检查可见局部浓密炎症阴影，内有空腔液平。

三、肺结核

常有低热、盗汗、乏力、消瘦等结核毒性症状，干、湿啰音多局限于上肺，X 线胸片和痰结核菌检查等可做出诊断。

四、先天性肺囊肿

X 线检查可见多个边界纤细的圆形或椭圆形阴影，壁较薄，周围组织无炎症浸润，胸部 CT 和支气管造影可协助诊断。

五、弥漫性泛细支气管炎

有慢性咳嗽、咳痰、活动时呼吸困难及慢性鼻窦炎，胸片和胸部 CT 示弥漫分布的小结节影，大环内酯类抗生素治疗有效。

六、支气管肺癌

多见于 40 岁以上患者，可伴有咳嗽、咳痰、胸痛、痰中带血，大咯血少见。影像学、痰细胞学、支气管镜检查等有助于确诊。

【西医治疗】

一、治疗基础疾病

对活动性肺结核伴支气管扩张者应积极进行抗结核治疗，低免疫球蛋白血症可用免疫球蛋白替代治疗。

二、控制感染

支气管扩张患者出现痰量增多及其脓性成分增加等急性感染征象时，需应用抗感染药物，急性加重期开始抗菌药物治疗前应常规送痰培养，根据痰培养和药敏结果指导抗生素应用，但在等待培养结果时即应开始经验性抗菌药物治疗。无铜绿假单胞菌感染高危因素的患者应立即经验性使用对流感嗜血杆菌有活性的抗菌药物，如氨苄西林/舒巴坦、阿莫西林/克拉维酸钾、第二代头孢菌素、第三代头孢菌素（头孢曲松钠、头孢噻肟）、莫西沙星、左氧氟沙星。对于存在铜绿假单胞菌感染高危因素的患者如存在以下 4 条中的 2 条：①近期住院；②每年 4 次以上或近 3 个月以内应用抗生素；③重度气流阻塞（$FEV_1 < 30\%$ 预计值）；④最近 2 周每日口服泼尼松 < 10 mg。可选择具有抗假单胞菌活性的 β 内酰胺类（如头孢他啶、头孢吡肟、哌拉西林/他唑巴坦、头孢哌酮/舒巴坦），碳青霉烯类（如亚胺培南、美罗培南），氨基糖苷类，喹诺酮类（环丙沙星或左氧氟沙星）药物，可单独应用或联合应用。对于慢性咳脓痰患者，还可考虑使用疗程更长的抗生素，如口服阿莫西林或吸入氨基糖苷类药物，或间断并规则使用单一抗生素以及轮换使用抗生素以加强对下呼吸道病原体的清除。合并变应性支气管肺曲霉病时，除一般需要糖皮质激素（泼尼松 0.5 ~ 1 mg/kg）外，还需要抗真菌药物（如伊曲康唑）联合治疗，疗程较长。支气管扩张患者出现肺内空洞，尤其是内壁光滑的空洞，合并或没有合并树芽征，要考虑到不典型分枝杆菌感染的可能，可采用痰抗酸染色、痰培养及痰的微生物分子检测进行诊断。本病容易合并结核，患者可以有肺内空洞或肺内结节、渗出合并增殖性改变等，可合并低热，夜间盗汗，需要在随访过程中密切注意上述相关的临床表现。支气管扩张患者容易合并曲霉菌的定植和感染，表现为管腔内有曲霉球，或出现慢性纤维空洞样改变，或急性、亚急性侵袭性感染。霉菌的侵袭性感染治疗一般选择伏立康唑。

三、改善气流受限

建议支气管扩张患者常规随访肺功能的变化，尤其是已经有阻塞性通气功能障碍的患者，吸入长效支气管舒张剂（长效 β₂ 受体激动剂，长效抗胆碱能药物，吸入糖皮质激素 + 长效 β₂ 受体激动剂）可改善气流受限并帮助清除分泌物，对伴有气道高反应及可逆性气流受限的患者常有一定疗效，但由于缺乏循证医学的依据，在支气管舒张剂的选择上，目前并无常规推荐的指征。

四、清除气道分泌物

清除气道分泌物的方法包括物理排痰和使用化痰药物，物理排痰包括体位引流，药物包括黏液溶解剂、痰液促排剂、抗氧化剂，N-乙酰半胱氨酸具有较强的化痰和抗氧化作用。切忌对非囊性纤维化支气管扩张患者使用重组脱氧核糖核酸酶。

五、免疫调节剂

使用一些促进呼吸道免疫增强的药物如细菌细胞壁裂解产物可以减少支气管扩张患者的急性发作，部分支气管扩张患者长期使用十四环或十五环大环内酯类抗生素可以减少急性发作和改善患者的症状，但需要注意长期口服抗生素带来的其他副作用，包括心血管、听力、肝功能的损害及出现细菌耐药等。

六、咯血的治疗

对反复咯血的患者，如果咯血量少，可以对症治疗或口服卡巴克洛（安络血）、云南白药，若出血量中等，可静脉给予垂体后叶素或酚妥拉明；若出血量大，经内科治疗无效，可考虑介入栓塞治疗或手术治疗。使用垂体后叶素需要注意低钠血症的产生。

七、外科治疗

如支气管扩张为局限性，经充分内科治疗仍顽固反复发作者，可考虑外科手术切除病变肺组织，如大出血来自增生的支气管动脉，经休息和抗生素等保守治疗不能缓解仍反复大咯血时，病变局限者可考虑外科手术，否则采用支气管动脉栓塞术治疗，对于那些尽管采取了所有治疗仍致残的病例，合适者可考虑肺移植。

【中医治疗】

一、中医辨证施治

1.痰热蕴肺证
临床表现：反复咳嗽，咳吐脓痰，痰中带血或大量咯血，重者有发热，咳脓臭痰，胸痛胸闷，口干口苦，舌暗红，苔黄腻，脉滑数。
病机：热毒蕴肺，痰瘀互结。
治法：清热化痰，宣肺止咳。
处方：清金化痰汤合《千金》苇茎汤加减。苇茎、薏苡仁、桃仁、冬瓜仁、黄芩、山栀、知母、桑白皮、瓜蒌、浙贝母、茯苓、桔梗、甘草。
加减：痰黄如脓腥臭，加紫花地丁、金荞麦根、鱼腥草；咯血者，加桑白皮、黄芩、知母、山栀、大蓟、茜草。

2. 肝火犯肺证

临床表现：咳嗽阵作，反复痰中带血或少量咯血，或大咯血不止，胸胁胀痛，烦躁不安，口干口苦，大便干结，舌质红，苔薄黄少津，脉弦数。

病机：肝经郁火，上逆犯肺，炼液为痰。

治法：清肝泻火，凉血止血。

处方：黛蛤散合泻白散加减。地骨皮、桑白皮、甘草、青黛、蛤粉。

加减：痰热甚者，加瓜蒌、鱼腥草、竹沥、金银花、杏仁、白前、前胡；火郁伤津、夹阴虚证者，酌加麦冬、天花粉、沙参；血热甚、咯血量较多者，可用犀角地黄汤加三七粉（冲服），以清热泻火，凉血止血。

3. 气阴两伤证

临床表现：咳嗽日久，形体消瘦，痰少或干咳，咳声短促无力，痰中带血，血色鲜红，口干咽燥，五心烦热，舌红少津，脉细数。

病机：肺肾阴虚，虚火上炎。

治法：滋阴养肺，化痰止血。

处方：百合固金汤加味。熟地黄、生地黄、白芍、甘草、桔梗、玄参、浙贝母、麦冬、百合、当归。

加减：阴虚盗汗者，加浮小麦、乌梅；热伤血络而咯血甚，加丹皮、栀子、阿胶、白及、藕节、白茅根、茜草；大量咯血、大汗淋漓者，急用独参汤，以防气随血脱。

4. 肺脾气虚证

临床表现：患者恢复期，见面色无华，少气懒言，纳差，神疲乏力，胸闷气短，咳嗽，痰量较少，或痰中带血，舌暗淡，苔白，脉沉细。

病机：病程日久，肺脾两虚。

治法：补肺健脾，润肺止咳。

处方：补肺汤加减。人参、黄芪、五味子、紫苑、桑白皮、熟地黄。

加减：若脾气虚甚而见食纳不振，加党参、茯苓、白术、甘草、木香；若心脾血虚而失眠，加酸枣仁、远志、龙眼肉。

二、中成药处方

鲜竹沥：口服，每次 15~30 mL，每日 2 次或遵医嘱。适用于肺热咳嗽痰多、气喘胸闷。

三、针灸及其他疗法

1. 针灸疗法

治法：清热宁肺，凉血止血。取穴以手太阴肺经穴为主。

主穴：孔最、尺泽、鱼际、中府。

根据辨证分型或相关症状进行配穴。肺热伤络配大椎、少商；肺火伤络配行间、太溪；虚火伤络配百劳、太溪。尺泽、鱼际、大椎、少商点刺出血；中府向外侧斜刺；余穴常规针刺，泻法。

2.其他疗法

（1）耳针：取气管、肺、肝、肾上腺。每次选用3~5穴，浅刺留针30分钟，也可用王不留行籽贴压。主要用于急性期或巩固治疗。

（2）穴位贴敷：取涌泉。选用独头蒜一枝洗净去皮，捣烂成泥膏状，贴敷于穴位，30~90分钟后去掉。主要用于急性期。

【用药说明及治疗注意事项】

（1）本病的治疗除选择有效的抗生素外，痰液的引流、排出也是治疗的关键，痰液较多者或者大量咯血者应警惕窒息。中等量咯血用垂体后叶素时应注意患者是否合并冠心病、高血压等，孕妇禁用。

（2）关于抗生素类，青霉素类主要不良反应有过敏性休克、溶血性贫血等过敏反应，还会引起胃肠道反应、中枢反应和电解质紊乱，对青霉素过敏者、已知耐药菌株者禁用。二代头孢菌素类的主要不良反应为胃肠反应，大剂量或者长期应用对肝、肾功能有损害，三代头孢菌素不良反应较二代头孢少。对头孢菌素类药品过敏者禁用，对青霉素过敏者慎用。

（3）服中药期间，饮食宜清淡，不宜过咸，忌海腥发物，戒烟酒。

【预防与康复指导】

儿童时期应注意防止上呼吸道感染、百日咳、麻疹、支气管肺炎等疾病，及时治疗慢性鼻炎、鼻窦炎、咽喉炎和慢性扁桃体炎。生活上注意防寒保暖，适当体育锻炼，以增强体质，提高机体免疫力及抗病能力。

第七节　急性呼吸窘迫综合征

【概述】

一、西医定义

急性呼吸窘迫综合征（acute respiratory distress syndrome，ARDS）是指由各种肺内和肺外致病因素所导致的急性弥漫性肺损伤和进而发展的急性、进行性、缺氧性呼吸衰竭。主要病理特征是炎症导致的肺微血管通透性增高，肺泡腔渗出富含蛋白质的液体，进而导致肺水肿及透明膜形成，常伴肺泡出血。主要病理生理改变是肺容积减少、肺顺应性降低和严重通气/血流比例失调。临床表现为呼吸窘迫、顽固性低氧血症和呼吸衰竭，肺部影像学表现为双肺弥漫性渗出性病变。

二、中医认识

本病以进行性加重的呼吸困难、发绀为主要临床表现，可归属于中医"喘证""喘脱"范畴。多因感受外邪，创伤瘀毒，或内伤久病体虚而致邪毒或瘀毒内伤肺肾，使气血郁闭，脏器衰竭而成。病位在肺肾，热毒、瘀血闭郁肺气，或久病肺肾之气虚疲，而致上气喘促，为本病基本病机特点。病理性质总属于本虚标实，虚实夹杂，虚为肺肾亏虚，实表现为热毒瘀血。肺气被邪毒所遏，失其宣肃，内生痰浊，肺气上逆而为喘促息数，呼吸窘迫。或创伤所致热毒瘀肺，或疫毒炽盛，灼伤肺络，痰瘀互结，阻碍气机，致肺气上逆而喘，内伤久病，病情恶化，日渐危笃，肺气欲绝，气阴两伤，易致正气脱竭而死。

【诊断依据】

一、临床表现

ARDS 大多数于原发病起病后 72 小时内发生，一般小于 7 天。除原发病的相应症状外，最早出现的症状是呼吸变快，并呈持续性加重的呼吸困难、发绀，常伴有烦躁、焦虑、出汗等。其呼吸困难的特点是呼吸深快、费力，患者常感到胸廓紧束、严重憋气，不能用氧疗改善，也不能用其他原发心肺疾病（如气胸、肺气肿、肺不张、肺炎、心力衰竭等）解释。早期体征可以正常，或仅在双肺可闻及少量细湿啰音，后期多可闻及水泡音，可有管状呼吸音，ARDS 临床表现可以有很大差别，取决于潜在疾病和受累器官的数目与类型。ARDS 多发病迅速，通常在受到发病因素攻击（如严重创伤、休克、败血症、误吸有毒气体或胃内容物）后 12~48 小时发病，偶有长达 5 天者。在此期间的症状、体征多为原发病的表现，不一定提示 ARDS，特别是基础病为呼吸系统疾病时，如肺炎或吸入有毒气体。但是与肺炎或其他非肺损伤性疾病不同，ARDS 一旦发病，即很难在短时间内缓解，因为修复肺损伤的病理改变通常需要 1 周以上的时间。呼吸窘迫是 ARDS 最常见的症状，主要表现为气急和呼吸次数增快。呼吸次数大多在 25~50 次/分，其严重程度与基础呼吸频率和肺损伤的严重程度有关。基础呼吸频率越快，肺损伤越严重，气急和呼吸次数增加越明显。ARDS 患者也常见到呼吸类型改变，主要表现为呼吸加快或潮气量变化。病变越严重这一改变越明显，甚至伴有吸气时鼻翼扇动、锁骨上窝及胸骨上窝和肋间隙凹陷等呼吸困难体征。

二、诊断标准

根据 ARDS 柏林定义，满足以下 4 项条件方可诊断 ARDS。

（1）明确诱因下 1 周内出现的急性或进展性呼吸困难。

（2）胸部 X 线片/胸部 CT 显示双肺浸润影，不能完全用胸腔积液、肺叶/全肺不张和结节影来解释。

（3）呼吸衰竭不能完全用心力衰竭和液体负荷过重解释。如果临床没有危险因素，需要用客观检查（如超声心动图）来评价心源性肺水肿。

（4）低氧血症根据氧合指数（PaO_2/FiO_2）确立 ARDS 诊断，并将其按严重程度分为轻度、中度和重度 3 种。需要注意的是上述氧合指数中 PaO_2 的监测都是在机械通气参数呼气末正压（PEEP）/持续气道内正压（CPAP）不低于 5 cmH$_2$O 的条件下测得，所在地海拔超过 1000 m 时，需对 PaO_2/FiO_2 进行校正，校正后的 PaO_2/FiO_2=（PaO_2/FiO_2）×（所在地大气压值/760）。轻度：200 mmHg < PaO_2/FiO_2 ≤ 300 mmHg。中度：100 mmHg <

$PaO_2/FiO_2 \leqslant 200 \, mmHg$。重度：$PaO_2/FiO_2 \leqslant 100 \, mmHg$。

三、辅助检查

（一）X 线胸片

早期可无异常，24 小时以内无影像学表现，绝不能排除 ARDS。其胸部 X 线和 CT 异常征象多在发病后 24~48 小时出现。按 X 线征象出现的顺序可分为以下 4 个阶段。

（1）双肺纹理增多、模糊，一般不出现克氏 A、B 间隔线，亦无血流重力分布 X 线征（上下肺静脉血管粗细、多少与正常相似），心脏一般正常。

（2）双肺弥漫性分布淡薄、边界不清的腺泡结节及融合为小片、大片状斑片影。

（3）双侧叶段性实变，可见支气管气相，严重者出现"白肺"（氟中毒时常见）。

（4）上述阴影消散，代之以肺间质纤维化。CT 检查，以高分辨 CT 为优，肺内弥漫性分布斑片状磨玻璃样密度增高影（磨玻璃影并非特异性，为炎性发生后肺泡残气量减少）多为初期（＜1 周）表现。肺叶、段实变影，可见支气管气相。有时可见小叶中心密度增高影。病变影可呈重力依赖区、非重力依赖区分布或密度特征。小叶间隔线比心源性肺水肿少见。后期（＞1 周）CT 影像多样化，典型征象为粗糙的网格结构及非重力依赖区的磨玻璃影，提示有可能存在肺纤维化。

（二）动脉血气分析

典型的改变为氧分压（PaO_2）降低，二氧化碳分压（$PaCO_2$）降低，pH 增高。根据动脉血气分析和吸入氧浓度可计算肺氧合功能各种指标，如氧合指数（PaO_2/FiO_2）、肺泡－动脉氧分压差［$P_{(A-a)}O_2$］、肺内分流（Qs/QT）等，对建立诊断、严重性分级和疗效评价等均具有重要意义。

目前在临床上最为常用的是 PaO_2/FiO_2，$PaO_2/FiO_2 \leqslant 300 \, mmHg$ 是诊断 ARDS 的必要条件。早期由于过度通气而出现呼吸性碱中毒，可高于正常，二氧化碳分压低于正常，后期若无效腔增加呼吸肌疲劳或合并代谢性酸中毒，pH 可低于正常，甚至出现 $PaCO_2$ 高于正常。

（三）床旁呼吸功能监测

ARDS 时血管外肺含水量增加、肺顺应性降低、出现肺内右向左分流，但无呼吸气流受限。上述改变对 ARDS 疾病严重性评价和疗效判断具有一定的意义。

（四）心脏超声和 Swan-Ganz 导管检查

该项检查主要是用来帮助明确心脏情况和指导治疗，如果条件许可，在诊断 ARDS 时均应常规进行心脏超声检查，通过置 Swan-Ganz 导管可测肺动脉楔压（PAWP），这被认为是反映左心房压较为可靠的指标。一般情况下 PAWP ＜ 12 mmHg，若＞18 mmHg，则支持左心衰竭的诊断。考虑到心源性肺水肿和 ARDS 有合并存在的可能性，目前认为 PAWP ＞ 18 mmHg 并非 ARDS 的排除标准，如果呼吸衰竭的临床表现不符合左心衰竭时，应考虑 ARDS 诊断。

【鉴别诊断】

上述 ARDS 的诊断标准是非特异的，建立诊断时必须排除大面积肺不张、心源性肺水肿、高原肺水肿、弥漫性肺泡出血等，通常能通过详细询问病史、体检和 X 线胸片、心脏超声及血液化验等做出鉴别。心源性肺水肿患者卧位时呼吸困难加重，咳粉红色泡沫样痰，肺湿啰音多在肺底部，对强心、利尿等治疗效果较好；鉴别困难时，可通过测定 PAWP、超声心动图检测心室功能等做出判断并指导治疗。

【西医治疗】

治疗原则参照急性呼吸衰竭。主要治疗措施包括：积极治疗原发病，配合氧疗、机械通气，以及调节液体平衡、加强营养支持等。

一、原发病的治疗

原发病的治疗是 ARDS 的首要原则和基础，应积极寻找原发病并予以彻底治疗。感染是 ARDS 的常见原因，又是首位高危因素，而 ARDS 往往又合并感染，所以在排除其他导致 ARDS 的原因存在时都应怀疑感染的可能，尤其是基础病为脓毒血症，除了清除感染灶外，治疗上宜选择广谱抗生素。同时还需减少院内感染，加强排痰，此外还应避免直接和间接的肺损伤，如避免大量输血、输液等。

二、纠正缺氧

采取有效措施尽快提高 FiO_2 可以纠正低通气/血流比值所导致的中度缺氧，从而提高 PaO_2。一般需高浓度给氧，使 $PaO_2 \geq 60$ mmHg 或 $SaO_2 \geq 90\%$。轻症者可使用面罩给氧，但多数患者需使用机械通气加 PEEP 治疗。

三、机械通气

多数研究证明一旦诊断为 ARDS，应尽早行机械通气。轻度 ARDS 患者可试用无创正压通气（NIPPV），无效或病情加重时应尽快气管插管行有创机械通气。目前 ARDS 的机械通气推荐采用肺保护性通气策略，主要措施包括合适水平的呼气末正压（PEEP）和小潮气量。

1. PEEP 的调节　适应证：胸片显示双肺浸润影；反复肺不张；肺顺应性减退；$FiO_2 > 0.5$ 时 $PaO_2 < 60$ mmHg；ARDS（$PaO_2/FiO_2 < 200$ mmHg 和 $PaO_2/FiO_2 < 300$ mmHg）；顽固性低氧血症；FiO_2 增加 0.2 时 PaO_2 的增幅 < 10 mmHg。因此在应用 PEEP 时应注意：①对血容量不足的患者应补充足够的血容量以代偿回心血量的不足；同时不能过量，以免加重肺水肿。②从低水平开始，先用 5 cmH_2O，逐渐增加至合适的水平，争取维持 PaO_2 大于 60 mmHg 而 FiO_2 大于 0.6，一般 PEEP 水平为 8~18 cmH_2O。但目前有研究推荐中重度 ARDS 可以尝试接受高水平 PEEP。

2. 小潮气量　ARDS 机械通气采用小潮气量，即 4~8 mL/kg，旨在将吸气平台压控制在 35 cmH_2O 以下，防止肺泡过度扩张。为保证小潮气量，可允许一定程度的 CO_2 潴留和呼吸性酸中毒（pH 7.25~7.30），即允许性高碳酸血症。合并代谢性酸中毒时需适当补碱。

迄今为止，对 ARDS 患者机械通气时如何选择通气模式尚无统一标准。压力控制通气可以保证气道吸气压不超过预设水平，避免呼吸机相关肺损伤，因而较容量控制通气更常用。其他可选的通气模式包括双相气道正压通气、反比通气、压力释放通气等，并可联用肺复张法（recruitment maneuver）、俯卧位通气（$PaO_2/FiO_2 \leq 150mmHg$）等进一步改善氧合。对于经过严格选择的重度 ARDS，以体外膜肺氧合（ECMO）进行肺替代治疗可改善存活率。

四、防治肺损伤

1. 抗感染和抗氧化治疗　ARDS 肺损伤的本质是对炎症的认识引起了抗感染治疗的兴趣，特别是应用糖皮质激素治疗之后。然而在发病前期或早期使用糖皮质激素，并没有表现出明显效果。最近糖皮质激素被试用于治疗这一疾病后期的纤维化性肺泡炎。低剂量激素可减少脓毒性休克，可能降低 ARDS 的发生率，而大剂量激素治疗可增加感染危险性，除了糖皮质激素外，其他的抗感染药物也被设计用来干扰急性肺损伤的过程，但结果也没发现有明显疗效，也可能因为给药时间不够早。

2. 防治继发性肺损伤　大量临床研究已经证实呼吸机相关性肺损伤促进了患者的死亡。损伤性机械通气可能通过加重已存在的肺损伤，随之延长需要机械通气的时间，增加并发症的危险，从而增加患者死亡率。损伤性通气也可以增加炎症介质释放进入全身血流，造成其他脏器的功能障碍，直接介导 MODS。

五、防治并发症

1. 预防呼吸机相关肺炎　为预防呼吸机相关肺炎，除了积极治疗原发病，选择合适抗生素外，也应采取积极措施缩短病程和机械通气时间、加强物理治疗和营养支持。应尽可能采用无创通气、缩短有创机械通气治疗时间。肺部物理治疗，包括体位翻身、拍背、主动或被动性咳嗽排痰和气道湿化，有利于充分发挥人体呼吸道非特异性防御功能的作用。

2. 防治气压伤　气压伤是影响 ARDS 机械通气患者预后的重要因素之一，一旦发现应及时处理。预防包括积极治疗基础病、调整呼吸机，尽量减少气道压力，同时建立引流通道，排除积气。气胸是气压伤中最常见的形式，一旦发现应立即切开插管闭式引流。肺复张不满意时，可用 $-20 \sim -10\ cmH_2O$ 负压引流。如果连续吸引 24 小时后还有大量气泡溢出，提示存在支气管胸膜瘘。常规治疗方法无效时需请外科医生帮助，进行经胸腔镜手术修补等。

3. 防治应激性溃疡　应针对病因，积极纠正低氧、CO_2 潴留、低血压，改善微循环和纠正酸中毒。应激性溃疡和上消化道出血的预防性治疗对高危人群也具有重要意义。可应用抗酸药物或减少胃酸分泌的药，如西咪替丁、雷尼替丁或奥美拉唑、硫糖铝。发现应激性溃疡出血后应积极给予奥美拉唑等有效的抗酸药物，同时还可经鼻胃管给予去甲肾上腺素加冰盐水或凝血酶治疗。

4. 防治多脏器功能不全/衰竭综合征（MODS/MSOF）　能引起 MODS/MSOF 的病因很多，但缺氧和休克导致的组织器官灌注不良和感染是主要因素。因此应格外重视缺氧、休克和感染的治疗。

六、液体管理

为减轻肺水肿，应合理限制液体入量，避免液体量超负荷，以可允许的较低循环容量来维持有效循环，保持肺脏处于相对"干"的状态。在血压稳定和保证脏器组织灌注前提下，液体出入量宜轻度负平衡，可使用利尿药促进水肿的消退。ARDS 早期，除非有低蛋白血症，不宜输注胶体液。对于创伤出血多者，最好输新鲜血；输库存 1 周以上的血时，应加用微过滤器，以免发生微栓塞而加重 ARDS。

七、营养支持与监护

ARDS 时机体处于高代谢状态，应补充足够的营养。提倡全胃肠营养，ARDS 患者应入住 ICU，动态监测呼吸、循环、水电解质、酸碱平衡及其他重要脏器的功能，以便及时调整治疗方案。

八、特殊治疗

一系列研究证明肺表面活性物质替代治疗加速肺水肿吸收，降低肺动脉高压，膜氧合和血液净化等治疗方法具有临床价值，但仍需要进一步研究实践加以证实。中重度 ARDS 患者早期使用肌松药，早期使用俯卧位通气可提高生存率。

【中医治疗】

一、中医辨证施治

1. 热毒袭肺证

临床表现：喘促气急，或张口抬肩，不能平卧，高热烦渴，面唇发绀，舌质绛，苔薄白或薄黄，脉洪数。

病机：热毒充斥，气血两燔，肺失宣肃。

治法：清热解毒，宣肺降逆。

处方：清瘟败毒饮合麻杏石甘汤加减。生石膏、生地黄、水牛角、黄连、栀子、桔梗、黄芩、知母、连翘、竹叶、丹皮、麻黄、杏仁。

加减：热入营血、舌绛者，合犀角地黄汤；血瘀发绀者，加丹参、川芎；热结腑实而见便秘者，可加大黄，或用大承气汤保留灌肠。

2. 痰热壅肺证

临床表现：喘促气涌，咳嗽痰多，黏稠色黄，或痰中带血，伴胸中烦热，咽干口渴，尿赤便秘，舌红，苔黄腻，脉滑数。

病机：热痰壅肺，肺气上逆。

治法：清热化痰，肃肺平喘。

处方：清金化痰汤加减。黄芩、山栀、知母、桑白皮、瓜蒌、浙贝母、茯苓、桔梗、甘草。

加减：痰热胶结而见痰多黏稠，加海蛤粉、胆南星；腑气不通而见便秘者，加大黄、厚朴、枳实、芒硝。

3. 气阴两伤证

临床表现：喘促气短，动则尤甚，痰少或稀薄，声低懒言，自汗畏风，身倦乏力，心烦，口干面红，舌质淡红，苔薄白或少苔，脉沉细数或弱。

病机：宿疾恶化或失治，气阴俱损，肺气上逆而喘。

治法：益气养阴。

处方：生脉散合补肺汤加减。熟地黄、人参、黄芪、五味子、桑白皮、紫菀、麦冬、五味子、人参。

加减：肺阴虚甚者，酌加百合、沙参、玉竹；阳虚有寒者，加干姜、吴茱萸。

4. 心肾阳虚证

临床表现：喘气急促，张口抬肩，呼多吸少，动则喘甚，神疲气短，汗出肢冷，面青唇紫，舌质淡，脉沉细无力。

病机：久病迁延，肾不纳气，元阳欲绝，气虚欲脱。

治法：温通心肾。

处方：参附汤加味。人参、附片、山茱萸。

加减：肾气虚动则喘甚者，加沉香；阳虚明显见汗出肢冷者，加肉桂、干姜；血瘀较重见面青唇紫者，加赤芍、丹参、川芎。

二、中成药处方

1. 高热伴意识障碍　0.9% 氯化钠注射液 250 mL 加醒脑静注射液 20 mL，每日 2 次。

2. 全身炎症反应综合征和（或）多脏器功能衰竭　0.9% 氯化钠注射液 250 mL 加血必净注射液 100 mL，每日 2 次。

3. 免疫抑制　葡萄糖注射液 250 mL 加参麦注射液 100 mL 或生脉注射液 20~60 mL，每日 2 次。

三、针灸及其他疗法

1. 针灸疗法

治法：通调水道、祛痰平喘。取穴以肺的原穴、背俞穴、募穴为主。

主穴：肺俞、中府、太渊。

根据相关症状进行配穴。喘息难以控制时，取穴肺俞、列缺、心俞、内关、气海、足三里；痰多不易咳出者，取穴足三里、丰隆、天突。针用平补平泻法。

2. 其他疗法

耳针：取对屏尖、肾上腺、气管、肺、皮质下、交感。每次选用 3~5 穴，浅刺留针 30 分钟，也可用王不留行籽贴压。

【用药说明及治疗注意事项】

（1）ARDS 管理主要是去除病因，需要采取措施维持生命，尤其需要对氧合、器官功能提供先进的支持。必须解决根本原因（如抗生素治疗和脓毒症的源头控制）。必须防止医院获得性损害（如尽量减少机械通气造成的肺损伤，避免液体超负荷），对于更严重的 ARDS 患者，早期使用肌松药和俯卧位通气可以进一步提高疗效、改善预后，常规支持治疗无效的低氧血症患者比较少见，使用体外膜氧合可以挽救生命。

（2）机械通气伴腹胀、便秘或大便不畅者，可重用生大黄或大黄煎汤，保留灌肠；出现人机不同步情况，在镇静和肌松剂使用的情况下，可鼻饲生大黄和芒硝；危重症可重用山茱萸，甚则用至 80 g。

【预防与康复指导】

预防的关键在于对本病认识的提高以及对本病的早期警惕，对可疑者宜早期做动脉血气分析，以免误诊。一旦发现呼吸急、PaO_2 持续降低、吸氧不能改善等肺损伤时，应早期给予呼吸支持和其他预防及干预措施。对于危重患者及早送入 ICU 严密监护，加强呼吸道的护理，严控院内感染，防止 ARDS 进一步发展和重要脏器的损伤。避免超负荷输液和长时间高浓度吸氧，并加强营养支持。

（葛　潮　戴　蓓　刘振学　刘　丹）

【参考文献】

［1］王吉耀. 内科学［M］.3 版. 北京：人民卫生出版社，2005：22-23.

［2］中国呼吸科专家组. 安徽省上呼吸道感染分级诊疗指南［J］.安徽医学，2017，38（8）：1094-1099.

［3］罗翌，郑丹文，李际强. 当代名老中医治疗急性上呼吸道感染的辨证治疗经验统计分析［J］.中国中医药现代远程教育，2010，8（17）：183-184.

［4］葛均波，徐永健，王辰. 内科学［M］.9 版. 北京：人民卫生出版社，2018.

［5］JOSEPH LOSCALZO. 哈里森呼吸及危重症医学［M］.2 版. 王辰，主译.北京：科学出版社，2018.

［6］中华中医药学会肺系病分会，中国民族医药学会肺病分会. 急性气管支气管炎中医诊疗指南（2015 版）［J］.中医杂志，2016，57（9）：806-810.

［7］吴勉华，王新月. 中医内科学［M］.9 版. 北京：中国中医药出版社.

［8］陈志强，杨关林. 中西医结合内科学［M］.10 版.北京：中国中医药出版社，2016.

［9］中华医学会呼吸病分会. 中国成人社区获得性肺炎诊断和治疗指南（2016 年版）［J］.中华结核和呼吸杂志，2016，3（4）：1-27.

［10］世界中医药学会联合会. 国际中医临床实践指南·慢性阻塞性肺疾病［J］.世界中医药，2020（7）：1084-1092.

［11］徐凯峰. 特发性支气管扩张症的治疗现状［M］.当代呼吸病学进展.北京：中

国协和医科大学出版社，2008.

［12］蔡柏薪，李龙荟.协和呼吸病学［M］.北京：中国协和医科大学出版社，2005.

［13］中华医学会呼吸病分会.急性ALI/ARDS的诊断标准（草案）［J］.中华结核和呼吸杂志，2000（23）：203.

［14］中华医学会呼吸病学分会呼吸危重症医学组.急性呼吸窘迫综合征患者机械通气指南（试行）［J］.中华医学杂志，2016，96（6）：404-424.

第六章

循环系统疾病

第一节　高血压

【概述】

一、西医定义

高血压是以体循环动脉压升高为主要临床表现的心血管综合征，可分为原发性高血压和继发性高血压。原发性高血压常与其他心血管危险因素共存，可损伤重要脏器，如心、脑、肾的结构和功能，最终导致这些器官的功能衰竭。继发性高血压是指由某些确定的疾病或病因引起的血压升高，某些继发性高血压，如原发性醛固酮增多症、嗜铬细胞瘤、肾血管性高血压、肾素分泌瘤等，可通过手术得到根治或改善。

二、中医认识

眩是指眼花或眼前发黑，晕是指头晕甚或感觉自身或外界景物旋转。二者常同时并见，故称为"眩晕"。轻者闭目即止，重者如坐车船，旋转不定，不能站立，或伴有恶心、呕吐、汗出，甚则仆倒等症状。

眩晕首见于《黄帝内经》有"目眩""目瞑""眩仆""眩冒""掉眩""眩转"等不同称谓。《素问·五藏生成篇》："徇蒙招尤，目瞑耳聋，下实上虚，过在足少阳、厥阴，甚则入肝。"后世杨上善注曰："徇蒙，谓弦冒也。招尤，谓目招摇，头动战尤也。"《素问·五常政大论》："发生之纪，是谓启陈，土疏泄，苍气达……其动掉眩巅疾。"宋·陈无择在《三因极一病证方论》一书中第一次以"眩晕"之名论述了本病的证治要点："方书所谓头面风者，即眩晕是也。然眩晕既涉三因，不可专为头面风，如中伤风寒暑湿在三阳经，皆能眩人……属外所因；喜怒忧思，致脏气不行……亦使人眩晕呕吐……属内所因；或饮食饥饱，甜腻所伤……皆能眩晕，眼花屋转，起而眩倒，属不内外因。治之各有法。"由此"眩晕"一名开始频现于各种医书中。

《黄帝内经》认为眩晕属肝所主，与髓海不足、邪中等多种因系有关。如《素问·至真要大论》："诸风掉眩，皆属于肝。"《灵枢·海论》："髓海不足，则脑转耳鸣，胫酸眩冒。"《灵枢·卫气》："上虚则眩。"《灵枢·大惑论》："故邪中于项，因逢其身之虚……入于脑则脑转，脑转则引目系急，目系急则目眩以转矣。"《素问·六元正纪大论》："木郁之发……甚则耳鸣眩转。"汉·张仲景认为，痰饮是眩晕的重要致病因素之一，《金匮要略·痰饮咳嗽病脉证并治》说："心下有支饮，其人苦冒眩，泽泻汤主之。"至金元时期，对眩晕的病因病机及治法方药均有了进一步的认识。《素问玄机原病式·五运主病》："风火皆属阳，多为兼化，阳主乎动，两动相搏，则为之旋转。"主张眩晕的病机应从风火立论。而《丹溪心法·头眩》则强调"无痰则不作眩"，提出了痰水致眩学说。明清时期对于眩晕发病又有了新的认识。《景岳全书·眩晕》指出："眩晕一证，虚者居其八九，而兼火兼痰者，不过十中一二耳。"强调"无虚不能作眩。"《重订严氏济生方·眩晕门》载："所谓眩晕者，眼花屋转，起则眩倒是也，由此观之，六淫外感，七情内伤，皆能导致。"首提六淫七情所伤致眩说。《医学正传·眩晕》言："大抵人肥白而作眩者，治宜清痰降火为先，而兼补气之药；人黑瘦而作眩者，治宜滋阴降火为要，而带抑肝之剂。"指出眩晕的治疗亦当分别针对不同体质及证候，辨证治之。此外《医学正传·眩晕》还记载了"眩晕者，中风之渐也"，认识到眩晕与中风之间有一定的内在联系。

【诊断依据】

一、临床表现

大多数起病缓慢，缺乏特殊临床表现。常见症状有头晕、头痛、颈项胀痛、疲劳乏力、心慌等，也可出现视物模糊、鼻出血等较重症状。高血压患者还可以出现受累器官的症状，如胸闷、气短、心绞痛、多尿等。另外，有些症状可能是降压药的不良反应所致。高血压体征一般较少。应重视的是颈部、背部两侧肋脊角、上腹部脐两侧、腰部肋脊处的血管杂音，较常见。心脏听诊可有主动脉瓣区第二心音亢进、收缩期杂音或收缩早期喀喇音。周围血管搏动、血管杂音、心脏杂音等是重点检查的项目。有些体征常提示继发性高血压可能，例如腰部肿块提示多囊肾或嗜铬细胞瘤；股动脉搏动延迟出现或缺如，下肢血压明显低于上肢，提示主动脉缩窄；向心性肥胖、紫纹与多毛，提示皮质醇增多症。

二、辅助检查

1.基本项目　血常规、电解质、空腹血糖、血脂、肝功能、肾功能、尿液分析、心电图。

2.推荐项目　24小时动态血压监测、超声心动图、颈动脉超声、血同型半胱氨酸、尿蛋白定量、眼底、胸部X线检查、脉搏波传导速度及踝臂血压指数等。目前认为动态血压的正常参考范围为：24小时平均血压 < 130/80 mmHg，白天血压均值 < 135/85 mmHg，夜间血压均值 < 120/70 mmHg。动态血压监测可诊断白大衣高血压，发现隐蔽性高血压，检查是否存在顽固性高血压，评估血压升高程度、短时变异和昼夜节律以及治疗效果等。

3.选择项目　对怀疑为继发性高血压患者，根据需要可以分别选择以下检查项目：血浆肾素活性、血和尿醛固酮、血和尿皮质醇、血肾上腺素及去甲肾上腺素、血和尿儿茶酚胺、动脉造影、肾和肾上腺超声、CT或MRI、睡眠呼吸监测等。对有并发症的高血压患者，进行相应的心、脑和肾检查。

三、诊断标准

高血压诊断主要根据诊室测量的血压值，测量安静休息坐位时上臂肱动脉部位血压，一般需非同日测量三次血压值收缩压均≥140 mmHg和（或）舒张压均≥90 mmHg可诊断高血压。患者既往有高血压史，正在使用降压药物，血压虽然正常，也诊断为高血压。对于高血压患者的准确诊断和长期管理，除诊室血压外，更要充分利用家庭自测血压和动态血压的方法，全面评估血压状态，从而能更有效地控制高血压。

【西医治疗】

一、降压药物应用基本原则

使用降压药物应遵循以下4项原则，即小剂量开始，优先选择长效制剂，联合用药及个体化。

1. 小剂量　初始治疗时通常应采用较小的有效治疗剂量，根据需要逐步增加剂量。

2. 优先选择长效制剂　每天给药1次而有持续24小时降压作用的长效药物能更有效预防心脑血管并发症。

3. 联合用药　可增加降压效果又不增加不良反应，在低剂量单药治疗效果不满意时，可以采用两种或两种以上降压药物联合治疗。事实上，2级以上高血压为达到目标血压常需联合治疗。对血压≥160/100 mmHg或高于目标血压20/10 mmHg或高危及以上患者，起始即可采用小剂量两种药物联合治疗或用固定复方制剂。单片固定复方制剂的使用普遍有利于提高血压达标率。简单、有效而且性价比高的药物使用方案，有利于基层高血压的管理。

4. 个体化　根据患者具体情况、药物有效性和耐受性，兼顾患者经济条件及个人意愿，选择适合患者的降压药物。

二、降压药物种类

目前常用降压药物可归纳为五大类，即利尿剂、受体拮抗剂、钙通道阻滞剂、血管紧张素转换酶抑制剂和血管紧张素Ⅱ受体拮抗剂。

三、各类降压药物作用特点

1. 利尿剂　有噻嗪类、袢利尿剂和保钾利尿剂三类。利尿剂可增强其他降压药的疗效。主要不良反应是低钾血症和影响血脂、血糖、血尿酸代谢，往往发生在大剂量使用时，因此推荐使用小剂量。其他还包括乏力、尿量增多等。

2. β受体拮抗剂　该类药物通过抑制中枢和周围RAS系统，抑制心肌收缩力和减慢心率而发挥降压作用。不同β受体拮抗剂降压作用和持续时间不同。适用于不同程度高血压患者，尤其是心率较快的中、青年患者或合并心绞痛和慢性心力衰竭者，对老年高血压疗效相对较差。不良反应主要有心动过缓、乏力、四肢发冷。β受体拮抗剂对心肌收缩力、窦房结及房室结功能均有抑制作用，并可增加气道阻力。急性心力衰竭、病态窦房结综合征、房室传导阻滞患者禁用。

3. 钙通道阻滞剂　钙通道阻滞剂分为二氢吡啶类和非二氢吡啶类。根据药物作用持续时间，钙通道阻滞剂又可分为短效和长效。钙通道阻滞剂降压起效迅速，降压疗效和幅度相对较强，与其他类型降压药物联合治疗能明显增强降压作用。钙通道阻滞剂对老年患者有较好降压疗效；对嗜酒患者也有显著降压作用；可用于合并糖尿病、冠心病或外周血管病患者；长期治疗还具有抗动脉粥样硬化作用。主要缺点是开始治疗时有反射性交感活性增强，引起心率增快、面部潮红、头痛、下肢水肿等，尤其使用短效制剂时。非二氢吡啶类抑制心肌收缩和传导功能，不宜在心力衰竭、窦房结功能低下或心脏传导阻滞患者中应用。

4. 血管紧张素转换酶抑制剂　降压作用主要通过抑制循环和组织ACE，使AT Ⅱ生成减少，同时抑制激肽酶使缓激肽降解减少。降压起效缓慢，3~4周时达最大作用，限制钠盐摄入或联合使用利尿剂可使其起效迅速和作用增强。ACEI具有改善胰岛素抵抗和减少尿蛋白作用，对肥胖、糖尿病和心脏、肾脏靶器官受损的高血压患者具有较好的疗效，特别适用于伴有心力衰竭、心肌梗死、房颤、蛋白尿、糖耐量减退或糖尿病肾病的高血压患者。不良反应主要是刺激性干咳和血管性水肿。干咳发生率为10%~20%，可能与体内缓激肽增多有关，停用后可消失。高钾血症、妊娠妇女和双侧肾动脉狭窄患者禁用。血肌酐超过3 mg/dL的患者使用时需谨慎，应定期监测血肌酐及血钾水平。

5. 血管紧张素Ⅱ受体拮抗剂　降压作用主要通过阻滞组织AT Ⅱ受体亚型AT，更充分有效地阻断AT Ⅱ的血管收缩、水钠潴留与重构作用。多数ARB随剂量增大降压作用增强，治疗剂量窗较宽。最大的特点是直接与药物有关的不良反应较少，一般不引起刺激性干咳，患者持续治疗依从性高。治疗对象和禁忌证与ACEI相同。

四、降压治疗方案

大多数无并发症的患者可单独或联合使用噻嗪类利尿剂、β受体拮抗剂、CCB、ACEI和ARB，治疗应从小剂量开始。临床实际使用时，患者合并心血管危险因素、靶器官损害、并发症、降压疗效、不良反应以及药物费用等，都可能影响降压药的具体选择。目前认为，2级高血压患者在开始时就可以采用两种降压药物联合治疗，联合治疗有利于血压较快达到目标值，也利于减少不良反应。

联合治疗应采用不同降压机制的药物，我国临床主要推荐应用的优化联合治疗方案是：ACEI/ARB+二氢吡啶类CCB；ARB/ACEI+噻嗪类利尿剂；二氢吡啶类CCB+噻嗪类利尿剂；二氢吡啶类CCB+β受体拮抗剂。次要推荐使用的联合治疗方案是：利尿剂+β受体拮抗剂；ARB+β受体拮抗剂；二氢吡啶类CCB+保钾利尿剂；噻嗪类利尿剂+保钾利尿剂。三种降压药联合治疗一般必须包含利尿剂。采用合理的治疗方案和良好的治疗依从性，一般可使患者在治疗3~6个月内达到血压控制目标值。对于有并发症的患者，降压药和治疗方案选择应该个体化。

【中医治疗】

一、中医辨证施治

1. 肝阳上亢证

临床表现：眩晕，耳鸣，头目胀痛，口苦，失眠多梦，遇烦劳郁怒而加重，甚则仆倒，颜面潮红，急躁易怒，肢麻震颤，舌红苔黄，脉弦或数；或兼腰膝酸软，健忘，遗精，舌红少苔，脉弦细而数，甚或眩晕欲仆，泛泛欲呕，头痛如掣，肢麻震颤，言语不利，步履不正。

病机：肝阳风火，上扰清窍。

治法：平肝潜阳，清火息风。

处方：天麻钩藤饮加减。天麻、石决明、钩藤、牛膝、杜仲、桑寄生、黄芩、山栀、菊花、白芍。

加减：肝火偏盛、口苦目赤、烦躁易怒者，可用龙胆泻肝汤加石决明、钩藤；肝肾阴虚较甚、目涩耳鸣、腰酸膝软者，可酌加何首乌、生地黄、玄参；目赤便秘者，可选加当归龙荟丸；肝阳化风、眩晕剧烈兼见手足麻木或震颤者，可用羚羊角汤加减。

2. 痰湿中阻证

临床表现：眩晕，倦怠或头重昏蒙，或伴视物旋转，胸闷恶心，呕吐痰涎，食少多寐，舌苔白腻，脉濡滑。

病机：痰浊中阻，上蒙清窍，清阳不开。

治法：化痰祛湿，健脾和胃。

处方：半夏白术天麻汤加减。半夏、陈皮、白术、薏苡仁、茯苓、天麻。

加减：眩晕较甚，呕吐频作，视物旋转，可酌加代赭石、竹茹、生姜、旋覆花；脘闷纳呆，加砂仁、白蔻仁；若兼见耳鸣重听，可酌加郁金、菖蒲、葱白。

3. 瘀血阻窍证

临床表现：眩晕，头痛，兼见健忘，失眠，心悸，精神不振，耳鸣耳聋，面唇紫暗，舌暗有瘀斑，脉涩或细涩。

病机：瘀血阻络，气血不畅，脑失所养。

治法：祛瘀生新，活血通窍。

处方：通窍活血汤加减。川芎、赤芍、桃仁、红花、白芷、菖蒲、老葱、当归、地龙、全蝎。

加减：兼见神疲乏力、少气自汗等症者，加入黄芪、党参；兼心烦面赤、舌红苔黄者，加栀子、连翘、薄荷、桑叶、菊花；兼畏寒肢冷、感寒加重者，可加附子、桂枝；头颈部不能转动者，加威灵仙、鬼箭羽、王不留行。

4. 气血亏虚证

临床表现：眩晕，动则加剧，劳累即发，面色㿠白，神疲乏力，倦怠懒言，唇甲不华，发色不泽，心悸少寐，纳少腹胀，舌淡胖嫩，苔薄白，脉细弱或虚大。

病机：气血亏虚，清阳不展，脑失所养。

治法：补益气血、调养心脾。

处方：归脾汤或八珍汤加减。党参、白术、黄芪、当归、熟地、大枣、茯苓、炒扁豆、生姜、远志、茯神、龙眼肉。

加减：自汗时出，易于感冒，当重用黄芪，加防风、浮小麦；脾虚湿盛，腹泻或便溏，腹胀纳呆，舌淡舌胖，边有齿痕，可酌加薏苡仁、炒扁豆、泽泻等；兼见形寒肢冷、腹中隐痛、脉沉者，可酌加桂枝、干姜；血虚较甚、面色㿠白唇舌色淡者，可加阿胶、紫河车粉（冲服）；兼见心悸怔忡、少寐健忘者，可加柏子仁、合欢皮、夜交藤。

5. 肾精不足证

临床表现：眩晕日久不愈，精神萎靡，腰酸膝软，少寐多梦，健忘，两目干涩，视力减退，或遗精滑泄，耳鸣齿摇；或颧红咽干，五心烦热，舌红少苔，脉细数；或面色㿠白，形寒肢冷，舌淡嫩，苔白，脉弱尺甚。

病机：肾精不足，髓海空虚，脑失所养。

治法：滋养肝肾，益精填髓。

处方：左归丸加减。熟地、山萸肉、山药、龟板、鹿角胶、紫河车、杜仲、枸杞子、菟丝子、牛膝。

加减：阴虚火旺，症见五心烦热、潮热颧红、舌红少苔、脉细数者，可加鳖甲、知母、黄柏、丹皮、地骨皮等；肾失封藏固摄、遗精滑泄者，可酌加芡实、莲须、桑螵蛸、紫石英等；兼失眠、多梦、健忘者，加阿胶、鸡子黄、酸枣仁、柏子仁等。若兼见下肢水肿、尿少等症，可加桂枝、茯苓、泽泻等；若兼见便溏、腹胀少食，可加白术、茯苓。

二、中成药处方

1. 眩晕宁片　口服，每次 0.8~1.2 g，每日 3 次，适用痰湿中阻证。
2. 血塞通片　口服，每次 0.05~0.1 g，每日 3 次，适用于瘀血阻窍证。

三、针灸及其他疗法

1. 针灸疗法

治法：补虚泻实。取穴以足厥阴肝经、手阳明大肠经、督脉穴为主。

主穴：百会、曲池、合谷、太冲、三阴交。

根据辨证分型或相关症状进行配穴。针用平补平泻，毫针常规操作，留针30分钟。肝火上炎者，加风池、行间；痰湿内阻者，加丰隆、足三里；瘀血内阻者，加血海、膈俞；阴虚者，加太溪、肝俞；阴阳两虚者，加关元、肾俞。

2. 其他疗法

（1）耳针：皮质下、降压沟、脑、心、神门、交感、肝、内分泌、眼。每次选取3~4穴，毫针轻刺激或王不留行贴压，每日1次，两耳交替。

（2）气功：调心、调息和调身可起到辅助降压作用。

【用药说明及治疗注意事项】

（1）高血压的药物治疗需根据患者体质用药。中药的选择、用量都要根据每个患者的具体情况，不能一概而论，具有平肝潜阳作用的降压药物，孕妇及体弱虚寒、大便稀溏者忌用；患有肝肾等严重慢性疾病者也应谨慎服用。

（2）中药虽然能够很好地改善患者的高血压症状，具有一定的降压效果，但不能完全取代西药降压药。患者血压较高、症状比较明显或患病时间较长者，应中西药配合治疗。

（3）有人认为，补药多数能使血压上升，尤其是温阳和益气的中药，对高血压患者不利，其实不尽然，要看患者体质情况决定。如果体质较好，又无明显体虚的症状，那就没有进补的必要，否则会补之不当而"满招损"；如果高血压患者体质较差，又有体虚的症状，就应该考虑用补药，但进补还应辨明为气血阴阳何种之虚，不能盲目进补。

【预防与康复指导】

1.生活调护　在日常生活中，应戒烟、不饮酒或者是限制饮酒。同时注意定期测量血压，坚持服用控制血压的药物，按时就医。

2.饮食调护　应节制日常饮食，少吃脂肪、甜食、盐。饮食以清淡为主，多食蔬菜水果。忌暴饮暴食，肥胖者应控制食量及热量，减轻体重。

3.精神调护　注意劳逸结合，要掌握好对自己情绪的调节，保持轻松愉快的情绪，避免过度紧张；并且同时推荐进行适量运动，重体力劳动、剧烈运动是不适宜的，但轻体力劳动是可以的。

第二节　心肌梗死

【概述】

一、西医定义

急性冠状动脉综合征是一组由急性心肌缺血引起的临床综合征，主要包括不稳定型心绞痛、非 ST 段抬高型心肌梗死及 ST 段抬高型心肌梗死。

二、中医认识

真心痛是胸痹进一步发展的严重病证，其特点为剧烈而持久的胸骨后疼痛，伴心悸、水肿、肢冷、喘促、汗出、面色苍白等症状，甚至危及生命。

《灵枢·厥病》篇指出"真心痛，手足青至节，心痛甚，旦发夕死，夕发旦死。"说明"真心痛"非一般脚痹、心痛，病情严重，预后较差，其次用"真"字区别邻近心窝部位的胃、肝、胆等证候引起的疼痛。《难经·六十难》指出"其痛甚，但在心，手足青者，即名真心痛，旦发夕死，夕发旦死。"汉·张仲景《金匮要略》有"心痛彻背，背痛彻心。"明清时期对真心痛的认识较为全面，把真心痛与胃脘痛区分鉴别，如《证治准绳》指出"或问丹溪言，心痛即胃脘痛，然乎？曰：心与胃各一脏，其病形不同，因胃脘痛处在心下，故有当心而痛之名，岂胃脘痛即心痛者哉，历代方论，将二者混同一门，误自此始。"王肯堂《暴症知要》进一步指出："心藏神为人身之主，其正经为风邪所乘，名真心痛，六时痛六时死，心的包络脉是心之别脉，为风冷所乘，亦令心痛，其痛引喉……外有脾心痛则心下急痛，胃心痛则腹痛而心痛，肾心痛则重而苦泄寒中，及九种心痛，别各有方，宜浮滑，忌短涩。"故古代医学对"真心痛"的病名、鉴别诊断、临床特点及预后有了深刻的认识。

【诊断依据】

一、临床表现

与梗死的面积大小、部位、冠状动脉侧支循环情况密切相关。

（一）先兆

多数患者在发病前数日有乏力，胸部不适，活动时心悸、气急、烦躁、心绞痛等前驱症状。心绞痛发作较以往频繁、程度较剧、持续较久、硝酸甘油疗效差、诱发因素不明显。

（二）症状

1. 疼痛　是最先出现的症状，多发生于清晨，疼痛部位和性质与心绞痛相同，但诱因多不明显且常发生于安静时，程度较重，持续时间较长，可达数小时或更长，休息和含用硝酸甘油片多不能缓解。患者常烦躁不安、出汗、恐惧，胸闷或有濒死感。少数患者无疼痛，一开始即表现为休克或急性心力衰竭。部分患者疼痛位于上腹部，被误认为胃穿孔、急性胰腺炎等急腹症；部分患者疼痛放射至下颌、颈部、背部上方，被误认为牙痛或骨关节痛。

2. 全身症状　有发热、心动过速、白细胞计数增高和红细胞沉降率增快等，由坏死物质被吸收所引起。一般在疼痛发生后 24~48 小时出现，程度与梗死范围常呈正相关，体温一般在 38 ℃左右，很少达到 39 ℃，持续约 1 周。

3. 胃肠道症状　疼痛剧烈时常伴有频繁的恶心、呕吐和上腹胀痛等胃肠道症状，与迷走神经受坏死心肌刺激和心排血量降低、组织灌注不足等有关。肠胀气亦不少见。重症者可发生呃逆。

4. 心律失常　见于 75%~95% 的患者，多发生在起病 1~2 天，而以 24 小时内最多见，可伴乏力、头晕、晕厥等症状。各种心律失常中以室性心律失常最多，尤其是室性期前收缩，如室性期前收缩频发（每分钟 5 次以上），成对出现或呈短阵室性心动过速，多源性或落在前一心搏的易损期时（R-on-T），常为心室颤动的先兆。室颤是 STEMI 早期，特别是入院前患者主要的死因。房室传导阻滞和束支传导阻滞也较多见，室上性心律失常则较少，多发生在心力衰竭者中。前壁 MI 如发生房室传导阻滞表明梗死范围广泛，情况严重。

5. 低血压和休克　疼痛期血压下降常见。如疼痛缓解而收缩压仍低于 80 mmHg，有烦躁不安、面色苍白、皮肤湿冷、脉细而快、大汗淋漓、尿量减少（＜20 mL/h）、神志迟钝甚至晕厥者，则为休克表现。休克多在起病后数小时至数日内发生，主要是心源性，为心肌广泛坏死，心排血量急剧下降所致，神经反射引起的周围血管扩张属次要，有些患者尚有血容量不足的因素参与。

6. 心力衰竭　主要是急性左心衰竭，可在起病最初几天内发生，或在疼痛、休克好转阶段出现，为梗死后心脏舒缩力显著减弱或不协调所致。出现呼吸困难、咳嗽、发绀、烦躁等症状，严重者可发生肺水肿，随后可有颈静脉怒张、肝大、水肿等右心衰竭表现。右心室 MI 者可一开始即出现右心衰竭表现，伴血压下降。

根据有无心力衰竭表现及其相应的血流动力学改变严重程度，AMI 引起的心力衰竭按 Killip 分级法可分为以下四级：Ⅰ级：尚无明显心力衰竭；Ⅱ级：有左心衰竭，肺部啰音＜ 50% 肺野；Ⅲ级：有急性肺水肿，全肺大、小、干、湿啰音；Ⅳ级：有心源性休克等不同程度或阶段的血流动力学变化。

STEMI 时，重度左心室衰竭或肺水肿与心源性休克同样是左心室排血功能障碍所引起，两者可以不同程度合并存在，常统称为心脏泵功能衰竭，或泵衰竭。在血流动力学上，肺水肿是以左心室舒张末期压及左心房与肺毛细血管压力的增高为主，而休克则以心排血量和动脉压的降低更为突出。心源性休克是较左心室衰竭程度更重的泵衰竭，一定水平的左心室充盈后，心排血指数比左心室衰竭时更低，亦即心排血指数与充盈压之间关系的曲线更为平坦而下移。

（三）体征

1. 心脏体征　心脏浊音界可正常也可轻度至中度增大。心率多增快，少数也可减慢。心尖区第一心音减弱，可出现第四心音（心房性）奔马律，少数有第三心音（心室性）奔马律。10%~20% 患者在起病第 2~3 天出现心包摩擦音，为反应性纤维性心包炎所致。心尖区可出现粗糙的收缩期杂音或伴收缩中晚期喀喇音，为二尖瓣乳头肌功能失调或断裂所致。室间隔穿孔时可在胸骨左缘 3~4 肋间新出现粗糙的收缩期杂音伴有震颤。可有各种心律失常。

2. 血压　除极早期血压可增高外，几乎所有患者都有血压降低。起病前有高血压者，血压可降至正常且可能不再恢复到起病前的水平。

3. 其他　可有与心律失常、休克或心力衰竭相关的其他体征。

二、辅助检查

（一）心电图

心电图常有进行性的改变。对 MI 的诊断、定位、定范围、估计病情演变和预后都有帮助。

1. STEMI 特征性心电图表现特点

（1）ST 段抬高呈弓背向上型，在面向坏死区周围心肌损伤区的导联上出现。

（2）宽而深的 Q 波（病理性 Q 波），在面向透壁心肌坏死区的导联上出现。

（3）T 波倒置，在面向损伤区周围心肌缺血区的导联上出现。

2. 动态性改变 ST 段抬高性 MI

（1）起病数小时内，可尚无异常或出现异常高大两肢不对称的 T 波，为超急性期改变。

（2）数小时后，ST 段明显抬高，弓背向上，与直立的 T 波连接，形成单相曲线。数小时到 2 日内出现病理性 Q 波，同时 R 波减低，是为急性期改变。Q 波在 3~4 天内稳定不变，以后 70%~80% 永久存在。

（3）在早期如不进行治疗干预，ST 段可抬高持续数日至两周左右，逐渐回到基线水平，T 波则变为平坦或倒置，是亚急性期改变。

（4）数周至数个月后，T 波呈 V 形倒置，两肢对称，波谷尖锐，是慢性期改变。T 波倒置可永久存在，也可在数个月至数年内逐渐恢复。

（二）放射性核素检查

正电子发射计算机断层扫描可观察心肌的代谢变化，是目前唯一能直接评价心肌存活性的影像技术。单光子发射计算机断层显像进行 ECG 门控的心血池显像，可用于评估室壁运动、室壁厚度和整体功能。

（三）超声心动图

二维和 M 型超声心动图也有助于了解心室壁的运动和左心室功能，诊断室壁瘤和乳头肌功能失调，检测心包积液及室间隔穿孔等并发症。

（四）实验室检查

1. 一般检查　起病 24~48 小时后白细胞可增高，中性粒细胞增多，嗜酸性粒细胞减少或消失，红细胞沉降率增快；C- 反应蛋白增高，均可持续 1~3 周。起病数小时至 2 日内血中游离脂肪酸增高。

2. 血清心肌坏死标志物　心肌损伤标志物增高水平与心肌坏死范围及预后明显相关。

①肌红蛋白起病后 2 小时内升高，12 小时内达高峰；24~48 小时内恢复正常。②肌钙蛋白 cTnI 或 cTnT 起病 3~4 小时后升高，cTnI 于 11~24 小时达高峰，7~10 天降至正常，cTnT 在 24~48 小时达高峰，10~14 天降至正常。这些心肌结构蛋白含量的增高是诊断 MI 的敏感指标。③肌酸激酶同工酶 CK-MB 升高，在起病后 4 小时内增高，16~24 小时达高峰，3~4 天恢复正常，其增高的程度能较准确地反映梗死的范围，其高峰出现时间是否提前有助于判断溶栓治疗是否成功。对心肌坏死标志物的测定应进行综合评价，如肌红蛋白在 AMI 后出现最早，也十分敏感，但特异性不很强；cTnT 和 cTnI 出现稍延迟，而特异性很高，在症状出现后 6 小时内测定为阴性则 1~3 小时后应再复查，其缺点是持续时间可长达 10~14 天，对在此期间判断是否有新的梗死不利。CK-MB 虽不如 cTnT、cTnI 敏感，但对早期（< 4 小时）AMI 的诊断有较重要价值。

三、诊断标准

根据典型的临床表现、特征性的心电图改变以及实验室检查发现，诊断本病并不困难。对老年患者突然发生严重心律失常、休克、心力衰竭而原因未明，或突然发生较重而持久的胸闷或胸痛者，都应考虑本病的可能。宜先按 AMI 来处理，并短期内进行心电图、血清心肌坏死标志物测定等动态观察以确定诊断。

【鉴别诊断】

1. 主动脉夹层　胸痛一开始即达高峰，常放射到背、肋、腹、腰和下肢，两上肢的血压和脉搏可有明显差别，可有主动脉瓣关闭不全的表现，偶有意识模糊和偏瘫等神经系统受损症状，但无血清心肌坏死标志物升高。超声心动图检查、主动脉 CTA 或 MRA 有助于诊断。

2. 急性肺动脉栓塞　可发生胸痛、咯血、呼吸困难和休克。但有右心负荷急剧增加的表现如发绀、肺动脉瓣区第二心音亢进、颈静脉充盈、肝大、下肢水肿等。心电图示 Ⅰ 导联 S 波加深，Ⅲ 导联 Q 波显著，T 波倒置，胸导联过渡区左移，右胸导联 T 波倒置等改变，可资鉴别。常有低氧血症，核素肺通气/灌注扫描异常，肺动脉 CTA 可检出肺动脉大分支血管的栓塞。AMI 和急性肺动脉栓塞时 D- 二聚体均可升高，鉴别诊断价值不大。

3. 急腹症　急性胰腺炎、消化性溃疡穿孔、急性胆囊炎、胆石症等，均有上腹部疼痛，可能伴休克。仔细询问患者病史、体格检查、心电图检查、血清心肌酶和肌钙蛋白测定可协助鉴别。

4. 急性心包炎　尤其是急性非特异性心包炎可有较剧烈而持久的心前区疼痛。但心包炎的疼痛与发热同时出现，呼吸和咳嗽时加重，早期即有心包摩擦音。心电图提示除 aVR 外，其余导联均有 ST 段弓背向下的抬高，T 波倒置，无异常 Q 波出现。

【西医治疗】

对 STEMI，强调及早发现，及早住院，并加强住院前的就地处理。到达医院后 30 分钟内开始溶栓或 90 分钟内开始介入治疗以挽救濒死的心肌、防止梗死扩大或缩小心肌缺血范围，保护和维持心脏功能，及时处理严重心律失常、泵衰竭和各种并发症，防止猝死，使患者不但能度过急性期，且康复后还能保持尽可能多的有功能的心肌。

一、监护和一般治疗

（1）急性期卧床休息，保持环境安静。减少探视，防止不良刺激，解除焦虑。

（2）在冠心病监护室进行心电图、血压和呼吸的监测，除颤仪应随时处于备用状态。对于严重泵衰竭者还需监测肺毛细血管压和静脉压。密切观察心律、心率、血压和心功能的变化。

（3）对有呼吸困难和血氧饱和度降低者，最初几日间断或持续通过鼻管面罩吸氧。

（4）急性期 12 小时卧床休息，若无并发症，24 小时内应鼓励患者在床上行肢体活动，若无低血压，第 3 天就可在病房内走动；梗死后第 4~5 天，逐步增加活动直至每天 3 次步行 100~150 m。

（5）建立静脉通道保持给药途径畅通。

二、解除疼痛

心肌再灌注治疗开通梗死相关血管、恢复缺血心肌的供血是解除疼痛最有效的方法，但在再灌注治疗前可选用下列药物尽快解除疼痛。

1. 吗啡或哌替啶　吗啡 2~4 mg 静脉注射或哌替啶 50~100 mg 肌内注射，必要时 5~10 分钟后重复，可减轻患者交感神经过度兴奋和濒死感。注意低血压和呼吸功能抑制的副作用。

2. 硝酸酯类药物　通过扩张冠状动脉，增加冠状动脉血流量以及增加静脉容量而降低心室前负荷。大多数 AMI 患者有应用硝酸酯类药物指征，而在下壁 MI、可疑右室 MI 或明显低血压的患者（收缩压低于 90 mmHg），不适合使用。

3. β 受体拮抗剂　能减少心肌耗氧量和改善缺血区的氧供需失衡，缩小 MI 面积，减少复发性心肌缺血、再梗死、室颤及其他恶性心律失常，对降低急性期病死率有肯定的疗效。无下列情况者，应在发病 24 小时内尽早常规口服应用：①心力衰竭；②低心输出量状态；③心源性休克危险性增高（年龄＞70 岁、收缩压＜120 mmHg、窦性心动过速＞110 次/分或心率＜60 次/分，以及距发生 STEMI 的时间增加）；④其他使用 β 受体拮抗剂的禁忌证（PR 间期＞0.24 秒、二度或三度房室传导阻滞、哮喘发作期或反应性气道疾病）。

三、抗血小板治疗

各种类型的 ACS 均需要联合应用包括阿司匹林和 P2Y12 受体拮抗剂在内的口服抗血小板药物，负荷剂量后给予维持剂量。静脉应用 GP Ⅱb/Ⅲa 受体拮抗剂主要用于接受直接 PCI 的患者，术中使用。

四、抗凝治疗

除非有禁忌，所有 STEMI 患者无论是否采用溶栓治疗，均应在抗血小板治疗基础上常规联合抗凝治疗。抗凝治疗可建立和维持梗死相关血管的通畅，并可预防深静脉血栓形成、肺动脉栓塞和心室内血栓形成。

五、再灌注心肌治疗

起病 3~6 小时，最多在 12 小时内，开通闭塞的冠状动脉，使得心肌得到再灌注，挽救濒临坏死的心肌或缩小心肌梗死的范围，减轻梗死后心肌重塑，是 STEMI 最重要的治疗措施之一。

近几年新的循证医学证据均支持及时再灌注治疗的重要性。需要强调建立区域性 STEMI 网络管理系统的必要性，通过高效的院前急救系统进行联系，由区域网络内不同单位之间的协作，制定最优化的再灌注治疗方案。最新指南对首次医疗接触进行了清晰的定义：医生、护理人员、护士或急救人员首次接触患者的时间；并更加强调 STEMI 的诊断时间，强调在 FMC 的 10 分钟内应获取患者心电图并做出 STEMI 的诊断。

1. 经皮冠状动脉介入治疗　若患者在救护车上或在无 PCI 能力的医院，但预计 120 分钟内可转运至有 PCI 条件的医院并完成 PCI，则首选直接 PCI 策略，力争在 90 分钟内完成再灌注；或患者在可行 PCI 的医院，则应力争在 60 分钟内完成再灌注。

2. 溶栓疗法　如果预计直接 PCI 时间大于 120 分钟，则首选溶栓策略，力争在 10 分钟内给予患者溶栓药物。

（1）适应证：①两个或两个以上相邻导联 ST 段抬高（胸导联 ≥ 0.2 mV，肢导联 ≥ 0.1 mV），或病史提示 AMI 伴左束支传导阻滞，起病时间 < 12 小时，患者年龄 < 75 岁；② ST 段显著抬高的 MI 患者年龄 > 75 岁，经慎重权衡利弊仍可考虑；③ STEMI，发病时间已达 12~24 小时，但如仍有进行性缺血性胸痛、广泛 ST 段抬高者也可考虑。

（2）禁忌证：①既往发生过出血性脑卒中，6 个月内发生过缺血性脑卒中或脑血管事件；②中枢神经系统受损、颅内肿瘤或畸形；③近期（2~4 周）有活动性内脏出血；④未排除主动脉夹层；⑤入院时严重且未控制的高血压（> 180/110 mmHg）或慢性严重高血压病史；⑥目前正在使用治疗剂量的抗凝药或已知有出血倾向；⑦近期（2~4 周）有创伤史，包括头部外伤、创伤性心肺复苏或较长时间（> 10 分钟）的心肺复苏；⑧近期（< 3 周）曾行外科大手术；⑨近期（< 2 周）曾有在不能压迫部位的大血管行穿刺术。

（3）溶栓药物的应用：以纤溶酶原激活剂激活血栓中纤溶酶原，使其转变为纤溶酶而溶解冠状动脉内的血栓。常用药物：尿激酶原、阿替普酶。

（4）溶栓再通的判断标准：根据冠状动脉造影观察血管再通情况直接判断（TIMI 分级达到 2、3 级者表明血管再通），或根据：①心电图抬高的 ST 段于 2 小时内回降 > 50%；②胸痛 2 小时内基本消失；③ 2 小时内出现再灌注性心律失常（短暂的加速性室性自主节律，房室或束支传导阻滞突然消失，或下后壁心肌梗死的患者出现一过性窦性心动过缓、窦房传导阻滞或低血压状态）；④血清 CK-MB 酶峰值提前出现（14 小时内）等间接判断血栓是否溶解。

3. 紧急冠状动脉旁路移植术　介入治疗失败或溶栓治疗无效且有手术指征者，宜争取 6~8 小时内施行紧急 CABG 术，但死亡率明显高于择期 CABG 术。

六、血管紧张素转换酶抑制剂或血管紧张素受体拮抗剂

ACEI 有助于改善恢复期心肌的重构，减少 AMI 的病死率和充血性心力衰竭的发生。除非有禁忌证，否则应全部选用。一般从小剂量口服开始，防止首次应用时发生低血压，在 24~48 小时逐渐增加到目标剂量。如患者不能耐受 ACEI，可考虑给予 ARB，不推荐常规联合应用 ACEI 和 ARB；对能耐受 ACEI 的患者，不推荐常规用 ARB 替代 ACEI。

七、调脂治疗

他汀类药物能有效降低 TC 和 LDL-C，还有延缓斑块进展、稳定斑块和抗炎等调脂以外的作用。对于无他汀类药物禁忌的心肌梗死患者，应尽早开始他汀类药物治疗。

八、抗心律失常和传导障碍治疗

（1）发生室颤或持续多形性室速时，尽快采用非同步直流电除颤或同步直流电复律。单形性室速药物疗效不满意时也应及早用同步直流电复律。

（2）一旦发现室性期前收缩或室速，立即用利多卡因 50~100 mg 静脉注射，每5~10 分钟重复 1 次，至期前收缩消失或总量已达 300 mg，继以 1~3 mg/min 的速度静脉滴注维持（100 mg 加入 5% 葡萄糖液 100 mL，滴注 1~3 mL/min）。如室性心律失常反复可用胺碘酮治疗。

（3）对缓慢型心律失常使用阿托品 0.5~1 mg 肌内或静脉注射。

（4）房室传导阻滞发展到二度或三度，伴有血流动力学障碍者，宜用人工心脏起搏器做临时的经静脉心内膜右心室起搏治疗，待传导阻滞消失后撤除。

（5）室上性快速心律失常选用维拉帕米、地尔硫䓬、美托洛尔、洋地黄制剂或胺碘酮等药物治疗不能控制时，可考虑用同步直流电复律治疗。

九、抗休克治疗

根据休克纯属心源性，抑或尚有周围血管舒缩障碍或血容量不足等因素存在，而分别处理。

十、抗心力衰竭治疗

主要是治疗急性左心衰竭，以应用吗啡（或哌替啶）和利尿剂为主，亦可选用血管扩张剂减轻左心室的负荷。洋地黄制剂可能引起室性心律失常，应慎用。由最早期出现的心力衰竭主要是坏死心肌间质充血、水肿引起顺应性下降所致，而左心室舒张末期容量尚不增大，因此在梗死发生后 24 小时内宜尽量避免使用洋地黄制剂。有右心室梗死的患者应慎用利尿剂。

十一、右心室心肌梗死的处理

右心室心肌梗死引起右心衰竭伴低血压，而无左心衰竭的表现时，宜扩张血容量。伴有房室传导阻滞者可予以临时起搏。

十二、康复和出院后治疗

提倡 AMI 恢复后进行康复治疗，逐步做适当的体育锻炼，有利于体力和工作能力的增进。经 2~4 个月的体力活动锻炼后，酌情恢复部分或轻工作，以后部分患者可恢复全天工作，但应避免过重体力劳动或精神过度紧张。

【中医治疗】

一、中医辨证施治

1. 气虚血瘀证

临床表现：心胸刺痛，胸部闷窒，动则加重，伴短气乏力，汗出心悸，舌体胖大，边有齿痕，舌质暗淡或有瘀点瘀斑，舌苔薄白，脉弦细无力。

病机：心气亏虚，血行无力，则为血滞。

治法：益气活血，通脉止痛。

处方：保元汤合血府逐瘀汤加减。人参、黄芪、炙甘草、肉桂、桃仁、红花、当归、生地、川芎、赤芍、牛膝、桔梗、柴胡、枳壳。

加减：瘀重刺痛明显，加莪术、延胡索，另吞三七粉；口干、舌红，加麦冬、生地养阴；舌淡肢冷，加肉桂、仙灵脾；痰热内蕴，加黄连、瓜蒌、半夏。

2. 寒凝心脉证

临床表现：胸痛彻背，胸闷气短，心悸不宁，神疲乏力，形寒肢冷，舌质淡暗，舌苔白腻，脉沉无力，迟缓或结代。

病机：素体阳虚，阴寒凝滞，气血痹阻，心阳不振。

治法：温补心阳，散寒通脉。

处方：当归四逆汤加味。当归、桂枝、芍药、细辛、炙甘草、通草、大枣8枚。

加减：寒象明显，加干姜、蜀椒、荜茇、高良姜；气滞加白檀香；痛剧急予苏合香丸之类。

3. 正虚阳脱证

临床表现：心胸绞痛，胸中憋闷或有窒息感，喘促不宁，心慌，面色苍白，大汗淋漓，烦躁不安或表情淡漠，重则神志昏迷，四肢厥冷，口开目合，手撒尿遗，脉疾数无力或脉微欲绝。

病机：心肾阳虚，气阳暴脱。

治法：回阳救逆，益气固脱。

处方：四逆加人参汤加减。炙甘草、生附子、干姜、人参。

加减：阴竭阳亡，合生脉散。阴竭加五味子，并可急用独参汤灌服或鼻饲，或参附注射液静脉用药。亦可选用蝮蛇抗栓酶、蚓激酶、三七总苷、毛冬青甲素、川芎嗪等活血药物，具有一定程度的抗凝和溶栓作用，并可扩张冠状动脉。

二、中成药处方

1. 宽胸气雾剂　口腔喷雾给药，一日2~3次。

2. 复方丹参滴丸　吞服或舌下含服，一次10丸，一日3次，28天为1个疗程。

3. 速效救心丸　含服，一次4~6丸，一日3次；急性发作时，一次10~15丸。

4. 麝香保心丸　口服，一次1~2丸，一日3次，或症状发作时服用。

三、针灸及其他疗法

1.心绞痛

（1）针灸疗法

治法：补虚泻实、理气止痛。取穴以手少阴心经、手厥阴心包经穴为主。

主穴：内关、膻中、间使、大陵、神门。

根据辨证分型或相关症状进行配穴。针用平补平泻，毫针常规操作，留针30分钟。痰阻心脉者，加丰隆、肺俞、间使；气滞心胸者，加中脘、足三里、太冲；心血瘀阻者，加膈俞、血海、三阴交；寒凝心脉者，加足三里、关元、太溪；心气亏虚者，加气海、足三里；心阴不足者，加三阴交、少府、太溪；心肾阳虚者，加关元、大椎、气海，内关、足三里、膻中，可配合温和灸。

（2）其他疗法

耳针：心、神门、皮质下、交感、肾、脑点、肝、脾、肾上腺，每次选取3~4穴，毫针轻刺激或王不留行贴压，每日1次，两耳交替。

2.心肌梗死

治法：补虚泻实、理气止痛。取穴以手少阴心经、手厥阴心包经穴为主。

主穴：天突、膻中、内关、心俞、巨阙、厉兑、公孙。

根据辨证分型或相关症状进行配穴。针用平补平泻，毫针常规操作，留针30分钟。寒凝气滞加艾灸气海、关元；心血瘀阻加膈俞、章门；痰浊阻遏加丰隆、太渊；心气虚弱加心俞、大陵；气阴两虚加太溪、足三里。

【用药说明及治疗注意事项】

（1）急性心肌梗死病情重，病死率高，单纯应用中医的方法治疗显得力量单薄，宜采取中西医结合的方法进行治疗。

（2）中医治疗应本着"急则治其标，缓则治其本"的原则，在发作期主要选用有速效止痛作用的药剂、气雾剂以迅速控制病情，在缓解期则宜根据辨证结果之不同选用与之相适应的治疗方法。同时在治疗中应注意标本兼顾，补中寓通，通中寓补，通补兼施，达到补正而不碍邪，祛邪而不伤正的目的。

【预防】

1.饮食调护　不宜过食肥甘，应戒烟，少饮酒，宜低盐饮食，多吃水果及富含纤维食物，保持大便通畅，饮食宜清淡，食勿过饱。

2.精神调护　避免过于激动或喜怒忧思无度，保持心情平静愉快。

3.气候调护　气候的寒暑晴雨变化对本病的发病亦有明显影响，故应注意气候变化，适寒温，居处必须保持安静、通风。

第三节 病毒性心肌炎

【概述】

一、西医定义

病毒性心肌炎是心肌的炎症性疾病，最常见的病因为病毒感染。细菌、真菌、螺旋体、立克次体、原虫、蠕虫等感染也可引起心肌炎，但相对少见。非感染性心肌炎的病因包括药物、毒物、放射、结缔组织病、血管炎、结节病等。起病急缓不定，少数呈暴发性导致急性泵衰竭或猝死。病程多有自限性，但也可进展为扩张型心肌病。

二、中医认识

心悸是指心之气血阴阳亏虚，或痰饮瘀血阻滞，致心神失养或心神受扰，出现心中悸动不安甚则不能自主的一种病证。临床一般多呈发作性，每因情志波动或劳累过度而诱发，且常伴胸闷、气短、失眠、健忘、眩晕等症。按病情轻重分为惊悸和怔忡。

《黄帝内经》虽无心悸或惊悸、怔忡之病名，但已认识到心悸的病因有宗气外泄、心脉不通、突受惊恐、复感外邪等。如《素问·平人气象论》曰："左乳下，其动应衣，宗气泄也。"《素问·举痛论》云："惊则心无所倚，神无所归，虑无所定，故气乱矣。"《素问·痹论》亦云："脉痹不已，复感于邪，内舍于心""心痹者，脉不通，烦则心下鼓"。并对心悸脉象的变化有深刻认识，记载脉律不齐是本病的表现。《素问·平人气象论》说："脉绝不至曰死，乍疏乍数曰死。"这是认识到心悸时严重脉律失常与疾病预后关系的最早记载。心悸的病名，首见于汉·张仲景的《金匮要略》和《伤寒论》，称之为"心动悸""心下悸""心中悸"及"惊悸"等，认为其主要病因有惊扰、水饮、虚劳及汗后受邪等，并记载了心悸时表现的结、代、促脉及其区别，提出了基本治疗原则，并以炙甘草汤等治疗心悸。元·朱丹溪认为心悸的发病应责之虚与痰，《丹溪心法·惊悸怔忡》曰："惊悸者血虚，惊悸有时，从朱砂安神丸。"又曰："怔忡者血虚，怔忡无时，血少者多，有思虑便动者属虚，时作时止者，痰因火动。"明·虞抟《医学正传·惊悸怔忡健忘证》曰："怔忡者，心中惕惕然动摇而不得安静，无时而作者是也；惊悸者，蓦然而跳跃惊动，而有欲厥之状，有时而作者是也。"对惊悸、怔忡的区别与联系有详尽的描述。清·王清任重视瘀血内阻导致心悸怔忡，《医林改错》中记载用血府逐瘀汤治疗心悸每多获效。

根据心悸的临床表现，西医学中由各种原因引起的心律失常，如心动过速、心动过缓、期前收缩、心房颤动或扑动、房室传导阻滞、病态窦房结综合征、预激综合征，以及心功能不全、心肌炎、一部分神经症等，如表现以心悸为主症者，均可参照本节辨证论治。

【诊断依据】

一、临床表现

1. 症状　多数患者发病前 1~3 周有病毒感染前驱症状，如发热、全身倦怠感和肌肉酸痛，或恶心、呕吐等消化道症状。随后可以有心悸、胸痛、呼吸困难、水肿，甚至晕厥、猝死。临床诊断的病毒性心肌炎绝大部分是以心律失常为主诉或首见症状，其中少数可因此发生晕厥或阿斯综合征。

2. 体征　查体常有心律失常，以房性与室性期前收缩及房室传导阻滞最为多见。心率可增快且与体温不相称。听诊可闻及第三、第四心音或奔马律，部分患者可于心尖部闻及收缩期吹风样杂音。心衰患者可有颈静脉怒张、肺部湿啰音、肝大等体征。重症者可出现血压降低、四肢湿冷等心源性休克体征。

二、辅助检查

1. 胸部 X 线检查　可见心影扩大，有心包积液时可呈烧瓶样改变。

2. 心电图　常见 ST-T 改变，包括 ST 段轻度移位和 T 波倒置。合并急性心包炎的患者可有 aVR 导联以外 ST 段广泛抬高，少数可出现病理性 Q 波。可出现各型心律失常，特别是室性心律失常和房室传导阻滞等。

3. 超声心动图　检查可正常，也可显示左心室增大，室壁运动减低，左心室收缩功能减低，附壁血栓等。合并心包炎者可有心包积液。

4. 心脏磁共振　对心肌炎诊断有较大价值。典型表现为 T_1 和 T_2 信号强度增加提示水肿，心肌早期钆增强提示心肌充血，钆延迟增强扫描可见心外膜下或心肌中层片状强化。心肌损伤标志物检查可有心肌肌酸激酶（CK-MB）及肌钙蛋白（T 或 I）增高。

5. 非特异性炎症指标检测　红细胞沉降率加快，C- 反应蛋白等非特异性炎症指标常升高。

6. 病毒血清学检测　仅对病因有提示作用，不能作为诊断依据。确诊有赖于检出心内膜、心肌或心包组织内病毒、病毒抗原、病毒基因片段或病毒蛋白。

7. 心内膜心肌活检　除用于确诊本病外，还有助于病情及预后的判断。因其有创，本检查主要用于病情急重、治疗反应差、原因不明的患者。对于轻症患者，一般不常规检查。

三、诊断标准

病毒性心肌炎的诊断主要为临床诊断。根据典型的前驱感染史、相应的临床表现及体征、心电图、心肌酶学检查或超声心动图、CMR 显示的心肌损伤证据，应考虑此诊断。确诊有赖于心内膜心肌活检。

【鉴别诊断】

①甲状腺功能亢进：除了有心悸等循环系统表现，还有易激动、烦躁多汗等高代谢综合征表现，实验室检查甲状腺功能通常有异常；②二尖瓣脱垂综合征：听诊常可闻及收缩中晚期喀喇音，根据心脏彩超可以鉴别；③药物及毒物等引起的心肌炎，通过询问病史，以及否认外感史可鉴别。

【西医治疗】

病毒性心肌炎尚无特异性治疗方法。患者应避免劳累，适当休息。出现心力衰竭时酌情使用利尿剂、血管扩张剂、ACEI 等。出现快速型心律失常者，可采用抗心律失常药物。高度房室传导阻滞或窦房结功能损害而出现晕厥或明显低血压时，可考虑使用临时心脏起搏器。

经 EBM 明确诊断的病毒性心肌炎，心肌心内膜持续有病毒相关基因、抗原检出，无论组织学是否提示炎症活动（大量炎症细胞浸润），均建议给予特异性抗病毒治疗。

此外，临床上还可应用促进心肌代谢的药物如腺苷三磷酸、辅酶 A、环腺苷酸等。暴发性心肌炎和重症心肌炎进展快、死亡率高，在药物治疗基础上保证心肺系统支持治疗十分重要。

【中医治疗】

一、中医辨证施治

1. 邪毒侵心证

临床表现：发热恶寒，头痛身楚，鼻塞咽痛，或伴咳嗽，心悸气促，胸闷胸痛。舌红，苔薄，脉结代或促。

病机：温热邪毒入侵，正邪交争，内舍于心，损伤心脉。

治法：清热解毒，疏邪清心。

处方：银翘散加减。金银花、连翘、麦冬、板蓝根、牛蒡子、赤芍、栀子、黄连、竹叶、甘草。

加减：热重者，加石膏（先煎），以大清里热；咽喉热痛者，加生地、玄参、马勃，以养阴清热利咽；腹痛腹泻者，加白头翁、秦皮以清肠解毒。

2. 寒毒凝心证

临床表现：发热恶寒，无汗，头身疼痛，骨节酸楚，胸闷或痛，心悸气短。舌淡，苔薄白，脉迟或迟紧，或结代。

病机：风寒外袭，正邪交争，寒毒内侵，凝滞心脉，心血失运。

治法：祛寒逐邪，温养心脉。

处方：麻黄附子细辛汤加味。麻黄、附片、细辛、桂枝、党参、丹参、炙甘草、大枣。

加减：咳嗽、白痰者，加杏仁、前胡、款冬花、紫菀以宣肺化痰止咳。

3. 水气凌心证

临床表现：胸闷气喘，不能平卧，四肢不温，口唇青紫，腹胀肢肿。舌质紫，舌苔白腻，脉沉细。

病机：邪伤心阳，阳虚水泛，水气凌心，痹阻心脉。

治则：温阳益气，利水活血。

处方：参附汤合苓桂术甘汤加味。黄芪、党参、附片、桂枝、白术、茯苓、丹参、麦冬。

加减：胸闷痰多者，加瓜蒌、薤白、半夏以化痰宽胸。

4. 痰热互结证

临床表现：胸闷心悸，心前区憋痛，口苦口腻，或口干便秘。舌红胖，苔腻浊或腻黄，脉滑数或促。

病机：痰湿为患，热毒侵心，与痰互结，瘀阻心脉。

治法：清化热痰，活血化瘀。

处方：小陷胸汤合丹参饮加味。黄连、半夏、瓜蒌、枳实、丹参、桃仁、郁金。

加减：口干便秘者，加玄参、生大黄（后下）以养阴通便。

以上四型，见于病毒性心肌炎急性发作期。

5. 气阴两虚证

临床表现：心悸怔忡，胸闷气短，身倦乏力，或五心烦热，自汗盗汗。舌红少津，苔薄，脉细弱或结代。

病机：邪毒侵心日久，灼伤心阴，损及心气，心失所养。

治法：益气养阴，宁心安神。

处方：生脉饮合归脾汤加减。黄芪、太子参、麦冬、五味子、玉竹、当归、茯神、酸枣仁、远志、炙甘草。

加减：胸部隐痛者，加郁金、丹参、降香以理气活血；自汗或盗汗者，加煅龙骨、煅牡蛎（先煎）、浮小麦以镇心敛汗。

6. 气阳两虚证

临床表现：胸闷心悸，气短乏力，头晕，面色白，肢冷畏寒，便溏。舌淡胖，脉沉细而迟。

病机：邪伤气阳，胸阳不足，心血失运。

治法：补益心气，温振心阳。

处方：炙甘草汤合金匮肾气丸加减。党参、炙甘草、附片、桂枝、干姜、麦冬、熟地、山药、山茱萸、丹参、红花、大枣。

加减：长期服药、有化热之象者，应酌减附子、干姜等温燥之品。

以上两型，多见于病毒性心肌炎慢性期。

二、中成药处方

1. 宁心宝胶囊　每次 2 粒，每日 3 次。
2. 生脉饮口服液　每次 10 mL，每日 3 次。

三、针灸及其他疗法

1. 针灸疗法

治法：补虚泻实、安神定悸。取穴以手少阴心经、手厥阴心包经穴为主。

主穴：内关、膻中、间使、大陵、神门。

根据辨证分型或相关症状进行配穴。针用平补平泻，毫针常规操作，留针30分钟。邪毒犯心高热者，加曲池；咽痛者，加少商、合谷；心悸脉促者，加郄门、厥阴俞、心俞、三阴交，针用泻法；期前收缩者，加阴郄；心动过缓者，加通里、素髎、列缺；心动过速者，加手三里、下侠白；心绞痛者，加神门、内关、膻中；高血压者，加曲池、太溪；慢性心衰水肿者，加肾俞、三焦俞、阳陵泉透阴陵泉、三阴交、复溜。

2. 其他疗法

（1）耳针：心、皮质下、交感、小肠，毫针轻刺激或王不留行贴压，每日1次，两耳交替。

（2）推拿：先按揉内关、神门、心俞、膈俞、脾俞、胃俞，反复数次，再推拿内关、神门。

【用药说明及治疗注意事项】

（1）病毒性心肌炎虽可分为不同的证型，但各型并不是孤立存在的，常相兼互见，故临证时应详加辨证，注意加减用药。通常兼有瘀血者加丹参、赤芍、桃仁、红花、三七以活血化瘀；阴虚火旺者加沙参、生地、麦冬、知母、地骨皮以滋阴降火；痰湿壅盛者加陈皮、半夏、茯苓、薏苡仁以燥湿化痰；心悸失眠者加生龙骨、生牡蛎、珍珠母以重镇安神。

（2）病毒性心肌炎急性发作期应积极就医并卧床休息，6个月内尽量减少活动，以利于病情好转痊愈。

（3）在病毒性心肌炎后遗症期，多合并有顽固性心律失常，在辨证用药时酌情选加经现代研究证实的具有抗心律失常作用的中药，如羌活、甘松、苦参、郁金、延胡索等，可明显提高疗效。

【预防】

1. 生活调护　加强营养，增强体质，注意劳逸结合，合理分配学习用脑与体育锻炼的时间比例，提倡早锻炼。

2. 饮食调护　注意营养搭配，纠正偏食的不良习惯，日常饮食以粗粮、新鲜蔬菜和瘦肉为主，注意低盐低脂饮食，也可适当多吃些水果。

3. 精神调护　应保持精神乐观，情绪稳定，应避免惊恐刺激及忧思恼怒等过度的精神刺激。

4. 气候调护　注意气候变化，预防感冒，特别是流感，避免病毒感染。

第四节　心律失常

【概述】

一、西医定义

正常情况下，心脏在一定频率范围内发生有规律的搏动，这种搏动的冲动起源于窦房结，以一定的顺序和速率传导至心房和心室，协调心脏各部位同步收缩、形成一次心搏，周而复始，为正常节律。心律失常是指心脏冲动的频率、节律、起源部位、传导速度或激动次序的异常。其可见于生理情况，更多见于病理性状态，包括心脏本身疾病和非心脏疾病。

心律失常按发生部位分为室上性（包括窦性、房性、房室交界性）和室性心律失常两大类；按发生时心率的快慢，分为快速型与缓慢型心律失常两大类；按发生机制分为冲动形成异常和冲动传导异常两大类。

心律失常的发生机制包括冲动形成异常和（或）冲动传导异常。

二、中医认识

心律失常根据其临床表现一般属于"心悸""怔忡"范畴，以心跳异常或自觉心悸为主要临床表现。心悸是指心之气血阴阳亏虚，或痰饮瘀血阻滞，致心神失养或心神受扰，出现心中悸动不安甚则不能自主的一种病证。临床一般多呈发作性，每因情志波动或劳累过度而诱发，且常伴胸闷、气短、失眠、健忘、眩晕等症。按病情轻重分为惊悸和怔忡。

《黄帝内经》虽无心悸或惊悸、怔忡之病名，但已认识到心悸的病因有宗气外泄、心脉不通、突受惊恐，复感外邪等。如《素问·平人气象论》曰："左乳下，其动应衣，宗气泄也。"《素问·举痛论》云："惊则心无所倚，神无所归，虑无所定，故气乱矣。"《素问·痹论》亦云："脉痹不已，复感于邪，内舍于心"，"心痹者，脉不通，烦则心下鼓。"并对心悸脉象的变化有深刻认识，记载脉律不齐是本病的表现。《素问·平人气象论》说："脉绝不至曰死，乍疏乍数曰死。"这是认识到心悸时严重脉律失常与疾病预后关系的最早记载。心悸的病名，首见于汉·张仲景的《金匮要略》和《伤寒论》，称之为"心动悸""心下悸""心中悸""惊悸"等，认为其主要病因有惊扰、水饮、虚劳及汗后受邪等，并记载了心悸时表现的结、代、促脉及其区别，提出了基本治疗原则，并以炙甘草汤等治疗心悸。元·朱丹溪认为心悸的发病应责之虚与痰，《丹溪心法·惊悸怔忡》曰："惊悸者血虚，惊悸有时，从朱砂安神丸；怔忡者血虚，怔忡无时，血少者多，有思虑便动属虚，时作时止者，痰因火动。"明·虞抟《医学正传·惊悸怔忡健忘证》曰："怔忡者，心中惕惕然动摇而不得安静，无时而作者是也；惊悸者，蓦然而跳跃惊动，而有欲厥之状，有时而作者是也。"对惊悸、怔忡的区别与联系有详尽的描述。清·王清任重视瘀血内阻导致心悸怔忡，《医林改错》中记载用血府逐瘀汤治疗心悸每多获效。

对于以晕厥、黑蒙为主要临床表现的缓慢性心律失常，主要与中医"眩晕""厥证"

相关。其病因或由时疫邪毒，内伤于心，伤及心阳，耗损气血，或由先后天不足，年老气血阴阳亏虚，至痰瘀内生。发病机制主要是心阳气虚损，病在心。

【诊断依据】

一、临床表现

1. 窦性心动过速　成人窦性心律的频率超过 100 次/分为窦性心动过速。目前临床上分为生理性窦性心动过速和不适当窦性心动过速。生理性窦性心动过速常见于健康人、吸烟、饮茶或咖啡、饮酒、体力活动及情绪激动时；也可见于某些病理状态，如发热、甲亢、贫血、休克、心肌缺血、充血性心力衰竭，以及应用肾上腺素、阿托品等药物时。不适当窦性心动过速是指在静息状态下心率的持续性增快，或心率的增快与生理、情绪激动、病理状态或药物作用水平无关或不相一致，也称特发性窦性心动过速。

2. 窦性心动过缓　成人窦性心律的频率低于 60 次/分称为窦性心动过缓。窦性心动过缓常同时伴有窦性心律不齐（不同 PP 间期的差异＞0.12 秒）。窦性心动过缓常见于健康的青年人、运动员及睡眠状态。其他原因包括颅内疾病、严重缺氧、低温、甲状腺功能减退、阻塞性黄疸和血管迷走性晕厥等，以及应用拟胆碱药物、胺碘酮、β 受体阻滞剂、非二氢吡啶类的钙通道阻滞剂或洋地黄等药物。窦房结病变和急性下壁心肌梗死亦常发生窦性心动过缓。

3. 窦性停搏　窦性停搏或窦性静止是指窦房结不能产生冲动。过长时间的窦性停搏（＞3 秒）且无逸搏发生时，患者可出现黑蒙、短暂意识障碍或晕厥，严重者可发生 Adams-Stokes 综合征，甚至死亡。

4. 病态窦房结综合征　病态窦房结综合征（sick sinus syndrom，SSS）简称病窦综合征，是由窦房结病变导致功能减退，产生多种心律失常的综合表现。患者可在不同时间出现一种以上的心律失常，常同时合并心房自律性异常，部分患者同时有房室传导功能障碍。患者出现与心动过缓有关的心、脑等脏器供血不足的症状，如发作性头晕、黑蒙、心悸、乏力和运动耐力下降等；严重者可出现心绞痛、心力衰竭、短暂意识障碍或晕厥，甚至猝死。如有心动过速发作，则可出现心悸、心绞痛等症状。

5. 房性期前收缩　房性期前收缩是指起源于窦房结以外心房的任何部位的心房激动，主要表现为心悸，一些患者有胸闷、乏力症状，自觉有停跳感，有些患者可能无任何症状。多为功能性，正常成人进行 24 小时心电检测，大约 60% 有房性期前收缩发生。在各种器质性心脏病如冠心病、肺心病、心肌病等患者中，房性期前收缩发生率明显增加，并常可引起其他快速型房性心律失常。

6. 心房颤动　心房颤动是最常见的心律失常之一，是指规则有序的心房电活动丧失，代之以快速无序的颤动波，是严重的心房电活动紊乱。房颤常发生于器质性心脏病患者，多见于高血压性心脏病、冠心病、风湿性心脏病二尖瓣狭窄、心肌病及甲状腺功能亢进，其次缩窄性心包炎、慢性肺源性心脏病、预激综合征和老龄也可引起房颤。部分房颤原因不明，可见于正常人，可在情绪激动、外科手术、运动或大量饮酒时发生；房颤发生在无结构性心脏病的中青年中称为孤立性房颤或特发性房颤。一般将房颤分为首诊房颤、阵发性房颤、持续性房颤、长期持续性房颤及永久性房颤。房颤症状的轻重受心室率快慢的影响。心室率超过 150 次 / 分，患者可发生心绞痛与充血性心力衰竭。心室率不快时，患者可无症状。房颤时心房有效收缩消失，心排血量比窦性心律时减少达 25% 或更多。房颤并发血栓栓塞的危险性甚大，尤以脑栓塞危害最大，常可危及生命并严重影响患者的生存质量。心脏听诊第一心音强度变化不定，心律极不规则。当心室率快时可发生脉搏短绌。

7. 阵发性室上性心动过速（简称室上速）　心动过速发作突然起始与终止，持续时间长短不一。症状包括心悸、胸闷、焦虑不安、头晕，少见有晕厥、心绞痛、心力衰竭与休克者。症状轻重取决于发作时心室率快速的程度及持续时间，亦与原发病的严重程度有关。若发作时心室率过快，使心输出量与脑血流量锐减或心动过速猝然终止，窦房结未能及时恢复自律性导致心搏停顿，则可发生晕厥。听诊心尖区第一心音强度恒定，心律绝对规则。

8. 预激综合征　指心房部分激动由正常房室传导系统以外的先天性附加通道（旁道）下传，使心室某一部分心肌预先激动（预激），导致以异常心电生理和（或）伴发多种快速型心律失常为特征的一种综合征。房室折返性心动过速是预激综合征最常伴发的快速型心律失常。心室预激本身不引起症状，具有心室预激表现者，其快速型心律失常的发生率为 1.8%，并随年龄增长而增加。这些快速型心律失常主要包括：房室折返性心动过速（最常见，约占 80%），其次是心房颤动与心房扑动，以及心室颤动与猝死。患者主要表现为阵发性心悸，为发生房室折返性心动过速所致。过高频率的心动过速（特别是持续发作心房颤动）可导致充血性心力衰竭、低血压或恶化为心室颤动和猝死。

9. 室性期前收缩　室性期前收缩是一种最常见的心律失常，是指希氏束分叉以下部位过早发生的、提前使心肌除极的心搏。室性期前收缩常无特异性症状，且是否有症状或症状的轻重程度与期前收缩的频发程度无直接相关。患者一般表现为心悸、心跳或"停跳"感，类似电梯快速升降的失重感或代偿间歇后有力的心脏搏动，可伴有头晕、乏力、胸闷等症状。严重器质性心脏疾病者，长时间频发室性期前收缩可产生心绞痛、低血压或心衰等。听诊时，室性期前收缩后出现较长的停歇，且室性期前收缩的第二心音强度减弱，仅能听到第一心音。桡动脉搏动减弱或消失。

10. 室性心动过速　室性心动过速简称室速，是起源于希氏束分支以下的特殊传导系统或者心室肌的连续 3 个或 3 个以上的异位心搏。及时正确地判断和治疗室速具有非常重要的临床意义。室速常发生于各种器质性心脏病患者。最常见为冠心病，其次是心肌病、心力衰竭、二尖瓣脱垂、心瓣膜病等，其他病因包括代谢障碍、电解质紊乱、长QT 间期综合征等。室速偶可发生在无器质性心脏病者，称为特发性室速。室速的临床症状视发作时心室率、持续时间、基础心脏病变和心功能状况不同而异。非持续性室速（发作时间短于 30 秒，能自行终止）的患者通常无症状。持续性室速（发作时间超过 30 秒，需药物或电复律始能终止）常伴有明显血流动力学障碍与心肌缺血。临床症状包括低血压、少尿、气促、心绞痛、晕厥等。部分多形性室速、尖端扭转型室速发作后很快蜕变为心室颤动，导致心源性晕厥、心脏骤停和猝死。听诊心律可轻度不规则，第一、二心音分裂，收缩期血压随心搏变化。

11. **心室颤动**　心室颤动为致死性心律失常。常见于缺血性心脏病。此外，抗心律失常药物，特别是引起 QT 间期延长与尖端扭转的药物，严重缺氧、缺血、预激综合征合并房颤与极快的心室率、电击伤等亦可引起。临床症状包括意识丧失、抽搐、呼吸停顿甚至死亡、听诊心音消失、脉搏触不到、血压亦无法测到。

12. **房室阻滞**　房室阻滞是指房室交界区脱离了生理不应期后，心房冲动传导延迟或不能传导至心室。房室阻滞可以发生在房室结、希氏束以及束支等不同的部位。一度房室阻滞患者通常无症状。二度房室阻滞可引起心搏脱漏，可有心悸症状，也可无症状。三度房室阻滞的症状取决于心室率的快慢与伴随病变，症状包括疲倦、乏力、头晕、晕厥、心绞痛、心力衰竭。房室阻滞因心室率过慢导致脑缺血，患者可出现暂时性意识丧失，甚至抽搐，称为 Adams-stokes 综合征，严重者可猝死。一度房室阻滞听诊时，因 PR 间期延长，第一心音强度减弱。二度 Ⅰ 型房室阻滞第一心音强度逐渐减弱并有心搏脱漏。二度 Ⅱ 型房室阻滞亦有间歇性心搏脱漏，但第一心音强度恒定。三度房室阻滞因房室分离，第一心音强度经常变化，第二心音可呈正常或反常分裂，间或听到响亮亢进的第一心音（大炮音）。

二、辅助检查

（一）心电图

1. **窦性心律失常**　均为窦性 P 波，窦性心动过速患者的心率超过 100 次/分，窦性心动过缓患者的心率低于 60 次/分。窦性心动过缓常同时伴有窦性心律不齐（不同 PP 间期的差异 > 0.12 秒）。窦性停搏心电图表现为在较正常 PP 间期显著长的间期内无 P 波发生，或 P 波与 QRS 波均不出现，长的 PP 间期与基本的窦性 PP 间期无倍数关系。长时间的窦性停搏后，下位的潜在起搏点，如房室交界处或心室，可发出单个逸搏或逸搏性心律控制心室。

2. **病态窦房结综合征**　心电图的主要表现包括：①非药物引起的持续而显著的窦性心动过缓（50 次/分以下）；②窦性停搏或窦性静止与窦房阻滞（图 6-1）；③窦房阻滞与房室阻滞并存；④心动过缓 - 心动过速综合征，简称慢 - 快综合征（图 6-2），是指心动过缓与房性快速型心律失常（心房扑动、心房颤动或房性心动过速）交替发作。

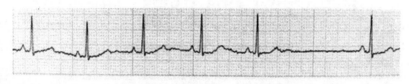

图 6-1　窦性停搏、窦房阻滞

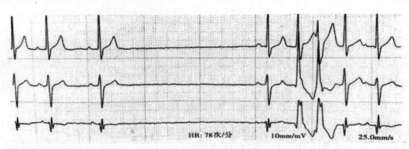

图 6-2　慢－快综合征

3. 房性期前收缩　心电图（图 6-3）表现为 P 波提前发生，与窦性 P 波形态不同；PR 间期＞ 120 ms；QRS 波群呈室上性，部分可有室内差异性传导；多为不完全代偿间歇。

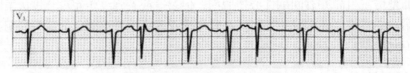

图 6-3　房性期前收缩（第 4、第 7 个）

4. 心房颤动　心电图特征包括 P 波消失，代之以小而不规则的基线波动，形态与振幅均变化不定，称为 f 波；频率为 350~600 次 / 分；心室率极不规则。

5. 阵发性室上性心动过速　心电图表现为心率 150~250 次 / 分，节律规则；QRS 波形态与时限均正常，但发生室内差异性传导或束支阻滞时，QRS 波形态异常；P 波为逆行性（Ⅱ、Ⅲ、aVF 导联倒置），常埋藏于 QRS 波内或位于其终末部分，P 波就与 QRS 波保持固定关系；起始突然，通常由一个房性期前收缩触发，其下传的 PR 间期显著延长，随之引起心动过速发作（图 6-4）。

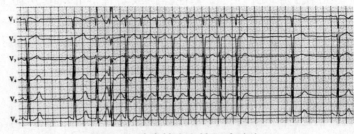

图 6-4　阵发性室上性心动过速

6. 预激综合征　房室旁路典型预激心电图（图 6-5）表现为窦性心搏的 PR 间期短于 0.12 秒；某些导联之 QRS 波群时限超过 0.12 秒，QRS 波群起始部分粗钝（称 δ 波），终末部分正常；ST-T 波呈继发性改变，与 QRS 波群主波方向相反。根据胸导联 QRS 波群的形态，以往将预激综合征分成两型，A 型为胸导联 QRS 波群主波均向上，预激发生在左室或右室后底部；B 型为 QRS 波群在 V1 导联主波向下，V5、V6 导联主波向上，预激发生在右室前侧壁。

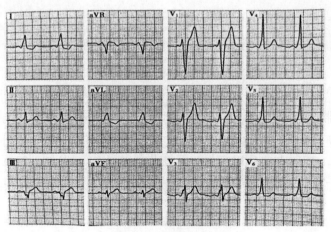

图 6-5 预激综合征

7. 室性期前收缩 心电图（图 6-6）表现为提前发生的 QRS 波群，时限常超过 0.12 秒、宽大畸形；ST 段与 T 波的方向与 QRS 主波方向相反；室性期前收缩与其前面的窦性搏动之间期（称为配对间期）恒定，后可出现完全性代偿间歇。

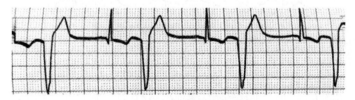

图 6-6 室性期前收缩

8. 室性心动过速 心电图（图 6-7）表现为 3 个或以上的室性期前收缩连续出现；心室率常为 100~250 次 / 分；节律规则或略不规则；心房独立活动与 QRS 波无固定关系，形成室房分离；偶可见心室激动逆传夺获心房。心室夺获与室性融合波：室速发作时少数室上性冲动可下传心室，产生心室夺获，表现为在 P 波之后，提前发生一次正常的 QRS 波。室性融合波的 QRS 波形态介于窦性与异位心室搏动，其意义为部分夺获心室。心室夺获与室性融合波的存在对确立室性心动过速的诊断提供了重要依据。

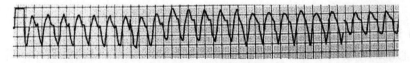

图 6-7 室性心动过速

9. 心室颤动　心室颤动的波形、振幅与频率均极不规则（图 6-8），无法辨认 QRS 波群、ST 段与 T 波，持续时间较短。

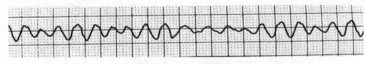

图 6-8　心室颤动

10. 房室阻滞　一度房室阻滞 PR 间期超过 0.2 秒。QRS 波群形态与时限多正常。二度房室阻滞分为 I 型和 II 型。二度 I 型房室阻滞 P 波规律出现，PR 间期逐渐延长，直到 P 波下传受阻，脱漏 1 个 QRS 波群。二度 II 型房室阻滞 PR 间期恒定，部分 P 波后无 QRS 波群（图 6-9 至图 6-12）。

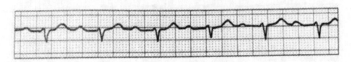

图 6-9　一度房室传导阻滞

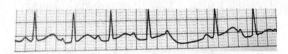

图 6-10　二度 I 型房室传导阻滞

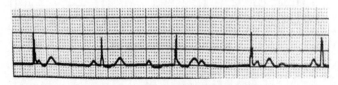

图 6-11　二度 II 型房室传导阻滞

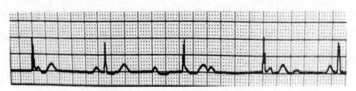

图 6-12　三度房室传导阻滞

（二）动态心电图

动态心电图主要用于心律失常和心肌缺血检查，包括了解心悸与晕厥等症状的发生是否与心律失常有关、明确心律失常或心肌缺血发作与日常活动的关系及昼夜分布特征、协助评价抗心律失常药物疗效、起搏器或植入型心律转复除颤器的疗效及是否出现功能障碍等。

（三）运动试验

患者在运动时出现心悸症状，可作运动试验协助诊断。但应注意，正常人进行运动试验亦可发生期前收缩和心动过速，如房性期前收缩、室性期前收缩和房性心动过速等。运动试验常用于评估与儿茶酚胺有关的心律失常如儿茶酚胺敏感性室性心动过速，并评估心律失常危险性，协助判断预后等。

（四）食管心电生理检查

常用于鉴别室上性心动过速的类型，如是否存在房室结双径路。食管心电图还能清晰地识别心房与心室电活动，确定房室电活动的关系，鉴别室性心动过速与室上性心动过速伴室内差异性传导。经食管快速起搏心房可使预激图形更为清晰，有助于明确不典型预激综合征患者。应用电刺激诱发与终止心动过速还可用于协助评价抗心律失常药物疗效、评估窦房结功能、终止药物无效的某些折返性室上性心动过速。食管电生理检查简单易行、安全性高。

（五）心腔内电生理检查

常见需要进行心电生理检查的适应证如下。

1. 窦房结功能测定　当患者出现发作性晕厥症状，临床怀疑病态窦房结综合征，但缺乏典型心电图表现，可进行心电生理检查测定窦房结功能。

2. 房室与室内阻滞　体表心电图往往不能准确判断房室与室内阻滞的部位，心电生理检查则可明确阻滞的确切部位。

3. 心动过速　当出现以下几种情况时应进行心电生理检查：①室上性或室性心动过速反复发作伴有明显症状；②发作不频繁难以明确诊断；③鉴别室上性心动过速伴有室内差异性传导或室性心动过速有困难者；④进行系列的心电生理 - 药理学试验以确定抗心律失常药物疗效；评价各种非药物治疗方法的效果；⑤心内膜标测确定心动过速的起源部位，并同时进行导管消融治疗。

4. 不明原因晕厥　经全面的病史询问、体格检查及无创伤性心脏检查仍未能明确晕厥病因者，可考虑行心腔内电生理检查。

【西医治疗】

1. 药物治疗　给予心律失常患者长期药物治疗之前，应先了解心律失常发生的原因、基础心脏病变及其严重程度和有无可纠正的诱因，如心肌缺血、电解质紊乱、甲状腺功能异常或抗心律失常药物所致心律失常作用。抗心律失常用药的目的是终止心律失常发作，或减少心动过速复发而减轻症状，或减少心律失常而改善患者预后。

正确合理使用抗心律失常药物的原则包括：①首先注意基础心脏病的治疗，以及病因和诱因的纠正。②注意掌握抗心律失常药物的适应证，并非所有的心律失常均需应用抗心律失常药物，只有直接导致明显的症状或血流动力学障碍或具有引起致命危险的恶性心律失常时才需要针对心律失常进行治疗，包括选择抗心律失常的药物。众多无明显症状、无明显预后意义的心律失常，如期前收缩，短阵的非持续性心动过速，心室率不快的心房颤动，一度或二度Ⅰ型房室阻滞，一般不需要抗心律失常药物治疗。③注意抗心律失常药物的不良反应，包括对心功能的影响、致心律失常作用和对全身其他脏器与系统的不良作用。

目前临床常用的抗心律失常药物分为四大类，其中Ⅰ类再分为三个亚类。Ⅰ A类药物减慢动作电位0相上升速度，延长动作电位时程，奎尼丁、普鲁卡因胺、丙吡胺等属此类。Ⅰ B类药物不减慢动作电位0相上升速度，缩短动作电位时程，美西律、苯妥英钠与利多卡因等属此类。Ⅰ C类药减慢动作电位0相上升速度，减慢传导与轻微延长动作电位时程，氟卡尼、恩卡尼、普罗帕酮等属此类。Ⅱ类药阻断β肾上腺素能受体，美托洛尔、阿替洛尔、比索洛尔等属此类，是目前已明确的可以改善患者长期预后的抗心律失常药物。Ⅲ类药阻滞钾通道与延长复极，胺碘酮、决奈达隆、索他洛尔、多非利特等属此类。Ⅳ类药阻滞慢钙通道，维拉帕米和地尔硫草属此类。

2. 介入及手术治疗

（1）导管射频消融术：射频消融术是以射频消融仪通过释放射频电能使特定的局部心肌细胞脱水、变性、坏死，自律性和传导性能均发生改变，从而使心律失常得以根治。目前除射频能外，有关研究的其他能源有冷冻、超声、激光消融等。

射频消融适应证：①预激综合征合并阵发性房颤和快速心室率；②房室折返性心动过速、房室结折返性心动过速、房速和无器质性心脏病证据的室速呈反复发作性，或合并有心动过速心肌病，或者血流动力学不稳定者；③发作频繁、心室率不易控制的典型房扑和非典型房扑；④发作频繁、症状明显的心房颤动；⑤不适当窦速合并心动过速心肌病；⑥发作频繁和（或）症状重、药物预防发作效果差的合并器质性心脏病的室速，多作为ICD的补充治疗。

（2）植入型心律转复除颤器：植入型心律转复除颤器（ICD）可同时具备抗心动过缓起搏、抗心动过速起搏、低能转复以及高能除颤多种功能。

ICD适应证：①非可逆性原因引起的室颤或血流动力学不稳定的持续室速导致的心脏骤停；②器质性心脏病的自发持续性室速，无论血流动力学是否稳定；③晕厥原因不确定，但心脏电生理检查能够诱发出临床相关的、具有明显血流动力学障碍的特发性室速或者室颤；④心肌梗死后非持续性室速，LVEF < 40%，且心电生理检查能诱发出室颤或持续性室速。

3. 缓慢性心律失常的治疗　对于急性心动过缓，如病态窦房结综合征、房室传导阻滞，若有明显症状或血流动力学不稳定，可使用阿托品、异丙肾上腺素、多巴胺、多巴酚丁胺或肾上腺素增加心率、改善症状。

除此之外，对于伴有症状的缓慢性心律失常患者，通过植入永久起搏器可改善患者预后。心脏起搏器是通过发放一定形式的电脉冲，从而模拟正常心脏的冲动形成和传导，从而治疗心动过缓或心脏传导异常等疾病。

起搏器适应证：①窦房结功能障碍引起明显症状的；②由于某些疾病必须使用某些类型和剂量的药物治疗，而这些药物又可以加重窦性心动过缓并产生临床症状；③非可逆性二度Ⅱ型、高度及三度房室传导阻滞，不论有无症状，均推荐植入起搏器；④对于神经肌肉疾病所致二度、三度房室传导阻滞或HV间期 > 70 ms患者；⑤持续性房颤合并症状性心动过缓者；⑥对于需要药物治疗心律失常或其他疾病所致症状性房室传导阻滞患者，若无可替代治疗方案，推荐永久起搏。

【中医治疗】

一、中医辨证施治

1. 心虚胆怯证

临床表现：心悸不宁，善惊易恐，坐卧不安，少寐多梦而易惊醒，恶闻声响，食少纳呆，苔薄白，脉细略数或细弦。

病机：气血亏损，心虚胆怯，心神失养。

治法：镇惊定志，养心安神。

处方：安神定志丸加减。龙齿、琥珀、酸枣仁、远志、茯神、人参、茯苓、山药、天冬、生地、熟地、肉桂、五味子。

加减：气短乏力，头晕目眩，动则为甚，静则悸缓，为心气虚损明显，重用人参，加黄芪以加强益气之功；兼见心阳不振，用肉桂易桂枝，加附子以温通心阳；兼心血不足，加阿胶、首乌、龙眼肉以滋养心血；兼心气郁结、心悸烦闷、精神抑郁，加柴胡、郁金、合欢皮、绿萼梅以疏肝解郁；气虚夹湿，加泽泻，重用白术、茯苓；气虚夹瘀，加丹参、川芎、红花、郁金。

2. 心血不足证

临床表现：心悸气短，头晕目眩，失眠健忘，面色无华，倦怠乏力，纳呆食少，舌淡红，脉细弱。

病机：心血亏耗，心失所养，心神不宁。

治法：补血养心，益气安神。

处方：归脾汤加减。黄芪、人参、白术、炙甘草、熟地、当归、龙眼肉、茯神、远志、酸枣仁、木香。

加减：兼阳虚而汗出肢冷，加附子、黄芪、煅龙骨、煅牡蛎；兼阴虚，重用麦冬、地黄、阿胶，加沙参、玉竹、石斛；纳呆腹胀，加陈皮、谷芽、麦芽、神曲、山楂、鸡内金、枳壳健脾助运；失眠多梦，加合欢皮、夜交藤、五味子、柏子仁、莲子心等养心安神。热病后期损及心阴而心悸者，以生脉散加减，有益气养阴补心之功。

3. 阴虚火旺证

临床表现：心悸易惊，心烦失眠，五心烦热，口干，盗汗，思虑劳心则症状加重，伴耳鸣腰酸，头晕目眩、急躁易怒，舌红少津，苔少或无，脉细数。

病机：肝肾阴虚，水不济火，心火内动，扰动心神。

治法：滋阴清火，养心安神。

处方：天王补心丹合朱砂安神丸加减。生地、玄参、麦冬、天冬、当归、丹参、人参、炙甘草、黄连、朱砂、茯苓、远志、酸枣仁、柏子仁、五味子、桔梗。

加减：阴虚而火热不明显者，可单用天王补心丹；阴虚兼有瘀热者加赤芍、丹皮、桃仁、红花、郁金等清热凉血，活血化瘀。

4. 心阳不振证

临床表现：心悸不安，胸闷气短，动则尤甚，面色苍白，形寒肢冷，舌淡苔白，脉虚弱或沉细无力。

病机：心阳虚衰，无以温养心神。

治法：温补心阳，安神定悸。

处方：桂枝甘草龙骨牡蛎汤合参附汤加减。桂枝、附子、人参、黄芪、麦冬、枸杞、炙甘草、龙骨、牡蛎。

加减：兼见水饮内停者，加葶苈子、五加皮、车前子、泽泻等利水化饮；夹瘀血者，加丹参、赤芍、川芎、桃仁、红花；兼见阴伤者，加麦冬、枸杞子、玉竹、五味子；心阳不振，以致心动过缓者，酌加炙麻黄、补骨脂，重用桂枝以温通心阳。

5. 水饮凌心证

临床表现：心悸眩晕，胸闷痞满，渴不欲饮，小便短少，或下肢水肿，形寒肢冷，伴恶心、欲吐，流涎，舌淡胖，苔白滑，脉弦滑或沉细而滑。

病机：脾肾阳虚，水饮内停，上凌于心，扰乱心神。

治法：振奋心阳，化气行水，宁心安神。

处方：苓桂术甘汤加减。泽泻、猪苓、车前子、茯苓、桂枝、炙甘草、人参、白术、黄芪、远志、茯神、酸枣仁。

加减：兼见恶心呕吐者，加半夏、陈皮、生姜以和胃降逆；兼见肺气不宣、肺有水湿、咳喘、胸闷者，加杏仁、前胡、桔梗以宣肺，葶苈子、五加皮、防己以泻肺利水；兼见瘀血者，加当归、川芎、刘寄奴、泽兰、益母草；若见因心功能不全而致水肿、尿少、阵发性夜间咳喘或端坐呼吸者，当重用温阳利水之品，可用真武汤加减。

6. 瘀阻心脉证

临床表现：心悸不安，胸闷不舒、心痛时作，痛如针刺、唇甲青紫，舌质紫暗或有瘀斑，脉涩或结或代。

病机：血瘀气滞，心脉瘀阻，心阳被遏，心失所养。

治法：活血化瘀，理气通络。

处方：桃仁红花煎加减。桃仁、红花、丹参、赤芍、川芎、延胡索、香附、青皮、生地、当归。

加减：气滞血瘀，加用柴胡、枳壳；兼气虚，加黄芪、党参、黄精；兼血虚，加何首乌、枸杞子、熟地；兼阴虚，加麦冬、玉竹、女贞子；兼阳虚，加附子、肉桂、淫羊藿；络脉痹阻、胸部窒闷，加沉香、檀香、降香；夹痰浊、胸满闷痛、苔浊腻，加瓜蒌、薤白、半夏、陈皮；胸痛甚，加乳香、没药、五灵脂、蒲黄、三七粉等祛瘀止痛。

7. 痰火扰心证

临床表现：心悸时发时止，受惊易作，胸闷烦躁，失眠多梦，口干苦、大便秘结，小便短赤，舌红，苔黄腻，脉弦滑。

病机：痰浊停聚，郁久化火，痰火扰心，心神不安。

治法：清热化痰、宁心安神。

处方：黄连温胆汤加减。黄连、山栀、竹茹、半夏、胆南星、全瓜蒌、陈皮、生姜、枳实、远志、菖蒲、酸枣仁、生龙骨、生牡蛎。

加减：痰热互结、大便秘结者，加生大黄；心悸重者，加珍珠母、石决明、磁石重镇安神；火郁伤阴者，加麦冬、玉竹、天冬、生地养阴清热；兼见脾虚者，加党参、白术、谷麦芽、砂仁益气醒脾。

8.邪毒犯心证

临床表现：心悸，胸闷，气短，左胸隐痛，发热，恶寒，咳嗽，神疲乏力，口干渴，舌质红，少津，苔薄黄，脉细数或结代。

病机：邪毒犯心，损及阴血，耗伤气阴，心神失养。

治法：清热解毒，益气养阴。

处方：银翘散合生脉散加减。金银花、连翘、薄荷、荆芥、豆豉、桔梗、牛蒡子、甘草、淡竹叶、芦根、人参、麦冬、五味子。

加减：热毒甚者，加大青叶、板蓝根；若夹血瘀，加丹皮、丹参、益母草、赤芍、红花；若夹湿热，加茵陈、苦参、藿香、佩兰；若兼气滞，加绿萼梅、佛手、香橼等理气而不伤阴之品；若邪毒已去，气阴两虚为主者，用生脉散加味。

二、中成药处方

1.稳心颗粒　口服，每次1袋，每日3次，适用于气阴两虚、心脉瘀阻证。

2.益心舒片　口服，每次3片，每日3次，适用于气阴两虚证。

3.参松养心胶囊　口服，每次2~4粒，每日3次，适用于气阴两虚、心络瘀阻证。

三、针灸及其他疗法

1.针灸疗法

治法：通阳复脉、安神定悸。主要取心之俞穴、募穴、手少阴心经、手厥阴心包经穴，以辨病取穴为主，或在辨病取穴基础上辨证选穴。

主穴：内关、神门、足三里、膻中、心俞、三阴交、大陵、郄门、厥阴俞。

以俞募配穴加内关、神门、足三里为主，针用平补平泻。毫针常规操作，留针30分钟。期前收缩者，加阴郄；心动过缓者，加通里、素髎、列缺；心动过速者，加手三里、下侠白。

2.其他疗法　耳针：心、神门、皮质下、交感、肾、脑点、肝、脾、肾上腺，毫针轻刺激或王不留行贴压，每日1次，两耳交替。

【用药说明及治疗注意事项】

（1）心悸由脏腑气、血、阴、阳亏虚，心络失养所致者，治当补益气血、调整阴阳、养心安神；心悸由痰饮、瘀血、痰火等邪实所致者，治当化痰通络、祛饮通络、清火宁络、镇静安神等。

（2）辨病治疗，除治疗心悸外，还需治疗引起心悸的原发疾病，多部位、多靶点、整合调节。

【预防】

1. 生活调护　养成生活作息规律的习惯，戒烟限酒，保证睡眠，注意休息并且进行适量的运动。

2. 饮食调护　少食多餐，宜以进食清淡、营养丰富、低盐低脂、高蛋白、富含多种维生素并且健康的饮食为原则，注意饮食卫生。

3. 精神调护　保持平和稳定的情绪，精神放松，不过度紧张，避免过喜、过悲、过怒，注意精神调节。

4. 气候调护　注意气候变化，避免受凉，预防感冒。

第五节　心力衰竭

【概述】

一、西医定义

心力衰竭是各种心脏结构或功能性疾病导致心室充盈和（或）射血功能受损，心排血量不能满足机体组织代谢需要，以肺循环和（或）体循环淤血，器官、组织血液灌注不足为临床表现的一组综合征，主要表现为呼吸困难、体力活动受限和体液潴留。心功能不全或心功能障碍理论上是一个更广泛的概念，伴有临床症状的心功能不全称为心力衰竭。

二、中医认识

心衰是以心悸、气喘、肢体水肿为主症的一种病证。多继发于胸痹心痛、心悸、心痹等疾病，是各种心脏疾病的最终转归，亦见于其他脏腑疾病的危重阶段。早期表现为乏力，气短，动则气喘、心悸；继而气喘加重，喘不得卧，尿少肢肿，腹胀纳呆。每因外感、劳倦和情志等因素使病情日剧加重，可发生猝死。

《黄帝内经》无心衰病名，但有相关症状和病机的论述。汉·张仲景提出了与心衰有关的"心水""支饮"疾病的概念，其创制的真武汤、经方葶苈大枣泻肺汤是临床比较常用的方剂。西晋·王叔和在《脉经》卷第三中首先提出"心衰"病名："心衰则伏，肝微则沉，故令脉伏而沉。"认为阳气虚衰水停乃心衰的主要病机，脉沉伏是心衰脉象，并提出调其阴阳，利其小便的治法："因转孔穴，利其溲便，遂通水道，甘液下流，亭其阴阳，喘息则微，汗出正流。肝着其根，心气因起，阳行四肢，肺气亭亭，喘息则安。"此心衰概念、症状、病机与现代西医学的心力衰竭颇为一致。王叔和学术成就启示我们，学习中医，先要遵古、博古、习古以继承前学，方能知新、用新、创新理论以发扬医理。

【诊断依据】

一、临床表现

（一）左心衰竭

以肺循环淤血及心排血量降低为主要表现。

1.症状

（1）不同程度的呼吸困难：①劳力性呼吸困难。它是左心衰竭最早出现的症状。②端坐呼吸。肺淤血达到一定程度时，患者不能平卧，因平卧时回心血量增多且横膈上抬，呼吸更为困难。高枕卧位、半卧位甚至端坐时方可好转。③夜间阵发性呼吸困难。患者入睡后突然因憋气而惊醒，被迫取坐位，多于端坐休息后缓解。④急性肺水肿。它是左心衰呼吸困难最严重的形式，重者可有哮鸣音，称为"心源性哮喘"。

（2）咳嗽、咳痰、咯血：咳嗽、咳痰是肺泡和支气管黏膜淤血所致，开始常于夜间发生，坐位或立位时咳嗽可减轻，白色浆液性泡沫状痰为其特点，偶可见痰中带血丝。急性左心衰发作时可出现粉红色泡沫样痰。长期慢性肺淤血时肺静脉压力升高，导致肺循环和支气管血液循环之间在支气管黏膜下形成侧支，此种血管一旦破裂可引起大咯血。

（3）乏力、疲倦、运动耐量降低、头晕、心慌等器官、组织灌注不足及代偿性心率加快所致的症状。

（4）少尿及肾功能损害症状：严重的左心衰竭血液再分配时，肾血流量首先减少，可出现少尿。长期慢性的肾血流量减少可出现血尿素氮、肌酐升高并可有肾功能不全的相应症状。

2.体征

（1）肺部湿性啰音：由于肺毛细血管压增高，液体渗出到肺泡而出现湿性啰音。随着病情的加重，肺部啰音可从局限于肺底部发展直至全肺。侧卧位时下垂的一侧啰音较多。

（2）心脏体征：除基础心脏病的固有体征外，一般有心脏扩大及相对性二尖瓣关闭不全的反流性杂音、肺动脉瓣区第二心音亢进及第三心音或第四心音奔马律。

（二）右心衰竭

以体循环淤血为主要表现。

1.症状

（1）消化道症状：胃肠道及肝淤血引起腹胀、食欲缺乏、恶心、呕吐等是右心衰最常见的症状。

（2）劳力性呼吸困难：继发于左心衰的右心衰呼吸困难已存在。单纯性右心衰为分流性先天性心脏病或肺部疾病所致，也均有明显的呼吸困难。

2.体征

（1）水肿：体静脉压力升高使软组织出现水肿，表现为始于身体低垂部位的对称性凹陷性水肿。也可表现为胸腔积液，以双侧多见，常以右侧为甚，单侧者以右侧多见，主要与体静脉和肺静脉压同时升高、胸膜毛细血管通透性增加有关。

（2）颈静脉征：颈静脉搏动增强、充盈、怒张是右心衰时的主要体征，肝颈静脉反流征阳性则更具特征性。

（3）肝大：肝淤血肿大常伴压痛，持续慢性右心衰可致心源性肝硬化。

（4）心脏体征：除基础心脏病的相应体征外，可因右心室显著扩大而出现三尖瓣关闭不全的反流性杂音。

（三）全心衰竭

左心衰竭继发右心衰竭而形成的全心衰竭，因右心衰竭时右心排血量减少，因此以往的阵发性呼吸困难等肺淤血症状反而有所减轻。扩张型心肌病等同时存在左、右心室衰竭者，肺淤血症状往往不严重，主要表现为左心衰竭心排血量减少的相关症状和体征。

二、分期与分级

（一）心力衰竭分期

A期（前心衰阶段）：患者存在心衰高危因素，但目前尚无心脏结构或功能异常，也无心衰的症状和（或）体征。包括高血压、冠心病、糖尿病和肥胖、代谢综合征等最终可累及心脏的疾病，以及应用心脏毒性药物史、酗酒史、风湿热史或心肌病家族史等。

B期（前临床心衰阶段）：患者无心衰的症状和（或）体征，但已出现心脏结构改变，如左心室肥厚、无症状瓣膜性心脏病、既往心肌梗死史等。

C期（临床心衰阶段）：患者已有心脏结构改变，既往或目前有心衰的症状和（或）体征。

D期（难治性终末期心衰阶段）：患者虽经严格优化内科治疗，但休息时仍有症状，常伴心源性恶病质，须反复长期住院。

心衰分期全面评价了病情进展阶段，提出对不同阶段进行相应的治疗。通过治疗只能延缓而不可能逆转病情进展。

（二）心力衰竭分级

（1）心力衰竭的严重程度通常采用美国纽约心脏病学会（New York Heart Association，NYHA）的心功能分级方法。Ⅰ级：心脏病患者日常活动量不受限制，一般活动不引起乏力、呼吸困难等心衰症状。Ⅱ级：心脏病患者体力活动轻度受限，休息时无自觉症状，一般活动下可出现心衰症状。Ⅲ级：心脏病患者体力活动明显受限，低于平时一般活动即引起心衰症状。Ⅳ级：心脏病患者不能从事任何体力活动，休息状态下也存在心衰症状，活动后加重。

这种分级方案的优点是简便易行，但缺点是仅凭患者的主观感受和（或）医生的主观评价，短时间内变化的可能性较大，患者个体间的差异也较大。

（2）6分钟步行试验简单易行、安全方便，通过评定慢性心衰患者的运动耐力来评价心衰严重程度和疗效。要求患者在平直走廊里尽快行走，测定6分钟步行距离，根据美国胸科协会研究设定的标准，＜150 m、150~450 m和＞450 m分别为重度、中度和轻度心衰。

三、辅助检查

（一）实验室检查

1. 利钠肽　它是心衰诊断、患者管理、临床事件风险评估中的重要指标，临床上常用 BNP 及 NT-proBNP。未经治疗者若利钠肽水平正常可基本排除心衰诊断，已接受治疗者利钠肽水平高则提示预后差，但左心室肥厚、心动过速、心肌缺血、肺动脉栓塞、慢性阻塞性肺疾病等缺氧状态、肾功能不全、肝硬化、感染、败血症、高龄等均可引起利钠肽升高，因此其特异性不高。

2. 肌钙蛋白　严重心衰或心衰失代偿期、败血症患者的肌钙蛋白可有轻微升高，但心衰患者检测肌钙蛋白更重要的目的是明确是否存在急性冠状动脉综合征。肌钙蛋白升高，特别是同时伴有利钠肽升高，也是心衰预后的强预测因子。

3. 常规检查　包括血常规、尿常规、肝肾功能、血糖、血脂、电解质等，对于老年及长期服用利尿剂、RAAS 抑制剂类药物的患者尤为重要，在接受药物治疗的心衰患者的随访中也需要适当监测。甲状腺功能检测不容忽视，因为无论甲状腺功能亢进或减退均可导致心力衰竭。

（二）心电图

心力衰竭并无特异性心电图表现，但能帮助判断心肌缺血、既往心肌梗死、传导阻滞及心律失常等。

（三）影像学检查

1. 超声心动图　更准确地评价各心腔大小变化及瓣膜结构和功能，方便快捷地评估心功能和判断病因，是诊断心力衰竭最主要的检查。

2. X 线检查　是确诊左心衰竭肺水肿的主要依据，并有助于心衰与肺部疾病的鉴别。

3. 心脏磁共振　能评价左右心室容积、心功能、节段性室壁运动、心肌厚度、心脏肿瘤、瓣膜、先天性畸形及心包疾病等。

4. 冠状动脉造影　对于拟诊冠心病或有心肌缺血症状、心电图或负荷试验有心肌缺血表现者，可明确病因诊断。

5. 放射性核素心血池显影　能相对准确地评价心脏大小和 LVEF，还可通过记录放射活性时间曲线计算左心室最大充盈速率以反映心脏舒张功能。常同时行心肌灌注显像评价存活/缺血心肌，但在测量心室容积或更精细的心功能指标方面价值有限。

（四）有创性血流动力学检查

急性重症心衰患者必要时采用床旁右心漂浮导管（Swan-Ganz 导管）检查，经静脉将漂浮导管插至肺小动脉，测定各部位的压力及血液含氧量，计算心脏指数（CI）及肺毛细血管楔压（PCWP），直接反映左心功能，正常时 CI > 2.5 L/（min·m²），PCWP < 12 mmHg。

（五）心肺运动试验

仅适用于慢性稳定性心衰患者，在评估心功能并判断心脏移植的可行性方面切实有效。运动时肌肉需氧量增高，心排血量相应增加。

四、诊断标准

心力衰竭完整的诊断包括病因学诊断、心功能评价及预后评估。心力衰竭须综合病史、症状、体征及辅助检查做出诊断。主要诊断依据为原有基础心脏病的证据及循环淤血的表现。症状、体征是早期发现心衰的关键，完整的病史采集及详尽的体格检查非常重要。左心衰竭的不同程度呼吸困难、肺部啰音，右心衰竭的颈静脉征、肝大、水肿，以及心衰的心脏奔马律、瓣膜区杂音等是诊断心衰的重要依据。

（1）有基础心脏病的病史、症状和体征；有不同程度的呼吸困难、乏力和液体潴留（水肿）等症状。

（2）利钠肽升高，X线有肺淤血或肺水肿表现，超声心动图提示左室扩大（内径≥55 mm）和LVEF降低（＜40%）等典型改变。

预后评估：LVEF降低、NYHA分级恶化、低钠血症、降低、血细胞比容下降、QRS波增宽、持续性低血压、心动过速、肾功能不全、传统治疗不能耐受、顽固性高容量负荷、BNP明显升高等均为心衰高风险及再入院率、死亡率的预测因子。

【鉴别诊断】

心力衰竭主要应与以下疾病相鉴别。

1.支气管哮喘　严重左心衰竭患者常出现"心源性哮喘"，应与支气管哮喘相鉴别。测定血浆BNP水平对鉴别心源性和支气管性哮喘有较大的参考价值。

2.心包积液、缩窄性心包炎　由于腔静脉回流受阻同样可以引起颈静脉怒张、肝大、下肢水肿等表现，应根据病史、心脏及周围血管体征进行鉴别，超声心动图、CMR可确诊。

3.肝硬化　腹腔积液伴下肢水肿应与慢性右心衰竭鉴别，除基础心脏病体征有助于鉴别外，非心源性肝硬化不会出现颈静脉怒张等上腔静脉回流受阻的体征。

【西医治疗】

治疗原则：采取综合治疗措施，包括对各种可致心功能受损的疾病如冠心病、高血压、糖尿病的早期管理，调节心力衰竭的代偿机制，减少其负面效应，如拮抗神经体液因子的过度激活，阻止或延缓心室重塑的进展。

一、一般治疗

1.生活方式管理

（1）患者教育：心衰患者及家属应得到准确的有关疾病知识和管理的指导，内容包括健康的生活方式、平稳的情绪、适当的诱因规避、规范的药物服用、合理的随访计划等。

（2）体重管理：日常体重监测能简便直观地反映患者体液潴留情况及利尿剂疗效，帮助指导调整治疗方案。

（3）饮食管理：心衰患者血容量增加，体内水钠潴留，减少钠盐摄入有利于减轻上述情况，但在应用强效排钠利尿剂时过分严格限盐可导致低钠血症。

2.休息与活动　急性期或病情不稳定者应限制体力活动，卧床休息，以降低心脏负荷，有利于心功能的恢复。但长期卧床易发生深静脉血栓形成甚至肺栓塞，同时也可能出现消化功能减低、肌肉萎缩、坠积性肺炎、压疮等，适宜的活动能提高骨骼肌功能，改善活动耐量。因此，应鼓励病情稳定的心衰患者主动运动，根据病情轻重不同，在不诱发症状的前提下从床边小坐开始逐步增加有氧运动。

3.病因治疗

（1）病因治疗：对所有可能导致心脏功能受损的常见疾病如高血压、冠心病、糖尿病、代速谢综合征等，在尚未造成心脏器质性改变前即应早期进行有效治疗。对于少数病因未明的疾病如原发性扩张型心肌病等亦应早期积极干预，延缓疾病进展。

（2）消除诱因：常见的诱因为感染，特别是呼吸道感染，应积极选用适当的抗感染治疗。快速心室率心房颤动应尽快控制心室率，如有可能应及时复律。应注意排查及纠正潜在的甲状腺功能异常、贫血等。

二、药物治疗

1.利尿剂　利尿剂是心力衰竭治疗中改善症状的基石，是心衰治疗中唯一能够控制体液潴留的药物，但不能作为单一治疗。原则上在慢性心衰急性发作和明显体液潴留时应用。

（1）袢利尿剂：以呋塞米为代表，作用于髓袢升支粗段，排钠排钾，为强效利尿剂。对轻度心衰患者一般小剂量起始，逐渐加量，一般控制体重下降 $0.5\sim1.0$ kg/d 直至干重。

（2）噻嗪类利尿剂：以氢氯噻嗪为代表，作用于肾远曲小管近端和髓袢升支远端，抑制钠的重吸收。轻度心力衰竭可首选此药，注意电解质平衡，常与保钾利尿剂合用。因可抑制尿酸排泄引起高尿酸血症，长期大剂量应用可影响糖、脂代谢。

（3）保钾利尿剂：作用于肾远曲小管远端，通过拮抗醛固酮或直接抑制 Na-K 交换而具有保钾作用，利尿作用弱，多与上述两类利尿剂联用以加强利尿效果并预防低血钾。

电解质紊乱是长期使用利尿剂最常见的副作用，特别是低血钾或高血钾均可导致严重后果，应注意监测。对于低钠血症应谨慎区分缺钠性（容量减少性）与稀释性（难治性水肿）。前者尿少而比重高，应给予高渗盐水补充钠盐；后者见于心力衰竭进行性恶化患者，尿少而比重低，应严格限制水的摄入。

（4）AVP 受体拮抗剂（托伐普坦）：通过结合 V2 受体减少水的重吸收，不增加排钠，因此可用于治疗伴有低钠血症的心力衰竭。

2.RAAS 抑制剂

（1）血管紧张素转换酶抑制剂（angiotensin converting enzyme inhibitor，ACEI）：通过抑制 ACE 减少血管紧张素 II（angiotensin II，AT II）生成而抑制 RAAS；并通过抑制缓激肽降解而增强缓激肽活性及缓激肽介导的前列腺素生成，发挥扩血管作用，改善血流动力学；通过降低心衰患者神经－体液代偿机制的不利影响，改善心室重塑。

ACEI 以小剂量起始，如能耐受则逐渐加量，开始用药后 1~2 周内监测肾功能与血钾，后定期复查，长期维持终身用药。

ACEI 的副作用主要包括低血压、肾功能一过性恶化、高血钾、干咳和血管性水肿等。有威胁生命的不良反应（血管性水肿和无尿性肾衰竭）、妊娠期妇女及 ACEI 过敏者应禁用；低血压、双侧肾动脉狭窄、血肌酐明显升高（>265 mmol/L）、高血钾（>5.5 mmol/L）者慎用。非甾体类抗炎药会阻断 ACEI 的疗效并加重其副作用，应避免使用。

（2）血管紧张素受体拮抗剂（angiotensin receptor blockers，ARB）：ARB 可阻断经ACE 和非 ACE 途径产生的 AT Ⅱ 与 AT 受体结合，阻断 RAS 的效应，但无抑制缓激肽降解作用，因此干咳和血管性水肿副作用较少见。心衰患者治疗首选 ACEI，当 ACEI 引起干咳、血管性水肿时，不能耐受者可改用 ARB，但已使用 ARB 且症状控制良好者无须换为 ACEI。研究证实 ACEI 与 ARB 联用并不能使心衰患者获益更多，反而增加不良反应，特别是低血压和肾功能损害的发生，因此目前不主张心衰患者 ACEI 与 ARB 联合应用。

（3）血管紧张素受体脑啡肽酶抑制剂：通过沙库巴曲代谢产物 LBQ657 抑制脑啡肽酶，同时通过缬沙坦阻断 AT 受体，抑制血管收缩，改善心肌重构，显著降低心衰住院和心血管死亡风险，改善心衰症状和生活质量，推荐用于 HFrEF 患者。

（4）醛固酮受体拮抗剂：螺内酯等抗醛固酮制剂作为保钾利尿剂，能阻断醛固酮效应，抑制心血管重塑，改善心衰的远期预后。但必须注意血钾的监测，近期有肾功能不全、血肌酐升高或高钾血症者不宜使用。依普利酮是一种选择性醛固酮受体拮抗剂，可显著降低轻度心衰患者心血件的发生风险、减少住院率、降低心血管病死亡率，且尤其适用于老龄、糖尿病和肾功能不全患者。

（5）肾素抑制剂：血浆肾素活性是动脉粥样硬化、糖尿病和心力衰竭等患者发生心血管事件和预测死亡率的独立危险因素。阿利吉仑为直接肾素抑制剂，并阻断噻嗪类利尿剂、ACEI/ARB 应用所致的肾素堆积，有效降压且对心率无明显影响。但有待进一步研究以获得更广泛的循证依据，目前不推荐用于 ACEI/ARB 的替代治疗。

3. β 受体拮抗剂　β 受体拮抗剂可抑制交感神经激活对心力衰竭代偿的不利作用。心力衰竭患者长期应用 β 受体拮抗剂能减轻症状、改善预后、降低死亡率和住院率，且在已接受 ACEI 治疗的患者中仍能观察到 β 受体拮抗剂的上述益处，说明这两种神经内分泌系统阻滞剂的联合应用具有叠加效应。β 受体拮抗剂的禁忌证为支气管痉挛性疾病、严重心动过缓、二度及二度以上房室传导阻滞、严重周围血管疾病（如雷诺病）和重度急性心衰。所有病情稳定并无禁忌证的心功能不全患者一经诊断均应立即以小剂量起始应用 β 受体拮抗剂，逐渐增加达最大耐受剂量并长期维持。其主要目的在于延缓疾病进展，减少猝死。对于存在体液潴留的患者应与利尿剂同时使用。突然停用 β 受体拮抗剂可致临床症状恶化，应予避免。

4. 正性肌力药

（1）洋地黄类药物：洋地黄类药物通过抑制 Na^+-K^+-ATP 酶发挥药理作用。洋地黄制剂：地高辛是最常用且唯一经过安慰剂对照研究进行疗效评价的洋地黄制剂，常以每日 0.125 mg 起始并维持，70 岁以上、肾功能损害或干重低的患者应予更小剂量（隔日 0.125 mg）起始。毛花苷 C、毒毛花苷 K 为快速起效的静脉注射用制剂，适用于急性心力衰竭或慢性心衰加重时。

洋地黄的临床应用：伴有快速心房颤动/心房扑动的收缩性心力衰竭是应用洋地黄的最佳指征，包括扩张型心肌病、二尖瓣或主动脉瓣病变、陈旧性心肌梗死及高血压性心脏病所致慢性心力衰竭。在利尿剂、ACEI/ARB 和 β 受体拮抗剂治疗过程中仍持续有心衰症状的患者可考虑加用地高辛，但对代谢异常引起的高排血量心衰如贫血性心脏病、甲状腺功能亢进以及心肌炎、心肌病等病因所致心衰，洋地黄治疗效果欠佳。肺源性心脏病常伴低氧血症，心肌梗死、缺血性心肌病均易发生洋地黄中毒，应慎用；应用其他可能抑制窦房结或房室结功能或可能影响地高辛血药浓度的药物（如胺碘酮或 β 受体阻滞剂）时须慎用或减量；存在流出道梗阻如肥厚型心肌病、主动脉瓣狭窄的患者，增加心肌收缩性可能使原有的血流动力学障碍更为加重，应禁用洋地黄；风湿性心脏病单纯二尖瓣狭窄伴窦性心律的肺水肿患者因增加右心室收缩功能可能加重肺水肿程度也应禁用；严重窦性心动过缓或房室传导阻滞患者在未植入起搏器前禁用。对于液体潴留或低血压等心衰症状急性加重的患者，应首选静脉制剂，待病情稳定后再应用地高辛作为长期治疗策略之一。洋地黄制剂应用过程中应警惕洋地黄中毒的发生。心肌缺血、缺氧及低血钾、低血镁、甲状腺功能减退，肾功能不全的情况下更易出现洋地黄中毒，其最重要的表现为各类心律失常，以室性期前收缩常见，多表现为二联律，非阵发性交界区心动过速，房性期前收缩，心房颤动及房室传导阻滞等。快速房性心律失常伴传导阻滞是洋地黄中毒的特征性表现。胃肠道表现如恶心、呕吐，以及神经系统症状如视物模糊、黄视、绿视，定向力障碍、意识障碍等则较少见。发生洋地黄中毒后应立即停药。单发性室性期前收缩、一度房室传导阻滞等停药后常自行消失；对快速型心律失常者，如血钾浓度低则可用静脉补钾，如血钾不低可用利多卡因或苯妥英钠，电复律因易致心室颤动，一般禁用；有传导阻滞及缓慢型心律失常者可予阿托品静脉注射；异丙肾上腺素易诱发室性心律失常，故不宜应用。

（2）非洋地黄类正性肌力药

① β 受体兴奋剂：多巴胺与多巴酚丁胺是常用的静脉制剂，多巴胺是去甲肾上腺素前体，较小剂量［＜2 μg/（kg·min）］激动多巴胺受体，可降低外周阻力，扩张肾血管、冠脉和脑血管；中等剂量［2~5 μg/（kg·min）］激动 $β_1$ 和 $β_2$ 受体，表现为心肌收缩力增强，血管扩张，特别是肾小动脉扩张，心率加快不明显，能显著改善心力衰竭者的血流动力学异常；大剂量［5~10 μg/（kg·min）］则可兴奋 α 受体，出现缩血管作用，增加左心室后负荷。多巴酚丁胺是多巴胺的衍生物，扩血管作用不如多巴胺明显，加快心率的效应也比多巴胺小。两者均只能短期静脉应用，在慢性心衰加重时起到帮助患者渡过难关的作用，连续用药超过 72 小时可能出现耐药，长期使用将增加死亡率。

②磷酸二酯酶抑制剂：包括米力农、氨力农等，通过抑制磷酸二酯酶活性促进 Ca^{2+} 通道膜蛋白磷酸化，Ca^{2+} 内流增加，从而增强心肌收缩力。磷酸二酯酶抑制剂短期应用可改善心衰症状，但已有大规模前瞻性研究证明，长期应用米力农治疗重症慢性心力衰竭，死亡率增加，其他的相关研究也得出同样的结论。因此，仅对心脏术后急性收缩性

心力衰竭、难治性心力衰竭及心脏移植前的终末期心力衰竭的患者短期应用。

心衰患者的心肌处于血液或能量供应不足的状态，过度或长期应用正性肌力药物将扩大能量的供需矛盾，加重心肌损害，增加死亡率。因此，在心衰治疗中不应以正性肌力药取代其他治疗用药。

5. 伊伐布雷定　伊伐布雷定为选择性特异性窦房结 If 电流抑制剂，减慢窦性心律，延长舒张期，改善左心室功能及生活质量，对心脏内传导、心肌收缩或心室复极化无影响，且无 β 受体拮抗剂的不良反应或反跳现象。

6. 扩血管药物　慢性心力衰竭的治疗并不推荐血管扩张药物的应用，仅在伴有心绞痛或高血压的患者可考虑联合治疗，对存在心脏流出道或瓣膜狭窄的患者应禁用。

7. SGLT2（钠－葡萄糖协同转运蛋白 2）抑制剂：HFrEF 患者使用 SGLT2 抑制剂达格列净或恩格列净，无论是否患有糖尿病，SGLT2 抑制剂的利尿 / 利钠特性可以在减少充血方面提供额外的益处，并可以减少患者对袢利尿剂的需求。

三、非药物治疗

1. 心脏再同步化治疗（CRT）　部分心力衰竭患者存在房室、室间和（或）室内收缩不同步，进一步导致心肌收缩力降低。CRT 通过改善房室、室间和（或）室内收缩同步性增加心排量，可改善心衰症状、运动耐量，提高生活质量，减少住院率并明显降低死亡率。

2. 植入型心律转复除颤器（ICD）　中至重度心衰患者逾半数死于恶性室性心律失常所致的心脏性猝死，而 ICD 可用于 LVEF ≤ 35%，优化药物治疗 3 个月以上 NYHA 仍为 II 级或 III 级患者的一级预防，也可用于 HFrEF 心脏停搏幸存者或伴血流动力学不稳定持续性室性心律失常患者的二级预防。

3. 左室辅助装置（left ventricular assistant device，LVAD）　适用于严重心脏事件后或准备行心脏移植术患者的短期过渡治疗和急性心衰患者的辅助性治疗。

4. 心脏移植　是治疗顽固性心力衰竭的最终治疗方法。但因其供体来源及排斥反应而难以广泛开展。

5. 其他非药物治疗新进展　对于一部分心衰患者，优化药物治疗仍难以奏效，而上述非药物治疗尚具有局限性。其他一些非药物治疗手段如经导管二尖瓣修复术、经皮左心室室壁瘤减容术、心血管再生及基因治疗等，目前仍处于临床试验阶段，可能将为心衰治疗提供新方法。

四、射血分数保留的心衰的治疗

射血分数保留的心衰的治疗原则与射血分数减低的心衰的治疗有所差别，主要措施如下。

1. 积极寻找并治疗基础病因　如治疗冠心病或主动脉瓣狭窄、有效控制血压等。

2. 降低肺静脉压　限制钠盐摄入，应用利尿剂；若肺淤血症状明显，可小剂量应用静脉扩张剂（硝酸盐制剂）减少静脉回流，但应避免过量使用而致左心室充盈量和心排血量明显下降。

3.β受体阻滞剂　主要通过减慢心率使舒张期相对延长而改善舒张功能，同时降低高血压，减轻心肌肥厚，改善心肌顺应性。因此其应用不同于收缩性心力衰竭，一般治疗目标为维持基础心率 50~60 次/分。

4.钙通道拮抗剂　降低心肌细胞内钙浓度，改善心肌主动舒张功能；降低血压，改善左心室早期充盈，减轻心肌肥厚，主要用于肥厚型心肌病。维拉帕米和地尔硫䓬尽管有一定的负性肌力作用，但能通过减慢心率而改善舒张功能。

5. ACEI/ARB　有效控制高血压，从长远来看可改善心肌及小血管重构，有利于改善舒张功能，最适用于高血压性心脏病及冠心病。

6.尽量维持窦性心律，保持房室顺序传导，保证心室舒张期充分的容量。

7.在无收缩功能障碍的情况下，禁用正性肌力药物。

【中医治疗】

一、中医辨证施治

1.气虚血瘀证

临床表现：心悸气短，神疲乏力，自汗，动则尤甚，甚则喘咳，面白或暗红，唇甲青紫，甚者颈脉青筋暴露，胁下积块。舌质紫暗或有瘀斑，脉沉细、涩或结代。

病机：心气不足，心失所养，心神不宁，则见心悸；心肺气虚，则气短，神疲乏力，甚则喘咳；气血虚，血滞于脉，则见口唇青紫，颈脉青筋暴露，胁下积块。

治法：益气活血化瘀。

处方：保元汤合桃红饮。人参、黄芪、桂枝、甘草、生姜、桃仁、红花、当归、川芎。

加减：血瘀重者，加三七；心悸、自汗者，加龙骨、牡蛎；喘咳、咯痰者，加葶苈子、半夏；尿少肢肿者，加茯苓、泽泻、车前子；胁痛积块者，用膈下逐瘀汤加减。

2.气阴两虚证

临床表现：心悸气短，体瘦乏力，心烦失眠，口干咽燥，小便短赤，甚则潮热盗汗，尿少肢肿；或面白无华，唇甲色淡。舌质暗红，少苔或无苔，脉细数或虚数。

病机：气阴两虚，心失所养，心神不宁，则心悸，心烦，失眠；心气虚，则气短，乏力；心阴亏虚，津液不足，则口干咽燥，小便短赤；阴虚内热，则潮热盗汗；肾气亏虚，气化不行，则尿少肢肿。

治法：益气养阴活血。

处方：生脉散。人参、麦冬、五味子、红花、川芎、赤芍、丹参。

加减：偏于心阴亏虚、虚烦不寐，加酸枣仁、夜交藤、西洋参；面白无华、唇甲色淡、气血两虚者，合用当归补血汤。邪毒侵心，损及气阴，合五味消毒饮，加黄芪；心动悸、脉结代者，用炙甘草汤。

3.阳虚水泛证

临床表现：心悸，气短喘促，动则尤甚，或端坐而不得卧、形寒肢冷，尿少肢肿，下肢尤甚，面色苍白或晦暗，口唇青紫。舌淡暗，苔白，脉沉弱或沉迟。

病机：心肾阳虚，则心悸，气短喘促，动则大甚，端坐而不得卧；肾阳亏虚，失于温煦，则形寒肢冷；肾阳虚，开阖不利，不能化气行水，则尿少肢肿；面色苍白或晦暗，口唇青紫为阳虚血瘀之象。

治法：温阳活血利水。

处方：真武汤。熟附子、生姜、桂枝、茯苓、白术、泽泻、猪苓、丹参、川芎、牛膝。

加减：血瘀明显、水肿不退者，加毛冬青、泽兰、益母草；喘促、尿少肢肿、心肾阳虚重者，用参附汤合五苓散。

4.痰饮阻肺证

临床表现：心悸气息，喘促，不能平卧，痰多色白如泡，甚则为泡沫状血痰，烦渴不欲饮，胸闷脘痞，肢肿，腹胀，甚则脉实，面唇青紫。舌质紫暗，舌苔白厚腻，脉弦滑或滑数。

病机：心肺气虚，脾肾俱病，水饮不化，壅阻于肺，则喘促气急，不能平卧；水饮内停，则肢肿，腹胀，烦渴不欲饮；痰阻血瘀，则咳泡沫状血痰、面青唇紫。

治法：化痰逐饮活血。

处方：苓桂术甘汤合葶苈大枣泻肺汤。桂枝、茯苓、白术、泽泻、泽兰、益母草、牛膝、大枣、甘草。

加减：兼风寒束表，宜祛风散寒，温肺化饮，改用小青龙汤。

5.阴竭阳脱证

临床表现：心悸喘憋不得卧，呼吸气促，张口抬肩，烦躁不安，大汗淋漓，四肢厥冷，颜面发绀，唇甲青紫，尿少或无尿。舌淡胖而紫，脉沉细欲绝或脉浮大无根。

病机：久患心疾，心阴枯竭，阳无依附，阴竭阳脱。心阳虚脱，则心悸喘憋不得卧，大汗淋漓，四肢厥冷；心气涣散，肺气不敛，则呼吸气促，张口抬肩；阳气外脱，心液随之而泄，故见大汗淋漓，四肢厥冷。

治法：益气回阳固脱。

处方：参附注射液，四逆加人参汤。人参、熟附子、炙甘草、干姜。

加减：阴竭加山茱萸、麦冬敛阴固脱；喘甚，加五味子、蛤蚧纳气平喘；冷汗淋漓，加龙骨、牡蛎潜阳敛汗；四肢厥冷、脉细微而迟，用麻黄附子细辛汤加人参、黄芪。并宜采用中西医结合救治。

二、中成药处方

1.芪苈强心胶囊　口服，每次4粒。一日3次。适用于阳气虚乏，络瘀水停者。

2.参松养心胶囊　口服，每次2~4粒。一日3次。适用于气阴两虚，心络瘀阻者。

3.补益强心片　口服，每次4片。一日3次。适用于气阴两虚兼血瘀水停证者。

三、针灸及其他疗法

1.针灸疗法

治疗原则：通阳复脉。

主穴：内关、间使、通里、少府、心俞、神门、足三里。取穴以手少阴心经、手厥阴心包经穴为主。

根据相关症状进行配穴。针用平补平泻，毫针常规操作，留针30分钟。水肿者，加水分、水道、阳陵泉、中枢透曲骨；或三阴交、水泉、飞扬、复溜、肾俞，针用泻法。两组穴位交替使用。咳嗽痰多者，加尺泽、丰隆；嗳气腹胀者加中脘；心悸不眠者，加曲池；喘不能卧者，加肺俞、合谷、膻中、天突。

2.其他疗法

（1）耳针：心、肺、肾、神门、交感、定喘、内分泌，毫针轻刺激或王不留行贴压，每日1次，两耳交替。

（2）灸法：取穴心俞、百会、神阙、关元、人中、内关、足三里，施以温和灸，每次1~2壮，每日一次。

【用药说明及治疗注意事项】

（1）心力衰竭属于一种慢性疾病，需要患者、家庭、医护、社会等多方面、全方位的努力，才能取得理想的治疗效果。

（2）中医药治疗心力衰竭着眼于整体调节，较西医具有一定的优势，对慢性心力衰竭的效果尤佳。目前普遍认为中医药治疗心力衰竭主要适用于：①1~2级心力衰竭，慢性顽固性心力衰竭；②西药常规治疗无效者；③长期依赖洋地黄类药物，易出现洋地黄中毒者。

（3）中医药治疗心力衰竭通常从温阳益气、化瘀利水宁心入手，根据病情的变化随证加减。通常气虚明显者加人参、黄芪；阴虚明显者加麦冬、猪苓、黄精、楮实子；阳虚明显者加炮附子、肉桂或桂枝；瘀血明显者加丹参、桃仁、红花；水饮凌心射肺者加葶苈子、桑白皮、北五加皮等。

（4）对于病情急重的急性心力衰竭，其病死率较高，应密切注意病情的变化，单纯应用中医药治疗显得力量单薄，宜采取中西医结合的方法积极救治。

【预防】

1.生活调护　养成良好的生活方式，包括起居有时、生活规律、合理、适量的运动以患者自觉舒适为度，同时还注意不饮酒或少饮酒等。

2.饮食调护　日常饮食需要以清淡为主，最好选择低盐低脂的食物，并且还需要注意饮食卫生。

3.精神调护　保持健康心态及心情舒畅，乐观看待事物，有良好的心理状态和乐观豁达的情绪，注意精神调摄，避免情绪过于激动。加强对患者的心理疏导，指导患者的自我心理调节，帮助患者树立战胜疾病的信心。

4.气候调护　注意气候变化，避免受寒，预防感染。

（孙　翔　许　亮　陈美丽　刘　乐　黄征宇）

【参考文献】

[1] 吴勉华，王新月. 中医内科学 [M].3 版. 北京：中国中医药出版社，2012.

[2] 王冰. 黄帝内经素问 [M]. 北京：人民卫生出版社，1956.

[3] 葛均波，徐永健，王辰. 内科学 [M].9 版. 北京：人民卫生出版社，2018.

[4] 刘龙涛，陈可冀. 芳香温通方药在冠心病心绞痛防治中的古今应用 [J]. 中国中西医结合杂志，2013，33（8）：1013-1017.

[5] 毛静远，朱明军. 慢性心力衰竭中医诊疗专家共识 [J]. 中医杂志，2014，55（14）：1258-1260.

[6] 刘明武. 黄帝内经 [M]. 长沙：中南大学出版社，2007.

[7] 陈婷. 王叔和《脉经》文献研究 [D]. 北京：中国中医科学院，2009.

第七章

消化系统疾病

第一节　急性胃炎

【概述】

一、西医定义

急性胃炎是由多种不同病因引起的急性胃黏膜炎症，包括急性单纯性胃炎、急性糜烂出血性胃炎（又称急性胃黏膜病变）、急性腐蚀性胃炎、急性化脓性胃炎，临床上急性发病，可有明显上腹部症状，胃镜检查可见胃黏膜充血、水肿、出血、糜烂、浅表溃疡等一过性改变，可同时累及食管和十二指肠黏膜。引起急性胃炎的病因主要有急性应激、化学性损伤和急性感染等，以急性应激最为常见。急性胃炎的发病主要是由于致病因子损伤胃黏膜防御机制，其主要病理学表现为胃黏膜固有层炎症，中性粒细胞浸润，腐蚀性胃炎可出现凝固性坏死，化脓性胃炎可表现为胃壁炎性增厚、脓性蜂窝织炎或胃壁脓肿。

二、中医认识

本病与中医学的"胃瘅"相类似，可归属于"胃痛""血证""呕吐"等范畴。本病病位在胃腑，与肝脾有关。总由胃失和降，胃络受损所致。若胃热过盛，热迫血行；或瘀血阻滞，血不循经；或脾胃虚寒，脾虚不能统血，而见呕血、便血之症。

【诊断依据】

一、临床表现

1. 症状　多数急性起病，症状轻重不一。主要表现为上腹饱胀、隐痛、食欲减退、恶心、呕吐、嗳气，细菌感染者可出现腹泻，重者可有呕血、黑便、发热、脱水、酸中毒，甚至休克。部分患者可无症状，仅由胃镜发现。在所有上消化道出血疾病中，急性糜烂出血性胃炎占 10%～30%，仅次于溃疡病。

2. 体征　主要为上腹压痛，有时上腹胀气明显，腐蚀性胃炎可有口腔、咽喉黏膜充血水肿、糜烂，化脓性胃炎及腐蚀性胃炎可有腹膜刺激征，甚至休克。

二、辅助检查

确诊有赖于急诊胃镜检查，除吞服腐蚀剂者禁忌外，一般应在 24~48 小时内进行，可见胃黏膜弥漫性充血水肿，有片状渗出物和黏液覆盖，黏膜及其皱襞上常有点片状出血、血痂。糜烂和浅溃疡也较常见，常为多发性。浅溃疡常为不规则形，境界清楚，呈地图状或全胃性分布，溃疡底有出血和凝血块附着；大手术、烧伤引起的溃疡比较深，好发于胃体部；药物引起的溃疡以类圆形的溃疡较多；激素引起的溃疡为圆形、边缘锐利的打洞样溃疡；乙醇或腐蚀剂引起的，在食管、胃和十二指肠均可见广范围的出血性病变，常在胃窦的前后壁发生急性对称性溃疡，或在胃体部有深的巨大带状溃疡。

其他检查：X 线钡剂检查见黏膜水肿，皱襞肥大，多发性不规则形的浅龛影，出血者呕吐物或大便隐血试验阳性，感染因素引起者白细胞计数和中性粒细胞可增多。

三、诊断标准

依据病史、临床表现，结合胃镜检查不难确诊，原因明确者要加上病因诊断，如药物性、应激性或腐蚀性胃炎等。

（1）有服用药物、酒类及某些化学制剂及饮食不当，或有进食被细菌污染的食物，或有误吞腐蚀剂史。

（2）有上腹部不适、疼痛，恶心呕吐，纳差腹胀等症状，可伴有腹泻肠鸣，严重者可有发热、脱水、酸中毒，甚至休克。

（3）体格检查可有上腹部及脐周压痛，肠鸣音亢进。急性糜烂性胃炎常有上消化道出血；急性腐蚀性胃炎者口腔及咽部有腐蚀伤，胸骨后及上腹部可有剧烈疼痛，频繁呕吐；化脓性胃炎者严重时可有急腹症体征，甚至发生休克。

（4）胃镜检查可见胃黏膜充血水肿、分泌物增多，或有糜烂、出血、浅表溃疡等征象。

【鉴别诊断】

一、消化性溃疡

腹痛常呈季节性、反复发作，具有规律性上腹部疼痛的特点，通过胃镜检查不难明确诊断。

二、急性胆囊炎

腹痛常位于右上腹胆囊区，疼痛剧烈而持久，可向右肩放射，常于饱餐后尤其是高脂饮食后腹痛加剧，Murphy's 征阳性，B超检查提示胆囊壁增厚、粗糙或有胆囊结石。

三、急性胰腺炎

腹痛多位于中上腹，疼痛以仰卧位为甚，坐位和前倾可减轻疼痛，多呈持续性钝痛、钻痛或绞痛，常伴阵发性加剧，腹痛较剧烈，严重者可发生休克，血清与尿淀粉酶测定、腹部CT 有助于确诊本病。

四、急性阑尾炎

早期有时也可表现为上腹及脐周疼痛，最后表现为右下腹固定的明显的疼痛，同时还可有右下腹壁肌紧张、麦氏点压痛及反跳痛。

五、胆道蛔虫症

腹痛特点为突然发生的阵发性上腹部剧烈钻顶样痛，有时吐出蛔虫，间歇期患者安静如常人，既往有排出蛔虫或吐蛔虫史，体格检查腹部体征不明显，与症状不相符，腹部 B 超检查有助于本病的诊断。

六、不典型的急性心肌梗死

有时酷似急性胃炎的上腹部疼痛，但不典型的急性心肌梗死常有冠心病心绞痛发作史，通过仔细询问病史、体格检查及心电图和血清心肌酶、肌钙蛋白测定可协助鉴别。

【西医治疗】

一、治疗思路

本病西医治疗原则是祛除病因，积极治疗原发病因和创伤，保护胃黏膜和对症处理，纠正其引起的病理生理紊乱。对症状严重者给以禁食、补液、解痉、止吐等治疗，以后可流质或半流质饮食，细菌感染引起者可根据病情选用敏感的抗生素。

二、常用于治疗急性胃炎的药物

1. 抑酸剂 此类药物主要作用为抑制胃酸，提高胃内 pH。

（1）H_2 受体拮抗剂。西咪替丁 200~400 mg，每日 2~4 次；雷尼替丁 150 mg 或法莫替丁 20 mg，每日 2 次口服，不能口服者注射治疗；尼扎替丁 150 mg，每日 2 次口服。

（2）质子泵抑制剂 奥美拉唑 20 mg、兰索拉唑 30 mg、泮托拉唑 40 mg、雷贝拉唑 10 mg、艾普拉唑 5 mg、埃索美拉唑 20 mg、每日 1 次口服。胃内 pH > 4 是预防急性胃黏膜病变的目标 pH。合并消化道出血时，推荐使用注射剂，建议将胃内 pH 提升到 6 以上（具体治疗详见本章第四节）。

2. 抗酸剂和胃黏膜保护剂 主要有氢氧化铝 2~4 片，每日 3 次口服；铝碳酸镁 0.25~1.0 g，每日 3~4 次口服；磷酸铝凝胶 1~2 袋，每日 2~3 次口服；硫糖铝凝胶 1 g，每日 2 次空腹服用；胶体果胶铋 150 mg，每日 3~4 次。

3. 抗生素 细菌感染者可根据病情选用头孢菌素、氨基苷类、氟喹诺酮类抗生素。

4. 对症治疗药物 呕吐者肌内注射甲氧氯普胺（10 mg/次）；恶心、上腹胀者可口服多潘立酮（10 mg，3 次/日）或莫沙比利（5 mg，3 次/日）等促动力药；腹痛者用莨菪碱（5~10 mg/次，肌内注射）、间苯三酚（40~80 mg/次，肌内或静脉注射）等解痉药。

【中医治疗】

一、中医辨证施治

1. 寒邪客胃证

临床表现：胃痛暴作，或猝感寒邪，或饮食生冷，恶寒喜暖，得温则痛减，遇寒则加重，口淡不渴，或喜热饮。舌淡苔薄白，脉弦紧。

病机：寒邪犯胃，起居不慎，感受寒邪，内客于胃；或恣食生冷，损伤中阳，寒主收引，致胃脘气机阻滞，不通则痛。

治法：温中散寒，和胃止痛。

处方：良附丸合桂枝汤加减。高良姜、香附、桂枝、炒白芍、炙甘草、生姜。

加减：兼见恶寒、头痛等风寒表证者，可加紫苏叶、藿香。胸脘痞闷、胃纳呆滞、嗳气或呕吐者，为寒夹食滞，可加枳实、神曲、鸡内金、制半夏。

2. 饮食伤胃证

临床表现：胃脘疼痛，胀满拒按，嗳腐吞酸，或呕吐不消化食物，其味酸腐，吐后痛减，不思饮食，大便不爽，得矢气及便后稍舒，常有暴饮暴食史。舌苔厚腻，脉滑。

病机：饮食不节，暴饮暴食，宿食停滞；或寒温失宜，寒积胃腑；或偏食辛辣，湿热中阻，损伤脾胃；或饮食不洁之物，病邪从口而入，致使损伤脾胃，胃气壅滞，致胃失和降，不通则痛。

治法：消食导滞，和胃降逆。

处方：保和丸加减。神曲、山楂、半夏、茯苓、陈皮、连翘、莱菔子。

加减：若为气机郁滞，加半夏、厚朴。胃脘胀痛、便秘，合用小承气汤，或改为枳实导滞丸通腑行气。

3. 胃热炽盛证

临床表现：胃脘疼痛，痛势急迫，痞满灼热，口干口苦，口渴而不欲饮，身重倦怠，纳呆恶心，小便色黄，大便不畅。舌苔黄腻或黄厚，脉弦滑。

病机：邪热犯胃，或偏食辛辣肥甘厚味，湿热内生，致使胃受纳腐熟之功能失常，胃失和降，胃络受损，不通则痛。

治法：清热止痛，降逆通便。

处方：大黄黄连泻心汤加减。大黄、黄连、黄芩。

加减：湿偏重者加苍术、藿香、佩兰、砂仁；热偏重者加蒲公英、黄芩；伴呕吐者加竹茹、陈皮；纳呆少食者加神曲、谷芽、麦芽；湿邪阻碍气机引起腹胀者加厚朴、枳实等。

4. 肝气犯胃证

临床表现：胃脘胀痛，痛连两胁，遇忿郁恼怒则痛作或痛甚，嗳气，矢气则痛舒，胸闷嗳气，喜长叹息，大便不畅，舌苔多薄白，脉弦。

病机：忧愁思虑太过，伤及脾胃；或恼怒过度，肝气郁而化火，肝火横逆犯胃，脾失健运，气机阻滞，致胃失和降，而发为胃痛。

治法：疏肝理气，和胃止痛。

处方：柴胡疏肝散加减。柴胡、佛手、川芎、香附、郁金、陈皮、枳壳、白芍、炙甘草。

加减：痛甚者加延胡索、川楝子；嗳气者加旋覆花、沉香；泛酸者加乌贼骨、煅瓦楞子；气郁化火者，宜加栀子、牡丹皮、蒲公英；肝火灼伤阴液者可加百合、生地黄。

5. 瘀血停滞证

临床表现：胃脘疼痛，如针刺、刀割，痛处固定，按之痛甚，痛时持久，食后加剧，入夜尤甚，或见吐血黑便。舌质紫暗或有瘀斑，脉涩。

病机：肝气久郁，气滞日久，可化火伤阴，气为血帅，血随气行，致瘀血内停，瘀停之处，脉络壅而不通，不通则痛。

治法：化瘀通络，理气和胃。

处方：失笑散合丹参饮加减。蒲黄、五灵脂、丹参、檀香、砂仁。

加减：若因气滞而致血瘀者加郁金、木香、枳壳。血瘀而兼血虚者，宜合四物汤等养血活血之味；血瘀而兼脾胃虚弱者，宜加炙黄芪、党参。

二、中成药处方

1. 三九胃泰颗粒　口服，每次 1~2 袋，每日 2 次，适用于湿热内蕴、气滞血瘀证。

2. 胃苏颗粒　口服，每次 1 袋，每日 3 次，适用于气滞型胃脘痛。

3. 胃力康颗粒　口服，每次 10 g，每日 3 次，适用于用于胃脘痛气滞，血瘀兼肝胃郁热证。

三、针灸及其他疗法

1. 针灸疗法

治法：和胃止痛。取穴以胃之募穴、下合穴、郄穴为主。

主穴：中脘、足三里、内关、梁丘。

根据辨证分型或相关症状进行配穴。寒邪犯胃配胃俞、神阙；饮食伤胃配下脘、梁门；肝气犯胃配太冲、期门；湿热阻胃配内庭、厉兑；瘀血停胃配三阴交、膈俞、血海。此病以实证为主，针用泻法。毫针常规操作，留针 30 分钟，每隔 10~15 分钟行针 1 次，每日治疗 1~2 次。寒邪犯胃可配合隔姜灸，取中脘、神阙实施艾条灸或隔 3 mm 厚的薄姜片实施艾炷灸，灸 3~5 壮。

2. 其他疗法

（1）电针：痛甚者可配合电针密波或疏密波。

（2）耳针：取穴脾、胃、十二指肠、肝、神门、交感。浅刺留针 30 分钟，也可用王不留行籽贴压。

【用药说明及治疗注意事项】

1. 肾功能不全者　口服铝碳酸镁、硫糖铝 2 周以上应注意检测血铝含量。铋剂可致使粪便及舌苔变黑，为避免体内铋过量积蓄，不宜连续长期服用，严重肾病者禁用铋剂。

2. 急腹症　诊断未明确时，不宜轻易使用解痉药，颅内压增高、青光眼、肠梗阻、前列腺肥大者禁用莨菪碱。

3. 消化道梗阻　禁用多潘立酮，多潘立酮可能与严重室性心律失常和心源性猝死的风险增加有关，60 岁以上患者或每日口服剂量大于 30 mg 者这些风险可能更高。

【预防】

本病预后一般良好，只要除去致病因素多可痊愈。宜舒畅情志，保持有规律的生活与饮食习惯，忌暴饮暴食、饥饱不匀、饮食生冷、肥甘油腻，遇寒冷环境应当及时增添衣物。避免浓茶、咖啡、烟酒和辛辣等诱发因素，进食宜细嚼慢咽，慎用对胃有刺激性的药物，避免过度劳累与紧张。在临床上，对于有严重创伤、大型手术等应激高危因素者，建议早期给予预防性抑酸治疗。

第二节　慢性胃炎

【概述】

一、西医定义

慢性胃炎是主要由幽门螺杆菌所引起的胃黏膜慢性炎症，常在儿童期受感染，发病率随年龄而增加，多数是以胃窦为主的全胃炎，后期以胃黏膜固有腺体萎缩和肠化生为主要病理特点。慢性胃炎可分为慢性非萎缩性胃炎和慢性萎缩性胃炎两大基本类型和一些特殊类型胃炎。诊断主要依靠胃镜和胃黏膜活检组织学检查。临床症状、程度和慢性胃炎组织学之间没有明显联系。一般胃黏膜炎症和活动性较重的，症状多较重，重度萎缩性胃炎由于泌酸功能降低，症状反而相对较轻；年轻患者的临床症状较老年患者多。在评估治疗效果时，除症状外应结合组织学所见。

二、中医认识

慢性胃炎临床表现主要有上腹胀满、嘈杂、反酸、纳呆和上腹隐痛等症状。非萎缩性和萎缩性胃炎分别与"胃络痛"和"胃痞"相类似，可归属于中医学"胃痛""痞满""嘈杂""呕吐"等范畴。中医认为慢性胃炎多由脾胃虚弱，加之内外之邪乘袭所致，主要与饮食所伤、七情失和等有关。

1. 饮食所伤　饮食不节，食滞内生；或寒温失宜，损伤脾胃；或进食不洁之物，邪从口入；或偏食辛辣肥甘厚味，湿热内生，均可引起脾胃运化失职，胃失和降。

2. 情志内伤　长期焦虑忧思，肝失疏泄，气机阻滞，脾失健运，胃失和降，导致肝胃不和或肝郁脾虚。肝气郁久化火，可致肝郁郁热。

3. 脾胃虚弱　素体禀赋不足，或久病累积脾胃，或误治滥用药物，损伤脾胃，致脾胃虚弱。脾气不足则运化无力，湿浊内生，阻遏气机；胃阴不足则濡养失职。

本病初起多实，病在气分；久病以虚为主，或虚实相兼，寒热错杂，病可入血分。

病位在胃，与肝脾关系密切，其病机总以"不通则痛"或"不荣则痛"。

【诊断依据】

一、临床表现

慢性胃炎的症状无特异性，有中上腹不适、饱胀、钝痛、烧灼痛，无明显节律性，一般进食后较重。其次，食欲不振、嗳气、泛酸、恶心等消化不良症状亦较常见。有相当一部分患者有幽门螺杆菌（Hp）感染而无临床症状。有胃糜烂者可有少量上消化道出血，长期少量出血可引起缺铁性贫血。恶性贫血者常有全身虚弱、疲软、神情淡漠、隐性黄疸，一般消化道症状较少，体征多不明显，有时上腹轻压痛，胃体胃炎严重时可有舌炎和贫血。

二、辅助检查

1.胃镜检查　胃镜检查并同时取活组织作病理组织学检查是诊断慢性胃炎最可靠的方法。内镜下非萎缩性胃炎可见红斑（点、片及条状）、黏膜粗糙不平、出血点/斑、黏膜水肿、渗出等基本表现。内镜下萎缩性胃炎有两种类型，即单纯萎缩性胃炎和萎缩性胃炎伴增生。前者主要表现为黏膜红白相间为主、血管显露、色泽灰暗、皱襞变平甚至消失；后者主要表现为黏膜呈颗粒状或结节状。由于内镜所见与活组织检查病理表现不尽一致，因此诊断时应两者结合，在充分活检的基础上以组织病理学诊断为准。

2.X线钡餐检查　气钡双重对比造影可很好显示胃的黏膜相。胃黏膜萎缩时可见胃皱襞相对平坦和减少。如胃窦部出现不规则痉挛性收缩，黏膜皱襞增粗、迂曲、横行常提示以胃窦为主的慢性胃炎。但不少慢性胃炎病例X线可无异常表现。

3.幽门螺杆菌检测　分为侵入性和非侵入性两大类（表7-1）。前者需要做胃镜检查和胃黏膜活检，优点是可以同时确定存在的胃十二指肠疾病；后者仅提供有无Hp感染的信息。

表7-1　诊断幽门螺杆菌感染的常用方法

侵入性	非侵入性
快速尿素酶试验	聚合酶链式反应（PCR）
组织切片染色	^{13}C 或 ^{14}C 尿素呼气试验
黏膜涂片染色	ELISA方法检测血清中抗Hp IgG抗体
微需氧培养	

Hp感染各种诊断方法有一定局限性，以及临床和科研要求不同等问题。因此应根据不同条件和目的，做恰当选择。

4.胃蛋白酶原测定　胃蛋白酶原（PG）反映主细胞的数量。胃酸和胃蛋白酶原分泌量一般呈平行关系。胃蛋白酶原分为Ⅰ型和Ⅱ型两种，PGⅠ只在泌酸腺产生，而PGⅡ在整个胃黏膜都可产生，当萎缩发展时，PGⅠ明显下降，而PGⅡ适度下降，所以PGⅠ/Ⅱ比值随胃体萎缩程度加重而降低。

5.血清胃泌素测定　血清胃泌素含量正常小于100 ng/L。Hp感染性胃炎35%~45%空腹血清胃泌素含量轻度升高，胃窦黏膜有严重萎缩时，空腹血清胃泌素正常或降低。以胃体为主的萎缩性胃炎时常中度升高。伴有恶性贫血的胃萎缩患者空腹血清胃泌素明显增高，与胃泌素瘤相似。但胃萎缩有胃酸缺乏，而后者是高胃酸。

6.自身抗体　胃体萎缩性胃炎时血清PCA常呈阳性，对诊断有一定参考价值。血清IFA阳性率比PCA低，但如胃液中检测到IFA，对诊断恶性贫血帮助很大。

三、诊断标准

诊断主要依靠胃镜和胃黏膜活检组织学检查。临床症状程度和慢性胃炎组织学之间没有明显联系。一般胃黏膜炎症和活动性较重的患者，症状多较重，重度萎缩性胃炎患者由于泌酸功能降低，症状反而相对较轻；年轻患者的临床症状较老年患者多。在评估治疗效果时，除症状外应结合组织学所见。

【鉴别诊断】

1.功能性消化不良　一方面，慢性胃炎可有消化不良的各种症状；另一方面，有消化不良症状，但胃镜和病理检查无阳性发现，可能仅仅为功能性消化不良。少数功能性消化不良患者可同时伴有慢性胃炎。但一般说来，消化不良症状的有无和严重程度与慢性胃炎的内镜所见或组织学分级并无明显相关性。

2.早期胃癌和胃溃疡　几种疾病的症状有重叠或者类似，但胃镜及病理检查可鉴别。重要的是，如遇到黏膜糜烂，尤其是隆起糜烂，要多取活检和及时复查，以排除早期胃癌。

3.慢性胆道疾病　如慢性胆囊炎、胆石症常有慢性右上腹痛、腹胀、嗳气等消化不良的症状，易误诊为慢性胃炎。但该病胃肠检查无异常发现，胆囊造影及B超异常可最后确诊。

4.其他　如肝炎、肝癌及胰腺疾病亦可因出现食欲不振、消化不良等症状而延误诊治，全面查体及有关检查可防止误诊。

【西医治疗】

一、治疗原则

尽量针对病因，并遵循个体化原则。慢性非萎缩性胃炎治疗目的是缓解消化不良症状和改善胃黏膜炎症，而萎缩性胃炎的治疗原则是消除和减弱攻击因子，增强胃黏膜防御，改善胃动力，改善萎缩和预防胃癌的发生。

二、治疗

1. **饮食和去除不利因素** 避免过于粗糙、浓烈香辛料和过热饮食，戒烟忌酒，以减轻对胃的刺激。少吃盐渍、烟熏和不新鲜食物，多食黄绿色植物。避免使用对胃有刺激性的药物。

2. **老年人的萎缩和肠化** 部分老年人的慢性胃炎常常已无 Hp 感染，炎症一般不明显，只表现出炎症的终末阶段所留下的明显肠化和萎缩，常难以逆转。可考虑选用以胃黏膜保护性药物为主，以强固胃黏膜上皮、促进黏液分泌、活化细胞代谢。也可适当补充锌、硒等微量元素。

3. **手术问题** 一定要慎重，严格掌握指征，尤其是年轻患者。胃窦部重度的萎缩性胃炎和肠化并不是手术的绝对指征，因为手术后残胃也很容易发生慢性萎缩性胃炎、肠化和癌变。

4. **萎缩性胃炎的癌变** 定期胃镜随访很重要。尤其对伴有息肉、异型增生或有局灶性凹陷或隆起者要加强随访，并在胃镜下多做活检。相反，对思想负担过重者，解释病情与药物治疗同等重要。胃黏膜较光滑的轻度萎缩性胃炎和肠化，癌变可能性小，可适当延长随访间期。恶性贫血由于血清胃泌素增高，胃黏膜可能有息肉和内分泌细胞瘤产生，息肉往往是增生性的，常为多发性。

5. **药物治疗**

（1）彻底根除 Hp 感染：基于国内外共识，结合我国国情，目前 Hp 的根除方案推荐以抑酸药和（或）铋剂为基础加上两种抗生素的联合治疗方案（表 7-2）。临床上即使选用最有效的治疗方案也会有 20%~30% 的失败率，应查明根除失败的主要原因及采取补救措施。

表 7-2　推荐的幽门螺杆菌根除四联方案中抗生素组合、剂量和用法

方案	抗生素 1	抗生素 2
1	阿莫西林 1000 mg，2 次 / 日	克拉霉素 500 mg，2 次 / 日
2	阿莫西林 1 000 mg，2 次 / 日	左氧氟沙星 500 mg，1 次 / 日；或 200 mg，2 次 / 日
3	阿莫西林 1000 mg，2 次 / 日	呋喃唑酮 100 mg，2 次 / 日
4	四环素 500 mg，3 次 / 日或 4 次 / 日	甲硝唑 400 mg，3 次 / 日或 4 次 / 日
5	四环素 500 mg，3 次 / 日或 4 次 / 日	呋喃唑酮 100 mg，2 次 / 日
6	阿莫西林 1000 mg，2 次 / 日	甲硝唑 400 mg，3 次 / 日或 4 次 / 日
7	阿莫西林 1000 mg，2 次 / 日	四环素 500 mg，3 次 / 日或 4 次 / 日

注：标准剂量（质子泵抑制剂 + 铋剂；2 次 / 日，餐前半小时口服）+2 种抗生素（餐后口服）。标准剂量质子泵抑制剂为艾司奥美拉唑 20 mg、雷贝拉唑 10 mg（或 20 mg）、奥美拉唑 20 mg、兰索拉唑 30 mg、泮托拉唑 40 mg、艾普拉唑 5 mg，以上选一；标准剂量铋剂为枸橼酸铋钾 220 mg、果胶铋 200 mg。

（2）以反酸，上腹痛等症状为主者，可根据症状严重程度选用抗酸药、H_2 受体拮抗药或者质子泵抑制剂（详见本章第三节）。

（3）强固屏障功能、促进上皮生长药物：可选用硫糖铝、瑞巴派特、吉法酯、前列腺素 E_2 等（详见本章第三节）。

（4）促进胃蠕动、减少肠液反流：多潘立酮、马来酸曲美布汀、西沙必利、盐酸伊托必利或甲氧氯普胺（详见本章第三节）。

（5）其他对症治疗：包括解痉止痛、止吐、改善贫血，缺铁性贫血者补充铁剂，恶性贫血者需终身使用维生素 B_{12} 注射治疗。有些研究发现萎缩性胃炎患者血清中微量元素锌、硒、β 胡萝卜素等含量降低，可适当补充。

【中医治疗】

一、中医辨证施治

1.肝胃不和证

临床表现：胃脘胀痛连胁，嗳气或矢气可缓；脘痞不舒，情绪不遂可复发或加重。嗳气频作，嘈杂反酸，善太息。舌脉：舌淡红，苔薄白；脉弦。

病机：肝气郁结，横逆犯胃，胃失和降，气机壅滞。

治法：疏肝和胃，理气止痛；或疏肝理气，清胃活血。

处方：柴胡疏肝散或肝胃百合汤。柴胡、佛手、川芎、香附、郁金、陈皮、枳壳、白芍、炙甘草；或柴胡、黄芩、百合、丹参、乌药、川楝子、郁金。

加减：胃痛较甚者，加川楝子、延胡索以加强理气止痛；嗳气较频者，加瓜蒌、柿蒂以宽胸顺气降逆；痛势急迫，嘈杂吐酸，口干口苦，舌红苔黄，脉弦或数，乃肝胃郁热之证，以化肝煎或丹栀逍遥散加黄连、吴茱萸以疏肝泄热和胃。

2.脾胃虚寒证

临床表现：胃脘隐痛不休，空腹痛甚，得食可缓，或痛喜温按；泛吐清水。大便稀溏甚则完谷不化，面色无华，四末不温。舌脉：舌淡胖伴齿痕，苔白腻；脉沉迟无力。

病机：中焦虚寒，胃失温养。

治法：温中健脾，和胃止痛。

处方：黄芪建中汤。黄芪、桂枝、生姜、白芍、饴糖、大枣、炙甘草。

加减：泛吐清水明显者，加干姜、白术、法半夏、陈皮、茯苓温胃化饮；泛酸者，可去饴糖，加乌贼骨、煅瓦楞子和胃制酸止痛；里寒较甚，胃脘冷痛，呕吐肢冷者，加理中丸温中散寒；形寒肢冷、腰膝酸软者，可用附子理中丸温肾暖脾，和胃止痛。

3.脾胃气虚证

临床表现：胃脘隐痛，遇劳而发；食欲不振或食后胀甚。神疲懒言，倦怠乏力，口淡不渴，大便稀溏，排便无力，面色萎黄。舌脉：舌淡或伴齿痕，苔薄白腻；脉缓弱或沉弱。

病机：久病伤气，脾胃气虚，气机痞阻。

治法：益气健脾，和胃除痞。

处方：香砂六君子汤。党参、炒白术、茯苓、法半夏、陈皮、木香、砂仁、炙甘草。

加减：胀闷较重者，加枳壳、厚朴理气运脾；纳呆厌食者，加砂仁、神曲理气开胃；脾虚下陷者，宜补中益气汤加减。

4. 脾胃湿热证

临床表现：胃脘痞胀或疼痛。口苦口臭，恶心或呕吐，胃脘灼热，大便黏滞或稀溏。舌脉：舌质红，苔黄厚或腻；脉滑数。

病机：湿热蕴结，脾胃气阻。

治法：清热化湿，和中醒脾。

处方：连朴饮加减。黄连、厚朴、法半夏、石菖蒲、茯苓、陈皮、芦根、蒲公英、生薏苡仁、甘草。

加减：胃痛甚者加延胡索、金铃子、郁金；大便不爽者加苍术、白术；恶心呕吐者加枳实、竹茹、生姜；纳呆者加鸡内金、谷芽、麦芽。

5. 胃阴不足证

临床表现：胃脘痞闷不适或灼痛。饥不欲食或嘈杂，口干，大便干燥，形瘦食少。舌脉：舌红少津，苔少；脉细。

病机：胃阴不足，润降失司。

治法：养阴和胃，理气止痛。

处方：一贯煎合芍药甘草汤加减。北沙参、麦冬、生地、枸杞子、当归、白芍、香橼皮、佛手、鸡内金、甘草。

加减：嘈杂似饥、饥不欲食者，加左金丸；口干甚、舌红赤者，加天花粉、石斛；大便干结者，加枳实、全瓜蒌、火麻仁；纳呆者加谷芽、麦芽、乌梅、山楂。

6. 胃络瘀阻证

临床表现：胃脘痞痛或痛有定处。胃痛拒按，黑便，面色暗滞。舌脉：舌质暗红或有瘀点、瘀斑；脉弦涩。

病机：瘀停胃络，脉络壅滞。

治法：理气活血，化瘀止痛。

处方：失笑散合丹参饮加减。五灵脂、蒲黄、丹参、檀香（后下）、砂仁、三七粉（冲服）、延胡索、郁金、枳壳、甘草。

加减：胃痛明显者，加延胡索；大便色黑者，加白及、血余炭。

7. 寒热错杂证

临床表现：胃脘痞满，饥不欲食，食后胀痛。胃脘怕冷或嘈杂，口干或苦，大便干或溏滞不爽。舌脉：舌淡红，苔黄或黄白相间；脉弦细。

病机：寒热错杂，气机壅滞。

治法：寒热平调，消痞散结。

处方：半夏泻心汤。半夏、黄芩、干姜、人参、炙甘草、黄连、大枣。

加减：胃脘寒凉者加高良姜、制附子；湿热明显者加蒲公英、车前草；腹胀者加厚朴、枳壳；疲乏明显者加炙黄芪、炒白术。

8.肝胃郁热证

临床表现：胃脘饥嘈不适或灼痛。心烦易怒，嘈杂反酸，口干口苦，大便干燥。舌脉：舌质红苔黄；脉弦或弦数。

病机：肝失疏泄，横逆犯胃，内生郁热。

治法：清肝泄热，和胃止痛。

处方：化肝煎合左金丸加减。丹皮、栀子、青皮、陈皮、泽泻、浙贝母、白芍、黄连、吴茱萸、延胡索、甘草。

加减：嘈杂泛酸明显者，加乌贼骨、煅瓦楞子；嗳气频繁者，加旋覆花、广郁金；烦躁易怒者，加龙胆草。

二、中成药处方

1.胃复春　口服，每次 4 片，每日 3 次，适用于脾虚气滞或胃络瘀阻证。

2.三九胃泰颗粒　口服，每次 2.5 g，每日 2~3 次，适用于湿热内蕴、气滞血瘀所致脘腹隐痛、饱胀反酸、恶心呕吐、嘈杂纳减。

3.胃苏颗粒　口服，每次 15 g，每日 3 次，适用于肝胃不和所致胃脘胀痛、窜及两胁，郁怒则甚，胸闷食少，排便不畅，得嗳气或矢气则舒。

4.温胃舒胶囊　口服，每次 3 粒，每日 3 次。适用于胃脘冷痛，饮食生冷，受寒痛甚者。

5.达利通颗粒　口服，每次 6 g，每日 3 次。适用于肝胃郁热所致胃脘胀痛、嗳气纳差、胃中灼热、嘈杂泛酸、脘腹疼痛、口干口苦。

三、针灸及其他疗法

1.针灸疗法

治法：和胃止痛。取穴以任脉穴和胃之募穴、下合穴为主。

主穴：中脘、足三里、内关、公孙。

根据辨证分型或相关症状进行配穴。寒邪犯胃配胃俞、梁丘；饮食伤胃配下脘、梁门；肝气犯胃配太冲、期门；湿热阻胃配内庭、厉兑；瘀血停胃配三阴交、膈俞；脾胃虚寒配脾俞、关元；胃阴不足配胃俞、内庭。实证用泻法，脾胃虚寒用补法，可配合艾条灸或隔姜灸；胃阴不足用平补平泻法，只针不灸。毫针常规操作，留针 30 分钟，每隔 10~15 分钟行针 1 次，每日或隔日治疗 1 次。

2.其他疗法

（1）电针：可配合电针连续波或疏密波刺激。

（2）耳针：取穴脾、胃、十二指肠、肝、神门、交感。浅刺留针 30 分钟，也可用王不留行籽贴压。

（3）埋线疗法：采用无菌操作将外科缝合线埋入相应穴位，取穴同体针，10~15 天埋一次。

【用药说明及治疗注意事项】

1. 根除 Hp　治疗时要掌握幽门螺杆菌根除的适应证，选用正规、有效的治疗方案，联合用药，避免使用单一抗生素，选择副作用较小，耐药率低的药物治疗。

2. 长期使用 PPI　需要权衡其利弊，当 PPI 被合理使用时是利大于弊的，被不合理使用时则风险超过潜在的获益。

3. 慢性胃炎不伴有肠化和异型增生的萎缩性胃炎　可 1~2 年做内镜和病理随访1次；活检有中重度萎缩伴有肠化的萎缩性胃炎1年左右随访1次；伴有轻度异型增生，根据内镜和临床情况缩短至 6~12 个月随访1次；重度异型增生者需立即复查胃镜和病理，必要时手术治疗或内镜下局部治疗。

4. 治肝可以安胃　肝胃失调所致胃痛十分常见，主要有以下情况：一为疏泄太过，木旺克土，治疗以抑肝气、泻肝火为主，并重视酸甘之品以敛肝、缓肝的运用；二为疏泄不及，木郁土壅，治疗宜用辛散之品，疏肝理气；三为脾胃亏虚，土虚木乘，通过健脾益气、益胃养阴以培土，酌配酸敛以抑肝。而辛开苦降以泄肝安胃止痛则在胃痛肝胃失调证候的治疗中有广泛的应用。治肝诸法在应用时应相互配合，患者在接受药物治疗的同时，还必须调畅情志，方能达到预期效果。

5. 注意"忌刚用柔"　理气和胃止痛为治疗胃痛的大法，但久用辛香理气之剂易耗阴伤气，尤其肝胃郁热、胃阴不足患者，治疗时辛香热燥、苦寒清热的药物不宜多用，以免损伤胃气，耗伤胃阴，宜"忌刚用柔"。治疗胃阴不足证，应在养阴清热基础上疏肝调气，如用沙参、麦冬、玉竹、石斛、山药等甘凉濡润之品以养阴清热；用乌梅、木瓜、白芍、山楂、甘草等酸甘之品以养阴柔肝；用玫瑰花、佛手、绿萼梅、香橼等辛平之品以疏肝调气。

6. 结合辨病，针对处理　中年以上患者，胃痛经久不愈，痛无定时，消瘦乏力，贫血，当防恶变。

7. 合理运用活血祛瘀药　慢性胃痛多兼有血瘀，即"久病入络"，治疗应重视活血祛瘀药的运用，常用药如郁金、延胡索、田三七、赤芍等，同时根据不同证候配合其他治法方药，如瘀热者，配用赤芍、茜草根等以凉血活血；瘀毒者，配用半枝莲、白花蛇舌草等以解毒祛瘀；气虚者，配用黄芪、党参等以益气行血；阴虚者，配用沙参、麦冬等以养阴畅血。

【预防】

努力避免或去除可能导致胃黏膜慢性炎症的不利因素。如应戒烟、忌酒、避免使用损害胃黏膜的药物如 NSAIDs 等，以及避免食用对胃黏膜有刺激性的食物和饮品如过于酸、甜、咸、辛辣和过热、过冷食物浓茶咖啡等。饮食宜规律，少吃油炸、烟熏、腌制食物，不食腐烂变质的食物，多吃新鲜蔬菜和水果。所食食品要新鲜并富有营养，保证有足够的蛋白质、维生素（如维生素 C 和叶酸等）及铁质摄入。精神上乐观，生活要规律。

第三节　消化性溃疡

【概述】

一、西医定义

消化性溃疡（peptic ulcer，PU）是指在各种致病因子的作用下，胃肠道黏膜被自身消化而形成溃疡，根据发生部位分为胃溃疡（gastric ulcer，GU）和十二指肠溃疡（duodenal ulcer，DU）两类，还包括胃–空肠吻合口附近以及含有胃黏膜的 Meckel 憩室的溃疡。

本病的发病机制主要是胃、十二指肠黏膜损伤因素和其自身防御–修复因素之间失衡，胃酸和胃蛋白酶对黏膜产生自我消化。胃酸分泌异常、Hp 感染、NSAIDs 是引起本病的最常见病因。

十二指肠溃疡多发生于球部，前壁较常见。胃溃疡多发于胃角和胃窦小弯。溃疡典型形状呈圆形或椭圆形，边缘光整，底部洁净，覆有灰白纤维渗出物。显微镜下慢性溃疡基底部可分急性炎性渗出物、嗜酸性坏死层、肉芽组织和瘢痕组织四层。

二、中医认识

本病临床表现为节律性上腹痛，周期性发作，伴有吞酸、反酸等症，与"胃疡"相类似，可归属于中医学"胃脘痛""反酸"等范畴。

本病多因虚而致病，起病缓慢，反复发作。初起在气，久病入血。病变部位主要在胃，与肝脾关系密切，病性总属本虚标实，脾胃虚弱是其发病基础。郁热内蒸，迫血妄行，或中阳虚弱，气不摄血，血溢脉外，可变生呕血、便血；气滞血瘀，邪毒郁结于胃，可演变为胃癌。

【诊断依据】

一、临床表现

1. 典型表现　中上腹痛、反酸为本病典型症状，部分以出血、穿孔等并发症为首发症状。中上腹痛具有慢性过程、周期性、节律性、腹痛可被抑酸或抗酸剂缓解的特点，胃溃疡腹痛多发于餐后半小时左右，十二指肠溃疡则多发于空腹。除上腹痛外，尚可有嗳气、烧心、上腹饱胀、恶心、呕吐、食欲减退等消化不良症状。

2. 在溃疡活动期　多数患者有上腹部局限性压痛，缓解期无明显体征，幽门梗阻时可有振水音、胃型及胃蠕动波。少数患者可因慢性失血或营养不良而有贫血。

3. 特殊类型的消化性溃疡

（1）无症状性溃疡：15%~35% 消化性溃疡患者无任何症状，以老年人为多见。

（2）老年人消化性溃疡：临床表现多不典型，与 NSAIDs 的广泛应用有关，以位于胃体上部或高位的溃疡以及胃巨大溃疡多见，易误认为胃癌。

（3）复合溃疡：是指胃和十二指肠同时发生的溃疡，十二指肠溃疡往往先于胃溃疡出现，疼痛多缺乏规律性，出血、幽门梗阻的发生率较高。

（4）幽门管溃疡：指位于胃窦远端，球部前端幽门管处的溃疡，缺乏典型溃疡的周期性和节律性疼痛，易出现幽门梗阻、穿孔、出血等并发症。

（5）十二指肠球后溃疡：指发生于十二指肠球部环形皱襞远端的溃疡，多发于十二指肠乳头的近端，夜间疼痛和背部放射痛更为多见，对药物治疗的反应较差，易伴出血、穿孔等并发症。

（6）Dieulafoy 溃疡：发生于胃恒径动脉基础上的溃疡，是引起上消化道致命性大出血的少见病因。内镜下常见裸露的动脉性出血。若不能及时有效干预，病死率甚高。

（7）Meckel 憩室溃疡：Meckel 憩室是最常见的先天性真性憩室，可分泌胃酸引起局部溃疡。大部分患者无症状，可因肠套叠、肠梗阻及溃疡所致出血或穿孔就诊，多见于儿童。

4. 并发症主要包括上消化道出血、穿孔、幽门梗阻，胃溃疡癌变率低于 1%。

二、辅助检查

1. 内镜检查　电子胃镜检查过程中应注意溃疡的部位、形态、大小、深度、病期及溃疡周边黏膜的情况，对胃溃疡应常规做活检，治疗后应复查胃镜直至溃疡愈合，必要时使用共聚焦内镜、超声内镜等明确诊断。内镜下溃疡可分为活动期（A）、愈合期（H）、瘢痕期（S），每期又可分为 1、2 个阶段。

2. 幽门螺杆菌检测　消化性溃疡患者中有很高的 Hp 感染率，^{13}C 或 ^{14}C 尿素呼气试验的敏感性和特异性高，为幽门螺杆菌根除治疗后复查的首选。

3. X 线钡餐检查　用于了解胃的运动情况、胃镜禁忌者、不愿意接受胃镜检查和没有胃镜时。溃疡的直接 X 线征象为龛影，间接征象为胃大弯侧痉挛性切迹、十二指肠球部激惹及球部畸形等。

三、诊断思路

对拟诊患者：①确定有无溃疡存在；②辨别溃疡的良恶性；③确定溃疡的类型；④判断溃疡分期；⑤明确溃疡的病因；⑥了解有无合并症。

四、诊断标准

1. 初步诊断　慢性、周期性、节律性上腹伴反酸者。
2. 基本诊断　伴有上消化道出血、穿孔史或现症者。
3. 确定诊断　胃镜发现消化性溃疡病灶。

【鉴别诊断】

一、胃癌

胃良、恶性溃疡的鉴别要点见表7-3。以下情况应当特别重视：①中老年人近期出现中上腹痛、出血或贫血；②患者的临床表现发生明显变化或抗溃疡药物治疗无效；③胃溃疡活检病理有肠化生或不典型增生者。

表 7-3　良恶性胃溃疡的鉴别诊断

	良性胃溃疡	恶性胃溃疡（胃癌）
临床表现		
年龄	中青年居多，亦见于老年人	多见于中老年人
病史	周期性、节律性发作	持续性、进行性发展，或原有症状改变、加重
体质症状	轻	可伴明显贫血、体重减轻等
对药物反应	多较好	多不理想
内镜检查		
部位	胃窦或胃角多见于中年，高位溃疡多见于老年患者	中青年的高位溃疡、老年患者的远端胃溃疡多恶性
形态	类圆形	不规则形等
边缘	较清晰，周围均匀充血	凹凸不平，结节样增生、模糊或断崖状
苔色	较清洁（A_1期可污秽）	污秽，时见残存黏膜岛
周围黏膜	柔软，均匀聚集	浸润、增厚、脆性增加；结节状隆起；皱襞膨大、突然变尖/中断
蠕动	正常，反复发生可蠕动不佳	多僵硬
钡剂 X 线检查		
龛影直径	多 < 2.5 cm	多 > 2.5 cm
形态	类圆形	不规则形
边缘	光整	不整齐、结节状
龛影位置	胃腔外	胃腔内
周围黏膜	纹理规则整齐，柔软，龛影周围见炎症引起的低密度带，溃疡口部常见1~2 mm的透亮细影（Hampton线）	皱襞增粗、僵硬、结节状浸润，突然变尖、毛糙、中断
蠕动	正常，反复发生可蠕动不佳	多僵硬
其他辅助检查		
粪便隐血	活动期可阳性，治疗后转阴	可持续阳性
胃液分析	胃酸正常或偏低	缺酸者较多

二、胃黏膜相关淋巴样组织（MALT）淋巴瘤

典型表现为多发性浅溃疡，早期伴 Hp 感染者根除治疗后多可有效缓解或痊愈，晚期表现为多发巨大溃疡和结节状隆起，确诊有赖于内镜下深挖活检。

三、功能性消化不良

本病可有上腹部疼痛或不适、恶心呕吐、反酸、食欲减退等，或者酷似消化性溃疡，其鉴别有赖于内镜检查或 X 线检查。

四、胃泌素瘤

是胰腺非 β 细胞瘤分泌大量胃泌素所致，易并发出血、穿孔，有难治性或不典型部位溃疡，多伴腹泻和明显消瘦，血清胃泌素水平常 > 500 pg/mL，CT、MRI、超声内镜检查、选择性血管造影有助于胃泌素瘤的定位诊断。

【西医治疗】

一、治疗思路

本病的治疗目的在于缓解症状、促进溃疡愈合、防治并发症、预防复发，治疗的重点在于削弱各种损害因素对胃及十二指肠黏膜的损害、提高防御因子以增强对黏膜的保护。具体的方法包括消除病因、降低胃酸、保护胃黏膜、根除 Hp 等。通常十二指肠溃疡治疗 4~6 周，胃溃疡治疗 6~8 周，特殊类型溃疡的治疗时间要适当延长。

二、常用于治疗消化性溃疡的药物

1. 抑酸治疗　抑酸治疗主要有 H_2 受体拮抗剂（表 7-4）及质子泵抑制剂（表 7-5）两类。治疗十二指肠溃疡的疗程为 4~6 周，胃溃疡为 6~8 周，对于存在高危因素和巨大溃疡患者，建议适当延长疗程。

表 7-4　常用 H_2 受体拮抗剂

通用药名	规格（mg）	治疗剂量（mg）	维持剂量（mg）
法莫替丁	20	20，每晚 2 次	20，每晚 1 次
尼扎替丁	150	150，每晚 2 次	150，每晚 1 次
雷尼替丁	150	150，每晚 2 次	150，每晚 1 次

表 7-5　常用各种 PPI

通用药名	规格（mg）	标准治疗剂量（mg）/日	维持剂量（mg）/日
艾司奥美拉唑	20，40	$20^a/40^b$	20
兰索拉唑	30	30	30
艾普拉唑	5	$5^a/10^b$	5
奥美拉唑	10，20	20	20
泮托拉唑	20	40	20
雷贝拉唑	10	20	10

备注：a：非胃食管反流；b：反流性食管炎。

2.根除 Hp 治疗　推荐 PPI+ 铋剂 +2 种抗菌药物组成的四联疗法，详见本章第二节。抗 Hp 治疗后复查应在治疗完成不少于 4 周后进行。最好采用尿素呼气试验和粪便 Hp 抗原试验。

3.保护胃黏膜治疗　主要有铝碳酸镁（口服，0.25~1.0 g，每日 3~4 次），磷酸铝凝胶（口服，1~2 袋，每日 2~3 次），硫糖铝凝胶（口服，1g，每日 2 次），胶体果胶铋（口服，150 mg，每日 3~4 次），米索前列醇（口服，0.2 mg，每日 2~4 次），联合应用胃黏膜保护剂可提高消化性溃疡的愈合质量，减少复发。

4.NSAIDs 溃疡的防治　对 NSAIDs 相关性溃疡，在病情允许的情况下，应尽可能暂停使用或减少 NSAIDs 剂量，药物治疗应首选 PPI，并检测 Hp 感染和进行根除治疗（详见表 7-6）。

表 7-6　NSAIDs 溃疡并发症预防建议

风险等级	危险因素	预防建议
高风险	1.曾有，特别是近期发生溃疡并发症 2.存在两个以上危险因素	停用 NSAIDs 和阿司匹林，如不能停用，则选用选择性环氧合酶 2 抑制剂 + 高剂量 PPI
中风险（1~2 个危险因素）	1.年龄＞ 65 岁 2.采用高剂量 NSAIDs 和阿司匹林治疗，或联用两种以上 NSAIDs 3.有溃疡病史但无并发症 4.合并应用 NSAIDs 和阿司匹林、抗凝剂或糖皮质激素	单独选用选择性环氧合酶 2 或非选择性 NSAIDs 加 PPI
低风险	无危险因素	可以应用非选择性 NSAIDs

5.溃疡复发的药物预防措施　Hp 感染、服用 NSAIDs 是导致消化性溃疡复发的主要原因，复发性溃疡的治疗，首先要分析其原因，再做出相应的处理。根除 Hp 治疗与维

持治疗互补，能有效地减少溃疡复发。维持治疗指征：Hp 阴性高危溃疡、Hp 根除失败、长期服用 NSAIDs、其他不明原因的复发性溃疡。

维持治疗一般多用 H_2 受体拮抗剂，常用方案为标准剂量半量睡前顿服，也有用奥美拉唑 10 mg/d 或 20 mg 每周 2~3 次口服。维持治疗的时间长短，须根据具体病情决定，短者 3~6 个月，长者 1~2 年，甚至更长时间。

三、消化性溃疡的手术治疗

手术适应证：急性穿孔、幽门瘢痕性梗阻、溃疡大出血经内科紧急处理无效、胃溃疡疑癌变以及难治性溃疡。随着 PPI 的应用及内镜技术的发展，需手术治疗的溃疡已少见。

【中医治疗】

中医认为本病活动期多以邪实为主，稳定期本虚兼有邪实，因此，治疗上活动期宜偏于祛邪，稳定期宜扶正兼以祛邪。近年研究表明，溃疡愈合质量的高低直接影响其复发，完全治愈的溃疡复发率很低。中医药除有一定的抗 Hp 作用外，更为重要的是能有效调节消化性溃疡的攻击因子与保护因子之间的平衡，还能对紊乱的消化功能进行调整，在预防溃疡复发、提高溃疡愈合质量等方面有较好的远期疗效，因此中西医结合治疗本病有协同作用。

一、中医辨证施治

1. 寒邪客胃证

临床表现：胃痛暴作，拘急冷痛，恶寒喜暖，得温痛减，口不渴，喜热饮，舌苔薄白，脉弦紧。

治法：温胃散寒，理气止痛。

病机：寒邪客于胃，致胃脘气机郁滞，胃失和降，不通则痛。

处方：良附丸加减。高良姜、香附、姜汁、米汤。

加减：胃寒重、胃痛明显者，加吴茱萸、川椒目、制附片；吐酸、口苦者，加砂仁、藿香。

2. 饮食伤胃证

临床表现：胀痛，嗳腐吞酸或呕吐不消化食物，其味腐臭，吐后痛减，不思饮食，大便不爽，得矢气及便后稍舒，舌苔厚腻，脉滑。

病机：饮食所致。《素问·痹论》指出："饮食自倍，肠胃乃伤。"饥饱失常，脾胃受损，气机不畅；或恣食辛辣肥甘之品，喜酒嗜烟，湿热内生，中焦气机受阻；或贪食生冷，损伤中阳，气血运行涩滞，不通则痛。

治法：消食导滞，和胃止痛。

处方：保和丸加减。神曲、山楂、半夏、茯苓、陈皮、连翘、莱菔子。

加减：胃脘胀满较甚者，加枳实、木香。胃脘胀痛、便秘者，加大黄、枳实。

3. 肝胃不和证

临床表现：胃胀痛，或攻撑窜动，牵引背胁，每因情志刺激发作或加重，嗳气、矢气则痛舒，善太息，大便不畅，舌苔薄白，脉弦。

病机：忧思恼怒，肝失疏泄，横逆犯胃，胃失和降，可致胃痛；气郁久而化热，肝胃郁热，热灼而痛。

治法：疏肝理气，和胃止痛。

处方：柴胡疏肝散加减。柴胡、陈皮、川芎、白芍、枳壳、香附、甘草。

加减：胃胀痛甚者加瓜蒌壳、延胡索、紫苏梗；嗳气者加柿蒂、旋覆花；肝郁化火、泛酸者加海螵蛸、煅瓦楞子；若肝火灼伤阴液者可加百合、生地黄。

4. 湿热中阻证

临床表现：胃脘灼痛，吐酸嘈杂，脘痞腹胀，纳呆恶心，口渴不欲饮水，小便黄，大便不畅，舌红，苔黄腻，脉滑数。

病机：偏食辛辣肥甘厚味，湿热蕴结，胃气阻滞，湿阻热郁，困遏气机，胃失和降，不通则痛。

治法：清化湿热，理气和胃。

处方：清中汤加减。黄连、栀子、半夏、茯苓、草豆蔻、陈皮、甘草。

加减：湿浊偏重加苍术、藿香；热邪偏重加蒲公英、黄芩；伴恶心呕吐加竹茹、陈皮；大便秘结不通加大黄；气滞腹胀加厚朴、枳实；纳呆少食加神曲、麦芽。

5. 瘀血停胃证

临床表现：胃脘刺痛，痛有定处，按之痛甚，食后加重，入夜尤甚，甚至出现黑便或呕血，舌质紫暗或有瘀斑，脉涩。

病机：抑郁恼怒，气失条达，肝气郁滞，横逆犯胃，气滞日久影响血络通畅，瘀血内阻，胃络壅滞，不通则痛。

治法：化瘀通络，理气和胃。

处方：失笑散合丹参饮加减。蒲黄、五灵脂、丹参、檀香、砂仁。

加减：胃痛甚者加延胡索、郁金、川芎、枳壳；气虚者加黄芪、党参；阴血不足者加当归、白芍、生地黄、麦冬。

6. 脾胃虚寒证

临床表现：胃脘隐痛，绵绵不休，空腹痛甚，得食则缓，喜温喜按，劳累后发作或加剧，泛吐清水，食少纳呆，大便溏薄，四肢不温，舌淡苔白，脉虚缓无力。

病机：脾胃虚弱。素体脾胃虚弱，先天禀赋不足，或劳倦所伤，或久病累及，或失治误治，皆可损伤脾胃。中阳不足则虚寒内生，温养失职；胃阴不足则濡养不能，皆不荣而痛。

治法：温中健脾，和胃止痛。

处方：黄芪建中汤加减。黄芪、桂枝、白芍、炙甘草、生姜、大枣、饴糖。

加减：肢冷便溏者用干姜；泛吐清水较多者加半夏、干姜、陈皮；吐酸甚者加吴茱萸、姜黄连。

7. 胃阴不足证

临床表现：胃脘隐痛，有时嘈杂似饥或饥而不欲食，口干咽燥，大便干结，舌红少津，无苔，脉弦细无力。

病机：过食酒辛或热病伤阴，耗伤阴液，胃阴液不足，润运不畅，胃阴不足，失于濡养，胃络不和。

治法：养阴益胃，和中止痛。

处方：一贯煎合芍药甘草汤加减。生地、沙参、麦冬、当归、枸杞、川楝子、芍药、甘草。

加减：嘈杂泛酸者，加乌贼骨、煅瓦楞子；兼有气滞者，加佛手、厚朴；大便干燥者，加麻仁、瓜蒌仁；阴虚胃热者，加石斛、知母。

二、中成药处方

1. 胃可宁片　口服，每次 3~5 片，每日 3~4 次，适用于消化性溃疡。

2. 健胃愈疡片　口服，每次 4~6 片，每日 4 次，适用于肝郁脾虚，肝胃不和型消化性溃疡活动期。

3. 阴虚胃痛片　口服，每次 6 片，每日 3 次，适用于胃阴不足型消化性溃疡。

4. 小建中合剂　口服，每次 20 mL，每日 3 次，适用于脾胃虚寒型消化性溃疡。

5. 元胡止痛片　口服，每次 1~1.5 g，每日 3 次，适用于气滞血瘀的胃痛。

6. 三九胃泰　口服，每次 2.5 g，每日 2 次，适用于湿热内蕴、气滞血瘀证。

7. 保和丸　口服，每次 6~9 g，每日 2 次，适用于食积停滞、脘腹胀满、嗳腐吞酸、不欲饮食等症。

三、针灸及其他疗法

1. 针灸疗法

治法：健脾理气、和胃止痛、清热化瘀。取穴以脾、胃之背俞穴、募穴、下合穴为主。

主穴：中脘、足三里、脾俞、胃俞。

根据辨证分型或相关症状进行配穴。脾胃虚弱配内关；气滞血瘀配膈俞；肝郁气滞配期门；肝气犯胃配内关、太冲；胃寒证配内关、公孙；胃阴不足配内关、三阴交；痰湿壅滞配阴陵泉、丰隆。疼痛剧烈配梁丘、阳陵泉解痉止痛。实证用泻法，脾胃虚弱用补法，可配合艾条灸或隔姜灸；胃阴不足用平补平泻法，只针不灸。毫针常规操作，留针 30 分钟，每隔 10~15 分钟行针 1 次，每日治疗 1 次。

2. 其他疗法

（1）电针：可配合电针密波或疏密波刺激。

（2）耳针：取穴脾、胃、十二指肠、肝、神门、交感。浅刺留针 30 分钟，也可用王不留行籽贴压。

（3）埋线疗法：采用无菌操作将外科缝合线埋入相应穴位，取穴同体针，10~15 天埋一次。

【用药说明及治疗注意事项】

（1）口服2周以上铝碳酸镁、硫糖铝的肾功能不全者应注意检测血铝含量。铋剂可致使粪便及舌苔变黑，为避免体内铋过量积蓄，不宜连续长期服用，严重肾病患者禁用铋剂。米索前列醇可引起子宫收缩，孕妇忌服。

（2）警惕质子泵抑制剂长期或高剂量用药可能产生的不良反应，包括高胃泌素血症、骨质疏松、低镁血症、难辨梭状芽孢杆菌感染、维生素 B_{12} 和铁吸收不良、肺炎、肿瘤等。质子泵抑制剂用于妊娠妇女的临床资料有限。除难治性、严重的 GERD 外，不推荐妊娠妇女使用质子泵抑制剂。质子泵抑制剂在特殊病理、生理状况患者中的应用详见表7-7。

表7-7　质子泵抑制剂在特殊病理、生理状况患者中的应用

特殊人群	奥美拉唑	兰索拉唑	泮托拉唑	雷贝拉唑	艾司奥美拉唑	艾普拉唑
肾功能异常	无须调整	15 mg/d	无须调整	无须调整	无须调整	慎用
肝功能异常	严重者≤ 20 mg/d	慎用 15 mg/d	重度≤ 20 mg/d	严重者慎用	严重者≤ 20 mg/d	慎用
老年人	无须调整	慎用	无须调整	无须调整	无须调整	无须调整
儿童	可以使用	经验有限	无临床资料	无临床资料	无临床资料	无临床资料
妊娠期用药	可以使用	利＞弊时使用	利＞弊时使用	利＞弊时使用	慎用	不建议服用
哺乳期用药	对婴儿影响较小	暂停哺乳	暂停哺乳	暂停哺乳	暂停哺乳	暂停哺乳

（3）使用 H_2 受体拮抗剂及质子泵抑制剂前需排除胃恶性肿瘤，以免延误病情。法莫替丁偶可致横纹肌溶解，肝肾功能不全者慎用。雷尼替丁可致心动过缓、粒细胞缺乏症、男性乳房女性化，长期使用可致维生素 B_{12} 缺乏，肝肾功能不全者慎用。尼扎替丁可致血小板减少症，有中枢神经系统不良反应，避免用于老年痴呆患者。

【预防】

注意精神与饮食调摄，避免情绪激动和过度劳累，保证足够的休息和睡眠。生活有规律，劳逸结合。少食烟熏、油炸、辛辣、酸甜、粗糙多渣食物，戒烟戒酒。按时进餐，进食不可过急、过快，养成细嚼慢咽的良好习惯，以减少对胃黏膜的机械性刺激。不食过冷、过热、过咸的食物。坚持合理用药，巩固治疗。慎用 NSAIDs、肾上腺皮质激素等易致胃黏膜损伤的药物。

第四节　上消化道出血

【概述】

一、西医定义

上消化道出血是指屈氏韧带以上的消化道，包括食管、胃、十二指肠或胰胆等病变引起的出血，胃空肠吻合术后的空肠病变出血亦属这一范围。大量出血是指在数小时内失血量超出 1000 mL 或循环血容量的 20%，其临床主要表现为呕血和（或）黑粪，往往伴有血容量减少引起的急性周围循环衰竭，是常见的急症，病死率高达 8%～13.7%。

二、中医认识

上消化道出血，根据临床表现，可归属于中医学"呕血""便血"范畴。本病来势凶猛，病情危重，随时可出现亡阴、亡阳之"脱症"，危及生命。古代及现代中医对消化道出血早有认识，其中《景岳全书·血证》对血证的内容进行了比较系统的阐述，将引起出血的病机概括为"火盛"及"气虚"两个方面。现代中医认为上消化道出血是由外感六淫、内伤七情、饮食不节、体虚血瘀、药物或外物损伤等各种原因导致热盛伤络、瘀血阻络、气不摄血及瘀血凝滞而导致络伤血溢而发为本病。其病机主要责之于"热""瘀""虚""郁"，治疗上总以"止血、消瘀、宁血、补血"为治疗大法。总结其病机特点为"火热熏灼，迫血妄行；气虚不摄，血溢脉外；血脉瘀阻，血不循经。"具体病因如下。

（1）感受外邪：凡外感风热燥火之阳邪或风寒之邪郁而化热，热伤营血，气血沸腾，邪热迫血妄行，血随胃气上逆而吐血。如《症因脉治·外感吐血》："外感吐血之因，内有积热，诸经火盛，外有风寒，束其肌表，血络热甚，不得外越，妄行上冲，从口呕出，故外感吐血，责之邪热妄行。"

（2）饮食不节：如饮酒过度或过食酸辣煎炸之品，均可导致热蕴胃肠或燥热伤阴，虚火扰动血络，血因火动而产生出血。《金匮要略·惊悸吐衄下血胸满瘀血病》："夫酒客咳者，必致吐血，此因极饮过度所致也。"

（3）情志不和：忧思恼怒，情志失和则可致肝郁化火，横逆犯胃，损伤胃络，火载血升，气逆血奔，从而产生吐血。如《景岳全书·血证》："血动之由，惟火惟气。"

（4）劳倦过度：脾主统血，脾气健旺则血循行于脉道；若劳倦过度或肝病、胃病日久导致脾胃虚弱，统摄无权，则血不循经，溢于脉外。如《景岳全书·血证》："血主营气，不宜损也，而损则为病。损者多由于气，气伤则血无以存。"

（5）久病之后：肝主藏血，性喜条达疏泄，若肝病日久迁延不愈，则见气滞与血瘀，造成瘀血阻络，血行失常；或因胃病反复不愈，久病入络，从而使血不循经而外溢。

总之，本病病位在胃与大肠，与肝脾关系密切。初起多由火热之邪作祟，瘀热互结，以标实为主，久病则脾胃虚弱，气血两虚。若呕血、便血不止，气随血脱可致亡阴、亡阳之"脱证"。

【诊断依据】

一、临床表现

上消化道出血的临床表现与病变的性质、部位、失血量、失血速度以及患者的年龄、一般状况等有关。

1. 呕血与黑便 为上消化道出血的特征表现。呕血通常伴有黑便，但黑便者可无呕血。通常幽门以下出血易致黑便，幽门以上出血易致呕血，但如出血量少，出血速度较慢，往往也只有黑便而无呕血。幽门以下病变如出血量大，出血速度快，则血液会反流至胃，也可引起呕血。

2. 失血性周围循环障碍 如上消化道的出血量大，出血速度快，可引起循环血容量迅速减少，可出现头晕、乏力、心悸、出汗、口干、黑蒙、晕厥，以及皮肤苍白、湿冷等表现，进一步可出现精神萎靡、烦躁不安、反应迟钝、意识模糊等。老年人因器官储备功能退化或原患有慢性疾病，症状更为严重，所以对老年患者尤应严密观察。

3. 氮质血症 上消化道出血，特别是大量出血后，血中尿素氮浓度常增高，产生原因为出血后血液蛋白质的分解产物在肠道吸收，引起氮质血症，称肠源性氮质血症。在出血后数小时，血中尿素氮开始增加，24~48小时达高峰，但一般不超过14.3 mmol/L（40 mg/dL），且于3~4日降至正常。

二、辅助检查

1. 粪便隐血试验 对消化道出血的诊断有肯定价值，消化道少量出血时即可出现阳性。早期消化道肿瘤患者常有少量出血，此时虽无临床症状，但粪便隐血试验已为阳性。

2. 急诊内镜检查 急诊内镜检查系指出血后48小时内进行，为上消化道出血的首选诊断方法，其诊断正确率高达80%~94%。急诊胃镜检查前应补充血容量，纠正休克。

3. 胃肠钡餐造影 胃肠钡餐造影也可用于急性上消化道出血的诊断，但误诊和漏诊率高达20%左右。通常用于不能耐受胃镜者、病情稳定者及出血停止两周以上者。

4. 选择性动脉造影 对于反复消化道出血而内镜检查未获确诊者或各种原因不能接受急诊内镜检查者，可做选择性动脉造影检查，对上消化道出血的诊断率可达77.98%。检查时机宜选择在出血的活动期，当出血量在0.5 mL/min以上时可显示造影剂外溢，从而确定出血部位。

5. 术中胃镜检查 对于那些在手术时仍不能发现出血病灶者，可做术中胃镜检查。

三、诊断标准

根据呕血、黑粪和失血性周围循环衰竭的表现，呕吐物和黑粪隐血呈强阳性、血红蛋白浓度、红细胞计数、血细胞比容下降的实验室检查，可做出上消化道出血的诊断。

【鉴别诊断】

呕血与黑便应与因口、鼻、咽喉部疾病出血相区别。也需要排除进食动物血、碳粉、铁剂、铋剂以及中药等所引起的黑色大便。大量咯血时，血液咽入消化道，可引起呕血或黑便，应加以鉴别。在临床上，上消化道出血应与下消化道出血相鉴别。

【西医治疗】

大量出血病情急、变化快，严重者可危及生命，抗休克、迅速补充血容量应该放在首位。

一、一般治疗与监测

（1）卧床休息，大量出血者宜禁食，记录呕血、黑粪，以及便血的频度、颜色、性质、次数和总量。

（2）定期复查红细胞计数、血红蛋白、血细胞比容与血尿素氮等。

（3）监测意识状态、脉搏、血压、肢体温度、皮肤和甲床色泽、周围静脉，特别是颈静脉充盈情况、尿量等，意识障碍和排尿困难者则需留置导尿。危重大出血者，必要时进行中心静脉压测定。年老患者常需心电监护、血氧饱和度监测、呼吸监测。

二、液体复苏

根据估计的失血量决定补液量，如短期内出血量大、血红蛋白低于 70 g/L，收缩压低于 90 mmHg，则应输血。应尽可能根据中心静脉压调整输液量，对老年患者尤为有利，同时应纠正电解质及酸碱平衡失调。

三、止血措施

1. 药物止血

（1）去甲肾上腺素：将 8 mg 去甲肾上腺素加入冰盐水 100 mL 中，分次口服，可使出血小动脉收缩而止血，但作用短暂。

（2）抑酸药：抑制胃酸分泌，提高胃液 pH 对控制上消化道出血具有重要意义。临床常用质子泵抑制剂，抑酸效果更强，疗效更显著。诊断明确后推荐使用大剂量 PPI 治疗：如艾司奥美拉唑 80 mg 静脉注射后，以 8 mg/h 持续输注 72 小时，其他 PPI 还有奥美拉唑、泮托拉唑、艾普拉唑针剂。

（3）血管加压素：常用于门脉高压、食管 – 胃底静脉曲张破裂出血。一般以特利加压素 2.0 mg（生理盐水稀释）缓慢静脉注射，然后以 1~2 mg/4 h 静脉维持 24~48 小时，直到出血控制，建议出血停止后仍然维持 1~2 天。主要的不良反应有头痛、腹痛、大便次数增多、血压升高等。

（4）生长抑素及其类似物：具有减少内脏血管流量，降低门脉压，抑制许多胃肠激素等作用，但不伴有全身血流动力学改变。对于上消化道出血，尤其是食管静脉曲张破裂出血是一种有效、安全的药物，临床常用的有两种：一种是人工合成的八肽，半减期较长，70~90 分钟，首剂以 0.1 mg 静脉推注，继以 25~50 μg/h 静脉维持；另一种为生长抑素 14 肽，半减期较短，3~5 分钟，首剂以 250 μg 静脉推注，继以 250 μg/h 静脉滴注维持。

2. 气囊压迫止血　气囊压迫是治疗食管 – 胃底静脉曲张破裂出血的传统方法之一，最常用的气囊是三腔双囊管。近 10 年来，由于药物治疗与硬化剂治疗的进步，其应用有减少趋势，主要用于内科药物治疗失败或无手术指征者。但患者痛苦较大，有吸入性肺炎、食管破裂、窒息等并发症。

四、内镜治疗

内镜直视下各种止血方法的发展和运用，使得上消化道出血的手术率和病死率下降。主要方法有以下几种。

1. 内镜直视下局部喷洒止血药物　局部喷洒去甲肾上腺素溶液或凝血酶有一定止血效果，优于口服法。

2. 局部注射法　于出血灶中及周边黏膜下注射 1：10 000 肾上腺素，可多点注射，每点注射 0.5 mL，总量不超过 10 mL，通过局部压迫、收缩血管及促使血小板凝集等而止血。局部注射并发症少，但有溃疡扩大及穿孔可能，穿孔发生率为 0~3%。

3. 电凝止血　包括单极、双极、多极电凝治疗及热探头。单极电凝探头粘连于凝固的组织上可诱发出血。

4. 硬化剂治疗　主要适用于食管静脉曲张破裂大出血，曾接受分流术或脾切除术后再出血，不能耐受外科手术的重度食管静脉曲张及食管静脉曲张破裂大出血经三腔管、加压素等暂时止血后等情况。主要并发症有出血、溃疡、穿孔、食管狭窄等。对于食管静脉曲张出血还可采用内镜下套扎疗法，操作简便。对于胃底静脉曲张，可采用组织黏合剂注入出血的曲张静脉内，注后可立即固化起止血作用。

五、介入治疗

各种原因的动脉性出血，药物及内镜不能止血时，可考虑在选择性肠系膜动脉造影找到出血灶的同时进行血管栓塞治疗。

六、手术治疗

外科手术治疗急性消化道出血的病死率较择期手术显著增高，所以首先以内科保守治疗。由于药物治疗和内镜治疗的发展，外科急诊手术率已明显下降，但以下情况宜选择手术治疗。①经内科药物治疗、内镜治疗 24 小时出血不止者；②输血总量超过 1600 mL 仍不能止血者；③出血速度过快而于内镜检查时无法看清出血病灶者；④原发病灶须予切除者，如胃癌等，对这类患者尽可能先保守治疗，择期手术。

【中医治疗】

一、中医辨证施治

1. 胃中积热证

临床表现：吐血色红或紫暗，便色暗红或柏油样便，口臭，口干，口苦，伴有脘腹胀闷，甚则作痛，大便秘结，舌质红，苔黄腻，脉滑数。

病机：胃热内郁，热伤胃络。

治法：清胃泻火，化瘀止血。

处方：泻心汤合十灰散加减。黄连、黄芩、大黄、栀子、生地黄、炒白芍、地榆、白及、仙鹤草、茜草、三七粉、藕节炭、蒲黄炭等。

加减：胃气上逆、恶心呕吐者，加代赭石、竹茹、旋覆花和胃降逆；热伤胃阴者，加麦门冬、石斛、天花粉养胃生津。

2. 肝火犯胃证

临床表现：吐血色红或紫暗，便色暗红或柏油样便，烧心反酸，胃脘灼热疼痛，心烦易怒，胁痛口苦，舌质红，苔黄，脉弦数。

病机：肝火横逆，胃络损伤。

治法：泻肝清胃，凉血止血。

处方：龙胆泻肝汤加减。龙胆草、黄芩、栀子、生地黄、炒柴胡、泽泻、炒当归、焦大黄、侧柏叶、白芍、甘草。

加减：可酌情增加止血药，如三七粉、藕节炭、蒲黄炭等。可加白茅根、茜草、旱莲草加强止血。

3. 瘀血阻络证

临床表现：便血紫暗，胃脘疼痛如针刺，固定不移，口干不欲饮，面色暗滞或黧黑，或见赤丝蛛缕，胁下癥块，舌质紫或有瘀斑，苔薄，脉涩。

病机：血脉瘀阻，血不循经。

治法：活血通络，化瘀止血。

处方：化血丹加味。花蕊石、参三七、血余炭、茜草、地榆、牡丹皮、白芍。

加减：可酌情加海螵蛸和瓦楞子。

4. 肝胃阴虚证

临床表现：大便色黑如柏油状，脘胁隐痛，嘈杂吐酸，烦热颧红，盗汗，咽干口燥，舌红无苔，脉细弦数。

病机：肝胃失养，阴虚火旺，迫血妄行。

治法：养胃柔肝，滋阴凉血。

处方：茜草散加减。茜草、阿胶、生地黄、黄芩、侧柏叶、旱莲草、石斛、麦冬、白茅根。

加减：可酌情加海螵蛸和白及。

5. 脾不统血证

临床表现：便溏色黑或便血暗红，胃脘隐痛，喜按，食欲不振，神疲乏力，心悸气短，自汗，面色苍白，舌质淡，苔白，脉细弱。

病机：脾气亏虚，统血无权，血液外溢。

治法：益气摄血，健脾和胃。

处方：归脾汤加减。炙黄芪、党参、炒白术、炒当归、龙眼肉、炒白芍、木香、阿胶（烊化）、海螵蛸、白及、仙鹤草、炙甘草。

加减：脾胃虚寒者加熟附片、炮姜，或改用柏叶汤；出血量多者可加地榆炭、侧柏叶、血余炭。

6. 气随血脱证

临床表现：呕血或便血不止，呼吸微弱而不规则，或昏仆或昏迷，汗出不止，面色苍白，四肢冰凉，口开目合，手撒身软，二便失禁。舌淡白，苔白润，脉微欲绝。

病机：气随血脱，阳气暴脱。

治法：益气止血，固脱复脉。

处方：独参汤或参附汤加减。人参、制附子等。或四味回阳饮（人参、附子、干姜、甘草）。

二、中成药处方

1. 云南白药　口服，每次 1 g，每日 4 次。用于溃疡病出血。血止后可停服。

2. 参麦注射液　静脉滴注，10~60 mL 加入 5% 葡萄糖注射液 250~500 mL 中。用于治疗气阴两虚型休克。血压正常后停用。

3. 参附注射液　静脉滴注，50~100 mL 加入 5% 葡萄糖氯化钠注射液 500 mL 中。适用于各型休克。血压正常后可停用。

三、针灸及其他疗法

1. 针灸疗法

治法：清热和胃、化瘀止血。取穴以足阳明胃经及胃之募穴、下合穴为主。

主穴：中脘、内关、梁丘、足三里。

根据辨证分型或相关症状进行配穴。胃热炽盛配内庭，肝火犯胃配行间，瘀阻胃络配膈俞，脾不摄血配脾俞，气随血脱配气海。实证用泻法，以针为主，虚证用补法，可针灸并用。毫针常规操作，留针 30 分钟，每隔 10~15 分钟行针 1 次，每日治疗 1 次。

2. 其他疗法　电针：疼痛剧烈者，可配合电针密波或疏密波刺激。

四、单方验方与复方

（1）白及、侧柏叶（或乌贼骨）各 30 g，共研细末，每日 2 次，每次 3~6 g，用温开水调服。

（2）鲜芦根 90 g，生侧柏、仙鹤草各 30g，煎服。

（3）乌贼骨、白及、甘草各等量，研极细末，每次 3 g，每日 3 次。

（4）治"饮酒伤胃"而呕血的加味理中汤（人参、干姜、白术、葛根、甘草）。

（5）《妇人良方》："疗吐血，凡吐血、衄血，阳乘于阴，血热妄行"的四生丸（生荷叶、生艾叶、生柏叶、生地黄）。

（6）《太平圣惠方》："治大肠积热，下血不止"的黄芩散方（黄芩、黄柏、黄连、地榆、生干地黄、犀角屑）。

（7）《圣济总录》治便血如赤豆汁的阿胶芍药汤方（阿胶、赤芍药、当归、甘草）。

【用药说明及治疗注意事项】

（1）14 肽为天然生长抑素，用法为首剂 250 µg 静脉缓注，继以 250 µg/h 持续静脉滴注。本品半衰期极短，应注意滴注过程中不能中断，若中断超过 5 分钟，应重新注射首剂。注意滴注速度，当滴注本品的速度高于每分钟 50 µg 时，患者会出现恶心和呕吐现象。

（2）用三腔二囊管压迫时，时间过久会导致黏膜糜烂，故持续压迫时间最长不应超过 24 小时，放气解除压迫一段时间后，必要时可重复充盈气囊恢复牵引。

（3）一般认为对于侧支循环较多的器官，如胃、十二指肠、肝等出血可行动脉栓塞治疗。小肠和结肠除脾曲和直肠外，仅有一条供血动脉，侧支吻合不丰富，栓塞后常造成缺血引起疼痛甚至肠坏死。所以，肠系膜的栓塞应谨慎，防止弓状吻合支以下血管过度栓塞，并尽可能地超选择性插管。

（4）依据"急则治标"原则，急性出血期常给予口服止血药物，如云南白药粉、白及粉、化瘀止血散等；内镜检查时，根据情况镜下喷洒止血散、白及粉、炮姜灰、乌贼骨、微米大黄炭等止血药物；或若气随血脱，有休克表现者，加用扶正、固脱治疗，静脉滴注益气生脉之中药针剂等。而在出血的静止期（未见明显活动性出血期）及恢复期（出血完全停止期），中医辨证的优势明显，可辨证给予中药汤剂口服，能够改善患者症状，提高临床疗效，缩短住院天数。

【预防与康复指导】

增强体质，避免情志刺激，调摄生活起居，饮食适宜，防止暴饮暴食，忌辛辣刺激之品及过量饮酒，可预防吐血便血发生和反复发作。在吐血发作时，应使患者情绪安定、卧床休息，并给予精神安慰，消除其恐惧及忧虑。大吐血时宜禁食；血止后，给予流质和半流质饮食，并宜少吃多餐，以防伤络出血。饮食不宜过热，以免血热妄行，更使吐血不止。

第五节　溃疡性结肠炎

【概述】

一、西医定义

溃疡性结肠炎（ulcerative colitis，UC）是一种病因不明的慢性非特异性大肠炎症性疾病，病变主要累及大肠黏膜与黏膜下层。临床主要表现为腹泻、腹痛和黏液脓血便。病情轻重不一，多呈反复发作过程。本病可发于任何年龄，多见于 20~40 岁，亦见于儿童或老年，男女发病率无明显差别。本病在我国较欧美少见，且病情一般较轻，但近年患病率明显增加，重症也常有报道。

二、中医认识

溃疡性结肠炎与中医的"大瘕泄"相似，属于"泄泻""痢疾""便血""肠澼""脏毒"等范畴。

本病之发生常因先天禀赋不足，或素体脾胃虚弱，或饮食不节、情志失调、感受外邪等，导致脏腑功能失常，气机紊乱，湿热内蕴，肠络受损，久而由脾及肾，气滞血瘀，寒热错杂。病初与脾、胃、肠有关，后期涉及肾。故本病是以脾胃虚弱为本，以湿热蕴结、瘀血阻滞、痰湿停滞为标的本虚标实病证。

【诊断依据】

一、临床表现

腹泻、黏液脓血便是溃疡性结肠炎最常见的症状，其他症状取决于病变累及部位与严重程度，可伴腹痛、里急后重和不同程度的全身症状，病程多在 4～6 周以上；亦可伴有关节、皮肤、黏膜、眼、肝胆等器官受累的肠外表现。初次发作可以是暴发型，也可表现为轻泻，局限于直肠炎的轻症在我国多见。

轻、中型患者可有左下腹轻压痛，重型患者可有发热、腹部明显压痛或肠型，甚至出现腹肌紧张、反跳痛、肠鸣音减弱等体征，病程中可出现贫血、消瘦、营养不良等表现。

二、辅助检查

（一）内镜检查

诊断的主要依据是结肠镜检查，以及多段、多点黏膜活组织检查。内镜下黏膜染色、放大内镜、共聚焦内镜检查等内镜技术均可提高活检的针对性和准确性，有助于临床医师准确判断病情，指导治疗。对于临床上表现为直肠赦免，或症状不典型，或伴有倒灌性回肠炎等诊断有困难者，应考虑在结肠镜检查的基础上行小肠检查。

1.本病活动期的内镜下特征

（1）轻度内镜下表现为红斑、黏膜充血及血管纹理消失。

（2）中度内镜下表现为血管形态消失，出血黏附在黏膜表面、糜烂，且常伴粗糙颗粒状的外观和黏膜脆性的增加（接触性出血）。

（3）重度内镜下表现为黏膜的自发性出血及溃疡。内镜表现为不规则、深凿样或纵行溃疡者要高度警惕合并 CMV 感染。

2.缓解期溃疡性结肠炎的内镜下表现　可见正常黏膜，部分患者可见假性息肉形成，或呈瘢痕样改变；对于病程较长的患者，因黏膜萎缩，可见结肠袋形态的消失、肠腔的狭窄及炎（假）性息肉的形成。

（二）钡剂灌肠检查

与内镜有互补作用。早期溃疡性结肠炎钡剂灌肠检查可以正常，但晚期可示结肠缩短、管状、结肠袋消失、结肠僵直有狭细段，结肠肠段边缘有许多毛刺。

（三）实验室检查和影像学检查

包括血沉、白细胞计数、人血白蛋白、血钾等，外周血 CDA DNA $> 1200\,copies/mL$，并伴有特征性的内镜表现时，临床上要高度警惕溃疡性结肠炎合并 CMV 结肠炎的可能。粪便中钙卫蛋白的浓度有助于评估炎症反应的严重度，敏感性和特异性颇高。

三、分类与分期

（1）按临床类型可分为初发型、慢性复发型、慢性持续型、暴发型。

（2）按临床严重程度可分为轻度、中度和重度。轻度：患者腹泻每日 4 次以下，便血轻或无，无发热、脉搏加快或贫血，血沉正常；中度：介于轻度和重度之间；重度：腹泻每日 6 次以上，明显黏液血便，体温 $> 37.5\,℃$，脉搏 > 90 次/分，血红蛋白 $< 100\,g/L$，血沉 $> 30\,mm/h$。

（3）按病情分期可分为活动期和缓解期。

（4）按临床类型可分为初发型和慢性复发型。按病变范围可分为直肠型、左半结肠型和广泛结肠型。

四、并发症

包括中毒性巨结肠、肠穿孔、下消化道大出血、癌变等。

五、诊断要点

一个完整的诊断内容包括临床类型、病变范围、病情分期、严重程度、肠外表现和并发症。溃疡性结肠炎缺乏诊断的金标准，主要结合临床表现、内镜检查和组织病理学、实验室检查、影像学检查等进行综合分析，在排除感染性和其他非感染性肠病的基础上进行诊断。若诊断存疑，应在 3~6 个月后进行内镜及病理组织学复查。①具有上述典型临床表现者为临床疑诊，需进一步安排相关检查；②同时具备上述结肠镜和（或）

放射影像学特征者，可临床拟诊，需进一步寻找病理诊断依据；③若再具备上述黏膜活检和（或）手术切除标本组织病理学特征者，则可确诊；④对于临床表现、结肠镜检查和活检组织学改变不典型的初发病例，应予密切随访，暂不确诊。

【鉴别诊断】

1. 慢性细菌性痢疾　常有急性菌痢病史，粪便及结肠镜检查取黏液脓性分泌物培养痢疾杆菌的阳性率较高，抗菌药物治疗有效。

2. 阿米巴肠炎　粪便检查可找到阿米巴滋养体或包囊。结肠镜检查溃疡较深，边缘潜行，溃疡间结肠黏膜正常，于溃疡处取活检或取渗出物镜检，可发现阿米巴的包囊或滋养体。抗阿米巴治疗有效。

3. 大肠癌　多见于中年之后，肛门指检可触及包块，纤维结肠镜检、X 线钡剂灌肠检查对鉴别诊断有价值。

4. 克罗恩病　与溃疡性结肠炎同属炎症性肠病，为一种慢性肉芽肿性炎症，病变可累及胃肠道各部位，而以末段回肠及其邻近结肠为主，多呈节段性、非对称性分布；临床主要表现为腹痛、腹泻、瘘管、肛门病变和不同程度的全身症状（表 7-8）。

表 7-8　UC 与结肠 CD 的鉴别

	UC	结肠 CD
流行病学	发病年龄为 15~30 岁	发病年龄双峰：15~30 岁和 50~70 岁
症状	脓血便多见	脓血便少见
病变分布	连续	节段性
直肠受累	绝大多数	少见
肠腔狭窄	少见中心性	多见偏心性
溃疡及黏膜	溃疡浅，黏膜弥漫性充血水肿、颗粒状，脆性增加	纵行溃疡、黏膜呈卵石样，病变间的黏膜正常
组织病理	固有膜全层弥漫性炎症、隐窝脓肿、隐窝结构明显异常、杯状细胞减少	裂隙状溃疡、非干酪性肉芽肿、黏膜下层淋巴细胞聚集
病变范围	直肠（95%），向近端延伸，连续性，局限于结肠少数重症患者可累及末端回肠（倒灌性回肠炎）	消化道任何部位（口—肛），跳跃性
内镜所见	颗粒样，质脆黏膜，弥漫性溃疡；假息肉	节段性，铺路石样，阿弗他溃疡，纵行溃疡
活检病理	黏膜和黏膜下层为主，浅表慢性炎症，隐窝脓肿，无肉芽肿	透壁炎症伴单核细胞浸润，非干酪性肉芽肿，裂隙样溃疡

续表

	UC	结肠 CD
临床表现	黏液脓血便为主，下腹绞痛，里急后重爆发性结肠炎（15%）：1~2 周内快速进展伴有 Hct↓，ESR↑，发热，低血压，>6 次血便/日，腹胀伴肠鸣音消失	腹部包块为主，含黏液的非血性腹泻，腹痛，发热，乏力，体重↓，恶心呕吐，腹胀，便秘，ALB↓，Hct↓（Fe、Vit.B$_{12}$、叶酸缺乏；慢性炎症），ESR/CRP↑
肠外表现	葡萄膜炎，巩膜炎，结节红斑，阿弗他溃疡，坏疽性脓皮病，血栓栓塞事件，AIHA，血清阴性关节炎，慢性肝炎，肝硬化，硬化性胆管炎（胆管癌）	比 UC 更多见胆结石（胆盐吸收不良）、肾结石（草钙结石、因脂肪吸收不良导致草酸吸收↑），骨量减少（脂溶性维生素吸收↓导致 Vit.D 缺乏）

5. **血吸虫病** 有疫水接触史，肝大。粪便检查可发现血吸虫卵，孵化毛蚴阳性，结肠镜检查可见肠黏膜有黄色颗粒状结节，肠黏膜活检可发现血吸虫卵。

6. **肠激惹综合征** 为结肠功能紊乱所致，常伴有神经症，粪便可有大量黏液，但无脓血，X 线钡剂灌肠及结肠镜检查无器质性病变。

【西医治疗】

一、治疗思路

本病的治疗目的是控制急性发作，维持缓解，减少复发，防止并发症。中医辨证论治为主，结合局部给药，可明显提高疗效，能迅速控制症状。应掌握好分级、分期、分段治疗的原则，参考病程和过去治疗情况确定治疗方法、药物及疗程、尽早控制病情，防止复发。注意疾病并发症，以便估计预后、确定治疗终点及选择内外科治疗方法。中西药合用能提高疗效，防止复发，减轻激素的副作用。

二、西医治疗

（一）一般治疗

强调休息、饮食和营养。急性发展期和病情严重期应卧床休息，饮食宜清淡、易消化、富有营养，病情严重者应禁食。

1. **药物治疗** 5- 氨基水杨酸的疗效评估时限是 4~8 周，皮质激素的疗效评估时限是 2 周，抗 TNF 单抗的疗效评估时限是 8~12 周，维多珠单抗的疗效评估时限是 8~14 周，超过时限仍无症状改善则需更换治疗方案。

2. **活动期 UC 的处理** 治疗方案的选择以对病情的全面评估为基础。依据病情活动性的严重程度以及病变累及的范围、疾病类型（复发频率、既往对治疗药物的反应、肠外表现等）制订治疗方案。

3. **轻度 UC 的处理** 氨基水杨酸制剂是治疗轻度 UC 的主要药物。柳氮磺胺吡啶（SASP）每次 1 g，每日 4 次；或用相当剂量的 5- 氨基水杨酸（5-ASA）制剂，两者疗效相似，但不良反应 SASP 远较 5-ASA 多见。每日一次顿服美沙拉嗪与分次服用等效。病变局限于直肠者用栓剂，局限于直肠乙状结肠者用灌肠剂。轻度可视情况单独局部用药或口服与局部联合用药，中度应口服和局部联合用药。美沙拉嗪栓 0.5~1.0 g，每日 1~2 次；美沙拉嗪灌肠剂 1.0~2.0 g，每日 1~2 次；氢化可的松琥珀酸钠盐灌肠液 100~200 mg，每晚 1 次保留灌肠；布地奈德泡沫剂 2 mg，每日 1~2 次。

4. 中度 UC 的处理　可用上述剂量水杨酸类制剂治疗，反应不佳者适当加量或改服皮质类固醇激素，常用泼尼松 30~40 mg/d，分次口服。

5. 重度 UC 的处理　重度 UC 一般病变范围较广，病情发展变化较快，做出诊断后应及时处理，给药剂量要足，治疗方法如下。

（1）一般治疗：①应使患者卧床休息，适当输液、补充电解质，血红蛋白过低者输血，营养不良、病情较重者可用要素饮食，病情严重者暂禁食，给予肠外营养；②检查是否合并巨细胞病毒和难辨梭状芽孢杆菌感染；③注意禁用止泻剂、抗胆碱能药物、阿片类药物、NSAIDs 等，避免诱发结肠扩张；④中毒症状明显者可考虑静脉使用广谱抗菌药物。

（2）静脉用糖皮质激素：甲泼尼龙 40~60 mg/d，或氢化泼尼龙 300~400 mg/d。

（3）转换治疗的判断与方案选择：足量治疗观察 3~7 天，无效应及时转换药物治疗，如转换药物治疗 4~7 天无效，应及时手术治疗。①环孢素每日 2~4 mg/kg 静脉滴注；②静脉用英夫利西单抗 5 mg/kg，第 0、第 2、第 6 周作为诱导缓解，随后每隔 8 周给予同剂量维持。

（4）血栓防治：可酌情预防性应用低分子肝素。

6. 缓解期 UC 的处理　症状缓解后，应继续维持治疗。至少应维持 1 年，近年来越来越多的作者主张长期维持。一般认为类固醇激素无维持治疗效果，在症状缓解后应逐渐减量，尽可能过渡到用 5-ASA 维持治疗，维持治疗剂量一般为全量或半量。6-巯基嘌呤或硫唑嘌呤等用于上述药物不能维持或对类固醇激素依赖者，剂量与诱导缓解相同。英夫利西单抗诱导缓解后继续用英夫利西单抗维持。

（二）手术治疗

1. 手术绝对指征　大出血、穿孔、癌变或高度怀疑癌变者。

2. 相对指征　积极内科治疗无效者；重度 UC 伴中毒性巨结肠，积极内科治疗无效者；内科治疗疗效不佳和（或）药物不良反应严重影响生命质量者。

【中医治疗】

中医辨证论治为主，结合局部给药，可明显提高疗效，能迅速控制症状。应掌握好分级、分期、分段治疗的原则，参考病程和过去治疗情况确定治疗方法、药物及疗程，尽早控制病情，防止复发。注意疾病并发症，以便估计预后、确定治疗终点及选择内外科治疗方法。中西药合用能提高疗效，防止复发，减轻激素的副作用。

一、中医辨证施治

1. 湿热内蕴证

临床表现：腹泻，脓血便，里急后重，腹痛灼热，发热，肛门灼热，溲赤，舌红苔黄腻，脉滑数或濡数。

病机：恣食膏粱厚味，辛辣肥腻，湿热内生，蕴结肠胃；或误食生冷不洁之物，导致脾胃损伤，运化失职，滞于肠中，水谷精微不能转输吸收，停为湿滞，又与外感之湿热相合，内外合邪，而引起泄泻。

治法：清热利湿。

处方：白头翁汤合芍药汤加减。白头翁、黄柏、秦皮、芍药、当归、黄芩、黄连、大黄、木香、槟榔、甘草。

加减：高热神昏热入营血者，合犀角地黄汤，另服神犀丹或紫雪丹；痉厥抽搐者，加羚羊角、钩藤、石决明、生地黄；壮热神昏、烦躁惊厥而下痢不甚者，合大承气汤；面色苍白、四肢厥冷者，加生脉注射液、参附注射液。

2. 脾胃虚弱证

临床表现：大便时溏时泻，迁延反复，粪便带有黏液或脓血，食少，腹胀，肢体倦怠，神疲懒言，舌质淡胖或边有齿痕，苔薄白，脉细弱或濡缓。

病机：饮食不节日久，或劳倦内伤，或久病缠绵不愈，均可导致脾胃虚弱。脾气不足，运化不健，乃致水反成湿，谷反成滞，湿滞不去，清浊不分，混杂而下，遂成泄泻。

治法：健脾渗湿。

处方：参苓白术散加减。人参、茯苓、白术、山药、薏苡仁、莲子肉、白扁豆、砂仁、桔梗、甘草。

加减：气滞者，加木香、槟榔、枳实；偏湿热者，加白头翁、黄柏；偏寒湿者，加豆蔻、草果；兼有脱肛者，可用补中益气汤以健脾止泻，升阳举陷。

3. 脾肾阳虚证

临床表现：腹泻迁延日久，腹痛喜温喜按，腹胀，腰酸膝软，食少，形寒肢冷，神疲懒言，舌质淡，或有齿痕，苔白润，脉沉细或沉弱。

病机：年老体弱或久病之后，损伤肾阳，命门之火不足，则不能温煦脾土，运化失司，引起泄泻。

治法：健脾温肾止泻。

处方：理中汤合四神丸加减。人参、干姜、白术、甘草、肉豆蔻、补骨脂、五味子、吴茱萸。

加减：肾阳虚衰者，加附子、补骨脂；肛门下坠者，去木香，合补中益气汤；下痢不爽者，减用收涩之品；滑脱不禁者，加芡实、龙骨、牡蛎。

4. 肝郁脾虚证

临床表现：腹泻前有情绪紧张或抑郁恼怒等诱因，腹痛即泻，泻后痛减，食少，胸胁胀痛，嗳气，神疲懒言，舌质淡，苔白，脉弦或弦细。

病机：肝失疏泄，脾气虚弱，或本有食滞或湿阻，复因情志不畅，忧思恼怒，则气郁化火，致肝失条达，失于疏泄，横逆乘脾犯胃，脾胃不和，水湿运化失和，滞于肠间，气滞血瘀，损伤肠道脉络，而成泄泻、脓血。

治法：疏肝健脾。

处方：痛泻要方加减。白术、白芍、陈皮、防风。

加减：兼湿热者，加白头翁、黄连、马齿苋；肝郁气滞、胸胁脘腹胀痛者，加柴胡、枳壳、香附；兼瘀滞者，加蒲黄、丹参；若久泻不止，可加酸收之品，如乌梅、诃子等；日久气虚肢倦乏力者，加炙升麻、炙黄芪。

5. 阴血亏虚证

临床表现：大便秘结或少量脓血便，腹痛隐隐，午后发热，盗汗，五心烦热，头晕眼花，神疲懒言，舌红少苔，脉细数。

病机：久泄耗气伤阴，阴血亏耗，营阴亏损，阴亏热灼，损伤肠道脉络而成泄泻。

治法：滋阴养血，清热化湿。

处方：驻车丸加减。黄连、黄芩、阿胶、芍药、当归、甘草、瓜蒌、干姜。

加减：口干口渴明显者，加石斛、沙参；热重者，酌加知母、熟大黄以清热通下。

二、中成药处方

补脾益肠丸：每次 6 g，每日 3 次，适用于脾虚泄泻。

三、针灸及其他疗法

1. 针灸疗法

治法：通肠导滞、调气和血。取穴以足阳明胃经和手阳明大肠经穴及相应的募穴和下合穴为主。

主穴：天枢、足三里、大肠俞、合谷、下巨虚。

根据辨证分型或相关症状进行配穴。大肠湿热配曲池、下巨虚，脾虚湿蕴配脾俞、阴陵泉、丰隆，寒热错杂配曲池、外关，肝郁脾虚配太冲、脾俞，脾肾阳虚配关元、肾俞、脾俞，阴血亏虚配三阴交、太溪。实证用泻法，脾肾阳虚用补法，针灸并用，亦可配合隔盐灸，在神阙穴铺适量粗盐实施艾炷灸，灸 3~5 壮。阴血亏虚用平补平泻法，只针不灸。毫针常规针刺，留针 30 分钟，每隔 10~15 分钟行针 1 次，每日治疗 1 次。

2. 其他疗法

（1）电针：痛甚者可配合电针连续波或疏密波刺激。

（2）耳针：取穴肝、脾、肾、大肠、小肠、神门、交感。浅刺留针 30 分钟，也可用王不留行籽贴压。

（3）埋线疗法：采用无菌操作将外科缝合线埋入相应穴位，取穴同体针，10~15 天埋一次。

【用药说明及治疗注意事项】

（1）柳氮磺吡啶干扰叶酸的吸收，可导致髓母细胞性贫血、精子数目减少及形态异常，甚至不育，停药3个月可恢复，服用时应补充叶酸1~2 mg/d。

（2）5-氨基水杨酸极少数有血便、白细胞减少、皮疹、胰腺炎，奥沙拉嗪有时会刺激小肠，加重腹泻，引起肾小管功能失调、蛋白尿，与6-MP合用可加重6-MP抑制骨髓的毒性。5-氨基水杨酸过敏反应偶有心包炎、心肌炎。也可有男子生育能力减低。

（3）皮质激素常见的不良反应有高血压，糖耐量减低、多须、紫癜、类Cushing貌，特别需注意的反应有：①抑制下视丘-垂体-肾上腺轴，泼尼松≥10 mg/d，连续3个星期可抑制上述轴1年之久；②骨质疏松，骨吸收、骨密度减低，尤易见于儿童与经闭后妇女，后者需补雌激素、钙片及维生素D，前者影响儿童生长发育；③股骨头缺血性坏死、后囊白内障、增加青光眼眼压。

（4）免疫抑制药不良反应：①硫唑嘌呤与6-MP可抑制骨髓，使白细胞、血小板及红细胞减少。一项对396例患者随访5年的研究显示，骨髓抑制发生率为2%，胰腺炎为3%，过敏反应为2%，感染为7%，包括1例单纯疱疹脑炎，1例脑弥漫性淋巴细胞性淋巴瘤。②环孢素：肾毒性为主要不良反应，1个月以下之短期使用仍属安全。③甲氨蝶呤：可引起白细胞减少，但少见。

（5）妊娠期溃疡性结肠炎患者的活动期与缓解期治疗原则上相同，但不用免疫抑制剂。微量元素对IBD患者很重要，锌对肠上皮再生与刷状缘细胞膜酶的表达有益，且有抗氧化作用。硒对免疫调节有助。维生素E有抗氧化作用。

【预防与康复指导】

对长期反复发作或持续不稳定的患者，保持心情舒畅安静，起居有常，避免劳累，预防肠道感染，对防止复发或病情进一步发展有一定作用。注意饮食调理。对腹痛、腹泻者，宜食少渣、易消化、低脂肪、高蛋白饮食；对可疑不耐受的食物，如鱼、虾、蟹、牛奶、花生等应尽量避免食用；应忌食辣椒，忌食生冷食品，戒除烟酒嗜好。轻症患者可在治疗的同时继续工作，重症和急性期患者则卧床休息，以减轻肠蠕动和症状，减少体力消耗。

第六节　急性阑尾炎

【概述】

一、西医定义

急性阑尾炎是最常见的外科急腹症之一。好发于青少年和中年人。常不难诊断，及时治疗的效果良好。但少数由于阑尾解剖位置变异和机体反应性低下，临床表现多变，易发生误诊，可出现阑尾穿孔并发腹膜炎的严重后果。

二、中医认识

急性阑尾炎中医归于"肠痈"范畴，在历代文献中有详尽的论述，肠痈病名最早见于《素问·厥论》："少阳厥逆……发肠痈不可治，惊者死。"东汉·张仲景在《金匮要略》中曾描述"肠痈之为病，其身甲错，腹皮急，按之濡，如肿状"，与阑尾周围脓肿之体征很相近。《金匮要略》还总结了肠痈辨证论治的基本规律，提出了大黄牡丹汤等有效方剂，至今仍为临床所应用。隋·巢元方《诸病源候论》对肠痈的病因病机做了最早的论述。明代《外科正宗》对本病的缘由、病机、证候及治疗均有较详细的论述。本病中医病因病机为：①饮食不节。由于暴饮暴食，嗜食膏粱厚味，或恣食生冷，致脾胃功能受损，导致肠道功能失调，传导失司，糟粕积滞，生湿生热，遂致气血瘀滞，积于肠道而成痈。②寒温不适。由于外感六淫之邪，外邪侵入肠中，导致经络阻塞，气血凝滞，郁久化热而成。③情志不畅。由于郁闷不舒，致肝气郁结，气机不畅，肠道传化失职，易生食积，痰凝瘀积壅塞而发病。④暴急奔走或跌仆损伤。由于劳累过度，或饱食后暴急奔走、跌仆损伤，致气血失常，败血浊气壅遏肠中而成痈。肠痈病位在肠腑，属里、热、实证。因饮食不节或寒温不适、情志失调等，致肠道传化失司，气机痞塞，瘀血停聚，湿热内阻，血肉腐败而成肠痈。其总的病机为气滞、血瘀、湿阻、热壅，进而热毒炽盛，结于阳明或侵入营血，严重者可致阴竭阳脱之危候。

【诊断依据】

一、临床表现

（一）腹痛

大部分患者初起为中上腹或脐周持续性隐痛，也可呈阵发性，数小时至 10 余小时后，腹痛转移并固定于右下腹，这种转移性右下腹痛是急性阑尾炎的典型表现，对诊断有重要意义。但约 25% 急性阑尾炎患者则不然，由于阑尾解剖位置异位而转移至相应的部位，而并非右下腹。

（二）胃肠道和全身症状

早期恶心和呕吐为反射性胃痉挛所致。盆腔位阑尾炎，炎症刺激直肠或膀胱，可引起排便次数增多和尿频症状。至于发热，化脓性阑尾炎一般在 38 ℃左右，超过 38.5 ℃时应警惕阑尾坏疽。发热前有寒战者提示有并发化脓性门静脉炎的可能。

（三）腹部体征

1. 压痛 右下腹固定压痛是早期急性阑尾炎最具诊断意义的体征。阑尾炎的压痛点最多位于右下腹麦氏点，即右髂前上棘与脐孔连线的中外 1/3 交点，这是阑尾最常见的体表投影标志。由于阑尾位置随盲肠解剖部位而异，以及阑尾尖端的指向的不同，压痛点可以有差异。

2. 反跳痛和腹肌紧张 与压痛一起构成壁腹膜刺激的体征，提示阑尾炎症加重。但是，在小儿、老人、孕妇、肥胖、虚弱者或盲肠后位阑尾炎时，腹膜刺激症状可不明显。

3.右下腹包块　阑尾周围炎和脓肿形成时，右下腹可扪及伴压痛的肿块。

二、辅助检查

1.实验室检查　随着炎症加重，白细胞计数和中性粒细胞增高，但升高不明显者，也不能除外急性阑尾炎，宜做多次复查。

2.B超检查　阑尾炎症时的显像为阑尾增宽，管壁增厚，周围有肠积气或液性暗区。此外，B超也能显示肿大的系膜淋巴结和增厚的肠壁。

3.CT检查　主要适用于急性阑尾炎并发阑尾周围脓肿，有助于估计脓液是否需做手术引流。

4.腹腔镜检查　有限地供诊断困难的病例尤其同肠道炎症和妇科腹痛作鉴别诊断之用。若确认为阑尾炎，也可在腹腔镜下做阑尾切除术。

三、诊断标准

对于典型的急性阑尾炎，诊断并不困难。小儿、老人和年轻女性的阑尾炎，常缺乏典型表现，很易将腹痛伴发热、呕吐、腹泻等症状诊为胃炎、肠炎、上呼吸道感染和妇科疾病，造成误诊，延误病情。

【鉴别诊断】

急性阑尾炎总的诊断准确率介于85%～90%，需要与阑尾炎鉴别的常见疾病如下。

一、妇科疾病

1.右侧输卵管妊娠破裂出血　育龄妇女突发下腹痛和压痛、反跳痛，出血多时可伴低血容量表现，可有月经延期或阴道出血，阴道后穹隆穿刺或腹腔穿刺抽得不凝固血液可帮助鉴别。

2.右侧卵巢囊肿扭转、急性输卵管炎、右侧卵巢滤泡或黄体破裂下腹痛等，妇科检查可确定诊断。

二、消化系统疾病

1.胃十二指肠溃疡穿孔　腹部压痛、反跳痛和肌紧张均十分显著，范围较广，以上腹为主。多数患者有溃疡病史。约60%患者在腹平片可见膈下游离气体。

2.急性肠系膜淋巴结炎　多见于儿童，肠系膜淋巴结炎症涉及回盲部，腹痛和压痛在右下腹，范围较广，无反跳痛和肌紧张。

3.急性胃肠炎和急性回肠炎　表现为腹痛、腹泻和呕吐。腹痛和压痛范围广，无肌紧张，肠鸣音活跃。

4.Crohn病　急性发作时表现为右下腹痛和压痛，发热和白细胞增高，酷似急性阑尾炎，但无转移性腹痛。过去病史中有慢性腹泻黏液便和腹痛史者对诊断有帮助，大多数病例在手术探查时才证实。

5.小肠憩室炎（Meckel 憩室炎）　为先天性卵黄管部分未闭残留的盲管。发生炎症时腹痛常位于下腹中部，与异位阑尾炎不易区别。

三、腹腔外的疾病

1.右下肺炎或胸膜炎　刺激通过第 10~11 胸脊神经，可放射至右腹部，为牵涉痛。胸部体检和肺部 CT 可确诊。

2.右侧输尿管结石　突发性右下腹阵发绞痛，可向会阴部放射。尿检有多个红细胞。腹部 X 线片可见结石影。

3.其他　如右侧急性肾盂肾炎、右侧下降不全的睾丸扭转、急性输精管炎等。

【西医治疗】

急性阑尾炎属于外科疾病范畴，单纯性和早期化脓性阑尾炎有可能通过自身防御功能使炎症消退。外科医生认为阑尾切除术是一个安全有效的手术，可防止并发腹膜炎和复发，适用于绝大多数急性阑尾炎。

一、非手术治疗

单纯性和化脓性阑尾炎因某些原因不能或不宜立即手术者；阑尾周围炎有炎性肿块形成，发病已 72 小时以上，病情趋好转者，都是非手术治疗的适应证。可在密切观察下，采取抗生素治疗。

二、外科治疗

适应于各型阑尾炎，并发腹膜炎者更应积极处理；对小儿、老人和妊娠期急性阑尾炎倾向于早做手术；阑尾周围脓肿有扩展趋势者也应早做手术。

就急性阑尾炎的病理类型或病期来说，应注意以下几点。

（1）临床诊断阑尾炎较重而手术发现阑尾仅轻度充血，两者不相符时，应探查回盲部及其系膜、末端回肠 100 cm 和女性的子宫附件，以除外其他疾病所致急腹症。

（2）急性化脓和坏疽性阑尾炎伴局限性腹膜炎，但并无阑尾周围炎性肿块形成时，应及早手术。

（3）弥漫性腹膜炎的病情严重，常有毒血症，麻痹性肠梗阻，水、电解质、酸碱失衡，甚至并发脓毒性休克。手术应在适当的准备后施行，如给予大剂量有效抗生素，积极纠正水、电解质紊乱和低血容量及胃肠减压等，待全身情况有所改善后行手术切除阑尾。

（4）阑尾周围炎症经非外科治疗病情有加重者，应行切开引流，目的仅在于排除脓液，若阑尾并未暴露于手术野就不强求切除，以免因分离炎症脓壁误伤肠管而成肠瘘，待 2~3 个月后炎症完全消失，再做阑尾切除。

三、结肠镜逆行阑尾炎治疗术

绝对适应证是急性单纯性阑尾炎和急性化脓性阑尾炎。相对适应证是阑尾周围脓肿。结肠镜检查治疗的原则是解除阑尾腔梗阻，建立通畅引流。配合中医药快速完成肠道准备，消除阑尾壁水肿。术前肠道准备推荐使用芒硝 30 g、甘草 10 g 加温水 1000 mL 冲服，并使用败酱草 30 g 加水 200 mL 灌肠。

预先在结肠镜先端部安装阑尾探查器端帽，将结肠镜顺利送达回盲部，清理回盲部，找到阑尾开口，将阑尾开口清晰地暴露在结肠镜视野中。调整结肠镜方向，在影像学监视下插入导丝、导管，必要时抽取阑尾腔分泌物进行培养及药敏试验，配合影像设备详细了解阑尾腔内情况。清理阑尾腔。阑尾开口处明显狭窄或无法一次完成阑尾腔清理者，可酌情留置塑料支架（推荐使用 8~10 Fr 双翼支架或圣诞树支架，长度根据阑尾造影结果确定）。

阑尾周围脓肿是阑尾发生坏疽、穿孔时，附近的网膜、小肠等包裹而形成的，对于阑尾周围脓肿的治疗应有所选择，方法如下。

将先端部装有阑尾探查器端帽的结肠镜顺利送达回盲部，清理回盲部，找到阑尾开口，将阑尾开口置于结肠镜视野内。调整结肠镜方向，在影像学监视下按顺序插入导丝、导管，并完成阑尾造影。脓肿显影者可直接清理并留置塑料支架引流，脓肿不显影者应考虑其他方法进行相应处理。

阑尾开口探查要点：结肠镜以能在肠腔自如左右旋转及进退为宜，将结肠镜送进升结肠起始段，就可以看到回盲瓣，清理回盲部视野，前方可见三叶草结构，阑尾开口就在三叶草结构的中间，详细观察阑尾开口的情况（在最终报告中必须对阑尾开口形态进行详细描述）。

【中医治疗】

一、中医辨证施治

1. 气滞血瘀证

临床表现：转移性右下腹痛，呈持续性、进行性加剧，右下腹局限性压痛或拒按；伴恶心纳差，可有轻度发热；苔白腻，脉弦滑或弦紧。

病机：气滞血瘀，郁而化热。

治法：行气活血，通腑泄热。

处方：大黄牡丹汤合红藤煎剂加减。生大黄、芒硝、桃仁、冬瓜仁、牡丹皮、红藤、紫花地丁、乳香、没药、金银花、连翘、延胡索、甘草。

加减：气滞重者加青皮、枳实、厚朴；瘀血重者加丹参、赤芍；恶心者加法半夏、竹茹。

2. 湿热蕴结证

临床表现：腹痛加剧，右下腹或全腹压痛、反跳痛，腹皮挛急，右下腹可摸及包块；壮热，恶心纳差，便秘或腹泻；舌红苔黄腻，脉弦数或滑数。

病机：湿热内蕴，热毒壅滞。

治法：通腑泄热，利湿解毒。

处方：大黄牡丹汤合红藤煎剂加败酱草、白花蛇舌草、蒲公英。

加减：湿重者加藿香、佩兰、薏苡仁；热甚者加黄连、黄芩、生石膏；右下腹包块者加皂角刺。

3. 热毒炽盛证

临床表现：腹痛剧烈，全腹压痛、反跳痛，腹皮挛急；高热不退或恶寒发热，恶心纳差，便秘或腹泻；舌红绛，苔黄厚，脉洪数或细数。

病机：热毒蕴结，热腐成脓。

治法：通腑排毒，养阴清热。

处方：大黄牡丹汤合透脓散加减。生大黄、芒硝、桃仁、冬瓜仁、牡丹皮、黄芪、当归、皂角刺、延胡索、木香。

加减：持续性高热或寒热往来，热在气分者加白虎汤，热在血分者加犀角地黄汤；腹胀者加青皮、厚朴；腹痛剧烈者加延胡索、广木香；口干舌燥者加生地黄、玄参、天花粉；大便秘结者加甘遂末 1 g，冲服。

二、中成药处方

1. 阑尾消炎丸　清热消炎。每次 6 g，温开水送下，每日 3 次。用于急性阑尾炎。

2. 阑尾灵颗粒　清热解毒，泻下通便。每次 12 g，开水冲服，每日 3~4 次。用于急性单纯性阑尾炎（瘀滞型）；急性化脓性阑尾炎早期（蕴热型）。

3. 清热消炎宁　清热解毒，消炎止痛。每次 2~4 粒，口服，每日 3 次。用于阑尾炎。

三、针灸及其他疗法

1. 针灸疗法

治法：清利湿热，活血化瘀。取穴以手阳明大肠经穴及相应的募穴、下合穴、郄穴为主。

主穴：阑尾穴、天枢、关元、合谷。

急性期以止痛为主，针用泻法，强刺激，留针 30 分钟，每日 1~2 次。亚急性期可根据中医证型和症状不同适当加减。肠腑湿热配下巨虚、阴陵泉，食滞胃肠配建里、中脘，瘀热互结配膈俞、曲池。常规针刺，留针 30 分钟，每隔 10~15 分钟行针 1 次，每日治疗 1~2 次。

2. 其他疗法

（1）超短波疗法：急性炎症早期应用无热量，治疗时间 10 分钟左右；亚急性期采用微热量治疗 10~15 分钟，每日 1~2 次。

（2）埋针疗法：采用一次性无菌皮内针，取穴同体针，可久留针，2~3 天后取出。

四、外治法

（1）常用三黄膏（黄芩、大黄、黄柏各 10g，制成软膏，每贴 30g）外敷右下腹，每日 1 次；或用双柏散（大黄、侧柏叶各 2 份，黄柏、泽兰、薄荷各 1 份，研成细末），以水蜜调成糊状热敷右下腹，每日 1 次；或用消炎散（芙蓉叶、大黄、黄芩、黄连、黄柏、泽兰叶、冰片，共研细末），以黄酒或 75% 酒精调成糊状，按照炎症范围大小敷于患处，每日 2 次。

（2）采用通里攻下、清热化瘀的中草药煎剂 200 mL 或通腑泄热灌肠合剂 250 mL（大黄、柴胡、木香各 20 g，芒硝、莱菔子各 20 g，虎杖、地榆各 60 g）做保留灌肠，每日 2 次，能充分发挥中药的局部和整体的治疗作用，抗炎消肿，并能促进肠蠕动，预防肠粘连和并发症的发生。

【用药说明及治疗注意事项】

（1）想避免手术并愿意接受可能 38% 的复发率的单纯性阑尾炎患者可进行抗生素治疗；在决定使用抗生素保守治疗之前，应当对患者进行合理筛选。具体用药方案要根据患者的体质，还有炎症的感染程度决定。

（2）在腹腔镜设备和专业知识可用的情况下，对于单纯和复杂急性阑尾炎，推荐腹腔镜阑尾切除术作为优先于开放阑尾切除术的首选治疗方法。

（3）急性阑尾炎的治疗原则应强调以手术治疗为主，但对于急性单纯性阑尾炎或右下腹出现包块即阑尾周围脓肿者，可采用中药治疗。六腑以通为用，通腑泄热是治疗肠痈的大法，清热解毒、活血化瘀法的及早应用可以缩短疗程。

【预防与康复指导】

（1）避免饮食不节和食后剧烈运动，养成良好的排便习惯。

（2）初期可根据食欲及病情给予清淡饮食。

（3）保守治疗症状消失后，仍需要坚持服药。

（4）术后禁食，肠功能恢复后，改少量流质或半流质，逐步过渡到软食。保持心情舒畅，减除紧张、焦虑、恐惧的情绪，积极配合治疗，也有利于术后的恢复。适量补充高蛋白、高热量、富含维生素的食物。

第七节　急性胰腺炎

【概述】

一、西医定义

急性胰腺炎（acute pancreatitis，AP）是胰酶在胰腺内被激活后引起胰腺组织自身消化所导致的急性炎症。临床以发作性上腹疼痛、恶心、呕吐、发热、血与尿胰淀粉酶增高为特征。按病理组织学和临床表现可分为轻症急性胰腺炎和重症急性胰腺炎，前者约占 90%，病情轻，以胰腺水肿为主，有自限性，数日后可完全恢复，预后良好；后者病情较重，胰腺出血坏死，常伴休克、渗出性腹膜炎等，病死率较高。

二、中医认识

本病可归属于"胰瘅""腹痛""脾心痛"等范畴。本病的病变以脾胃为主，与肝、胆关系密切。其病机为气滞、湿热、积热壅阻中焦，气机不利，不通则痛，以实证、热证为主。

【诊断依据】

一、临床症状

1. 腹痛　为主要表现和首发症状，多于暴饮暴食、酗酒后突然发生，腹痛多位于上腹中部，可为钝痛、刀割样痛、钻痛或绞痛，呈阵发性加剧，可向腰背部呈带状放射。

2. 恶心、呕吐及腹胀　常于腹痛后不久发生，呕吐后腹痛不减轻，甚者可吐出胆汁，多伴有腹胀。

3. 发热　多为中度以上发热，一般 3~5 天恢复正常。若发热持续不退或逐日升高，持续 2~3 周以上，提示重症胰腺炎或继发感染。

4. 黄疸　病情较轻的胰腺炎可无黄疸，胆源性胰腺炎多伴有黄疸。

5. 其他　代谢性碱中毒、代谢性酸中毒、电解质紊乱、休克等症状。

二、辅助检查

（一）体征

1. 轻症急性胰腺炎　上腹部压痛，无肌紧张及反跳痛。

2. 重症急性胰腺炎　上腹压痛显著，并有肌紧张和反跳痛，并发脓肿时上腹部可扪及肿块。伴肠麻痹时有明显腹胀，肠鸣音减弱或消失。胰液及坏死组织液渗入腹壁皮下，胁腹皮肤可见呈暗灰蓝色斑（Grey-Turner 征）或脐周皮肤青紫（Cullen 征）。偶可见胸腔积液和腹水，胸腔积液和腹水多呈血性。胰头炎症、水肿压迫胆总管可有暂时性阻塞性黄疸。

（二）常规检查

1. 淀粉酶测定　血清淀粉酶在起病后 6~12 小时开始升高，12~24 小时达到高峰，一般持续 3~5 天后下降，超过正常值 3 倍即有确诊价值。尿淀粉酶升高较晚，下降较慢，持续 1~2 周，超过 500 U（Somogyi 法）提示本病。

2. 血常规　白细胞计数升高，严重者可有中性粒细胞核左移。

3. 血清脂肪酶测定　此项升高较晚，于发病后 24~72 小时开始升高，可持续 7~10 天，对就诊较晚的患者有诊断价值。

4. C- 反应蛋白　它是组织损伤和炎症的非特异性标志物，有助于评估急性胰腺炎的严重程度，C- 反应蛋白 > 150 mg/L 提示广泛的胰腺坏死。

5. 影像学检查　腹部 X 线平片可显示肠麻痹；B 超可显示胰腺肿大、胰腺假性囊肿；CT 对胰腺炎的严重程度有较大价值。

6. 其他　可根据病情酌选其他检查项目。如血钙降低，常提示病情严重；有胸腔积液，胸腔积液、腹水中淀粉酶含量增高；血糖、血胆红素、心电图等都有辅助诊断价值。

7. 动脉血气分析　当 $PaO_2 < 60$ mmHg（8 kPa），即可考虑 ARDS 发生之可能。

三、诊断标准

1.轻症急性胰腺炎　诊断需具备下列3项中任意2项：①急性、持续中上腹痛；②血淀粉酶或脂肪酶＞3倍ULN；③AP的典型影像学改变。

2.重症急性胰腺炎　具备轻症胰腺炎的诊断标准，且具有局部并发症（胰腺坏死、假性囊肿、脓肿）和（或）器官衰竭。有以下表现者当拟诊为重症胰腺炎：①临床症状出现烦躁不安、四肢厥冷、皮肤呈斑点状等休克症状；②腹肌强直、腹膜刺激征、Grey-Turner征或Cullen征；③实验室检查血钙下降至2 mmol/L以下，血糖＞11.2 mmol/L（无糖尿病史者），血尿淀粉酶突然下降；④腹腔诊断性穿刺有高淀粉酶活性腹水。

四、并发症

1.局部并发症　主要是胰腺脓肿和假性囊肿。

2.全身并发症　重症胰腺炎起病数日后可出现严重并发症，如败血症、急性呼吸窘迫综合征、急性肾衰竭、心力衰竭、弥散性血管内凝血、消化道出血及多器官功能衰竭等，后者是重症胰腺炎死亡的主因。

【鉴别诊断】

急性胰腺炎应与消化性溃疡穿孔、急性胆囊炎、急性肠梗阻、肠系膜血管栓塞及急性心肌梗死等疾病相鉴别。

【西医治疗】

治疗原则在于祛除病因和控制炎症。

1.监护　密切观察体温、呼吸、脉搏、血压和尿量，给予吸氧，动态了解腹部情况，观察有无腹部压痛、反跳痛，肌紧张及腹水。注意监测血常规、血淀粉酶、尿淀粉酶、电解质和血气分析。

2.维持水电解质平衡及抗休克　补液是维持血容量、水、电解质平衡的主要措施，应注意补充乳酸林格平衡液，避免大量生理盐水扩容，导致氯离子堆积。

3.抑制胰腺分泌

（1）禁食及胃肠减压。

（2）生长抑素及其类似物：能抑制各种原因引起的胰液和胰酶分泌，抑制胰酶合成，降低Oddi括约肌痉挛，减轻腹痛，减少局部并发症。常用生长抑素250~500 μg/h泵入，奥曲肽25~50 μg/h泵入，轻症急性胰腺炎持续12~24小时。重症急性胰腺炎则用药时间为1周左右甚至更长。

（3）质子泵抑制剂及H_2受体拮抗剂：常用奥美拉唑、泮托拉唑及西咪替丁等药物。

4.解痉镇痛　疼痛剧烈时可加用哌替啶止痛，抗胆碱能药物能减少胃酸与胰腺分泌，缓解平滑肌痉挛，但可能诱发和加重肠麻痹，需慎用，吗啡可增加Oddi括约肌压力，不宜使用。

5.抗感染　非胆源性胰腺炎可不用抗生素。与胆道疾病有关者或重症者，应及时、合理使用抗生素。常用氧氟沙星、环丙沙星、克林霉素、亚胺培南、头孢菌素等，同时联合使用甲硝唑或替硝唑，防治厌氧菌感染。

6. 抑制胰酶活性　适用于胰腺炎的早期，如加贝酯开始每天 100~300 mg 溶于 500~1500 mL 葡萄糖或林格氏液中，以 2.5 mg/（kg·h）速度静脉滴注，2~3 天病情好转后，可逐渐减量。

7. 营养支持　对于轻症急性胰腺炎患者只需短期禁食，不需肠内或肠外营养。重症急性胰腺炎应常规实施肠外营养，一般为 7~14 日，对于病情趋于稳定者可考虑实施肠内营养。无论是肠内或肠外营养均应注意谷氨酰胺的补充。

8. 并发症治疗　并发急性呼吸窘迫综合征者，除用肾上腺皮质激素、利尿剂外，使用呼气末正压人工呼吸器。有急性肾衰竭者，可行持续性肾脏替代疗法。

9. 内镜治疗　对于起因于胆总管梗阻、急性化脓性胆管炎、胆源性败血症、胆道蛔虫的急性胰腺炎应尽早行 ERCP 治疗。

10. 手术治疗　重症急性胰腺炎经内科治疗无效者，并发胰周脓肿、假性囊肿、弥漫性腹膜炎、肠麻痹者，黄疸加深需解除胆道或壶腹部梗阻者，疑有腹腔内脏穿孔、肠坏死者，需进行手术治疗。

【中医治疗】

一、中医辨证施治

1. 肝郁气滞证

临床表现：突然中上腹痛，痛引两胁，或向右肩背部放射，恶心呕吐，口干苦，大便不畅，舌淡红，苔薄白，脉弦细或沉紧。

病机：情志内伤，抑郁恼怒，肝失疏泄条达，乘脾犯胃，肝脾不和，气机不利，脏腑经络气血郁滞而成本病。

治法：疏肝利胆，行气止痛。

处方：小柴胡汤加减。柴胡、黄芩、党参、半夏、甘草、生姜、大枣。

加减：疼痛剧烈者，加延胡索、川楝子；大便不通者，加芒硝、炒莱菔子、厚朴。

2. 肝胆湿热证

临床表现：腹胀痛拒按，胁痛，或有发热，恶心呕吐，目黄身黄，小便短黄，大便不畅，舌红，苔薄黄或黄腻，脉弦数。

治法：清利肝胆湿热。

病机：湿热，素有肝胆疾患，湿热内蕴；或嗜食肥甘厚味，损伤脾胃，生湿蕴热，湿热熏蒸，肝胆疏泄不利；或结石阻滞胆道，肠胃失和，而成本病。

处方：清胰汤合龙胆泻肝汤加减。柴胡、白芍、大黄、黄芩、胡黄连、木香、延胡索、芒硝、龙胆草、栀子、木通、泽泻、车前子、当归、生地、甘草。

加减：黄疸明显者，加茵陈、虎杖、金钱草；恶心呕吐者，加竹茹；有结石者，加金钱草、海金沙、鸡内金。

3. 肠胃热结证

临床表现：全腹疼痛，痛而拒按，发热，口苦而干，脘腹胀满，大便秘结，小便短黄，舌质红，苔黄腻，脉沉实或滑数。

病机：饮食不节，素体肠胃热盛，或恣食辛辣，或暴饮暴食，酗酒无度，肠胃积热，腑气通降不利，发为本病。

治法：通腑泄热，行气止痛。

处方：大承气汤加减。大黄、厚朴、枳实、芒硝。

加减：疼痛剧烈者，加蒲黄、五灵脂、延胡索；有黄疸者，加茵陈、虎杖；高热不退者，可合用五味消毒饮。

二、中成药处方

1. 香砂六君子丸　口服，每次6~9 g，每日2次，适用于脾虚气滞者。

2. 理中丸　口服，每次8丸，每日3次，适用于脾胃虚寒，呕吐泄泻，胸满腹痛及消化不良见上述证候者。

3. 桂枝茯苓丸　口服，每次1丸，每日1~2次，适用于血瘀证，瘀血积液集聚阻滞于左侧者。

4. 血府逐瘀口服液（片）　口服，每日一次，每次2支或6片，适用于瘀血内阻证。

5. 康复新液　口服，每次10 mL，每日3次，外用或内服，适用于瘀血阻滞，术后伤口愈合、溃疡出血等情况。

6. 复方谷氨酰胺胶囊　口服，每次2~3粒，每日3次。适用于AP后肠道功能紊乱、促进肠道功能的恢复、改善食欲。

三、针灸及其他疗法

1. 针灸疗法

治法：清热解毒、通里攻下。取穴以肝、胆之募穴、俞穴为主。

主穴：足三里、下巨虚、内关、梁门、中脘、地机、胆俞。

根据辨证分型或相关症状进行配穴。肝胆湿热配行间、阴陵泉、曲池，胃肠热结配内庭、天枢，瘀热互结配膈俞、曲池，腑闭血瘀配天枢、膈俞、上巨虚，疼痛甚者加合谷强刺激，呕吐者加内关、足三里。针用泻法，强刺激，留针30分钟，每日1~2次。只针不灸。

2. 其他疗法

（1）超短波疗法：急性炎症早期应用无热量治疗10分钟左右；亚急性期采用微热量治疗10~15分钟，每日1~2次。

（2）埋针疗法：采用一次性无菌皮内针，取穴同体针，可久留针。2~3天后取出。

【用药说明及治疗注意事项】

（1）生长抑素的主要不良反应为：①给药开始时可引起暂时性血糖下降。②少数人产生眩晕、耳鸣、脸红。③本药注射速度过快（超过5 μg/min）时会产生恶心、呕吐。使用时注意给药速度并检测血糖。

（2）加贝酯的主要不良反应：可能出现注射血管局部疼痛，皮肤发红等刺激症状及轻度浅表静脉炎。偶有皮疹、颜面潮红及过敏症状，极个别病例可能发生胸闷、呼吸困难和血压下降等过敏性休克现象。注意使用本品过程中有无过敏现象，勿将药液注入血管外，应多次更换注射部位。

（3）重症患者胰周有大量渗液集聚，如果心功能良好，在最初的 48 小时静脉补液量及速度为 200～250 mL/h。补液不充分被认为是胰腺炎向重症发展的重要原因之一。重症患者常有休克，还应补充血浆、白蛋白及全血，提高血浆胶体渗透压才能有效维持脏器功能。

（4）轻症胰腺炎和无菌性胰腺坏死者不推荐常规使用抗生素。急性胆源性胰腺炎应常规使用抗生素；合并胰外感染或者经 7～10 日治疗后病情恶化或无改善者，应当使用抗生素治疗。对于感染性坏死的患者，应使用有效的抗生素。不推荐常规抗真菌治疗。

（5）鼓励早期肠内营养，尽量避免肠外营养。轻中度患者症状改善后或出现饥饿感即可经口进食，不再要求腹部症状体征缓解和胰腺酶学水平恢复正常。

（6）急性胰腺炎并发高血糖或患者既往有糖尿病病史者，需要积极监测调控血糖、胰岛素及 C 肽。在急性炎症期首选胰岛素治疗，遵循"先基础再餐时"管理步骤；警惕低血糖的发生。

【预防与康复指导】

轻症患者常在 1 周左右康复，不留后遗症。重症患者病死率约为 15%，经积极抢救幸免于死亡的患者容易发生胰腺假性囊肿、脓肿和脾静脉栓塞等并发症，遗留不同程度的胰腺功能不全。未去除病因的部分患者可经常复发急性胰腺炎，反复炎症及纤维化可演变为慢性胰腺炎。宜积极防治胆道疾患如胆囊炎、胆石症、胆道蛔虫病等，适度饮酒及进食，部分患者需严格戒酒。避免或慎用能诱发胰腺炎的药物，如肾上腺皮质激素、噻嗪类利尿剂、硫唑嘌呤等，是防治本病的重要措施。病初要禁食，随病情好转改为流质食物，逐渐恢复普食。病重患者要卧床休息，保持心情舒畅，避免情志刺激。

第八节　胆结石

【概述】

一、西医定义

胆结石，是指包括发生在胆囊或胆管的结石，是常见病和多发病。胆石常分为三类：胆固醇结石，胆色素结石，混合性结石。胆囊内的结石为胆囊结石，左右肝管汇合部以下的包括肝总管和胆总管结石为肝外胆管结石，汇合部以上的为肝内胆管结石。

二、中医认识

胆结石属于中医"胁痛""腹痛""黄疸""胆胀"等范畴。情志不遂，饮食失节，或蛔虫上扰，肝胆气机不畅，肝失疏泄，郁久化热，湿热蕴蒸于肝胆，湿热灼毒与胆汁互结，日久而成砂石，阻塞胆道而发病。久病耗伤，劳欲过度，或由于各种原因引起的精血亏损，水不养木，肝阴不足，疏泄失常，累及胆腑，精汁通降不畅，久积成石。胆汁逆溢肌肤或湿热熏蒸肌肤而发黄；热积不散，热度炽盛，扩入营血而致热扰营血，出现神昏谵语之症。由于胆石系胆汁久瘀，经久煎熬而成，砂石又可阻塞胆道，从而由病理产物转为致病因素，导致胆石为病，缠绵反复，难于彻底治愈。胆结石的病位在肝、胆，涉及脾脏。病理因素与痰、湿、瘀、热密切相关，各种因素相兼杂存，各种病机相互影响，互为因果。

【诊断依据】

一、临床表现

1.胆囊结石　其症状取决于结石的大小和部位，以及有无阻塞和炎症等。部分胆囊结石患者终身无症状，即所谓隐性结石。较大的胆囊结石可引起中上腹或右上腹闷胀不适、嗳气和厌食油腻食物等消化不良症状。较小的结石每于饱餐、进食油腻食物后或夜间平卧后结石阻塞胆囊管而引起胆绞痛和急性胆囊炎。结石亦可长期梗阻胆囊管而不发生感染，仅形成胆囊积水，此时便可触及无明显压痛的肿大胆囊。胆囊结石在无感染时，一般无特殊体征或仅有右上腹轻度压痛。但当有急性感染时，可出现中上腹及右上腹压痛、肌紧张，有时还可扪及肿大而压痛明显的胆囊。

2.肝外胆管结石　肝外胆管结石的部位、胆管梗阻的程度及胆汁感染的程度不同，临床症状有很大差异。小的结石可随胆道的运动、胆汁的流动被排入十二指肠而不引起任何症状，亦可嵌顿于胆胰管共同开口而引起急性胆管炎和急性胰腺炎，但一旦排入肠道则症状即能缓解；较大的结石不能排入十二指肠者可以长期留在胆管内而无症状，但有时患者自觉中上腹及右上腹隐痛、闷胀不适；结石阻塞胆管而无胆汁感染时可以出现黄疸，当结石松动、胆管壁水肿消退后，黄疸可消退，临床上呈现波动性的特点；胆道梗阻伴感染时，则出现急性胆管炎的症状。

Charcot 三联征是急性胆管炎的典型症状，包括腹痛、黄疸和高热。其中腹痛以绞痛为主，疼痛部位在剑突下区偏右侧，有时伴有右侧腰背部的放射痛。体检时，有中上腹、右上腹的深压痛，伴轻度肌紧张；寒战、高热是胆道感染的常见症状，此时予血培养可有阳性发现；继腹痛、高热之后，逐渐出现黄疸，一般发病后 24 小时左右即很明显。如果急性胆管炎没有得到及时缓解，则可演变为急性化脓性胆管炎，出现休克以及昏迷，甚至死亡；有的也可以并发胆管源性肝脓肿和膈下感染。

3.肝内胆管结石　肝内胆管结石是指肝内胆管系统产生结石，所以又称肝胆管结石，是常见而难治的胆道疾病。可以多年无症状或仅有上腹部和胸背部胀痛不适，其临床表现如下。

（1）患者年龄较胆囊结石患者年轻，部分患者与先天的肝内胆管异常有关。患者常自幼年即有腹痛、发冷、发热、黄疸反复发作的病史。

（2）肝功能有损害，而胆囊功能可能正常。反复发作期可出现多种肝功能异常，间歇期碱性磷酸酶上升；久病不愈可致肝叶分段发生萎缩和肝纤维化。

（3）腹痛、黄疸、发热是主症，但很少发生典型的剧烈绞痛。

（4）并发症多且较严重。较常见的有化脓性肝内胆管炎、肝脓肿、胆道出血等。

二、辅助检查

1. 实验室检查　一般的胆绞痛，无血液学和化学方面的改变。急性胆囊炎常见白细胞增多和核左移。间歇性的胰管梗阻造成血清淀粉酶的增高。胆囊的炎症和水肿可压迫胆总管造成氨基转移酶和碱性磷酸酶的增高。总肝管和胆总管炎症时常伴有胆红素的增高。

2. 影像学检查

（1）腹部平片：价值不大，只有 13%~17% 的胆结石含有足够的钙使射线无法透过。

（2）超声检查：特异性和敏感性均很高。超声下结石表现为高振幅回声及声后阴影。超声检查未能发现结石并不能排除胆石症的诊断。

（3）内镜超声：诊断胆总管结石的敏感性和特异性很高。因其不依赖结石的大小和胆管的直径，因此对于无扩张的胆总管内的小结石的诊断尤其有价值。

（4）CT 检查：和超声检查相比，CT 对于胆结石的诊断并不具优势。CT 可显示胆管的扩张、结石和肿块。另外若高度怀疑肿瘤造成的胆总管梗阻，可行 CT 检查。

（5）胆管造影：若需要更精确地显示胆道系统，则应行内镜逆行胰胆管造影或经皮肝穿刺胆管造影。前者更适用于显示较低部位，而后者显示较高部位或近端梗阻。

（6）磁共振胆管造影：其诊断胆管内疾病、胆管扩张和胆道狭窄的特异性和敏感性均＞95%，是诊断肝内胆管结石较有价值的方法。磁共振胆管造影为非侵入性检查，避免了内镜逆行胰胆管造影和经皮肝穿刺胆管造影所带来的风险。

三、诊断标准

诊断有赖于临床表现和影像学检查。胆道疾患的临床症状和体征并非高度特异。应仔细分析患者的病史、体检和实验室检查结果。典型的胆绞痛也应通过影像学的检查进一步证实。

【鉴别诊断】

1. 与导致肝外和肝内胆汁淤积性黄疸的其他原因鉴别　胆结石的特点是发作性部分性梗阻，伴有胆石性胆管炎特有三联征（黄疸、腹痛、发热），恶性梗阻性黄疸一般来说为无痛性进行性黄疸。在结石引起的梗阻中，胆红素很少超过 150 mg/L 以上，通常在 100 mg/L 以下。而位于胆总管下端的恶性肿瘤往往伴有胆囊肿大，而结石性梗阻少见。梗阻性黄疸伴有无痛性胆囊肿大往往是肿瘤征象。

2. 消化性溃疡　慢性病程、周期性发作的节律性上腹疼痛且上腹痛可经进食或抗酸药缓解的临床表现是诊断消化性溃疡的重要临床线索。确诊有赖胃镜检查。

3. 胰腺炎 胰腺炎是胰腺因胰蛋白酶的自身消化作用而引起的疾病。胰腺有水肿、充血，或出血、坏死。临床上出现腹痛、腹胀、恶心、呕吐、发热等症状；化验血和尿中淀粉酶含量升高等。CT 检查可帮助鉴别。轻者病程为 1 周左右，预后良好；重症患者可发展为多器官功能障碍，病死率高达 15%。

4. 奥狄括约肌功能失调 是指胆管或胰管括约肌持续狭窄或张力异常增高。诊断需要结合临床症状及实验室检查。临床特点包括疼痛、胆管扩张，疼痛发作时伴有转氨酶、转肽酶、碱性磷酸酶增高等肝功异常表现。ERCP 示胆总管扩张、下端呈鸟嘴状光滑狭窄及造影剂排空延缓，少部分是乳头括约肌痉挛、不协调运动或功能紊乱所致，一般仅有临床症状而无肝功酶学改变及胆管扩张。

【西医治疗】

一、胆囊结石

1. 手术治疗 无症状性胆囊结石一般不需积极手术治疗，可观察和随诊，但下述情况可以考虑行胆囊切除术：①结石直径 ≥ 3 cm；②合并需要开腹的手术；③伴有胆囊息肉 > 1 cm；④胆囊壁有钙化或瓷性胆囊；⑤合并糖尿病；⑥有心肺功能障碍；⑦发现胆囊结石 10 年以上。对于有症状和（或）并发症的胆囊结石，首选腹腔镜胆囊切除。无腹腔镜条件也可以做小切口胆囊切除。

2. 非手术疗法 有些患者因为种种原因不愿或不能进行手术治疗，可以选择非手术疗法，现在最常用的包括溶石和体外震波碎石。

（1）溶石疗法

① 胆酸类制剂：熊去氧胆酸是临床上较为常用的口服溶石药物，主要适用于胆囊功能良好、直径小于 1 cm 的阴性结石。熊去氧胆酸的口服剂量为 10 mg/（kg·d），睡前顿服的疗效较分次服用更佳。据不同文献的报道，完全溶石率为 10%~60%，部分溶石率为 10%~40%。

② HMG-CoA 还原酶抑制剂：主要药物有普伐他汀、洛伐他汀等，它们能通过抑制胆固醇的合成、降低胆汁中胆固醇的浓度而有预防结石形成的作用。

③ 前列腺素抑制剂：与胆囊结石形成密切相关的黏液蛋白、胆囊的动力下降等和前列腺素有关。应用前列腺素抑制剂不仅能抑制黏液蛋白的合成，还能改善胆囊动力，促进胆囊排空以达到预防胆石形成的作用。

（2）体外震波碎石：是利用液电、压电或磁电效应产生冲击波，在 B 超引导下经介质传导聚焦后进入人体，达到粉碎结石的效果。

其适应证为：①症状性胆囊结石；②胆囊单颗（0.5~2 cm）或 2~3 颗（0.5~1.5 cm）结石；③透光结石；④口服胆囊造影剂胆囊显影者；⑤脂餐后胆囊收缩超过 30%。

其禁忌证包括：① B 超定位困难；②凝血机制障碍；③妊娠；④萎缩性胆囊炎；⑤伴有胆道梗阻等。震波碎石后，主观上希望借胆囊收缩能将结石碎片全部经胆管排入肠道，使得以治愈。然而客观上有许多因素影响其疗效：①结石体积大于 3 cm，不仅给碎石带来困难，而且所需排石的能量也大大增加；②多发性结石碎石后的碎片直径仍较大者，结石多数不能彻底清除。

针对上述情况，碎石后结合溶石和中药排石等治疗能获得较好的疗效。

二、肝外胆管结石治疗

1. 内镜下十二指肠乳头切开取石　经内镜做十二指肠乳头切开已经成为治疗胆管结石的重要手段，在处理胆道残余结石、结石复发时避免了再次手术。随着近年来腹腔镜下手术的开展，腹腔镜下胆囊切除配合 EST 取石使胆囊结石合并胆管结石的患者避免开腹手术。乳头切开后，直径小于 1 cm 的结石可自行排出或经药物排石；1~2 cm 的结石可经网篮取出；2 cm 以上的结石可经碎石网篮或激光、超声等器械碎石后排出。结石碎片可经口服排石药排出。乳头部的解剖结构的特殊性同 EST 操作的并发症密切相关。

2. 胆总管切开取石、T 管引流术　可采用开腹或腹腔镜手术。适用于单纯胆总管结石，胆管上、下端通畅，无狭窄或其他病变者。若伴有胆囊结石和胆囊炎，可同时行胆囊切术。为防止和减少结石遗留，术中可采用胆道造影、B 超或纤维胆道镜检查。术中应尽量取尽结石，如条件不允许，也可以在胆总管内留置橡胶 T 管。术后行胆道造影或胆道镜检查、取石。术中应细致缝合胆总管壁和妥善固定 T 管，防止 T 管扭曲、松脱、受压。

3. 胆肠吻合术　亦称胆汁内引流术。近年来学者已认识到该手术操作废弃了 Oddi 括约肌的功能，因此使用逐渐减少。

三、肝内胆管结石治疗

肝内胆管结石治疗方案的选择受到多种因素的影响，但总的来说，它是一个难以治愈的疾病。由于急性肝胆管感染的患者常易合并严重的全身脓毒血症、休克和多脏器功能失调，因此急诊手术的病死率高，而且难以一次性解决胆道的病变。所以大多数作者提倡先行介入性胆道引流，包括 PTCD 或鼻胆管引流。经引流后能很好地缓解症状，待患者度过急性期后再行择期手术。然而，当梗阻主要位于肝内时，鼻胆管引流很难插到有效的引流部位；而当肝内广泛结石并伴有多发性胆管狭窄时，PTCD 多数只能起到局部引流的作用，很难使胆道全面减压。因此，急性期的处理只能根据患者的具体情况、当时的条件，以及医师的经验具体对待。

对于反复发作胆管炎的肝内胆管结石患者来说，手术仍是首选的治疗措施。手术治疗的原则是松懈狭窄的胆管、解除梗阻、清除病灶、通畅引流。取尽结石、矫治胆管狭窄，才能解除梗阻，否则，引流部位在梗阻以下，很难起到彻底引流的作用。对于局限于一个肝叶或肝段的肝内结石可行肝叶切除，如果病例选择得当，这样清除病灶可达到根治的效果。

我们认为，进一步地深入研究肝内结石的成石机制对提高手术疗效和预防结石复发有着重要的意义。

【中医治疗】

一、中医辨证施治

1. 肝郁气滞证

临床表现：右胁胀痛，可牵扯至肩背部疼痛不适；食欲不振，遇怒加重；胸闷嗳气或伴恶心；口苦咽干；大便不爽。舌淡红，苔薄白，脉弦涩。

病机：肝失疏泄，气机阻滞，内生胆石。

治法：疏肝理气，利胆排石。

处方：柴胡疏肝散加减或金铃子散合大柴胡汤加减。柴胡、白芍、枳壳、香附、川芎、陈皮、金钱草、炙甘草加减。

加减：伴有口干口苦、失眠、苔黄、脉弦数、气郁化火、痰火扰心者加丹皮、栀子、黄连；伴胸胁苦满疼痛、叹息、肝气郁结较重者，可加川楝子、香附。

2. 肝胆湿热证

临床表现：右胁或上腹部疼痛拒按，多向右肩部放射；小便黄赤；便溏或便秘；恶寒发热；身目发黄；口苦口黏口干；腹胀纳差；全身困重乏力；恶心欲吐。舌红苔黄腻，脉弦滑数。

病机：湿热蕴蒸于肝胆，湿热与胆汁互结，日久而成砂石。

治法：清热祛湿，利胆排石。

处方：大柴胡汤加减或茵陈蒿汤合大柴胡汤加减。柴胡、黄芩、厚朴、枳实、金钱草、茯苓、茵陈、郁金、大黄、甘草。

加减：热毒炽盛、黄疸鲜明者加龙胆草、栀子；腹胀甚、大便秘结者，大黄用至20~30 g，并加芒硝、莱菔子；小便赤涩不利者，加淡竹叶。

3. 肝阴不足证

临床表现：右胁隐痛或略有灼热感；午后低热，或五心烦热；双目干涩；口燥咽干；少寐多梦；急躁易怒；头晕目眩。舌红或有裂纹或见光剥苔，脉弦细数或沉细数。

病机：肝阴不足，疏泄失常，累及胆腑，精汁通降不畅，久积成石。

治法：滋阴清热，利胆排石。

处方：一贯煎加减。生地黄、沙参、麦冬、阿胶、赤芍、白芍、枸杞子、川楝子、鸡内金、丹参、枳壳。

加减：咽干、口燥、舌红少津者加天花粉、玄参；阴虚火旺者加知母、黄柏；低热者加青蒿、地骨皮。

4. 瘀血阻滞证

临床表现：右胁部刺痛，痛有定处，拒按，入夜痛甚；口苦口干；胸闷纳呆；大便干结；面色晦暗。舌质紫暗，或舌边有瘀斑、瘀点，脉弦涩或沉细。

病机：瘀血阻滞，累及胆腑，久积成石。

治法：疏肝利胆，活血化瘀。

处方：膈下逐瘀汤加减。五灵脂（炒）、当归、川芎、桃仁（研泥）、丹皮、赤芍、乌药、玄胡索、甘草、香附、红花、枳壳。

加减：瘀血较重者，可加三棱、莪术、虻虫活血化瘀；疼痛明显者，加乳香、没药、丹参活血止痛。

5. 热毒内蕴证

临床表现：寒战高热；右胁及脘腹疼痛拒按；重度黄疸；尿短赤；大便秘结；神昏谵语，呼吸急促；声音低微，表情淡漠；四肢厥冷。舌质绛红或紫，舌质干燥，苔腻或灰黑无苔，脉洪数或弦数。

病机：热毒炽盛，热扰营血，内生胆石。

治法：清热解毒，泻火通腑。

处方：大承气汤合茵陈蒿汤加减或茵陈蒿汤合黄连解毒汤加味。大黄、芒硝、厚朴、枳实、茵陈蒿、栀子、蒲公英、金钱草、虎杖、郁金、青皮、陈皮。

加减：黄疸明显者加茵陈蒿、金钱草用至 30~60 g；神昏谵语者，倍用大黄。

二、中成药处方

1. 胆宁片　疏肝利胆清热。组成：大黄、虎杖、青皮、陈皮、郁金、山楂、白茅根。用法：每次 2~3 粒，每日 3~4 次。适用于肝胆湿热证。

2. 胆石利通片　理气散结，利胆排石。组成：硝石（制）、白矾、郁金、三棱、猪胆膏、金钱草、陈皮、乳香（制）、大黄、甘草。用法：每次 6 片，每日 3 次。适用于肝郁气滞证或瘀血阻滞证。

3. 利胆排石片　清热利湿，利胆排石。组成：金钱草、茵陈、黄芩、木香、郁金、大黄、槟榔、枳实（麸炒）、芒硝、厚朴（姜炙）。用法：每次 6~10 片，每日 2 次。适用于肝胆湿热证。

4. 利胆石颗粒　疏肝利胆，和胃健脾。组成：茵陈、郁金、枳壳、山楂、麦芽、川楝子、莱菔子、香附、紫苏梗、法半夏、青皮、陈皮、神曲、皂荚、稻芽等 15 味。用法：每次 1 袋，每日 2 次。适用于肝郁气滞证。

5. 胆舒胶囊　疏肝理气，利胆。组成：薄荷素油。用法：每次 4 粒，每日 3 次。适用于各型胆石症。

三、针灸及其他疗法

1. 针灸疗法

治法：疏肝利胆、排石止痛。取穴以肝、胆之募穴、俞穴为主。

主穴：日月、胆囊穴、中脘、胆俞、阳陵泉。

疼痛甚者加外丘、合谷强刺激；呕吐者加内关、足三里；黄疸者加至阳；肝胆湿热配阴陵泉、行间、侠溪；肝胆气滞配太冲、期门；肝肾阴虚配太溪、三阴交。实证用泻法，肝肾阴虚用平补平泻法。留针 30 分钟，每隔 10~15 分钟行针 1 次，每日治疗 1~2 次。只针不灸。

2. 其他疗法

（1）电针：痛甚者可配合采用疏密波或密波加强刺激。

（2）埋针疗法：采用一次性无菌皮内针，取穴同体针，可久留针。2~3 天后取出。

四、外治法

芒硝 30 g，生大黄 60 g，均研成细末，大蒜头 1 个，米醋适量，共捣成糊状，布包外敷于胆囊区。

【用药说明及治疗注意事项】

（1）熊去氧胆酸溶石治疗一般需 6~24 个月，服用 12 个月后结石未见变小者，停止服用。治疗结果根据每 6 个月进行超声波或 X 射线检查判断。老年患者慎用。

（2）他汀药物能显著降低胆囊内胆固醇浓度及胆汁胆固醇饱和指数，可能对有胆固醇胆囊结石高危因素的人群有一定的早期预防作用。另外，可能降低长时间服用他汀类药物的胆囊结石患者胆囊切除的风险，可以用于不愿行腹腔镜或手术切除胆囊的患者。但是否对已发生的胆囊结石有溶石作用，需进一步多中心的研究证实。

（3）中药协定方排石的适应证：一般认为胆囊功能好、胆总管下端无狭窄的肝外和肝内胆管结石及胆道术后残留的结石均可用中药协定方排石或溶石，胆石以直径不超过 10 mm 为宜，结合 EST 排石效果更佳。

中药协定方排石目的在于控制胆道感染，促进胆汁分泌和改善胆道功能，以促进胆石的排出。目前用于排石的常用协定方有以下几个。①胆道排石汤：用于各型胆石症，可随证略进行加减。方剂组成：金钱草、茵陈、郁金各 30 g，木香、枳壳各 10 g，生大黄（后下）6~10 g。②排石汤（缓解期）。方剂组成：金钱草 30 g，木香、枳壳、黄芩、川楝子各 10 g，大黄 6 g。③排石汤 6 号（发作期）。方剂组成：虎杖 30 g，或三颗针、木香各 15 g，枳壳 10 g，金钱草 30 g 或茵陈、栀子各 12 g，延胡索、大黄各 15 g。

【预防与康复指导】

（1）严格控制脂肪和含胆固醇食物，如肥肉、蛋黄、油炸食品、动物内脏等，因为胆结石形成与体内胆固醇过高和代谢障碍有一定关系。不可饮酒和进食辛辣食物，宜多吃萝卜、青菜、豆类、豆浆等副食。萝卜有利胆作用，并能帮助脂肪的消化吸收；青菜含大量维生素、纤维素；豆类含丰富的植物蛋白。

（2）结石发作绞痛、并发感染时，宜观察血压、脉搏、呼吸、体温，特别是腹痛情况变化，以便及时更改治疗方法。

（3）手术取石患者按一般外科术后护理。留置 T 管需注意，出现 T 管脱出、腹痛、发热、寒战、黄疸、T 管引出血性液体等及时到急诊就医。术后 3 个月门诊预约胆道镜检查，择期拔管。

第九节　胆囊炎

　　胆囊炎是指发生在胆囊的细菌性和（或）化学性炎症。根据发病的缓急和病程的长短分为急性胆囊炎和慢性胆囊炎。

　　本病属于中医"胁痛""胆胀"的范畴。本病的基本病机是胆失通降，不通则痛；胆络失养，不荣则痛。本病发病以后病机发展变化多端，常是气郁、血瘀、湿热和实结四个病理环节互相兼夹，互相转化，并多反复发作，迁延缠绵，甚至变证百出。

Ⅰ.急性胆囊炎

【定义】

　　急性胆囊炎是由胆囊管梗阻、化学性刺激和细菌感染等因素引起的急性胆囊炎症。90%~95% 的急性胆囊炎患者合并胆囊结石，称为结石性胆囊炎，5%~10% 的患者无胆囊结石，称为急性非结石性胆囊炎。

【病因】

　　常见病因包括：胆囊管梗阻、胰液反流、细菌感染、严重创伤、烧伤或腹部手术后、妊娠或药物等。

【诊断依据】

一、临床表现

　　1.症状　突发的右上腹阵发性绞痛，向右肩部、肩胛部和背部放射。伴恶心呕吐、厌食等。如病变发展，疼痛可转为持续性并阵发性加剧。常有轻度发热，如出现明显寒战高热，表示病情加重或已产生并发症，如胆囊积脓、穿孔等，或有急性胆管炎。10%~25% 的患者可出现轻度黄疸，若黄疸较重且持续，表示有胆总管结石并梗阻的可能。

　　2.体征　右上腹可有不同程度，不同范围的压痛、反跳痛及肌紧张，Murphy's征阳性。有的患者可扪及肿大而有触痛的胆囊。如胆囊病变发展较慢，大网膜可粘连包裹胆囊，形成边界不清、固定的压痛性包块；如病变发展快，胆囊发生坏死、穿孔，可出现弥漫性腹膜炎表现。

二、辅助检查

　　1.实验室检查　绝大多数患者白细胞计数升高，以中性粒细胞增多为主。部分患者可出现血清转氨酶、碱性磷酸酶、谷氨酰胺转肽酶水平的升高。

　　2.影像学检查

　　（1）腹部超声：B超检查可显示胆囊增大、囊壁增厚甚至有"双边"征，以及胆囊内结石光团，其对急性结石性胆囊炎诊断的准确率为 65%~90%。

　　（2）CT和磁共振胰胆管造影：当腹部的症状不典型或超声不能明确诊断时，可行

CT 扫描。CT 可见胆囊肿大，其内可见结石影；并发坏疽性穿孔时，可见胆囊周围脂肪间隙消失，胆囊窝内可形成有液平的脓肿，肝胆界面不清，有时可见积气。磁共振胰胆管造影行 T_2 加权和钆喷酸葡胺增强扫描，可提高胆囊壁水肿和脓肿的显像。

（3）放射性核素 ^{99m}Tc-EHI-DA 检查：急性胆囊炎由于胆囊管梗阻，胆囊不显影，其敏感性几乎达 100%。

三、诊断标准

急性胆囊炎的诊断应结合临床表现、实验室检查和影像学检查。①局部炎症表现：可触及右上腹肿块、压痛和反跳痛，Murphy's 征阳性；②全身炎症反应：发热，C- 反应蛋白水平升高，WBC 计数升高；③影像学检查：提示为急性胆囊炎的特征。

若①中任意一项 + ②中任意一项，应高度怀疑急性胆囊炎，在此基础上，若③进一步支持，则可明确诊断。

四、严重程度

1. 轻度　急性胆囊炎局部轻度炎症改变，无器官功能障碍。

2. 中度　急性胆囊炎具有以下任何一项：白细胞 $> 18 \times 10^9$/L，右上腹触及质软的包块，症状持续超过 72 小时，明显的局部炎症反应（坏疽性胆囊炎或气肿性胆囊炎、胆囊周围或肝脓肿、胆汁性腹膜炎、胆囊穿孔）。

3. 重度　急性胆囊炎伴有以下任何一个器官功能障碍：①心血管系统：血压需多巴胺（≥ 5 μg/kg）或肾上腺素维持；②神经系统：意识水平下降；③呼吸系统：$PaO_2/FiO_2 < 300$；④肾脏功能：少尿，肌酐 > 177 μmol/L。

五、并发症

胆囊穿孔、胆汁性腹膜炎及胆囊周围脓肿、胆瘘。

【鉴别诊断】

急性胆囊炎需要与急性病毒性肝炎、消化性溃疡穿孔、急性胰腺炎、胆道蛔虫病、急性阑尾炎、肝癌、右下肺炎或右侧胸膜炎、急性心肌梗死等相鉴别。

【西医治疗】

治疗原则：胆囊切除术是急性结石性胆囊炎的根本治疗手段，任何抗菌药物治疗都不能替代胆囊管梗阻的解除。急性非结石性胆囊炎的治疗原则是尽早行胆囊引流治疗。

一、非手术治疗

1. 一般治疗　禁食、静脉补液。

2. 抗感染　应选择在血液和胆汁中浓度较高的抗生素，如三代头孢菌素、喹诺酮类和氨基糖苷类等。同时应根据血和胆汁细菌培养及药物敏感实验结果调整抗生素。急性胆囊炎常合并有厌氧菌感染，可选择甲硝唑或奥硝唑治疗。

3. 解痉镇痛　建议在早期阶段开始使用止痛剂，常用山莨菪碱、间苯三酚、哌替啶。

二、手术治疗

手术切除胆囊是急性胆囊炎的首选治疗。手术适应证有：发病时间在 48~72 小时内；经非手术治疗病情恶化者；胆囊坏疽及穿孔并发弥漫性腹膜炎、急性化脓性胆管炎等；其他患者，特别是年老体弱的高危患者，应争取在患者情况处于最佳状态时择期手术。手术方法力求简单有效，主要包括胆囊切除术、经皮胆囊引流术、内镜下经十二指肠乳头胆囊引流术。

【用药说明及治疗注意事项】

1. 抗感染治疗疗程　轻中度一般为 4~7 天，重度至少使用 2 周。

2. 止痛药　需慎用吗啡，因吗啡可导致 Oddi 括约肌张力增高，增加胆管压力。

3. 山莨菪碱　不良反应为口干、面红、视物模糊，用量过大可出现阿托品中毒症状，颅内高压、脑出血急性期、青光眼、幽门梗阻及前列腺肥大者禁用。如使用过程中出现排尿困难，可予以新斯的明 0.5~1.0 mg 肌内注射。

【预防及康复指导】

急性胆囊炎的预后主要与患者年龄、有无并发症及其他疾病有关。老年患者并发化脓性感染或合并其他严重疾病者，死亡风险增加。出院时结合患者具体病因进行健康教育和必要的干预，包括戒烟戒酒、忌高脂油腻食物，改善饮食习惯和饮食结构，坚持长期的门诊随访复查，最终减少复发。

Ⅱ. 慢性胆囊炎

【西医定义】

慢性胆囊炎是胆囊慢性炎症性病变，70%~95% 的患者合并胆囊结石，部分患者没有急性胆囊炎发作史，被称为原发性慢性胆囊炎。

【病因】

①慢性结石性胆囊炎的常见病因为胆囊结石及细菌感染。②慢性非结石性胆囊炎的常见病因为胆囊动力异常、胆囊缺血、病毒感染、寄生虫感染及饮食因素。

【诊断依据】

一、临床表现

与急性胆囊炎类似，常见症状为上腹或右上腹疼痛，向右侧肩胛下区放射，多发生于夜间和饱餐后。慢性胆囊炎急性发作时可出现胆绞痛，每次持续数小时，伴有恶心、呕吐和食欲缺乏等。多数患者进食高脂食物后疼痛加重，患者一般无发热、黄疸。

发作间歇期，可无任何症状。中老年患者，平时无明显腹痛等临床症状，而仅在体检、腹部手术时才发现有慢性胆囊炎，称为无痛性胆囊炎。慢性胆囊炎患者常无明显阳性体征，部分患者可有右上腹压痛，慢性胆囊炎急性发作时，可有胆囊触痛或 Murphy's 征阳性。

二、辅助检查

（一）超声

超声可见胆囊肿大；胆囊萎缩、变形；胆囊内壁线粗糙，回声增强；胆囊壁增厚，回声增强，边缘模糊；少数患者因胆囊萎缩，胆囊显示不清；瓷化胆囊的本质是胆囊壁钙化，节段性钙化时，可见斑块状强回声伴声影。

（二）CT 和 MRI

CT 常见表现为胆囊壁均匀性增厚，增厚的胆囊壁均匀强化，胆囊体积增大，提示胆囊积液；MRI 对慢性胆囊炎也有重要诊断价值，其准确率高于 CT，磁共振胰胆管造影可发现如果慢性胆囊炎患者无急性发作及胆绞痛病史，临床上很难诊断。对脂肪饮食不能耐受、腹胀及反复发作的餐后上腹部胀痛不适的患者，经超声检查显示胆囊结石、胆囊壁增厚、胆囊萎缩等可确诊慢性胆囊炎。但常需与急性胆囊炎、超声和 CT 不易发现的胆囊及胆总管结石相鉴别。

【诊断与鉴别诊断】

慢性胆囊炎的临床表现不典型且无特异性，病史、症状、体征和辅助检查对其诊断并无很高的价值。需与慢性胃溃疡、肝脓肿、功能性消化不良、慢性胰腺炎、冠心病等进行鉴别。

【西医治疗】

一、慢性胆囊炎的治疗

对无症状的慢性胆囊炎患者，治疗原则是调整饮食，有症状者可对症治疗。对某些高危患者可积极采取胆囊切除治疗。

二、有症状的慢性胆囊炎的治疗

治疗原则是控制症状、消除炎症。

1. 解痉止痛 可用硝酸甘油酯 0.6 mg，舌下含服，每 3~4 小时 1 次；异丙嗪 25 mg，肌内注射；因吗啡对 Oddi 括约肌张力的影响大于哌替啶，镇痛剂常用哌替啶代替吗啡，一般 50~100 mg，肌内注射，同时应用解痉剂可增强镇痛效果。

2. 口服药物溶石治疗 熊去氧胆酸是目前唯一被美国 FDA 批准用于非手术治疗胆结石的胆汁酸药物，推荐剂量每天 ≥ 10 mg/kg，连续服用 6 个月以上，若服用超过 12 个月胆囊影像学检查无明显改善者应停药。

3. 改善消化不良症状 米曲菌胰酶等其他消化酶药物能有效改善嗳气、腹胀、脂肪不耐受等症状。

4.抗感染　预防菌血症和治疗化脓性并发症。根据患者胆汁培养结果、感染严重程度、抗菌药物的耐药性和抗菌谱及患者的基础疾病合理选用抗菌药物。

5.利胆　硫酸镁具有松弛 Oddi 括约肌的作用，有助于排出滞留的胆汁。常用 50% 硫酸镁溶液 5~10 mL，口服，每日 3 次。

三、手术治疗

慢性胆囊炎患者出现以下症状和表现，则需要外科手术治疗：①疼痛无缓解或反复发作，影响日常生活和工作；②胆囊壁逐渐增厚 ≥4 mm；③胆囊结石逐渐增多、增大，合并胆囊功能减退或障碍；④胆囊壁呈陶瓷样改变。

【中医治疗】

一、中医辨证施治

1.肝火炽盛证

临床表现：胁腹隐痛，胸闷不适，肩背窜痛，口苦咽干，腹胀纳呆，大便干结，有时低热；舌红苔腻，脉平或弦。

病机：肝胆气机不畅，胆腑通降受阻。肝胆气郁而化热，其热与脾虚所生之湿热蕴蒸，可酿成本病。

治法：疏肝清热，通下利胆。

处方：金铃子散合大柴胡汤加减。柴胡、黄芩、半夏、大黄、枳实、白芍、生姜、大枣、甘草、金铃子、延胡索。

加减：恶心、呕逆明显者，加厚朴、竹茹、陈皮；砂石阻滞者，加金钱草、海金沙。

2.肝胆湿热证

临床表现：发热恶寒，口苦咽干，胁腹疼痛难忍，皮肤黄染，不思饮食，便秘尿赤；舌红苔黄，脉弦数滑。

病机：湿浊内生，脾胃之湿浊可阻碍肝胆气机疏泄，肝胆气郁，进而化热。肝胆郁热再与脾胃湿浊蕴蒸，肝胆疏泄不畅，胆腑不通即促成本病。

治法：清胆利湿，通气通腑。

处方：茵陈蒿汤合大柴胡汤加减。柴胡、黄芩、半夏、大黄、枳实、生姜、大枣、白芍、甘草、茵陈、栀子。

加减：胁痛较甚者，加川楝子、延胡索；恶心呕吐者，加陈皮、竹茹、半夏；热毒内甚、身热心烦者，加黄连、龙胆草。

3.热毒壅盛证

临床表现：胁腹剧痛，痛引肩背，腹拘强直，压痛拒按，高热寒战，上腹饱满，口干舌燥，不能进食，大便干燥，小便黄赤，甚者谵语，肤黄有瘀斑，四肢厥冷，鼻衄齿衄；舌绛有瘀斑，苔黄开裂，脉微欲绝。

治法：泻火解毒，通腑救逆。

病机：过食肥腻，外感湿热，致胆腑气机郁滞，郁而化火，胆液失于通降，毒热蓄积、热腐化脓的危重证候。

处方：黄连解毒汤合茵陈蒿汤加减。茵陈、栀子、大黄、黄连、黄芩、黄柏。

加减：小便黄赤者，加滑石、车前草；大便干结者，加火麻仁、芒硝；身目黄染重者，加金钱草。

二、中成药处方

1. 消炎利胆片 口服，每次6片，每日3次，适用于肝胆湿热证。

2. 利胆排石片 口服，每次6~10片，每日2次，适用于湿热蕴毒，腑气不通者。

3. 胆宁片 口服，每次5片，每日3次，适用于肝郁气滞证。

三、针灸及其他疗法

1. 针灸疗法

治法：疏肝利胆，行气止痛。取穴以肝、胆之募穴、俞穴为主。

主穴：日月、胆囊穴、肩井、阳陵泉、丘墟、太冲。

根据辨证分型或相关症状进行配穴。急性期以清泻肝胆为主，配行间、蠡沟等。恢复期或慢性期根据分型，肝气郁结配期门，瘀血阻络配膈俞，肝胆湿热配行间，肝阴不足配肝俞、肾俞。热盛者加曲池、合谷；胸胁胀痛者加膈俞；肝火旺者加丘墟、太冲；黄疸者加至阳；呕吐者加内关；绞痛甚者加合谷。实证用泻法，肝阴不足用平补平泻。只针不灸，留针30分钟，急性期每日可1~2次，恢复期或慢性期每日1次。

2. 其他疗法

（1）电针：痛甚者可配合采用疏密波或密波加强刺激。

（2）埋针疗法：采用一次性无菌皮内针，取穴同体针，可久留针。2~3天后取出。

（3）超短波疗法：急性炎症早期应用无热量治疗10分钟左右；亚急性期采用微热量治疗10~15分钟，每日1~2次。

【用药说明及治疗注意事项】

（1）止痛药需慎用吗啡，因吗啡可导致Oddi括约肌张力增高，增加胆管压力。

（2）慢性胆囊炎、胆囊结石伴急性发作者，应推荐使用哌拉西林/他唑巴坦、头孢哌酮/舒巴坦，同时针对厌氧菌使用甲硝唑也有较好效果。

（3）熊去氧胆酸禁用于急性胆囊炎和胆管炎、胆道阻塞、胆囊不能正常收缩以及经常性胆绞痛者。

【预防与康复指导】

慢性胆囊炎预后良好，但应警惕胆囊癌的发生。①保持乐观情绪，做到饮食有节，不暴饮暴食，不过食油腻和过量饮酒。②严密观察患者体温、血压、脉搏、尿量变化，做好详细记录，高热时采用物理降温。注意劳逸结合，寒温适宜，限烟限酒，心情舒畅。适量摄入蛋白质、碳水碳化物、丰富维生素，避免进食辛辣刺激性食物，要注意卫生，防止肠道寄生虫和细菌感染，注意营养的均衡，规律饮食。

第十节　胆道蛔虫病

【概述】

一、西医定义

胆道蛔虫病是指原来寄生在空回肠的蛔虫经十二指肠钻入胆道，引起胆道口 Oddis 括约肌痉挛而发生腹部阵发性绞痛。胆道蛔虫病多见于儿童和青少年，尤以七岁以上儿童最为多见。一年四季均可发生，农村发病率最高，现较少见。

二、中医认识

胆道蛔虫病属于中医"虫证"范畴，九虫病之一。蛔，古称蚘、蛟蛕；蛔虫病又称蚘虫病、心虫病。民间称"消食虫"，古称"长虫"。我国历代医家对蛔虫病均有研究，《金匮要略》专篇论述了"蚘虫病"，《诸病源候论》《备急千金药方》《外台秘要》《景岳全书》等在蛔虫病的防治方面均积累了丰富的经验。本病因杂食生冷或不洁之瓜果菜蔬、肥甘饮食所致。《诸病源候论·蚘虫候》曰："蚘虫者……长一尺，亦有长五六寸。或因腑脏虚弱而动，或因食甘肥而动。其发动则腹中痛，发作肿聚，去来上下，痛有休息，亦攻心痛，口喜吐涎及吐清水。贯伤心者而死。"即蛔虫寄生于肠腑内，吸食水谷精微，扰乱脾之运化和胃之受纳功能，如蛔虫上窜入胃，胃失和降，则引起恶心、吐蛔；吸食水谷精微，耗伤气血，故使人嗜食而面黄肌瘦。蛔虫性动好窜，善于钻孔，在人体脾胃功能失调时，蛔窜至胆使肝气郁闭，胆气不行，脘腹剧痛，有窜顶感，甚则肢冷汗出，致"蛔厥"；蛔结肠腑，阻于肠中，则见腹部包块，腹中剧痛而为"虫瘕"。

【诊断依据】

一、临床表现

1. 腹痛　是本病的主要症状。发病急、突然剑突下钻顶样剧烈疼痛，向右后背部放射，往往屈身弯腰、辗转呻吟、大汗淋漓。这种疼痛为阵发性，可以突然缓解，儿童则立即戏耍如常，而后又突然复发。这种发作时疼痛剧烈而间歇时一如常人，为本病的特点之一。除疼痛外，可伴恶心呕吐、口吐蛔虫，对本病的诊断具有特殊价值。部分患者整个虫体钻入胆囊亦可无疼痛。

2. 黄疸　仅轻度黄疸是本病的又一特点。若后期继发感染及炎症引起胆管梗阻可伴有明显黄疸，见于 20% 的患者。

3. 发热　早期多无发热，如连续发作 1~2 日后，则可出现黄疸、低热或中度发热，少数病情严重者可出现高热及中毒症状。

4.体征　体检时多无黄疸，腹部柔软，剑突略偏右下方有深压痛，但无肿块、无反跳痛。这种剧烈症状与体征不相称也是本病的特点。

二、辅助检查

1.超声检查　胆道蛔虫的典型超声表现主要是扩张的胆管内平行双线状强回声带，内夹无回声液性暗带，彩色多普勒于暗带内未探及血流信号。环中环、环内圆点、双环、扩张的胆管内小等号样回声是诊断和鉴别诊断的重要依据，而胆囊内蛔虫主要表现为胆囊内麻花样或弧形线条光带，活体蛔虫可见其蠕动。超声诊断胆道蛔虫直接快速、简单准确、无创伤、可动态观察。

2. CT 和 MRI 表现　显示位于胆囊或胆管内长条状弯曲的透亮阴影，其形态与蛔虫相符，边缘光滑。

3. ERCP　偶可见胆总管开口处有蛔虫 ERCP，还可进行治疗。

三、诊断标准

根据上述症状和体征，诊断并不困难，临床诊断准确率可达90%以上。B超可见胆管内有条状物蠕动情况。个别患者作 ERCP 时可见半条蛔虫在十二指肠内，此时可用二爪或三爪钳将蛔虫拖出，也可见整条蛔虫横卧于左右肝管内。此外，粪便中找到虫卵，外周血白细胞计数尤其是嗜酸粒细胞升高可资参考。

【鉴别诊断】

应与胆囊炎、胆石症、急性胰腺炎、胃十二指肠溃疡并穿孔、肠蛔虫病、泌尿系结石、肠痉挛等鉴别，对上述疾病的鉴别，仔细询问胆道蛔虫病患者早期的"症状和体征不符"的特点和绞痛忽起忽止，止后若无其事的特征，虽因并发症的出现而掩盖，也是能够做出正确诊断的。

【西医治疗】

一、治疗原则

治疗的原则是解痉止痛、防治感染、利胆驱虫，以及防治水和电解质平衡失调。

二、治疗方法

1.解痉止痛　一般用阿托品 0.5~1 mg 肌内注射，3~4 次每日；山莨菪碱 10 mg 肌内注射或静脉注射，3~4 次每日（青光眼、前列腺肥大忌用）；33% 硫酸镁 10 mL，每日 3 次口服。诊断明确而疼痛不止者可用吗啡 10 mg 或哌替啶 50 mg，肌内注射。此外，尚可肌内注射维生素 K。

2.防治感染　可用喹诺酮类或第三代头孢菌素，这两类药物的胆囊内浓度高于血清浓度。

3. 利胆驱虫

（1）阿苯达唑：成人 400 mg；儿童 200 mg，一次顿服，可达 90%~100% 的阴转率。不良反应多为轻微而短暂的上腹痛和腹泻。

（2）甲苯达唑：成人，200 mg，一次服用。4 岁以上儿童用成人量，2~4 岁儿童，100 mg，一次服用。少数感染者服用甲苯达唑后可引起蛔虫骚动游走而出现腹痛或口吐蛔虫等不良反应，必要时改用其他药或配以速效驱虫药。

（3）左旋咪唑：该药用于治疗蛔虫病时可使虫体麻痹，防止蛔虫骚动，故也用于胆道蛔虫和蛔虫所致的不完全性肠梗阻。成人按 1.5~2.5 mg/kg，空腹或临睡前 1 次顿服，2 岁以下儿童禁用。妊娠早期和肝、肾功能不良者禁用。

4. 防止液体及电解质紊乱

对不能进食，尤其是继发胆道感染的患者，纠正水、电解质及酸碱失衡是必不可少的。

5. 手术治疗

中西医结合治疗的治愈率可达 95% 以上，其并发症、病死率及医疗费用均低于手术治疗。只有少数出现并发症或症状缓解后蛔虫部分不能排出者，才考虑手术治疗。当上述治疗数日后症状不能缓解，甚或加重时；并发胆道感染，出现发热，有进行性黄疸时；体检发现右上腹存在腹膜刺激征者，需考虑手术治疗。可采用十二指肠镜检查结合内镜逆行胰胆管造影术方法治疗。内镜逆行胰胆管造影术是治疗胆道蛔虫的首选方法，内镜下如果见胆总管开口蛔虫部分身体在十二指肠腔，可直接采用网篮或圈套器将蛔虫轻轻取出；如果蛔虫完全进入胆管，最好采用取石网篮插入胆管造影证实为蛔虫后，反复套取，套取后注意避免收紧网篮以免将蛔虫切断，慢慢取出。

【中医治疗】

一、中医辨证施治

1. 蛔虫证

临床表现：脐周腹痛，时作时止，疼痛时可有包块或按之有条索感，面色黄，嗜食异物，夜间磨牙，舌淡苔白，舌尖红赤，脉弦滑。

治法：驱蛔杀虫，调理脾胃。

处方：使君子散加减。使君子、槟榔、芜荑、鹤虱、苦楝皮、雷丸、厚朴、枳实、茵陈、甘草。

加减：腹痛明显加川楝子、延胡索、木香行气止痛。

2. 蛔厥证

临床表现：腹痛在剑突下、右上腹，呈阵发性剧烈绞痛，痛时肢冷汗出，多有呕吐，可呕吐胆汁和蛔虫，或形体消瘦，胃脘嘈杂，或排蛔，面色萎黄，舌淡苔薄白，脉细涩。

治法：安蛔止痛，驱虫杀虫。

处方：乌梅丸加减。乌梅、黄连、黄柏、川椒、干姜、细辛、附子、使君子、苦楝皮、槟榔。

加减：出现黄疸及舌苔黄腻者，去附子、干姜，加茵陈、大黄、槟榔。

3. 虫瘕证

临床表现：虫团聚结肠腑，腹部剧痛不止，阵发性加重，腹部可扪到条索状或团状包块，伴有剧烈呕吐，大便多不通。

治法：通腑散结，驱虫下蛔。

处方：乌梅汤合小承气汤加减。乌梅、枳实、玄明粉、厚朴、黄连、川椒、大黄、芒硝、使君子、苦楝皮、槟榔、甘草。

二、中成药处方

（1）化虫丸：口服，每服 2~8 g，每日 1~2 次，空腹或睡前服。用于肠蛔虫证。

（2）使君子仁：文火炒黄嚼服。每次 1~2 粒，不超过 20 粒，晨起空腹服之，连服 2~3 天。服时勿进热食。服药后 2 小时以生大黄泡水服，导泻下虫。

三、针灸及其他疗法

1. 针灸疗法

治法：调理脾胃、驱蛔杀虫。取穴以手足阳明经穴为主。

取穴：肠蛔虫症，取天枢、中脘、足三里、内关、阳陵泉。蛔厥症，迎香透四白、中脘透梁门、大横、胆俞、脾俞、足三里。

肠蛔虫症用泻法，毫针常规针刺，只针不灸，留针 30 分钟，每日 1~2 次。蛔厥症用平补平泻法，可针灸并用。

2. 其他疗法　电针：疼痛剧烈可配合采用疏密波或密波加强刺激。

四、外治法

新鲜苦楝皮 200 g，葱白 100 g，胡椒 20 粒。共捣烂如泥，加醋 150 mL，炒热以纱布包裹，置痛处反复多次，以痛减为度。用于蛔虫腹痛。

【用药说明及治疗注意事项】

（1）胆道蛔虫病诊断较易，诊断确定后驱虫的最佳时机是要待腹痛缓解后驱虫。

（2）肠道有蛔虫的患者，在进行驱虫治疗时，用药剂量要足，以彻底杀死，否则因蛔虫轻度中毒而运动活跃，到处乱窜，极有可能钻入胆道而发生胆道蛔虫症。

（3）服用驱虫药的时候空腹服用效果比较好，必要时可以在晚上睡觉前服用。在服用驱虫药期间，需要注意的就是不能吃刺激性的食物，而且不要同服其他类型的驱虫药。部分患者在服用驱虫药的过程中会有恶心呕吐等不良反应，如果不良反应比较严重，需要及时就医。

（4）内镜逆行胰胆管造影术治疗胆道蛔虫时如果见胆管内死蛔虫，为避免以后发生结石等情况也应取出。

（5）中医治疗强调驱蛔杀虫为主，调理脾胃为辅。病情较重，腹痛剧烈或出现蛔厥、虫瘕等并发症者，根据蛔虫"得酸则安，得辛则伏，得苦则下"的特性，先予酸、辛、苦等药味，以安蛔止痛，待急症缓解，再择机驱虫。

【预防】

加强卫生知识的宣传教育，注意饮食卫生和个人卫生，做到饭前、便后洗手，不生食未洗净的蔬菜及瓜果，不饮生水，防止食入蛔虫卵，减少感染机会。加强粪便管理，使用无害化人粪做肥料，防止粪便污染是切断蛔虫传播途径的重要措施。中医学认为要注意饮食清淡，少食辛辣、炙煿及肥腻之品，以免助热生湿。蛔厥时，口服食醋60~100 mL，有安蛔止痛作用。

（石晓玲　李忆岚　李华芳　许先锋　黄　磊）

【参考文献】

［1］陈志强，杨关林.中西医结合内科学［M］.10版.北京：中国中医药出版社，2016.

［2］葛均波，徐永健，王辰.内科学［M］.9版.北京：人民卫生出版社，2018.

［3］林三仁.消化内科学高级教程［M］.北京：人民军医出版社，2018.

［4］莫剑忠，江石湖，萧树东.江绍基胃肠病学［M］.上海：上海科学技术出版社，2014.

［5］刘新民，王涤非，凌敏.全科医生诊疗手册［M］.北京：化学工业出版社，2017.

［6］陈旻湖，杨云生，唐承薇.消化病学［M］.北京：人民卫生出版社，2019.

［7］中国医师协会急诊医师分会.中国急性胃黏膜病变急诊专家共识［J］.中国急救医学，2015，35（9）：1072-1077.

［8］张伯礼.中医内科学［M］.北京：人民卫生出版社，2017.

［9］郭璇，王小娟.消化系统常见疾病的中医诊治［M］.长沙：湖南科学技术出版社，2017.

［10］中国中西医结合学会消化系统疾病专业委员会.慢性非萎缩性胃炎中西医结合诊疗共识意见（2017年）［J］.中国中西医结合消化杂志，2018，26（1）：1-8.

［11］中国中西医结合学会消化系统疾病专业委员会.慢性萎缩性胃炎中西医结合诊疗共识意见（2017年）［J］.中国中西医结合消化杂志，2018，26（2）：121-131.

［12］莫剑忠，江石湖，萧树东.江绍基胃肠病学［M］.2版.上海：上海科学技术出版社，2014.

［13］林三仁.消化内科学高级教程［M］.北京：人民军医出版社，2013.

［14］葛均波，徐永健，王辰.内科学［M］.9版.北京：人民卫生出版社，2018.

［15］刘文忠，谢勇，陆红，等.第五次全国幽门螺杆菌感染处理共识报告［J］.中华消化内科杂志，2017，37（6）：364-378.

［16］段志军.消化内科学高级医师进阶［M］.北京：中国协和医科大学出版社，2018.

［17］中国中西医结合学会消化系统疾病专业委员会.消化性溃疡中西医结合诊疗共

识意见（2017年）[J].中国中西医结合消化杂志，2018，26（2）：112–120.

［18］中华消化杂志编委会.消化性溃疡诊断与治疗规范（2016年）[J].中华消化杂志，2016，36（8）：508–513.

［19］国家风湿病数据中心，中国系统性红斑狼疮研究协作组.非甾体消炎药相关消化道溃疡与溃疡并发症的预防与治疗规范建议（2017年）[J].中华内科杂志，2017，56（1）：81–85.

［20］李军祥，陈喆，肖冰，等.消化性溃疡中西医结合诊疗共识意见（2017年）[J].中国中西医结合消化杂志，2018，26（2）：112–120.

［21］中华中医药学会脾胃病分会.消化系统常见病溃疡性结肠炎中医诊疗指南（基层医生版）[J].中华中医药杂志，2019（9）：4155–4160.

［22］李军祥，陈喆.溃疡性结肠炎中西医结合诊疗共识意见（2017年）[J].中国中西医结合消化杂志，2018（2）：105–111.

［23］中华医学会消化病学分会炎症性肠病学组.中国炎症性肠病诊断治疗规范的共识意见（2018年北京）[J].中国实用内科杂志，2018，38（9）：796–813.

［24］何清湖.中西医结合外科学［M］.10版.北京：中国中医药出版社，2016.

［25］刘峰，陈振宙，薛立峰.急性阑尾炎的中医证型临床诊疗标准［J］.中医临床研究，2018，10（15）：85–87.

［26］陈孝平，汪建平，赵继忠.外科学［M］.9版.北京：人民卫生出版社，2018.

［27］赵魁，刘冰熔.结肠镜结合中医药治疗阑尾炎专家共识（2016版）［J］.微创医学，2017，12（4）：453–454.

［28］何湘宜，施健.中国慢性胆囊炎、胆囊结石内科诊疗共识意见（2018）［J］.中华消化杂志，2019，39（2）：73–79.

［29］南月敏.中西医结合传染病学［M］.9版.北京：中国中医药出版社，2012.

［30］李兰娟，任红.传染病学［M］.9版.北京：人民卫生出版社，2018.

第八章

泌尿系统疾病

第一节　急性肾小球肾炎

【概述】

一、西医定义

急性肾小球肾炎（acute glomerulonephritis，AGN），是以急性肾炎综合征为主要表现的一组疾病。多见于链球菌感染后，也可见于其他细菌、病毒和原虫感染。根据致病的病原菌不同，可分为急性链球菌感染后肾小球肾炎（acute poststreptococcal glomerulonephritis，APSGN）和非链球菌感染后急性肾小球肾炎（non-poststreptococcal acute glomerulonephritis）。其特点为急性起病，患者出现血尿、蛋白尿、水肿、高血压并可有一过性氮质血症。起病初期常伴有血清补体 C3 下降，该病多能自发痊愈，但重症患者可出现心力衰竭、脑病、急性肾衰竭等并发症。

二、中医认识

急性肾小球肾炎属中医"水肿"范畴。因感受外邪，饮食失调，或劳倦过度等，使肺失宣降通调，脾失健运，肾失开合，膀胱气化失常，导致体内水液潴留，泛滥肌肤，以头面、眼睑、四肢、腹背，甚至全身水肿为临床特征的一类病证。本病在《黄帝内经》中称为"水"，并根据不同症状分为风水、石水、涌水。《素问·水热穴论》指出："故其本在肾，其末在肺。"《素问·至真要大论篇》又指出："诸湿肿满，皆属于脾。"可见在《黄帝内经》时代，对水肿病已有了较明确的认识。《金匮要略》称本病为"水气"，按病因、病证分为风水、皮水、正水、石水、黄汗五类。又根据五脏证候分为心水、肺水、肝水、脾水、肾水。至元代《丹溪心法·水肿》才将水肿分为阴水和阳水两大类，这一分类方法至今对指导临床辨证仍有重要意义。明代《医学入门·杂病分类·水肿》提出疮痍可以引起水肿，并记载了"脓疮搽药，愈后发肿"的现象，清代《证治汇补·水肿》归纳总结了前贤关于水肿的治法，认为治水肿之大法，"宜调中健脾，脾气实，自能升降运行，则水湿自除，此治其本也"。同时又列举了水肿的分治六法：治分阴阳、治分汗渗、湿热宜清、寒湿宜温、阴虚宜补、邪实当攻。急性肾炎病位在肾，与外感有关，以水的运行代谢失调为主，发为水肿。

【诊断依据】

一、临床表现

急性肾炎临床表现轻重悬殊，轻者全无临床症状，仅发现镜下血尿，重者可呈急进性过程，短期内出现肾功能衰竭。

1.前驱感染　90%病例有链球菌的前驱感染，以呼吸道及皮肤感染为主。在前驱感染后经1~3周无症状的间歇期而急性起病。咽炎为诱因者起病前6~12天（平均10天）多有发热、颈淋巴结大及咽部渗出。皮肤感染见于起病前14~28天（平均20天）。

2.典型表现　急性期常有全身不适、乏力、食欲不振、发热、头痛、头晕、咳嗽、气急、恶心、呕吐、腹痛及鼻出血等。

（1）水肿：70%的患者有水肿，一般仅累及眼睑及颜面部，重者2~3天遍及全身，呈非凹陷性。

（2）血尿：50%~70%患者有肉眼血尿，持续1~2周即转为显微镜下血尿。

（3）蛋白尿：程度不等，有20%可达肾病水平。

（4）高血压：30%~80%患者有血压增高。

（5）尿量减少：极少数患者病变呈急进性进展，短期内出现少尿甚至无尿。

3.严重表现　少数患者在疾病早期（2周之内）可出现下列严重症状。

（1）严重循环充血：常发生在起病1周内，由于水、钠潴留，血浆容量增加而出现循环充血。当肾炎患者出现呼吸急促和肺部有湿啰音时，应警惕循环充血的可能性，严重者可出现呼吸困难、端坐呼吸、颈静脉怒张、频咳、吐粉红色泡沫痰、两肺满布干湿啰音、心脏扩大，甚至出现奔马律、肝大而硬、水肿加剧。少数可突然发生，病情急剧恶化。

（2）高血压脑病：由于脑血管痉挛，导致缺血、缺氧、血管渗透性增高而发生脑水肿。也有人认为是由脑血管扩张所致。常发生在疾病早期，血压突然上升之后，血压往往在160/110 mmHg以上。部分患者有剧烈头痛、呕吐、复视或一过性失明，严重者突然出现惊厥、昏迷。

（3）急性肾功能不全：常发生于疾病初期，出现尿少、无尿等症状，肾衰竭、电解质紊乱和代谢性酸中毒，一般持续3~5日，不超过10天。

4.非典型表现

（1）无症状性急性肾炎：为亚临床病例，患者仅有显微镜下血尿或仅有血清C3降低而无其他临床表现。

（2）肾外症状性急性肾炎：有的患者水肿、高血压明显，甚至有严重循环充血及高血压脑病，此时尿改变轻微或尿常规检查正常，但有链球菌前驱感染和血清C3水平明显降低。

（3）以肾病综合征为表现的急性肾炎：少数患者以急性肾炎起病，但水肿和蛋白尿突出，伴轻度高胆固醇血症和低白蛋白血症，临床表现似肾病综合征。

二、辅助检查

1. 尿液检查 血尿几乎见于所有患者，尿红细胞呈多形性，常伴有肾小管上皮细胞、白细胞、透明或颗粒管型，轻、中度蛋白尿，约有 1/4 患者的 24 小时尿蛋白定量＞3.5 g，尿中纤维蛋白降解产物增加。

2. 血沉 急性期病变血沉常增快。

3. 肾功能测定 多数患者急性期有轻度肾小球滤过率下降，血尿素氮和肌酐浓度在正常上限，肾血流量正常。极少数肾小球滤过率严重下降，出现肾衰竭、高血钾表现。

4. 血清补体及免疫球蛋白测定 一过性血清补体降低是本病重要的诊断依据之一。疾病早期血清总补体浓度、C3、C4 下降，一般 6~8 周恢复正常。

5. 细菌培养及血清学试验 咽拭子或皮肤培养常见 A 组 β 溶血性链球菌；血清抗链球菌溶血素"O"抗体常在链球菌感染后 2~3 周出现，3~5 周滴度达高峰后逐渐下降；在感染后 4 周可检测到抗链球菌胞壁 M 蛋白抗体。

6. 肾脏 B 超检查 双肾大小正常或增大。

7. 活检 以下两种情况下应进行肾活检。

（1）少尿 3~7 天以上或进行性尿量减少，肾小球滤过功能呈进行性损害，疑为急进性肾小球肾炎者。

（2）病程 1~2 个月以上，临床表现无好转趋势，考虑其他原发或者继发肾小球疾病者。

三、诊断标准

APSGN 满足以下第 1、4、5 三条即可诊断，如伴有 2、3、6 的任一条或多条则诊断依据更加充分。①血尿伴（或不伴）蛋白尿，伴（或不伴）管型尿；②水肿，70% 患者有凹陷性水肿；③高血压；④血清 C3 短暂性降低，到病程第 8 周 94% 的患者恢复正常；⑤有 3 个月内链球菌感染的证据，包括感染部位细菌培养阳性，ASO 滴度增高，或抗双磷酸吡啶核苷酸酶、抗脱氧核糖核酸酶 B、抗透明质酸酶滴度增加；⑥临床表现或检验不典型的急性肾炎或病情迁延者应考虑行肾组织病理检查，典型病理表现为毛细血管内增生性肾小球肾炎。

【鉴别诊断】

1. IgA 肾病 血尿为主要症状，表现为反复发作性肉眼血尿，多在上呼吸道感染后 24~48 小时出现血尿，多无水肿、高血压，血清 C3 正常。确诊靠肾活体组织检查免疫病理诊断。

2. 慢性肾炎急性发作 既往肾炎史不详，无明显前期感染，除有肾炎症状外，常有贫血、肾功能异常、低比重尿或固定低比重尿，尿改变以蛋白增多为主。

3. 原发性肾病综合征 具有肾病综合征表现的急性肾炎需与原发性肾病综合征鉴别。若患者呈急性起病，有明确的链球菌感染的证据，血清 C3 降低，肾活体组织检查病理为毛细血管内增生性肾炎者有助于急性肾炎的诊断。

4.其他 还应与急进性肾炎或其他系统性疾病引起的肾炎如紫癜性肾炎、狼疮性肾炎等相鉴别。

【西医治疗】

一、治疗思路

本病具有自愈性，以支持及对症治疗为主。急性期卧床休息，静待血尿消失、水肿消退及血压恢复正常。同时限盐，利尿消肿及降血压和预防心脑血管并发症的发生。本病急性肾炎发作时感染灶多数已经得到控制，如无现症感染证据，不需要使用抗生素，反复发作的慢性扁桃体炎，病情稳定后可考虑扁桃体切除。

二、一般治疗

1.休息 急性期需卧床休息 2~3 周，直到肉眼血尿消失、水肿减退、血压正常及循环充血症状消失后，可下床轻微活动并逐渐增加活动量；但 3 个月内仍应避免重体力活动。青少年患者血沉正常后可上学，但应避免重体力活动。尿沉渣细胞绝对计数正常后方可恢复体力活动。

2.饮食 一般患者在水肿、少尿、高血压期间，应适当限制水、盐、蛋白质摄入。食盐 60 mg/（kg·d），有氮质血症者应限蛋白，可给予优质动物蛋白 0.5 g/（kg·d），尽量满足热量需要。尿量增多、氮质血症消除后应尽早恢复蛋白质供应，以保证小儿生长发育的需要。

三、抗生素

有感染灶时选用无肾毒性的抗生素治疗 10~14 天，如青霉素、头孢类抗生素等，青霉素过敏者可选用大环内酯类抗生素。

四、对症治疗

1.利尿剂 氢氯噻嗪 1~2 mg/kg，一日 1~2 次；呋塞米 1~2 mg/kg，一日 1~2 次，根据尿量、水肿等病情变化调整剂量。

2.降血压 凡经休息，控制水盐摄入、利尿而血压仍高者均应给予降压药。①硝苯地平 0.25~0.50 mg/kg，每 8 小时一次；②呋塞米 1~8.5 mg/（kg·d），适合高血压伴有水肿者；③卡托普利 0.2~1.5 mg/（kg·d）；④依那普利 5~10 mg，每日 1 次。

3.严重循环充血及肺水肿的治疗

（1）呋塞米静脉注射，矫正水、钠潴留。

（2）表现有肺水肿者可加用硝普钠，50 mg 加入 5% 葡萄糖液 100 mL 中，以 1 μg/（kg·min）速度静滴，用药时严密监测血压，随时调节药液滴速，每分钟不宜超过 8 μg/kg，以防发生低血压。滴注时针筒、输液管等须用黑纸覆盖，以免药物遇光分解。

（3）对难治病例可采用腹膜透析或血液滤过治疗。

4.高血压脑病的治疗原则 选用降血压效力强而迅速的药物。首选硝普钠，用法同上。有惊厥者应及时止痉。

五、肾功能不全和肾病水平的蛋白尿的治疗

急性（急进性）肾功能不全、严重的体液潴留（对利尿剂反应差）、难以纠正的高钾血症，应予以血液净化治疗。

表现为肾病综合征或肾病水平的蛋白尿，给予糖皮质激素治疗有效。

【中医治疗】

一、中医辨证施治

1. 肾炎初期　证属表实，肺气不宣，又分3种情况。

（1）风寒型：多为外感风寒，发病较急，迅速出现水肿、恶寒、发热、咳嗽；水肿以头面部和颈部为甚，面色苍白，肢节酸重，小便不利，化验尿常规有轻重不等的改变，血压升高。

病机：风邪外袭，肺失通调，以致风遏水阻，风水相搏，流溢肌肤。

治法：疏风解表，宣肺利水。

处方：越婢汤加减或苓桂术甘汤加减。麻黄、石膏、白术、生姜、大枣、茅根、防己、猪苓、泽泻等。

（2）风热型：本型患者有咽痛史。咽喉肿痛多见，发热，不恶寒，水肿，舌苔薄黄，舌质红，脉滑数或细数。尿少赤短涩，可见肉眼血尿及镜下血尿。

病机：风邪外袭，肺失通调，以致风遏水阻，风水相搏，流溢肌肤。

治法：疏风清热，解毒利湿。

处方：桑菊饮加减。杏仁、连翘、菊花、桑叶、桔梗、茅根、玄参、黄芩、栀子、石韦等。

（3）湿热型：多由皮肤感染引起或外感迁延入里化热。症见发热、口渴、口干、口苦，舌苔黄腻、质红，尿色红，尿少，头面及全身肿，脉弦数或细数。

病机：疮毒内归脾肺，肺主皮毛，脾主肌肉，肌肤湿热疮毒不能及时清除，水液运行受阻，溢于肌肤。

治法：清热利湿法或清热解毒利水法。

处方：小蓟饮子加减。生地、小蓟、滑石、通草、蒲黄、竹叶、藕节、当归、栀子、黄芩、蒲公英等。

2. 急性肾炎急性期　急性肾炎急性期病程多在7~14日。急性肾炎由于病情发展或病初未治或失治则出现水湿泛滥、郁久化热的湿热蕴结证。主证：遍身水肿，皮肤光亮润泽，肿势多剧，肌肤绷急，腹胀，胸闷气短，纳差，胸中烦热，口干，恶心，呕吐，小便短赤或大便秘结，舌苔黄腻，脉弦数或弦实。

病机：湿热内盛，三焦壅滞，气滞水停。

治法：分利湿热。

处方：疏凿饮子加减。苍术、黄柏、猪苓、云苓、泽泻、防己、葶苈子、大黄、

二五、益母草等。

本证病势较危重，有水气凌心、犯肺之危，必须以大剂量利水药，使肿消退。常重用大黄、益母草，此两药有夺关斩将之功，立竿见影之效。使其二便通畅，水肿很快消退。如果尿毒内攻，水气弥漫三焦，恶心呕吐，头痛，神昏，乏力纳差则必须用大黄清洁脏腑。如果心悸、气短、不得卧，则为水气凌心犯肺，应尽快利尿，重用防己、益母草，可转危局。如果头痛、头晕、恶心、呕吐，神昏，嗜睡肢颤，有肝风内动或阴虚风动之象，应使用滋阴潜阳药，如生地、胆草、龙牡之类。如抽搐、昏迷，则立即应用牛黄安宫丸或至宝丹，或羚羊角粉冲服。一般而言，尿毒内攻，水气凌心犯肺，阴虚动风等证较少见，但应细致观察，严防变证意外出现。

3.急性肾炎恢复期　经过正确治疗的急性肾炎多数在一个月内进入恢复期，可见轻微水肿，时有时无，血压基本正常或略偏高，尿中有轻微变化或有几个红细胞，患者多有腰酸、乏力之证，此期辨证较难或无证可辨，根据发病过程和治疗经过，认为此期属湿热未尽、气阴两虚之证。镜下血尿和轻微水肿时隐时现，则是湿热未尽之象。湿气伤阳，久病伤阴，加之利尿，表现为神疲乏力、脉细、舌质红等证。治疗应以补气养阴，兼以清利湿热，慎用温补药物。温补药物往往使病情迁延或恶化。此期治疗需半年左右，方剂多选六味地黄汤加减，重用黄芪，以善其后。如果病情反复，超过半年或一年，多转为慢性肾炎。

二、专方验方

1.益母草饮　益母草（全草）100~200 g 或鲜品 300~400 g 更佳，用水 700 mL（以浸没益母草为度），文火煎至 300 mL，去渣，一日分 2~3 次温服。

2.抗敏汤　蝉蜕、僵蚕、地龙、白鲜皮、地肤子、荆芥各 10 g。乌梢蛇、浮萍、防己各 15 g。据病情随证加减，每日 1 剂，水煎服。

3.鱼腥草汤　鱼腥草 15 g，半枝莲 15 g，益母草 15 g，车前草 15 g，白茅根 30 g，灯草 10 g，水煎服。

4.仙鹤草　20~50 g，单味水煎，或在辨证处方中加上此药，对消除蛋白尿及尿中红细胞有确切疗效。

三、中成药处方

1.肾炎康复片　口服，每次 8 片，每日 3 次。本品用于气阴两虚、脾肾不足、水湿内停所致的水肿，症见神疲乏力，膝酸软，面目、四肢水肿，头晕耳鸣。功效：益气养阴，补肾健脾，清解余毒。

2.肾炎灵颗粒　口服，每次 1 袋，每日 3 次。具有清热凉血、滋阴养肾的功效。用于治疗肾小球肾炎阴虚内热证，症见目睛干涩，视物模糊，头晕耳鸣，五心烦热，口干咽燥，腰肌酸痛，小便赤灼热，心烦口渴，夜寐不安，舌红少苔或舌红，脉细数或数。

黄葵胶囊：口服，每次 5 粒，每日 3 次；8 周为 1 个疗程。具有清利湿热、解毒消肿的功效。用于肾炎之湿热证，症见：水肿、腰痛、蛋白尿、血尿、舌苔黄腻等。

四、针灸及其他疗法

1. 针灸疗法

治法：疏风利水。

主穴：水分、水道、三焦俞、委阳、阴陵泉。

阳水针灸并用，针刺为主，泻法；阴水针灸并用，补法。随证配穴：阳水者，加肺俞、列缺、合谷；阴水（肾虚）者，加灸肾俞、关元、足三里；阴水（脾虚）者，加脾俞、足三里、三阴交。

2. 其他疗法

（1）耳针：取穴肾、脾、肺、三焦、内分泌、神门、膀胱、胃敏感点，毫针中等强度刺激，也可埋针或用王不留行贴压。

（2）皮肤针：在背部膀胱经第一侧线和第二侧线自上而下用梅花针轻轻叩刺，以皮肤稍有红晕为度。隔日1次。

（3）穴位埋线：取穴肺俞（单侧）、肾俞（单侧）、命门、阴陵泉（单侧）、三阴交（单侧）。每月1次，3次为1个疗程。

（4）温和灸：在阴陵泉、委阳、肾俞、足三里处艾条回旋灸，局部有温热感而无灼痛为宜，每处灸5~10分钟，至局部皮肤出现红晕为度。

五、药膳

1. 冬瓜赤小豆粥　冬瓜450 g，赤小豆30 g，加水适量，加糖少许，喝粥吃瓜。适用于急性肾炎患者水肿期及水肿消退后。

2. 鲤鱼赤小豆汤　鲤鱼1条（约100 g），赤小豆50 g。先将赤小豆加水适量煮至熟透，然后将鲤鱼放入，再煮一会，喝汤吃肉。适用于急性肾炎尿少、水肿患者。

3. 鲜荠菜汤　鲜荠菜200~240 g洗净，加水3大碗，煎至1碗水时加鸡蛋1个（去壳打匀），煮熟加盐少许，饮汤吃菜和蛋，每日1~2次。治急性肾炎水肿、血尿。

4. 鲜白茅根饮　鲜白茅根50 g，玉米须50 g。将白茅根、玉米洗净后用水煎汁，或单味白茅根60 g煎水。代茶饮，每日3~5次，适用于急性肾炎颜面水肿、恶寒发热、小便不利者。

【用药说明及治疗注意事项】

（1）ACEI有降低肾小球滤过率和引起高钾血症的不良反应。

（2）硝普钠开始以每分钟1 μg/kg速度静脉滴注，严密监测血压，随时调节药物滴入速度，防止发生低血压，本品曝光后药物分解变成蓝色时即不能使用，故必须新鲜配制，输液瓶及输液管均用不透光的纸包裹以避光。

（3）严重循环充血及肺水肿者使用洋地黄制剂易引起中毒，故多不主张应用。

（4）需使用糖皮质激素及免疫抑制剂时，应考虑药物的副作用。

【预防与康复指导】

（1）起居有节，适寒温，避免感冒。

（2）讲究卫生，防止皮肤、胃肠道等感染。

（3）在感冒流行期间，要保持居室空气流通，室内可用食醋熏蒸消毒，或服玉屏风散、板蓝根冲剂等药。

（4）一旦患感冒、肠炎、皮肤疮疡等疾病，应及时、彻底治疗，防止病邪入里，损伤肾脏。

（5）患急性肾炎后应卧床休息，避免劳累，系统治疗，以防转化成慢性肾炎。

（6）饮食宜清淡、富含营养，每日蛋白质的摄入量不宜过多，以防加重肾脏负担。戒烟酒，禁辛辣饮食。可适量多吃淡水鱼类食物。水肿期间，应限制食盐的摄入量，宜低盐、少盐或无盐饮食，待水肿完全消退以后方可恢复正常饮食。

（7）应注意小便量及水肿、体重、体温、脉搏的变化，发现异常及时处理。

（8）内服解表中药时，要求热服，服药后盖被使微微汗出，避免吹风，防止着凉。

（9）头痛、头晕者，应测量血压，并观察其变化情况。如血压升高，可口服降压药，注意休息，不要焦虑，以防加重病情。

（10）保持平稳的心态，积极治疗，树立战胜疾病的信心，不可忧虑、恼怒。

第二节　肾病综合征

【概述】

一、西医定义

肾病综合征（nephrotic syndrome，NS）是肾小球疾病中最常见的一组临床综合征，表现为大量蛋白尿（＞3.5 g/24 h）和低蛋白血症（＜30 g/L）、常伴有高度水肿、高脂血症。其诊断标准以大量蛋白尿和低蛋白血症为必备条件。

二、中医认识

中医古籍中并无肾病综合征的特定病名，根据其临床表现特点，大致与中医所说的"水肿""虚劳""尿浊"等疾病相关。相似记载始见于《黄帝内经》，《灵枢·水胀》篇称为"水"，指出"水始起也，目窠上微肿，如新卧起之状，其颈脉动，时咳，阴股间寒，足胫肿，腹乃大，其水已成矣。"对水肿的临床表现有较明确的描述。《素问·水热穴论》中认为水肿"其本在肾，其末在肺"；《素问·至真要大论》曰"诸湿肿满皆属于脾"，对水肿的病机主要责之于肺脾肾三脏；《金匮要略》称其为"水气"，并将水肿分为风水、正水、石水、皮水等。《诸病源候论·水肿病诸候》开始将"水肿"作为各种水病的总称，并重视脾胃虚弱在发病中的作用，"脾胃虚弱，使水气流溢，盈散皮肤，故会遍体肿满，喘息上气，目窠浮肿，颈脉急动，不得眠卧，股间冷，小便不通，是其候也"；《丹溪心法·水肿》将水肿分为阳水和阴水，指出"若遍身肿，烦渴，小便赤涩，大便闭，此属阳水""若遍身肿，不烦渴，大便溏，小便少，不赤涩，此为阴水"，这些描述均与本病相似。肾病综合征持续不缓解，大量蛋白尿持续不减，肾功能受损，当属中医"尿浊""虚劳"等范畴，发展至尿毒症尿闭呕吐阶段则称"关格"。肾病综合征的发生与多种因素有关，多表现为虚实夹杂之证，正虚主要包括肺、脾、肾功能失调，脾肾亏虚，肝肾阴虚等，其中以脾肾亏虚为主，邪实则包括风邪、水湿、湿热、血瘀等。患者还易致外感，可因各种外感疾病诱发或加重疾病，形成恶性循环，使病情迁延难愈。

【诊断依据】

一、临床表现

1. 大量蛋白尿　大量蛋白尿是 NS 患者最主要的临床表现，也是肾病综合征的最基本的病理生理机制。

2. 低蛋白血症　低蛋白血症见于绝大部分肾病综合征患者，人血白蛋白降至 30 g/L 以下。

3. 水肿　是肾病综合征最常见的临床表现，可见于眼睑、面部、下肢等部位；早起时常表现为眼睑水肿，夜间则表现为下肢、脚踝等部位水肿。NS 时低白蛋白血症、血浆胶体渗透压下降，使水分从血管腔内进入组织间隙，是造成 NS 水肿的基本原因。

4. 高脂血症　NS 合并高脂血症的原因目前尚未完全阐明。高胆固醇和（或）高甘油三酯血症，血清中 LDL、VLDL 和脂蛋白（α）浓度增加，常与低蛋白血症并存。

二、辅助检查

1. 尿常规　尿中除有大量蛋白尿外，红细胞可增多，可有透明管型或颗粒管型，有时也可有脂肪管型。

2. 血生化检查　除人血白蛋白降低外，白蛋白/球蛋白比值可倒置，血胆固醇、三酰甘油增高。

3. 血沉　增快，增快程度多与水肿相平行。

4. 蛋白电泳　α_2 或 β 可明显增高，α_1、γ 球蛋白多数较低。

5. 肾功能　可正常或有不同程度的异常。

6. 肾穿刺活检　各种病理类型均可发现，以微小病变型肾病、系膜增生型肾小球肾炎、局灶节段性肾小球硬化、膜性肾病、膜增生性肾小球肾炎等为多见。

三、诊断标准

（一）诊断要点

1. 肾病综合征诊断标准

（1）大量蛋白尿：尿中蛋白大于 3.5 g/d。

（2）低蛋白血症：人血白蛋白低于 30 g/L。

（3）水肿：特点是水肿自皮下组织较疏松部位开始出现，如眼睑、颜面等处，然后出现于下肢（下肢多由踝部开始），多为凹陷性，严重者可发展至全身，引起多浆膜腔积液。

（4）高脂血症：大部分患者血中总胆固醇、三酰甘油升高，低密度脂蛋白胆固醇和极低密度脂蛋白胆固醇也升高。

其中（1）（2）两项为诊断所必需。

2. NS诊断应包括以下三个方面

（1）确诊NS。

（2）确认病因：首先排除继发性和遗传性疾病，才能确诊为原发性NS；最好进行肾活检，做出病理诊断。

（3）判断有无并发症。

3. 肾病综合征不同病理类型亦各有其特点

（1）微小病变肾病：微小病变型肾病是儿童肾病综合征最常见的病理类型，占儿童原发性肾病综合征的80%~90%，成人原发性肾病综合征的20%~25%。本病男性多于女性，好发于儿童，成人发病率较低，但老年人发病率又呈增高趋势。典型的临床表现为肾病综合征，仅15%左右患者伴有镜下血尿，一般无持续性高血压及肾功能减退。本病30%~40%患者可能在发病后数月内自发缓解。90%患者对糖皮质激素治疗敏感。但复发率高达60%，若反复发作或长期大量蛋白尿未得到控制，本病可能转变为系膜增生性肾小球肾炎，进而进展为局灶性节段性肾小球硬化。一般认为，成人的治疗缓解率和缓解后复发率均较儿童低。

（2）系膜增生性肾小球肾炎：本组疾病在我国的发病率很高，在原发性肾病综合征中约占30%，男性多于女性，好发于青少年。约50%患者有前驱感染，可于上呼吸道感染后急性起病，甚至表现为急性肾炎综合征。部分患者为隐匿起病，本组疾病呈肾病综合征表现者，对糖皮质激素及细胞毒性药物的治疗反应与其病理类型轻重相关，轻者疗效好，重者疗效差。

（3）局灶节段性肾小球硬化：该病理类型占我国原发性肾病综合征的5%~10%。好发于青少年男性，多为隐匿起病，部分患者可由微小病变型肾病转变而来。临床上以肾病综合征为主要表现，其中约3/4患者伴有血尿，约20%可见肉眼血尿。本病确诊时患者约半数有高血压，30%有肾功能减退，部分患者可伴有肾性糖尿、氨基酸尿及磷酸盐尿等近曲小管障碍。本病对糖皮质激素及细胞毒性药物的治疗反应较慢，约半数以上患者疗效不佳，逐渐发展至肾衰竭。但30%~50%患者经治疗有可能得到临床缓解，病情可比较稳定。

（4）膜性肾病：本病男性多于女性，好发于中老年。通常起病隐匿，约80%表现为肾病综合征，约30%可伴有镜下血尿，一般无肉眼血尿。常在发病5~10年后逐渐出现肾功能损害。本病极易发生血栓、栓塞并发症，肾静脉血栓发生率可高达40%~50%。本病占我国原发性肾病综合征的25%~30%。病变常呈缓慢进展。有20%~35%患者的临床表现可自发缓解。60%~70%的早期膜性肾病患者（尚未出现钉突）经糖皮质激素及细胞毒性药物的治疗后可达临床缓解。但随疾病逐渐进展，病理变化加重，治疗疗效较差，常难以减少尿蛋白。

（5）系膜毛细血管性肾炎：该病理类型约占我国原发性肾病综合征的10%。本病男性多于女性，好发于青壮年。1/4~1/3患者常在上呼吸道感染后发病，表现为急性肾炎综合征；50%～60%患者表现为肾病综合征；几乎所有患者均伴有血尿，其中少数为发作性肉眼血尿；其余少数患者表现为无症状性血尿和蛋白尿。肾功能损害、高血压及贫血出现早，病情多持续进展。50%～70%病例的血清C3持续降低，对提示本病有重要意义。本病所致肾病综合征治疗困难，糖皮质激素及细胞毒性药物治疗可能仅对部分儿童患者有效，成人疗效差。病变进展较快，发病10年后约有50%的患者将进展至慢性肾衰竭。

【鉴别诊断】

1. 过敏性紫癜肾炎　好发于青少年，有典型皮肤紫癜，常于四肢远端对称分布，多于出皮疹后1～4周出现血尿和（或）蛋白尿。

2. 系统性红斑狼疮性肾炎　好发于育龄期女性，免疫学检查可见多种自身抗体，以及多系统的损伤，可明确诊断。

3. 乙型肝炎病毒相关性肾炎　多见于儿童及青少年，临床主要表现为蛋白尿或NS，常见病理类型为膜性肾病。诊断依据：①血清HBV抗原阳性；②患肾小球肾炎并且排除继发性肾小球肾炎；③肾活检切片找到HBV抗原。

4. 糖尿病肾病　好发于中老年，常见于病程10年以上的糖尿病患者。早期可发现尿微量白蛋白排出增加，以后逐渐发展成大量蛋白尿、NS。糖尿病病史及特征性眼底改变有助于鉴别诊断。

5. 肾淀粉样变性病　好发于中老年，肾淀粉样变性是全身多器官受累的一部分。原发性淀粉样变性主要累及心、肾、消化道（包括舌）、皮肤和神经；继发性淀粉样变性常继发于慢性化脓性感染、结核、恶性肿瘤等疾病，主要累及肾脏、肝和脾等器官。肾受累时体积增大，常呈NS。肾淀粉样变性常需肾活检确诊。

6. 骨髓瘤性肾病　好发于中老年，男性多见，患者可有多发性骨髓瘤的特征性临床表现，如骨痛、血清单株球蛋白增高、蛋白电泳M带及尿本周蛋白阳性，骨髓象显示浆细胞异常增殖（占有核细胞的15%以上），并伴有质的改变。多发性骨髓瘤累及肾小球时可出现NS。上述骨髓瘤特征性表现有利于鉴别诊断。

【西医治疗】

一、治疗思路

以减少或消除尿蛋白为目的，重视保护肾功能，减缓肾功能恶化的程度，预防并发症的发生。

二、一般治疗

凡有严重水肿、低蛋白血症者需卧床休息。水肿消失、一般情况好转后，可起床活动。

（1）对于肾功能正常者给予正常量优质蛋白0.8～1.0 g/（kg·d）饮食（富含必需氨基酸的动物蛋白为主）。对于肾功能异常者给予低蛋白饮食。热量要保证充分，每日每公斤体重不应少于 30~35 kcal。同时给予低脂、高热量、富含维生素的饮食。

（2）水肿时应低盐（＜3 g/d）饮食。为减轻高脂血症，应少进食富含饱和脂肪酸（动物油脂）的食物，而多吃富含多聚不饱和脂肪酸（如植物油、鱼油）及富含可溶性纤维（如豆类）的食物。

三、对症治疗

1. 利尿消肿　对 NS 患者利尿治疗的原则是不宜过快过猛，以免造成血容量不足、加重血液高凝倾向，诱发血栓、栓塞并发症。常用利尿剂包括噻嗪类利尿剂、袢利尿剂、渗透性利尿剂。

（1）噻嗪类利尿剂：如氢氯噻嗪 25 mg，每日 3 次，长期服用应防止低钾、低钠血症。可与保钾利尿剂合用，如螺内酯 20 mg，每日 3 次或氨苯蝶啶片 50 mg，每日 3 次，长期服用保钾利尿剂时需防止高钾血症，肾功能不全患者应慎用。

（2）袢利尿剂：常用呋塞米 20~120 mg/d，应用袢利尿剂时需谨防低钠血症及低钾、低氯血症性碱中毒发生。

（3）渗透性利尿剂：常用不含钠的右旋糖酐 40（低分子右旋糖酐）或羟乙基淀粉（706 代血浆）（分子量均为 2.5 万~4.5 万）静脉滴注。随后加用袢利尿剂可增强利尿效果。但对少尿（尿量＜400 mL/d）患者应慎用此类药物，因其易与肾小管分泌的 Tamm-Horsfall 蛋白和肾小球滤过的白蛋白一起形成管型，阻塞肾小管，并由于其高渗作用导致肾小管上皮细胞变性、坏死，诱发"渗透性肾病"，导致急性肾衰竭。

（4）提高血浆胶体渗透压：常用白蛋白静脉输注，使用白蛋白后如再用呋塞米加于葡萄糖溶液中缓慢静脉滴注，有时能获得良好的利尿效果。对严重低蛋白血症、高度水肿而又少尿（尿量＜400 mL/d）的 NS 患者，在必须利尿的情况下方可考虑使用，但也要避免过频过多。心力衰竭患者应慎用。

2. 减少尿蛋白

首选血管紧张素转换酶抑制剂（ACEI）或血管紧张素 II 受体拮抗剂（ARB），用 ACEI 或 ARB 降尿蛋白时，所用剂量一般应比常规降压剂量大，才能获得良好疗效。

四、抑制免疫与炎症反应治疗

1. 糖皮质激素　使用原则和方案一般是：①起始足量：常用药物为泼尼松，1 mg/（kg·d），口服 8 周，必要时可延长至 12 周；②缓慢减药：足量治疗后每 1~2 周减原用量的 10%，当减至 20 mg/d 左右时症状易反复，应更加缓慢减量；③长期维持：最后以最小有效剂量 10 mg/d 再维持半年至 1 年。激素可采取全日量顿服或在维持用药期间两日量隔日一次顿服，以减轻激素的副作用。水肿严重、有肝功能损害或使用泼尼松疗效不佳时，可更换为泼尼松龙口服或静脉滴注。长期应用激素的患者可出现感染、药物性糖尿病、骨质疏松等副作用，少数病例还可能发生股骨头无菌性缺血性坏死，需加强监测，及时处理。

根据患者对糖皮质激素的治疗反应，可将其分为"激素敏感型"（用药 8~12 周内 NS 缓解）、"激素依赖型"（激素减药到一定程度即复发）和"激素抵抗型"（激素治疗无效）

三类。

2. 细胞毒性药物　激素治疗无效、激素依赖型、激素抵抗或反复发作型，可以用细胞毒性药物协助治疗。常用环磷酰胺 2 mg/（kg·d），分 1~2 次口服，或环磷酰胺 200 mg 加入生理盐水静脉滴注，隔日一次，累计达 6~8 g 后停药。其主要副作用为骨髓抑制及中毒性肝损害，并可出现性腺抑制、脱发、胃肠道反应及出血性膀胱炎。

3. 免疫抑制剂　目前临床上常用的免疫抑制剂有环孢霉素 A、他克莫司（FK506）、霉酚酸酯和来氟米特等。

（1）环孢素可作为二线药物用于糖皮质激素及细胞毒性药物治疗无效的难治性肾病综合征。3~5 mg/（kg·d），分 2 次口服，服药期间应检测并维持血药浓度值为 100~200 ng/mL，服药 2~3 个月后缓慢减量，疗程半年左右。主要副作用为肝肾毒性、高血压、高尿酸血症、多毛及牙龈增生等。

（2）霉酚酸酯近年来主要用于治疗难治性肾病综合征，须在糖皮质激素治疗的基础上使用。初始剂量 1.5~2 g/d，分 2 次口服，维持 6 个月后，如病情缓解，可逐渐减量。

五、其他治疗

1. 抗凝和抗血小板药物　可用于系膜毛细血管性肾炎、FSGS、重度系膜增生性肾病及膜性肾病等病理类型。一般人血白蛋白低于 20 g/L 时提示存在高凝状态，即应开始预防性抗凝治疗。常用低分子肝素钙 5000 U 皮下注射，分 2 次皮下注射或 1 次/日，维持凝血时间长于正常 1 倍，同时辅以抗血小板药物，如双嘧达莫 50~100 mg、3~4 次/日口服，或阿司匹林 40~100 mg/d 口服。对于已发生血栓栓塞性并发症者，应尽早给予尿激酶全身或局部溶栓，同时配合抗凝治疗，抗凝药多持续应用半年以上。抗凝和溶栓治疗时，应避免药物过量而导致出血。

2. 降脂治疗　可选用降胆固醇为主的 3- 羟基 -3 甲基尤二酰单酰辅酶 A 还原酶抑制剂，如辛伐他汀 20 mg，每日夜晚 1 次，或氟伐他汀 40 mg，每日夜晚 1 次，或选用降甘油三酯为主的氯贝丁酯类，如非诺贝特 0.2 g，每日夜晚 1 次口服。

3. 透析治疗　对于并发急性肾衰竭达到透析指征者，应及时给予透析治疗。NS 的并发症是影响患者长期预后的重要因素，应积极防治。

（1）感染：通常在激素治疗时无须应用抗生素预防感染，否则不但达不到预防目的，反而可能诱发真菌二重感染。一旦发现感染，应及时选用对致病菌敏感、强效且无肾毒性的抗生素积极治疗，有明确感染灶者应尽快去除。严重感染难控制时应考虑减少或停用激素，但需视患者具体情况决定。

（2）血栓及栓塞并发症：一般认为，当血浆白蛋白低于 20 g/L（特发性膜性肾病低于 25 g/L）时抗凝治疗可给予肝素（也可选用低分子肝素）皮下注射或口服华法林。抗凝同时可辅以抗血小板药，如双嘧达莫或阿司匹林口服。对已发生血栓、栓塞者应尽早（6 小时内效果最佳，但 3 天内仍可望有效）给予尿激酶或链激酶全身或局部溶栓，同时配合抗凝治疗，抗凝药一般应持续应用半年以上。抗凝及溶栓治疗时均应避免药物过量导致出血。

（3）急性肾衰竭：NS并发急性肾衰竭如处理不当可危及生命，若及时给予正确处理，大多数患者可望恢复。可采取以下措施：①袢利尿剂。对袢利尿剂仍有效者应予以较大剂量，以冲刷阻塞的肾小管管型。②血液透析。利尿无效并已达到透析指征者，应给血液透析以维持生命，并在补充血浆制品后适当脱水，以减轻肾间质水肿。③原发病治疗。因其病理类型多为微小病变型肾病，应予以积极治疗。④碱化尿液。可口服碳酸氢钠碱化尿液，以减少管型形成。

（4）蛋白质及脂肪代谢紊乱：在NS缓解前常难以完全纠正代谢紊乱，但应调整饮食中蛋白和脂肪的量和结构，力争将代谢紊乱的影响减少到最低限度。目前，不少药物可用于治疗蛋白质及脂肪代谢紊乱。ACEI及血管紧张素Ⅱ受体拮抗剂均可减少尿蛋白；有研究提示中药黄芪可促进肝脏白蛋白合成，并可能兼有减轻高脂血症的作用；降脂药物可选择降胆固醇为主的羟甲基戊二酸单酰辅酶A还原酶抑制剂，如洛伐他汀等他汀类药物；或降甘油三酯为主的氯贝丁酯类，如非诺贝特等。NS缓解后高脂血症可自然缓解，则无须继续药物治疗。

【中医治疗】

一、中医辨证施治

1. 风水相搏证

临床表现：起始眼睑水肿，继则四肢全身水肿，皮肤光泽，按之凹陷易复，可伴有发热，咽痛，咳嗽等症。舌苔薄白，脉浮或数。

病机：风邪袭表，肺气闭塞，通调失职，风遏水阻。

治法：疏风清热，宣肺利水。

处方：越婢加术汤加减。麻黄、石膏、生姜、桑白皮、白术、大枣、甘草。

加减：偏于风热者，可加板蓝根、桔梗以疏风清热；偏于风寒者可加紫苏、桂枝等；水肿甚者，可加车前子、石韦、茅根、茯苓、猪苓等以增强利尿消肿；如咽喉红肿疼痛，可去生姜、大枣，加蒲公英、连翘以清热解毒；若见有血尿，可加小蓟、荠菜、白茅根等以清热止血。

2. 水湿浸渍证

临床表现：多是下肢先肿，逐渐肢体水肿，下肢为甚，按之没指，不易恢复，可伴有胸闷腹胀身重困倦，纳少泛恶，尿短少。舌苔白腻，脉沉缓。

病机：水湿内侵，困阻脾阳，脾失转输，水泛肌肤。

治法：健脾化湿，通阳利水。

处方：五皮饮合胃苓汤加减。桑白皮、橘皮、大腹皮、茯苓皮、生姜皮、白术、泽泻、猪苓、桂枝、石韦、益母。

加减：若肿甚而喘，可加麻黄、杏仁、葶苈子宣肺泻水而平喘。

3. 湿热内蕴证

临床表现：水肿较剧，肌肤绷急，腹大胀满，胸闷烦热，气粗口干，大便干结，小便短黄。舌红，苔黄腻，脉细滑数。

病机：湿热内盛，三焦壅滞，气滞水停。

治法：宣肺解毒，利湿消肿。

处方：疏凿饮子加减。泽泻、茯苓皮、大腹皮、秦艽、车前草、石韦、白花蛇舌草、蒲公英、苦参、甘草。

加减：若湿热久羁，亦可化燥伤阴，水肿与伤阴之象并见者，予猪苓汤（猪苓、茯苓、泽泻、滑石、阿胶）；若湿热之邪，下注膀胱，伤及血络，可见尿痛、尿血等症，酌加凉血止血药，如大小蓟、白茅根等药。

4. 脾虚湿困证

临床表现：面浮足肿，反复消长，劳累后或午后加重，脘胀纳少，面色㿠白，神倦乏力。尿少色清，大便或溏。舌苔白滑，脉细弱。

病机：脾阳不振，运化无权，土不制水。

治法：温运脾阳，以利水湿。

处方：实脾饮加减。黄芪、茯苓、白术、木瓜、甘草、木香、大腹皮、草果、干姜、制附子（先煎）。

加减：蛋白尿较多可加桑螵蛸、金樱子以固涩精气；人血白蛋白低，水肿不退可加鹿角胶、菟丝子以补肾填精，化气利水。

5. 脾肾阳虚证

临床表现：全身皆肿，腰背以下尤甚，按之凹陷不易恢复，腰膝酸软，肢冷便溏。畏寒神倦、面色萎黄或苍白，纳少尿短少，或伴腹大胸满，卧则喘促。舌淡胖，边有齿印，苔白，脉沉细或结代。

病机：脾肾阳虚，水寒内聚。

治法：温肾助阳，化气行水。

处方：真武汤合济生肾气丸加减。制附子（先煎）、茯苓、生姜、白术、白芍、牛膝、车前子、熟地、丹皮、淮山。

加减：气虚明显加黄芪、党参；若小便清长量多，去车前子，加菟丝子、补骨脂以温固下元；若心悸、唇绀，脉虚数或结代，乃水邪上逆，心阳被遏，瘀血内阻，加桂枝、炙甘草、丹参以温阳化瘀；若见喘促、汗出，脉虚浮而数，是水邪凌肺，肾不纳气，宜重用人参、蛤蚧、五味子、山萸肉、牡蛎、龙骨以防喘脱之变。

6. 瘀水互结证

临床表现：尿少水肿，肿势轻重不一，水肿日久不消，面色黧黑，口唇色暗，肌肤紫暗或瘀斑点，妇女月经不调或闭经。舌质暗红或暗紫，舌边有瘀斑点，脉细涩或弦涩。

病机：水停湿阻，气滞血瘀，三焦气化不利。

治法：活血化瘀，利水消肿。

处方：桃红四物汤合五苓散加减。桃仁、红花、当归、赤芍、川芎、生地、茯苓、泽兰、猪苓、白术、桂枝。

加减：伴气虚者加黄芪、党参；阳虚加仙灵脾、巴戟天；伴阴虚者加生地、鳖甲、地骨皮；伴血尿者加白茅根、藕节炭、蒲黄、大小蓟；水肿甚者加猪苓、车前草。

二、中西医结合分阶段治疗

1. 在激素起始使用期　患者表现出一派阳热症状，以养阴清热解毒为主，佐以活血化瘀，主要目的是减轻强的松的副作用。

2. 在激素撤退阶段　患者易出现皮质激素撤退综合征，表现为阳气不足的症状，治疗以温肾助阳益气为主，主要达到促进肾上腺皮质分泌和减轻撤退综合征，减少撤药后反跳现象。

3. 在激素维持量阶段　以补益肺气、滋肾填精为原则，主要目的是巩固疗效，预防疾病复发。

（1）阴虚火旺证

临床表现：轻度水肿，兴奋易激动，失眠盗汗、多毛、痤疮、五心烦热、口干咽燥、舌红少津、脉细数。多见于肾病综合征的激素首始治疗阶段。

治法：滋阴降火。

处方：知柏地黄丸加减。知母、黄柏、生地、山药、山茱萸、丹皮、麦冬、旱莲草、白花蛇舌草、蒲公英、女贞子。

（2）脾肾气虚证

临床表现：面色萎黄，全身水肿，水肿较轻或原有高度水肿经利尿后水肿减轻，少气懒言，食少便溏，腰膝酸软，小便短少，舌淡胖或边有齿印，苔白腻或白滑，脉沉细无力。本型多见于激素的维持治疗阶段及用于常复发性肾病综合征巩固治疗者。

治法：补脾益肾、利水化湿。

处方：四君子汤加味。黄芪、党参、白术、茯苓、防风、菟丝子、山药、丹参、当归、甘草。

（3）阴阳两虚证

临床表现：水肿反复发作，小便不利，腰酸腿软，头晕耳鸣，口干咽燥，五心烦热，四肢不温，失眠盗汗，舌淡苔白，脉细。多见于肾病综合征迁延不愈、难治性肾病综合征。

治法：阴阳双补。

处方：二至丸合二仙丹加减。熟地、杜仲、黄芪、旱莲草、女贞子、淫羊藿、黄精、丹参、芡实、金樱子。

（4）肝肾阴虚证

临床表现：面部及下肢水肿，腰膝酸软，头晕耳鸣，心烦少寐，口干咽燥，小便短涩，大便秘结不畅，舌边红或质偏红，苔薄白腻或薄黄，脉弦细。多见于激素的维持治疗阶段，成人常复发性肾病综合征。

治法：滋补肝肾。

处方：六味地黄丸加减。熟地黄、山萸肉、山药、泽兰、丹皮、茯苓、甘草、女贞子、黄精、白芍。

三、中成药处方

1. 雷公藤多苷片　一般按 1 mg/（kg·d），成人通常使用 20 mg，每日 3 次。病情缓解后进入减药期。有生育要求、孕妇或哺乳期患者禁用；心肝肾功能不全者禁用；严重贫血、白细胞、血小板低下者禁用。

2. 黄葵胶囊　每次 5 粒，每日 3 次，用于水肿之湿热内蕴者。孕妇禁用。

3. 血栓通冻干粉针　每次 300~450 mg 加入生理盐水或 5% 葡萄糖注射液 100~250 mL，每日 1 次，静脉滴注。用于各证夹杂血瘀证者。

四、针灸及其他疗法

1. 针灸疗法

治法：调理脾肺肾，利水消肿。

主穴：关元、中极、肾俞、膀胱俞、太溪、神门、命门、足三里、气海、三阴交。

常规针刺，用中强刺激行针 1~3 次，每次留针 30 分钟，5~10 次为 1 个疗程。风水相搏者，加风门、肺俞、列缺、水分；湿热内蕴者，加三焦俞、膀胱俞、丰隆、合谷；脾虚湿困者，加脾俞、地机、水分；面部水肿者，加内庭、大椎；足部水肿者，加足临泣、阳陵泉。

2. 其他疗法

（1）耳针：取肾、脾、肺、三焦、内分泌、神门、膀胱、胃敏感点。每次选 3~4 穴，中等刺激，隔日一次，两耳交替使用。或用王不留行在上述穴位按压。

（2）温和灸：在阴陵泉、三阴交、肾俞、足三里处用艾条回旋灸，局部有温热感而无灼痛为宜，每处灸 5~10 分钟，至局部皮肤出现红晕为度。

（3）推拿：一指禅推膻中、中脘，得气为度；滚背部膀胱经 3~5 遍；擦督脉及膀胱经，透热为度。隔日 1 次。

【用药说明及治疗注意事项】

长期应用激素的患者可出现感染、药物性糖尿病、骨质疏松等副作用，少数患者还可能发生股骨头无菌性缺血性坏死，需加强监测，及时处理。患者如同时联合应用免疫抑制剂，应该告诉患者免疫抑制剂相关副作用，应定期到医院监测相关并发症，出现免疫抑制剂可疑毒副作用应及时就诊。使用利尿剂应避免利尿剂过度造成的血容量不足、电解质紊乱、血液浓缩及血栓形成。若出现脉搏细数、口渴、明显乏力、肢体不对称肿胀或疼痛应及时就诊。

【预后与康复指导】

NS 预后的个体差异很大。决定预后的主要因素如下：不同病理类型预后不一样，一般说来，微小病变型肾病和轻度系膜增生性肾小球肾炎的预后好。系膜毛细血管性肾小球肾炎、重度系膜增生性肾小球肾炎、局灶节段性肾小球硬化预后较差。早期膜性肾病也有一定的缓解率，晚期则难以缓解。大量蛋白尿、严重高血压、高血脂均可促进肾小球硬化，合并肾功能损害者预后较差。激素敏感者预后相对较好，激素抵抗者预后差。存在反复感染、血栓栓塞并发症者常影响预后。医务人员应指导患者选择适当的活动方式，如适当床上活动特别是肢体活动，以减少血栓形成，下床活动以不引起疲乏为宜。预防感冒，避免久留于过冷、过热及人流拥挤的地方。

第三节 泌尿系结石

【概述】

一、西医定义

泌尿系结石是常见的泌尿系疾病，也是引起血尿的常见疾病之一。我国泌尿系结石的发病率为 1%~5%，南方地区高达 5%~10%。男性发病率高于女性，两者比例约为 3∶1，发病高峰年龄为 40~50 岁。任何类型结石都有可能复发，而且在临床上复发性结石多见，是治疗和预防的重点。

根据结石化学成分，尿结石可分为含钙结石、感染性结石、尿酸结石和胱氨酸结石4 类。结石成分分析很关键，在此基础上通过详细的病史询问、遗传背景和环境因素分析，结合代谢异常分析，大致可确定其结石类别及病因，并确定结石形成的危险因素，为结石防治奠定基础。

二、中医认识

泌尿系结石依据其临床特征属于中医"石淋""血淋""腰痛"等范畴。中医学认为，本病因感受外邪、饮食不节、情志失调、劳倦过度致湿热蕴阻，气滞血瘀而发。一般演变规律多为湿热之邪蕴结下焦或邪气化火、移热于肾，日久伤及肾阴，阴损及阳，或过用清利之品，损伤阳气，肾阳虚不能温煦脾阳，导致脾肾两虚，而出现正虚邪实的症状。发病早期以实证为主，后期则以虚实夹杂为主要表现。

【诊断依据】

一、临床表现

泌尿系结石引起的典型症状是疼痛和血尿。肾绞痛，通常表现为特征性的腰痛、呕吐以及低热。部分肾结石也可长期存在而无临床症状，特别是较大的结石。部分患者有尿中排出砂石史。其他症状如恶心呕吐、腹胀、便秘、排石史。若并发感染可有尿频、尿急、尿痛和发热；若结石梗阻引起严重肾积水时，患侧腰部或上腹偏外侧部可摸到包块。

二、辅助检查

（一）超声检查

超声波检查简便、经济、无创伤，可以发现 2 mm 以上 X 线阳性及阴性结石。此外，超声波检查还可以了解结石以上尿路的扩张程度，间接了解肾实质和集合系统的情况。对膀胱结石，超声检查能够同时观察膀胱和前列腺，寻找结石形成的诱因和并发症。但是，由于受肠道内容物的影响，超声波检查诊断输尿管中下段结石的敏感度降低。超声可作为泌尿系结石的常规检查方法，尤其是在肾绞痛时作为首选方法。

超声检查的典型影像表现有肾盏内、输尿管内或膀胱内形态稳定的强回声团，强回声团后清晰的声影，但也因结石的数目、大小、位置、形态、组成而有多种变化。

（二）影像学检查

尿路平片可以发现 90% 左右 X 线阳性结石，能够大致地确定结石的位置、形态、大小和数量，并且初步地提示结石的化学性质。因此，可以作为结石检查的常规方法。

静脉尿路造影应该在尿路平片的基础上进行，其价值在于了解尿路的解剖，确定结石在尿路的位置，发现尿路平片上不能显示的 X 线阴性结石，鉴别平片上可疑的钙化灶。此外，还可以了解肾脏的功能，确定肾积水程度。在一侧肾脏功能严重受损或者使用普通剂量造影剂而肾脏不显影的情况下，采用加大造影剂剂量（双剂量或大剂量）或者延迟拍片的方法往往可以达到肾脏显影的目的。肾绞痛发作时，由于急性尿路梗阻往往会导致尿路不显影或显影不良，因此对结石的诊断会带来困难。

CT 检查分辨率较尿路平片高，可发现 1 mm 的结石，解决了尿路平片成像的组织重叠问题，不易受肠道内气体干扰，不受结石成分、肾功能和呼吸运动的影响，而且螺旋CT 能同时对所获得的图像进行二维或三维重建，可以清楚地显示包括阴性结石在内的结石的形态和大小。此外，还可以通过结石的 CT 值来初步判断结石的成分，通过增强CT 显示肾积水的程度和肾实质的厚度，同时还能评估肾脏炎症情况。螺旋 CT 进行三维重建可以更准确地估计出结石体积，术前准确判断结石负荷，从而对治疗方法的选择提供重要的参考价值。由于 CT 检查不需要做肠道准备，不受肾功能限制，检查所需时间短，对结石的显示非常敏感，可以明确梗阻部位及梗阻原因，对肾绞痛患者的病因诊断具有重要意义。所以，对肾绞痛患者，可首选 CT 平扫，再依据 CT 结果适当选择其他影像学检查，以提高诊断准确率。

目前国外一些医疗机构已经开始用 CT 代替传统的尿路平片、IVU 作为诊断泌尿系结石的金标准。

CT 增强十三维重建（CTU）是将螺旋 CT 扫描与 IVU 检查相结合的一种检查方法，可以准确判断结石的有无、大小、多少、部位及梗阻、积水的情况。对于合并有肾结石且需要同时治疗的患者可行 CTU 检查评估肾脏情况。CTU 的缺点是价格较昂贵，并且较 IVU 需要接受更高的放射剂量。

其他检查包括逆行肾盂造影、（经皮）顺行肾盂造影和放射性核素扫描等。

（三）实验室检查

包括血液分析、尿液分析和结石成分分析。血液分析包括测定血钙、白蛋白、肌酐、尿酸；尿液分析包括尿液 pH、白细胞、细菌、胱氨酸；每个患者至少分析一颗结石，首选红外光谱分析或 X 射线衍射分析，也可用偏振光显微镜分析。复杂性肾结石患者可选择进一步的尿液分析，包括钙、草酸、枸橼酸、尿酸、镁、磷酸、尿素、钠、钾、肌酐、尿量。

三、诊断标准

通过 B 超检查和影像学检查可以明确诊断。

【鉴别诊断】

1. 尿路狭窄　主要症状为排尿困难，尿流变细、无力、中断，并发感染出现尿频、尿急、尿痛、尿道分泌物，此外外伤性的尿路狭窄亦可以出现尿道硬结。

2. 非特异性尿道炎　非特异性尿道炎时可以出现尿频、尿急、尿痛、尿道分泌物，慢性非特异性尿道炎可以表现为尿道狭窄而出现排尿困难及尿道损伤，尿道损伤可有尿道外口出血、尿道内疼痛、排尿困难、尿潴留，并发感染时可有尿道分泌物，需要进行彩超来详细地进行检测。

【西医治疗】

泌尿系结石治疗的目的是缓解疼痛、清除结石、控制感染、保护肾功能并防止其复发。可根据每个患者的结石大小、成分、症状、有无梗阻等具体情况制定治疗方案。

一、药物治疗

1. 非甾体抗炎药　常用药物有双氯芬酸钠（扶他林）和吲哚美辛（消炎痛）等，具有中等程度的镇痛作用。双氯芬酸钠还能够减轻输尿管水肿，减少疼痛复发率，常用方法为 50 mg 肌内注射。吲哚美辛也可以直接作用于输尿管，25 mg 口服，或者吲哚美辛栓剂 100 mg 塞肛。双氯芬酸钠会影响肾功能不良患者肾小球滤过率，但对肾功能正常者不会产生影响。

2. 阿片类镇痛药　为阿片受体激动剂，作用于中枢神经系统的阿片受体，能缓解疼痛感，具有较强的镇痛和镇静作用，常用药物有氢吗啡酮（5～10 mg，肌内注射）、哌替啶（50～100 mg，肌内注射）、曲马多（100 mg，肌内注射）等。阿片类药物在治疗肾绞痛时不应单独使用，一般需要配合阿托品等解痉药物一起使用。

3. 解痉药　①M 型胆碱受体阻断剂，常用药物有硫酸阿托品和间苯三酚，可以松弛输尿管平滑肌，缓解痉挛。②黄体酮可以抑制平滑肌的收缩而缓解痉挛，对止痛和排石有一定的疗效。③钙离子阻滞剂，硝苯地平 10 mg 口服或舌下含化，对缓解肾绞痛有一定的作用。④α- 受体阻滞剂（坦索罗辛），近期国内外的一些临床报道显示，α- 受体阻滞剂在缓解输尿管平滑肌痉挛，治疗肾绞痛中有一定的效果。

对首次发作的肾绞痛治疗应该从非甾体抗炎药开始，如果疼痛持续，可换用其他药物。吗啡和其他阿片类药物应该与阿托品等解痉药一起联合使用。当预计结石有自发排出可能时，50 mg 双氯芬酸钠片剂或栓剂在 3～10 天内每天使用两次，对减轻输尿管水肿以及减少疼痛复发有效。当疼痛不能被药物缓解时，应该放置支架或经皮肾造瘘以及行取石术来达到引流尿液的目的。对于合并感染者，应用敏感抗生素。

二、手术治疗

取石或碎石的明确指征包括：药物治疗无法缓解的疼痛，持续梗阻伴有肾功能受损、尿路感染、肾积水或脓尿风险，双侧梗阻或孤独功能肾的梗阻。

体外冲击波碎石术、腔内泌尿外科技术和开放性手术是治疗泌尿系结石的三大方法。肾结石可选择体外冲击波碎石术（extracorporeal shock wave lithotripsy，ESWL）、经皮肾镜取石术（percntaneous nephorlithotomy，PNL）、逆行肾内手术（软性输尿管肾镜RIRS）等手术方式。ESWL 是治疗小于 2 cm 肾盂及中上盏结石的首选方法，更大的结石可采用 PNL。对于肾下极的结石，冲击波碎石效果往往不理想，因此推荐腔内治疗（PNL及 RIRS）大于 15 mm 的肾下极结石；若存在影响 ESWL 治疗效果的不利因素，即便是小结石，也可合理采用 PNL 和 RIRS 等方法进行碎石。绝大部分输尿管结石通过 ESWL和输尿管肾镜碎石术治疗均可取得满意的疗效。微创治疗失败的患者往往需要开放手术取石。

三、排石治疗

临床上绝大多数尿路结石可以通过微创的治疗方法将结石粉碎并排出体外，只有少数比较小的尿路结石可以选择药物排石。

1. 排石治疗的适应证　①结石直径小于 0.6 cm；②结石表面光滑；③结石以下尿路无梗阻；④结石未引起尿路完全梗阻，停留于局部少于 2 周；⑤特殊成分的结石，对尿酸结石和胱氨酸结石推荐采用排石疗法；⑥经皮肾镜、输尿管镜碎石及 ESWL 术后的辅助治疗。

2. 排石方法　包括一般方法、中医中药、溶石疗法和中西医结合等方法。

（1）每日饮水 2000~3000 mL，昼夜均匀。

（2）双氯芬酸钠栓剂肛塞：双氯芬酸钠能够减轻输尿管水肿，减少疼痛发作风险，促进结石排出，推荐应用于输尿管结石。

（3）口服 α-受体阻滞剂（坦索罗辛）：坦索罗辛是一种高选择性 α-肾上腺素能受体阻滞剂，使输尿管下段平滑肌松弛，促进输尿管结石排出。

（4）中医中药：治疗以清热利湿，通淋排石为主，佐以理气活血、软坚散结。常用的成药有尿石通等；常用的方剂如八正散、三金排石汤等。针灸疗法可以作为辅助疗法。包括体针、电针、穴位注射等。常用穴位有肾俞、中脘、京门、三阴交和足三里等。

（5）溶石疗法：推荐应用于尿酸结石和胱氨酸结石。①尿酸结石：口服别嘌呤醇、非布司他等，根据血、尿的尿酸值调整药量；口服枸橼酸氢钾钠或碳酸氢钠片，以碱化尿液，维持尿液 pH 在 6.5~6.8。②胱氨酸结石：口服枸橼酸氢钾钠或碳酸氢钠片，以碱化尿液，维持尿液 pH 在 7.0 以上，治疗无效者，应用青霉胺，注意药物副作用。

（6）适度运动：根据结石部位的不同选择体位排石。

【中医治疗】

一、中医辨证施治

1. 湿热蕴结证

临床表现：腰痛或小腹痛，或尿流突然中断，尿频，尿急，尿痛，小便混赤，或为血尿，口干欲饮。舌红，苔黄腻，脉弦数。

病机：湿热蕴结下焦，使尿液浓缩形成砂石。

治法：清热利湿，通淋排石。

处方：三金排石汤加减。海金沙、金钱草、鸡内金、石韦、冬葵子、滑石、车前草等。

加减：腰痛甚者加白芍、甘草缓急止痛；血尿明显者加白茅根、小蓟、藕节等清热凉血；尿道灼热涩痛者可加蒲公英、荠菜、珍珠草等清热利湿通淋。

2. 气血瘀滞证

临床表现：发病急骤，腰腹胀痛或绞痛，疼痛向外阴部放射，尿频，尿急，尿黄或赤。舌暗红或有瘀斑，脉弦或弦数。

病机：气机阻滞，瘀血内停。

治法：理气活血，通淋排石。

处方：金铃子散合石韦散加减。金铃子、延胡索、白芍、白术、滑石、冬葵子、瞿麦、石韦、木通、王不留行、当归、炙甘草等。

加减：腰腹胀痛显著者可加木香、陈皮、厚朴、乌药等行气止痛；结石固结久不移动而体质壮实者可加山甲、桃仁、皂角刺等散结排石。

3. 肾气不足证

临床表现：结石日久，留滞不去，腰部胀痛，时发时止，遇劳加重，疲乏无力，尿少或频数不爽，或面部轻度水肿。舌淡苔薄，脉细无力。

病机：肾虚气化不利。

治法：补肾益气，通淋排石。

处方：济生肾气丸加减。黄芪、金钱草、海金沙、鸡内金、丹参、熟地黄、山萸肉（制）、牡丹皮、山药、茯苓、泽泻、肉桂、附子（制）、川牛膝、车前子等。

加减：腰腹胀痛明显者加木香、厚朴等行气止痛；兼有血瘀者可加桃仁、蒲黄等活血化瘀。

4. 肾阴亏虚证

临床表现：腰腹隐痛，便干尿少，头晕目眩，耳鸣，心烦咽燥，腰膝酸软，舌红苔少，脉细数。

病机：肾阴亏虚，外感湿热蕴结下焦。

治法：滋阴补肾，通淋排石。

处方：六味地黄丸加减。熟地黄、山药、茯苓、泽泻、黄精、女贞子、牡丹皮、川牛膝、金钱草、车前子等。

加减：兼有神疲乏力、便溏纳呆等气虚表现者可加黄芪、党参等益气通淋；血尿明显者可加白茅根、小蓟、藕节等止血；血瘀明显者可加桃仁、赤芍、蒲黄等。

二、中成药处方

1. 复方石淋通片主要成分 广金钱草、石韦、海金沙、滑石粉、忍冬藤。具有清热利湿、通淋排石的作用。用于膀胱湿热，石淋涩痛，尿路结石，泌尿系感染属于肝胆膀胱湿热者。一次 6 片，一日 3 次。

2. 结石通片主要成分 广金钱草、玉米须、石韦、鸡骨草、茯苓、车前草、海金沙、白茅根。具有清热利湿、通淋排石、镇痛止血的作用。用于泌尿系感染、膀胱炎、肾炎水肿、尿路结石、血尿、淋漓混浊、尿道灼痛等。一次 5 片，一日 3 次。

三、针灸及其他疗法

1. 针灸疗法

治法：清利湿热、通淋止痛。取穴以肾、三焦的背俞穴、足太阴经穴为主。

主穴：肾俞、三焦俞、关元、阴陵泉、三阴交。

毫针强刺激泻法，久留针，每天 2 次。血尿者，加血海、太冲；湿热重者，加委阳、合谷。

2. 其他疗法

（1）耳针：选用肾、膀胱、输尿管、神门、交感、皮质下、三焦穴，急性发作时用毫针刺，强刺激，持续捻针，留针 20~30 分钟，每天 1 次。剧痛缓解后再行耳穴压丸法，两耳交替进行。

（2）腕踝针：在小腿内、外侧面中线上和内、外踝高点上 3 横指处各取进针点。向上斜刺 1.5 寸，留针 30 分钟，每天 1 次。

（3）电针：急性发作期，在针刺基础上选取 2 对穴位接电针仪，用连续波、快频率强刺激 30~60 分钟，以痛止为度，每天 1~2 次。

（4）推拿：点按肾俞、阳陵泉、承山等穴，能忍受为度；顺输尿管方向施以推法，配合局部擦法，透热为度。

【用药说明及治疗注意事项】

（1）由于结石使尿液淤滞易并发感染，同时结石作为异物促进感染的发生，感染可加速结石的增长和肾实质的损害，两者形成恶性循环。所有结石患者都必须进行菌尿检查，必要时行尿培养。当菌尿试验阳性，或者尿培养提示细菌生长，或者怀疑细菌感染时应该使用抗生素治疗。

（2）当疼痛不能被药物缓解或结石直径较大时，应考虑采取外科治疗措施。治疗过程中注意有无合并感染，有无双侧梗阻或孤立肾梗阻造成的少尿，如果出现这些情况需要积极的外科治疗，以尽快解除梗阻。

【预防】

（1）每天饮水量宜2000~3000 mL，饮水宜分多次进行，并及时排尿，防止尿液浓缩。

（2）调节饮食，合理进食蛋白质，避免进食过多钙质，有助于上尿路结石的预防。合并痛风患者应少食动物内脏、肥甘之品。菠菜、豆腐、竹笋、苋菜之类不宜进食太多。

（3）及时治疗尿路感染，解除尿路梗阻。

（4）经常用金钱草、玉米须泡水喝，有助于细小结石排出和预防结石形成。

第四节　泌尿道感染

【概述】

一、西医定义

尿路感染（urinary tract infection，UTI）是指各种病原微生物侵入尿路黏膜，在尿路中异常生长繁殖所引起的炎症性疾病，是临床最常见的感染性疾病之一，其发病率仅次于呼吸系统感染。根据感染部位可分为上尿路感染和下尿路感染，前者又称肾盂肾炎，后者主要指膀胱炎，分别又分为急性或慢性。根据有无尿路解剖或功能异常，或是否存在导致机体免疫力低下疾病的情况，可分为复杂性或单纯性尿路感染。80%~90%的尿路感染是由革兰氏阴性杆菌，主要是大肠埃希菌所致，其感染途径包括上行感染、血行感染、直接感染和淋巴管道感染。女性尿路感染发病率明显高于男性。

二、中医认识

泌尿道感染中医属于"淋证"范围。小便频数短涩，淋沥涩痛，小腹拘急引痛，为各种淋证的主症，是诊断淋证的主要依据。根据本病的临床表现，类似于西医学所指的急慢性尿路感染、泌尿道结核、尿路结石、急慢性前列腺炎、乳糜尿及尿道综合征等病，凡是具有淋证特征者，均可参照本病内容辨证论治。

淋之名称，始见于《黄帝内经》，《素问·六元正纪大论》称本病为"淋""淋閟"。淋者，淋沥不尽，如雨淋而下；閟，通秘，不通之意也。指出了淋证为小便淋沥不畅，甚或闭阻不通之病证。汉·张仲景在《金匮要略·五脏风寒积聚病脉证并治》中称其为"淋秘"，将其病机归为"热在下焦"，并在《金匮要略·消渴小便不利淋病脉证并治》中对本病的症状做了描述："淋之为病，小便如粟状，小腹弦急，痛引脐中。"东汉·华佗《中藏经·论诸淋及小便不利》根据淋证临床表现不同，提出了淋有冷、热、气、劳、膏、砂、虚、实八种，乃为淋证临床分类的雏形。隋唐时期，许多医家对淋证的分类及病机又有了进一步的认识。隋·巢元方在《诸病源候论·诸淋病候》中对淋证的病机进行了高度概括，他指出："诸淋者，由肾虚而膀胱热故也"。这种以肾虚为本、膀胱热为标的淋证病机分析，成为多数医家临床诊治淋证的主要依据。唐·孙思邈《备急千金要方·消渴淋闭方》《外台秘要·五淋方三首》将淋证归纳为石、气、膏、劳、热五淋，宋·严用和《济生方·小便门》又分为气、石、血、膏、劳淋五种。明·张景岳在《景岳全书·淋浊》中提出，淋证初起，虽多因于热，但由于治疗及病情变化各异，又可转为寒、热、虚等不同证型，从而倡导"凡热者宜清，涩者宜利，下陷者宜升提，虚者宜补，阳气不固者宜温补命门"的治疗原则。

【诊断依据】

一、临床表现

（一）膀胱炎

主要表现为尿频、尿急、尿痛（或尿道烧灼感）、下腹部疼痛等膀胱刺激症状，部分患者迅速出现排尿困难。尿液常混浊伴异味，部分可出现血尿。一般无全身感染症状，多见于年轻健康女性。

（二）急性肾盂肾炎

通常起病较急，可发生于各年龄段，育龄女性最多见。全身症状主要表现为明显的发热、寒战，体温多在 38.0 ℃以上，甚至高达 40 ℃，多为弛张热；伴头痛、全身酸痛、恶心、呕吐等，查体可发现发热、心动过速和全身肌肉压痛。泌尿系统症状多表现为尿频、尿急、尿痛、排尿困难，以及下腹部疼痛、腰部酸痛等，少数有腹部绞痛，沿输尿管向膀胱方向放射，肾区压痛、叩击痛及肋脊角或输尿管点压痛可呈阳性。另有部分患者下尿路症状不典型或缺如，尤其是儿童患者，起病时除有高热等全身症状外，可出现惊厥、抽搐发作等。

（三）慢性肾盂肾炎

患者常存在膀胱输尿管反流或慢性梗阻性肾结石等情况，临床表现复杂，全身及泌尿系统局部表现均可不典型。可出现程度不同的低热、间歇性尿频、排尿不适、腰部酸痛及夜尿增多、低比重尿等肾小管功能受损表现。慢性肾盂肾炎容易反复发作，急性发作时症状明显，类似急性肾盂肾炎，若病变持续进展，可引起肾性高血压甚至发展为慢性肾衰竭。

（四）尿道炎

一般起病缓慢，临床症状多表现为发作性尿痛、脓尿，与膀胱炎不易区分，多见于女性。尿道炎常因尿道梗阻、机械或化学性刺激引起。

（五）无症状细菌尿

指患者尿常规可无明显异常，长期无尿路感染的症状，但尿培养阳性，可由症状性尿路感染演变而来或无急性尿路感染病史，也可在病程中出现急性尿路感染症状。致病菌多为大肠埃希菌。无症状细菌尿可偶发或持续存在，长期存在对肾功能亦有损害。

二、辅助检查

（一）尿液检查

1.尿常规　几乎所有患者均有白细胞尿，离心后尿沉渣镜检白细胞＞5个/HP称为白细胞尿（或称脓尿），部分肾盂肾炎患者尿中可见白细胞管型，对尿路感染诊断意义较大。尿液常混浊伴有异味。部分患者可有血尿、蛋白尿。尿沉渣镜检红细胞数＞3个/HP为镜下血尿，极少数患者可出现肉眼血尿。蛋白尿多为阴性或微量。行尿常规检查的尿标本不要放置温度过高或放置时间过长，因白细胞将被破坏而影响结果；女性留标本前必须清洁外阴，避免因白带等污染出现假阳性。

2. 白细胞排泄率　准确留取3小时尿液，立即进行尿白细胞计数，所得白细胞数按每小时折算，正常人白细胞计数＜2×10^5/h，白细胞计数＞3×10^5/h为阳性，介于（2~3）×10^5/h为可疑。

（二）尿细菌学检查

1. 清洁尿普通涂片细菌检查　清洁中段尿沉渣涂片（最好取晨尿，尿在膀胱停留4~6小时以上），行革兰染色镜检，计算10个视野细菌数，取其平均值，若细菌＞1个/油镜视野，结合临床尿路刺激症状可确诊为尿路感染。本法可初步确定细菌类别，对及时选择有效抗生素有重要参考价值。

2. 清洁后中段尿细菌培养　可采用清洁中段尿或导尿留取尿标本做细菌培养。清洁中段尿细菌定量培养≥10^5/mL，称为真性菌尿，结合临床尿路刺激症状可诊断为尿路感染，若无症状则要求行两次尿培养；尿细菌定量培养10^4~10^5/mL间需复查，若结果相同则需根据临床表现或行膀胱穿刺尿细菌培养来确诊；如＜10^4/mL，可能为污染。某些球菌如肠球菌、粪链球菌等，尿中菌落数达10^3/mL也有诊断意义。

3. 耻骨上膀胱穿刺尿细菌培养　若有细菌生长，即为真性菌尿，无论菌落多少都可确诊。

若标本污染、放置时间过长、检验技术问题可使尿细菌定量培养出现假阳性，尿培养假阴性主要因为尿液被稀释、近期使用过抗生素、尿液在膀胱内停留时间不足6小时、感染灶排菌呈间歇性等。

（三）血液检查

急性肾盂肾炎时血常规白细胞常升高，中性粒细胞增多，核左移，血沉可增快，降钙素原、C-反应蛋白等感染指标升高；长期慢性肾盂肾炎影响肾功能时可出现肾小球滤过率下降。

（四）亚硝酸盐还原试验

其原理为大肠埃希菌等革兰氏阴性细菌可使尿内硝酸盐还原为亚硝酸盐，该方法诊断尿路感染的敏感性在70%以上，特异性在90%以上，可作为尿路感染的过筛试验。

（五）影像学检查

B超、X线腹平片、静脉肾盂造影、排尿期膀胱输尿管反流造影、逆行性肾盂造影等影像学检查可及时发现有无尿路结石、梗阻、反流、畸形等导致尿路感染反复发作的因素。尿路感染急性期不宜做静脉肾盂造影，可做B超检查。

三、诊断标准

1. 诊断要点　典型的尿路感染有尿路刺激征、感染中毒症状、腰部不适等，结合尿常规检查白细胞增多和尿细菌学检查阳性即可诊断。符合下列指标之一者，可诊断尿路感染：①新鲜中段尿沉渣革兰染色后用油镜观察，细菌＞1个/HP；②新鲜中段尿细菌培养计数≥10^5/mL；③膀胱穿刺尿培养阳性。凡是有真性细菌尿者，均可诊断为尿路感染。

无症状性细菌尿的诊断主要依靠尿细菌学检查，要求两次细菌培养均为同一菌种的真性菌尿。当女性有明显尿频、尿急、尿痛，尿白细胞增多，尿细菌定量培养≥10^2/mL，并为常见致病菌时，可拟诊为尿路感染，但男性提示尿路感染的菌落计数应＞10^3/mL。

2. 定位诊断

（1）上尿路感染，即急性肾盂肾炎，常有发热、寒战，甚至出现毒血症症状，伴明显腰痛，输尿管点和（或）肋脊点压痛、肾区叩击痛等。或出现以下实验室检查结果：如膀胱冲洗后尿培养阳性；尿沉渣镜检有白细胞管型，并排除间质性肾炎、狼疮性肾炎等疾病；尿 NAG 升高、尿 β_2-MG 升高；尿渗透压降低。

（2）下尿路感染，即膀胱炎，常以尿道刺激征为突出表现，一般少有发热、腰痛等。

3. 慢性肾盂肾炎　除有反复发作的尿路感染病史之外，尚需结合影像学及肾脏功能检查。具备下述第①②条的任何一项再加第③条可诊断慢性肾盂肾炎：①肾外形凹凸不平，且双肾大小不等；②静脉肾盂造影可见肾盂肾盏变形、缩窄；③持续性肾小管功能损害。

【鉴别诊断】

1. 慢性肾小球肾炎　有明确蛋白尿、血尿和水肿病史，肾盂肾炎的尿蛋白量一般在 2 g/d 以下，若大于 3 g 多为肾小球病变，且肾盂肾炎尿常规中有较多白细胞，而肾小球肾炎以红细胞为主。另外慢性肾小球肾炎多为双侧肾脏受累，肾小球功能受损较肾小管功能受损突出，影像学检查可表现为双肾不对称性缩小。

2. 泌尿系结核　泌尿道生殖道结核常同时伴发，是最常见的肺外结核，多为血行感染。本病膀胱刺激症状更为明显，急性期出现低热、盗汗、乏力、尿频、尿急、尿痛、血尿等症状，部分可无临床表现，又称为寂静型尿路感染。尿液检查可有血尿和脓尿，尿沉渣可找到抗酸杆菌，尿培养结核分枝杆菌阳性，而普通细菌培养为阴性。静脉肾盂造影可发现肾实质虫蚀样缺损等表现，但仅能发现较晚期的病例。一般抗生素治疗无效，抗结核治疗有效。

3. 尿道综合征　又称无菌性尿频-排尿不适综合征，是指仅有尿频、尿急、尿痛等症状，但膀胱和尿道检查无明显器质性病变，中段尿细菌定量培养阴性的一组非特异性症候群。多见于已婚的中青年女性。常由尿道外口解剖异常、尿道远端梗阻、逼尿肌与膀胱括约肌功能不协调、妇科或肛周疾病、神经焦虑，以及局部化学性、机械性刺激等因素所引起。

4. 前列腺炎　急性前列腺炎可出现畏寒发热、血白细胞总数升高、腰骶部及会阴部疼痛以及尿频、尿痛，尿液检查有脓细胞，与急性膀胱炎易混淆。前列腺液中白细胞数＞10个/HP 及前列腺 B 超有助于鉴别诊断。50 岁以上的男性常因前列腺增生肥大、放置导尿管等原因易得此病。

【西医治疗】

一、治疗思路

尿路感染的治疗目的在于预防或治疗全身败血症，缓解症状，清除感染灶，消灭尿路病原体，预防复发和长期并发症。治疗中应尽量避免耐药菌的产生，减少副作用，依据不同类型尿路感染采取针对性措施。治疗应遵循以下原则：①治疗前均应进行晨尿涂片革兰染色镜检或中段尿细菌定量培养，以证实感染存在；②治疗初可凭经验进行抗菌治疗，一般首选对革兰氏阴性杆菌有效的抗生素，获得细菌培养及药敏试验结果后，再根据药敏试验选择抗生素；③抗生素应选择肾毒性小、不良反应少、尿液内有较高浓度的，如果为肾盂肾炎，还需要选择肾组织内能达到较高浓度的抗生素；④应根据尿路感染部位、病情轻重、是否合并复杂因素及有无并发症而合理确定治疗疗程；⑤尽可能寻找及纠正易感因素；⑥抗生素治疗无效时应注意其他病原体（如结核杆菌、厌氧菌等）感染的可能。

二、一般治疗

鼓励患者急性期注意休息，多饮水，勤排尿，勿憋尿。发热者给予易消化、高热量、富含维生素饮食，全身感染症状明显时应卧床休息。膀胱刺激征和血尿明显者，可口服碳酸氢钠片 1 g，每日 3 次，以碱化尿液、缓解症状、抑制细菌生长、避免形成血凝块，还可增强磺胺类药物的抗菌活性并避免尿路结晶形成。尿路感染反复发作者应积极寻找病因，如肾结石、输尿管畸形等。

三、抗感染治疗

1. 急性膀胱炎

（1）单剂量疗法：对于无复杂因素存在的急性膀胱炎，国内外学者均推荐使用单剂量抗生素，其副作用小，依从性好，但复发率较高。常用磺胺甲噁唑 2.0 g、甲氧苄啶 0.4 g、碳酸氢钠 1.0 g，一次顿服（简称 STS 单剂）；氧氟沙星 0.4~0.6 g，一次顿服；阿莫西林 3.0 g，一次顿服。

（2）短疗程（3 天）疗法：是目前推荐使用的治疗方案，与单剂量疗法相比，短疗程疗法更有效，耐药性并无增高，同时可减少复发。可选用磺胺类、喹诺酮类、半合成青霉素或头孢类等抗生素，任选一种药物，连用 3 天。磺胺类药物由于存在胃肠道反应和形成尿路结晶等副作用，目前临床上较少作为首选。

（3）7 天疗法：对于妊娠妇女、老年患者、糖尿病等免疫力低下的患者，以及男性患者，不宜使用单剂量及短程疗法，应采用较长疗程，持续应用抗生素治疗 7 天。

停服抗生素 7 天后，需进行尿细菌定量培养。如结果阴性表示急性细菌性膀胱炎已治愈；如仍有真性细菌尿，应继续给予 2 周抗生素治疗。

2. 肾盂肾炎

（1）病情较轻者：口服药物治疗 10~14 天。常用药物有喹诺酮类（如氧氟沙星 0.2 g，每日 2 次；环丙沙星 0.25 g，每日 2 次）、半合成青霉素类（如阿莫西林 0.5 g，每日 3 次）、头孢菌素类（如头孢呋辛 0.25 g，每日 2 次）等。治疗 72 小时后需根据治疗效果评估是否继续应用。治疗 14 天后，通常 90% 可治愈。如尿菌仍阳性，应参考药敏试验选用有效抗生素继续治疗 4~6 周。

（2）严重感染、全身中毒症状明显、有败血症者：静脉给药治疗。常用药物如氨苄西林 1.0~2.0 g，每 4 小时一次；头孢噻肟钠 2.0 g，每 8 小时一次；头孢曲松钠 1.0~2.0 g，每 12 小时 1 次；左氧氟沙星 0.2 g，每 12 小时一次。必要时联合用药。经过上述治疗若好转，可于热退后继续用药 3 天再改为口服抗生素，完成 2 周疗程。治疗 72 小时无好转，应按药敏结果更换抗生素，疗程＞2 周。

（3）慢性肾盂肾炎治疗的关键是积极寻找并祛除易感因素，急性发作时治疗同急性肾盂肾炎，反复发作者应通过尿细菌培养确定病原菌，明确此次是复发或重新感染。

（4）在疗程结束时及停药后第 2、第 6 周应分别做尿细菌培养，并进行疗效评定。治愈标准：疗程结束时临床症状消失，尿菌阴转，且在停药后第 2 周、第 6 周复查尿细菌培养仍为阴性。治疗失败标准：疗程结束后尿菌仍阳性，或治疗后尿菌转阴，但在第 2、第 6 周复查时再次出现阳性，且为同一菌株。若治疗失败，应参考药敏结果改用其他有效抗生素治疗 4~6 周。

3. 再发性尿路感染

（1）重新感染：指有效抗生素治疗后症状消失，尿菌转阴，但在停药 6 周后再次出现真性细菌尿，菌株与上次不同。常见于尿路解剖或功能异常，抗菌药物选用不当或剂量疗程不足等情况。多数病例有尿路感染症状，治疗方法与首次发作相同。对半年内发生 2 次以上或 1 年内再发 3 次者，可用长程低剂量抑菌治疗，即每晚临睡前排尿后服用小剂量抗生素 1 次，如复方磺胺甲噁唑 1~2 片或呋喃妥因 50~100 mg 或氧氟沙星 200 mg，疗程多长尚未确定，一般可以持续 6~12 个月。

（2）复发：指有效抗生素治疗后症状消失，尿菌阴转后在 6 周内再出现菌尿，且为同一致病菌致病。复杂性肾盂肾炎患者复发，在祛除诱发因素后，应按药敏结果选择较大剂量杀菌性抗生素，如头孢菌素等，疗程不少于 6 周。反复发作者亦可给予长程低剂量抑菌疗法。

4. 无症状性菌尿　是否治疗目前仍存在争议，妊娠期间发生的无症状性菌尿、伴有高危因素（如中性粒细胞减少、肾移植等）的无症状性菌尿及进行尿路器械操作前后的无症状性菌尿均需治疗。根据药敏结果选择有效抗生素，主张短疗程用药，如治疗后复发，可选长程低剂量抑菌疗法。

5. 妊娠期尿路感染　妊娠期易发生无症状性菌尿，主要致病菌为大肠埃希菌，若未及时治疗，妊娠晚期可发生有症状性尿路感染。宜选用毒性小的抗菌药物，如阿莫西林、呋喃妥因或头孢菌素类等。目前治疗的疗程尚无统一意见，一般认为应该持续用药治疗 7 天。

6. 导尿管相关的尿路感染　导尿管的使用是医源性尿路感染最常见的原因，据文献报道，单次导尿后尿路感染的发生率为 1%~2%，留置导尿管 1 天感染率约为 50%，大于 3 天者，感染率可达 90% 以上，因此最有效的预防方法是限制导尿管的使用及缩短留置时间。留置导尿管相关菌尿一般无症状，通常可不用抗生素，但一旦发展成症状性尿路感染，则应给予抗菌药物治疗。

【中医治疗】

一、中医辨证施治

1. 热淋

临床表现：小便频数短涩，灼热刺痛，溺黄赤，少腹拘急疼痛或有寒热，口苦，呕恶，或有腰痛拒按，或有便秘，苔黄腻，脉滑数。

病机：湿热蕴结下焦，膀胱气化失司。

治法：清热利湿通淋。

处方：八正散加减。瞿麦、萹蓄、车前子、滑石、草薢、大黄、黄柏、蒲公英、紫花地丁。

加减：伴寒热、口苦、呕恶等邪郁少阳者，可加黄芩、柴胡；大便秘结、腹胀者，可重用生大黄、枳实；若伴阳明热盛证，加知母、石膏；若热毒弥漫三焦，用黄连解毒汤合五味消毒饮以清热泻火解毒；气滞者，加青皮、乌药；湿热伤阴、舌红口干者，去大黄，加生地黄、知母、白茅根。

2. 石淋

临床表现：排尿涩痛，尿中夹砂石，或排尿时突然中断，尿道窘迫疼痛，少腹拘急，往往突发，一侧腰腹绞痛难忍，甚则牵及外阴，尿中带血，舌红，苔薄黄，脉弦或带数。

病机：湿热煎液成石，膀胱气化失司。

治法：清热利湿，排石通淋。

处方：石韦散加减。瞿麦、萹蓄、通草、滑石、金钱草、海金沙、鸡内金、石韦、虎杖、王不留行、牛膝、青皮、乌药、沉香。

加减：腰腹绞痛者，加芍药、甘草以缓急止痛；若尿中带血，可加小蓟、生地黄、藕节以凉血止血，去王不留行；小腹胀痛者，加木香、乌药行气通淋；伴有瘀滞、舌质紫者，加桃仁、红花、皂角刺，加强破气活血、化瘀散结作用。石淋日久，症见神疲乏力、少腹坠胀者，为虚实夹杂，当标本兼顾，补中益气汤加金钱草、海金沙、冬葵子利气通淋；腰膝酸软、腰部隐痛者，加杜仲、续断、补骨脂补肾益气；肾阳亏虚见小便频急，热涩刺痛，尿色紫红，或夹有血块，小腹胀满疼痛，舌尖红，苔黄，形寒肢冷，夜尿清长者，加巴戟天、肉苁蓉、肉桂；肾阴亏耗，见舌红口干者，配生熟地、麦冬、鳖甲。

伴有湿热见症时，参照热淋治疗。绞痛缓解，多无明显自觉症状，可常用金钱草煎汤代茶。若结石过大，阻塞尿路，肾盂严重积水者，宜手术治疗。

3. 血淋

临床表现：小便频急，热涩刺痛，尿色紫红，或夹有血块，小腹胀满疼痛，舌尖红，苔黄，脉滑数。

病机：热灼络脉，迫血妄行。

治法：清热通淋，凉血止血。

处方：实证小蓟饮子加减。小蓟、生地、白茅根、旱莲草、木通、生甘草梢、山栀、滑石、当归、蒲黄、土大黄、马鞭草。

加减：有瘀血征象，加三七、牛膝、桃仁；若出血不止，可加仙鹤草、琥珀粉以收敛止血。若久病肾阴不足，虚火扰动阴血，症见尿色淡红、尿痛涩滞不显著、腰膝酸软、神疲乏力者，宜滋阴清热，补虚止血，用知柏地黄丸加减。肾阴亏耗严重者，加熟地、麦冬、鳖甲、旱莲草。若久病脾虚气不摄血者，用归脾汤加仙鹤草、泽泻、滑石益气养血通淋。

4. 气淋

临床表现：郁怒之后，小便涩滞，淋漓不畅，少腹胀满疼痛，苔薄白，脉弦。

病机：气结膀胱，气化不利。

治法：理气疏导，通淋利尿。

处方：沉香散加减。沉香、青皮、乌药、香附、石韦、滑石、冬葵子、车前子。

加减：少腹胀满、上及于胁者，加川楝子、小茴香、郁金以疏肝理气；兼有瘀滞者，加红花、赤芍、益母草。病久中气亏虚，欲便而不得出者，尿有余沥，或少腹满痛，少腹坠胀，面色㿠白，舌质淡，苔薄白，脉沉弦或虚细无力，用补中益气汤，兼有肾虚者加杜仲、川断、牛膝。

5. 膏淋

临床表现：小便混浊，乳白或如米泔水，上有浮油，置之沉淀，或伴有絮状凝结物，或混有血液、血块，尿道热涩疼痛，尿时阻塞不畅，口干，苔黄腻，舌质红，脉濡数。

病机：湿热下注，脂汁外溢。

治法：清热利湿，分清泌浊。

处方：程氏萆薢分清饮加减。萆薢、石韦、黄柏、车前子、茯苓、白术、莲子心、连翘心、丹皮、灯心草。

加减：小腹胀、尿涩不畅，加乌药、青皮疏利肝气；伴有血尿，加小蓟、侧柏叶、藕节、白茅根凉血止血；小便黄赤、热痛明显，加甘草梢、竹叶、通草清心导火；兼肝火者，配龙胆草、山栀；病久湿热伤阴者，加生地、麦冬、知母。

膏淋病久不已，反复发作，淋出如脂，涩痛不甚，形体日见消瘦，头昏无力，腰膝酸软，舌淡，苔腻，脉细无力，此为脾肾两虚，气不固摄，用膏淋汤补脾益肾固涩。偏于脾虚中气下陷者，配用补中益气汤；偏于肾阴虚者，配用七味都气丸；偏于肾阳虚者，用金匮肾气丸加减；伴有血尿者，加仙鹤草、阿胶补气摄血；夹瘀者，加三七、当归活血通络。

6. 劳淋

临床表现：小便不甚赤涩，溺痛不甚，但淋漓不已，时作时止，遇劳即发，腰膝酸软，神疲乏力，病程缠绵，舌质淡，脉细弱。

病机：湿热留恋，脾肾亏虚，气化无权。

治法：补脾益肾。

处方：无比山药丸加减。健脾益肾，用于久淋造成脾虚肾虚的劳淋。党参、黄芪、山药、莲子肉、茯苓、薏苡仁、泽泻、扁豆、山茱萸、菟丝子、芡实、金樱子、煅牡蛎。

加减：中气下陷，症见少腹坠胀、尿频涩滞、余沥难尽、不耐劳累、面色无华、少气懒言、舌淡、脉细无力，可用补中益气汤加减。若肾阴虚、舌红苔少，加生熟地、龟板；阴虚火旺、面红烦热、尿黄赤伴有灼热不适者，可用知柏地黄丸滋阴降火；低热者，加青蒿、鳖甲清虚热养肾阴；肾阳虚者，加附子、肉桂、鹿角片、巴戟天等。

二、中成药处方

1. 三金片　主要成分为金樱根、菝葜、羊开口、金沙藤、积雪草。具有清热解毒、利湿通淋、益肾之功能，用于下焦湿热所致的热淋、小便短赤、淋沥涩痛、尿急频数；急慢性肾盂肾炎、膀胱炎、尿路感染见上述证候者；慢性非细菌性前列腺炎、肾虚湿热下注证者。用法：一次 3 片，一日 3~4 次。孕妇禁用。用药期间请注意肝肾功能监测。

2. 热淋清　主要成分为热淋清成方、头花蓼。具有清热泻火、利水通淋之功能，主治热淋，用于湿热蕴结，小便黄赤、淋沥涩痛之症，尿路感染，肾盂肾炎见上述证候者。用法：颗粒剂一次 1~2 袋，一日 3 次；胶囊剂一次 4~6 粒，一日 3 次；片剂一次 3~6 片，一日 3 次。

3. 八正片　主要成分为栀子、车前子、瞿麦、萹蓄、滑石、大黄、川木通、灯心草、甘草。具有清热利尿通淋之功能，用于湿热下注，小便短赤、淋沥涩痛，口燥咽干。用法：一次 3~4 片，一日 3 次。孕妇、绞窄性肠梗阻患者，以及结肠、直肠黑变病患者禁用，本品不宜大量、长期服用，腹泻患者慎用。

4. 癃清胶囊　主要成分为泽泻、车前子、败酱草、金银花、牡丹皮、白花蛇舌草、赤芍、仙鹤草、黄连、黄柏。具有清热解毒、凉血通淋之功能，用于下焦湿热所致热淋，症见尿频、尿急、尿痛、腰痛、小腹坠胀。用法：一次 4 粒，一日 2 次；重症一次 5~6 粒，一日 3 次。体虚胃寒者不宜服用。

5. 知柏地黄丸　主要成分为知母、黄柏、熟地黄、山茱萸、牡丹皮、山药、茯苓、泽泻，辅料为蜂蜜。具有滋阴降火之功能，用于阴虚火旺、潮热盗汗、口干咽痛、耳鸣遗精、小便短赤，临床上可用于久病肾阴不足，虚火扰动阴血，症见尿色淡红，尿痛涩滞不显著，腰膝酸软，神疲乏力者之血淋、膏淋。用法：一次 6 g，一日 2~3 次。用药注意事项详见说明书。

6. 补中益气丸　主要成分为黄芪、党参、甘草、白术、当归、升麻、柴胡、陈皮、生姜、大枣，具有补中益气之功能，临床上可用于病久中气亏虚，欲便而不得出者，尿有余沥，或少腹满痛；或少腹坠胀；面色㿠白，舌质淡，苔薄白，脉沉弦或虚细无力之气淋、膏淋。用法：一次 8~10 丸，一日 3 次。孕妇忌服。用药注意事项详见说明书。

三、针灸及其他疗法

1. 针灸疗法

治法：利尿通淋。取穴以膀胱的背俞穴、募穴为主。

主穴：中极、膀胱俞、三阴交、阴陵泉。

热淋配委中、行间；石淋配秩边透水道、委阳；血淋配膈俞、血海；气淋配蠡沟、太冲；膏淋配关元、下巨虚；劳淋配脾俞、肾俞。毫针常规刺。针刺中极前应尽力排空小便，不可进针过深，以免刺伤膀胱。

2. 其他疗法

（1）皮肤针：取三阴交、曲泉、关元、曲骨、归来、水道、腹股沟部、第三腰椎至第四骶椎夹脊。叩刺至皮肤潮红为度。

（2）耳针：取膀胱、肾、交感、肾上腺。每次选 2~4 穴，毫针刺法或压丸法。

（3）电针：取肾俞、三阴交。针刺得气后接电针仪，选用疏密波或断续波，刺激 5~10 分钟，强度以患者能耐受为度。

（4）灸法：取肾俞、关元、气海、中极、三阴交。常规灸法，多用于膏淋、劳淋。

【用药说明及治疗注意事项】

（1）辨轻重缓急，重标本虚实。淋证有轻重不同，轻者尿急、尿频、尿痛，但无恶寒、发热、腰痛等，治疗上清热利湿通淋，用药 1 周即可，若见发热、恶寒者，当加以清热解毒之品，且需服药 2 周以上，以免湿热留恋、体虚者感受湿热止邪，先去其邪，之后扶正。年老体虚者或淋证日久，须兼顾祛邪与扶正，不可一味苦寒清热，避免邪虽去而正亦伤，正伤而邪易侵，反复发作。老年人尤其注意补益脾肾，遵循肾虚而膀胱热的病机，攻补兼施，温清并用。

（2）淋证急发须通淋凉血，迁延日久重补肾化浊。淋证急性期多因湿热蕴结膀胱，治疗上以清热通淋为主，但热结血分，动血伤络，多见尿血，应加入凉血之品，凉血有助于泄热，生地榆、生槐角、大青叶为常用药物。其中地榆生用凉血清热力专，直入下焦凉血泄热而除疾，生槐角能入肝经血分，泄热为其特长，两药配伍治淋，有明显的解毒、抗菌、消炎作用，能迅速改善尿频、尿急、尿痛等尿路刺激症状。淋证迁延日久，可致肾气虚弱，腰酸，小便淋沥不已，时作时止，补虚时须配合泄浊化瘀，病久阴阳俱虚，可用仙灵脾、肉苁蓉、菟丝子、生地、山药、山茱萸益肾固本，加萆薢、茯苓、丹参、败酱草、赤芍等泄浊化瘀。

【预防】

（1）尿路感染关键在于预防，坚持多饮水、勤排尿（每 2~3 小时排尿一次），避免细菌在尿路繁殖，是最有效的预防方法，注意会阴部清洁。对慢性肾盂肾炎患者要增强体质，提高机体的防御能力。消除各种诱发因素如糖尿病、肾结石及尿路梗阻等。积极寻找并去除炎症病灶，如男性的前列腺炎，女性的尿道旁腺炎、阴道炎及宫颈炎。减少不必要的导尿及泌尿道器械操作，必须使用时注意严格无菌操作。与性生活有关的尿路感染者，应于性生活后立即排尿，可口服一次常用量抗生素。

（2）注意外阴清洁，不憋尿，多饮水，每2~3小时排尿一次。房事后即行排尿，防止秽浊之邪从下阴入侵。妇女在月经期、妊娠期、产后更应注意外阴卫生，以免虚体受邪。避免纵欲过劳，保持心情舒畅。发病后注意休息，饮食宜清淡，忌肥腻辛辣酒醇之品。

第五节　慢性肾脏病

【概述】

一、西医定义

慢性肾脏病（chronic kidney disease，CKD）指各种原因引起的慢性肾脏结构和功能障碍（肾脏损伤病史＞3个月），包括肾小球滤过率（glomerular filtration rate，GFR）正常和不正常的病理损伤，血液和尿液检测异常，以及影像学检查异常，或不明原因的GFR下降＜60 mL/min超过3个月。包括：①肾脏损伤（肾脏结构或功能异常），可表现为以下任何一条：a.白蛋白尿［尿白蛋白排泄率≥30 mg/24小时或尿白蛋白/肌酐比值≥3 mg/mmol（30 mg/g）］；b.尿沉渣异常（血尿、红细胞管型等）；c.肾小管相关病变；d.肾脏病理检查异常；e.影像学所见肾结构异常；f.肾移植病史。②GFR下降，GFR ＜ 60 mL/（min · 1.73 m^2）＞3个月。

慢性肾脏病分期及建议见表8-1。

表 8-1　CKD 分期及防治目标或措施

分期特征 GFR（mL/min · 1.73 m^2）	防治目标或措施
1 GFR 正常或升高（≥ 90）	CKD 诊治；缓解症状；保护肾功能
2 GFR 轻度降低（60~89）	评估、延缓 CKD 进展；降低 CVD（心血管病）风险
3a GFR 轻到中度降低（45~59）	延缓 CKD 进展；评估、治疗并发症
3b GFR 中到重度降低（30~44）	延缓 CKD 进展；评估、治疗并发症
4 GFR 重度降低（15~29）	综合治疗，透析前准备
5 ESRD（＜ 15）	如出现尿毒症，需及时替代治疗

二、中医认识

慢性肾衰竭在中医属于"癃闭""关格""水肿""虚劳"等范畴。目前临床上慢性肾衰竭中医病名为慢性肾衰。慢性肾衰是指由肾病日久，致肾气衰竭，气化失司，湿浊尿毒不得下泄，以少尿甚或无尿，或以精神萎靡，面色无华，口有尿味等为常见症状的肾衰病。本病为本虚标实，正虚为本，邪实为标；以正虚为纲，邪实为目。临床辨证分类以正虚为主，治疗多采用扶正与祛邪兼顾，标本同治。但应分清标本主次，轻重缓急。治本是根本措施，应贯穿在全过程中，治标可在某一阶段突出，时间宜短。因此，保护肾气和其他内脏功能，调节阴阳平衡，始终是治疗慢性肾衰竭的基本原则。正虚表现为脾肾气虚、脾肾阳虚、气阴两虚、肝肾阴虚、阴阳两虚，标实表现为湿浊、湿热、水气、血瘀、浊毒。

【诊断依据】

一、临床表现

在慢性肾脏病不同阶段，临床表现不同。CKD1~3期患者可以无任何症状，或仅有乏力、腰酸、夜尿增多等轻度不适；少数患者可有食欲减退、代谢性酸中毒及轻度贫血。进入CKD4期以后，上述症状更趋明显。到CKD5期时，可出现急性左心衰竭、严重高钾血症、消化道出血、中枢神经系统障碍等，甚至有生命危险。

（一）水电解质紊乱

慢性肾衰竭时常出现各种电解质代谢紊乱和酸碱平衡失调，其中以代谢性酸中毒和水、钠平衡紊乱最为常见。

1. 代谢性酸中毒　部分轻中度慢性肾衰竭（GFR > 25 mL/min，或 Scr < 350 μmol/L）患者，由于肾小管分泌氢离子障碍或肾小管 HCO_3^- 的重吸收能力下降，可引起阴离子间隙正常的高氯血症性代谢性酸中毒，即肾小管性酸中毒。当 GFR 降低 < 25 mL/min（或 Scr > 350 μmol/L）时，代谢产物如磷酸、硫酸等酸性物质因肾排泄障碍而潴留，可发生高氯血症性（或正氯血症性）高阴离子间隙性代谢性酸中毒，即"尿毒症性酸中毒"。

多数患者能耐受轻度慢性酸中毒，但如动脉血 HCO_3^- < 15 mmol/L，则有较明显症状，如食欲不振、呕吐、虚弱无力、呼吸深长等，与酸中毒时体内多种酶活性受抑制有关。

2. 水、钠代谢紊乱　主要为水钠潴留，可表现为不同程度的皮下水肿和（或）体腔积液，在临床相当常见；此时易出现血压升高、左心衰竭和脑水肿。少数患者由于长期低钠饮食、进食差、呕吐等，可出现低钠血症、低血容量状态，临床上需注意鉴别。

3. 钾代谢紊乱　当 GFR 降至 20~25 mL/min 或更低时，肾脏排钾能力下降，易出现高钾血症；尤其当钾摄入过多、酸中毒、感染、创伤、溶血、出血、输血等情况发生时，更容易出现高钾血症。需要注意的是，某些药物容易引起高钾血症，如 ACEI/ARB、保钾利尿剂等，在肾功能不全的患者中应用此类药物时应特别注意。有时由于钾摄入不足、胃肠道丢失过多、应用排钾利尿剂等因素，也可出现低钾血症。

4. 钙磷代谢紊乱　主要表现为钙缺乏和磷增多。钙缺乏主要与钙摄入不足、活性维生素 D 缺乏、高磷血症、代谢性酸中毒等因素有关，明显缺钙时可出现低钙血症。

血磷浓度由肠道对磷的吸收及肾的排泄来调节。当 GFR 下降、尿磷排出减少时血磷浓度逐渐升高。高血磷与血钙结合成磷酸钙沉积于软组织，导致软组织异位钙化，并使血钙降低，抑制近曲小管产生 1，25-（OH）$_2D_3$（骨化三醇），刺激甲状旁腺分泌甲状旁腺素。在慢性肾衰竭早期，血钙、血磷仍能维持在正常范围，通常不引起临床症状，在慢性肾衰竭中、晚期易出现高磷血症、低钙血症。低钙血症、高磷血症、活性维生素 D 缺乏等可引起继发性甲状旁腺功能亢进和肾性骨营养不良。

5. 镁代谢紊乱　当 GFR < 20 mL/min 时，由于肾脏排镁减少，常有轻度高镁血症。患者可无任何症状，但不宜使用含镁的药物，如含镁的抗酸药、泻药等。低镁血症也偶可出现，与镁摄入不足或过多应用利尿剂有关。

（二）蛋白质、糖类、脂类和维生素代谢紊乱

慢性肾衰竭患者蛋白质代谢紊乱一般表现为蛋白质代谢产物蓄积（氮质血症），也可有白蛋白、必需氨基酸水平下降等。上述代谢紊乱主要与蛋白质分解增多和（或）合成减少、负氮平衡、肾脏排出障碍等因素有关。

糖代谢异常主要表现为糖耐量减低和低血糖症两种情况，前者多见。糖耐量减低主要与胰高血糖素水平升高、胰岛素受体障碍等因素有关，可表现为空腹血糖水平或餐后血糖水平升高，但一般较少出现自觉症状。

维生素代谢紊乱在慢性肾脏病中也很常见，如血清维生素 A 水平增高、维生素 B_6 及叶酸缺乏等，常与饮食摄入不足、某些酶活性下降有关。

（三）心血管系统

心血管病变是慢性肾脏病患者常见并发症和最主要死因。尤其进入终末期肾病阶段，心血管事件及动脉粥样硬化性心血管病的发生比普通人群高 15~20 倍，死亡率进一步增高（占尿毒症死因的 45%~60%）。

1. 高血压和左心室肥厚　大部分患者存在不同程度的高血压，多由水、钠潴留、肾素 - 血管紧张素增高和（或）某些舒张血管的因子产生不足导致。高血压可引起动脉硬化、左心室肥厚和心力衰竭，贫血和血液透析内瘘的使用，会引起心高搏出量状态，加重左心室负荷和左心室肥厚。

2. 心力衰竭　是尿毒症患者最常见死亡原因。随着肾功能的不断恶化，心力衰竭患病率明显增加，至尿毒症期可达 65%~70%。其原因与水、钠潴留，高血压及尿毒症性心肌病有关。发生急性左心衰竭时可出现呼吸困难、不能平卧、肺水肿等症状，但一般无明显发绀。

3. 尿毒症性心肌病　可能与代谢废物的潴留及贫血等因素有关，部分患者可伴有冠状动脉粥样硬化性心脏病。各种心律失常的出现，与心肌损伤、缺氧、电解质紊乱、尿毒症毒素蓄积等有关。

4. 心包病变　心包积液在慢性肾脏病患者中常见，其原因多与尿毒症毒素蓄积、低蛋白血症、心力衰竭等有关，少数情况下也可能与感染、出血等因素有关。轻者可无症状，重者可有心音低钝、遥远，少数情况下还可有心包填塞。心包炎可分为尿毒症性和透析相关性；前者已较少见，后者的临床表现与一般心包炎相似，心包积液多为血性。

5. 血管钙化和动脉粥样硬化　由于高磷血症、钙分布异常和"血管保护性蛋白"（如胎球蛋白 A）缺乏而引起的血管钙化，在慢性肾衰竭心血管病变中起着重要作用。

（四）呼吸系统症状

体液过多或酸中毒时均可出现气短、气促，严重酸中毒可致呼吸深长。体液过多、心功能不全可引起肺水肿或胸腔积液。由尿毒症毒素诱发的肺泡毛细血管渗透性增加、肺充血，可引起"尿毒症肺水肿"，此时 X 线检查可出现"蝴蝶翼"征。

（五）胃肠道症状

主要表现有食欲不振、恶心、呕吐、口腔有尿味。消化道出血也较常见，发生率比正常人明显增多，多是由胃黏膜糜烂或消化性溃疡所致。

（六）血液系统

表现主要为肾性贫血和出血倾向。多数患者均有轻、中度贫血，主要由肾组织分泌促红细胞生成素减少所致，故称为肾性贫血；同时伴有缺铁、营养不良、出血等因素，可加重贫血程度。晚期肾衰竭患者有出血倾向，多与血小板功能降低有关，部分患者也可有凝血因子Ⅷ缺乏。有轻度出血倾向者可出现皮下或黏膜出血点、瘀斑，重者则可发生胃肠道出血、脑出血等。

（七）神经肌肉系统症状

早期可有疲乏、失眠、注意力不集中，其后会出现性格改变、抑郁、记忆力减退、判断力降低。尿毒症时常有反应淡漠、谵妄、惊厥、幻觉、昏迷、精神异常等表现，即"尿毒症脑病"。周围神经病变也很常见，以感觉神经障碍为著，最常见的是肢端袜套样分布的感觉丧失，也可有肢体麻木、烧灼感、疼痛感、深反射迟钝或消失，并可有神经、肌肉兴奋性增加（如肌肉震颤、痉挛、不宁腿综合征），以及肌萎缩、肌无力等。初次透析患者可发生透析失衡综合征，表现为恶心、呕吐、头痛，重者可出现惊厥。

（八）内分泌系统

功能紊乱主要表现有：①肾脏本身内分泌功能紊乱：如 1，25-（OH）$_2$D$_3$、促红细胞生成素不足和肾内肾素－血管紧张素Ⅱ过多；②糖耐量异常和胰岛素抵抗：与骨骼肌及外周器官糖吸收能力下降、酸中毒、肾脏降解小分子物质能力下降有关；③下丘脑－垂体分泌功能紊乱：催乳素、促黑色素激素、促黄体生成激素、促肾上腺皮质激素等水平升高；④外周内分泌腺功能紊乱：大多数患者均有继发性甲状旁腺功能亢进（血 PTH 升高），部分患者（约 1/4）有轻度甲状腺素水平降低；其他如性腺功能减退等，也相当常见。

（九）骨骼病变

慢性肾脏病患者存在钙、磷等矿物质代谢及内分泌功能紊乱〔如 PTH 升高，1，25-（OH）$_2$D$_3$ 不足等〕，导致矿物质异常、骨病、血管钙化等临床综合征，称之为慢性肾脏病－矿物质和骨异常（CKD-mineral and bone disorder，CKD-MBD）。慢性肾脏病出现的骨矿化和代谢异常称为肾性骨营养不良，包括高转化性骨病、低转化性骨病（包括骨软化症和骨再生不良）和混合性骨病，以高转化性骨病最多见。在透析前患者中骨骼 X 线发现异常者约 35%，而出现骨痛、行走不便和自发性骨折相当少见（少于 10%）。

高转化性骨病主要由 PTH 过高引起。骨再生不良主要与血 PTH 浓度相对偏低、某些成骨因子不足而不能维持骨的再生有关。骨软化症主要由于骨化三醇不足或铝中毒引起骨组织钙化障碍。透析相关性淀粉样变骨病只发生于透析多年后，可能是 β_2 微球蛋白淀粉样变沉积于骨所致。

二、辅助检查

（一）血常规检查

有助于判断患者是否存在贫血、感染或凝血功能障碍。慢性肾脏病早期血常规可正常或仅有轻度贫血。

（二）尿液检查

1. 尿量　一般正常，但尿中溶质排出减少。

2. 尿比重和渗透压　一般低于正常，晨尿尿比重 < 1.018，尿渗透压 $< 450\ mmol/L$。尿毒症期可出现等比重尿和等渗尿。

3. 尿蛋白测定　白蛋白尿水平因原发病不同而异，推荐采用尿白蛋白∕肌酐比值评价白蛋白尿程度。慢性肾脏病患者可见程度不等的蛋白尿，部分患者还可出现大量蛋白尿（尿蛋白定量 $> 3.5\ g/24\ h$）。

4. 尿沉渣　慢性肾脏病患者可见不同程度的红细胞和颗粒管型；肾小管间质性疾病、合并尿路感染者尿中白细胞增多；蜡样管型的出现标志着肾衰竭进展至严重阶段。

（三）肾功能检查

GFR、血肌酐、内生肌酐清除率等指标有助于判断患者肾功能损害的程度。多数患者可有较长时间的肾功能稳定期，疾病晚期则出现尿浓缩功能减退，内生肌酐清除率下降、血肌酐升高。

（四）血清蛋白

血液生化及其他检查血清蛋白水平降低，特别白蛋白水平低下。肾功能不全晚期血清钙、碳酸氢盐水平降低；血清磷水平升高、高转化性骨病患者血清碱性磷酸酶水平升高。

（五）B 超检查

主要包括肾脏及膀胱的超声检查，是目前应用较为广泛和简便的泌尿系统检查方法，它能检测肾脏大小及对称性，区别肾实质性疾病、肾血管性疾病及梗阻性肾病等。肾脏体积增大提示糖尿病、HIV 相关性肾病或浸润性疾病（如淀粉样变性）可能；肾脏体积缩小，尤其是肾皮质萎缩，提示慢性肾小球肾炎或间质性肾炎；若双侧肾脏大小不一，尤其是高血压患者，应考虑肾动脉硬化可能。

（六）肾活检（肾穿刺活检术）

肾穿刺活检术是采用特殊细小穿刺针经皮肤刺入肾脏中取出一小条组织，通过电子显微技术、HE 染色技术、特殊染色技术、免疫荧光技术等一系列病理技术方法，再结合肾小球、肾小管、肾间质及肾内小血管的病变特征加以分析和诊断。但是双肾萎缩、孤立肾是肾穿刺活检的禁忌证。

（七）肾功能测定

多数患者急性期有轻度肾小球滤过率下降，血尿素氮和肌酐浓度在正常上限，肾血流量正常。极少数 GFR 严重下降，出现尿毒症、高血钾表现。

三、诊断标准

慢性肾脏病诊断主要依据 2012 年 KDIGO 标准。

（1）肾脏损伤（肾脏结构或功能异常），可表现为以下任何一条：①白蛋白尿［尿白蛋白排泄率 ≥ 30 mg/24 小时或尿白蛋白/肌酐比值 ≥ 3 mg/mmol（30 mg/g）］；②尿沉渣异常（血尿、红细胞管型等）；③肾小管相关病变；④肾脏病理检查异常；⑤影像学所见肾结构异常；⑥肾移植病史。

（2）GFR 下降，GFR < 60 mL/（min·1.73 m^2）> 3 个月。

【鉴别诊断】

（1）急性肾损伤多有肾前性、外伤或既往梗阻性肾病病史，主要临床表现为疼痛、血尿、腰腹部肿块、发热和休克等，影像学检查可见肾脏增大，经积极治疗后，肾功能很快可恢复正常。

（2）慢性肾衰竭有时可发生急性加重或伴发急性肾损伤，如慢性肾衰本身较重，或病程加重过程未能反映急性肾损伤的演变特点，称为慢性肾衰急性加重。如果慢性肾衰较轻，而急性肾损伤相对突出，且其病程发展符合急性肾损伤演变过程，可称为慢性肾衰基础上急性肾损伤，处理原则基本与急性肾损伤相同。

【西医治疗】

一、积极治疗原发病

CKD 病因多样，包括各种原发性肾小球疾病、继发性肾小球疾病、肾小管间质疾病、肾血管疾病、遗传性疾病等，其中原发性肾小球疾病、糖尿病肾病、高血压肾损害是三大主要病因。有效治疗原发病，可阻抑或延缓 CKD 的进展。

二、避免和纠正 CKD 进展的危险因素

包括避免 CKD 急性恶化的危险因素和减少 CKD 渐进性发展的危险因素。急性恶化的危险因素主要有：肾脏基础疾病未能控制和急性加重、血容量不足（低血压、脱水、大出血和休克等）、肾脏局部血供急剧减少、各种感染、尿路梗阻、使用肾毒性药物、严重高血压未能控制、其他器官功能衰竭（如心力衰竭和严重心律失常、严重肝衰竭）等。渐进性发展的危险因素主要有：高血糖、高血压、蛋白尿、低蛋白血症、贫血、老年、高脂血症、肥胖、营养不良、吸烟等。

1. 严格控制血压目标　CKD 患者无论是否伴有糖尿病，若尿白蛋白/肌酐 < 30 mg/g，建议控制血压 < 140/90 mmHg；若尿白蛋白/斜线肌酐 ≥ 30 mg/g，建议控制血压 < 130/80 mmHg。

如果尿蛋白 ≥ 1 g/24 h，则目标血压应更低。2014 年成人高血压管理指南提出 ≥ 60 岁的老年人，血压应控制在 150/90 mmHg 以内；< 60 岁的患者或合并糖尿病或慢性肾脏病，血压应控制在 140/90 mmHg 以内；超过上述者应开始降压。

降压措施包括生活方式的调整（强调低盐饮食）和降压药物同时启用。合并肾脏病

的高血压患者，降压药首选血管紧张素转换酶抑制剂（ACEI）或者血管紧张素受体阻滞剂（ARB），也可选用钙通道阻滞剂和噻嗪类利尿剂。ACEI类和ARB除具有良好降压作用，还有减低肾小球高滤过和减轻尿蛋白作用，使用时应注意：①单用ACEI或ARB降压不能达标时，可联合应用钙拮抗剂或其他降压药物，但一般情况下ACEI和ARB两者不宜联合应用。②对老年或肾衰竭患者，使用ACEI或ARB时，需密切观察血肌酐和血钾的变化。③ $SCr > 256\ \mu mol/L$ 时宜慎用ACEI类和ARB。④使用ACEI或ARB后，Scr值无变化或轻度升高（升高幅度 $< 30\%$）可继续使用；若用药2周内Scr上升 $> 30\%$，提示肾动脉狭窄或脱水、肾病综合征伴有效血容量不足、左心衰竭致心搏出量减少等情况；此时宜停止使用ACEI或ARB，并积极寻找Scr升高的原因；若能及时纠正其原因并使Scr降至用药前水平，则可继续使用这类药物，否则不宜继续使用。

2.控制血糖 糖尿病肾病是导致CKD的重要原发病，严格控制血糖可减轻糖尿病肾病的发展。CKD患者糖化血红蛋白（HbA1c）的靶目标 $< 7\%$；但对于老年人、情绪抑郁或低血糖倾向的患者，应适当放宽标准至HbA1c在 $7\% \sim 8\%$。

3.降低蛋白尿 将患者尿蛋白控制在 $< 0.5\ g/d$，可改善CKD长期预后。KDIGO指南推荐，若尿蛋白水平 $> 30\ mg/24\ h$，合并糖尿病的CKD患者可单用一种ACEI或ARB药物；若尿白蛋白水平 $> 300\ mg/24\ h$，无论是否合并糖尿病，均推荐采用ARB或ACEI药物降低尿蛋白。

4.调节血脂 调脂治疗可预防CKD患者心血管疾病的高发生率及高病死率，可减慢蛋白尿患者肾功能损伤的进展。推荐采用他汀类药物降低低密度脂蛋白胆固醇、非诺贝特类药物降低甘油三酯水平。

5.饮食控制 ①盐摄入：低盐饮食，如无其他禁忌，推荐CKD成人每日钠摄入 $<2\ g$（相当于盐 $< 5\ g$）。②蛋白摄入：CKD患者蛋白摄入量一般控制在 $0.6 \sim 0.8\ g/（kg \cdot d）$，以满足基本生理需求。③磷摄入：一般应 $< 800\ mg/d$；对严重高磷血症患者，还应同时给予磷结合剂。④钾摄入：当 $GFR < 25\ mL/（min \cdot 1.73\ m^2）$ 时，应限制钾的摄入（一般为 $1.5 \sim 2\ g/d$）；当 $GFR < 10\ mL/（min \cdot 1.73\ m^2）$ 或血清钾 $> 5.5\ mmol/L$ 时，则严格限制钾的摄入（ $< 1\ g/d$）。

6.其他 包括改善生活方式，如戒烟、控制体重、有氧运动等。

三、防治并发症

1.纠正酸中毒 代谢性酸中毒（MA）是CKD的常见并发症，处理措施为补充碳酸氢钠。阴离子间隙（AG）正常或轻度增高的MA，其酸中毒主要因为 HCO_3^- 的净丢失所致，故需要补充碳酸氢钠，使血pH恢复正常。AG明显增高的MA，需排除乳酸和酮体所致的MA（可代谢生成 HCO_3^-，补碱可诱发不良反应），首先宜积极治疗原发病。一般情况下，血pH > 7.2 时，建议口服碳酸氢钠；pH < 7.2 时应静脉滴注碳酸氢钠；必要时行血液透析治疗，透析是纠正MA最有效的方法。MA合并低钙血症的患者，补充碳酸氢钠纠正酸中毒时，要及时补充钙以免游离钙向结合钙转移诱发低钙性抽搐。

2.纠正贫血 CKD患者如排除缺铁等其他因素，若间隔2周或者以上连续2次血红蛋白（Hb）检测值均 < 110 g/L，开始应用重组人促红细胞生成素治疗。同时评估体内是否缺铁，如需补铁，可优先考虑静脉补充蔗糖铁。靶目标在 110~130 g/L。

3. 纠正矿物质和脂代谢异常　建议在 CKD 患者初诊时至少检测一次血钙、磷、甲状旁腺素、碱性磷酸酶活性。CKD 早期可限制磷摄入，靶目标值为全段甲状旁腺激素（iPTH）35~70 ng/L，血钙 2.1~2.55 mmol/L，血磷 0.87~1.48 mmol/L；CKD 中期应用骨化三醇或帕立骨化醇等活性维生素 D 制剂及磷结合剂，靶目标值为 iPTH 70~110 ng/L；CKD 晚期，应用骨化醇/维生素 D 衍生物/钙敏感受体激动剂，必要时可考虑甲状旁腺切除，靶目标值为 iPTH 150~300 ng/L，血钙 2.1~2.37 mmol/L，血磷 1.13~1.77 mmol/L。

4. 防治心血管疾病（CVD）　CVD 是影响 CKD 患者预后的主要因素，CKD 患者是 CVD 的极高危人群。随着肾功能的减退，CVD 发生率明显升高。CKD 患者的 CVD 主要表现两大类：一类是心肌疾病，包括向心性左心室肥厚（LVH）和远心性 LVH；另一类是动脉血管疾病，包括动脉粥样硬化和小动脉硬化。两类 CVD 均可导致缺血性心脏病、慢性心衰、脑血管病变和外周血管病变等表现。应及时预防 CKD 发生 CVD，主要是干预各种 CVD 的危险因素，具体包括降压、调脂、纠正贫血、抗炎、改善钙磷代谢、抗血小板等治疗。

5. 防治水钠代谢紊乱　防治水钠潴留，需适当限制钠摄入量。水肿严重者可适当应用袢利尿剂，如呋塞米、托拉塞米等。必要时行血液净化治疗。

6. 防治高钾血症　CKD 患者应避免食用钾含量高的食物和水果；避免使用含钾高或减少尿钾排泄的药物。一旦出现高钾血症，宜根据情况，用氯化钙或葡萄糖酸钙拮抗钾的毒性，用碳酸氢钠等碱性药物或葡萄糖促进钾转移，用降血钾树脂或排钾利尿药促进钾的排泄，如药物治疗无效，及时进行血液净化治疗纠正高钾血症。

四、防治感染

平时应注意预防各种病原体感染，抗生素的选择和应用原则与一般感染相同，但剂量需根据 GFR 水平调整。在疗效相近情况下应选用肾毒性最小的药物。

五、口服吸附疗法和导泻疗法

口服氧化淀粉、活性炭制剂或大黄制剂等均是通过胃肠道途径增加毒素的排出。这些疗法主要用于透析前患者，对减轻氮质血症起到一定辅助作用，但不能依赖这些疗法作为治疗的主要手段，同时需注意并发营养不良，加重电解质紊乱、酸碱平衡紊乱的可能。

六、肾脏替代治疗

GFR < 10 mL/min 并有明显尿毒症表现，应进行肾脏替代治疗。糖尿病肾病患者，可适当提前至 GFR < 10~15 mL/min，肾脏替代治疗包括以下三种。

（1）肾移植手术是将来自供体的肾脏通过手术植入受者体内，从而恢复肾脏功能，是最佳替代治疗方式，但手术费用高，肾源不好匹配且术后易出现排异反应，移植后需长期使用免疫抑制剂。

（2）血液透析是在体外将血液净化，需建立血管通路使血流达到透析所需的流量。治疗后可能出现出血／空气栓塞、高血压、低血压等并发症。

（3）腹膜透析简称腹透，利用患者自身的腹膜作为透析膜，通过向腹腔内灌注透析液，实现血液与透析液之间的溶质交换，从而清除体内代谢废物、维持电解质和酸碱平衡。操作相对简单、方便，但治疗后易出现腹膜炎、蛋白营养不良等并发症。

【中医治疗】

一、中医辨证施治

（一）正虚诸证

1.脾肾气虚证

临床表现：倦怠乏力，气短懒言，食少纳呆，腰酸膝软，脘腹胀满，大便不实，口淡不渴，舌淡有齿痕，脉沉细。

病机：先天不足，后天失养，劳累过度或饮食不节，导致脾肾气虚，脾气虚不能运化则水湿内聚或外溢；肾气亏虚，失于蒸腾气化，或失于固摄。

治法：益气健脾强肾。

处方：六君子汤加减。党参、白术、茯苓、陈皮、法半夏、炙甘草、薏苡仁、六月雪。

加减：气虚较甚，加人参、黄芪；纳呆食少，加焦山楂、炒谷麦芽；伴肾阳虚，加肉桂、附子（先煎）、续断、巴戟天、菟丝子；易感冒，合用玉屏风散加减以益气固表。

2.脾肾阳虚证

临床表现：畏寒肢冷，倦怠乏力，气短懒言，食少纳呆，腰酸膝软，腰部冷痛，脘腹胀满，大便不实，夜尿清长，舌淡有齿痕，脉沉弱。

病机：素体阳虚，或久病脾肾俱受损，或过用苦寒，导致脾肾阳虚，脾阳虚不能运化水湿，肾阳虚则水液失主。

治法：温补脾肾，振奋阳气。

处方：济生肾气丸加减。附子（先煎）、肉桂、熟地黄、山茱萸、山药、泽泻、牡丹皮、茯苓、车前子、牛膝。

加减：脾阳虚弱、脾胃虚寒甚，可选用理中汤；痰湿阻滞而伴见泛恶，可选用理中化痰丸；脾胃阳虚、胃脘冷痛，可选用小建中汤；脾阳虚弱、脾虚生湿、水湿溢于肌肤而见水肿，可选用黄芪建中汤和五苓散加减；以肾阳虚为主，可选用右归饮加减。

3.气阴两虚证

临床表现：倦怠乏力，腰酸膝软，口干咽燥，五心烦热，夜尿清长，舌淡有齿痕，脉沉细。

病机：素体气阴两虚，或病久气虚，由气及阴，气阴俱亏。

治法：益气养阴。

处方：参芪地黄汤加减。人参（单煎）、黄芪、熟地黄、山药、山茱萸、茯苓、牡丹皮、泽泻、枸杞子、当归、陈皮、紫河车粉（冲服）。

加减：脾气虚为主，见面色少华、纳呆腹满、大便溏薄，可用健脾丸或香砂六君子丸；偏于肾气虚，见腰膝酸软、小便清长甚，可配服金匮肾气丸；脾阴不足明显、口干唇燥、消谷善饥，可用玉女煎加减；肾阴不足为主，表现为五心烦热、盗汗或小便黄赤，可服知柏地黄丸；气阴不足明显、心慌气短，可加生脉散。

4. 肝肾阴虚证

临床表现：头晕，头痛腰酸膝软，口干咽燥，五心烦热，大便干结，尿少色黄，舌淡红少苔，脉沉细或弦细。

病机：年老体衰，肝肾亏虚，或病久耗伤肝肾之阴，导致肝肾阴虚。

治法：滋补肝肾。

处方：六味地黄汤合二至丸加减。熟地黄、山茱萸、山药、泽泻、茯苓、牡丹皮、女贞子、旱莲草、白芍。

加减：遗精、盗汗，加煅牡蛎（先煎）、煅龙骨（先煎）；头晕头痛、心烦易怒，可改用杞菊地黄汤合天麻钩藤饮。

5. 阴阳两虚证

临床表现：畏寒肢冷，五心烦热，口干咽燥，腰酸膝软，夜尿清长，大便干结，舌淡有齿痕，脉沉细。

病机：年高体衰，或生育不节，房劳过度，或久病阴损及阳，致阴阳两虚。

治法：阴阳双补。

处方：金匮肾气丸加减。熟地黄、山药、山茱萸、泽泻、茯苓、牡丹皮、肉桂（另焗）、附子（先煎）、淫羊藿、菟丝子。

加减：阴阳两虚，伴浊闭清窍，心神不明，或中风失语，可用地黄饮子加减；脾气虚弱，可用防己黄芪汤；肾阳偏虚，可用济生肾气汤；兼湿热，合八正散加减；兼湿浊者，合藿香正气丸加减；兼血瘀者，合桃红四物汤加减；兼水气者，合实脾饮加减；兼风动者，合天麻。

（二）邪实诸证

1. 湿浊证　症见恶心呕吐，纳呆腹胀，身重困倦，舌苔厚腻。可选用药物：法半夏、砂仁（后下）、藿香。

2. 湿热证　症见恶心呕吐，身重困倦，食少纳呆，口干口苦，脘腹胀满，口中黏腻，舌苔黄腻。可选用药物：石韦、土茯苓、酒大黄。

3. 水气证　症见全身水肿、心悸、气促，甚则不能平卧。可选用药物：猪苓、茯苓皮。

4. 血瘀证　症见肌肤甲错、皮下瘀斑、舌质暗。可选用药物：丹参、桃仁、田七（冲服）。

5. 浊毒证　症见恶心呕吐、口有氨味、纳呆、皮肤瘙痒、尿量少。可选用药物：大黄（后下）、崩大碗（积雪草）。

二、中成药处方

1. 尿毒清颗粒　主要成分：黄芪、党参、制何首乌、生大黄、白术、茯苓、车前草、姜半夏、川芎、丹参等。具有健脾利湿、通腑降浊、活血化瘀功能，用于慢性肾衰竭、氮质血症期和尿毒症早期、中医辨证属脾虚湿浊证和脾虚血瘀者，可降低肌酐、尿素氮，稳定肾功能，延缓透析时间。对改善肾性贫血，提高血钙、降低血磷也有一定的作用。用法：口服，每日4次，6时、12时、18时各服1袋，22时服2袋，每日最大服用量8袋，也可另定服药时间，两次服药间隔勿超过8小时，糖尿病患者可选用无糖型制剂。忌与氧化淀粉等化学吸附剂合用。

2. 肾衰宁片　主要成分：太子参、黄连、半夏（制）、陈皮、茯苓、大黄、丹参、牛膝、红花、甘草。具有益气健脾、活血化瘀、通腹泄浊之功能。用于脾失运化、瘀浊阻滞、升降失调所引起的腰痛疲倦、面色萎黄、恶心呕吐、食欲不振、小便不利、大便黏滞及多种原因引起的慢性肾功能不全见上述证候者。用法：口服，一次4~6片，一天3~4次，45天为1个疗程，小儿酌减。孕妇禁用，有出血倾向者禁用。以下情况患者慎用：脾胃虚寒、服药前大便次数超过4次、高钾血症、哺乳期及月经期妇女。本品处方含半夏，根据中医十八反十九畏，慎与乌头碱类药物合用或遵医嘱，不建议与其他含大黄制剂同用。

3. 肾康栓　主要成分：大黄、黄芪、丹参、红花。具有降逆泄浊、益气活血之功能。用于慢性肾炎、慢性肾盂肾炎、高血压肾病所致的慢性肾功能不全失代偿期和肾衰竭期中医辨证属湿浊血瘀证者，症见恶心呕吐、面色晦暗、身重困倦、腰痛、口中黏腻、腹胀、纳呆、肌肤甲错、肢体麻木等。用法：在一般治疗的基础上，以本品直肠给药。戴上一次性手套，用食指将栓塞入肛门内2cm以上。一日5粒，分4次使用，早、中、晚各1粒，睡前2粒，8周为1个疗程。肛周、直肠重度疾病者禁用。妊娠期妇女或哺乳期妇女及对本药过敏者禁用。

4. 百令胶囊　主要成分：发酵冬虫夏草菌粉。具有补肺肾、益精气之功效。用于慢性肾功能不全的辅助治疗。用法：口服，一次4粒，一日3次，8周为1个疗程。

5. 金水宝胶囊　主要成分：发酵虫草菌粉。具有补益肺肾、秘精益气之功效。用于肺肾两虚、精气不足、神疲乏力、不寐健忘、腰膝酸软、月经不调、阳痿早泄、慢性肾功能不全见上述证候者。用法：口服，一次6粒，一日3次，或遵医嘱。

三、针灸及其他疗法

1. 针灸疗法

治法：清热化湿、利水通淋、补益脾肾、通调气机。

主穴：中极、膀胱俞、三阴交、阴陵泉。

脾肾亏虚型，配肾俞、脾俞、关元、中极、足三里、三阴交；下焦瘀滞型，配肾俞、气海、曲泉、太冲、委中；尿中带血者，加血海；尿浊者，加太溪；恶心者，加内关。

2.其他疗法

（1）皮肤针：叩刺三阴交、曲泉、关元、曲骨、归来、水道、腹股沟部、第三腰椎至第四骶椎夹脊，以皮肤红润为度，隔日1次。

（2）耳针：取膀胱、肾、交感、肾上腺，毫针强刺激，或选用王不留行在上述穴位按压，每天3次，每次20分钟。

【用药说明及治疗注意事项】

（1）注意药物对肾脏的毒性，一些常使用的药物具有肾毒性，可能加速慢性肾脏病的进展，或直接导致急性肾损伤。

（2）注意肾脏对药物排泄的影响，许多药物或者其代谢产物从肾脏分泌，肾功能下降后对药物的清除能力下降，可能导致药物在体内蓄积、中毒，并引起一系列的并发症。尽量选择非肾脏排泄或双通道途径排泄的药物。

（3）医生对慢性肾脏病患者用药和调整药物剂量时，应考虑GFR水平；而慢性肾脏病患者自己用药前，包括非处方药、保健品或蛋白营养品，应咨询医生或药师意见。定期复查血常规、肝肾功能、电解质等指标，根据病情及检查结果调整治疗方案。

（4）当GFR < 60 mL/min，同时有急性肾损伤风险情况下，应暂停应用有肾毒性和经肾脏排泄的药物，如非甾体类消炎药、造影剂、金属络合剂、肿瘤化疗药等，如需使用，需权衡利弊，在医生指导下用药。

（5）肾功能下降不能成为不使用化疗药物的理由，但是，应根据GFR调整化疗药的剂量。

（6）慢性肾脏病患者使用抗生素需根据患者GFR水平调整剂量。

（7）所使用药物不与正在使用的药物发生相互作用而产生不良反应。

（8）具有肾毒性的中草药慎用甚至禁用：如关木通、广（木）防己、青木香、马兜铃、草乌、益母草、苍耳子、鱼胆、苦楝皮、土贝母、土荆芥等。

（9）中成药如肾衰宁片、尿毒清颗粒等含有活血化瘀药物，出血者需慎用甚至禁用。

【预防与康复指导】

（1）慢性肾脏病患者要加强护理，注意饮食调理和疾病监测，并遵医嘱定期复查。科学有效地护理，有利于延缓疾病的进展，减少并发症的发生。包括心理护理、用药护理、生活管理、饮食调理等方面。

（2）嘱患者注意气候变化，避免感冒、戒烟酒、避免有害气体、灰尘、花粉吸入，饮食忌海腥鱼虾、辛辣、刺激、生冷、肥腻食品，避免过度劳累和情志刺激，做适当的体育锻炼，增强体质。

（刘　颖　陈昱文　彭佳佳　蒋玲玲　王　艳　岳丽红　邱琳琳）

【参考文献】

［1］中华中医药学会急性肾小球肾炎诊疗指南.中国中医药现代远程教育［J］.2011，9（9）：128-129.

［2］陈灏珠.实用内科学［M］.14版.北京：人民卫生出版社，2014.

［3］中华医学会泌尿外科学分会.中国泌尿外科疾病诊断治疗指南·尿石症诊断治疗指南［S］.北京：人民卫生出版社，2014：129.

［4］中华中医药学会.中医外科常见病诊疗指南·中医尿石症诊疗指南［S］.北京：中国中医药出版社，2012：46-48.

［5］郑筱萸.中药新药临床研究指导原则（试行）［M］.北京：中国医药科技出版社，2002.

第九章

血液系统疾病

第一节　缺铁性贫血

【概述】

一、西医定义

当机体对铁的需求与供给失衡，导致体内贮存铁耗尽（iron depletion，ID），继之红细胞内铁缺乏（iron deficient erythropoiesis，IDE），最终引起缺铁性贫血（iron deficient anemia，IDA）。IDA 是铁缺乏症（包括 ID、IDE 和 IDA）的最终阶段，表现为缺铁引起的小细胞低色素性贫血及其他异常。缺铁和铁利用障碍影响血红素合成，故有学者称该类贫血为血红素合成异常性贫血。据病因可将其分为铁摄入不足（婴幼儿辅食添加不足、青少年偏食等）、需求量增加（孕妇）、吸收不良（胃肠道疾病）、转运障碍（无转铁蛋白血症、肝病、慢性炎症）、丢失过多（妇女月经量增多、痔疮出血等各种失血）及利用障碍（铁粒幼细胞贫血、铅中毒、慢性病性贫血）等类型。

二、中医认识

本病多表现为疲乏无力、头晕眼花、面色苍白、心悸气短等虚损症状。根据其证候分析，缺铁性贫血当归属于中医学的"虚损""萎黄""黄胖""虚劳"等病证的范畴。如《临证要诀·五疸证治》有云："诸失血后，多令面黄"。在国家标准的《中医诊疗术语》的病名中，"血劳"与缺铁性贫血相对应。本病的发生多与饮食不节、失血过多、久病体虚、虫积、瘀血内阻有关。脾胃虚弱是本病的病机关键。因胃主受纳，脾为后天之本，脾胃为气血生化之源。早在《黄帝内经》中即有"中焦受气取汁，变化而赤，是谓血"的记载。若脾胃功能健旺，即使有少量失血，也能通过脾胃生化而生血，使血得到及时的补充。上述的各种病因，均可导致脾胃功能受损，脾胃虚弱。脾胃虚弱，一方面胃不能受纳腐熟水谷，为脾的运化做准备，脾虚不能为胃行其津液，水谷化生乏源；另一方面脾不升清，胃不降浊，脾胃功能失调，使化生的精微物质不能运转。最终导致气血生化乏源而发展成为本病。本病一般以虚为本，临床亦以虚证居多，但虫积所致者可表现为虚实夹杂。病久生瘀，或因瘀致虚，同属虚实夹杂之证。故健脾益气生血是主要治法。因脾为后天之本，气血生化之源，脾健则气血化源充足。"气为血之帅，血为气之母"，血虚均伴有不同程度的气虚，故补血不宜单用补血药，而应当配伍补气药，以达益气生血的目的。"精血同源"，肾精不足，不能化气生血，故本病或可以温补脾肾为治法。并酌加含铁量较高的中药，如皂矾制剂等。

【诊断依据】

一、临床表现

1. 缺铁原发病表现　如消化性溃疡、肿瘤或痔疮导致的黑便、血便或腹部不适，肠道寄生虫感染导致的腹痛或大便性状改变，妇女月经过多；肿瘤性疾病的消瘦；血管内溶血导致的血红蛋白尿等。

2. 贫血表现　常见症状为乏力、易倦、头晕、头痛、眼花、耳鸣、心悸、气短、食欲缺乏、面色苍白或萎黄、心率增快等。

3. 组织缺铁表现　精神行为异常：如烦躁、易怒、注意力分散、异食癖，体力、耐力下降，易感染；儿童生长发育迟缓、智力低下；口腔炎、舌炎、舌乳头萎缩、口角皲裂、吞咽困难；毛发干枯、脱落，皮肤干燥、皱缩；指（趾）甲缺乏光泽、脆薄易裂，重者指（趾）甲变平，甚至凹下呈勺状（匙状甲）。

二、辅助检查

1. 血常规呈小细胞低色素性贫血　平均红细胞体积（mean corpuscular volume, MCV）低于 80 fl，平均红细胞血红蛋白量（mean corpuscular hemoglobin, MCH）小于 27 pg，平均红细胞血红蛋白浓度（mean corpuscular hemoglobin concentration, MCHC）小于 32%。血片中可见红细胞体积变小、中央淡染区扩大。网织红细胞计数多正常或轻度增高。白细胞和血小板计数可正常或减低，也有部分患者血小板计数升高。

2. 骨髓象增生活跃或明显活跃　以红系增生为主，粒系、巨核系无明显异常；红系中以中、晚幼红细胞为主，其体积小、核染色质致密、胞浆少、边缘不整齐，有血红蛋白形成不良的表现，即所谓的"核老浆幼"现象。

3. 铁代谢　血清铁低于 8.95 μmol/L，总铁结合力升高，大于 64.44 μmol/L；转铁蛋白饱和度降低，小于 15%，sTfR 浓度超过 8 mg/L。血清铁蛋白低于 12 μg/L。骨髓涂片用亚铁氰化钾（普鲁士蓝反应）染色后，在骨髓小粒中无深蓝色的含铁血黄素颗粒；在幼红细胞内铁小粒减少或消失，铁粒幼细胞少于 15%。

4. 红细胞内卟啉代谢　FEP > 0.9 μmol/L（全血），ZPP > 0.96 μmol/L（全血），FEP/Hb > 4.5 μg/g Hb。

5. 血清转铁蛋白受体测定　sTfR 测定是迄今反映缺铁性红细胞生成的最佳指标，一般 sTfR 浓度 > 26.5 nmol/L（2.25 μg/mL）可诊断缺铁。

三、诊断标准

1. ID　①血清铁蛋白 < 12 μg/L；②骨髓铁染色显示骨髓小粒可染铁消失，铁粒幼细胞少于 15%；③血红蛋白及血清铁等指标尚正常。

2. IDE　①ID 的①+②；②转铁蛋白饱和度 < 15%；③ FEP/Hb > 4.5 μg/g Hb；④血红蛋白尚正常。

3. IDA　①IDE 的①+②+③；②小细胞低色素性贫血：男性 Hb < 120 g/L，女性 Hb < 110 g/L，孕妇 Hb < 100 g/L；MCV < 80 fl，MCH < 27 pg，MCHC < 32%。

4. 病因诊断　IDA 仅是一种临床表现，其背后往往隐藏着其他疾病。只有明确病因，IDA 才可能根治；有时缺铁的病因比贫血本身更为严重。如胃肠道恶性肿瘤伴慢性失血或胃癌术后残胃癌所致的 IDA，应多次检查大便潜血，必要时做胃肠道 X 线或内镜检查；月经过多的妇女应检查有无妇科疾病。

【鉴别诊断】

一、铁粒幼细胞贫血

铁粒幼细胞贫血是遗传或不明原因导致的红细胞铁利用障碍性贫血。表现为小细胞性贫血，骨髓小粒含铁血黄素颗粒增多、但血清铁蛋白浓度增高、铁粒幼细胞增多，并出现环形铁粒幼细胞。血清铁和铁饱和度增高，总铁结合力不低。

二、珠蛋白生成障碍性贫血

珠蛋白生成障碍性贫血原名地中海贫血，有家族史，有溶血表现。血片中可见多量靶形红细胞，并有珠蛋白肽链合成数量异常的证据，如胎儿血红蛋白或血红蛋白 A2 增高，出现血红蛋白 H 包涵体等。血清铁蛋白、骨髓可染铁、血清铁和铁饱和度不低且常增高。

三、慢性炎症、感染或肿瘤等引起的铁代谢异常性贫血

其发病机制包括体内铁代谢异常、骨髓对贫血的代偿不足、红细胞寿命缩短等。贫血为小细胞性。贮铁（血清铁蛋白和骨髓小粒含铁血黄素）增多。血清铁、血清铁饱和度、总铁结合力减低。

四、转铁蛋白缺乏症

转铁蛋白缺乏症系常染色体隐性遗传所致（先天性）或严重肝病、肿瘤继发（获得性）。表现为小细胞低色素性贫血。血清铁、总铁结合力、血清铁蛋白及骨髓含铁血黄素均明显降低。先天性者幼儿时发病，伴发育不良和多脏器功能受累。获得性者有原发病的表现。

【西医治疗】

治疗 IDA 的原则是：根除病因；补足贮铁。

一、病因治疗

应尽可能地去除导致缺铁的病因。如婴幼儿、青少年和妊娠妇女营养不足引起的 IDA，应改善饮食；月经过多引起的 IDA 应调理月经；寄生虫感染者应驱虫治疗；恶性

肿瘤者应通过手术或放、化疗治疗原发疾病；消化性溃疡引起者应抑酸护胃治疗等。

二、补铁治疗

治疗性铁剂分为无机铁和有机铁两类。无机铁以硫酸亚铁为代表，有机铁则包括右旋糖酐铁、葡萄糖酸亚铁、山梨醇铁、富马酸亚铁、琥珀酸亚铁和多糖铁复合物等。无机铁剂的不良反应较有机铁剂明显。首选口服铁剂。如硫酸亚铁 0.3 g，每日 3 次；或右旋糖酐铁 50 mg，每日 2~3 次。餐后服用胃肠道反应小且易耐受。应注意，进食谷类、乳类和茶等会抑制铁剂的吸收，鱼、肉类、维生素 C 可加强铁剂的吸收。口服铁剂有效的表现先是外周血网织红细胞增多，高峰在开始服药后 5~10 天，2 周后血红蛋白浓度上升，一般 2 个月左右恢复正常。铁剂治疗应在血红蛋白恢复正常后至少持续 4~6 个月，待铁蛋白正常后停药。若口服铁剂不能耐受或胃肠道正常解剖部位发生改变而影响铁的吸收，可用铁剂肌内注射。右旋糖酐铁是最常用的注射铁剂，首次给药需用 0.5 mL 作为试验剂量，1 小时后无过敏反应可给足量治疗，注射用铁的总需量按公式计算：（需达到的血红蛋白浓度 – 患者的血红蛋白浓度）× 0.33 × 患者体重（kg）。

【中医治疗】

一、中医辨证施治

1. 心脾两虚证

临床表现：疲乏倦怠，面色苍白，头晕目眩，少气懒言，心悸失眠，纳差，舌淡，苔薄，脉濡细。

病机：脾虚运化失职，不能化生气血，心失所养。

治法：补脾养心，益气生血。

处方：归脾汤加减。党参、黄芪、白术、阿胶、甘草、熟地、鸡血藤、当归、木香、陈皮、酸枣仁。

加减：若气虚偏重、气不摄血而见便血或黑便者，可加三七、白及等止血。

2. 肝血亏虚证

临床表现：面白无华或萎黄，眩晕，心悸，失眠，唇色淡，手足发麻，或月经量少、延期，闭经，舌淡，脉细无力。

病机：肝血亏虚，阴血不生，心失气血所养。

治法：养肝补血。

处方：当归补血汤合四物汤加味。熟地、黄芪、当归、白芍、川芎、制首乌、阿胶、砂仁、黄精、鸡血藤。

加减：寐差梦多明显、血不养心者，加酸枣仁、龙齿、茯神等。

3. 脾胃虚弱证

临床表现：面色萎黄，神疲乏力，食少便溏，恶心呕吐，口唇色淡，爪甲无泽，舌质淡，苔薄腻，脉细弱。

病机：脾胃虚弱，运化失司，气血化生无源。

治法：健脾和胃，益气养血。

处方：香砂六君子汤合当归补血汤加减。木香、砂仁、制半夏、陈皮、党参、白术、茯苓、鸡内金、当归。

加减：若脾胃虚弱、运化无力而致食滞者，见脘腹部胀满、嗳气者，加莱菔子、枳实等，或改用枳实导滞丸加减；若脾胃不和而见寐差梦多者，加酸枣仁、茯神等；脾虚生痰、痰浊阻内而恶心呕吐或服用铁剂后出现恶心呕吐者，可参照本型治疗，可加竹茹、生姜以降逆和胃止呕；腹泻便溏者，加薏苡仁、山药以健脾利湿。

4. 脾肾亏虚证

临床表现：面色苍白，畏寒肢冷，腰膝酸软，记忆力减退，神倦耳鸣，久泻久痢，或面浮肢肿，小便不利，舌淡胖，苔白滑，脉沉细。

病机：脾肾亏虚，不能温阳化气，精不化血。

治法：健脾补肾。

处方：右归丸加减。鹿角胶、枸杞子、山萸肉、紫河车、熟地黄、当归、黄精、菟丝子、肉桂、淮山。

加减：纳差腹胀者，加鸡内金、木香、砂仁等和胃化食；面浮肢肿明显者，加泽泻、猪苓利尿消肿；心悸怔忡兼心阳虚者，合苓桂术甘汤。

5. 肝阴不足证

临床表现：头晕目眩，耳鸣，两目干涩，胁肋灼痛，五心烦热，口干咽燥，面部烘热，或见手足蠕动，舌红少津，脉细数。

病机：肝阴不足，肝失阴血充养，虚火内生。

治法：养阴补肝，兼以清热。

处方：补肝汤加味。熟地、当归、白芍、川芎、木瓜、枸杞子、山茱萸、沙参、麦冬、玄参、首乌、阿胶。

加减：失眠多梦，属肝血虚甚，魂不归舍者，加合欢皮、夜交藤、龙齿；兼心悸、气短等气虚证候者，加人参、黄芪；筋骨酸痛或肌肉蠕动，肢体麻木颤抖，属肝血虚久，筋脉失于濡养者，加伸筋草、天麻。

6. 钩虫寄留

临床表现：腹胀，善食易饥，恶心呕吐，或有便溏，嗜食生米、泥土、茶叶等，肢软无力，面色萎黄少华，气短头晕，舌淡，苔白，脉虚弱。

病机：钩虫寄留，脾胃运化失司，气血化生无源。

治法：化湿杀虫，补益气血。

处方：榧子杀虫丸合八珍汤加减。熟地、当归、白芍、川芎、党参、白术、陈皮、阿胶、鸡血藤、炙甘草（煎汤，送服榧子丸）。

加减：若腹胀明显，可加厚朴、木香、砂仁等理气和胃之品。

7. 瘀血内阻证

临床表现：面色黧黑，或晦暗少华，胁下痞，或内积聚，头晕，疲乏，梦多，舌质暗淡，边有瘀斑或瘀点，脉细涩。

病机：瘀血内阻，新血不生。

治法：活血化瘀，祛瘀生新。

处方：桃红四物汤加味。桃仁、红花、川芎、当归、赤芍、熟地、鸡血藤、益母草、三七、甘草。

加减：腹胀腹痛明显兼气机阻滞者，改赤芍为白芍加木香、枳壳、蒲黄、五灵脂。

二、中成药处方

1. 驴胶补血颗粒 口服，每次 20 g，每日 2 次，适用于血虚者。

2. 归脾丸 口服，每次 9 g，每日 2 次，适用于气血两虚者。

3. 健脾生血颗粒 口服，每次 3 g，每日 3 次，适用于脾胃虚弱者。

4. 生血宝 口服，每次 15 mL，每日 3 次，适用于脾胃虚弱者。

三、中药食疗

1. 下列食疗方可供选用

（1）龙眼花生汤：龙眼肉 15 g，生花生（连红衣）25 g。加水至 400 mL，煎煮。吃花生，喝汤。每日 1 剂。

（2）红枣木耳汤：红枣 15 枚，黑木耳 15 g，冰糖适量。将红枣、黑木耳以温水泡发，放入碗中，并加水和冰糖适量。将碗置于蒸锅中蒸 1 小时。吃红枣、木耳，喝汤，每日 2 次。

（3）动物肝脏粥：动物肝（猪肝或羊肝、鸡肝、牛肝均可）150 g，粳米 100 g，葱、姜、油、盐各适量。将洗净的动物肝脏切成小块，与粳米、葱、姜、油、盐等一起，加水至 700 mL，煮至肝熟粥稠即可。早晚空腹趁热顿服。

2. 中药针对性治疗 已报道对缺铁性贫血有效的单味中药有绿矾、阿胶等，可在中医辨证的基础上，酌情结合辨病加用。

四、针灸及其他疗法

1. 针灸疗法

治法：健脾益胃，调养气血。取穴以心、脾、肾的背俞穴及足阳明经穴为主。

主穴：脾俞、心俞、肾俞、膈俞、足三里、气海、血海。

根据相关症状或辨证分型进行配穴。脾胃虚弱配中脘、胃俞；心脾两虚配三阴交、内关；脾肾阳虚配关元、命门；肾阴亏虚配太溪、复溜。月经过多或崩漏不止配地机、隐白。毫针常规针刺，除肾阴亏虚外均可加灸。背部俞穴应当注意针刺深度，以免伤及内脏。还可配合耳针、穴位注射、穴位埋线等。

2. 其他疗法

（1）耳针：取皮质下、脾、胃、心、肾、膈、内分泌、肾上腺。每次选用 3~4 穴，毫针刺法，或压丸法。

（2）穴位注射：取血海、脾俞、膈俞、足三里。用当归注射液或黄芪注射液，常规穴位注射。

（3）穴位埋线：取血海、肾俞、脾俞、肝俞。用羊肠线埋线，每次选 2 穴，2 周 1 次。

【用药说明及治疗注意事项】

（1）口服铁剂的主要不良反应为恶心、呕吐、上腹部疼痛、便秘等，大部分传统口服补铁剂会造成上消化道糜烂性黏膜损伤及恶心、呕吐、上腹不适、腹泻、便秘等不良反应，且吸收率低（10%~20%）。这些对胃肠的刺激所产生的副作用，使得患者耐受性不好，影响疗效，与食物同食可以明显减轻不良反应。但为了避免食物抑制非血铁红素的吸收，在能耐受的前提下，应在进食前 1 小时服铁剂，并且与维生素 C 同服，避免与其他药物同服。

（2）与口服铁剂相比，静脉铁剂可快速补充足够的铁，不受肠道影响，铁蛋白水平短时间内增加且达到较高水平，长期治疗可减少缺铁性贫血复发。静脉铁剂还有效增加 Hb 水平，减少输血需求，改善生活质量。

（3）注射铁剂如果溶液浓度过稀，则必将导致溶液的 pH 变化，从而药液发生变化，而影响治疗效果。主要不良反应为注射部位疼痛、头痛、头晕、发热、恶心、呕吐等，并且有可能引发致命的过敏反应。建议仅在口服铁剂不能耐受或者疗效不满意时使用。

（4）一旦铁剂漏出血管外，会引起注射部位的疼痛。如果遇到静脉外渗漏，应按以下步骤进行处理：若针头仍然插着，用少量 0.9% 生理盐水冲洗；用黏多糖软膏或油膏涂在针眼处以加快铁的清除；禁止按摩，避免铁进一步扩散。

【预防与调护】

一、预防

缺铁性贫血大多是可以预防的，重点放在婴幼儿、青少年和妇女的营养保健。对婴幼儿应及早添加富含铁的食品，如蛋类、肝等；对青少年应纠正偏食，定期查、治寄生虫感染；对孕妇、哺乳期妇女可补充铁剂；对月经期妇女应防治月经过多。做好肿瘤性疾病和慢性出血性疾病的人群防治。

二、调护

主要应注意食物配餐，多吃富含铁的食物，如黑木耳、海带、蘑菇、猪肝等，其次是豆类、肉类、血液、蛋类。动物性食物不仅含铁量高，吸收率也高；大豆中所含的铁以及豆制品中的铁含量和吸收率也较高；食品中应含有一定比例的动物蛋白；增加摄入富含维生素 C 的水果等；铁锅烹煮，可增加铁的来源。单纯营养不足者，易恢复正常；继发于其他疾病者，取决于原发病能否根治。

第二节　再生障碍性贫血

【概述】

一、西医定义

再生障碍性贫血（aplastic anemia，AA）简称再障，是一种可能由不同病因和机制引起的骨髓造血功能衰竭症，其年发病率在我国为 0.74/10 万，可发生于各年龄组，老年人发病率较高，男、女发病率无明显差异。主要表现为骨髓造血功能低下、全血细胞减少和贫血、出血、感染综合征，免疫抑制治疗有效。根据患者的病情、血常规、骨髓象及预后，通常将该病分为重型（severe aplastic anemia，SAA）和非重型（non-severe aplastic anemia，NSAA），也有学者进一步将非重型分为中间型和轻型，还有学者从重型中分出极重型（very severe aplastic anemia，VSAA）。从病因上 AA 可分为先天性（遗传性）和后天性（获得性）。获得性 AA 根据是否有明确诱因分为继发性和原发性，原发性 AA 即无明确诱因者。近年多数学者认为 T 细胞功能异常亢进，通过细胞毒性 T 细胞直接杀伤和（或）淋巴因子介导的造血干细胞过度凋亡引起的骨髓衰竭是获得性 AA 的主要发病机制。

二、中医认识

本病与中医学的"髓劳"相似，可归属于"亡血""血虚""虚劳""髓枯"等范畴。中医认为本病的发生主要因先、后天不足，精血化生无源，复因各种邪毒（有毒药物及理化因素）伤正，邪毒瘀阻，深入骨髓，损其精气，心血不生，积虚成损，积损成劳而发为本病。本病的发生与五脏相关，但与脾肾关系最为密切。中医认为其基本病机在于肾虚，肾不藏精、生髓，髓不化血，强调"以肾为本，从肾论治。"如《景岳全书》云："虚邪之至，害必归阴；五脏之伤，穷必及肾。"再障的骨髓造血能力下降，归根到底还是源于肾虚不能藏精，精不能生髓，髓不能化血。《灵枢·痈疽》云："肠胃受谷……中焦出气如露，上注溪谷，而渗孙脉，津液和调，变化而赤是为血……骨伤则髓消，不当骨空……血枯空虚……"。《灵枢·经脉》云："人始生，先成精，精成而脑髓生，骨为干，脉为营……脉道乃通，血气乃行……"。《张氏医通》也有："精不泄，归精于肝而化清血……"的论述，说明精在血液生成中的重要作用。所以《灵枢·决气》所云："何谓血？岐伯曰：中焦受气取汁，变化而赤，是谓血"等，故以肾为本。因此本病的发生与脾肾先受损有密切的关系。本病的临床表现以血亏及各种出血、体虚易感染邪毒为特征。病位在骨髓，本病多为虚证，也可见虚中夹实。阴阳虚损为本病的基本病机，病变部位在骨髓，发病脏腑为心、肝、脾、肾，肾为根本。

【诊断依据】

一、临床表现

（一）重型再生障碍性贫血（SAA）

起病急，进展快，病情重；少数可由非重型进展而来。

1. 贫血　多呈进行性加重，乏力、头昏、苍白、心悸和气短等症状明显。

2. 感染　多数患者有发热，体温在 39 ℃以上，个别患者自发病到死亡均处于难以控制的高热之中。以呼吸道感染最常见，感染菌种以革兰阴性杆菌、金黄色葡萄球菌和真菌为主，常合并败血症。

3. 出血　均有不同程度的黏膜、皮肤及内脏出血。皮肤表现为出血点或大片瘀斑，口腔黏膜有血泡，有鼻出血、牙龈出血、眼结膜出血等。深部脏器出血时可见便血、血尿、呕血、咯血、阴道出血、眼底出血和颅内出血，后者常危及患者的生命。

（二）非重型再生障碍性贫血（NSAA）

起病和进展较缓慢，病情较重型轻。

1. 贫血　慢性过程，常见头昏、心悸、苍白、乏力、活动后气短等。输血后症状改善，但不持久。

2. 感染　高热比重型少见，感染相对易控制，很少持续 1 周以上。上呼吸道感染常见，其次为牙龈炎、扁桃体炎、支气管炎、而肺炎、败血症等重症感染少见，常见感染菌种为革兰阴性杆菌和各类球菌。

3. 出血　出血倾向较轻，以皮肤、黏膜出血为主，内脏出血少见。多表现为皮肤出血点、牙龈出血，女性患者有阴道出血。月经量增多出血较易控制。久治无效者可发生颅内出血。

二、辅助检查

（一）必需检测项目

1. 血常规　SAA 呈重度全血细胞减少：重度正细胞正色素性贫血，白细胞计数多 $< 2 \times 10^9/L$，中性粒细胞 $< 0.5 \times 10^9/L$，淋巴细胞比例明显增高；网织红细胞百分数多在 0.005 以下，且绝对值 $< 15 \times 10^9/L$；血小板计数 $< 20 \times 10^9/L$。NSAA 也呈全血细胞减少，但达不到 SAA 的程度。

2. 骨髓象　多部位骨髓穿刺：至少包括髂骨和胸骨。骨髓涂片分析：造血细胞增殖程度；粒、红、淋巴系细胞形态和阶段百分比；巨核细胞数目和形态；小粒造血细胞面积；是否有异常细胞等。SAA 多部位骨髓增生重度减低，粒、红系及巨核细胞明显减少且形态大致正常，淋巴细胞及非造血细胞比例明显增高，骨髓小粒皆空虚。NSAA 多部位骨髓增生减低，可见较多脂肪滴，粒、红系及巨核细胞减少，淋巴细胞及网状细胞、浆细胞比例增高，多数骨髓小粒空虚。骨髓活检显示造血组织均匀减少。骨髓活检：至少取 2 cm 骨髓组织（髂骨）标本用以评估骨髓增生程度、各系细胞比例、造血组织分布（有无灶性 CD34$^+$ 细胞分布等）情况，以及是否存在骨髓浸润、骨髓纤维化等。

3. 发病机制检查　CD4 细胞：CD8$^+$ 细胞比值减低，Th1 ：Th2 型细胞比值增高，CD8$^+$T 抑制细胞和 γδTCR$^+$ T 细胞比例增高，血清 IL-2、IFN-γ、TNF 水平增高；骨髓铁染色示贮铁增多，中性粒细胞碱性磷酸酶染色强阳性；骨髓细胞染色体核型正常，溶血检查均呈阴性。

4. 其他　①肝、肾、甲状腺功能，其他生化，病毒学（包括肝炎病毒、EBV、CMV 等）及免疫固定电泳检查。②血清铁蛋白、叶酸和维生素 B$_{12}$ 水平。③流式细胞术检测阵发性睡眠性血红蛋白尿症（paroxysmal nocturnal hemoglobinuria，PNH）克隆。④免疫相关指标检测：T 细胞亚群及细胞因子、自身抗体和风湿抗体、造血干细胞及大颗粒淋巴细胞白血病相关标志检测。⑤细胞遗传学：常规核型分析、荧光原位杂交以及遗传性疾病筛查（儿童或有家族史者推荐做染色体断裂试验），胎儿血红蛋白检测。⑥其他：肺功能、心电图、腹部超声、超声心动图及其他影像学检查（如胸部 X 线或 CT 等），以评价其他原因导致的造血异常。

（二）可选检测项目

有条件的医院可开展以下项目：①骨髓造血细胞膜自身抗体检测；②端粒长度及端粒酶活性检测、端粒酶基因突变检测、体细胞基因突变检测。

三、诊断标准

（1）全血细胞减少，淋巴细胞比例增高，网织红细胞百分数 < 0.01。

（2）一般无肝、脾大。

（3）骨髓多部位增生减低（< 正常 50%）或重度减低（< 正常 25%），非造血细胞比例增高，造血细胞减少，骨髓小粒空虚（有条件者做骨髓活检可见造血组织均匀减少）。

（4）除外引起全血细胞减少的其他疾病，如 PNH、Fanconi 贫血、Evans 综合征、免疫相关性全血细胞减少等。

四、AA 分型诊断标准

1. SAA-I　又称 AAA，发病急，贫血进行性加重，常伴严重感染和（或）出血。血常规具备下述三项中两项：网织红细胞绝对值 < 15×10^9/L，中性粒细胞 < 0.5×10^9/L 和血小板 < 20×10^9/L。骨髓增生广泛重度减低。如 SAA-I 的中性粒细胞 < 0.2×10^9/L，则为极重型再障。

2. NSAA　又称 CAA，指达不到 SAA-I 型诊断标准的 AA。如 NSAA 病情恶化，临床、血常规及骨髓象达 SAA-I 型诊断标准时，称 SAA-II 型。

【鉴别诊断】

1. 阵发性睡眠性血红蛋白尿　典型患者有血红蛋白尿发作，易鉴别。不典型者无血红蛋白尿发作，骨髓可增生减低，全血细胞减少，易误诊为 AA，PNH 患者骨髓或外周血可发现 CD55、CD59 的各系血细胞。

2. 骨髓增生异常综合征（myelodysplastic syndrome，MDS）　MDS 中的难治性贫血（refractory anemia，RA）有全血细胞减少，网织红细胞有时不高甚至降低，骨髓也可低增生，这些易与 AA 混淆。但 RA 有病态造血现象，早期髓系细胞相关抗原（CD34）表达增多，可有染色体核型异常等。

3. 自身抗体介导的全血细胞减少　包括 Evan 综合征和免疫相关性全血细胞减少。免疫相关性全血细胞减少可测及骨髓未成熟血细胞的自身抗体，Evan 综合征可测及外周成熟血细胞的自身抗体。这两类患者可有全血细胞减少合并骨髓增生减低，但外周血网织红细胞或中性粒细胞比例往往不低甚或偏高，对糖皮质激素、大剂量静脉滴注丙种球蛋白、CD20 单克隆抗体或环磷酰胺的治疗反应较好。

4. 急性白血病（acute leukemia，AL）　特别是白细胞减少和低增生性 AL，外周两系或三系血细胞减少，早期肝、脾、淋巴结不肿大，易与 AA 混淆。仔细观察血常规及多部位骨髓，可发现原始粒、单，或原（幼）淋巴细胞明显增多。部分急性早幼粒细胞白血病可全血细胞减少，但骨髓细胞形态学检查、染色体易位 t（15；17）和 PML-RARa 基因存在可帮助鉴别。

5. 恶性组织细胞病　可表现为全血细胞减少，常有非感染性高热，肝、脾、淋巴结肿大，进行性衰竭、黄疸、出血较重，全血细胞减少。多部位骨髓检查可找到异常组织细胞。

【西医治疗】

一、支持治疗

1. 保护措施　预防感染、避免出血、杜绝接触各类危险因素、酌情预防性给予抗真菌治疗、必要的心理干预及心理护理。

2. 对症治疗

（1）成分血输注：红细胞输注指征一般为 HGB < 60 g/L。老年（≥ 60 岁）、需氧量增加（如发热、感染、疼痛等）、代偿反应能力低（如伴有肺、心疾患）、氧气供应缺乏加重（如失血、肺炎等）时红细胞输注指征可放宽为 HGB ≤ 80 g/L，尽量成分输血输注红细胞悬液。拟行异基因造血干细胞移植者应输注辐照或过滤后的红细胞和血小板悬液。存在血小板消耗危险因素者［感染、出血、使用抗生素或抗胸腺/淋巴细胞球蛋白（antithymocyte globulin/antilymphocyte globulin，ATG/ALG）等］或重型 AA 预防性血小板输注指征为 PLT < 20×10^9/L，病情稳定者为 PLT < 10×10^9/L。发生严重出血者则不受上述标准限制，应积极输注单采浓缩血小板悬液。因产生抗血小板抗体而导致无效输注者应输注 HLA 配型相合的血小板。粒细胞缺乏伴不能控制的细菌和真菌感染，广谱抗生素及抗真菌药物治疗无效者可以考虑粒细胞输注治疗。

（2）控制出血：用促凝血药（止血药），如酚磺乙胺（止血敏）等。合并血浆纤溶酶活性增高者可用抗纤溶药，如氨基己酸（泌尿生殖系统出血患者禁用）。女性子宫出血者可肌注丙酸睾酮。输浓缩血小板对血小板减少引起的严重出血有效。当任意供者的血小板输注无效时，改输 HLA 配型相配的血小板。凝血因子不足（如肝炎）时，应予纠正，可考虑输注血浆。

（3）控制感染：重型 AA 患者应予保护性隔离，有条件者应入住层流病房；感染性发热，应取可疑感染部位的分泌物或尿、大便、血液等做细菌培养和药敏试验，并用广谱抗生素治疗；待细菌培养和药敏试验有结果后再换用敏感窄谱的抗生素。长期广谱抗生素治疗可诱发真菌感染和肠道菌群失调，真菌感染可用两性霉素 B 等。可预防性应用抗真菌药物。欲进行移植及 ATG/ALG 治疗者建议给予应用预防性抗细菌、抗病毒及抗真菌治疗。造血干细胞移植后需预防卡氏肺孢子菌感染，如用复方磺胺甲噁唑，但 ATG/ALG 治疗者不必常规应用。

（4）护肝治疗：AA 常合并肝功能损害，应酌情选用护肝药物。

（5）祛铁治疗：长期反复输血超过 20 U 和（或）血清铁蛋白水平增高达铁过载标准的患者，可酌情予祛铁治疗。

（6）疫苗接种：已有一些报道提示接种疫苗可导致骨髓衰竭（bone marrow failure，BMF）或 AA 复发，除非绝对需要否则不主张接种疫苗。

二、针对发病机制的治疗

1. 免疫抑制治疗

（1）抗淋巴/胸腺细胞球蛋白（ALG/ATG）：主要用于 SAA。马 ALG 10~15 mg/（kg·d）连用 5 天，兔 ATG 3~5 mg/（kg·d）连用 5 天；用药前需做过敏试验；用药过程中用糖皮质激素防治过敏反应；静脉滴注 ATG 不宜过快，每日剂量应维持滴注 12~16 小时；可与环孢素（ciclosporin A，CsA）组成强化免疫抑制方案。

（2）环孢素：适用于全部 AA。3~5 mg/（kg·d）左右，疗程一般长于 1 年。使用时应个体化，应参照患者造血功能和 T 细胞免疫恢复情况、药物不良反应（如肝、肾损害、牙龈增生及消化道反应）、药物血液浓度等调整用药剂量和疗程。

（3）其他：有学者使用 CD3 单克隆抗体、麦考酚吗乙酯、环磷酰胺、甲泼尼龙等治疗 SAA。

2. 促造血治疗

（1）雄激素：适用于全部 AA。常用四种：司坦唑醇（康力龙）2 mg，每日 3 次；十一酸睾酮（安雄）40~80 mg，每日 3 次；达那唑 0.2 g，每日 3 次；丙酸睾酮 100 mg/d 肌内注射。疗程及剂量应视药物的作用效果和不良反应（如男性化、肝功能损害等）调整。

（2）造血生长因子：适用于全部 AA，特别是 SAA。常用粒—单系集落刺激因子（GM-CSF）或粒系集落刺激因子（G-CSF），剂量为 5 μg/（kg·d）；红细胞生成素（erythropoietin，EPO），常用 50~100 U/（k·d）。一般在免疫抑制治疗 SAA 后使用，剂量可酌减，维持 3 个月以上为宜。也有人主张加用红细胞生成素。艾曲波帕是血小板受体激动剂，美国 FDA 已批准用于难治性重型 AA 的治疗。

3. 造血干细胞移植　对 40 岁以下、无感染及其他并发症、有合适供体的 SAA 患者，可考虑造血干细胞移植。

【中医治疗】

一、中医辨证论治

1.急劳髓劳证

临床表现：起病急剧，病程短，面色苍白，发热，反复高热，头目眩晕，心慌气短，行动困难，全身紫斑，齿、鼻出血，或尿血便血，月经过多，淋漓不断，口内有血腥味，甚则持续高热，汗出热不退，神昏谵语，病情凶险多变，舌淡、苔黄白腻，脉洪大数疾。

病机：热毒入血伤髓，迫血妄行。

治法：清热解毒，凉血止血。

处方：清热解毒汤加减。水牛角粉（冲服）、牡丹皮、贯众炭、生地黄、麦冬、地肤子、生龙骨（先煎）、生牡蛎（先煎）、茜草、板蓝根、黄芩、苍耳子、三七（冲服）、琥珀粉（冲服）。

加减：出血量多者，加仙鹤草。且此证为邪盛精衰的极危重症，"急则治其标"，故宜同时配合西药止血及控制感染，并加强各种支持疗法。急性期过后，再按慢性再生障碍性贫血辨证治疗。

2.脾肾阳虚证

临床表现：起病缓慢，病程较长，面色萎黄，体倦乏力，食少便溏，脘腹胀满，形寒肢冷，腰膝酸软，头昏目眩，自汗，出血，月经量多，舌淡，脉沉细或滑细无力。

病机：脾肾阳虚，精血化源无力。

治法：健脾补肾，固肾益血。

处方：金匮肾气丸合补中益气汤加减。熟地黄、山茱萸、山药、党参、白术、当归、黄芪、鸡血藤、牡丹皮、桑寄生、菟丝子、鹿角胶（烊化）、仙鹤草、厚朴、附片（先煎）、鸡内金、五味子、龙眼肉、炙甘草。

加减：经常出血或皮下常有瘀斑、瘀点者，改牡丹皮为牡丹皮炭，加贯众炭；阳虚水泛致水肿者，加泽泻、车前子（另包）。

3.肝肾阴虚证

临床表现：头晕目眩，腰酸腿软，耳鸣，自汗，盗汗，遗精，心悸，颧红，常有出血，舌红苔少，脉细数。

病机：肝肾亏虚，则化生骨髓乏源。

治法：补肝肾，益气养血。

处方：六味地黄丸加减。生地黄、山茱萸、山药、枸杞子、炙黄芪、丹参、何首乌、白术、龙眼肉、阿胶（烊化）、炙甘草。

加减：出血多者，加仙鹤草；头晕甚者，加黄精；阴虚甚、午后身热、颧红者，加龟甲胶（烊化）、龙齿（先煎）。

4.心脾两虚证

临床表现：头晕目眩，语声无力，心悸气短，失眠，纳呆，面色苍白，嘴唇和指甲颜色淡，出血，舌淡红，脉虚数或沉弱。

病机：心脾两虚，运化无力，气血化生无源，心失所养。

治法：健脾养心，益气补血。

处方：归脾汤加减。黄芪、党参、白术、茯苓、当归、酸枣仁、炙远志、龙眼肉、何首乌、菟丝子、熟地黄、炙甘草。

加减：出血多或见皮下瘀斑、瘀点者，加仙鹤草、地榆炭；月经量多者，加茜草炭、蒲黄炭。

5. 阴阳两虚证

临床表现：面色苍白，唇舌色淡，颜面虚浮，心悸气短，神疲乏力，自汗盗汗，头晕目眩，腰膝酸软，虚烦不眠，出血，或肢冷，便溏，舌淡苔少，脉细数无力。

病机：久病伤肾，导致肾阴不足，阴损及阳，病程日久，出现阴阳两虚。

治法：滋阴济阳，补气生血。

处方：附桂地黄汤加减。熟地黄、山茱萸、枸杞子、女贞子、鹿角胶（烊化）、阿胶（烊化）、山药、黄精、巴戟天、附片（先前）、肉苁蓉、淫羊藿、紫河车粉（冲服）、陈皮。

加减：阴虚甚者，加龟甲胶（烊化）、黄精；阳虚甚者，加肉桂、干姜；出血多者，加藕节炭、白茅根。

二、中成药处方

1. 再造生血片　口服，每次 5 片，每日 3 次，适用于肝肾不足，气血两虚者。

2. 复方皂矾丸　口服，每次 7~9 丸（每丸重 0.2 g），一日 3 次。适用于再生障碍性贫血属肾阳不足、气血两虚证者。

3. 益血生胶囊　口服，每次 4 粒，每日 3 次，儿童酌减。适用于脾肾两虚、精血不足者。

4. 参芪片　口服，每次 4 片，一日 3 次，适用于气虚体弱、四肢无力见证者。

三、针灸及其他疗法

1. 针灸疗法

治法：健脾益胃，调养气血。取穴以心、脾、肾的背俞穴及足阳明经穴为主。

主穴：脾俞、心俞、肾俞、膈俞、足三里、气海、血海。

根据相关症状或辨证分型进行配穴。脾胃虚弱配中脘、胃俞；心脾两虚配三阴交、内关；脾肾阳虚配关元、命门；肾阴亏虚配太溪、复溜；月经过多或崩漏不止配地机、隐白。毫针常规针刺，除肾阴亏虚外均可加灸。背部俞穴应当注意针刺深度，以免伤及内脏。还可配合耳针、穴位注射、穴位埋线等。

2. 其他疗法

（1）耳针：取皮质下、脾、胃、心、肾、膈、内分泌、肾上腺。每次选用 3~4 穴，毫针刺法，或压丸法。

（2）穴位注射：取血海、脾俞、膈俞、足三里。用当归注射液或黄芪注射液，常规穴位注射。

（3）穴位埋线：取血海、肾俞、脾俞、肝俞。用羊肠线埋线，每次选2穴，2周1次。

【用药说明及治疗注意事项】

一、妊娠 AA 患者的处理

AA 可发生于妊娠过程中，有些患者需要支持治疗。AA 患者妊娠后，疾病可能进展。对于妊娠 AA 患者主要是给予支持治疗，输注血小板维持患者 $PLT \geqslant 20 \times 10^9/L$。不推荐妊娠期使用 ATG/ALG，可予 CsA 治疗。妊娠期间应该严密监测患者孕情、血常规和重要脏器功能。

二、肝炎相关性 AA 的处理

肝炎相关性 AA 大都在肝炎发生后的 2~3 个月内发病。如果发病前有黄疸史（通常为发病前的 2~3 个月）则提示可能为肝炎相关性 AA。肝功能检查有利于发现肝炎相关性 AA。肝炎相关性 AA 的肝炎病原学检查可为阴性。应该检测甲肝抗体、乙肝表面抗原、丙肝抗体及 EBV。合并肝炎的 AA 病情一般较重，对治疗反应差，预后不良。

三、老年 AA 的治疗

1. 免疫抑制治疗（immunosuppressive therapy，IST）仍为首选，部分有同基因供者的患者可以考虑造血干细胞移植。尽管对于非重型 AA 患者，ATG 联合 CsA 比单用 CsA 疗效更好，但是，对于老年患者 ATG 治疗的相关毒副作用更大、风险更高，因此是否应用仍需谨慎。其他治疗包括单药 CsA、雄激素及阿伦单抗。不耐受或拒绝 IST 的患者可给予中医中药等支持对症治疗。

2. IST 在老年患者中的应用　ATG 治疗 AA 无年龄限制，但老年 AA 患者治疗前要评估合并症。ATG/ALG 治疗老年 AA 患者时，出血、感染和心血管事件发生风险高于年轻患者，因此需要注意老年患者的心脏功能、肝功能、血脂、糖耐量等方面问题。鉴于肾毒性和高血压的风险，建议老年 AA 患者的 CsA 治疗血药谷浓度在 100~150 μg/L。

3. CsA 的主要不良反应　包括齿龈增生、消化道反应、色素沉着、肌肉震颤、肝肾功能损害等，极少数出现头痛和血压变化，多数患者症状轻微或经对症处理后症状减轻，必要时减量甚至停药。CsA 减量过快会增加复发风险，故一般建议逐渐缓慢减量，疗效达平台期后持续服药至少 12 个月。服用 CsA 期间应定期监测血压、肝肾功能。

四、ATG/ALG 的使用注意事项

ATG/ALG 需连用 5 日，每日静脉输注 12~18 小时。输注之前均应按照相应药品制剂说明进行皮试和（或）静脉试验，试验阴性方可接受 ATG/ALG 治疗。每日用 ATG/ALG 时同步应用肾上腺糖皮质激素防止过敏反应。急性期不良反应包括超敏反应、发热、僵直、皮疹、高血压或低血压及液体潴留。患者床旁应备气管切开包、肾上

腺素。用药期间维持 PLT > 10×10^9/L，因 ATG/ALG 具有抗血小板活性的作用，血小板悬液输注需要量可能会增加。血清病反应（关节痛、肌痛、皮疹、轻度蛋白尿和血小板减少）一般出现在 ATG/ALG 治疗后 1 周左右，因此糖皮质激素应足量用至 15 日，随后减量，一般 2 周后减完（总疗程 4 周），出现血清病反应者则静脉应用肾上腺糖皮质激素冲击治疗。第 1 次 ATG/ALG 治疗无效或复发患者 2 次治疗可选择 HLA 相合无关供者造血干细胞移植或第 2 次 ATG/ALG 治疗。选择第 2 次 IST，与前次治疗应间隔 3~6 个月，第 2 个疗程的 ATG/ALG，宜尽可能采用动物种属来源于前次不同的 ATG/ALG 剂型，以减少发生过敏反应和严重血清病风险。

五、随访

接受 ATG/ALG 和 CsA 治疗的患者应密切随访，定期检查以便及时评价疗效和不良反应（包括演变为克隆性疾病如 PNH、MDS 和急性髓系白血病等）。建议随访观察点为 ATG/ALG 用药后 3 个月、6 个月、9 个月、1 年、1.5 年、2 年、2.5 年、3 年、3.5 年、4 年、5 年、10 年。

【预防与康复指导】

一、预防

接触有毒化学品和电离辐射作业人员，要加强防护措施，严格掌握操作规程，定期到医院检查，早发现、早治疗，防止有害物质污染环境。对会影响造血系统的药物，要严格掌握适应证，注意剂量和疗程，尽量避免使用影响造血的药物。

二、调护

1. 饮食调护　注意饮食卫生，饮食宜清淡，勿食辛辣食品；加强饮食营养，进食易消化、高蛋白、高维生素、低脂食物。

2. 生活调护　加强体育锻炼，增强机体抵抗力。防止感染，重型再障有条件者可住层流室或隔离病房。

第三节　白细胞减少和粒细胞缺乏症

【概述】

一、西医定义

白细胞减少指外周血白细胞总数持续低于 4.0×10^9/L。中性粒细胞减少指中性粒细胞绝对计数在成人低于 2.0×10^9/L，儿童大于 10 岁者低于 1.8×10^9/L，小于 10 岁者低于 1.5×10^9/L；中性粒细胞绝对计数低于 0.5×10^9/L 时，称为粒细胞缺乏症。

骨髓是产生中性粒细胞的唯一场所。中性粒细胞在骨髓中的生成分为增殖池和储存池。成人每天约产生 $1 \times 10^9/kg$ 中性粒细胞，其中约90%贮存于骨髓，约10%释放入外周血液，后者约一半存在于循环池，另一半存在于边缘池，两者之间可以自由交换，构成动态平衡。中性粒细胞减少的病因可分为先天性和获得性，以后者多见。中性粒细胞减少的病因和发病机制分为三大类：生成减少，破坏或消耗过多，分布异常。成人中性粒细胞减少的主要原因为生成减少和自身免疫性破坏，而分布异常很少见。

二、中医认识

本病属于中医学"气血虚""虚劳""温病""诸虚不足"等范畴。本病的致病因素较多，诸如先天禀赋不足、后天失调，久病失养或某些化学毒物中毒等。气血亏虚、阴阳失调、脏腑功能失常是本病的主要病机，其中脾肾两虚为其发病关键，故治疗当以补虚为基本大法。依据气血阴阳和脏腑的虚损情况，本病治疗除采用具有针对性的补益方法外，还要注意运用五脏相关、气血同源、阴阳互根的原理，有时还需应用间接的补益方法，如益气以养血、补阴以配阳等，方可使气血充盈，阴阳平衡，五脏功能协调健全。且在正虚的基础上极易感受外邪，正虚是本，邪实是标，虚、热、痰、湿为其主要病理表现，治疗应当根据标本虚实的轻重缓急，采取急则治其标、缓则治其本或标本同治的法则。此外，脾为后天之本气血生化之源，功能健运与否不仅影响整体功能，还会影响补益药物能否发挥作用，故在补虚的同时，应注意调畅脾胃，脾胃得运，则化源不竭，有利于本病的恢复。总之，本病病机以肝、脾、肾及气血亏虚为本。病位在骨髓，与肝、脾、肾关系密切，病性以虚损证候为主。急性者可表现为正虚邪犯之虚实夹杂证。临床多按气血两虚、脾肾阳虚、肝肾阴虚、气阴亏虚、毒瘀互结、外感温热六种证型辨证治疗。

【诊断依据】

一、临床表现

中性粒细胞减少的临床表现常随其减少程度及原发病而异。根据中性粒细胞减少的程度分为：轻度 $> 1.0 \times 10^9/L$、中度（$0.5 \sim 1.0$）$\times 10^9/L$ 和重度 $< 0.5 \times 10^9/L$。

轻度减少的患者临床上无特殊症状，多表现为原发病症状。中度和重度减少者易出现疲乏无力、头晕、食欲减退等非特异性症状。中度减少者，除存在其他合并因素，感染风险仅轻度增加。粒细胞严重缺乏时，感染部位不能形成有效的炎症反应，常无脓液或仅有少量脓液，如肺部感染 X 线检查可无炎症浸润阴影。

二、辅助检查

1. 常规检查　血常规发现白细胞减少，中性粒细胞减少，淋巴细胞百分比增加。骨髓涂片因粒细胞减少原因不同，骨髓象各异。

2. 特殊检查　中性粒细胞特异性抗体测定包括白细胞聚集反应、免疫荧光粒细胞抗体测定法，以判断是否存在抗粒细胞自身抗体。肾上腺素试验：肾上腺素促使边缘池中性粒细胞进入循环池，从而鉴别假性粒细胞减少。

三、诊断标准

根据血常规检查的结果即可做出白细胞减少、中性粒细胞减少或粒细胞缺乏的诊断。为排除检查方法上的误差及正常生理因素（运动、妊娠、季节等）、年龄和种族、采血部位等影响，必要时要反复检查，包括人工白细胞分类，才能确定白细胞减少或中性粒细胞减少的诊断。

【鉴别诊断】

鉴别中性粒细胞减少的病因对治疗很重要，注意了解有无药物、化学物质、放射线的接触史或放化疗史，有无感染性疾病、自身免疫性疾病、肿瘤性疾病史等。注意患者发病的年龄、程度、发作的速度、持续时间及周期性、是否有基础疾病及家族史等。若有脾大，注意脾功能亢进的可能。

【西医治疗】

1.病因治疗　对可疑的药物或其他致病因素，应立即停止接触。继发性减少者应积极治疗原发病，病情缓解或控制后，粒细胞可恢复正常。

2.感染防治　轻度减少者一般不需特殊的预防措施。中度减少者感染风险增加，应注意预防，减少出入公共场所，保持卫生，去除慢性感染灶。粒细胞缺乏者极易发生严重感染，应采取无菌隔离措施。感染者应行病原学检查，以明确感染类型和部位。在致病菌尚未明确之前，可经验性应用覆盖革兰氏阴性菌和革兰氏阳性菌的广谱抗生素治疗，待病原和药敏结果出来后再调整用药。若3~5天无效，可加用抗真菌药物治疗；病毒感染可加用抗病毒药物治疗。静脉用免疫球蛋白有助于重症感染的治疗。

3.促进粒细胞生成　①重组人集落刺激因子：可促进中性粒细胞增殖和释放，并增强其吞噬杀菌及趋化功能。目前临床上常用的是重组人粒细胞集落刺激因子（rhG-CSF）和重组人粒细胞–巨噬细胞集落刺激因子（rhGM-CSF）。rhG-CSF较rhGM-CSF作用强而快，常用剂量为2~10 μg/（kg·d）。依据中性粒细胞减少的病因不同，rhG-CSF应用的指征和剂量不尽相同。②其他：可应用B族维生素（维生素B_4、维生素B_6）、鲨肝醇、利血生等药物，疗效不确切。

4.免疫抑制剂　自身免疫性粒细胞减少和免疫机制所致的粒细胞缺乏可用糖皮质激素等免疫抑制剂治疗。

【中医治疗】

一、中医辨证施治

1.气血两虚证
临床表现：倦怠乏力，面色无华，头晕目眩，失眠多梦，心悸气短，纳呆食少，腹胀便溏，舌质淡、苔薄白，脉细弱。
病机：先天不足，后天失养或毒物损伤等诸因导致气虚亏虚，脏腑失养。
治法：益气养血。
处方：人参养荣丸或八珍汤、十全大补汤等加减。党参、黄芪、白术、桂心、当归、茯苓、白芍、熟地黄、远志、陈皮、甘草、大枣。

加减：若偏于脾气虚，症见食后腹胀、腹泻便溏者，可去熟地黄、白芍，加扁豆、山药、神曲、砂仁等；若反复低热又无外感之征，倦怠多汗，此为气虚发热，可选用甘温除热之补中益气汤加减治疗。

2. 脾肾阳虚证

临床表现：面色苍白，或面目浮肿，体寒肢冷，头晕目眩，气短懒言，溲清便清或完谷不化，腰膝酸软，或见阳痿、滑精，舌质淡胖边有齿痕、苔白，脉沉细弱。

病机：脾肾阳气亏虚，运化失常，温煦气化失常。

治法：温补脾肾。

处方：黄芪建中汤合右归丸加减。鹿角胶（烊化）、附片（先煎）、肉桂、吴茱萸、山药、熟地黄、当归、杜仲、党参、炙黄芪、焦白术、炙甘草。

加减：腹中冷痛者，加高良姜、吴茱萸；如患者腹胀、食少，加砂仁、木香；大便溏泻者，去当归、熟地黄等滋腻之品，加肉桂、补骨脂；滑精者，可加巴戟天、紫河车、肉苁蓉、桑螵蛸；阳虚水泛、尿少浮肿者，加茯苓、车前子。

3. 肝肾阴虚证

临床表现：形瘦神疲，眩晕耳鸣，腰膝酸软，失眠健忘，潮热盗汗，烦躁易怒，五心烦热，尿赤便干，舌红少苔或无苔，脉细数；男子或见遗精，女子或见月经不调。

病机：肝肾阴虚，精血化生不足，虚热内扰。

治法：滋补肝肾。

处方：杞菊地黄丸合左归饮加减。枸杞子、菊花、生地黄、熟地黄、山药、山茱萸、牡丹皮、菟丝子、鳖甲（先煎）、龟甲胶（烊化）、女贞子、甘草。

加减：虚火上炎、口舌生疮者，可去熟地黄，加黄芩、牛膝。

4. 气阴亏虚证

临床表现：面色少华，疲倦乏力，头晕目眩，五心烦热，失眠盗汗或自汗，舌红，苔剥，脉细弱。

病机：气阴两虚，精血化生不足，脏腑失养，虚热内生。

治法：益气养阴。

处方：生脉散加减。人参、麦冬、五味子。

加减：胸闷心悸者加丹参、香附、酸枣仁、龙骨、牡蛎以活血理气，重镇、养心安神；疲乏明显、短气懒言者加黄芪、山茱萸补益脾肾。

5. 毒瘀互结证

临床表现：在脾肾阳虚、气血两亏等表现的基础上，兼见口唇暗红，舌有瘀点、瘀斑，轻度脾大等。

病机：脾肾阳虚，气血不足，精血化生不足，又毒瘀互结，心血不生。

治法：健脾益肾、化瘀解毒。

处方：右归饮合归芪建中汤加减。炙黄芪、生地黄、白芍、当归、炒山药、山茱萸、杜仲、制附子（先煎）、鹿角胶（烊化）、白花蛇舌草、鸡血藤、益智仁、川芎、炙甘草。

加减：若以气血两虚为主兼夹瘀血者，可选用八珍汤、十全大补汤和归芪建中汤加减；日久瘀血内停致癥瘕、闭经，症见腹部肿块、肌肤甲错、面色晦暗、潮热羸瘦、经闭不行，可选用大黄䗪虫丸活血逐瘀，通经消癥。

6. 外感温热证

临床表现：发热不退，口渴欲饮，面赤咽痛，头晕乏力，舌质红绛，苔黄，脉细数或滑数。

病机：外感温热，热入营血，伤津耗气。

治法：清热解毒，滋阴凉血。

处方：犀角地黄汤合玉女煎加减。犀角（用水牛角代替）、生地黄、丹皮、赤芍、玄参、麦冬、黄连、花粉、板蓝根、黄芩、甘草。

加减：高热不退者加生石膏、知母；发热恶寒并见者，加荆芥、防风、金银花；温热伤及气阴、疲乏而自汗者加西洋参、五味子。

二、中成药处方

1. 黄芪注射液　肌内注射，一次 2~4 mL，每日 1~2 次。静脉滴注，一次 10~20 mL，每日 1 次，用于脾肺气虚证者，或遵医嘱。

2. 地榆升白片　口服，每次 2~4 片，每日 3 次，适用于白细胞减少者。

3. 鸡血藤片　口服，每次 4 片，每日 3 次，适用于血虚者。

4. 贞芪扶正胶囊　口服，每次 4 粒，每日 3 次，适用于气阴两虚之白细胞减少症。

5. 参芪颗粒　口服，适用于气阴两虚证。用法：每次 10 g，每日 3 次。

三、针灸及其他疗法

1. 针灸疗法

治法：健脾益气，温肾固本。取穴以任脉、督脉穴和脾、胃的背俞穴为主。

主穴：气海、大椎、脾俞、肾俞、膏肓、足三里。

根据辨证分型进行配穴。脾胃虚弱配中脘、胃俞；脾肾阳虚配关元、命门。

2. 其他疗法

（1）灸法：取膏肓、神阙、气海、关元、脾俞、肾俞、足三里。1~2 日灸 1 次。

（2）耳针：取脾、胃、肾、内分泌、皮质下。毫针刺法，或压丸法。

（3）穴位注射：取足三里、血海。选用当归注射液或参麦注射液、黄芪注射液等，常规穴位注射。

【用药说明及治疗注意事项】

一、在用药时间上

要注意"升白针 – 重组人集落刺激因子（rhG-CSF）"和化疗之间的时间间隔，避免在化疗同时或化疗后立即给予 rhG-CSF。一般建议间隔 24~48 小时：打"升白针"后，要间隔 24~48 小时再进行化疗；而化疗后要间隔 24~48 小时才能给予 rhG-CSF。这样做的目的是避免经 rhG-CSF 作用后，进入增殖周期的造血细胞被细胞毒药物杀伤，否则，会使骨髓干细胞损伤、患者的化疗耐受性进一步下降。

二、rhG-CSF 主要的不良反应

（1）骨痛：一般表现为腰骶部类似于重感冒的酸痛感，大多出现在白细胞的恢复期。对于 rhG-CSF 诱发的骨痛的控制，有用解热镇痛药的，也有用皮质激素的，还有用曲马多、吗啡等止痛药物的。

（2）Sweet 综合征：也叫"嗜中性粒细胞性皮炎"，其主要表现是在应用 rhG-CSF、白细胞快速恢复期间，患者出现高热、皮疹，确诊有赖于皮肤活检。Sweet 综合征的治疗，主要是给予皮质激素。

（3）第二肿瘤风险：有人担心，应用 rhG-CSF 后，白细胞升得那么高，患者会不会发生白血病或类似的疾病，rhG-CSF 可以刺激骨髓中的造血细胞增殖，但是在异基因造血干细胞移植中，常用 rhG-CSF 来动员供者的外周血干细胞，用药剂量一般是 10 μg/kg，连用 5 天。在这个过程中，供者的白细胞升高到（20~30）×10^9/L 是很常见的事，但对这些供者的随访、观察中，并没有发现其白血病发病率的升高。

对于化疗后接受 rhG-CSF 的患者来说，化疗药物本身即可以导致治疗相关白血病，而接受 rhG-CSF 的患者，化疗药物剂量往往更大，从理论上讲，这些患者发生第二肿瘤的风险更高，但是，即便这些患者白血病的风险稍有增加，在 rhG-CSF 的支持下，化疗患者的总死亡率是明显下降的，使用 rhG-CSF 的利远远大于弊，rhG-CSF 的应用也不能因噎废食。

（4）脾脏破裂：此外，在供者以 rhG-CSF 进行外周血干细胞动员过程中，有发生脾脏破裂的个案报道。我们在临床上对此要提高警惕，出现可疑症状、体征要及时处理。

【预防与调护】

一、预防

（1）注意临床用药，慎用可引起白细胞减少的药物，若必须应用氯霉素、磺胺类、吲哚美辛、丙基硫氧嘧啶等，应定期检查白细胞，且用药量不宜过大，时间不宜过长，一经发现白细胞减少，应立即停药。应用抗肿瘤药物时，应严格按治疗计划进行，不可盲目加大剂量。

（2）对接触放射线如 X 射线、γ 射线、中子射线等的工作人员，应注意做好安全防护，定期检查血常规。如发现白细胞减少，应立即调离接触放射线的岗位。

（3）对接触苯、二甲苯类等有毒化学药品的工作人员，要加强防护，定期查血常规。

二、调护

注意口腔、皮肤清洁护理；注意隔离消毒，防止交叉感染；多进高蛋白食物如鱼、蛋，以及高维生素食物如新鲜蔬菜、水果；消除焦虑不安及恐惧心理。

第四节　过敏性紫癜

【概述】

一、西医定义

过敏性紫癜为一种常见的血管变态反应性疾病，指因机体对某些致敏物质产生变态反应，导致毛细血管脆性及通透性增加，血液外渗，产生黏膜、紫癜及某些器官出血。可同时伴发血管神经性水肿、荨麻疹等其他过敏表现。

二、中医认识

中医学对过敏性紫癜早有认识，多归属于血证中的"紫斑""肌衄""葡萄疫"的范畴。国家标准（中医临床诊疗术语）中本病与血小板减少性紫癜均归入紫癜病。第七届中西医结合血液病学术会议经过讨论将本病中医病名定为"紫癜风"。其病机主要为毒邪内蕴，血络受损，血渗于肌肤或内脏。临床以皮肤青紫斑块、齿衄甚或腹痛、关节痛为主要临床表现。本病病位在血脉，发病关键是"热""瘀"，由于热毒内伏、化火动血、络伤血溢、瘀阻脉道、水液内停而发病，早期以热毒入营、经脉损伤的实证为主，后期以营血耗伤、肾阴不足等虚证明显。

本病病位在脉络，热、瘀之邪贯穿整个发病过程，早期多以邪热内蕴、迫血妄行为主，后期多兼血脉瘀阻、气阴不足等虚实夹杂之候。

【诊断依据】

一、临床表现

多数患者发病前 1~3 周有全身不适、低热、乏力及上呼吸道感染等前驱症状，随之出现典型临床表现。

（一）单纯型过敏性紫癜（紫癜型）

单纯型过敏性紫癜（紫癜型）为最常见的类型。主要表现为皮肤紫癜，局限于四肢，尤其是下肢及臀部，躯干极少累及。紫癜常成批反复发生、对称分布，可同时伴发皮肤荨麻疹、水肿。紫癜大小不等，初呈深红色，按之不褪色，可融合成片形成瘀斑，数日内渐变成紫色、黄褐色、淡黄色，经 7~14 日逐渐消退。

（二）腹型过敏性紫癜

除皮肤紫癜外，因消化道黏膜及腹膜脏层毛细血管受累还会产生一系列消化道症状及体征，如恶心、呕吐、呕血、腹泻及黏液便、便血等。其中腹痛最为常见，常为阵发性绞痛，多位于脐周、下腹或全腹，发作时可因腹肌紧张及明显压痛、肠鸣音亢进而误诊为外科急腹症。在幼儿可因肠壁水肿、蠕动增强等而致肠套叠。腹部症状、体征多与皮肤紫癜同时出现，偶可发生于紫癜之前。

（三）关节型过敏性紫癜

除皮肤紫癜外，还常有因关节部位血管受累而出现的关节肿胀、疼痛、压痛及功能障碍等表现。多发生于膝、肘、踝、腕等大关节，呈游走性、反复性发作，经数日而愈，不遗留关节畸形。

（四）肾型过敏性紫癜

过敏性紫癜肾炎的病情最为严重。在皮肤紫癜的基础上，因肾小球毛细血管袢炎症反应而出现血尿、蛋白尿及管型尿，偶见水肿、高血压及肾衰竭等表现。肾损害多发生于紫癜出现后1周，亦可延迟出现。多在3~4周内恢复，少数病例因反复发作而演变为肾病综合征或慢性肾炎。

（五）混合型过敏性紫癜

皮肤紫癜合并上述两种以上临床表现。

（六）其他

少数本病患者还可因病变累及脑、眼部及脑膜血管而出现视神经萎缩、虹膜炎、视网膜出血及水肿，以及中枢神经系统相关症状、体征。

二、辅助检查

1. 尿常规检查　肾型或混合型可有蛋白尿、管型尿、血尿。

2. 血小板计数、功能及凝血相关检查　除出血时间可能延长外，其他检查项目均为正常。

3. 肾功能检查　肾型及合并肾型表现的混合型，可有程度不等的肾功能受损，如内生肌酐清除率下降、血尿素氮升高等。

三、诊断标准

① 发病前1~3周有低热、咽痛、全身乏力或上呼吸道感染史。② 典型四肢皮肤紫癜，可伴腹痛、关节肿痛及血尿。③ 血小板计数、功能及凝血相关检查正常。④ 排除其他原因所致的血管炎及紫癜。

【鉴别诊断】

本病需与下列疾病进行鉴别：遗传性出血性毛细血管扩张症、单纯性紫癜、血小板减少性紫癜、风湿性关节炎、肾小球肾炎、系统性红斑狼疮、外科急腹症等。由于本病的特殊临床表现及绝大多数实验室检查正常，鉴别一般无困难。

【西医治疗】

一、消除致病因素

防治感染，清除局部病灶，驱除肠道寄生虫，避免可能致敏的食物及药物等。

二、一般治疗

1. 抗组胺药 氯苯那敏、盐酸异丙嗪、阿司咪唑及静脉注射钙剂等。
2. 改善血管通透性药物 维生素C、曲克芦丁、卡巴克络等。

三、糖皮质激素

糖皮质激素有抑制抗原抗体反应、减轻炎症渗出、改善血管通透性等作用。一般用泼尼松30 mg/d，顿服或分次口服。重症者可用氢化可的松100~200 mg/d，或地塞米松5~15 mg/d，静脉滴注，症状减轻后改口服维持。

四、对症治疗

腹痛较重者可予阿托品或山莨菪碱皮下注射或口服；关节痛可酌情用非甾体类止痛药；呕吐严重者可用止吐药如甲氧氯普胺；伴发呕血、血便者，可用奥美拉唑等质子泵抑制剂治疗。

五、其他

如上述治疗效果不佳或近期内反复发作者，可酌情使用如下治疗方法：①免疫抑制剂：如环孢素、硫唑嘌呤、环磷酰胺等；②抗凝疗法：适用于肾型患者，初以肝素100~200 U/（kg·d）静脉滴注或低分子肝素皮下注射，4周后改用华法林4~15 mg/d，2周后改用维持量2~5 mg/d，2~3个月。

【中医治疗】

一、中医辨证施治

1. 热毒炽盛证
临床表现：急性起病，皮肤青紫斑点或斑块，色红或红紫，皮肤瘙痒，以下肢多见，发热面赤，咽喉肿痛，口干口渴，便秘，有时伴有尿血、腹痛、便血、关节肿痛，舌质红，苔薄黄，脉弦数或滑数。
病机：热毒迫血妄行。
治法：消热解毒，凉血止血。
处方：犀角地黄汤合清营汤加减。犀角（使用水牛角代替）、生地黄、牡丹皮、赤芍、金银花、连翘、玄参、麦冬。
加减：若咽喉肿痛、口干口渴明显，可用黄连解毒汤（黄连、黄柏、黄芩、栀子）加大蓟、小蓟、白茅根以凉血止血；热甚出血广泛、大便秘结加生石膏、大黄以清热凉血；腹痛加延胡索、金铃子。赤芍以活血行气止痛；关节肿痛可加忍冬藤、知母、秦皮等以清利湿热而止痛。
2. 阴虚火旺证
临床表现：皮肤青紫斑点或斑块，时轻时重，反复发作，色红或紫红，伴颧红，心烦少寐，手足心热，或有潮热盗汗，舌红，苔少，脉细数。

病机：阴虚内热，迫血妄行。

治法：滋阴降火，宁络止血。

处方：茜根散加减。茜草根、侧柏叶、黄芪、生地黄、阿胶、甘草。

加减：热甚紫斑明显，可加丹皮、紫草凉血化瘀；阴虚明显，可酌加玄参、龟板、女贞子、旱莲草以滋阴降火；伴见腰膝酸软、头晕乏力，可用知柏地黄丸加茜草根、紫草以滋阴降火兼以止血。

3. 湿热内蕴证

临床表现：皮肤紫斑，以下肢及臀部多见，紫斑时轻时重，伴倦怠乏力，脘闷，纳呆，尿赤或血尿，水肿，舌红，苔黄腻，脉濡数。

病机：湿热内蕴，迫血妄行。

治法：清热化湿，凉血止血。

处方：小蓟饮子加减。生地黄、小蓟、滑石、通草、炒蒲黄、淡竹叶、当归、山栀、甘草。

加减：脘闷纳呆，可加苍术、草豆蔻、佩兰以清热化湿；便血可加黄连、地榆以清热凉血；腹痛可加金铃子、延胡索行气止痛；紫斑反复发作，可加丹参、益母草、三七以凉血活血止血。

4. 气不摄血证

临床表现：皮肤紫斑反复发作，迁延不愈，紫斑色淡，呈散在性，遇劳加重，伴有心悸、气短乏力，色萎黄，舌质淡，苔薄白，脉细弱。

病机：脾虚不固，血溢脉外。

治法：健脾益气摄血。

处方：归脾汤加减。黄芪、党参、白术、酸枣仁、茯神、桂圆肉、木香、当归、炙甘草、生姜、炙远志、大枣。

加减：皮肤瘙痒，可加蝉衣、白鲜皮以疏风止痒；紫斑迁延不愈，可加丹参、地龙、益母草、蒲黄以活血祛瘀通络；血尿加阿胶、白茅根以补血止血；纳差加陈皮、鸡内金。

5. 瘀血阻络证

临床表现：病程长，皮肤紫斑色青，而色暗黑，下眼睑青紫，肌肤甲错，可伴关节疼痛，腹痛，或口渴但不欲饮，舌质紫暗或有瘀点、瘀斑，脉涩。

病机：热毒内炽，营阴被灼，血液黏滞难行；或血溢脉外，离经之血即为瘀，瘀血停滞经络。

治法：行气化瘀，和络止血。

处方：血府逐瘀汤加减。生地黄、桃仁、红花、枳壳、赤芍、柴胡、甘草、牛膝、川芎、桔梗。

加减：伴有血热，加丹皮、柏叶、茜草等凉血止血；关节痛、红肿加忍冬藤、木瓜、桑枝以清利湿热，舒经通络；便血者加地榆、槐花；尿血加白茅根、紫草、丹参；气短乏力加党参、黄芪。

二、中成药处方

1. 三七总苷片　口服，每次 5 片，每日 3 次，适用于瘀血阻络型。
2. 雷公藤多苷片　口服，每日 1.0~1.5 mg/kg，分 3 次服用，适用于病情反复，日久累及肾者。注意应定期检测血常规及肝功能。
3. 金莲清热冲剂　口服，每次 1 袋，每日 4 次，适用于热毒炽盛型紫癜。
4. 新雪丹　口服，每次 1 瓶，成人每日 2 次，小儿酌减。适用于热毒炽盛型紫癜。
5. 黄葵胶囊　口服，每次 5 粒，每日 3 次，8 周为 1 个疗程。适用于湿热内蕴证。

【用药说明及治疗注意事项】

1. 维生素 C　以大剂量（每日 5~10 g）静脉注射疗效较好，持续用药 5~7 天。
2. 糖皮质激素　疗程一般不超过 30 天，肾型者可酌情延长。使用糖皮质激素时，需注意患者的血糖、血压变化。若存在禁忌证时，可请相关学科会诊以协助诊治。

【预防与调护】

一、预防

过度劳累、剧烈运动、晚睡熬夜、急躁易怒等情绪激烈变化都对过敏性紫癜的康复和疗效巩固不利。应注意休息、避免劳累、避免情绪波动及精神刺激、防止昆虫叮咬、去除可能的过敏原。

二、调护

（1）注意保暖，防止感冒，控制和预防感染。一些药物如青霉素、头孢类等也可引起过敏性紫癜，故一定在医生指导下使用。在有明确的感染或感染灶时选用敏感的抗生素，但应避免盲目地预防性使用抗生素。

（2）注意饮食，因过敏性紫癜多为过敏原引起，应禁食生葱、辣椒、生蒜、酒类等刺激性食品；应避免与花粉等过敏原相接触。如果肾功能受损，尿蛋白阳性，还需注意减少植物蛋白的摄入，如豆浆等。总之，应饮食清淡，食勿过饱。

（3）为防止复发，患者治愈后应坚持巩固治疗 1 个疗程。

第五节　急性白血病

【概述】

一、西医定义

急性白血病是造血干细胞的恶性克隆性疾病，发病时骨髓中异常的原始细胞大量增殖并浸润各种器官、组织，正常造血受抑制。主要表现为肝脾大、淋巴结肿大、贫血、出血及继发感染等。

二、中医认识

急性白血病中医学古代文献中无此病名记载，可归属于"急劳""热劳""血证""髓劳""癥积"病证范畴。中医认为白血病的主要病因为热毒和正虚，病性为本虚标实。正气亏虚为本，温热毒邪为标，多以标实为主。病位在骨髓，表现在营血，与肾、肝、脾有关。白血病的成因与正气不足，邪毒内陷血脉，阻碍气血生化；或因有害物质伤及营血、肾精，累及骨髓，气血生化失常等有关。以发热、出血、血亏、骨痛、癥块等为临床特征；病性多属虚实夹杂，病情危重，预后差。

【诊断依据】

一、临床表现

起病急缓不一。发病急者可以是突然高热，类似"感冒"，也可以是严重的出血。缓慢者常因面色苍白、皮肤紫癜，月经过多或拔牙后出血难止而就医才发现。主要表现如下。

（一）正常骨髓造血功能受抑制表现

1. 贫血　贫血往往是首起表现，呈进行性发展。半数患者就诊时已有重度贫血。

2. 发热　半数的患者以发热为早期表现。可低热，亦可高达 39~40 ℃以上，伴有畏寒、出汗等。虽然白血病本身可以发热，但较高发热往往提示有继发感染。感染可发生在各个部位，口腔炎、牙龈炎、咽峡炎最常见，可发生溃疡或坏死；肺部感染、肛周炎、肛周脓肿亦常见，严重时可致败血症。最常见的致病菌为革兰氏阴性杆菌，长期应用抗生素者，可出现真菌感染，亦可有病毒感染。

3. 出血　急性白血病以出血为早期表现者近 40%。出血可发生在全身各部，以皮肤瘀点、瘀斑、鼻出血、牙龈出血、月经过多为多见。眼底出血可致视力障碍。急性早幼粒白血病易并发弥散性血管内凝血（disseminated intravascular coagulation，DIC）而出现全身广泛性出血。颅内出血时有头痛、呕吐、瞳孔不对称，甚至昏迷而死亡。有资料表明急性白血病死于出血者占 62.24%，其中 87% 为颅内出血。

（二）白血病细胞增殖浸润表现

1. 淋巴结和肝脾大　淋巴结肿大以急性淋巴细胞白血病较多见。纵隔淋巴结肿大常见于 T 细胞急性淋巴细胞白血病。白血病患者可有轻至中度肝脾大，巨脾很罕见，但在慢性粒细胞白血病急性变上常见。

2. 骨骼和关节　患者常有胸骨下端局部压痛，提示髓腔内白血病细胞过度增殖。患者可出现关节、骨骼疼痛，尤以儿童多见。发生骨髓坏死时，可以引起骨骼剧痛。

3. 眼部　粒细胞白血病形成的粒细胞肉瘤或称绿色瘤常累及骨膜，以眼眶部位最常见，可引起眼球突出、复视或失明。

4. 口腔和皮肤　急性单核细胞性白血病和急性粒—单细胞白血病时，白血病细胞浸润可使牙龈增生、肿胀；可出现蓝灰色斑丘疹或皮肤粒细胞肉瘤，局部皮肤隆起、变硬，呈紫蓝色皮肤结节。

5. 中枢神经系统白血病（central nervous system leukemia，CNSL）　由于化疗药物难以

通过血–脑屏障，隐藏在中枢神经系统的白血病细胞不能有效被杀灭，因而引起 CNSL。CNSL 可发生在疾病各个时期，但常发生在缓解期。以急性淋巴细胞白血病最常见，儿童患者尤甚。临床上轻者表现为头痛、头晕，重者有呕吐、颈项强直，甚至抽搐、昏迷。

6. 睾丸　睾丸受浸润，出现无痛性肿大，多为一侧性，另一侧虽不肿大，但活检时往往也有白血病细胞浸润。睾丸白血病多见于急性淋巴细胞白血病化疗缓解后的男性幼儿或青年，是仅次于 CNSL 的白血病髓外复发的根源。

二、辅助检查

（一）血常规

贫血程度轻重不等，但呈进行性加重，晚期一般有严重贫血，多为正常细胞性贫血。网织红细胞计数减少，也有轻度增高者。血小板计数大多降低，但早期可以正常或轻度减少，50% 的患者血小板 $< 60 \times 10^9$/L，晚期极度减少。白细胞计数多少不一，绝大多数患者白细胞增多，一般早期常偏低，晚期常显著增加，最高者可超过 100×10^9/L，称为高白细胞性白血病。也有部分患者的白细胞计数在正常水平或减少，低者可 $< 1.0 \times 10^9$/L，称为白细胞不增多性白血病。白细胞增多型患者血片中可找到原始和早期幼稚细胞，由此诊断。

（二）骨髓象

具有决定性诊断价值。骨髓中细胞数量显著增多。典型表现为有核细胞增殖明显活跃或极度活跃，主要是白血病性原始细胞。有关系列的原始细胞 > 30%，甚至超过90%。约有 10% 的急性非淋巴细胞白血病骨髓增生低下，称为低增生性急性白血病。在骨髓象中一些白血病原始细胞形态异常改变，如胞体较大，核浆比例增加，核的形态异常等。Auer 小体较常见于急粒白血病细胞质中，且有时在急性单核细胞白血病和急性粒–单核细胞白血病细胞细胞质中亦可见到，但不见于急性淋巴细胞白血病。因而 Auer 小体可助于鉴别急性淋巴细胞和急性非淋巴细胞白血病。

（三）细胞化学

主要用于协助形态学鉴别各类白血病。糖原染色（periodic acid schiff，PAS）除可用于鉴别急性淋巴细胞白血病、急性粒细胞白血病、急性单核细胞白血病三种细胞外，尚可用于鉴别急性红白血病（M6 型）与巨幼细胞贫血，前者往往呈强阳性反应，后者反应不明显。

（四）免疫学检查

根据白血病细胞免疫学标志，不仅可将急性淋巴细胞与急性非淋巴细胞白血病区别，而且可将 T 细胞和 B 细胞急性淋巴细胞白血病加以区别。单克隆抗体还可将急性淋巴细胞白血病分为若干亚型。

（五）血液生化改变

特别在化疗期间，血清尿酸浓度增高。尿中尿酸排泄量增加，甚至出现尿酸结晶。患者发生 DIC 时可出现凝血机制障碍；出现中枢神经系统白血病时，脑脊液压力增高，白细胞数增多（$< 0.01 \times 10^9$/L），蛋白质增多（> 450 mg/L），而糖定量减少，涂片中可找到白血病细胞，脑脊液清浊度随所含的细胞数而异。

三、诊断标准

根据临床表现、血常规和骨髓象特点，诊断一般不难。由于白血病类型不同，治疗方案及预后亦不尽相同，因此诊断成立后，应进一步分型。

四、分类

急性白血病可分为急性淋巴细胞白血病及急性非淋巴细胞白血病两大类。这两类还可分成多种亚型。

1.急性非淋巴细胞白血病　共分如下 8 型。

（1）M0（急性髓细胞白血病微分化型）：原始细胞在光镜下类似 L2 型细胞，核仁明显，细胞质透明，嗜碱性，无嗜天青颗粒及 Auer 小体，髓过氧化酶（myeloperoxidase，MPO）及苏丹黑 B 阳性细胞占 3%；在电镜下 MPO（+）；CD33 或 CD13 等髓系标志可呈阳性，淋巴系抗原通常为阴性，血小板抗原阳性。

（2）M1（急性粒细胞白血病未分化型）：未分化原粒细胞（Ⅰ型＋Ⅱ型）占骨髓非幼红细胞的 90% 以上，至少 3% 细胞为 MPO（+）。原粒细胞细胞质中无颗粒为Ⅰ型，出现少数颗粒为Ⅱ型。

（3）M2（急性粒细胞白血病部分分化型）：原粒细胞占骨髓非幼红细胞的 30%~89%，单核细胞＜ 20%，其他粒细胞＞ 10%。

（4）M3（急性早幼粒细胞白血病）：骨髓中以多颗粒的早幼粒细胞为主，此类细胞在非红系细胞中≥ 30%。

（5）M4（急性粒 – 单核细胞白血病）：骨髓中原始细胞占非红系细胞的 30% 以上，各阶段粒细胞占 30%~80%，各阶段单核细胞＞ 20%。

（6）M4E0：除 M4 型各特点外，嗜酸性粒细胞在非红系细胞中≥ 5%。

（7）M5（急性单核细胞白血病）：骨髓非红系细胞中原单核、幼单核及单核细胞≥ 80%。如果原单核细胞≥ 80% 为 M5a，＜ 80% 为 M5b。

（8）M6（急性红白血病）：骨髓中幼红细胞≥ 50%，非红细胞中原始细胞（Ⅰ型＋Ⅱ型）≥ 30%。

（9）M7（急性巨核细胞白血病）：骨髓中原始巨核细胞≥ 30%。

2.急性淋巴细胞白血病　共分如下 3 型。L1：原始和幼淋巴细胞以小细胞（直径≤ 12 μm）为主。L2：原始和幼淋巴细胞以大细胞（直径＞ 12 μm）为主。L3：原始和幼淋巴细胞以大细胞为主，大小较一致，细胞内有明显空泡，细胞质嗜碱性，染色深。

【鉴别诊断】

急性白血病应与下列疾病进行鉴别诊断。

一、骨髓增生异常综合征

该病除病态造血外，外周血中有原始和幼稚细胞，全血细胞减少和染色体异常，易与白血病相混淆。但骨髓中原始细胞不到30%。

二、引起白细胞异常的感染性疾病

如传染性单核细胞增多症，血常规中出现异形淋巴细胞，但形态与原始细胞不同，血清中嗜异性抗体效价逐步上升，病程短，可自愈。百日咳、传染性淋巴细胞增多症、风疹等病毒感染时，血常规中淋巴细胞增多，但淋巴细胞形态正常，预后较好，多可自愈。

三、巨幼细胞贫血

巨幼细胞贫血有时可与急性白血病混淆。但前者骨髓中原始细胞不增多，幼红细胞PAS反应常为阴性。

四、再生障碍性贫血及特发性血小板减少性紫癜

血常规与白细胞不增多性白血病可能混淆，但骨髓象检查可明确鉴别。

五、急性粒细胞缺乏症恢复期

在药物或某些感染引起的粒细胞缺乏症的恢复期，骨髓中早幼粒细胞明显增加。但该病多有明确病因，血小板正常，早幼粒细胞中无Auer小体。短期内骨髓成熟粒细胞恢复正常。

【西医治疗】

一、治疗思路

近20年来急性白血病治疗已取得显著进展，由于化学治疗使成人急性淋巴细胞和急性非淋巴细胞白血病完全缓解率分别达到72%~77%和60%~85%；5年无病存活率分别达到50%和30%~40%。随着骨髓移植治疗的开展，无病生存率进一步提高。治疗措施包括几个方面：①化学治疗是当前主要的治疗措施，可使白血病病情缓解，延长患者生存时间；②采用有效的支持治疗，保证化疗的顺利进行，防止并发症；③骨髓移植，这是当前将白血病完全治愈最有希望的措施；④靶向治疗，目前研究中酪氨酸激酶抑制剂对于部分伴有基因突变的急性白血病是有疗效的，但一般联合化学治疗同时进行；⑤中西医结合治疗能取长补短。诱导期以化疗为主，中药为辅，可减少化疗的毒副作用，增强机体对化疗的耐受性，促进造血功能的恢复；完全缓解或在骨髓移植后应以中药扶正培本为主，使化疗对机体的损伤得到恢复，增强机体的免疫功能，清除体内残留白血病细胞，提高白血病缓解率和无病生存率。

二、一般治疗

1.高白细胞血症紧急处理　当循环血液中白细胞 $> 200 \times 10^9/L$ 时，患者可产生白细

胞淤滞症，表现为呼吸困难，甚至呼吸窘迫、低氧血症、反应迟钝、颅内出血等，可增加死亡率和髓外白血病的复发率，因此，当白细胞＞100×10^9/L 时，应立即使用血细胞分离机清除过高白细胞，同时予以化疗和水化，预防并发症。

2. 防治感染　白血病患者常伴有粒细胞减少，特别在化疗、放疗期间出现的粒细胞缺乏可持续相当长时间。严重感染是急性白血病主要的死亡原因，故防治感染甚为重要。

3. 纠正贫血　严重贫血者可输浓缩红细胞或全血，但积极争取白血病缓解是纠正贫血最有效的方法。

4. 控制出血　如果因血小板计数过低而引起出血，输注单采血小板是有效措施，可使周围血小板数维持在 30×10^9/L 左右。如果出血系 DIC 所引起（如 M3），应立即给予适当的抗凝治疗。鼻及牙龈出血可用填塞或吸收性明胶海绵局部止血。

5. 防治高尿酸血症肾病　由于白血病细胞大量破坏，特别在化疗时更甚，血清和尿中尿酸浓度增高，积聚在肾小管，引起阻塞而发生高尿酸血症肾病，临床表现为少尿、无尿和急性肾衰竭。应鼓励患者多饮水并碱化尿液。高白细胞性白血病在化疗同时给予别嘌醇每次 100 mg，每日 3 次，以阻断次黄嘌呤和黄嘌呤代谢，从而抑制尿酸合成。对少尿和无尿者，应按急性肾衰竭处理。

6. 维持营养　白血病系严重消耗性疾病，特别是化、放疗的副作用易引起患者消化道功能紊乱。应注意补充营养，维持水、电解质、酸碱平衡，给患者高蛋白、高热量、易消化食物，必要时经静脉补充营养。

三、化学治疗

1. 化学治疗的策略　目的是达到完全缓解并延长生存期。所谓完全缓解（CR），即白血病的症状和体征消失，血常规 Hb ≥ 100 g/L（男）或 90 g/L（妇女及儿童），中性粒细胞绝对值 ≥ 1.5×10^9/L，血小板 ≥ 100×10^9/L，外周血白细胞分类中无白血病细胞；骨髓象：原粒细胞 + 早幼粒细胞（原单核 + 幼单核细胞或原淋巴 + 幼淋巴细胞）≤ 5%，红细胞及巨核细胞系列正常。目前多采用联合化疗，药物组合应符合以下条件：①作用于细胞周期不同阶段的药物；②各药物间有相互协同作用，以最大限度地杀灭白血病细胞；③各药物副作用不重叠，对重要脏器损伤较小。主要使用的化学治疗药物有环磷酰胺、巯嘌呤、甲氨蝶呤、阿糖胞苷、羟基脲、阿霉素等。

白血病细胞增殖周期为 5 天左右，有些抗白血病药物作用于周期中的特定阶段。所以每一疗程化疗需持续 7~10 天，使各增殖期的白血病细胞都有机会被药物杀灭。每一疗程结束后，间歇 2 周再用第 2 个疗程，其目的是使正常造血恢复，且诱使休止期（G0期）白血病细胞进入增殖周期，有利于下 1 个疗程化疗药物对其的杀灭。

急性白血病未治疗时体内白血病细胞的数量估计为 $10^{10} \sim 10^{13}$，经诱导缓解阶段治疗达到完全缓解标准时体内白血病细胞估计在 $10^8 \sim 10^9$，且在髓外某些隐蔽之处仍可有白血病细胞浸润。因此，完全缓解后应实施巩固强化阶段的治疗 4~6 个疗程。然后进入维持阶段，化疗将持续较长时间，至少为 2 年以上，以便进一步消灭残存白血病细胞，防止复发，延长缓解期和无病生存期。

2.急淋白血病的化学治疗　急性淋巴细胞患者的诱导缓解治疗，常用长春新碱加泼尼松（VP方案），儿童完全缓解率高达80%~90%。成人的完全缓解率仅50%，而且容易复发。因此成人急性淋巴细胞常需在VP方案上加门冬酰胺酶（VLP方案）或柔红霉素（VDP方案）或四种药物同时应用（VLDP方案），可使完全缓解率提高到72%~77.8%，但提高治疗效果的同时，毒性反应较前方案也会加重。一般认为对成人急性淋巴细胞完全缓解后应予早期巩固强化治疗，然后再继续维持治疗3~4年。在缓解前或至少缓解开始时需作中枢神经系统白血病预防性治疗，可以单独鞘内注射甲氨蝶呤或甲氨蝶呤加阿糖胞苷。

3.急非淋白血病的化学治疗　目前常用的标准诱导缓解方案是柔红霉素或阿霉素联合阿糖胞苷（DA方案），缓解率可达85%。国内常用方案之一是阿糖胞苷、高三尖杉酯碱、长春新碱、泼尼松（HOAP方案），平均缓解率约为60%。HOAP方案中不用VCR及泼尼松即成HA方案，缓解率可接近DA方案，但总的缓解率不如急性淋巴细胞白血病，且诱导过程中一定要通过粒细胞极度缺乏时期后，才有可能进入缓解期。

临床验证维A酸可使M3白血病诱导缓解，其缓解率可达85%。缓解后单用维A酸巩固强化治疗易复发，故宜与其他化疗联合治疗或交替维持治疗。此外，据报道临床试用含砷中药（或砷制剂）对M3型诱导完全缓解率可达65%~98%。缓解后急性非淋巴细胞白血病治疗方法很不一致。近年来发现长期治疗并不能明显延长急性非淋巴细胞白血病患者无病生存期，因而趋向于缓解后早期强化治疗，定期巩固，无须长期维持。

巩固强化治疗方法有：①原诱导方法巩固4~6个疗程。②以中剂量阿糖胞苷为主的强化治疗。阿糖胞苷可单用，也可加其他药物（如柔红霉素、安丫啶、米托蒽醌等）。③用与原诱导治疗方案无交叉耐药的新方案（如VP16 + 米托蒽醌等）。每1~2个月化疗1次，共计1~2年。以后停用化疗，密切随访，如有复发再行治疗。

四、中枢神经系统及睾丸的白血病的治疗

髓外白血病复发中，中枢神经系统白血病最为常见，以急性淋巴细胞白血病尤为突出。因此，通常在缓解后开始鞘内注射甲氨蝶呤每次10 mg，每周2次，共3周。如中枢神经系统白血病诊断已肯定，用甲氨蝶呤每次10~15 mg，缓慢鞘内注射，每周2次，直到脑脊液细胞数及生化检查恢复正常，然后改用每次5~10 mg，鞘内注射，每6~8周1次，随全身化疗结束而停用。甲氨蝶呤鞘内注射可引起急性化学性蛛网膜炎，患者有发热、头痛及脑膜刺激征，故甲氨蝶呤鞘内注射时宜加地塞米松5~10 mg，可减轻不良反应。若甲氨蝶呤疗效欠佳，也可改用阿糖胞苷30~50 mg/m^2（或安西他滨25 mg/m^2）鞘内注射，每周2次。

药物对睾丸白血病疗效不佳，必须放射治疗（总剂量约2000 cGy），即使一侧睾丸肿大，也需采用两侧放射。

五、骨髓及干细胞移植

进行异基因骨髓移植或病情持续缓解半年以上行自身骨髓移植是完全治愈白血病的

有效措施，但必须设法使骨髓移植成功。移植成功的关键是：①移植前须全身放疗加化疗，尽可能地杀灭患者体内所有的白血病细胞；②用强烈的免疫抑制剂充分抑制患者的免疫功能，进而减少移植排斥反应；③骨髓供体应是同基因骨髓（单卵孪生子）或者为HLA（人类白细胞相关抗原）配型的亲兄弟姊妹骨髓（异基因骨髓移植）；④移植的最佳时间是在治疗第1次完全缓解之后；⑤年龄应在35岁以下。自体外周血干细胞移植，系先用药物动员患者的干细胞加速释放至周围血中，然后利用血细胞分离机采集外周血中干细胞保存。在患者大剂量放、化疗后，再回输给患者。脐血中含有大量造血干细胞，采集正常脐血，冷冻储存，可输给MHC（主要组织相容性复合体）相同的患者，使之重建造血。由于受脐血采集量的限制，目前主要用于治疗儿童患者。骨髓移植治疗白血病的费用昂贵，风险大，目前推广使用有困难。

骨髓移植失败的原因有：①严重感染；②出血；③移植排斥反应；④移植物抗宿主反应（GVHD）。移植物抗宿主反应可用甲氨蝶呤及抗T淋巴细胞球蛋白来防治。在放疗和化疗后，宿主骨髓遭破坏而移植的骨髓尚未发挥造血功能时白细胞及血小板缺乏，可输白细胞及血小板。

【中医治疗】

一、中医辨证施治

1. 热毒炽盛证

临床表现：壮热，口渴多汗，烦躁，头痛面赤，身痛，口舌生疮，咽喉肿痛，面颊肿胀疼痛，或咳嗽，咯黄痰，皮肤、肛门疖肿，便秘尿赤，或见吐血、衄血、便血、尿血、斑疹，或神昏谵语，舌质红绛，苔黄，脉大。

病机：热毒蕴结，伤营动血。

治法：清热解毒，凉血止血。

处方：黄连解毒汤合清营汤加减。黄连、黄芩、黄柏、栀子、水牛角、生地黄、麦冬、玄参、金银花、连翘、竹叶、丹参等。

加减：夹湿者可加茵陈、藿香、薏苡仁以清利湿热；骨、关节疼痛，加五灵脂、乳香、没药、蒲黄以活血化瘀止痛；出血加仙鹤草、侧柏叶、小蓟以凉血止血。另外加入白花蛇舌草、蒲公英等清热解毒之品，则效果更佳。

2. 痰热瘀阻证

临床表现：腹部癥积，颌下、腋下、颈部有单个或成串痰核，痰多，胸闷，头重，纳呆，发热，肢体困倦，心烦口苦，目眩，骨痛，胸部刺痛，口渴而不欲饮，舌质紫暗，或有瘀点、瘀斑，舌苔黄腻，脉滑数或沉细而涩。

病机：痰湿蕴结，日久化热，阻滞气机，气血郁结。

治法：清热化痰，活血散结。

处方：温胆汤合桃红四物汤加减。半夏、竹茹、陈皮、枳实、茯苓、生姜、大枣、炙甘草、桃仁、红花、熟地黄、当归、白芍、川芎等。

加减：可酌情加白花蛇舌草、山慈菇、夏枯草、胆南星、蒲黄等清热化痰散结；若腹部癥块坚硬，可选用鳖甲、昆布、海藻、三棱、莪术等化瘀软坚消癥之品。

3. 阴虚火旺证

临床表现：皮肤瘀斑，鼻衄，齿龈出血，发热或五心烦热，口苦口干，盗汗，乏力，体倦，面色晦滞，舌质红，苔黄，脉细数。

病机：阴虚阳亢，邪热内生，伤津动血。

治法：滋阴降火，凉血解毒。

处方：知柏地黄丸合二至丸加减。熟地黄、山茱萸、山药、泽泻、牡丹皮、茯苓、知母、黄柏、女贞子、旱莲草等。

加减：可酌情加青蒿、地骨皮、银柴胡以退虚热；若火毒较甚加白花蛇舌草、半枝莲、蒲公英清热解毒；虚火灼络，迫血妄行加石膏、知母、仙鹤草、小蓟以凉血止血。

4. 气阴两虚证

临床表现：低热，自汗，盗汗，气短，乏力，面色不华，头晕，腰膝酸软，手足心热，皮肤瘀点、瘀斑，鼻衄、齿衄，舌淡有齿痕，脉沉细。

病机：气随津脱，气阴两虚，阴虚内热，热毒内蕴。

治法：益气养阴，清热解毒。

处方：五阴煎加味。熟地、人参、白术、茯苓、山药、白扁豆、白芍、五味子、甘草等。

加减：如兼夹瘀血、骨痛、胸痛、腹部癥块，可加桃仁、红花、三棱、莪术、鳖甲、当归尾等活血散结；若兼有痰核，加入贝母、山慈菇、黄药子、海藻、生牡蛎、海蛤壳以化痰散结；若热毒甚加白花蛇舌草、半枝莲、蒲公英以清热解毒。

5. 湿热内蕴证

临床表现：发热，有汗而热不解，头身困重，腹胀纳呆，关节酸痛，大便不爽或下利不止，肛门灼热，小便黄赤而不利，舌红，苔黄腻，脉滑数。

病机：湿邪内蕴，阻滞气机，郁而化热，脾胃升降失常。

治法：清热解毒，利湿化浊。

处方：葛根芩连汤加味。葛根、黄芩、黄连、甘草等。

加减：若三焦热甚、高热不退，加山栀子、龙胆草以清热泻火利湿；若表湿不解、肢体酸楚，加羌活、桑寄生、藿香以利湿化浊；若小便不利、淋漓涩痛，加车前草、木通清热通淋利湿。可在上方中酌情加入半枝莲、黄药子清热化湿解毒。

二、中成药处方

1. 六神丸　口服，成人每天 60 粒，分 2~3 次，小儿酌减；15~20 天为 1 个疗程。适用于白血病热毒炽盛证。

2. 西黄丸　温水化服，每次 3 g，每日 2 次。适用于白血病痰热瘀阻证。

3. 贞芪扶正颗粒　冲服，每次 1 袋，每日 2 次。适用于白血病气阴两虚证。

【用药说明及治疗注意事项】

（1）白血病患者多出现发热等症状，采用中药凉血退热时，使用西药解热药应考虑中药作用，减量或不同时使用。

（2）在进行西药化疗期间，患者出现肝功能异常，中药慎用蜈蚣、山慈菇等对肝脏有不良反应的药物；肾功能异常慎用关木通等有肾毒性的药物；胃肠道反应重，慎用苦寒败胃中药。同时患者在进行化疗期间，不宜采用峻猛攻下之类中药，用药剂量宜适合患者身体素质。

（3）根据患者出现不同不良反应来辨证用药，起到增效解毒的作用。如胃肠道反应重，则以健脾和胃为主。白血病患者骨髓抑制较为严重，则以健脾益肾生髓为主。

（4）放化疗结束后，嘱咐患者定期复诊，在根据复诊结果调整治疗方案。

【预防与康复指导】

白血病病因及发病机制未明，预防措施应当是多方面的。首先应加强体质锻炼；尽量减少各种病毒感染的机会；加强劳动防护，严格遵守有关操作规程，避免接触有害化学物及遭受电离辐射；严禁滥用对骨髓有影响的药物等。

第六节　淋巴瘤

【概述】

一、西医定义

淋巴瘤是原发于淋巴结或淋巴组织的免疫系统的恶性肿瘤。临床表现以无痛性、进行性淋巴结肿大，常伴有肝脾大、发热，晚期有贫血、恶病质等特征。病理组织学上淋巴瘤分为霍奇金病（Hodgkin disease，HD）及非霍奇金淋巴瘤（non-Hodgkin lymphoma，NHL）两大类。淋巴瘤在我国发病率为（3~4）/10万，居恶性肿瘤第11~13位；死亡率为1.5/10万，居恶性肿瘤第11位。本病好发于20~40岁，男女之比为3∶1，城市发病率高于农村。在本病两大类型中，HD仅占所有淋巴瘤的8%~10%。

二、中医认识

古代中医文献记载"瘰疬""筋瘰""石疽""痰核""恶核""失荣"等，均以淋巴结肿大为主要表现，类似于恶性淋巴瘤。中医认为该病由于禀赋薄弱，或六淫邪毒、饮食不节、情志所伤等，导致脾、肺、肝、肾功能失调，痰、气、瘀等病理产物相互搏结而发为本病。因其起病皆与"痰"有关，现代中医统称为"痰毒病"。

【诊断依据】

一、临床表现

由于病变部位及范围不同，淋巴瘤的临床表现变化多端。原发部位可在淋巴结，也可在结外淋巴组织，如扁桃体、鼻咽部、胃肠道、脾脏、骨骼及皮肤等处。结外原发病变多见于NHL。疾病传播方式有从原发部位向邻近淋巴结依次传播者，常见于HD；也有越过邻近淋巴结而向远处淋巴结转移者，常见于 NHL。NHL 还可以多中心起源，在临床确诊时已播散全身。

（一）全身症状

发热、消瘦、盗汗等为主要全身症状，其次有食欲减退、乏力、皮肤瘙痒及酒精疼痛等。皮肤瘙痒是 HD 较特异的表现；酒精疼痛也见于 HD 患者，多在饮酒后 20 分钟病变局部出现疼痛，早于其他症状，具有一定诊断意义。

（二）淋巴结肿大

淋巴结肿大为本病的特征。浅表淋巴结的无痛性、进行性肿大常是首发症状，约占 60%，多好发于颈部，其次为腋下、腹股沟。如深部淋巴结肿大可引起压迫症状，如纵隔、肝门、腹膜后淋巴结肿大，可出现相应的症状和体征。

（三）结外病变的临床表现

病变也可见于淋巴结外的组织器官，如在扁桃体、鼻咽部，可有吞咽困难、鼻塞、鼻衄及颌下淋巴结肿大；如在胃肠道，可有腹痛、腹泻、腹部包块、腹水等；如在肝、脾，可有肝区疼痛、黄疸及肝、脾大等；如在呼吸道，可发生咳嗽、咯血、胸闷、胸水等；如在骨骼，可有局部骨痛、压痛、病理性骨折；如在神经系统，可有头痛、颅压增高、截瘫、癫痫发作；如在皮肤，可有肿块、结节、斑丘疹、皮肤瘙痒及带状疱疹等。

霍奇金病与非霍奇金淋巴瘤临床表现的差别见表 9-1。

表 9-1　霍奇金病与非霍奇金淋巴瘤临床表现的差别

临床表现	霍奇金病	非霍奇金淋巴瘤
发热	较多见（20%~40%）	较少见（约 10%）
病变范围	多呈局限性，基本上为相邻部位的淋巴结病变	很少呈局限性
淋巴结分布	向心性，多沿相邻区发展，滑车上淋巴结累及罕见	离心性，一般不沿相邻区发展，较易波及滑车上淋巴结
淋巴、口咽环病变	罕见，＜1%	较多见，15%~33%
纵隔病变	50% 患者有	＜20%（除淋巴母细胞型外）
腹腔及腹膜后淋巴结	较少累及（除老年人或伴明显症状者外）	常见，尤其是肠系膜和主动脉旁组淋巴结
肝脏侵犯	除脾侵犯或有明显全身症状者外较少见	较多见，尤其结节性 NHL
骨髓侵犯	少见（2%~10%）	多见
结外病变	少见（首发者＜10%）	多见

二、辅助检查

（一）血常规

（1）霍奇金病：血常规变化发生较早，常有轻度或中度贫血，10% 为小细胞低色素性贫血，偶为伴抗人球蛋白试验阳性的溶血性贫血。白细胞多数正常，少数轻度或明显增多，伴中性粒细胞增多，约 1/5 有嗜酸性粒细胞增多，晚期淋巴细胞减少。骨髓被广泛浸润或发生脾功能亢进时可有全血细胞减少。

（2）非霍奇金淋巴瘤：白细胞数多正常，伴有相对或绝对性淋巴细胞增多，形态正常。约 20% 弥漫性原淋巴细胞型淋巴瘤患者晚期可并发白血病。

（二）骨髓象

大多为非特异性，在霍奇金病骨髓象中，如能找到 R-S 细胞对诊断有帮助。当非霍奇金淋巴瘤转化至白血病期，骨髓象呈现典型白血病象。

（三）影像学检查

B 超、CT、放射性核素显像可发现淋巴结肿大及周围组织的情况。目前以正电子发射计算机断层显像为首选影像学检查及复查手段。

（四）病理学检查

通常选取较大的表浅易取淋巴结进行形态学及免疫组化检查，可根据免疫组化检查进行诊断及分型。

（五）其他生化检查

疾病活动期血沉增快，血清乳酸脱氢酶活力增加。当血清碱性磷酸酶及血钙增高时，提示有骨骼累及。非霍奇金淋巴瘤常见有多克隆球蛋白增多，少数可出现单克隆免疫球蛋白 IgG 或 IgM，以后者多见。

三、诊断标准

诊断应包括两方面：一是肯定淋巴瘤的类型；二是确定病变累及的部位及范围，以制订治疗方案。对慢性、进行性、无痛性淋巴结肿大者，要考虑本病的可能。可做淋巴结穿刺物涂片、淋巴结印片及病理切片检查。有必要时可进行淋巴管造影，肝、脾及骨髓核素扫描，胸腔及腹腔 CT。淋巴结活检为淋巴瘤确诊的依据，免疫学检查有助于进一步分类。如有血细胞减少、血清碱性磷酸酶增高或有骨骼病变时，可做骨髓活检和涂片以寻找 R-S 细胞或淋巴瘤细胞。近年报道 R-S 细胞可见于传染性单核细胞增多症、结缔组织病及其他恶性肿瘤。因此在缺乏 HD 其他组织学改变，单独见到 R-S 细胞时，不能确诊 HD。

四、分期

参照 Ann Arbor 临床分期（1971）。现主要用于 HD，NHL 也参照使用。

Ⅰ期病变仅限于一个淋巴结区（Ⅰ）；或单个结外器官局限受累（ⅠE）。

Ⅱ期病变累及横膈同侧两个或更多的淋巴结区（Ⅱ）；或病变局限侵犯淋巴结以外器官及横膈同侧一个以上淋巴结区（ⅡE）。

Ⅲ期横膈上下均有淋巴结病变（Ⅲ）；或同时伴脾累及（Ⅲ S）；或结外器官局限受累（Ⅲ E），或脾与局限性结外器官都受累（Ⅲ SE）。

Ⅳ期病变呈弥漫性，累及一个或更多的结外器官，如肺、肝、骨髓、胸膜、胃肠道、骨骼、皮肤、肾脏等，伴或不伴淋巴结肿大。

各期按全身症状有无分为 A、B 两组。无症状者为 A 组，有症状者为 B 组。全身症状包括：发热、盗汗及消瘦（半年内体重减轻 10% 以上）。

【鉴别诊断】

淋巴瘤应与下列疾病进行鉴别诊断。

1.局部淋巴结肿大　局部淋巴结肿大需排除淋巴结炎和恶性肿瘤转移。结核性淋巴结炎多局限于颈的两侧，可彼此融合，与周围组织粘连，晚期由于软化、溃破而形成窦道。

2.感染性疾病　均可出现发热及淋巴结肿大，但淋巴瘤可出现淋巴结无痛性增大，感染性疾病为淋巴结红肿热痛，同时感染性指标均有相应变化，可予以鉴别。

3.其他恶性肿瘤　与相应器官的其他恶性肿瘤相鉴别。

【西医治疗】

一、治疗思路

目前淋巴瘤的治疗以放化疗为基本治疗手段，靶向治疗、免疫治疗等新兴治疗手段为可选手段，主要根据患者的免疫组化结果及 PD1（programmed death 1）、PD-L1（programmed cell death-ligand 1）检测结果来进行选择。上述治疗手段对缩小肿大的淋巴结、杀灭肿瘤细胞效果显著。

二、放射治疗

放疗适用于Ⅰ、Ⅱ期 NHL 患者及Ⅰ、Ⅱ、Ⅲ A 期的 HD 患者。放疗方法有：局部照射、扩大照射及全身照射。放疗对 HD 的疗效很好，一般总量为 35~40 Gy；放疗对 NHL 的疗效较差，剂量也偏大，总量达 45 Gy 以上，一般 3~4 周为 1 个疗程。

三、化学治疗

化学治疗适应证有：①不适于单用放射治疗的患者，如Ⅲ、Ⅳ淋巴瘤，伴有全身症状者；②肿瘤压迫重要器官如上腔静脉、脊髓、气管等；③有心包、胸腔、腹腔积液及合并白血病者；④对局部淋巴瘤，化疗可作为放疗的辅助治疗。

1.霍奇金病　HD 有 B 组症状、纵隔大肿块、属淋巴细胞消减型，分期为Ⅲ~Ⅳ期者，均应以化疗为主，必要时再局部放疗。化疗采用 MOPP（氮芥、丙卡巴肼、长春新碱、泼尼松）方案，至少用 6 个疗程，或一直用至完全缓解，再额外给 2 个疗程，初治者的完全缓解率可达 85% 以上。获得完全缓解后约 1/3 患者复发，可再用 MOPP 方案，59% 获得第 2 次缓解。对 MOPP 方案耐药者，可采用 ABVD（阿霉素、博来霉素、长春新碱、达卡巴嗪）方案，完全缓解率为 75%~80%。也可用 MOPP 与 ABVD 方案交替治疗，复发患者的完全缓解率可提高至 92%，而且减少了耐药性。但是 MOPP 治疗延续 3 个月以上的患者第二肿瘤的发生率为 3%~5%，不孕率高达 50%，而 ABVD 方案对生育系统毒性较小。对比 ABVD 方案及 MOPP 方案，ABVD 方案缓解率和 5 年无病生存率均优于 MOPP 方案，所以 ABVD 已替代 MOPP 方案成为 HL 的首选化疗方案。

2. 非霍奇金淋巴瘤　化疗疗效取决于病理组织类型，可按恶性程度分别决定化疗方案。

（1）惰性淋巴瘤：Ⅰ期和Ⅱ期放疗或化疗后存活可达 10 年，部分患者有自发性肿瘤消退，故主张观察和等待的姑息治疗原则。如病情有所进展，可用苯丁酸氮芥或环磷酰胺单药口服治疗。Ⅲ期和Ⅳ期患者化疗后虽会多次复发，但中位生存时间也可达 10 年，联合化疗可用 COP（环磷酰胺、长春新碱、泼尼松）方案或 CHOP（环磷酰胺、长春新碱、阿霉素、泼尼松）方案。进展不能控制者可试用 FC（氟达拉滨、环磷酰胺）方案。

（2）侵袭性淋巴瘤：CHOP 方案为侵袭性 NHL 的标准治疗方案。CHOP 方案每 2~3 周为 1 个疗程，4 个疗程不能缓解，则应改变化疗方案。完全缓解后巩固 2 个疗程，但化疗不应少于 6 个疗程。长期维持治疗并无益处。本方案的 5 年无病生存率达 41%~80%。R-CHOP 方案，即化疗前加用利妥昔单抗（375 mg/m^2），可获得更好的疗效，是 CD20 阳性 DLBCL 治疗的经典方案。近 10 年随访结果表明，8 个疗程 R-CHOP 使 CD20 阳性 DLBCL 患者的总生存时间延长达 4.9 年。血管免疫母细胞 T 细胞淋巴瘤及伯基特（Burkitt）淋巴瘤进展较快，如不积极治疗，几周或几个月内即会死亡，应采用强烈的化疗方案予以治疗。大剂量环磷酰胺组成的化疗方案对 Burkitt 淋巴瘤有治愈作用，应考虑使用。全身广泛播散的淋巴瘤、有白血病倾向或已转化成白血病的患者，可试用治疗淋巴细胞白血病的化疗方案，如 VDLP 方案。还有特殊类别的淋巴瘤，如中枢神经系统淋巴瘤，目前首选大剂量甲氨蝶呤化疗或小剂量甲氨蝶呤鞘内注射化疗治疗，化疗同时需行血液浓度监测，及时使用亚叶酸钙进行解毒。

四、免疫治疗

目前针对复发难治的霍奇金淋巴瘤患者及非霍奇金淋巴瘤患者可考虑检测 PD1、PD-L1 表达及肿瘤突变负荷（tumor mutational burden，TMB）、微卫星稳定性（microsatellite instability，MSI），可根据检测结果选用如帕博丽珠单抗、信迪利单抗等免疫药物治疗。越来越多的研究表明，对于淋巴瘤患者，只要符合 PD1、PD-L1 等检查结果，免疫治疗是今后的主流治疗方向。

【中医治疗】

一、中医辨证施治

1. 寒痰凝滞证
临床表现：颈项腋下有多个肿核，不痛不痒，皮色如常，坚硬如石，面色苍白，神疲乏力，形寒肢冷，纳呆便溏，舌质淡，苔薄白，脉细弱。

病机：寒凝气滞，痰湿凝聚。

治法：温化寒痰，软坚散结。

处方：阳和汤加减。熟地黄、鹿角胶、肉桂、姜炭、白芥子、麻黄、生甘草等。

加减：神疲乏力明显者，加党参、白术以健脾补气；形寒肢冷明显者，加附子、桂枝、黄芪以壮阳补气。

2. 气郁痰结证

临床表现：颈项腋下有多个肿核，皮色不变，按之不移，不痛不痒，畏寒发热，口苦咽干，头晕耳鸣，心烦善怒，便干尿黄，舌质红，苔微黄，脉弦数。

病机：肝气郁结，失其疏泄，气滞痰凝，结为瘤块。

治法：疏肝解郁，化痰散结。

处方：柴胡疏肝散加减。柴胡、香附、川芎、陈皮、枳壳、芍药等。

加减：大便秘结者，加大黄以通腑泄热；面赤喜怒者，加龙胆草、山栀子以清肝泻火。

3. 肝火犯肺证

临床表现：胸胁疼痛，咳嗽气逆，胸闷气短，烦躁易怒，心悸喘息，口苦咽干，头晕乏力，舌质红，苔薄白或微黄，脉弦数。

病机：肝气郁结，郁而化火，木火刑金。

治法：清肝泻肺，解郁散结。

处方：黛蛤散合泻白散加减。青黛、蛤粉、桑白皮、地骨皮、炙甘草、粳米等。

加减：胸闷者，加瓜蒌、黄连以清热宽胸散结；气逆咳嗽者，加旋覆花、代赭石以降气止咳。

4. 肝肾阴虚证

临床表现：头晕目眩，胁痛耳鸣，颈项肿核累累，坚硬如石，口干咽燥，五心烦热，腰膝酸软、遗精或月经不调，舌红，苔少，脉细数。

病机：乙癸虚损，藏泄失职，阴亏于下，阳亢于上。

治法：滋补肝肾，软坚散结。

处方：杞菊地黄汤加减。熟地黄、山茱萸、山药、菊花、枸杞子、牡丹皮、茯苓、泽泻等。

加减：阴虚火旺、手足心热者，加知母、黄柏以清热坚阴；盗汗甚者，加牡蛎、浮小麦以敛汗固涩。

5. 血瘀癥积证

临床表现：消瘦腹胀，颈项腋下有肿块或腹内有包块，腹痛，纳呆，或有时咳嗽气逆，恶心呕吐，胸闷，午后潮热，便干或黑便，舌质暗或有瘀斑，脉沉弦。

病机：瘀血阻滞，气机逆乱，气血胶结。

治法：活血化瘀，软坚散结。

处方：鳖甲煎丸合三棱汤加减。鳖甲、清酒、芒硝、大黄、桃仁、丹皮、厚朴、瞿麦、石韦、半夏、射干、葶苈子、柴胡、黄芩、干姜、桂枝、人参、阿胶、白芍、三棱、莪术、青皮、陈皮、桔梗、当归、白芍、党参、白术等。

加减：腹痛甚者，加白芍、甘草以缓急止痛；伴呕吐者，加半夏、竹茹以降逆止呕。

6.气血两虚证

临床表现：头晕眼花，心悸失眠，面色苍白，气短乏力，颈项腋下肿核累累，坚硬如石，或腹内肿块，食欲不振，唇色淡白，舌质淡，苔薄白，脉细弱。

病机：正气虚损，气血化生不足，脏腑功能下降。

治法：益气养血。

处方：八珍汤加减。人参、熟地黄、白术、当归、茯苓、白芍、川芎、炙甘草、生姜、大枣等。

加减：贫血明显者，加阿胶、鸡血藤以补气和血；心悸失眠甚者，加酸枣仁、生龙骨、牡蛎以安神定志；纳差者，加炒山楂、神曲、麦芽、陈皮以健脾开胃。

二、中成药处方

1.夏枯草膏　功效：清泻肝火，化痰散结。用法：每次 15 g，每日 2 次，口服。
2.小金丹　功效：散结消肿，化瘀止痛。用法：每次 0.6 g，每日 2 次，口服。
3.鳖甲煎丸　功效：活血化瘀，软坚散结。用法：每次 6~9 g，每日 2 次，口服。
4.西黄丸　功效：解毒消痈，化痰散结，活血化瘀。用法：每次 3 g，每日 2 次。

【用药说明及治疗注意事项】

（1）恶性淋巴瘤为少数可通过放疗、化疗、免疫治疗等方法治愈的恶性肿瘤之一，在治疗当中应中西结合，选择适当的放疗化疗方案或免疫治疗方案并结合中医药治疗。

（2）部分恶性淋巴瘤由于对放化疗敏感，在化疗或放疗时可能出现溶瘤综合征，需放化疗同时配合足量补液、碱化尿液甚至预防性口服别嘌醇等治疗。

（3）中医学认为恶性淋巴瘤的发生与寒凝、气滞、痰结、血瘀有关，其中痰结为该病最为重要的病机之一。脾为生痰之源，恶性淋巴瘤产生往往与脾虚有关；恶性淋巴瘤在治疗过程中经常需要化疗、放疗，亦可使脾气受损，故在治疗中应适当配合健脾之法。

（4）控制慢性感染，避免不良因素长期刺激。

（5）完全缓解后恶性淋巴瘤患者 2 年内应该每 3 个月复查 1 次，3 年后应每半年复查 1 次，5 年后每年复查 1 次。

【预防】

嘱患者慎起居，调畅情志，避免七情过极。注意保护性隔离，避免接触各种有毒化学、物理、生物制品。提高机体抵抗力，增强免疫功能，预防病毒感染。

（鲁寅瑛　解刘松　周园芳　尹秀东　张　贺　唐　勇）

【参考文献】

［1］吴勉华，王新月 . 中医内科学［M］. 9 版 . 北京：中国中医药出版社，2016.

［2］陈志强，杨关林 . 中西医结合内科学［M］. 北京：中国中医药出版社，2016.

［3］蔡铁如，袁梦石 . 袁长津病证辨治实录［M］. 北京：中国中医药出版社，2014.

［4］葛均波，徐永健，王辰 . 内科学［M］. 9 版 . 北京：人民卫生出版社，2018.

［5］中华医学会血液学分会红细胞疾病（贫血）学组 . 再生障碍性贫血诊断与治疗中国专家共识（2017 年版）［M］. 中华血液学杂志，2017，38（1）：1-5.

［6］中国临床肿瘤学会指南工作委员会（CSCO）. 中国临床肿瘤学会恶性血液病诊疗指南［M］. 北京：人民卫生出版社，2020.

［7］刘明武 . 黄帝内经素问［M］. 长沙：中南大学出版社，2007.

［8］中国临床肿瘤学会指南工作委员会（CSCO）. 中国临床肿瘤学会淋巴瘤诊疗指南［M］. 北京：人民卫生出版社，2020.

［9］李文瑜 . 非霍奇金淋巴瘤临床指引（2005.1 版）［J］. 循证医学，2005，5（2）：113-128.

第十章

内分泌与代谢性疾病

第一节　糖尿病

【概述】

一、西医定义

糖尿病（diabetes mellitus，DM）是由于不同原因引起胰岛素分泌缺陷和（或）胰岛素作用缺陷导致碳水化合物、蛋白质、脂肪代谢异常，以慢性高血糖为突出表现的疾病。临床表现为多尿、多饮、多食、体重减轻，可并发眼、肾、神经、心脏、血管等组织的慢性损伤，病情严重时可发生急性代谢紊乱，如酮症酸中毒、高渗性昏迷等。根据病因学糖尿病分4种类型，即1型糖尿病、2型糖尿病、特殊类型糖尿病和妊娠期糖尿病。糖尿病的病因和发病机制至今尚未完全阐明，总的来说，遗传因素及环境因素共同参与其发病。

二、中医认识

糖尿病中医属于消渴范畴。《素问·奇病论》首先提出消渴之名。根据病机及症状的不同，《黄帝内经》还有"消瘅""肺消""膈消""消中"等名称的记载。《金匮要略》最早提出白虎加人参汤、肾气丸等治疗方药。《诸病源候论·消渴候》曰："其病变多发痈疽。"《外台秘要·消中消渴肾消》曰："渴而饮水多，小便数……甜者，皆是消渴病也。"明·戴思恭《证治要诀》明确提出上、中、下三消之分类。《证治准绳·消瘅》对三消的临床分类做了规范："渴而多饮为上消（经谓膈消），消谷善饥为中消（经谓消中），渴而便数有膏为下消（经谓肾消）"。消渴的发生与禀赋不足、饮食失节、情志失调、劳欲过度有关。中医认为本病是本虚标实之证，阴虚为本，燥热为标。病变脏腑常相互影响，如肺燥津伤，津液敷布失调，可导致脾胃失去濡养，肾精不得滋助；脾胃燥热偏盛，上可灼伤肺津，下可耗伤肾阴；肾阴不足则阴虚火旺，亦可上灼肺胃，终致肺燥胃热肾虚，故"三多"之症常可相互并见。

国医大师刘祖贻教授认为，本病的病机要点在于虚、瘀两端。其虚以阴精亏损为主，主要责之于肝、肾的阴精亏虚，亦常兼有气虚、气阴两虚者。阴精亏损，则阴液亏少，脉道失濡，复以燥热偏盛，灼伤津液，更使脉络中血液浓稠不行，致瘀血内停，其为害尤为严重，出现胸痹、中风、臁疮等，较未患本病而出现同样病症者治疗更难获效。刘老临证以滋肾益气、破血通络之法治疗，在控制血糖、缓解或防止血管并发症等方面多有良效。

【诊断依据】

一、临床表现

1 型糖尿病多发生于青少年，起病急，症状明显且重，可以酮症酸中毒为首发症状；2 型糖尿病多见于 40 岁以上成人和老年人，多为肥胖体型，起病缓慢，症状较轻，常见的症状为"三多一少"，即多尿、多饮、多食和体重减轻。许多患者无任何症状，仅健康检查或因各种疾病就诊检查时发现高血糖。

二、辅助检查

1. 糖代谢异常严重程度或控制程度的检查　血糖测定和口服葡萄糖耐量试验、尿糖测定、糖化血红蛋白和糖化血浆白蛋白测定。

2. 胰岛 β 细胞功能检查　胰岛素释放试验、C 肽释放试验。

3. 并发症检查　血酮、电解质、血气分析及心肝肾脑眼、神经系统的各项辅助检查。

4. 有关病因和发病机制的检查　胰岛细胞自身抗体测定、基因分型。

三、诊断标准

糖尿病的临床诊断应依据静脉血浆血糖而不是毛细血管血糖检测结果。急性感染、创伤或其他应激情况下可出现暂时性血糖增高，若没有明确的糖尿病病史，就临床诊断而言不能以此时的血糖值诊断糖尿病，须在应激消除后复查，再确定糖代谢。目前国际通用的诊断标准和分类是 WHO（1999 年）标准。糖代谢状态分类标准、糖尿病诊断见表 10-1、表 10-2。

表 10-1　糖代谢状态分类（WHO 1999 年）

糖代谢分类	静脉血浆葡萄糖（mmol/L）	
	空腹血糖	糖负荷后 2 小时血糖
正常血糖	< 6.1	< 7.8
空腹血糖受损（IFG）	≥ 6.1，< 7.0	< 7.8
糖耐量异常（IGT）	< 7.0	≥ 7.8，< 11.1
糖尿病	≥ 7.0	≥ 11.1

注: IFG 和 IGT 统称为糖调节受损，也称糖尿病前期，空腹血糖正常参考范围下限通常为 3.9 mmol/L。

表 10-2　糖尿病的诊断标准

诊断标准	静脉血浆葡萄糖（mmol/L）或 HbA1c 水平
典型糖尿病症状（"三多一少"）	
加上随机血糖	≥ 11.1 mmol/L
或加上空腹血糖	≥ 7.0 mmol/L
或加上 OGTT 2h 血糖	≥ 11.1 mmol/L
或加上 HbA1c	≥ 6.5%
无典型糖尿病症状，需改日复查确认	

注：空腹状态指至少 8 h 没有进食热量；随机血糖指不考虑上次用餐时间，一天中任意时间的血糖，不能用来诊断空腹血糖异常或糖耐量异常。

四、疾病的分型

本书采用 WHO（1999 年）的糖尿病病因学分型体系将糖尿病分为 4 大类，即 1 型糖尿病、2 型糖尿病、特殊类型糖尿病和妊娠期糖尿病。1 型糖尿病其显著的病理学和病理生理特征是胰岛 β 细胞数量显著减少和消失所导致的胰岛素分泌显著下降或缺失。2 型糖尿病其显著的病理生理学特征为胰岛素调控葡萄糖代谢能力的下降（胰岛素抵抗）伴随胰岛 β 细胞功能缺陷所致的胰岛素分泌减少（或相对减少）。特殊类型糖尿病是病因学相对明确的糖尿病。妊娠糖尿病指妊娠期间发生的不同程度的糖代谢异常。

五、并发症和伴发病

并发症包括急性严重代谢紊乱（糖尿病酮症酸中毒、高渗高血糖综合征）、感染性疾病、慢性并发症（微血管病变、大血管病变、神经系统并发症、糖尿病足、其他）。同时还需注意高血压、血脂异常、肥胖等伴发病。

【鉴别诊断】

1.应激性高血糖症　急性应激状态时，胰岛素拮抗激素分泌增加，可使糖耐量减低，出现一过性血糖升高，应激过后可恢复正常。

2.其他内分泌疾病　甲状腺功能亢进症、库欣综合征等。

【西医治疗】

糖尿病治疗强调早期发现、早期治疗、合理治疗及长期治疗。2 型糖尿病患者综合调控目标的首要原则是个体化，应根据患者的年龄、病程、预期寿命、并发症或合并症、病情严重程度等进行综合考虑（表 10-3）。

表 10-3 我国 2 型糖尿病综合控制目标

指标	目标值
血糖（mmol/L）	
空腹	4.4~7.0
非空腹	< 10.0
糖化血红蛋白	< 7.0
血压（mmHg）	< 130/80
总胆固醇（mmol/L）	< 4.5
高密度脂蛋白胆固醇（mmol/L）	
男性	> 1.0
女性	> 1.3
三酰甘油	< 1.7
低密度脂蛋白胆固醇（mmol/L）	
未合并动脉粥样硬化性心血管疾病	< 2.6
合并动脉粥样硬化性心血管疾病	< 1.8
身体质量指数（kg/m²）	< 24.0

糖尿病治疗方式包括：医学营养治疗、运动治疗、血糖监测、糖尿病教育、药物治疗。其中饮食是基础，运动是手段，监测是保障，教育是核心，药物是武器。其中药物治疗包括口服降糖药物（表 10-4）、注射降糖药物（胰升糖素样肽 -1 受体激动剂及胰岛素）（表 10-5）。根据作用效果的不同，口服降糖药物可分为主要以促进胰岛素分泌为主要作用的药物（磺脲类、格列奈类、二肽基肽酶Ⅳ抑制剂）和通过其他机制降低血糖的药物（双胍类、噻唑烷二酮类、α－糖苷酶抑制剂、钠－葡萄糖共转运蛋白2抑制剂）。

表 10-4 口服降糖药物

药物种类	代表药物	一般剂量（mg）	不良反应
双胍类	二甲双胍	500~2000	消化道反应、过敏、乳酸酸中毒
磺脲类	格列齐特	80~320	低血糖、体重增加
格列奈类	瑞格列奈	0.5~16	低血糖、体重增加
噻唑烷二酮类	罗格列酮	4~8	体重增加、水肿
α－糖苷酶抑制剂	阿卡波糖	50~300	胃肠道反应
二肽基肽酶Ⅳ抑制剂	西格列汀	100	头痛、肝酶升高、胰腺炎
钠－葡萄糖共转运蛋白2抑制剂	恩格列净	5~25	泌尿生殖感染、低血压、酮症

表 10-5　注射类降糖药物

名称	代表药物
胰升糖素样肽 –1 受体激动剂	利拉鲁肽
胰岛素	
超短效胰岛素	赖脯胰岛素、门冬胰岛素
常规（短效）胰岛素	动物源胰岛素
中效胰岛素	低精蛋白锌胰岛素
长效胰岛素	甘精胰岛素、地特胰岛素
预混胰岛素	诺和灵 30R
预混胰岛素类似物	门冬胰岛素 30

【中医治疗】

一、中医辨证施治

1. 上消：肺热津伤证

临床表现：口渴多饮，口舌干燥，尿频量多，烦热多汗，舌边尖红，苔薄黄，脉洪数。

病机：肺脏燥热，津液失布。

治法：清热润肺，生津止渴。

处方：消渴方加减。天花粉、葛根、麦冬、生地、藕汁、黄连、黄芩、知母。

加减：若烦渴不止、小便频数而脉数乏力，为肺热津亏，气阴两伤，可选用玉泉丸或二冬汤。

2. 中消：胃热炽盛证

临床表现：多食易饥，口渴，尿多，形体消瘦，大便干燥，苔黄，脉滑实有力。

病机：胃火内炽，胃热消谷，耗伤津液。

治法：清胃泻火，养阴增液。

处方：玉女煎加减。生石膏、知母、黄连、栀子、玄参、生地、麦冬、川牛膝。

加减：大便秘结不行，可用增液承气汤润燥通腑，待大便通后，再转上方治疗。

3. 中消：气阴亏虚证

临床表现：口渴引饮，能食与便溏并见，或饮食减少，精神不振，四肢乏力，体瘦，舌质淡红，苔白而干，脉弱。

病机：气阴不足，脾失健运。

治法：益气健脾，生津止渴。

处方：七味白术散加减。黄芪、党参、白术、茯苓、山药、甘草、木香、藿香、葛根、天冬、麦冬养阴生津。

加减：肺有燥热，加地骨皮、知母、黄芩；口渴明显，加天花粉、生地。气短汗多，加五味子、山萸肉；食少腹胀，加砂仁、鸡内金。

4. 下消：肾阴亏虚证

临床表现：尿频量多，混浊如脂膏，或尿甜，腰膝酸软，乏力，头晕耳鸣，口干唇燥，皮肤干燥，瘙痒，舌红苔少，脉细数。

病机：肾阴亏虚，肾失固摄。

治法：滋阴固肾。

处方：六味地黄丸加减。熟地、山萸肉、枸杞子、五味子、山药、茯苓、泽泻、丹皮清泻火热。

加减：五心烦热、盗汗、失眠，加知母、黄柏；尿量多而混浊，加益智仁、桑螵蛸；气短乏力，加党参、黄芪、黄精益气。烦渴、头痛、唇红舌干、呼吸深快，用生脉散加天门冬、鳖甲、龟板；神昏、肢厥、脉微细，可合参附龙牡汤。

5. 下消：阴阳两虚证

临床表现：小便频数，混浊如膏，甚至饮一溲一，面容憔悴，耳轮干枯，腰膝酸软，四肢欠温，畏寒肢冷，阳痿或月经不调，舌苔淡白而干，脉沉细无力。

病机：阴损及阳，肾阳衰微，肾失固摄。

治法：滋阴温阳，补肾固涩。

处方：金匮肾气丸加减。熟地、山萸肉、枸杞子、五味子、山药、茯苓、附子、肉桂。

加减：阳痿，加巴戟天、淫羊藿、肉苁蓉；阳虚畏寒，可酌加鹿茸粉 0.5 g 冲服。

二、中成药处方

1. 消渴丸　口服，每次 5~10 丸，每日 2~3 次，口服。适用于气阴亏虚型的消渴。
2. 参芪降糖颗粒　口服，每次 1 g，每日 3 次，口服。适用于气阴亏虚型的消渴。

三、针灸及其他疗法

1. 针灸疗法

治法：清热润燥，养阴生津。取穴以背俞穴为主。

主穴：肺俞、脾俞、胃俞、肾俞、胃脘下俞、足三里、三阴交、太溪。

根据辨证分型或相关症状进行配穴。上消加太渊、少府；中消加中脘、内庭；下消加太冲、照海；阴阳两虚加阴谷、气海、关元；心悸加内关、心俞；不寐加神门、百会；视物模糊加太冲、光明；肌肤瘙痒加风市、血海；手足麻木加八邪、八风。背部腧穴均不可直刺、深刺，行补法，其他腧穴常规针刺，行补虚泻实法。针刺得气后留针 30 分钟，每隔 10 分钟行针 1 次，每日治疗 1 次。还可配合电针、灸法、耳针、腹针、穴位埋线、穴位贴敷、皮肤针等。

2. 其他疗法　可配合红外线照射、推拿疗法；合并糖尿病周围神经病变可配合中药熏蒸疗法、中医定向透药疗法等。

【用药说明及治疗注意事项】

降糖药物种类众多，用法差异显著，应注意在医师指导下调整降糖方案。并且监测血糖及肝肾功能等指标，避免低血糖的发生。定期筛查糖尿病并发症。

【预防与康复指导】

糖尿病及并发症发患者数越来越多，因此预防糖尿病及其并发症的发生非常必要。首先应该正确认识糖尿病及其并发症，做到早筛查早治疗。同时提倡积极健康的生活方式，包括合理控制饮食、增加运动、减轻体重。最后定期医院体检和复诊、监测血糖等情况，减少糖尿病及并发症的发生风险。同时控制血糖、血脂、血压及体重是最有效的治疗手段。

第二节　甲状腺功能亢进症

【概述】

一、西医定义

（一）甲状腺毒症

是指血液循环中甲状腺激素过多，引起以神经、循环、消化等系统兴奋性升高和代谢亢进为主要表现的一组临床综合征。甲状腺功能亢进症（简称甲亢）是指甲状腺腺体本身产生甲状腺激素过多而引起的甲状腺毒症，其病因主要是弥漫性毒性甲状腺肿（Graves 病）、结节性毒性甲状腺肿、甲状腺自主高功能腺瘤。

（二）Graves 病

Graves 病（也称 Basedow 病、Parry 病，以下简称 GD）由 Parry 于 1825 年首次报告，Robert Graves 和 Von Basedow 分别于 1835 年和 1840 年详细报告。GD 是甲状腺功能亢进症的最常见病因，占全部甲亢的 80%~85%。临床主要表现为：①甲状腺毒症；②弥漫性甲状腺肿；③眼征；④胫前黏液性水肿。目前公认本病的发生与自身免疫有关，属于器官特异性自身免疫病。它与自身免疫性甲状腺炎等同属于自身免疫性甲状腺病。

二、中医认识

甲状腺功能亢进症在中医属于"瘿病"范围，中医学称"瘿""瘿气"等名。瘿病是由于情志内伤、饮食及水土失宜，以致气滞、痰凝、血瘀壅结颈前所引起的以颈前喉结两旁结块肿大为主要临床特征的一类疾病。《诸病源候论·瘿候》指出瘿病的病因主要是情志内伤及水土因素，认为："诸山水黑土中，出泉流者，不可久居。常食令人作瘿病，动气增患。"《备急千金要方》及《外台秘要》对含碘药物及用甲状腺做脏器疗法已有相当认识，记载了数十个治疗瘿病的方剂。《圣济总录·瘿瘤门》云："石瘿、泥瘿、劳瘿、忧瘿、气瘿是为五瘿。石与泥则因山水饮食而得之，忧、劳、气则本于七情。"是从病因角度对瘿病进行了分类。《三因极一病证方论·瘿瘤证治》提出瘿病可分为石瘿、肉瘿、筋瘿、血瘿、气瘿。

本病的基本病机是气滞、痰凝、血瘀壅结颈前。本病初期多为气机郁滞，津凝痰聚，痰气搏结颈前，日久则可引起血脉瘀阻，进而气、痰、瘀三者合而为患。

【诊断依据】

一、临床表现

（一）甲状腺毒症表现

1. 高代谢综合征　甲状腺激素分泌增多导致交感神经兴奋性增高和新陈代谢加速，患者常有疲乏无力、怕热多汗、皮肤潮湿、多食善饥、体重显著下降等。

2. 精神神经系统　多言好动、紧张焦虑、焦躁易怒、失眠不安、思想不集中、记忆力减退，手和眼睑震颤。

3. 心血管系统　心悸气短、心动过速、第一心音亢进；收缩压升高、舒张压降低，脉压增大；合并甲状腺毒症心脏病时，出现心动过速、心律失常、心脏增大和心力衰竭等，以心房颤动等房性心律失常多见，偶见房室传导阻滞。

4. 消化系统　稀便、排便次数增加，重者可以有肝大、肝功能异常，偶有黄疸。

5. 肌肉骨骼系统　主要是甲状腺毒症性周期性瘫痪，20~40岁亚洲男性好发，发病诱因包括剧烈运动、高碳水化合物饮食、注射胰岛素等，病变主要累及下肢，有低钾血症。甲状腺毒症性周期性瘫痪病程呈自限性，甲亢控制后可以自愈。少数患者发生甲亢性肌病，肌无力多累及近心端的肩胛骨带肌群。另有1% Graves病合并重症肌无力，该病和GD同属自身免疫病。

6. 造血系统　循环血淋巴细胞比例增加，单核细胞增加，但是白细胞总数减低，常伴发血小板减少性紫癜。

7. 生殖系统　女性月经减少或闭经，男性阳痿，偶有乳腺增生（男性乳腺发育）。

（二）甲状腺肿

大多数患者有程度不等的甲状腺肿大。甲状腺肿为弥漫性、对称性，质地不等，无压痛。甲状腺上下极可触及震颤及血管杂音。少数病例甲状腺可以不肿大。

（三）眼征

GD的眼部表现分为两类，一类为单纯性突眼，病因与甲状腺毒症所致的交感神经兴奋性增高有关；另一类为浸润性眼征，发生在Graves眼病，病因与眼周组织的自身免疫炎症反应有关。单纯性突眼包括下述表现：轻度突眼；突眼度19~20 mm；睑裂增宽，瞬目减少。浸润性突眼眼球突出明显。

二、辅助检查

①血清总甲状腺素（TT_4）；②血清总三碘甲腺原氨酸（T_3）；③血清游离甲状腺素（FT_4）、游离三碘甲腺原氨酸（FT_3）；④促甲状腺激素（TSH）；⑤TSH受体抗体（TRAb）：是鉴别甲亢病因、诊断GD的指标之一；⑥CT和MRI：眼部CT和MRI可以排除其他原因所致突眼；⑦甲状腺放射性核素扫描：对于诊断甲状腺自主高功能腺瘤有意义，肿

瘤区浓聚大量核素，肿瘤区外甲状腺组织及对侧甲状腺无核素吸收。

三、诊断标准

诊断的程序是：①甲状腺毒症的诊断；测定血清 TSH、FT_3、FT、TT_3、TT_4 的水平；②确定甲状腺毒症是否来源甲状腺的功能亢进；③确定引起甲状腺功能亢进的原因，如 GD、结节性毒性甲状腺肿、甲状腺自主高功能腺瘤等。

（一）甲亢的诊断

①高代谢症状和体征；②甲状腺肿大；③血清 TT_4、FT_4 升高，TSH 减低。具备以上三项诊断即可成立。应注意的是，淡漠型甲亢的高代谢症状不明显，仅表现为明显消瘦或心房颤动，尤其是老年患者；少数患者无甲状腺肿大；T_3 型甲亢患者仅有血清 TT_3 升高。

（二）GD 的诊断

①甲亢诊断确立；②甲状腺弥漫性肿大（触诊和 B 超证实），少数病例可以无甲状腺肿大；③眼球突出和其他浸润性眼征；④胫前黏液性水肿；⑤ TRAb、TSAb、TPOAb 阳性。以上标准中，①②项为诊断必备条件，③④⑤项为诊断辅助条件。

【鉴别诊断】

一、甲状腺毒症原因的鉴别

主要是甲亢所致的甲状腺毒症与破坏性甲状腺毒症（例如亚急性甲状腺炎、无症状的甲状腺炎等）的鉴别。两者均有高代谢表现、甲状腺肿和血清甲状腺激素水平升高，而询问病史、鉴别甲状腺体征和检测 [131]I 摄取率是主要的鉴别手段。

二、甲亢的原因鉴别

GD、结节性毒性甲状腺肿和甲状腺自主高功能腺瘤分别占病因的 80%、10% 和 5% 左右。伴浸润性眼征、TRAb 和（或）TSAb 阳性、胫前黏液性水肿等均支持 GD 的诊断，结节性毒性甲状腺肿、甲状腺自主高功能腺瘤鉴别的主要手段是甲状腺放射性核素扫描和甲状腺 B 超。

【西医治疗】

目前尚不能对 GD 进行病因治疗，针对甲亢有三种疗法。

一、抗甲状腺药物（ATD）

ATD 治疗是甲亢的基础治疗，但是单纯 ATD 治疗的治愈率仅有 50%，复发率高达 50%~60%，ATD 也用于手术和 [131]I 治疗前的准备阶段。常用的 ATD 分为硫脲类和咪唑类两类，硫脲类包括丙硫氧嘧啶（propylthiouracil，PTU）和甲硫氧嘧啶等；咪唑类包括甲巯咪唑（methimazole，MMI）和卡比马唑（carbimazole）等。普遍使用 MMI 和 PTU。两药比较：MMI 半衰期长，血浆半衰期为 4~6 个小时，可以每天单次使用，PTU 血浆半衰期为 60 分钟，具有在外周组织抑制 T_4 转换为 T_3 的独特作用，所以发挥作用较 MMI 迅速，控制甲亢症状快，但是必须保证 6~8 小时给药一次。PTU 与蛋白结合紧密，通过胎盘和进入乳汁的量均少于 MMI，所以在妊娠伴发甲亢时优先选用。

1. 适应证　①病情轻、中度患者；②甲状腺轻、中度肿大；③年龄 < 20 岁；④孕妇，高龄或者由于其他严重疾病不能手术；⑤手术前和 ^{131}I 治疗前的准备；⑥手术后复发而且不适宜 ^{131}I 治疗。

2. 剂量与疗程（以 PTU 为例，如用 MMI 则剂量为 PTU 的 1/10）

（1）初治期 300~450 mg/d、分 3 次口服，持续 6~8 周，每 4 周复查血清甲状腺激素水平一次，临床症状缓解后开始减药。临床症状的缓解可能要滞后于激素水平的改善。

（2）减量期：每 2~4 周减量一次，每次减量 50~100 mg/d，3~4 个月减至维持量。

（3）维持期：50~100 mg/d。维持治疗 1~1.5 年。近年来提倡 MMI 小量服用用法，即 MMI 15~30 mg/d，治疗效果与 40 mg/d 相同。在治疗过程中出现甲状腺功能低下或甲状腺明显增大时可酌情加用左甲状腺素，同时减少 ATD 的剂量。

3. 不良反应

（1）粒细胞减少：ATD 可以引起白细胞减少，发生率为 5% 左右，严重者可发生粒细胞缺乏症，发生率为 0.37% 左右。主要发生在治疗开始后的 2~3 个月内。外周血白细胞低于 3×10^9/L 或中性粒细胞低于 1.5×10^9/L 时应当停药。由于甲亢本身也可以引起白细胞减少，所以要区分是甲亢所致，还是 ATD 所致。治疗前和治疗后定期检查白细胞是必需的，发现有白细胞减少时，应当先使用促进白细胞增生药。

（2）皮疹：发生率为 2%~3%。可先试用抗组胺药，皮疹严重时应及时停药，以免发生剥脱性皮炎。

（3）中毒性肝病：发生率为 0.1%~0.2%，多在用药后 3 周发生，表现为变态反应性肝炎，转氨酶显著上升，肝脏穿刺可见片状肝细胞坏死，死亡率高达 25%~30%。PTU 还可以引起 20%~30% 的患者转氨酶升高，升高幅度为正常值的 1.1~1.6 倍。另外甲亢本身也有转氨酶增高，所以在用药前需要检查基础的肝功能，以区别是否是药物的副作用。

4. 停药指标　主要依据临床症状和体征，目前认为 ATD 维持治疗 18~24 个月可以停药，下述指标预示甲亢可能治愈：①甲状腺肿明显缩小；② TSAb（或 TRAb）转为阴性。

二、^{131}I 治疗

1. 治疗效果和副作用的评价　治疗机制是甲状腺摄取 ^{131}I 后释放出 β 射线，破坏甲状腺组织细胞。^{131}I 治疗甲亢已有 60 多年的历史，现已是欧美国家治疗成人甲亢的首选。

现已明确：①此法安全简便，费用低廉，效益高，总有效率达 95%，临床治愈率在 85% 以上，复发率小于 1%，第一次治疗后 3~6 个月，部分患者因为病情需要可做第 2 次；②没有增加患者甲状腺癌和白血病等发病率，没有影响患者的生育能力和增加遗传缺陷的发病率。

2. 适应证和禁忌证

（1）适应证：①成人 Graves 甲亢伴甲状腺肿大 2 度以上；②ATD 治疗失败或过敏；③甲亢手术后复发；④甲状腺毒症心脏病或甲亢伴其他病因的心脏病；⑤甲亢合并白细胞减少、血小板减少或全血细胞减少；⑥老年甲亢；⑦甲亢合并糖尿病；⑧毒性多结节性甲状腺肿；⑨自主功能性甲状腺结节合并甲亢。

（2）相对适应证：①青少年和儿童甲亢，用 ATD 治疗失败、拒绝手术或有手术禁忌证；②甲亢合并肝、肾等器官功能损害；③Graves 眼病，对轻度和稳定期的中、重度患者可单用 ^{131}I 治疗，进展期患者，可在 ^{131}I 治疗前后加用泼尼松。

（3）禁忌证：妊娠和哺乳期妇女。

3. 并发症　^{131}I 治疗甲亢后的主要并发症是甲状腺功能减退。甲减是 ^{131}I 治疗甲亢难以避免的结果，选择 ^{131}I 治疗主要是要权衡甲亢与甲减后果的利弊关系。由于甲减并发症的发生率较高，治疗前需要患者知情并签字同意。医生应同时告知患者 ^{131}I 治疗后有关辐射防护的注意事项。

三、手术治疗

1. 适应证　①中、重度甲亢，长期服药无效，或停药复发，或不能坚持服药者；②甲状腺肿大显著，有压迫症状；③胸骨后甲状腺肿；④多结节性甲状腺肿伴甲亢。手术治疗的治愈率为 95% 左右，复发率为 0.6%~9.8%。

2. 禁忌证　①伴严重 Graves 眼病；②合并较重心脏、肝、肾疾病，不能耐受手术；③妊娠初 3 个月和第 6 个月以后。

3. 手术方式　通常为甲状腺次全切除术，两侧各留下 2~3 g 甲状腺组织。主要并发症是手术损伤导致甲状腺功能减退症和喉返神经损伤，有经验的医生操作时发生率为 2%，普通医院条件下的发生率达到 10% 左右。

四、其他治疗

1. 碘剂　减少碘摄入量是甲亢的基础治疗之一。过量碘的摄入会加重和延长病程，增加复发的可能性，所以甲亢患者应当食用无碘食盐，忌用含碘药物。复方碘化钠溶液仅在手术前和甲状腺危象时使用。

2. β 受体阻断药　作用机制是：①阻断甲状腺激素对心脏的兴奋作用；②阻断外周组织 T_4 向 T_3 的转化，主要在 ATD 初治期使用，可较快控制甲亢的临床症状。通常应用普萘洛尔每次 10~40 mg，每天 3~4 次。对于有支气管疾病者，可选用 β 受体阻断药，如阿替洛尔、美托洛尔等。

五、甲状腺危象的治疗

①针对诱因治疗。②抑制甲状腺激素合成：首选 PTU 600 mg 口服或经胃管注入，以后给予 250 mg，每 6 小时口服一次，待症状缓解后减至一般治疗剂量。③抑制甲状腺激素释放：服 PTU 1 小时后再加用复方碘口服溶液 5 滴，每 8 小时一次，或碘化钠 1.0 g 加入

10% 葡萄糖盐水溶液中静脉滴注 24 小时，以后视病情逐渐减量，一般使用 3~7 日，如果对碘剂过敏，可改用碳酸锂 0.5~1.5 g/d，分 3 次口服，连用数日。④普萘洛尔 20~40 mg，每 6~8 小时口服 1 次，或 1 mg 稀释后静脉缓慢注射。⑤氢化可的松 50~100 mg 加入 5%~10% 葡萄糖溶液静脉滴注，每 6~8 小时一次。⑥在上述常规治疗效果不满意时，可选用腹膜透析、血液透析或血浆置换等措施降低血浆甲状腺激素浓度。⑦降温：高热者予物理降温，避免用乙酰水杨酸类药物。⑧其他支持治疗。

六、Graves 眼病的治疗

GO 的治疗首先要区分病情程度。使用 EUGOGO 病情分级，轻度为 40%，中度为 33%，重度占 27%。

轻度 GO：一般呈自限性，不需要强化治疗，治疗以控制甲亢为主。平时戴墨镜，保护角膜，夜间遮盖，抬高床头，强制性戒烟，有角膜异物感时用人工泪液。

中度和重度 GO：在上述治疗基础上强化治疗。包括糖皮质激素、放射治疗、眼眶减压手术、控制甲亢等。

七、妊娠期甲亢的治疗

1. ATD 治疗　妊娠时可以给予 ATD 治疗。因为 ATD 可以通过胎盘影响胎儿的甲状腺功能，尽可能地使用小剂量的 ATD 实现控制甲亢的目的。首选 PTU，因该药不易通过胎盘。PTU 初治剂量 300 mg/d，维持剂量 50~150 mg/d 对胎儿是安全的。需要密切监测孕妇的甲状腺激素水平，血清 TT_4、FT_4 应当维持在妊娠期正常范围的上限水平。不主张 ATD 治疗的同时合用左甲状腺素，因为后者可能增加 ATD 的治疗剂量。

2. 产后 GD　在妊娠的后 6 个月，由于妊娠的免疫抑制作用，ATD 的剂量可以减少，分娩后免疫抑制解除，GD 易于复发，ATD 的需要量也增加。

3. 手术治疗　发生在妊娠初期的甲亢，经 PTU 治疗控制甲亢症状后，可选择在妊娠 4~6 个月时做甲状腺次全切除术。

4. 哺乳期的 ATD 治疗　因为 PTU 通过胎盘和进入乳汁的比例均少于 MMI，故 PTU 为首选，一般认为 PTU 300 mg/d 对哺乳婴儿是安全的。

八、甲状腺毒症心脏病的治疗

1. ATD 治疗　立即给予足量抗甲状腺药物，控制甲状腺功能正常。

2. ^{131}I 治疗　经 ATD 控制甲状腺毒症症状后，尽早给予大剂量的 ^{131}I 破坏甲状腺组织。为防止放射性损伤后引起的一过性高甲状腺激素血症加重心脏病变，给予 ^{131}I 的同时需要给予 β 受体阻断药保护心脏；^{131}I 治疗后 2 周继续给予 ATD 治疗，等待 ^{131}I 发挥其完全破坏作用；^{131}I 治疗后 12 个月内，调整 ATD 的剂量，严格控制甲状腺功能在正常范围；如果发生 ^{131}I 治疗后甲减，应用尽量小剂量的 L-T_4 控制血清 TSH 在正常范围，避免过量 L-T_4 对心脏的副作用。

3. β受体阻断药　普萘洛尔可以控制心动过速，也可以用于由于心动过速导致的心力衰竭。

4. 洋地黄类　处理甲亢合并的充血性心力衰竭的措施与未合并甲亢相同，但是纠正的难度加大，洋地黄的用量增加。

5. 其他　心房纤颤可以被普萘洛尔和（或）洋地黄控制，控制甲亢后可以施行电转律。

【中医治疗】

一、中医辨证施治

1. 气郁痰阻证

临床表现：颈前喉结两旁结块肿大，质软不痛，颈部觉胀，胸闷，喜太息，或兼胸胁窜痛，病情常随情志波动，苔薄白，脉弦。

病机：气机瘀滞，痰浊壅阻，凝结颈前。

治法：理气舒郁，化痰消瘿。

处方：四海舒郁丸。昆布、海带、海藻、海螵蛸、海蛤壳、浙贝母、郁金、青木香、青陈皮、桔梗。

加减：肝气不舒明显而见胸闷、胁痛者，加柴胡、枳壳、香附、延胡索、川楝子；咽部声音嘶哑者，加牛蒡子、木蝴蝶、射干利咽消肿。

2. 痰结血瘀证

临床表现：颈前喉结两旁结块肿大，按之较硬或有结节，肿块经久未消，胸闷，纳差，舌质暗或紫，苔薄白或白腻，脉弦或涩。

病机：痰气交阻，血脉瘀滞，搏结成瘿。

治法：理气活血，化痰消瘿。

处方：海藻玉壶汤。海藻、昆布、海带、青皮、陈皮、半夏、胆南星、浙贝母、连翘、甘草、当归、赤芍、川芎、丹参。

加减：胸闷不舒者加郁金、香附、枳壳。郁久化火而见烦热者，加丹皮、玄参、栀子。纳差便溏者加白术、茯苓、山药。结块较硬或有结节者加黄药子、三棱、莪术、僵蚕。

3. 肝火旺盛证

临床表现：颈前喉结两旁轻度或中度肿大，一般柔软光滑，烦热，容易出汗，性情急躁易怒，眼球突出，手指颤抖，面部烘热，口苦，舌质红，苔薄黄，脉弦数。

病机：痰气交阻，气郁化火，壅结颈前。

治法：清肝泻火，消瘿散结。

处方：栀子清肝汤合消瘰丸加减。柴胡、栀子、丹皮、当归、白芍、牛蒡子、生牡蛎、浙贝母、玄参。

加减：肝火旺盛、烦躁易怒、脉弦数者，可加龙胆草、黄芩、青黛、夏枯草清泻肝火；手指颤抖者，加石决明、钩藤、白蒺藜、天麻平肝息风；兼见胃热内盛而多食易饥者，加生石膏、知母养阴清热；火郁伤阴，阴虚火旺而见烦热、多汗、消瘦乏力、舌红少苔、脉细数等症者，可用二冬汤合消瘰丸加减。

4. 心肝阴虚证

临床表现：颈前喉结两旁结块或大或小，质软，病起较缓，心悸不宁，心烦少寐，易出汗，手指颤动，眼干，目眩，倦怠乏力，舌质红，苔少或无苔，舌体颤动，脉弦细数。

病机：气火内结日久，心肝之阴耗伤。

治法：滋阴降火，宁心柔肝。

处方：天王补心丹或一贯煎加减。生地、沙参、玄参、麦冬、天冬、人参、茯苓、当归、枸杞子、丹参、酸枣仁、柏子仁、五味子、远志、川楝子、桔梗。

加减：虚风内动，手指及舌体颤抖者，加钩藤、白蒺藜、鳖甲、白芍平肝息风；脾胃运化失调致大便稀溏、便次增加者，加白术、薏苡仁、山药、麦芽健脾和胃；肾阴亏虚而见耳鸣、腰酸膝软者，酌加龟板、桑寄生、牛膝、女贞子滋补肾阴；病久正气伤耗，精血不足，而见消瘦乏力、妇女月经量少或经闭，男子阳痿者，可酌加黄芪、太子参、山茱萸、熟地、枸杞子、制首乌等补肾填精。

二、中成药处方

1. 四甲丸（长沙市中医医院自制） 口服，一次 20~30 丸，一日 2 次，适用于肝火旺盛证的甲状腺功能亢进症。

2. 五海瘿瘤丸 适用于痰核瘿瘤，口服，一次 1 丸，一日 2 次。

3. 消瘿气瘰丸 适用于肝郁痰结引起的瘿瘤肿胀，瘰疬结核。一次 6 g，一日 2 次。

三、针灸及其他疗法

1. 针灸疗法

治法：理气化痰，消瘿散结。取穴以足阳明经、手厥阴经、足少阴经穴为主。

主穴：水突、内关、足三里、三阴交。

根据辨证分型进行配穴。气郁痰阻加太冲、中脘；痰结血瘀加血海、阴陵泉；肝火旺盛加行间、阳陵泉；心肝阴虚加太溪、劳宫。水突避开血管针刺，余穴常规针刺。主穴水突、内关针刺用平补平泻法，足三里、三阴交用补法，配穴按补虚泻实针刺。针刺得气后留针 30 分钟，每隔 10 分钟行针 1 次，每日治疗 1 次。还可配合电针、火针、耳针、穴位埋线、灸法、穴位贴敷、穴位注射等。

2. 其他疗法 可配合红外线照射；合并肢体麻痹者可配合中医定向透药疗法。

【用药说明及治疗注意事项】

一、抗甲状腺药物（ATD）

注意 ATD 治疗过程中应检测肝功能及血常规，注意 ATD 的肝功能损害、白细胞下降、过敏等不良反应。

二、^{131}I 治疗

甲状腺功能减退是 ^{131}I 治疗甲亢难以避免的结果，治疗前需要患者知情并签字同意。医生应同时告知患者 ^{131}I 治疗后有关辐射防护的注意事项。

三、手术治疗

主要并发症是手术损伤导致甲状腺功能减退症和喉返神经损伤，应注意避免。

【预防与康复指导】

本病与情志关系密切，应注意保持心情愉快，防止情志内伤，以及针对水土因素调节饮食。定期复查甲状腺功能及甲状腺彩超检测。

第三节　甲状腺功能减退症

【概述】

一、西医定义

甲状腺功能减退症简称甲减，是由各种原因导致的低甲状腺激素血症或甲状腺激素抵抗而引起的全身性低代谢综合征，其病理特征是黏多糖在组织和皮肤堆积，表现为黏液性水肿。国外报道的临床甲减患病率为 0.8%~1.0%，发病率为 3.5/1000。我国学者报道的临床甲减患病率是 1.0%，发病率为 2.9/1000。成人甲减的主要病因是：①自身免疫损伤：最常见的原因是自身免疫性甲状腺炎，包括桥本甲状腺炎、萎缩性甲状腺炎、产后甲状腺炎等。②甲状腺破坏：包括甲状腺手术、^{131}I 治疗等。③碘过量：碘过量可引起具有潜在性甲状腺疾病者发生甲减，也可诱发和加重自身免疫性甲状腺炎。含碘药物胺碘酮诱发甲减的发生率是 5%~22%。④抗甲状腺药物：如锂盐、硫脲类、咪唑类等。甲减可根据不同情况分如下几类。

1. 根据病变发生的部位分类

（1）原发性甲减：由甲状腺腺体本身病变引起的甲减，占全部甲减的 95% 以上，且 90% 以上原发性甲减是由自身免疫损伤、甲状腺手术和甲亢 ^{131}I 治疗导致。

（2）中枢性甲减：由下丘脑和垂体病变引起的促甲状腺激素释放激素或者促甲状腺激素产生和分泌减少所致的甲减，垂体外照射、垂体大腺瘤、颅咽管瘤及产后大出血是其较常见的原因；其中由于下丘脑病变引起的甲减称为三发性甲减。

（3）甲状腺激素抵抗综合征：由甲状腺激素在外周组织实现生物效应障碍引起的综合征。

2. 根据病变的原因分类　药物性甲减、手术后甲减、^{131}I 治疗后甲减、特发性甲减、垂体或下丘脑肿瘤手术后甲减等。

3. 根据甲状腺功能减低的程度分类　临床甲减和亚临床甲减。

二、中医认识

甲状腺功能减退症在中医学中无专门病名，基于甲减临床主要表现为元气亏乏、气血不足、脏腑受损的症状，故多主张应归属于中医学"虚劳"的范畴。究中医经典之病名，则有的学者认为甲减与《素问·奇病论》之"肾风"及《灵枢·水胀》之"肤胀"相似，盖肾风者"有病庞然如水状""肤胀者，寒气客于皮肤之间，然不坚，腹大，身尽肿，皮厚"，皆颇似黏液性水肿之状。近因甲减属甲状腺病范畴，多表现虚劳亏损证候，故又称为"瘿劳"病。

本病的病因多为先天禀赋不足，胎中失养，体质不强，肾阳亏虚；饮食失调或久病不愈或失血过多，脾肾失养，阳气不足；或放疗以后，伤于气血，脾肾亏虚等，诸多因素致使全身功能不足而发为本病，其病位重在脾肾。

本病病机根本为肾阳虚，病变常涉及心、脾两脏：甲减开始在脾，脾为后天之本，气血生化之源，脾伤则不能化生气血，致使气血亏虚、倦怠乏力、少言寡语、面色无华；脾虚不能运化水湿，致水湿内停，发为水肿。久病伤肾，日久肾阳虚衰，则督脉阳虚而见畏寒少汗，腰脊酸痛，不能作强，阳事异常，男子性欲减退甚至阳痿，女性经少或闭经；精血不能上承，髓海空虚、头晕昏重，表情呆痴，反应迟钝；肾阳虚不能化气行水则发为水肿；阳虚阴耗，皮肤苍白多屑，毛发枯稀脱落。日久及肾，脾肾同病，甚则肾之真阳衰竭，出现危象。甲减患者以心动过缓、脉沉迟缓为主要见证，此乃心阳不振之临床表现，基于肾阳衰微，心阳不振，心肾阳虚。

【诊断依据】

详细地询问病史有助于本病的诊断，如甲状腺手术、甲亢 ^{131}I 治疗史及 Graves 病、桥本甲状腺炎病史和家族史等。

一、临床表现

本病发病隐匿，病程较长，不少患者缺乏特异性症状和体征。主要表现以基础代谢率减低和交感神经兴奋性下降为主，病情轻的早期患者可以没有特异性症状。典型患者有畏寒、乏力、手足肿胀感、嗜睡、记忆力减退、少汗、关节疼痛、体重增加、便秘、女性月经紊乱、不孕。

体格检查时，典型患者可有表情呆滞、反应迟钝，声音嘶哑，听力障碍，面色苍白，颜面和眼睑水肿、唇厚舌大常有齿痕，皮肤干燥粗糙、脱皮屑、皮肤温度低，水肿、手脚掌皮肤呈黄色，毛发稀疏干燥，跟腱反射时间延长，脉率缓慢。少数病例出现胫前黏液性水肿。本病累及心脏可以出现心包积液和心力衰竭。重症患者可发生黏液性水肿昏迷。

二、辅助检查

血清 TSH、TT_3、TT_4、FT_3、FT_4：原发性甲减者血清 TSH 增高，TT_3、TT_4、FT_3、FT_4 均降低。TSH 增高以及 TT_4、FT_4 降低的水平与病情程度相关。血清 TT_3、FT_3 早期正常，

晚期减低。因为 T_3 主要来源于组织 T_4 的转换，所以不作为诊断原发性甲减的必备指标。亚临床甲减仅有 TSH 增高，TT_4、FT_4 正常。

甲状腺过氧化物酶抗体（TPO-Ab）、甲状腺球蛋白抗体（TG-Ab）是确定原发性甲减和诊断自身免疫性甲状腺炎（包括桥本甲状腺炎、萎缩性甲状腺炎）的重要指标，目前认为 TPO-Ab 的意义较为肯定。日本学者经甲状腺细针穿刺细胞学检查证实，甲状腺均有淋巴细胞浸润。如果 TPO-Ab 阳性伴血清 TSH 水平增高，说明甲状腺组织有损伤。我国学者经过对甲状腺抗体阳性、甲状腺功能正常的个体随访五年发现，TPO-Ab > 550 IU/mL 和 TG-Ab > 40 IU/mL 时临床甲减和亚临床甲减的发生率显著增加。

其他检查：轻、中度贫血，血清总胆固醇升高，心肌酶可以升高，少数病例蝶鞍增大。

三、诊断标准

（1）甲减的症状和体征。

（2）实验室检查血清 TSH 增高、FT_4 减低，原发性甲减即可成立。进一步寻找甲减的病因，如果 TPO-Ab 阳性，可考虑甲减的病因为自身免疫性甲状腺炎。

（3）实验室检查血清 TSH 减低或者正常，TT_4、FT_4 减低，考虑中枢性甲减。可通过做 TRH 刺激试验证实。

【鉴别诊断】

（1）贫血应与其他原因的贫血鉴别。

（2）蝶鞍增大应与垂体瘤鉴别。原发性甲减时 TRH 分必增加可以导致高催乳血症、溢乳及蝶鞍增大，酷似垂体泌乳素瘤，可行 MRI 鉴别。

（3）心包积液需与其他原因的心包积液鉴别。

（4）水肿主要与特发性水肿鉴别。

（5）低 T_3 综合征，也称为甲状腺功能正常的病态综合征，指非甲状腺疾病原因引起的血中 TT_3、FT_3 降低的综合征。严重的全身性疾病、创伤和心理疾病等都可导致血甲状腺激素水平的改变，它反映了机体内分泌系统对疾病的适应性反应。主要表现在血清 TT_3、FT_3 水平减低，血清 TT_4、TSH 水平正常。疾病的严重程度一般与 T_3 降低的程度相关，疾病危重时也可出现 T_4 水平降低。

【西医治疗】

一、左甲状腺素（L-T_4）治疗

治疗的目标是将血清 TSH 和甲状腺激素水平恢复到正常范围内。通常需要终身服药。治疗的剂量取决于患者的病情、年龄、体重和个体差异。成年患者 L-T_4 替代剂量 50~200 μg/d。按照体重计算的剂量是 1.6~1.8 μg/（kg·d）；儿童需要较高的剂量，大约为 2.0 μg/（kg·d）；老年患者则需要较低的剂量，大约为 1.0 μg/（kg·d）；妊娠时的替代剂量需要增 30%~50%；甲状腺癌术后的患者需要剂量约为 2.2 μg/（kg·d）。T_4

的半衰期是 7 天，所以可以每天早晨服药一次。甲状腺片是动物甲状腺的干制剂，因其甲状腺激素含量不稳定和 T_3 含量高已很少使用。服药方法：起始的剂量和达到完全替代剂量需要的时间要根据年龄、体重和心脏状态确定。小于 50 岁、既往无心脏病史者可以尽快达到完全替代剂量，50 岁以上患者服用 L-T_4 前要常规检查心脏状态，一般从 25~50 μg/d 开始，每 1~2 周增加 25 μg，直到达到治疗目标。患缺血性心脏病者起始剂量宜小，调整剂量宜慢，防止诱发和加重心脏病。补充甲状腺激素，重新建立下丘脑垂体甲状腺轴的平衡一般需要 4~6 周，所以治疗初期，应每 4~6 周测定激素指标，然后根据检查结果调整 L-T_4 剂量，直到达到治疗的目标。治疗达标后，需要每 6~12 个月复查一次激素指标。

二、亚临床甲减的处理

因为亚临床甲减引起的血脂异常可以促进动脉粥样硬化的发生和发展，部分亚临床甲减可发展为临床甲减，近年来备受关注。目前认为在下述情况需要给予 L-T_4 治疗：TSH > 10 mU/L，合并 TPO-Ab 明显升高，高胆固醇血症。亚临床甲减根据 TSH 水平分为轻度(TSH 4.5~9 mU/L)、重度(TSH ≥ 10 mU/L)，对于 TSH 7~10 mU/L 的老年患者，如果有临床症状或者发生心血管事件高风险者可以考虑治疗；血清 TSH 控制目标是 4~6 mU/L；老年轻度亚临床甲减通常不建议治疗。

【中医治疗】

一、中医辨证施治

1. 肾阳亏虚证

临床表现：畏寒、面色㿠白、腰膝酸冷、小便清长或遗尿、水肿以腰以下为甚、阳痿滑精或女子带下清冷、宫寒不孕。舌淡苔白，尺脉沉细或沉迟。

病机：肾阳亏虚，失于温煦，固摄无权。

治法：温肾助阳。

处方：右归丸加减。山药、山茱萸、肉桂、鹿角胶、枸杞子、菟丝子、附子、当归、杜仲。

加减：滑精者，加金樱子、桑螵蛸、莲须。阳虚水泛浮肿者，加茯苓、泽泻、车前子。肾不纳气、喘促短气者加补骨脂、五味子、蛤蚧。

2. 心肾阳虚证

临床表现：形寒肢冷、心悸、胸闷、怕冷、汗少、身倦欲寐、水肿、表情淡漠，女性月经不调、男性阳痿。舌质淡暗或青紫苔白，脉迟缓、微沉。

病机：心肾阳虚，心失所养，失于温煦，固摄无权。

治法：温补心肾、利水消肿。

处方：真武汤合苓桂术甘汤。炮附子、茯苓、白术、党参、黄芪、干姜、甘草、淫羊藿。

加减：兼有水肿或心包积液者加桂枝、茯苓、白术。神疲乏力者加黄芪。

3.脾肾阳虚证

临床表现：神疲乏力、畏寒肢冷、记忆力减退、头晕目眩、耳鸣耳聋、毛发干燥易落、面色苍白、少气懒言、厌食腹胀、纳减便秘，男子可见遗精阳痿、女子月经量少。舌淡胖有齿痕、苔白，脉弱沉迟。

病机：脾肾阳虚，中阳亏虚，温煦乏力，运化失常，固摄失司。

治法：温肾健脾。

处方：右归丸合附子理中汤。熟附子、肉桂、杜仲、山茱萸、熟地黄、山药、枸杞子、当归、党参、白术、茯苓、干姜、炙甘草。

加减：若见下利甚、五更泄泻，或妇女宫寒不孕、带下清稀，宜附子理中汤合二仙汤加减。饮食少思者加砂仁、茯苓。

二、中成药处方

1.右归丸　口服，一次1丸，一日3次，适用于肾阳亏虚证的甲状腺功能减退症。

2.附子理中丸　口服，一次8~12丸，一次3次，适用于脾肾阳虚、脾阳虚更甚者。

三、针灸及其他疗法

1.针灸疗法

治法：补气养血，健脾温肾。取穴以任脉、手足阳明、足太阴脾经穴为主。

主穴：中脘、气海、关元、足三里、三阴交。

根据辨证分型进行配穴。肾阳不足加肾俞、命门；脾肾阳虚加脾俞、肾俞；心肾阳虚加心俞、肾俞；气虚血瘀加血海、膈俞。诸穴常规针刺，主穴针刺行补法，配穴按补虚泻实针刺。针刺得气后留针30分钟，每隔10分钟行针1次，每日治疗1次。还可配合电针、温针、灸法、头皮针、火针、耳针、穴位贴敷、穴位注射等。

2.其他疗法　可配合推拿疗法、中药熏蒸疗法；合并肌肉痉挛、疼痛、发僵者，可配合中医定向透药疗法、蜡疗等。

【用药说明及治疗注意事项】

服用左甲状腺素钠片时建议晨起空腹服用，药物吸收效果最好，其次为夜间空腹服。用药应注意小剂量起始逐渐增加剂量，尤其是老年人合并缺血性心脏病者。

【预防与康复指导】

应注意定期检查甲状腺功能，及时发现甲状腺功能的异常。用药后应当注意定期复查甲状腺功能。

第四节　甲状腺结节

【概述】

一、西医定义

甲状腺结节是指由各种原因导致的甲状腺内一个或多个异常组织结构的病变。甲状腺结节发生率非常高，触诊检出率为3%~7%，借助高分辨率超声检出率可达19%~67%，其中5%~15%的甲状腺结节为恶性结节。甲状腺结节诊断的重点是鉴别其良恶性。甲状腺良性结节性疾病主要包括结节性甲状腺肿、甲状腺腺瘤、亚急性甲状腺炎、桥本甲状腺炎、纤维甲状腺炎等；恶性甲状腺肿瘤主要包括乳头状甲状腺癌、滤泡状甲状腺癌、甲状腺髓样癌、甲状腺未分化癌等。

二、中医认识

甲状腺结节属于中医学"瘿瘤""石瘿""肉瘿"的范畴。隋·巢元方《诸病源候论》云："瘿者由忧恚气结所生，亦曰饮沙水，沙随气入于脉，搏颈下而成之。"宋·陈无择《三因极一病证方论》谓："此乃因喜怒忧思有所郁而成也""随忧愁消长"。现代由于碘盐的普及，甲状腺结节多不属于缺碘所致。随着现代生活节奏的加快和精神压力的增大，长期情志不畅，忧思恼怒，以致肝失疏泄条达，肝气郁结，气血运行不畅，津液停聚成痰，痰浊、瘀血相互胶着，壅结颈前则形成瘿瘤。

本病发病之本在于正气亏虚，发病之初以肝气郁滞表现为主，中后期以痰凝、血瘀表现为主，痰瘀互结贯穿于本病始终，故病程较长，缠绵难愈。

【诊断依据】

一、临床表现

绝大多数甲状腺结节无明显临床表现，多于体格检查或超声检查下发现。触诊或在超声检查下可区别于周边组织。但是超声检查未能证实，即使可触及，也不能诊断为甲状腺结节。未触及的结节与可触及的相同大小的结节具有等同的恶性危险性。主要通过超声进行评估，评估后予以相应处理。但下述病史及体格检查为甲状腺癌的危险因素：童年有头颈部放射线照射史；全身放射治疗史；有甲状腺癌既往史或家族史；男性；结节生长迅速；伴持续性声音嘶哑或发音困难；伴吞咽困难或呼吸困难；结节性状不规则或与周围组织粘连；伴颈部淋巴结病理性肿大。

二、辅助检查

1.血清TSH检查　如TSH减低，提示结节可能自主分泌过多甲状腺激素，应进一步进行甲状腺核素扫描，检查结节是否具有自主分泌功能，如是，则提示结节恶性可能性小，细胞学可不作为必须。如TSH升高，应进一步检查甲状腺自身抗体并推荐甲状腺细针穿刺细胞学检查。

2. 甲状腺超声　甲状腺超声是确诊甲状腺结节的首选检查，它可确定甲状腺结节的大小、数量、位置、质地、形状、边界、包膜、钙化、血供，以及和周边组织的关系等情况，同时评估颈部区域有无淋巴结和淋巴结有无异常。根据甲状腺结节的超声表现可分为6级。①TI-RADS 1级：阴性结果，未发现异常病变，超声显示腺体无肿大，回声正常，无结节亦无囊肿或钙化。②TI-RADS 2级：检查所见为良性，恶性肿瘤风险为0，需要临床随访。③TI-RADS 3级：可能良性，恶性肿瘤风险为＜5%，一般定期观察即可。④TI-RADS 4级：恶性的可能比例为5%~80%，需要结合临床诊断，一般建议超声引导下穿刺活检。4a：恶性可能性较低（5%~10%），如活检良性结果可以信赖，可以转为半年随访。4b：恶性可能性较高（10%~80%）。⑤TI-RADS 5级：高度可能恶性，几乎可以肯定。恶性可能性≥95%，应采取积极的诊断及处理。⑥TI-RADS 6级：已经过活检证实为恶性，用于患者接受新辅助化疗、手术肿物切除。

3. 甲状腺核素扫描　经典使用的核素是^{131}I，根据结节摄入核素的多寡，划分为热结节、温结节和冷结节。良性结节和甲状腺癌均可表现为冷或凉结节，所以核素扫描对鉴别甲状腺结节良恶性价值不大，仅对甲状腺自主高功能腺瘤有诊断价值。

4. 血清甲状腺球蛋白（Tg）　诊断甲状腺癌缺乏特异性和敏感性，主要用于甲状腺癌术后的监测。

5. 血清降钙素　该指标可以在疾病早期诊断甲状腺C细胞异常增生和甲状腺髓样癌。

6. 甲状腺细针穿刺细胞学检查（FNA）　术前通过FNA诊断甲状腺癌的敏感度为83%，特异度为92%，假阳性或假阴性率均为5%左右。操作者和病理诊断医师的经验对FNA的诊断准确性有较大影响。根据国际相关标准，FNA结果可分为五类：取材不满意或无法诊断、良性、不确定、可疑恶性和恶性。多结节和单发结节具有相同的恶性风险，应在超声的引导下选择具有恶性征像的结节行FNA检查。但需注意FNA无法鉴别甲状腺滤泡状癌和甲状腺滤泡细胞腺瘤。

FNA的适应证：①直径＞1 cm的甲状腺结节，超声检查有恶性征象者应考虑行穿刺活检。②直径≤1 cm的甲状腺结节，不推荐常规行穿刺活检。但如果存在下述情况之一者，可考虑FNA：a.超声检查提示结节有恶性征象。b.伴颈部淋巴结超声影像异常。c.童年期有颈部放射线照射史或辐射污染接触史。d.有甲状腺癌家族史或甲状腺癌综合征病史。e.^{18}F-FDG PET显像阳性。f.伴血清降钙素水平异常升高。

FNA的禁忌证为：具有出血倾向，出、凝血时间显著延长，凝血酶原活动度明显减低；穿刺针途径可能损伤邻近重要器官；长期服用抗凝药；频繁咳嗽、吞咽等难以配合者；拒绝有创检查者；穿刺部位感染，须处理后方可穿刺。女性行经期为相对禁忌证。如甲状腺结节患者无明显禁忌证，可在患者同意下行FNA检查鉴别结节良恶性。

三、诊断标准

甲状腺结节的诊断主要依靠甲状腺超声检查。需结合患者的病史、临床表现及辅助检查对甲状腺结节进行良恶性评估。

【鉴别诊断】

（1）甲状腺区的炎症性表现：因为炎症破坏甲状腺，也会出现异常的回声，应与甲状腺结节进行鉴别诊断。

（2）如果是位于甲状腺上下极的结节，还需要与甲状旁腺进行鉴别，这方面的诊断需要借助其他的检查结果，如 CT、核医学的甲状旁腺显像检查。

（3）需要与甲状腺区域的其他特殊情况鉴别诊断，如甲状腺结节内出现了囊肿或者是其他。

【西医治疗】

对临床高度疑似恶性和经过 FNA 确定为可疑恶性或恶性的结节，需行手术治疗。对确定为良性的结节，有研究表明在缺碘地区服用优甲乐可通过抑制 TSH 水平使结节缩小；具有自主功能的热结节可采用放射性碘治疗；结节出现压迫症状、位于胸骨后或纵隔内、合并甲状腺癌高危因素等情况下，可考虑手术切除。

对良性甲状腺结节需定期随访。如临床或超声检查发现可疑恶性征象或体积增大超过 50% 者，应重复 FNA 检查明确良恶性。

【中医治疗】

一、中医辨证施治

1. 气郁痰阻证

临床表现：症见颈前肿大，扪之有结节或肿块，呈圆形或椭圆形，一侧或两侧，大小不等、光滑、柔软，按之活动，颈部觉胀不舒；若肿块巨大时，可有压迫感，或胸胁胀闷，或无任何不适；脉弦，舌苔薄白。

病机：气机瘀滞，痰浊壅阻，凝结颈前。

治法：理气舒郁，化痰消瘿。

处方：理气消瘿汤。柴胡、青皮、橘叶、郁金、瓜蒌皮、猫爪草、白芥子、土贝母、昆布、海藻。

加减：胸闷胁痛者，选加香附、枳壳等；肿块明显者，选加王不留行、三棱、莪术等；兼性情急躁、易怒、心慌、纳食亢进者，选加黄芩、栀子、龙胆草等。

2. 痰血瘀阻证

临床表现：症见颈前结块肿大，按之较硬、活动，局部觉胀或有压迫感，胸闷不舒或乳房作胀。舌质紫暗或有瘀点，苔白腻，脉弦滑。

病机：痰气交阻，血脉瘀滞，搏结成瘿。

治法：理气化痰，活血消瘿。

处方：海藻玉壶汤合小金丸。昆布、海藻、青皮、猫爪草、贝母、山慈菇、王不留行、三棱、莪术。

加减：肿块较硬者，选加黄药子、露蜂房、皂角刺、炮甲珠等；日久不消、正气亏虚者，选加黄芪、党参等。

二、中成药处方

1. 五海瘿瘤丸　口服一次 1 丸，一日 2 次，适用于痰核瘿瘤。
2. 消瘿气瘰丸　一次 6 g，一日 2 次，适用于肝郁痰结引起的瘿瘤肿胀。

三、针灸及其他疗法

1. 针灸疗法

治法：理气化痰，化瘀散结。取穴以阿是穴、足阳明经穴为主。

主穴：阿是穴、天突、膻中、足三里、丰隆。

根据辨证分型进行配穴。气郁痰阻加太冲、内关；痰结血瘀加中脘、血海；肝火上炎加期门、行间；阴虚火旺加太溪、照海。天突穴先直刺 0.2~0.3 寸，然后将针柄竖起，针尖向下，沿胸骨后缘刺入 1~1.5 寸；结节局部阿是穴用 1 寸毫针以 45° 角围刺，再用一根针从囊肿顶部刺入，直达底部，小幅提插捻转，注意勿伤及颈总动脉及喉返神经，余穴常规针刺，行平补平泻法。针刺得气后留针 30 分钟，每隔 10 分钟行针 1 次，每日治疗 1 次。还可配合电针、灸法、头皮针、耳针、皮肤针、穴位贴敷、穴位注射等。

2. 其他疗法　可配合红外线照射、推拿疗法等。

【用药说明及治疗注意事项】

甲状腺结节目前暂无特效药物治疗，有手术指征者，可通过手术治疗；如无手术指征，应根据甲状腺结节性质，定期随访。

【预防和康复指导】

甲状腺疾病的发生多与情志失调相关。保持良好的心态、乐观的生活态度，可减少甲状腺疾病的发生。劳逸结合、保持健康的生活和工作方式，也是预防甲状腺疾病的有效措施。饮食中碘元素对甲状腺影响最大，摄入过多或过少均可导致甲状腺疾病的发生，合理饮食、摄入适量碘元素有益于预防甲状腺结节的发生。

第五节　亚急性甲状腺炎

【概述】

一、西医定义

亚急性甲状腺炎（简称"亚甲炎"）又称肉芽肿性甲状腺炎或巨细胞性甲状腺炎，是一种与病毒感染有关的自限性甲状腺炎，一般不留后遗症。本病的发生与病毒感染有关，如腮腺炎病毒、柯萨奇病毒、流感病毒、埃可病毒及腺病毒等均可以是本病的病原微生物。有些病例，在病程的急性期常有甲状腺自身免疫的证据存在。本病发病过程是暂时的，仅有极少数患者最终发展为甲状腺功能减退症。

二、中医认识

中医学并没有亚甲炎的病名，根据其临床表现及特点，应隶属于中医的"外感热病""瘿病""瘿痛"等范畴。本病的病因病机，在外为风温或风火客于肺胃，在内为肝郁胃热、积热上乘，止于颈部，痰热蕴结，气滞血瘀而发为本病。外感风热是主要病因，本病初起多数患者有低热，少数有高热、面赤、脉洪数。故外感六淫中本病病因乃风热较合理。风温或风热，失治误治，病邪郁久化热，遂成发病之患，若平素急躁易怒，则气机失于条畅，气滞血行不畅，与热邪互结于颈项，气郁热结，血瘀阻滞经络，经气不畅而致疼痛。故患者初起多有外感之症，而后则出现颈部疼痛、心烦易怒、口苦眼干等症。肝失疏泄是病理变化的重要环节：肝失疏泄，则气的升发不足，气机的疏通和发散不力，气行郁滞，出现肝气郁结，兼以外感风热，病邪郁久化热，肝郁热结，互结于颈项，导致血液的运行障碍，则可形成血瘀，或导致津液的输布障碍而成痰，痰气交阻于咽喉，则喉头有异物感，压之有触痛，发为本病。气滞痰凝血瘀为本病基本病理改变。

【诊断依据】

一、临床表现

亚甲炎的症状主要表现为，早期起病多急骤，发热，伴以怕冷、寒战、疲乏、无力和食欲不振，最为特征性的表现为甲状腺部位的疼痛和压痛，常向颌下、耳后或颈部等处放射，咀嚼和吞咽时疼痛加重。甲状腺病变范围不一，可先从一叶开始，以后扩大或转移到另一叶，或始终局限于一叶。病变腺体肿大、坚硬，压痛显著。病变广泛时泡内甲状腺激素及非激素碘化蛋白质一时性大量释放入血，因而除感染的一般表现外，尚可伴有甲状腺功能亢进的常见表现。后期时，当甲状腺泡内的甲状腺激素由于感染破坏而发生耗竭，甲状腺实质细胞尚未修复前，血清甲状腺激素浓度可降至甲状腺功能减退水平，临床上也可有甲减的表现。

二、辅助检查

血常规检查白细胞总数一般正常或稍高，血沉增速。甲状腺功能检查常有 ^{131}I 吸碘率下降，血浆蛋白结合碘升高。总 T_3、T_4 水平升高或正常，TSH 水平降低，有的患者中后期 T_3、T_4 水平偏低或正常。当亚急性甲状腺炎的症状消失，其甲状腺功能与生化检查正常以后，本病可以亚临床形式存在较长时期。其他辅助检查：①甲状腺 B 超；②甲状腺摄 ^{131}I 率；③甲状腺扫描（常呈冷结节表现或放射性分布稀疏表现）。

三、诊断标准

诊断依据：①急性炎症的全身性症状；②甲状腺轻、中度肿大，触痛显著；③典型的实验室检测表现。

【鉴别诊断】

一、急性化脓性甲状腺炎

甲状腺局部或邻近组织红、肿、热、痛及全身显著炎症反应，有时可找到邻近或远处感染灶；白细胞计数明显升高，核左移；甲状腺功能及 I 摄取率多数正常。

二、桥本甲状腺炎

少数病例可以有甲状腺疼痛、触痛，活动期 ESR 可轻度升高，并可出现短暂甲状腺毒症和 I 摄取率降低；但是无全身症状，血清 TG-Ab、TPO-Ab 滴度增高。

三、甲状腺功能亢进症（甲亢）

碘致甲亢或者甲亢时摄碘率被外源性碘化物抑制，出现血清 T_4、T_3 升高，但是 I 摄取率降低，需要与亚急性甲状腺炎鉴别。根据病程、全身症状、甲状腺疼痛、甲亢时 T_3/T_4 比值及 ESR 等方面可以鉴别。

【西医治疗】

本病为自限性疾病，预后良好。轻症患者仅需非甾体抗炎药止痛处理；中重度者可予以泼尼松每日 20~40 mg，分 3 次口服，能明显改善症状，8~10 天后减量，维持 4 周。少数复发患者，泼尼松治疗仍有效。针对甲状腺毒症表现可予以普萘洛尔；甲减患者，可予以优甲乐替代治疗。

【中医治疗】

一、中医辨证施治

（一）早期

1. 外感风热证

临床表现：甲状腺肿胀、疼痛，向耳部、枕部、下颌部放射。畏寒发热，头痛咽痛，小便黄，大便干。舌质红，苔薄黄，脉浮数。

病机：外感风热，热郁肌腠，卫表失和，肺失清肃。

治法：疏风清热，消肿止痛。

处方：银翘散或桑菊饮。金银花、连翘、黄芩、板蓝根、牛蒡子、山豆根、大青叶、鲜芦根、生甘草。

加减：局部疼痛者，加防风、白芷；口干明显者加花粉、沙参、麦冬。

2. 气滞血瘀证

临床表现：颈部肿胀疼痛，压痛明显，畏寒发热，多汗，口苦咽干，渴而欲饮，心悸手抖，易怒，多食易饥，小便黄，大便干。舌质红，苔薄黄，脉弦数。

病机：热毒炽盛，肝郁化火，血脉瘀滞。

治法：清肝泄热，活血止痛。

处方：丹栀逍遥散。柴胡、黄芩、知母、丹皮、栀子、夏枯草、连翘、板蓝根、乳香、没药、猫爪草、浙贝母、生甘草。

加减：局部疼痛明显者，加赤芍。

3. 阴虚火旺证

临床表现：颈部肿大疼痛，骨蒸潮热，手足心热，盗汗心烦，咽干口燥，多梦易惊，遗精，清泄。舌红少苔，脉细数。

病机：阴伤，水亏火旺，燥热内灼。

治法：养阴清热，消肿止痛。

处方：补心丹合一贯煎。生地、麦冬、牡蛎、鳖甲、地骨皮、青蒿、知母、贝母、生甘草。

加减：局部肿痛者加赤芍、桃仁、丹参；痰热明显者加贝母、山慈菇、海浮石；虚火较甚者加银柴胡、白薇、麦冬；肢体麻木者加全蝎、白蒺藜以柔润息风；心烦、失眠、心悸者加珍珠母、生龙牡。

（二）恢复期

气滞痰凝证

临床表现：甲状腺无明显肿胀、疼痛、无明显畏寒、发热。偶有咽部异物感或颈部瘿瘤。情志抑郁，妇女可见乳房作胀疼痛，月经不调。舌苔薄白，脉弦。

病机：肝气郁结，气滞痰凝。

治法：疏肝理气，化痰消瘿。

处方：柴胡疏肝散、四逆散。柴胡、赤芍、生甘草、郁金、夏枯草、紫背天葵、板蓝根、瓜蒌皮、桃仁。

加减：肿胀明显者加制乳香、制没药。

二、中成药处方

1. 银翘片　口服，一次 4~8 片，一日 2 次，适用于早期外感风热证的亚甲炎。
2. 柴胡疏肝丸　口服，一次 1 丸，一日 2 次，适用于亚甲炎恢复期肝郁气滞证者。

三、针灸及其他疗法

1. 针灸疗法

治法：清热疏肝，活血消瘿。取穴以局部穴、手足阳明经穴为主。

主穴：人迎、合谷、足三里、太冲。

根据辨证分型进行配穴。外感风热加曲池、外关；肝胃郁热加行间、内庭；阳虚痰凝加气海、关元。人迎避开颈动脉针刺，余穴常规刺。主穴人迎、合谷、太冲行泻法，足三里行平补平泻法，配穴按补虚泻实针刺。针刺得气后留针 30 分钟，每隔 10 分钟行针 1 次，每日治疗 1 次。还可配合电针、灸法、耳针、穴位贴敷、穴位注射等。

2. 其他疗法　可配合红外线照射、超短波疗法等。

【用药说明及治疗注意事项】

长期以来，亚甲炎的公认疗法是服用激素治疗。如果停药较早或减量较快，病情易反复，以致甲状腺疾病的恢复期延长。治疗期间应保持良好心态及生活习惯，提升自身免疫力，定期门诊复诊，根据专科医师的意见酌情调整治疗方案，缩短亚甲炎的治疗时间。

【预防和康复指导】

亚甲炎的预防措施主要有：保持情绪平稳，心情舒畅；饮食限碘，注意营养；生活规律，加强锻炼，提升自身免疫力，预防病毒感染。

第六节　肥胖症

【概述】

一、西医定义

肥胖症是指机体脂肪总含量过多和（或）局部含量增多及分布异常，是一种由遗传和环境等因素共同引起并对健康造成一定影响的慢性代谢性疾病。肥胖不仅会引起身心健康障碍，同时可伴发骨关节、呼吸、消化系统等疾病，并且是 2 型糖尿病、血脂紊乱、冠心病、高血压等疾病的共同危险因子。医学界把肥胖、高血压、血脂紊乱、糖尿病称为"死亡四重奏"，它是 21 世纪威胁人类健康与生命安全的头号杀手，其中肥胖可能是这组疾病的源头。

二、中医认识

中医学也有肥胖的病名，最早记载于《黄帝内经》，其中把肥胖分为肥、膏、肉三个类型。《灵枢·卫气失常》曰："人有肥、有膏、有肉……腘肉坚，皮满者，肥。腘肉不坚，皮缓者，膏。皮肉不相离者，肉。"其中以膏人"纵腹垂腴"为首。可以看出这是根据皮下脂肪的多少，对肥胖进行分型。在《灵枢·阴阳二十五人》中认识到肥胖者特有"气有余"体质。并且《黄帝内经》已记载肥胖与消渴、中风、偏枯、痿厥等多种疾病有关。汉·张仲景《金匮要略·血痹虚劳病脉证并治》说："夫尊荣人，骨弱肌肤盛"，发现肥胖者易于发生骨的病变。本病的发生与饮食失节、年老体弱、先天禀赋、缺乏运动等多种因素相关。胃强脾弱之人，在病因作用下，酿生痰湿，导致气机运行不畅，血行瘀滞，郁遏生热，导致肥胖及相应病理变化。中医认为本病有虚、实之不同，但总体是实多虚少。此外，尚有虚实相兼的本虚标实或标实本虚的情况，无论本于虚还是本于实，最终都导致膏脂堆积而为病。

【诊断依据】

一、临床表现

（1）轻度肥胖症者多无症状，仅表现为体重增加、腰围增加、体脂率增加超过诊断标准。

（2）较为严重的肥胖症患者可以有胸闷、气急、胃纳亢进、便秘腹胀、关节痛、肌肉酸痛、易疲劳、倦怠，以及焦虑、抑郁等。

（3）肥胖症患者常合并血脂异常、脂肪肝、高血压、糖耐量异常或糖尿病等疾病。

（4）肥胖症还可伴随或并发阻塞性睡眠呼吸暂停、胆囊疾病、胃食管反流病、高尿酸血症和痛风、骨关节病、静脉血栓、生育功能受损（女性出现多囊卵巢综合征，男性多有阳痿不育、类无睾症）及社会和心理问题。

（5）肥胖症患者某些肿瘤（女性乳腺癌、子宫内膜癌，男性前列腺癌、结肠和直肠癌等）发病率增高，且麻醉或手术并发症增多。

二、病史询问

仔细的病史询问和体格检查对肥胖症的诊断和鉴别诊断非常重要。①肥胖发生的年龄、进展速度等。②既往史：是否有继发性肥胖相关疾病病史等。③药物应用史：抗精神病类药物、激素类药物如皮质激素或避孕药、胰岛素和磺脲类降糖药物、某些 α 和 β 受体阻滞药等降压药物。④生活方式：进食量、进食行为、体力活动、吸烟和饮酒等情况。⑤家族史：一级亲属是否有肥胖史。

三、辅助资料

①体重指数（BMI）≥ 28.0 kg/m^2；②腰围：男性 ≥ 90 cm，女性 ≥ 85 cm；③ CT 或 MRI：选取第 4 腰椎与第 5 腰椎间层面图像，测定内脏脂肪面积，中国人群面积 ≥ 80 cm^2 为中心性肥胖；④生物电阻抗法测体脂：男性体脂率 > 25%，女性体脂率 > 30%。

四、诊断标准

临床上采用体重指数作为判断肥胖的常用简易指标（表 10–6）。中心型肥胖常用腰围衡量（表 10–7）。

表 10-6 BMI 值诊断肥胖的标准

分类	BMI 值（kg/m^2）
肥胖	≥ 28.0
超重	24.0 ~ < 28.0
体重正常	18.5 ~ < 24.0
体重过低	< 18.5

表 10-7　腰围诊断中心型肥胖的标准（cm）

分类	男性腰围	女性腰围
中心型肥胖前期	85~<90	80~<85
中心型肥胖	≥90	≥85

【鉴别诊断】

一、下丘脑性肥胖

临床特点为均匀性肥胖，常伴有下丘脑其他功能紊乱的临床表现，如睡眠进食障碍、体温调节障碍、自主神经活动功能紊乱、尿崩症、女性月经紊乱或闭经、男性性功能减低。自主神经功能检查、尿比重、禁水垂体加压素试验、GnRH 兴奋试验、头颅 CT、垂体 MRI、脑电图等检查可帮助明确下丘脑病变。

二、皮质醇增多症

临床特点为向心性肥胖、皮肤紫纹、高血压、月经紊乱或闭经、满月脸、水牛背、多毛、多血质面容、骨质疏松等。血浆皮质醇增高且不能被小剂量地塞米松抑制，血浆 ACTH 正常、升高或降低（因病因不同而异），糖耐量异常；肾上腺 CT、肾上腺静脉采血测定皮质醇有助于病因诊断。

三、多囊卵巢综合征

临床特点为闭经或月经周期延长、不育、多毛、肥胖、痤疮、男性化等。实验室检查可见血浆睾酮、脱氢表雄酮、雄烯二酮升高；盆腔 B 超、CT 可见卵巢增大，卵巢数目增多，LH/FSH 比值升高，有高胰岛素血症。

四、原发性甲状腺功能减退症

本病临床特点可有肥胖，发病女性多于男性，有怕冷、全身水肿、脱发、贫血貌、月经过多等表现。实验室检查甲状腺素水平降低，TSH 升高，TRH 兴奋试验有助于病变定位。

五、胰岛素瘤

本病临床特点为发作性低血糖、肥胖，发作时感乏力、出汗、饥饿感、震颤、心悸，或表现为精神症状等，因进食过多而肥胖。口服葡萄糖耐量试验呈低平曲线，血胰岛素水平升高，胰岛素释放指数>0.3，饥饿试验、增强胰腺 CT 有助于诊断。

六、药物引起的肥胖

常见药物有氯丙嗪和胰岛素。临床特点为有服药史，肥胖由药物刺激食欲、食量增加导致，停药后即自然消失。

【西医治疗】

一、治疗原则

治疗的两个主要环节是减少热量摄取及增加热量消耗。强调以行为、饮食运动为主的综合治疗，必要时辅以药物或手术治疗。继发性肥胖症应针对病因进行治疗。各种并发症及伴随病应给予相应处理。结合患者实际情况制定合理减肥目标极为重要，体重过分和（或）迅速下降而不能维持往往使患者失去信心。肥胖患者体重减轻5%~10%就能明显改善各种与肥胖相关的心血管病危险因素及并发症。

二、行为治疗

通过宣传教育使患者及其家属对肥胖症及其危害性有正确认识从而配合治疗。采取健康的生活方式，改变饮食和运动习惯，自觉地长期坚持是治疗肥胖症最重要的步骤。

三、医学营养治疗

控制总进食量，采用低热卡、低脂肪饮食。合理的减重膳食应在膳食营养素平衡的基础上减少每日摄入的总热量，肥胖男性能量摄入建议为1500~1800 kcal/d，肥胖女性建议为1200~1500 kcal/d，或在目前能量摄入水平基础上减少500~700 kcal/d。蛋白质、碳水化合物和脂肪提供的能量应分别占总能量的15%~20%、50%~55%和30%以下。

四、运动锻炼

运动是减重治疗中不可或缺的一部分。长期规律运动有利于减轻腹型肥胖、控制血压，进而降低心血管疾病风险。运动量和强度应当逐渐增加，最终目标应每周运动150分钟以上，每周运动3~5日。如无法做到一次30分钟的运动，短时的体育运动（如10分钟），累计30分钟/天，也是有益的。建议采用中等强度的运动（50%~70%最大心率，运动时有点用力，心跳和呼吸加快但不急促），包括快走、打太极拳、骑车、乒乓球、羽毛球和高尔夫球等。如无禁忌证，建议每周进行2~3次抗阻运动（两次锻炼间隔≥48小时）以锻炼肌肉力量和耐力。锻炼部位应包括上肢、下肢、躯干等主要肌肉群，训练强度为中等。抗阻运动和有氧运动联合进行可获得更大程度的代谢改善。

五、药物治疗

1. 以下情况可考虑药物治疗　①食欲旺盛，餐前饥饿难忍，每餐进食量较多。②合并高血糖、高血压、血脂异常和脂肪肝。③合并负重关节疼痛。④肥胖引起呼吸困难或有阻塞性睡眠呼吸暂停综合征。⑤BMI ≥ 24 kg/m² 且有上述并发症情况。⑥BMI ≥ 28 kg/m²，不论是否有并发症，经过3个月的单纯饮食方式改善和增加活动量处理仍不能减重5%，甚至体重仍有上升趋势者。

2. 非中枢性作用减重药　奥利司他是胃肠道胰脂肪酶、胃脂肪酶抑制剂，可减慢胃肠道中食物脂肪水解过程，减少对脂肪的吸收，促进能量负平衡从而达到减重效果。推荐剂量为120 mg，每天3次，餐前服。

3. 兼有减重作用的降糖药物　二甲双胍、SGLT-2抑制剂、GLP-1受体激动剂均有一定的减重作用，但尚未获批用于肥胖症的治疗，对伴有糖尿病的患者有效。

六、外科治疗

一般状况较好，手术风险较低，经生活方式干预和药物治疗不能很好控制体重程度的肥胖患者，或出现与肥胖相关的代谢紊乱综合征，如2型糖尿病、心血管疾病、脂肪肝、脂代谢紊乱、睡眠呼吸暂停综合征等，且预测减重有效者，可以考虑代谢手术治疗。

【中医治疗】

一、中医辨证施治

1. 胃热火郁证

临床表现：肥胖多食，消谷善饥，可有大便不爽，甚或干结，尿黄，或有口干口苦，喜饮水，舌质红，苔黄，脉平或偏数。

病机：阳明火热内郁，耗伤津液，膏脂瘀积。

治法：清胃泻火，佐以消导。

处方：白虎汤合小承气汤加减。知母、石膏、大黄、芒硝、香附、枳壳、甘草、山药。

加减：热盛耗气，加太子参；消谷善饥、口苦、嘈杂，加黄连；口干多饮，加天花粉、葛根。

2. 痰湿内盛证

临床表现：形体肥胖，身体沉重，肢体困倦，脘痞胸满，可伴头晕，口干而不欲饮，大便少行，嗜食肥甘醇酒，喜卧懒动，舌质淡胖或大，苔白腻或白滑，脉滑。

病机：痰湿内盛，困遏脾运，阻滞气机。

治法：化痰利湿，理气消脂。

处方：导痰汤合四苓散加减。茯苓、白术、泽泻、猪苓、薏苡仁、法夏、陈皮、胆南星、枳实、苍术、佩兰。

加减：胸闷、胸满，加薤白、瓜蒌皮；脘痞，加砂仁、白蔻仁；口干，加天花粉；便秘，加瓜蒌仁、火麻仁。

3. 气郁血瘀证

临床表现：肥胖懒动，喜太息，胸闷胁满，面晦唇暗，肢端色泽不鲜，甚或青紫，可伴便干，失眠，男子性欲下降甚至阳痿，女性月经不调、量少甚或闭经且经血色暗或有血块，舌质暗或有瘀斑瘀点，舌苔薄，脉或滑或涩。

病机：气郁不畅，血行不利，气瘀壅阻。

治法：理气解郁，活血化瘀。

处方：血府逐瘀汤加减。枳壳、柴胡、白芍、香附、桃仁、当归、红花、川芎、川牛膝、赤芍、生地。

加减：大便干燥难排，加三棱、莪术、大黄；失眠，加夜交藤、合欢皮；阳痿，加水蛭、淫羊藿；月经稀少，加月月红、泽兰、益母草。

4.脾虚失运证

临床表现：肥胖臃肿，神疲乏力，身体困重，脘腹痞闷，或有四肢轻度水肿，晨轻暮重，劳累后更为明显，饮食如常或偏少，既往多有暴饮暴食史，小便不利，大便溏或便秘，舌质淡胖，边有齿印，苔薄白或白腻，脉濡细。

病机：脾虚气弱，运化无力，水湿内停。

治法：健脾益气，渗利水湿。

处方：参苓白术散合防己黄芪汤加减。太子参、白术、黄芪、山药、茯苓、莲子、扁豆、薏苡仁、陈皮、砂仁、桔梗。

加减：身体困重明显，加佩兰、藿香；脘腹痞闷，加法半夏或合用平胃散；水肿明显，加泽兰、猪苓。

5.脾肾阳虚证

临床表现：形体肥胖，易于疲乏，可见四肢不温，甚或四肢厥冷，喜食热饮，小便清长，舌淡胖，舌苔薄白，脉沉细。

病机：气损及阳，脾肾阳虚，气化温煦失职。

治法：补益脾肾，温阳化气。

处方：真武汤合苓桂术甘汤加减。制附子、桂枝、白术、茯苓、生姜、白芍、甘草。

加减：嗜热食而恶冷饮，加炮姜；气虚明显，加太子参、黄芪；肢厥，加干姜。

二、中成药处方

1.保和丸　每次 1~2 丸（每丸 9 g），每日 2 次，适用于痰湿内盛型的肥胖。

2.济生肾气丸　水蜜丸，每次 6 g，每日 2~3 次，适用于脾肾阳虚型的肥胖。

3. 减肥验方　浙江医科大学第一附属医院余永谱等自拟轻身一号方：黄芪、防己、白术、川芎、制首乌各 15 g，泽泻、生山楂、丹参、茵陈、水牛角各 30 g，仙灵脾 10 g、生大黄 9 g。功能主治：健脾祛湿，活血散瘀，去脂减肥。用法：上药打碎，煎成药汁。每次口服 50 mL，每日 2 次，超重 25% 以上者可增至每日 150 mL。

三、针灸及其他疗法

1.针灸疗法

治法：祛湿化痰，通经活络。取穴以局部穴、手足阳明经、足太阴经穴为主。

主穴：曲池、天枢、大横、阴陵泉、丰隆。

根据辨证分型或相关症状进行配穴。胃肠积热加巨虚、内庭；脾胃虚弱加脾俞、足三里；肾阳亏虚加肾俞、关元；心悸加神门、内关；胸闷加膻中、内关；嗜睡加照海、申脉。诸穴均视患者肥胖程度及取穴部位的不同而比常规刺深加 0.5~1.5 寸。主穴行平补平泻法，配穴按补虚泻实针刺。针刺得气后行留针 30 分钟，每隔 10 分钟行针 1 次，每日治疗 1 次。还可配合电针、灸法、温针、腹针、耳针、皮肤针、拔罐疗法、穴位埋线等。

2.其他疗法　可配合推拿疗法、红外线照射、中医定向透药疗法等。

【用药说明及治疗注意事项】

（1）避免用极低能量膳食（即能量总摄入低于每天 600 kcal 的膳食），如有需要，应在医护人员的严密观察下进行，仅适用于节食疗法不能奏效或顽固性肥胖症患者，不适用于生长发育的儿童、孕妇及重要器官功能障碍的患者。

（2）建议患者控制食盐摄入（食盐摄入量每日 < 6 g），戒烟、限酒，女性 1 天饮酒的酒精量 < 15 g（15 g 酒精相当于 350 mL 啤酒、150 mL 葡萄酒或 45 mL 蒸馏酒），男性 < 25 g，每周不超过 2 次。

（3）运动治疗应在医师指导下进行。运动前需进行必要的评估，尤其是心肺功能和运动功能的医学评估（如运动负荷试验等）。运动方式和运动量应适合患者具体情况，注意循序渐进，有心血管并发症和肺功能不好的患者必须更为慎重。尽量创造多活动的机会；减少静坐时间，鼓励多步行。

（4）奥利司他是目前在我国有肥胖治疗适应证且获得国家药监局批准的药物。治疗早期有轻度消化系统副作用如肠胃胀气、大便次数增多和脂肪便等，需关注是否影响脂溶性维生素吸收等，应定期复查肝肾功能。

【预防】

做好宣传教育工作，鼓励人们采取健康的生活方式，尽可能使体重维持在正常范围内；早期发现有肥胖趋势的个体，对个别高危个体进体具行指导。预防肥胖应从儿童时期开始，尤其是加强对学生的健康教育。

第七节　骨质疏松症

【概述】

一、西医定义

骨质疏松症是一种以骨量低、骨组织微结构损坏，导致骨脆性增加、易发生骨折为特征的全身性、代谢性骨病。2018 年中国国家卫生健康委员会发布首个中国骨质疏松症流行病学调查结果，调查显示，中国 50 岁以上人群骨质疏松症患病率为 19.2%，其中男性患病率为 6.0%，女性患病率达到 32.1%；65 岁以上女性的骨质疏松症患病率高达 51.6%。骨质疏松症已成为我国中老年人群的重要的健康问题，中老年女性骨质疏松问题尤为严重。骨质疏松性骨折是骨质疏松症的严重后果，发病率高，危害巨大，是老年患者致残和致死的主要原因之一。骨质疏松症按病因分为原发性和继发性两大类。原发性骨质疏松症包括绝经后骨质疏松症（Ⅰ型）、老年性骨质疏松症（Ⅱ型）和特发性骨质疏松症（包括青少年型）。绝经后骨质疏松症一般发生在女性绝经后 5~10 年内，主要是绝经后雌激素水平降低，雌激素对破骨细胞的抑制作用减弱，破骨细胞的数量增加、凋亡减少、寿命延长，导致其骨吸收功能增强。尽管成骨细胞介导的骨形成亦有增加，但不足以代偿过度骨吸收，骨重建活跃和失衡致使小梁骨变细或断裂，皮质骨孔隙度增加，导致骨强度下降。老年性骨质疏松症是指 70 岁以后发生的骨质疏松，老年性骨质疏松症一方面由于增龄造成骨重建失衡，骨吸收/骨形成比值升高，导致进行性骨丢失；另一方面，增龄和雌激素缺乏使免疫系统持续低度活化，处于促炎性反应状态。一系列炎性反应介质诱导巨噬细胞集落刺激因子（macrophage colon-stimulating factor，M-CSF）和核因子–κB 受体活化体配体［receptor activator of nuclear factor-κB（NF-κB）ligand，RANKL］的表达，刺激破骨细胞并抑制成骨细胞，造成骨量减少。特发性骨质疏松症主要发生在青少年，病因尚未明。继发性骨质疏松症指由任何影响骨代谢的疾病和（或）药物及其他明确病因导致的骨质疏松。本章节主要针对原发性骨质疏松症。

二、中医认识

骨质疏松症中医属于"骨痿""骨痹""骨枯"等范畴。《素问·痿论》曰："肾气热，则腰脊不举，骨枯而髓减，发为骨痿。"《素问·长刺节论》曰："病在骨，骨重不可举，骨髓酸痛，寒气至，名曰骨痹。"《丹溪心法》谓："热伏于下，肾虚受之，腿膝枯细，骨节酸疼。"《金匮要略直解》曰："尊荣人，谓膏粱之人也。膏粱数食甘肥，故肌肤盛而骨弱。"本病是一种涉及多脏腑，由多种因素长期、共同导致的慢性全身性疾病。基于中医"肾藏精""肾主骨"理论，肾精亏虚是本病发生的基本病机，并与肝、脾等脏腑功能密切相关，病性有虚有实，然总归于精亏髓减、骨失所养而致。各种原因导致肾精不足、肾阳亏虚、肝肾阴虚、脾胃虚弱、脾肾阳虚、肾虚血瘀及气滞血瘀等，则均可导致本病的发生与发展。

湖南省名中医孙达武教授认为，骨质疏松症乃属中医"骨痿"范畴。肾主骨生髓，为先天之本，脾主肌肉四肢而统血，为后天之本。先天促后天，后天养先天，若脾胃虚弱，运化失司，则先天之精无以充养，势必精亏髓空而百骸痿废。临床用药处方注重"脾肾同治"，取得了很好的疗效。

【诊断依据】

一、临床表现

（一）疼痛

骨质疏松症患者，可出现腰背疼痛或全身骨痛。疼痛通常在翻身时、起坐时及长时间行走后出现，夜间或负重活动时疼痛加重，并可能伴有肌肉痉挛，甚至活动受限。

（二）脊柱变形

严重骨质疏松症患者，因椎体压缩性骨折，可出现身高变矮或驼背等脊柱畸形。多发性胸椎压缩性骨折可导致胸廓畸形，甚至影响心肺功能；严重的腰椎压缩性骨折可能会导致腹部脏器功能异常，引起便秘、腹痛、腹胀、食欲减低等不适。

（三）骨折

骨质疏松性骨折属于脆性骨折，通常指在日常生活中受到轻微外力时发生的骨折。骨折发生的常见部位为椎体（胸、腰椎），髋部（股骨近端），前臂远端和肱骨近端；其他部位如肋骨、跖骨、腓骨、骨盆等部位亦可发生骨折。骨质疏松性骨折发生后，再骨折的风险显著增加。

（四）对心理状态及生活质量的影响

骨质疏松症及其相关骨折对患者心理状态的危害主要包括恐惧、焦虑、抑郁、自信心丧失等；老年患者自主生活能力下降，以及骨折后缺少与外界接触和交流，均会给患者造成巨大的心理负担。

二、骨质疏松症危险因素及风险评估

（一）骨质疏松症危险因素

骨质疏松症的危险因素分为不可控因素与可控因素，后者包括不健康生活方式、疾病、药物等。

1. 不可控因素　主要有种族（患骨质疏松症的风险：白种人高于黄种人，而黄种人高于黑种人）、老龄化、女性绝经、脆性骨折家族史。

2. 可控因素　不健康生活方式包括体力活动少、吸烟、过量饮酒、过多饮用含咖啡因的饮料、营养失衡、蛋白质摄入过多或不足、钙和（或）维生素 D 缺乏、高钠饮食；体质量过低等；影响骨代谢的疾病和影响骨代谢的药物。

（二）骨质疏松症风险评估工具

骨质疏松症风险评估能为疾病早期防治提供有益帮助。临床上将常用的评估骨质疏松风险的工具，即国际骨质疏松基金会（International Osteoporosis Foundation，IOF）骨质疏松风险—分钟测试题和亚洲人骨质疏松自我筛查工具（osteoporosis self-assessment tool for Asians，OSTA），作为疾病风险的初筛工具。世界卫生组织（World Health Organization，WHO）推荐的骨折风险预测工具（fracture risk assessment tool，FRAX®），根据患者的临床危险因素及股骨颈骨密度建立模型，用于评估患者未来 10 年髋部骨折及任何主要骨质疏松性骨折（椎体、前臂、髋部或肩部）的概率。需要 FRAX® 评估风险者：具有一个或多个骨质疏松性骨折临床危险因素，未发生骨折且骨量减少者（骨密度 T 值 –2.5~–1.0），可通过 FRAX® 计算患者未来 10 年发生任何主要骨质疏松性骨折及髋部骨折的概率。

三、辅助检查

（一）骨密度测定

骨密度指单位体积（体积密度）或单位面积（面积密度）所含的骨量。双能 X 线吸收检测法（dual energy X-ray absorptiometry，DXA）是临床最常用的骨密度测量方法。DXA 骨密度测量可用于骨质疏松症的诊断、骨折风险性预测和药物疗效评估，也是流行病学研究常用的骨骼评估方法。其主要测量部位为中轴骨，包括腰椎和股骨近端，对腰椎和股骨近端测量受限者可选择测桡骨远端 1/3。诊治骨质疏松症的骨密度测定指征包括以下 9 条，具有任何一条者，建议行骨密度测定：①女性 ≥ 65 岁，男性 ≥ 70 岁。②女性 < 65 岁，男性 < 70 岁，有 ≥ 1 个骨质疏松危险因素者。③有脆性骨折史的成年人。④各种原因引起性激素水平低下的成年人。⑤X 线影像已有骨质疏松改变者。⑥接受骨质疏松治疗、进行疗效监测者。⑦患有影响骨代谢疾病或有使用影响骨代谢药物史者。⑧IOF 骨质疏松症一分钟测试题回答结果阳性者。⑨OSTA 结果 ≤ −1 者。

（二）骨转换标志物

骨转换标志物是骨组织本身的代谢产物，分为骨形成标志物和骨吸收标志物。骨形成标志物反映成骨细胞活性及骨形成状态，主要有血清碱性磷酸酶、骨钙素、血清 I 型前胶原蛋白 C- 端前肽（P1CP）、血清 I 型前胶原蛋白 N- 端前肽（P1NP）等。骨吸收标志物代表破骨细胞活性及骨吸收水平，主要有空腹 2 小时尿钙/肌酐比值（UCa/Cr）、血清 I 型胶原 C- 末端肽交联（S-CTX）等。原发性骨质疏松症患者的骨转换标志物水平往往正常或轻度升高。这些标志物的测定有助于鉴别原发性和继发性骨质疏松症、判断早期疗效及依从性、选择干预措施等。

（三）基本检测项目

血常规，尿常规，肝、肾功能，血钙和磷，血清蛋白电泳，尿钙、钠、肌酐等。

（四）骨骼 X 线影像

骨骼 X 线影像不用于对骨质疏松症的早期诊断。X 线影像显示骨质疏松时其骨质已丢失达 30% 以上。胸腰椎侧位 X 线影像可作为骨质疏松椎体压缩性骨折及其程度判定的首选方法。可根据临床症状和体征选择性进行相关部位的骨骼 X 线影像检查，可反映骨骼的病理变化，为骨质疏松症的诊断和鉴别诊断提供依据。

（五）其他检查项目

为进一步鉴别诊断，可选择进行以下检查，如血沉、C- 反应蛋白、性激素、血清催乳素、25 羟维生素 D［25-hydroxy-vitamin D，25（OH）D］、甲状旁腺激素、甲状腺功能、尿游离皮质醇或小剂量地塞米松抑制试验、血气分析、本周尿蛋白、血尿轻链，甚至放射性核素骨扫描、骨髓穿刺或骨活检等。

四、诊断标准

骨质疏松症的诊断基于全面的病史采集、体格检查、骨密度测定、影像学检查及必要的生化测定。临床上诊断原发性骨质疏松症应包括两方面：确定是否为骨质疏松症和排除继发性骨质疏松症。骨质疏松症的诊断主要基于 DXA 骨密度测量结果和（或）脆性骨折。

（一）基于骨密度测定的诊断

DXA 测量的骨密度是目前通用的骨质疏松症诊断指标。对于绝经后女性、50 岁及以上男性，建议参照 WHO 推荐的诊断标准，基于 DXA 测定骨密度的分类标准（表 10-8）。骨密度通常用 T 值（T-Score）表示，T 值 =（骨密度实测值－同种族同性别正常青年人峰值骨密度）/同种族同性别正常青年人峰值骨密度的标准差。基于 DXA 测量的中轴骨（第 1~4 腰椎、股骨颈或全髋）骨密度或桡骨远端 1/3 骨密度对骨质疏松症的诊断标准是 T 值 ≤ -2.5。

表 10-8　基于 DXA 测定骨密度分类标准

分类	T 值
正常	T 值 ≥ -1.0
低骨量	-2.5 < T 值 < -1.0
骨质疏松	T 值 ≤ -2.5
严重骨质疏松	T 值 ≤ -2.5+ 脆性骨折

对于儿童、绝经前女性和 50 岁以下男性，其骨密度水平的判断建议用同种族的 Z 值表示，Z 值 =（骨密度测定值 - 同种族同性别同龄人骨密度均值）/同种族同性别同龄人骨密度标准差。将 Z 值 ≤ -2.0 视为"低于同年龄段预期范围"或低骨量。

（二）基于脆性骨折的诊断

脆性骨折是指受到轻微创伤或日常活动中即发生的骨折。如髋部或椎体发生脆性骨折，不用依赖骨密度测定，临床上即可诊断骨质疏松症。骨质疏松症的诊断标准（符合以下三条中之一者）：①髋部或椎体脆性骨折；② DXA 测量的中轴骨骨密度或桡骨远端 1/3 骨密度的 T 值 ≤ -2.5；③骨密度测量符合低骨量（-2.5 < T 值 < -1.0）+ 肱骨近端、骨盆或前臂远端脆性骨折。

（三）骨质疏松性骨折风险评估

高骨折风险患者：确诊骨质疏松但不存在极高骨折风险的患者；FRAX® 评估任何主要骨质疏松性骨折风险 ≥ 20% 或髋部骨折风险 ≥ 3% 为高骨折风险患者。极高骨折风险定义为满足下列任何一项条件者：①过去 12 个月内骨折；②接受骨质疏松治疗时发生骨折；③多发性骨折；④使用可导致骨骼损伤的药物引发的骨折（如长期接受糖皮质激素治疗）；⑤ BMD T 值极低的患者（如 T 值 < -3.0）；⑥高跌倒风险或有跌伤史；⑦ FRAX® 评估为极高骨折风险（即主要骨质疏松骨折风险 > 30%，髋部骨折风险 > 4.5%）。

【鉴别诊断】

1. 内分泌疾病　甲状旁腺功能亢进症、皮质醇增多症、甲状腺功能亢进症、性腺功能减退症、肢端肥大症等。

2. 免疫性疾病　类风湿性关节炎、系统性红斑狼疮等。

3. 消化系统　慢性肝病、吸收不良综合征、完全肠外营养等。

4. 肾脏疾病　肾小管酸中毒、慢性肾病、肾衰竭等。

5. 神经肌肉疾病　周围神经病、多发性肌炎、重症肌无力等。

6. 恶性肿瘤　多发性骨髓瘤、转移性溶骨性肿瘤等。

7. 先天和获得性骨代谢异常疾病　成骨不全症、低碱性磷酸酶血症、骨纤维化、维生素 D 缺乏等。

8. 长期服用糖皮质激素或其他影响骨代谢的药物。

【西医治疗】

骨质疏松症的防治措施主要包括基础措施、药物干预和康复治疗。

一、基础措施

包括调整生活方式和骨健康基本补充剂。

（一）调整生活方式

加强营养，均衡膳食，戒烟，限酒，避免过量饮用咖啡，避免过量饮用碳酸饮料，尽量避免或少用影响骨代谢的药物。充足日照，规律运动，适当选择负重及抗阻运动，防止跌倒。

（二）骨健康基本补充剂

1. 钙剂　成人每日钙推荐摄入量为 800 mg（元素钙），50 岁及以上人群每日钙推荐摄入量为 1000~1200 mg。尽可能通过饮食摄入充足的钙，饮食中钙摄入不足时，可给予钙剂补充。营养调查显示我国居民每日膳食约摄入元素钙 400 mg，故尚需补充元素钙 500~600 mg/d。钙剂选择需考虑其钙元素含量、安全性和有效性。碳酸钙含钙量高，吸收率高，易溶于胃酸，常见不良反应为上腹不适和便秘等。在骨质疏松症的防治中，钙剂应与其他药物联合使用，目前尚无充分证据表明单纯补钙可以替代其他抗骨质疏松药物治疗。

2. 维生素 D　充足的维生素 D 可增加肠钙吸收、促进骨骼矿化、保持肌力、改善平衡能力和降低跌倒风险。在我国维生素 D 不足状况普遍存在，维生素 D 用于骨质疏松症防治时，剂量可为 800~1200 IU/d。对于日光暴露不足和老年人等维生素 D 缺乏的高危人群，建议酌情检测血清 25（OH）D 水平以了解患者维生素 D 的营养状态，指导维生素 D 的补充。有研究建议老年人血清 25（OH）D 水平应达到或高于 75 nmol/L（30 μg/L），以降低跌倒和骨折风险。定期监测血钙和尿钙浓度。

二、抗骨质疏松症药物

抗骨质疏松症药物治疗目标：增加骨密度，改善骨质量，降低骨折的发生风险。推荐抗骨质疏松症药物治疗的适应证：主要包括经骨密度检查确诊为骨质疏松症的患者；已经发生过椎体和髋部等部位脆性骨折者；骨量减少但具有高骨折风险的患者。抗骨质疏松症药物按作用机制可分为骨吸收抑制剂、骨形成促进剂及传统中药（表 10-9）。抗骨质疏松药物因作用机制的不同，临床疗效和作用部位也不同（表 10-10）。

表 10-9　防治骨质疏松症主要药物

骨吸收抑制剂	骨形成促进剂	传统中药
①双膦酸盐：阿仑膦酸钠、唑来膦酸、利塞膦酸钠、伊班膦酸钠 ②降钙素：鳗鱼降钙素类似物、鲑降钙素 ③雌激素：结合雌激素、戊酸雌二醇 ④选择性雌激素受体调节剂雷洛昔芬、巴昔洛芬 ⑤RANKL抑制剂：地舒单抗	①甲状旁腺激素类似物：特立帕肽、阿巴洛肽 ②抑制骨硬化蛋白单克隆抗体：罗莫珠单抗	①骨碎补总黄酮制剂 ②淫羊藿苷类制剂 ③人工虎骨粉制剂

表 10-10　抗骨质疏松药物疗效

药物	椎体	非椎体	髋部
阿巴洛肽	✓	✓	无证据[a]
阿仑膦酸钠	✓	✓	✓
降钙素	✓	无证据[a]	无证据[a]
地舒单抗	✓	✓	✓
伊班膦酸钠	✓	无证据[a]	无证据[a]
雷洛昔芬	✓	无证据[a]	无证据[a]
利塞膦酸钠	✓	✓	✓
罗莫珠单抗	✓	✓	✓
特立帕肽	✓	✓	无证据[a]
唑来膦酸	✓	✓	✓

注：✓表示具有降低骨折风险的作用；[a]此处的无证据应考虑为研究效力不足；此表药物按照字母顺序排列。

抗骨质疏松症药物选用可参照 2020 年美国内分泌医师协会和美国内分泌协会指南推荐的绝经后骨质疏松症诊疗流程（图 10-1）。

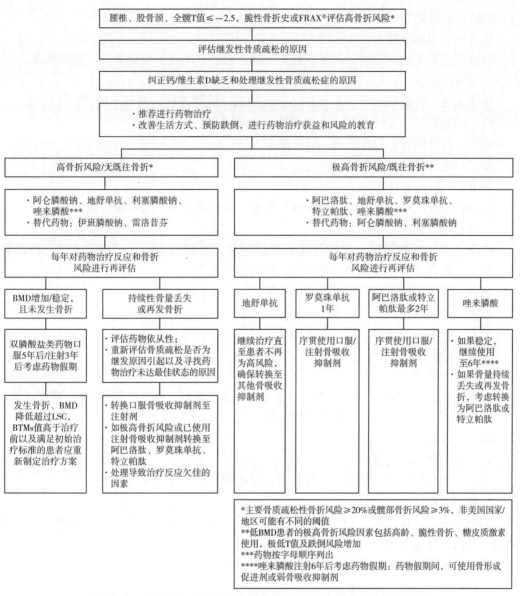

图 10-1　AACE 和 ACE 指南推荐的绝经后骨质疏松症诊疗流程

【中医治疗】

一、中医辨证施治

1. 肾阳亏虚证

临床表现：腰背冷痛，酸软无力，驼背弯腰，活动受限，畏寒喜暖，遇冷加重，尤以下肢为甚，小便频多，舌淡苔白，脉弱等。

病机：肾阳虚损，虚寒内生，髓冷骨弱。

治法：补肾壮阳，强筋健骨。

处方：右归丸加减。

加减：虚寒证候明显者，可加用仙茅、肉苁蓉、淫羊藿、骨碎补等以温阳散寒。

2. 肝肾阴虚证

临床表现：腰膝酸痛，手足心热，下肢抽筋，驼背弯腰，两目干涩，形体消瘦，眩晕耳鸣，潮热盗汗，失眠多梦，舌红少苔，脉细数等。

病机：肝肾阴虚，生精乏源，骨失所养。

治法：滋补肝肾，填精壮骨。

处方：六味地黄汤加减。

加减：阴虚火旺明显者，可加知母、黄柏；酸痛明显者，可加桑寄生、牛膝等。

3. 脾肾阳虚证

临床表现：腰膝冷痛，食少便溏，腰膝酸软，双膝行走无力，弯腰驼背，畏寒喜暖，腹胀，面色㿠白，舌淡胖，苔白滑，脉沉迟无力等。

病机：脾肾阳虚，温煦不足，骨肉失养。

治法：补益脾肾，强筋壮骨。

处方：补中益气汤合金匮肾气丸加减。

加减：肾阳虚明显者，加补骨脂、巴戟天。

4. 肾虚血瘀证

临床表现：腰脊刺痛，腰膝酸软，下肢痿弱，步履艰难，耳鸣，舌质淡紫，脉细涩等。

病机：肾虚血瘀，经络受阻，骨骼失养。

治法：补肾活血化瘀。

处方：补肾活血方加减。

加减：刺痛明显者，加乳香、延胡索；肾虚明显者，加川断、桑寄生。

5. 脾胃虚弱证

临床表现：形体瘦弱，肌软无力，食少纳呆，神疲倦怠，大便溏泄，面色萎黄，舌质淡，苔白，脉细弱等。

病机：脾胃虚弱，生化乏源，骨失所养。

治法：益气健脾，补益脾胃。

处方：参苓白术散加减。

加减：脾胃虚寒者，可合用理中丸。

6. 血瘀气滞证

临床表现：骨节刺痛，痛有定处，痛处拒按，筋肉挛缩，骨折，多有骨折史，舌质紫暗，有瘀点或瘀斑，脉涩或弦等。

病机：血瘀气滞，气血运行不畅，骨骼失于濡养。

治法：理气活血，化瘀止痛。

处方：身痛逐瘀汤加减。

加减：骨痛以上肢为主者，加桑枝、姜黄；下肢为甚者，加独活、汉防己、鸡血藤以通络止痛；久病关节变形、痛剧者，加全蝎、蜈蚣。

二、中成药处方

1. 右归丸　每次 1 丸（9 g）口服，每日 3 次，适用于肾阳虚证的骨质疏松。
2. 六味地黄丸　每次 8 丸（3 g）口服，每日 3 次，适用于肝肾阴虚证的骨质疏松。
3. 济生肾气丸　每次 1 丸（9 g）口服，每日 2~3 次，适用于脾肾阳虚证的骨质疏松。
4. 仙灵骨葆胶囊　每次 3 粒口服，每日 2 次，适用于肾虚血瘀证的骨质疏松。
5. 参苓白术散　每次 1 袋（6 g）口服，每日 2~3 次，适用于脾胃虚弱的骨质疏松。
6. 活血止痛散　每次半袋（1.5 g）口服，每日 2 次，适用于血瘀气滞证的骨质疏松。

三、针灸及其他疗法

1. 针灸疗法

治法：补益气血，强筋健骨。取穴以足阳明经、足少阳经、任脉经穴为主。

主穴：中脘、关元、足三里、悬钟。

根据辨证分型进行配穴。肝肾阴虚加太溪、行间；脾肾阳虚加脾俞、肾俞；气血不足加气海、膈俞。背部腧穴不可直刺或深刺，余穴常规针刺。主穴针刺用补法，配穴按补虚泻实针刺。针刺得气后留针 30 分钟，每隔 10 分钟行针 1 次，每日治疗 1 次。还可配合电针、灸法、腹针、穴位注射、穴位埋线、耳穴疗法等。

2. 其他疗法　可配合红外线照射、中医定向透药疗法等；骨质疏松急性期可配合超短波疗法；骨质疏松不严重者可配合推拿疗法。

【用药说明及治疗注意事项】

一、用药说明

抗骨质疏松药物有口服、皮下注射、静脉注射三种方式。具体用药说明详见表 10-11。

表 10-11　抗骨质疏松药物的用药说明

药物名称		治疗方法频次		药物名称		治疗方法频次	
阿仑膦酸钠	10 mg	口服	每天一次	地舒单抗	60 mg	皮下注射	半年一次
	70 mg	口服	每周一次	特立帕肽	20 μg	皮下注射	每天一次
利塞膦酸钠	5 mg	口服	每天一次		210 μg	皮下注射	每月一次
	35 mg	口服	每周一次	阿巴洛肽	80 μg	皮下注射	每天一次
	150 mg	口服	每月一次	罗莫珠单抗	20 μg	皮下注射	每天一次
伊班膦酸钠	2.5 mg	口服	每天一次	降钙素	100 IU	皮下注射	每天一次
	150 mg	口服	每月一次		200 IU	鼻腔喷雾	每天一次
	3 mg	静注	每 3 个月一次	雌激素		多种治疗方案	
唑来膦酸	5 mg	静注	每年一次	雷洛昔芬	60 mg	口服	每天一次

二、治疗注意事项

1. 双膦酸盐　是治疗骨质疏松症应用最广泛的药物，双膦酸盐药物口服 5 年后或静注 3 年后考虑药物假期。口服双膦酸盐需要晨起空腹服用，服药后保持坐位或站立位至少半小时，同时服药后半小时内除饮水外，不得摄入其他食物和药物。在第一次使用静注双膦酸盐或一次性大剂量口服双膦酸盐时，约 30% 以上患者会出现发热、肌肉酸痛等流感样的症状，在用药前 1~2 小时给予对乙酰氨基酚或布洛芬，可能减少这些反应或减轻症状。需要行口腔侵入性手术时，建议暂停双膦酸盐治疗 3~6 个月后再实施，术后 3 个月，如无口腔特殊情况，可恢复使用双膦酸盐，以避免增加下颌骨坏死的风险。

2. 降钙素　不推荐长期使用，临床多建议在急性椎体骨折患者缓解疼痛时使用。

3. 雌激素　只能作为绝经后骨质疏松症的预防药物。绝经后骨质疏松症患者在其他抗骨质疏松药物不能耐受时，可考虑选择雌激素治疗。

4. 特立帕肽和阿巴洛肽　两个药物均有轻度升高血钙的效果，在使用之前和使用期间均需要评估血钙情况，疗程不应超过 2 年，以避免增加骨肉瘤风险。

5. 雷洛昔芬　适用于深静脉血栓风险较低、乳腺癌高风险的绝经后骨质疏松症患者，可有效降低椎体骨折风险。

6. 地舒单抗　使用地舒单抗治疗之前，钙和维生素 D 要摄入足够，以降低患低钙血症的风险。低钙血症（如甲状旁腺功能减退症、骨软化症）的患者禁用。

7. 中药　中药制剂及中药汤剂治疗骨质疏松，需要辨证施治，注重个体化用药。含有补骨质成分的中药若有存在肝损害的报道，则有肝病的患者禁用此类中药。

8. 其他　抗骨质疏松治疗过程中，若患者的 BMD 明显降低，应该考虑患者的依从性、继发性骨质疏松症的可能性、使用导致骨量丢失的药物。

【预防与康复指导】

一、预防骨质疏松症

在骨质疏松症高危人群中开展 DXA 筛查，早诊断，早治疗，最终预防骨质疏松性骨折发生。在日常生活中需要注意的几个方面：①保障足够的钙和维生素 D 的摄入；②保障均衡膳食，适当量的蛋白质摄入（推荐每日蛋白质 0.8 g/kg）；③戒烟，减少酒精和咖啡的摄入；④规律做负重运动和平衡训练；⑤防跌倒。

二、骨质疏松症的康复指导

主要包括运动疗法、物理因子治疗、作业疗法及康复工程等。

（一）运动疗法

运动疗法简单实用，但需遵循个体化、循序渐进、长期坚持的原则。治疗性运动包括有氧运动（如慢跑、游泳）、抗阻运动（如负重练习）、冲击性运动（如体操、跳绳）、振动运动（如全身振动训练）及我国传统健身方法太极拳等。运动疗法可增强肌力与肌耐力，改善平衡、协调性与步行能力，还可改善骨密度，维持骨结构，降低跌倒与脆性骨折风险等。

（二）物理因子治疗

物理因子治疗包括：脉冲电磁场、体外冲击波、全身振动、紫外线、超短波、微波、经皮神经电刺激、中频脉冲治疗以及针灸等。这些治疗可增加骨量，改善肌力，减轻疼痛，促进骨折愈合，有利于肢体功能恢复。

（三）作业疗法

作业疗法以针对骨质疏松症患者的康复宣教为主，指导患者采用正确的姿势、改变不良生活习惯，提高安全性。

（四）康复工程

行动不便者可选用辅助器具（如拐杖、助行架等），以减少跌倒发生。可对生活环境进行适当的改造，如将楼梯改为坡道，走廊、长的过道、大厅及浴室增加扶手等，以增加安全性。对于骨质疏松性骨折患者，可选择佩戴矫形器，以缓解疼痛、矫正姿势、预防再次骨折等。

第八节 血脂异常

【概述】

一、西医定义

血脂异常指血浆中脂质的量和质的异常，通常指血浆中胆固醇和（或）三酰甘油（triglyceride，TG）水平升高，也包括高密度脂蛋白（high-density lipoprotein，HDL-C）水平降低。血脂异常以及与其他心血管风险因素的相互作用会导致动脉粥样硬化，增加心脑血管病的发病率和死亡率。因此，防治血脂异常对提高患者生活质量、延长寿命具有重要意义。

二、中医认识

高脂血症是现代医学名词，中医古籍中虽无"高脂血症"病名，但与之相关的论述却层出不穷，其中关于"脂""膏"的论述与之十分相似。如《灵枢·五癃津液别》记载："五谷之津液，和合而为膏者，内渗入于骨空，补益脑髓，而下流于阴股"，阐明了"膏"是人体组成成分之一。在现代，根据《中华人民共和国国家标准中医临床诊疗术语证候部分》《中药新药临床研究指导原则和血脂异常中医诊疗标准（初稿）》，高脂血症被诊断为"血浊"。传统中医文献中虽无高脂血症的具体治疗方法，但有其相关的论述。如《素问·通评虚实论》中："凡治消瘅、仆击、偏枯萎厥，气满发逆，甘肥贵人，则膏粱之疾也。"又有《灵枢·血络论》："血气俱盛而阴气多者，其血滑，刺之则射，阳气蓄积，久留而不泻者，其血黑以浊，故不能射。"中医认为血浊病因为饮食不节、劳逸失度、情志失常等，使脏腑功能失调形成痰湿、瘀血等病理产物，是血浊的重要致病因素。其发病本于肝、脾、肾之虚损，正虚为本，痰瘀为标，本虚标实，虚实夹杂。

湖南省名中医袁长津教授认为，饮食的消化与代谢主要靠脾胃的运化和肝胆的疏泄功能。所谓高脂血症，多因饮食不节、嗜食肥甘、好逸少动、情志不舒或禀赋因素及年老体衰等，导致脾失运化，肝失疏泄，痰浊、瘀浊内生为患。其临床治疗多以疏肝健脾、祛痰化浊、消食散瘀立法组方，取得比较好的疗效。

【诊断依据】

一、临床表现

1. 黄色瘤、早发性角膜环和脂血症眼底改变　其中以黄色瘤较为常见，由脂质局部沉积所引起。黄色瘤是一种异常的局限性皮肤隆起，颜色可为黄色、橘黄色或棕红色，多呈结节斑块或丘疹形状，质地一般柔软，最常见的是眼睑周围扁平黄色瘤。早发性角膜环出现于 40 岁以下，多伴有血脂异常。严重的高三酰甘油血症可产生脂血症眼底改变。

2. 动脉粥样硬化　脂质在血管内皮下沉积可引起动脉粥样硬化，进而引起早发性和进展迅速的心脑血管和周围血管病变。某些家族性血脂异常可于青春期前发生冠心病，甚至心肌梗死。严重的高胆固醇血症有时可出现游走性多关节炎。严重的高三酰甘油血症（尤其 TG 超过 5.6 mmol/L）可引起急性胰腺炎。

二、辅助检查

①胆固醇（TC）；②TG；③低密度脂蛋白胆固醇（LDL-C）；④高密度脂蛋白胆固醇（HDL-C）。

三、诊断标准

（1）详细询问病史，包括个人饮食和生活习惯，以及有无引起继发性血脂异常的相关疾病、引起血脂异常的药物应用史和家族史。

（2）体格检查须全面、系统，并注意有无黄色瘤、角膜环和脂血症眼底改变等。

（3）血脂检查的重点对象包括：①已有冠心病、脑血管病或周围动脉粥样硬化病者；②有高血压病、糖尿病、肥胖、过量饮酒及吸烟者；③有冠心病或动脉粥样硬化家族史者，尤其是直系亲属中有早发冠心病或其他动脉粥样硬化证据者；④有皮肤黄色瘤者；⑤有家族性高脂血症者。从预防的角度出发，建议 20 岁以上的成年人至少每 5 年测定一次血脂，40 岁以上男性和绝经期后女性每年进行血脂检查；对于缺血性心血管疾病及其高危人群，则应每 3~6 个月测量一次。首次发现血脂异常时应在 2~4 周内复查，若仍属异常，则可确立诊断。

（4）高脂血症诊断标准：见表 10-12。

表 10-12　中国 ASCVD 一级预防人群血脂合适水平和异常分层标准［mmol/L（mg/dL）］

分层	TC	LDL-C	HDL-C	TG
理想水平		< 2.6（100）		
合适范围	< 5.2（200）	< 3.4（130）		< 1.7（150）
边缘升高	5.2（200）~6.2（240）	3.37~4.13（130~159）		1.7（150）~2.3（200）
升高	≥ 6.2（240）	≥ 4.14（160）	< 1.0（40）	≥ 2.3（200）

【鉴别诊断】

简单的分类有病因分类和临床分类两种。

1. 病因分类

（1）继发性高脂血症：是指由其他疾病引起的血脂异常。可引起血脂异常的其他疾病主要有糖尿病、肥胖、甲状腺功能减退症、肾病综合征、肝脏疾病、系统性红斑狼疮、骨髓瘤、多囊卵巢综合征等。也可由应用某些药物引起，如噻嗪类利尿剂、β受体拮抗剂、糖皮质激素等。

（2）原发性高脂血症：由单一基因或多个基因突变所致，多具有家族聚集性，有明显的遗传倾向，特别是单一基因突变者，故临床上称为家族性异常脂蛋白血症。

2. 临床分类　根据临床血脂检测的基本项目，即胆固醇、TG、低密度脂蛋白胆固醇（low-density lipoprotein cholesterol，LDL-C）和 HDL-C 的值分类。①高胆固醇血症：单纯胆固醇升高。②高 TG 血症：单纯 TG 升高。③混合型高脂血症：总胆固醇和 TG 均有升高。④低 HDL-C 血症：HDL-C 偏低。

根据前述进行表型分类，并鉴别原发性血脂异常和继发性血脂异常。对原发性家族性脂蛋白异常血症可进行基因诊断。

【西医治疗】

纠正血脂异常的目的在于降低缺血性心血管疾病（冠心病和缺血性脑卒中）的患病率和死亡率。TG、LDL-C、TC 增高是冠心病的危险因素，其中以 LDL-C 最为重要，而 HDL-C 则被认为是冠心病的保护因素。

一、治疗原则

1. 治疗原发病　继发性血脂异常应以治疗原发病为主，如糖尿病、甲状腺功能减退症经控制后，血脂有可能恢复正常。但是原发性和继发性血脂异常可能同时存在，如原发病经过治疗正常一段时期后，若血脂异常仍然存在，考虑同时有原发性血脂异常，需给予相应治疗。

2. 治疗措施　综合性的生活方式干预是首要的基本的治疗措施，药物治疗需严格掌握指征，必要时考虑血浆净化疗法或外科治疗，基因治疗尚在探索之中。

3. 防治目标水平治疗　　血脂异常治疗的最主要目的在于防治动脉粥样硬化性心血管疾病（atherosclerotic cardiovascular disease，ASCVD）。根据个体 ASCVD 危险分层判断血脂异常干预的目标水平见表 10-13。

表 10-13　血脂异常危险分层以及目标值

危险分层	疾病或高危因素	LDL-C 目标值
极高危	ASCVD 患者 [a]	< 1.8 mmol/L
高危	LDL-C ≥ 4.9 mmol/L 或 TC ≥ 7.2 mmol/L，糖尿病患者年龄 ≥ 40 岁且 1.8 mmol/L ≤ LDL-C < 4.9 mmol/L 或 3.1 mmol/L ≤ TC < 7.2 mmol/L，高血压 +2 项及以上危险因素 [b]	< 2.6 mmol/L
中危	无高血压，有 2 项及以上危险因素 [b]，高血压 +1 项危险因素 [b]	< 3.4 mmol/L
低危	无高血压，0~1 项危险因素 [b]，有高血压，无危险因素 [b]	< 3.4 mmol/L

注：[a] ASCVD 患者指动脉硬化性心血管病，包括急性冠脉综合征、稳定性冠心病、血运重建术后、缺血性心肌病、缺血性脑卒中、短暂性脑缺血发作、外周动脉粥样硬化病等；[b] 危险因素有吸烟、年龄（男性 > 45 岁，女性 > 55 岁），HDL-C < 1.0 mmol/L（40 mg/dL）。

二、药物治疗

常用调脂药物有以下几种。

（1）HMG-CoA 还原酶抑制剂（他汀类）：主要降低血清 TC 和 LDL-C，也在一定程度上降低 TG，轻度升高 HDL-C 水平。适应证为高胆固醇血症和以胆固醇升高为主的混合性高脂血症。主要制剂和每天剂量范围为：洛伐他汀 10 ~ 80 mg，辛伐他汀 5~40 mg，普伐他汀 10~40 mg，氟伐他汀 10~40 mg，阿托伐他汀 10 ~80 mg，瑞舒伐他汀 10~20 mg。

（2）苯氧芳酸类（贝特类）：降低血清 TG 和升高 HDL-C。适应证为高三酰甘油血症和以三酰甘油升高为主的混合性高脂血症。主要制剂如下：非诺贝特 0.1 g，每天 3 次或微粒型 0.2 g，每天 1 次；苯扎贝特 0.2 g，每天 3 次或缓释型 0.4 g，每晚 1 次。

（3）肠道胆固醇吸收抑制剂：依折麦布口服后被迅速吸收，结合成依折麦布 – 葡萄醛甘酸，作用于小肠细胞刷状缘，抑制胆固醇和植物固醇吸收；促进肝脏 LDL 受体合成，加速 LDL 的清除，降低血清 LDL-C 水平。适应证为高胆固醇血症和以胆固醇升高为主的混合性高脂血症，单药或与他汀类联合治疗，与他汀联合治疗可使血清 LDL-C 在他汀类的基础上再下降 18% 左右。常用剂量为 10 mg，每天 1 次。

（4）n-3 脂肪酸制剂：n-3 长链多不饱和脂肪酸是海鱼油的主要成分，作用机制尚不清楚。适应证为高三酰甘油血症和以三酰甘油升高为主的混合性高脂血症。常用剂量为

0.5~1 g，每天 3 次口服。鱼油腥味所致恶心、腹部不适是常见的不良反应。有出血倾向者禁用。

（5）PCSK9 抑制剂：是一类抑制 PCSK9（Kexin 样前转化酶枯草杆菌蛋白酶家族的第 9 个成员）的化合物。目前我国上市的代表药物为依洛尤单抗，用于治疗成人或 12 岁以上青少年的纯合子型家族性高胆固醇血症和成人 ASCVD 患者，420 mg 皮下注射，每月 1 次。不良反应：过敏反应、局部注射部位反应、糖尿病、上呼吸道感染、鼻咽炎等。

三、其他治疗措施

（1）血浆净化治疗为有创治疗，价格昂贵，需每周重复，仅用于极个别对他汀类药物过敏或不能耐受的严重难治性高胆固醇血症者。

（2）手术治疗在少数情况下方可使用，仅针对非常严重的高胆固醇血症，如纯合子家族性高胆固醇血症或对药物无法耐受的严重高胆固醇血症患者，可考虑手术治疗，包括部分回肠末段切除术、门腔静脉分流术和肝脏移植术等。

【中医治疗】

一、中医辨证施治

1. 痰浊内阻证

临床表现：形体肥胖，头重如裹，胸闷，呕恶痰涎，肢麻沉重，心悸，失眠，口淡，食少，舌胖，苔滑腻，脉弦滑。

病机：痰浊内阻，困遏脾运，膏脂瘀积。

治法：化痰祛湿。

处方：温胆汤加减。法半夏、陈皮、茯苓、枳实、甘草、生姜、竹茹、大枣等。

加减：大便秘结，加瓜蒌仁、火麻仁；舌体胖大明显，加桂枝。

2. 脾虚湿盛证

临床表现：乏力，头晕，胸闷，纳呆，恶心，身困，脘腹胀满，舌淡，体胖大有齿痕，苔白腻，脉细弱或濡缓。

病机：脾虚气弱，运化无力，水湿内停。

治法：健脾化痰。

处方：胃苓汤加减。苍术、陈皮、厚朴、甘草、泽泻、猪苓、赤茯苓、白术、肉桂等。

加减：身体困重明显，加藿香、佩兰；脘痞明显，加法半夏。

3. 气滞血瘀证

临床表现：胸胁胀满疼痛，或头痛、腹痛，其痛如刺，痛处固定，疼痛持续，或腹部有痞块，刺痛拒按，舌暗红，有紫气或瘀斑，脉细涩。

病机：气郁不畅，血行不利，气瘀壅阻。

治法：疏肝理气，活血通络。

处方：血府逐瘀汤加减。川芎、桃仁、红花、赤芍、柴胡、桔梗、枳壳、牛膝、当归、生地等。

加减：大便秘结，加三棱、莪术、大黄；本证易于化热，若舌苔黄，加栀子、知母。

4.肝肾阴虚证

临床表现：眩晕，耳鸣，腰酸膝软，五心烦热，口干，健忘，失眠，舌质红，少苔，脉细数。

病机：肝肾阴亏，精血耗伤。

治法：补益肝肾。

处方：一贯煎合杞菊地黄丸加减。北沙参、生地、麦冬、当归、枸杞、川楝子、菊花、熟地黄、山萸肉、牡丹皮、山药、茯苓、泽泻等。

加减：阴亏过甚、舌红而干，加石斛、玄参；心烦不寐，加酸枣仁、合欢皮。

二、中成药处方

1.荷丹片　每次2片，每日3次，口服，适用于痰瘀互阻证的血浊。

2.血脂康胶囊　每次2粒，每日2次，口服，适用于脾虚痰瘀证的血浊。

3.心可舒片　每次4片，每日3次，口服，适用于气滞血瘀证的血浊。

4.银杏叶片　每次1片，每日3次，口服，适用于气滞血瘀证的血浊。

三、针灸及其他疗法

1.针灸疗法

治法：健脾化湿，化痰行气。取穴以任脉、足阳明经、足太阴经穴为主。

主穴：中脘、天枢、足三里、阴陵泉、丰隆、支沟。

根据辨证分型进行配穴。痰湿阻滞加下脘、胃俞；脾虚湿胜加脾俞、三阴交；气滞血瘀加合谷、太冲；脾肾阳虚加脾俞、肾俞。胸闷加膻中，头晕加百会、上星；痰浊日久化热加内庭、曲池。背部腧穴不可直刺、深刺，行补法；余穴常规针刺，行补虚泻实法。针刺得气后留针30分钟，每隔10分钟行针1次，每日治疗1次。还可配合电针、灸法、耳针、穴位埋线、穴位注射、拔罐疗法等。

2.其他疗法　可配合推拿疗法、红外线照射、中医定向透药疗法等。

【用药说明及治疗注意事项】

（1）他汀类药物是目前临床上最重要、应用最广泛的降脂药物。他汀类副作用较轻，少数患者会出现腹痛、便秘、失眠、转氨酶升高、肌肉疼痛、血清肌酸激酶升高，极少数严重者出现横纹肌溶解而致急性肾衰竭。他汀类与其他调脂药（如贝特类、烟酸等）合用时可增加药物不良反应，联合应用时应小心。儿童、孕妇、哺乳期妇女和准备生育的妇女不宜服用。

（2）贝特类药物的主要副作用为胃肠道反应；少数出现一过性肝转氨酶和肌酸激酶升高，如有明显异常应及时停药；可见皮疹、血白细胞减少。贝特类能增强抗凝药物作用，两药合用时需调整抗凝药物剂量。禁用于肝肾功能不良者，以及儿童、孕妇和哺乳期妇女。

（3）依折麦布常见副作用为胃肠道反应、头痛及肌肉疼痛，有可能引起转氨酶升高。

（4）调脂治疗一般是长期的，甚至是终身的。同一治疗措施或药物对不同个体的疗效和副作用差异很大。药物治疗过程中，应监测血脂水平以指导治疗，必须监测不良反应，定期检查肌酶、肝功能、肾功能和血常规等。

【预防与干预】

一、预防

普及健康教育，提倡均衡饮食，增加体力活动及体育运动，预防肥胖，并与肥胖症、糖尿病、心血管疾病等慢性病防治工作的宣教相结合，以降低血脂异常的发病率。

二、干预

（1）医学营养治疗为治疗血脂异常的基础，需长期坚持。根据血脂异常的程度、分型以及性别、年龄和劳动强度等制订食谱。在满足每日必需营养需要的基础上控制总热量，建议每日摄入胆固醇小于 300 mg，尤其是 ASCVD 等高危患者，摄入脂肪不应超过总热量的 20%～30%。

（2）控制体重，维持健康体重，保持合适的 BMI（20.0～23.9 kg/m^2）。

（3）其他：戒烟、限盐、限制饮酒，禁烈性酒。

（4）坚持规律中等强度代谢运动，建议每周运动 5～7 天，每次 30 分钟。

第九节　高尿酸血症与痛风

【概述】

一、西医定义

高尿酸血症与痛风是嘌呤代谢障碍引起的代谢性疾病，但痛风发病有明显的异质性，除高尿酸血症外还可表现为急性关节炎、痛风石、慢性关节炎、关节畸形、慢性间质性肾炎和尿酸性尿路结石。高尿酸血症患者只有出现上述临床表现时，才称为痛风。临床上分为原发性和继发性两大类。

二、中医认识

痛风性关节炎在中医学属于痹证范畴。痹证是感受风、寒、湿、热之邪，闭阻经络、气血运行不畅，引起以肢体关节疼痛、肿胀、酸楚、麻木、重着及活动不利为主要症状的病证。痹证《黄帝内经》称为痹，提出病因以风、寒、湿邪为主。《素问·痹论》云："痹者，各以其时重感于风寒湿者也"，并根据病邪的偏胜进行分类，曰："风寒湿三气杂至，合而为痹也。其风气胜者为行痹，寒气胜者为痛痹，湿气胜者为着痹也。"

元·朱丹溪则立"痛风"一名，其病因有血虚、血热、风、湿、痰、瘀之异，治以痛风通用方分上、下肢选择用药，对后世影响很大。

痹证的发生与体质因素、气候条件、生活环境等均有密切关系。正虚卫外不固是痹证发生的内在基础，感受外邪是痹证发生的外在条件。风、寒、湿、热之邪，乘虚袭入人体，引起气血运行不畅，经络阻滞，或痰浊瘀血，阻于经络，深入关节筋骨，甚则影响脏腑。病机主要为外邪侵袭肢体，经络闭阻，不通则痛。病理性质，病初以邪实为主，病久邪留伤正可致虚实夹杂。病位初在肌表经络，久则深入筋骨，病及五脏。

【诊断依据】

一、临床表现

临床多见于 40 岁以上的男性，女性多在更年期后发病。常有家族遗传史。

（一）无症状期

仅有波动性或持续性高尿酸血症。

（二）急性关节炎期

常有以下特点：①多在午夜或清晨突然起病，多呈剧痛，数小时内出现受累关节的红、肿、热、痛和功能障碍，单侧跖趾及第 1 跖趾关节最常见，其余依次为踝、膝、腕、指、肘；②秋水仙碱治疗后，关节炎症状可以迅速缓解；③发热；④初次发作常呈自限性，数日内自行缓解，此时受累关节局部皮肤出现脱屑和瘙痒，为本病特有的表现；⑤可伴高尿酸血症，但部分患者急性发作时血尿酸水平正常；⑥关节腔滑囊液偏振光显微镜检查见双折光的针形尿酸盐结晶是确诊本病的依据。受寒、劳累、饮酒、高蛋白高嘌呤饮食，以及外伤、手术、感染等均为常见的发病诱因。

（三）痛风石及慢性关节炎期

痛风石是痛风的特征性临床表现，常见于耳轮、跖趾、指间和掌指关节，常为多关节受累，且多见于关节远端，表现为关节肿胀、僵硬、畸形及周围组织的纤维化和变性，严重时患处皮肤发亮、菲薄，破溃则有豆渣样的白色物质排出。形成瘘管时周围组织呈慢性肉芽肿，虽不易愈合但很少感染。

（四）肾脏病变

主要表现在以下两方面。

1. 痛风性肾病　起病隐匿，早期仅有间歇性蛋白尿，随着病情的发展而呈持续性，伴有肾浓缩功能受损时夜尿增多，晚期可发生肾功能不全，表现为水肿、高血压、血尿素氮和肌酐升高。少数患者表现为急性肾衰竭，出现少尿或无尿，最初 24 小时尿酸排出增加。

2. 尿酸性肾石病　10%~25% 的痛风患者肾脏有尿酸结石，呈泥沙样，常无症状，结石较大者可发生肾绞痛、血尿。当结石引起梗阻时导致肾积水、肾盂肾炎、肾积脓或肾周围炎，感染可加速结石的增长和肾实质的损害。

二、辅助检查

（一）血尿酸测定

血清标本，尿酸氧化酶法。正常男性为 150~380 μmol/L（2.5~6.4 mg/dL），女性为 100~300 μmol/L（1.6~5.0 mg/dL），更年期后接近男性。血尿酸存在较大波动，应反复监测。

（二）尿尿酸测定

限制嘌呤饮食 5 天后，每日尿酸排出量超过 3.57 mmol（600 mg），可认为尿酸生成增多。

（三）X 线检查

急性关节炎期可见非特征性软组织肿胀；慢性期或反复发作后可见软骨缘破坏，关节面不规则，特征性改变为穿凿样、虫蚀样圆形或弧形的骨质透亮缺损。

三、诊断标准

非同日 2 次空腹血尿酸 > 420 μmol/L（7.0 mg/dL）可诊断为高尿酸血症（成年人，不分男性、女性）。中老年男性如出现特征性关节炎表现、尿路结石或肾绞痛发作，伴有高尿酸血症应考虑痛风。关节液穿刺或痛风石活检证实为尿酸盐结晶可做出诊断。X 线检查、CT 或 MRI 扫描对明确诊断有一定的价值。急性关节炎期诊断有困难者，秋水仙碱试验性治疗有诊断意义。

【鉴别诊断】

一、继发性高尿酸血症或痛风

继发性高尿酸血症或痛风具有以下特点：①儿童、青少年、女性和老年人更多见；②高尿酸血症程度较重；③40% 的患者 24 小时尿尿酸排出增多；④肾脏受累多见，痛风肾、尿酸结石发生率较高，甚至发生急性肾衰竭；⑤痛风性关节炎症状往往较轻或不典型；⑥有明确的相关用药史。

二、关节炎

①类风湿性关节炎：四肢近端小关节常呈对称性梭形肿胀畸形，晨僵明显。血尿酸不高，类风湿因子阳性，X 线片出现凿孔样缺损者少见。②化脓性关节炎与创伤性关节炎：前者关节囊液可培养出细菌；后者有外伤史。两者血尿酸水平不高，关节囊液无尿酸盐结晶。

三、肾石病

高尿酸血症或不典型痛风可以肾结石为最先表现，继发性高尿酸血症者尿路结石的发生率更高。

【西医治疗】

原发性高尿酸血症与痛风的防治目的：①控制高尿酸血症，预防尿酸盐沉积；②迅速终止急性关节炎的发作；③防止尿酸结石形成和肾功能损害。

一、一般治疗

控制饮食总热量，保持健康的生活方式，包括控制体重、规律运动、限制饮酒和高嘌呤（如心、肝、肾等）、高果糖的大量摄入；鼓励奶制品和新鲜蔬菜的摄入，适量饮水，每天饮水 2000 mL 以上以增加尿酸的排泄，不推荐也不限制豆制品的摄入，慎用抑制尿酸排泄的药物等；避免诱发因素和积极治疗相关疾病等。

二、高尿酸血症的治疗

无并发症者，血尿酸水平 ≥ 540 μmol/L 起行降尿酸治疗，建议将血尿酸控制在 < 420 μmol/L。

有下列并发症之一时，血尿酸 ≥ 480 μmol/L 起行降尿酸治疗：高血压、脂代谢异常、糖尿病、肥胖、脑卒中、冠心病、心功能不全、尿酸性结石、肾正常损害（CKD ≥ 2 期），血尿酸控制目标为 < 360 μmol/L。

1. 别嘌呤醇　黄嘌呤氧化酶抑制剂。使用前应进行 HLA-B*5801 基因检测。CKD 1~2 期，起始剂量 100 mg/d，每 2~4 周增加 100 mg/d，最大剂量为 800 mg/d，CKD 3~4 期，起始剂量 50 mg/d，每 4 周增加 50 mg/d，最大剂量为 200 mg/d，CKD 5 期禁用。

2. 苯溴马隆　应注意大量饮水和碱化尿液，起始剂量 25 mg/d，2~4 周可增加 25 mg/d，最大剂量为 100 mg/d，禁用于肾结石，慎用于合并慢性肝病者。

3. 碱性药物　pH < 6.0 时，建议碳酸氢钠碱化尿酸，使尿 pH 维持在 6.2~6.9。碳酸氢钠可碱化尿液，使尿酸不易在尿中积聚形成结晶。

单药足量、足疗程治疗，血尿酸仍不达标者，可考虑联合应用两种不同作用机制的降尿酸药物。不推荐尿酸氧化酶与其他降尿酸药物联用。

三、痛风性关节炎的治疗

无并发症者，血尿酸水平 ≥ 480 μmol/L 起行降尿酸治疗，建议血尿酸控制在 < 360 μmol/L。

有下列并发症之一时，血尿酸 ≥ 480 μmol/L 起行降尿酸治疗：痛风发作 ≥ 2 次/年，高血压、脂代谢异常、糖尿病、肥胖、脑卒中、缺血性心脏病、心力衰竭和年龄 < 40 岁。血尿酸控制目标 < 300 μmol/L。

在痛风发作者缓解 2~4 周再行降尿酸药物治疗，药物治疗过程中出现痛风发作时，不建议停用降尿酸药物。

（1）别嘌呤醇为高尿酸血症和痛风患者的一线用药，用法同高尿酸血症。

（2）非布司他是痛风患者一线用药，起始剂量 20 mg/d，2~4 周可增加 20 mg/d，最大剂量为 80 mg/d，合并心脑血管疾病的老年人应谨慎使用，CKD 4~5 期者降尿酸优先考虑非布司他，最大剂量为 40 mg/d。

（3）苯溴马隆为高尿酸血症和痛风患者的一线用药，用法同高尿酸血症。

（4）碱性药物：用法同高尿酸血症。

（5）聚乙二醇重组尿酸氧化酶，用于难治性痛风患者的降尿酸治疗。

单药足量、足疗程治疗，血尿酸仍未达标者，可考虑联合应用两个不同作用机制的降尿酸药物。不推荐尿酸氧化酶与其他降尿酸药物联用。

四、痛风急性发作治疗

绝对卧床，抬高患肢，避免负重。秋水仙碱是痛风急性期一线用药，推荐尽早使用小剂量秋水仙碱，首剂 1 mg，1 小时后追加 0.5 mg，12 小时后改为 0.5 mg，每日 1 次或每日 2 次。NASAIDs 也是痛风急性期一线用药，建议早期、足量服用。对于痛风合并肾功能不全者，建议慎用或禁用 NSAIDs，GFR < 60 时不建议长程使用，GFR < 30 时禁用。对上述药物不耐受、疗效不佳或存在禁忌的患者可全身应用糖皮质激素。

五、预防痛风发作

推荐小剂量秋水仙碱（0.5~1 mg）至少维持 3~6 个月，肾功能不全者根据 eGFR 调整秋水仙碱用量。不能耐受秋水仙碱者，建议小剂量 NSAID（不超过常规剂量的 50%）或糖皮质激素（泼尼松 ≤ 10 mg/d），至少维持 3~6 个月。

小剂量起始降尿酸药物、缓慢加量有助于降低降尿酸药物治疗初期痛风急性发作的风险。

【中医治疗】

一、中医辨证施治

1. 风寒湿痹证

临床表现：关节肌肉疼痛、酸楚游走不定，或关节疼痛遇寒加重，得热痛缓，或关节重着，肿胀散漫，肌肤麻木不仁，关节屈伸不利，舌质淡，舌苔薄白或白腻，脉弦紧或濡缓。

病机：风寒湿邪留滞经络，气血痹阻不通。

治法：祛风散寒，除湿通络。

处方：薏苡仁汤。羌活、独活、威灵仙、桂枝、川乌、苍术、薏苡仁、当归、川芎。

加减：风邪偏盛、疼痛游走者，加防风、寻骨风、秦艽；寒邪偏盛、疼痛固定、拘急冷痛者，加麻黄、细辛、制附子、制草乌；湿邪偏重、关节肿胀重着者，加防己、木瓜、五加皮等；痛在颈项、上肢者，加姜黄、葛根；痛在下肢者，加牛膝、木瓜。

2. 风湿热痹证

临床表现：关节疼痛，游走不定，关节活动不利，局部灼热红肿，痛不可触，得冷则舒，可有肌肤红斑，常有发热、汗出、口渴、烦躁、溲赤，舌质红，舌苔黄或黄腻，脉滑数或浮数。

病机：风湿热邪壅滞经脉，气血闭阻不通。

治法：清热通络，祛风除湿。

处方：白虎加桂枝汤、宣痹汤。生石膏、知母、黄柏、连翘、桂枝、防己、杏仁、薏苡仁、滑石、赤小豆、蚕沙。

加减：风热偏盛、关节疼痛、游走不定者，加秦艽、桑枝、地龙；发热咽痛者，加蚤休、薄荷、牛蒡子、桔梗疏风清热，解毒利咽；湿热偏盛、关节肿胀明显、重着不利者，加土茯苓、萆薢、豨莶草；邪热化火、壮热烦渴、关节红肿热痛、舌红少津者，去桂枝，加山栀、黄芩、漏芦，或选用犀角散加减。

3.寒热错杂证

临床表现：关节灼热肿痛，而又遇寒加重，恶风怕冷，或关节冷痛喜温，而又手心灼热，口干口苦，尿黄，舌红苔白，脉弦或紧或数。

病机：寒郁化热，或经络蓄热，客寒外侵，闭阻经脉。

治法：温经散寒，清热除湿。

处方：桂枝芍药知母汤。桂枝、防风、秦艽、羌活、麻黄、细辛、苍术、木防己、晚蚕沙、芍药、知母、黄柏、忍冬藤。

加减：寒重热轻者，加制川乌、仙灵脾、威灵仙温阳散寒通络；热重于寒者，加生石膏、络石藤、豨莶草、海桐皮清热通络。

4.痰瘀痹阻证

临床表现：痹证日久，关节肌肉刺痛，固定不移，或关节肌肤紫暗、肿胀，按之较硬，肢体顽麻或重着，甚则关节僵硬变形，屈伸不利，有硬结、瘀斑，或胸闷痰多，舌质紫暗或有瘀斑，舌苔白腻，脉弦涩。

病机：痰瘀互结，留滞肌肤，闭阻经脉。

治法：化痰行瘀，蠲痹通络。

处方：双合汤。桃仁、红花、当归、川芎、白芍、茯苓、半夏、陈皮、白芥子、竹沥、姜汁。

加减：痰浊滞留，皮下有结节者，加南星、僵蚕；瘀血明显、关节疼痛、肿大、强直、畸形、活动不利、舌质紫暗、脉涩者，加莪术、三七、地鳖虫；痰瘀交结、疼痛不已者，加白花蛇舌草、全蝎、蜈蚣搜剔络道；有痰瘀化热之象者，加地龙、陈胆星、水蛭；关节、脊柱僵硬、强直、变形、疼痛较甚者，加乳香、没药、血竭、苏木、延胡索活血祛瘀止痛；关节屈伸不利者，加油松节祛风化湿，舒筋活络。

5.气血虚痹证

临床表现：关节疼痛、酸楚，时轻时重，或气候变化、劳倦活动后加重，形体消瘦，神疲乏力，肌肤麻木，短气自汗，面色少华，唇甲淡白，头晕目花，舌淡苔薄，脉细弱。

病机：风寒湿邪久留经络、气血亏虚，经脉失养。

治法：益气养血，和营通络。

处方：黄芪桂枝五物汤。黄芪、党参、当归、白芍、桂枝、川芎、姜黄、鸡血藤、天仙藤。

加减：血虚明显者，重用当归，加生地、熟地；阴虚者，加玄参、石斛、山茱萸；兼有寒象者，加附子温阳散寒；兼便溏者，加炒白术、苍术、茯苓健脾化湿；兼有瘀血者，加桃仁、红花；肢体麻木者，加苏木、路路通活血通络。

6.肝肾虚痹证

临床表现：痹证日久不愈，关节疼痛时轻时重，疲劳加重，关节屈伸不利，肌肉瘦削，腰膝酸软，或畏寒肢冷，阳痿，遗精，或骨蒸劳热，心烦口干，舌质淡红，舌苔薄白或少津，脉沉细弱或细数。

病机：肝肾不足，经脉失养。

治法：培补肝肾，通络止痛。

处方：独活寄生汤。独活、桑寄、防风、秦艽、桂枝、细辛、牛膝、杜仲、人参、茯苓、当归、川芎、生地黄、白芍、甘草。

加减：肾气虚，腰膝酸软，加制黄精、续断、狗脊；骨节疼痛，乏力较著，加鹿衔草、千年健、石楠藤、骨碎补补虚通络，强壮筋骨；阳虚，畏寒肢冷，关节疼痛拘急，加附子、鹿角片、仙灵脾、巴戟肉、肉苁蓉；肝肾阴亏，腰膝疼痛，低热心烦，或午后潮热，加生地、首乌、桑椹子、枸杞子、功劳叶。

二、中成药处方

1.小活络丸　一次1丸，一天2次，适用于风寒湿痹证。

2.当归拈痛丸　一次9g，一日2次，适用于风湿热痹证。

3.控涎丹　每日服1.5g，分2次在餐后服下，连服7~10日为1个疗程，适用于关节漫肿而有积液之痰瘀痹阻证。

三、针灸及其他疗法

1.针灸疗法

治法：活血通络，祛湿止痛。取穴以足太阴经、足阳明经、足少阴经及阿是穴为主。

主穴：中脘、足三里、三阴交、阳陵泉、太溪、血海、阿是穴。

根据辨证分型进行配穴。风湿热痹加曲池、太冲；风寒湿痹加气海、关元、阴陵泉；痰瘀痹阻加膈俞、脾俞、胃俞；肝肾亏虚加肝俞、肾俞。背部腧穴不可直刺、深刺，行补法，余穴常规针刺，行补虚泻实法。针刺得气后留针30分钟，每隔10分钟行针1次，每日治疗1次。还可配合电针、火针、灸法、放血疗法、拔罐疗法、穴位注射、穴位贴敷等。

2.其他疗法　可配合红外线照射、微波疗法、超短波疗法等。

【用药说明及治疗注意事项】

（1）降尿酸药物治疗中应注意肾功能监测。注意尿pH的监测。别嘌醇用药时应警惕过敏性皮炎的不良反应。

（2）痛风性关节炎药物治疗时应注意胃肠道反应，如使用非甾体抗炎药及糖皮质激素时应注意胃黏膜损伤的不良反应；使用秋水仙碱时应注意腹泻等胃肠道反应。

【预防】

高尿酸血症和痛风的发生与遗传及环境因素有关，环境因素的可变性提供了预防高尿酸血症与痛风的可能性。应做好宣传教育工作，鼓励人们采取健康的生活方式，加强健康教育。

（杨金颖　陈　灿　彭玉惠　涂　晶　张　珍　吴胜兰　周卫东　向建南）

【参考文献】

［1］中华医学会糖尿病学分会.中国2型糖尿病防治指南（2017版）［J］.中华糖尿病杂志，2018，10（1）：4-67.

［2］葛均波，徐永健.内科学［M］.8版.北京：人民卫生出版社，2013.

［3］吴勉华，王新月.中医内科学［M］.9版.北京：中国中医药出版社，2012.

［4］中国医师协会中西医结合医师分会内分泌与代谢病专业委员会.2型糖尿病病证结合诊疗指南（2020）［J］.中医杂志，2021，62（1）：361-368.

［5］周仲瑛.中医内科学［M］.9版.北京：中国中医药出版社，2003.

［6］白鹤玲，胡伟来.甲状腺功能减退症中医药治疗［J］.光明中医，2001，16（5）：15-17.

［7］刘超，姚清.实用甲状腺细针穿刺诊疗学［M］.北京：人民卫生出版社，2014.

［8］王志兴，陶冬青.陈如泉诊治结节性甲状腺疾病的经验［J］.中医杂志，2002，43（8）：574-575.

［9］节阳华.中医药治疗甲状腺腺瘤研究进展［J］.现代中西医结合杂志，2011，20（9）：1164-1166.

［10］陈如泉.陈如泉教授医论与临床经验选萃［M］.北京：中国医药科技出版社，2007.

［11］诸骏仁，高润霖，赵水平，等.中国成人血脂异常防治指南（2016年修订版）［J］.中国循环杂志，2016，31（10）：937-953.

［12］中华医学会，中华医学会杂志社，中华医学会全科医学分会，等.血脂异常基层诊疗指南（实践版2019）［J］.中华全科医师杂志，2019，18（5）：417-421.

［13］中国中西医结合学会心血管病专业委员会动脉粥样硬化与血脂异常专业组.血脂异常中西医结合诊疗专家共识（2016）［J］.中国全科医学，2017，20（3）：262-270.

第十一章

免疫与结缔组织疾病

第一节　风湿热

【概述】

一、西医定义

风湿热是咽喉部感染 A 组乙型溶血性链球菌后反复发作的全身结缔组织非化脓性炎症性疾病，全身多个器官系统均可受累，最常见的受累部位为关节、心脏、皮肤和皮下组织，也可累及中枢神经系统、血管、浆膜及肺、肾等。临床表现以关节炎和心肌炎为主，可伴有发热、皮疹、皮下结节、舞蹈病等。本病发作呈自限性，急性发作时通常关节炎较为明显，关节炎一般不遗留畸形，心脏损害以瓣膜病变最为显著，往往遗留形成慢性风湿性心脏病或风湿性瓣膜病。本病多发于冬春阴雨季节，寒冷和潮湿是重要的诱因，任何年龄均可发病，最常见的是 5~15 岁的儿童和青少年，3 岁以内的婴幼儿极为少见。男女患病概率大致相同。该病发病与 A 组乙型溶血性链球菌感染密切相关，咽部链球菌感染是本病发病的必要条件。发病率的高低往往与生活水平有关，居住条件差、营养低下和医药缺乏有利于链球菌繁殖和传播，容易造成本病的流行。

二、中医认识

根据风湿热的临床表现，以关节炎症状为主者，属于中医"风湿热痹""湿热痹""热痹"范畴；以心脏症状为主者则属"怔忡""心悸""心痹"等范畴。中医学认为本病多有先天禀赋虚弱，正气不足，遇风寒湿热之邪侵袭，痹阻经络，气血运行不畅，留滞筋骨关节；若失治误治，久病入络或邪气炽盛，则累及脏腑，发为心痹。初病时以邪实为主，病位在表、在皮肉、在经络肢体；久病入络，正虚邪恋，痰瘀郁结于内，病位在筋骨、在脏腑。

【诊断依据】

一、临床表现

（一）前驱症状

发病前 1~6 周常有咽喉炎或扁桃体炎等上呼吸道链球菌感染表现，如发热、咽痛、颌下淋巴结肿大、咳嗽等症状。

（二）典型表现

风湿热有 5 个主要表现：关节炎、心肌炎、皮下结节、环形红斑、舞蹈病。这些表现可以单独出现或合并出现，并可产生许多临床亚型。

1. 关节炎　是最常见的临床表现，呈游走性、多发性，以大关节受累为主，表现为关节红、肿、热、痛和压痛，可有关节积液，但无化脓。关节疼痛通常在 2 周内消退，关节炎发作之后无遗留畸形，但可反复发作，可因气候变冷或阴雨而出现或加重。轻症及不典型病例可呈单关节或寡关节、少关节受累，或累及一些不常见的关节如髋关节、指关节、下颌关节、胸锁关节、胸肋间关节，后者常被误认为心肌炎症状。

2. 心肌炎　常见症状为运动后心悸、气短、心前区不适。窦性心动过速（入睡后心率仍 > 100 次/分）常是心肌炎的早期表现，且与发热之体温升高不成比例，二尖瓣炎时可有心尖区收缩期吹风样杂音或短促低调舒张中期杂音，主动脉瓣炎时在主动脉瓣区可闻及舒张中期柔和吹风样杂音。可有心包炎，超声心动图可见心包积液，严重心肌炎可表现为充血性心力衰竭。轻症患者可仅有无任何风湿热病理或生理原因可解释的进行性心悸、气促加重，或仅有头晕、疲乏、软弱无力的亚临床型心肌炎表现。初次发病的有关节炎的风湿热患者中大约 50% 有心肌炎，大约 50% 心脏受累的成年患者，其心脏损害在更晚时才被发现。

3. 环形红斑　常发生于四肢近端和躯干，为淡红色环状红斑，中央苍白，时隐时现，骤起，数小时或 1~2 天内消退。环形红斑常在链球菌感染之后较晚才出现。

4. 皮下结节　为稍硬、无痛性小结节，位于关节伸面的皮下组织，尤其肘、膝、腕、枕或胸腰椎棘突处，与皮肤无粘连，表面皮肤无红肿等炎症改变，常与心肌炎同时出现，是风湿活动的表现之一，发生率 2%~16%。

5. 舞蹈病　是由于锥体外系受累所致，一般链球菌感染 2 个月后才发生，常发生于4~7 岁儿童。表现为不自主的躯干或肢体动作，面部可表现为挤眉眨眼、摇头转颈、努嘴伸舌，肢体表现为伸直和屈曲、内收和外展、旋前和旋后等无节律的交替动作，激动兴奋时加重，睡眠时消失，情绪常不稳定。

6. 风湿热症状　多汗几乎见于所有的活动期。鼻出血、瘀斑、腹痛也不少见，腹痛可能为肠系膜血管炎表现，有时易被误诊为阑尾炎或急腹症。有肾损害时，尿中可出现红细胞及蛋白。肺炎、胸膜炎、脑炎近年已少见。

二、辅助检查

（一）链球菌感染指标

链球菌感染指标是诊断风湿热的必备条件，临床最常做的是抗链球菌溶血素"O"（ASO）检查，ASO 阳性在感染后 2 周左右出现，近年来因为抗生素的广泛应用及因临床表现不典型而造成的取材延误，ASO 的阳性率已低至 50%，抗 DNA 酶 –B 阳性率与ASO 阳性率无明显差异，但两者联合阳性率可提高到 90%。咽拭子培养的链球菌阳性率在 20%~25%。以上检查只能证实患者在近期内有 A 组乙型溶血性链球菌感染，不能单纯凭此诊断为风湿热。

（二）急性炎症反应指标与免疫学检查

急性期红细胞沉降率（ESR）和 C- 反应蛋白往往升高，阳性率可达 80％；免疫球蛋白（IgM、IgG）、循环免疫复合物（CIC）和补体 C3 增高。此外还可有抗心肌抗体（AHRA）、抗 A 组链球菌菌壁多糖抗体（ASP）阳性，外周血淋巴细胞促凝血活性试验（PCA）阳性率在 80% 以上，有较高的敏感性和特异性。

（三）心电图及影像学检查

对诊断风湿性心脏病有重大意义。心电图可表现为窦性心动过速、P-R 间期延长和各种心律失常。超声心动图可发现早期、轻症心肌炎及亚临床型心肌炎，对轻度心包积液较敏感。心肌核素检查可检测出轻症及亚临床型心肌炎。

三、诊断标准

风湿热迄今尚无特异性的诊断方法，临床上多沿用美国心脏协会 1992 年修订的 Jones 诊断标准（表 11-1）。该标准只能指导诊断，并不意味着它是"金标准"。世界卫生组织（WHO）2002—2003 年提出修订标准，给出了分类诊断（表 11-2）。

表 11-1　修订的 Jones 诊断标准

主要表现	次要表现	链球菌感染证据
1. 心肌炎 （1）杂音 （2）心脏增大 （3）心包炎 （4）充血性心力衰竭 2. 多发性关节炎 3. 舞蹈症 4. 环形红斑 5. 皮下结节	1. 临床表现 　（1）既往风湿热病史 　（2）关节痛 [a] 　（3）发热 2. 实验室检查 　（1）血沉增快，CRP 阳性，白细胞升高，贫血 　（2）心电图 [b]：P-R 间期延长；Q-T 间期延长	1. 近期患过猩红热 2. 咽培养溶血性链球菌阳性 3. ASO 或风湿热抗链球菌抗体增高

注：a. 如关节炎已列为主要表现，则关节痛不能作为 1 项次要表现；b. 如心肌炎已列为主要表现，则心电图不能作为 1 项次要表现。

有前驱的链球菌感染证据，并有 2 项主要表现或 1 项主要表现加 2 项次要表现者，高度提示可能为急性风湿热。但对以下 3 种情况，又找不到风湿热病因者，可不必严格遵循上述诊断标准，即以舞蹈病为唯一临床表现者；隐匿发病或缓慢发生的心肌炎；有风湿热史或现患风湿性心脏病，当再感染 A 组链球菌时，有风湿热复发高度危险者。

表 11-2　2002—2003 年 WHO 对风湿热和风湿性心脏病的诊断标准

初发风湿热	2 项主要表现或 1 项主要及 2 项次要表现加上前驱的 A 组链球菌感染证据
复发性风湿热不患有风湿性心脏病 [a]	2 项主要表现或 1 项主要及 2 项次要表现加上前驱的 A 组链球菌感染证据
复发性风湿热患有风湿性心脏病	2 项次要表现加上前驱的 A 组链球菌感染证据
风湿性舞蹈症 隐匿发病的风湿性心肌炎 [b]	风湿热主要表现或 A 组链球菌感染证据可不需要
慢性风湿性心瓣膜病［患者第一时间表现为单纯二尖瓣狭窄或复合性二尖瓣病和（或）主动脉瓣病］	不需要风湿热任何标准即可诊断风湿性心脏病
主要表现	心肌炎、多关节炎、舞蹈症、环形红斑、皮下结节
次要表现	临床表现为发热、多关节痛 实验室检查见急性期反应物（ESR 或白细胞数）升高 心电图示 P-R 间期延长
近 45 天内有支持前驱链球菌感染的证据	ASO 或风湿热链球菌抗体升高，咽拭子培养阳性或 A 组链球菌抗原快速试验阳性或新近患猩红热

注：a.患者可能有多关节炎（或仅有多关节痛或单关节炎）及有数项（3 个或 3 个以上）次要表现，联合有近期 A 组链球菌感染证据。其中有些病例后来发展为风湿热，一旦风湿热诊断被排除，应慎重地把这些病例视作"可能风湿热"，建议进行继发预防。这些患者需予以密切追踪和定期检查其心脏情况。这尤其适用于高发地区和易患年龄段患者。b. 必须排除感染性心内膜炎。有些复发性病例可能不满足这些标准。先天性心脏病应予以排除。

四、临床分型

1.急性发作型（暴发型）　起病急，病情重，表现为严重的心肌炎、关节炎、风湿性肺炎、充血性心力衰竭等，治疗不及时往往可造成死亡。随着抗生素的积极使用，此型目前已少见。

2.反复发作型　此型临床最常见。风湿热复发率为 30%~70%，发作时临床症状类似，每复发一次其心脏瓣膜损害就加重一次。

3.慢性型（迁延型）　指病情减轻、缓解和加重反复交替出现，持续半年以上。常以心肌炎为主要表现，可伴有关节炎，如不积极治疗，可迅速恶化。

4.亚临床型（隐匿性风湿热）　病情隐匿，临床表现常不典型。非特异性表现如咽痛、乏力、肢体酸痛、面色苍白、低热等，疾病可迁延多年，最终逐渐发展为慢性风湿性心脏病。

【鉴别诊断】

1.类风湿性关节炎　与本病的区别是关节炎呈持续性，伴晨僵，类风湿因子升高，骨及关节损害明显。

2.反应性关节炎　有肠道或泌尿道感染史，以下肢关节炎为主，伴肌腱端炎、腰痛，人类白细胞抗原–B27阳性。

3.结核感染过敏性关节炎（Ponce病）　有结核感染史，结核菌素皮试阳性，非甾体抗炎药疗效不佳，抗结核治疗有效。

4.亚急性感染性心内膜炎　有进行性贫血、瘀斑、脾大、栓塞、血培养阳性。

5.病毒性心肌炎　有鼻塞、流涕等病毒感染前驱症状，病毒中和试验、抗体效价明显增高，有明显及顽固的心律失常。

【西医治疗】

一、治疗目标

清除链球菌感染，去除诱发风湿热的病因；控制临床症状，迅速缓解心肌炎、关节炎、舞蹈病及风湿热症状，减轻患者痛苦；处理各种并发症，提高患者身体素质和生活质量，延长寿命。

二、一般治疗

注意保暖，避免潮湿和受寒。有心肌炎者应卧床休息，待体温正常、心动过速控制、心电图改善后，继续卧床休息3~4周后方可恢复活动。急性关节炎早期亦应卧床休息，至ESR、体温正常后方可开始活动。

三、消除链球菌感染灶

消除链球菌感染灶是去除风湿热病因的重要措施，否则本病将会反复发作或迁延不愈。首选苄星青霉素，对初发链球菌感染，体重27 kg以下者可肌内注射苄星青霉素60万单位/次，体重在27 kg以上用120万单位/次剂量即可，1次/日，连用2~4周。对再发风湿热或风湿性心脏病的预防用药可视病情而定。青霉素过敏或耐药者，可选择红霉素或氨苄西林克拉维酸钾、头孢类抗生素、大环内酯类抗生素。

四、抗风湿治疗

1.非甾体抗炎药　是单纯关节受累患者首选药物，常用阿司匹林，开始剂量成人3~4 g/d，小儿80~100 mg/（kg·d），分3~4次口服。

2.糖皮质激素　适用于心肌炎者，或对非甾体抗炎药物反应的关节炎患者。常用泼尼松，开始剂量成人30~40 mg/d，小儿1.0~1.5 mg/（kg·d），分3~4次口服，病情缓解后减量至10~15 mg/d维持治疗。为防止停用激素后出现反跳现象，可于停用激素前2周加用阿司匹林，待激素停用2~3周后才停用阿司匹林。对病情严重，如有心包炎、心肌炎并急性心力衰竭者可静脉滴注地塞米松5~10 mg/d或氢化可的松200 mg/d，至病情改善后，改口服激素治疗。

抗风湿疗程：单纯关节炎为6~8周，心肌炎疗程最少12周，如病情迁延，应根据临床表现及实验室检查结果，延长疗程至病情完全恢复为止。

五、亚临床心肌炎的处理

既往无心肌炎病史，近期有过风湿热，只需定期追踪及坚持长效青霉素预防，无须特殊处理。对曾患心肌炎或现患风湿性心脏病者可根据实验室检查（如 ESR、AHRA、ASP、PCA 等）、超声心动图、心电图及体征的变化而制定具体治疗措施。①如仅有轻微体征改变而上述各项检查正常者，无须抗风湿治疗，应继续追踪观察；②如实验室检查变化明显，但无其他原因解释，可试行2周的抗风湿治疗（一般用阿司匹林），如2周后实验室检查恢复正常，则不需要进一步处理，如实验室检查仍不正常，可再继续抗风湿治疗2周后复查有关项目，若仍不阴转，又有可疑症状及体征或超声心动图或心电图改变者，需进行正规抗风湿治疗；③如实验室检查、心电图、超声心动图均有明显的改变，而无其他原因解释者，虽无明显症状，应进一步观察及应用1个疗程抗风湿治疗。舞蹈病的患者在上述治疗基础上，首选丙戊酸，对于该药物使用无效的患者，应用利培酮治疗。

【中医治疗】

一、中医辨证施治

1. 风热痹证

临床表现：肌肉关节游走性疼痛，局部灼热，可伴有全身发热、咽喉肿痛、口干口渴等，偶见皮肤红斑，舌尖红，苔薄黄，脉浮数或滑数。

病机：风热侵袭，热毒痹阻经络。

治法：清热解毒，疏风通络。

处方：银翘散加减。金银花、连翘、竹叶、荆芥、牛蒡子、豆豉、薄荷、桔梗、甘草。

加减：咽喉肿痛明显者，加浙贝、射干、杏仁、僵蚕等；发热重者加葛根、柴胡、黄芩、生石膏；关节肿痛明显者，可考虑白虎桂枝汤；热毒炽盛者酌情选用清瘟败毒饮或化斑汤；兼湿邪者，可酌加藿朴夏苓汤；风邪甚者加用防风、秦艽、威灵仙等。

2. 湿热痹证

临床表现：身热不扬，周身困重，肢节烦痛或红肿疼痛，或风湿结节，皮下硬痛，或红疹融合成不规则斑块，或有身肿，小便黄赤，大便黏滞，舌质红，苔黄腻，脉滑数。

病机：湿热蕴结，痹阻经络关节。

治法：祛风除湿，清热通络。

处方：白虎加桂枝汤合宣痹汤加减。生石膏、知母、甘草、桂枝、粳米、忍冬藤、连翘、海桐皮、威灵仙、桑枝。

加减：湿邪重者加苍术、萆薢；肌肤红斑甚者加赤芍、丹皮、地肤子；化火伤阴者加生地、玄参、麦冬；关节肿痛明显者可加鸡血藤、当归。

3. 寒湿热痹

临床表现：关节局部红肿热痛兼见恶风畏冷，得温则舒，关节晨僵，活动后减轻，舌红、苔白或黄白相间，脉弦紧或滑数。

病机：体内蕴热，复感风寒湿邪，致热痹兼夹寒湿痹阻经络。

治法：清热化湿，祛风散寒。

处方：桂枝芍药知母汤合麻杏苡甘汤加减。桂枝、制附子、麻黄、防风、杏仁、白术、薏苡仁、白芍、知母、鸡血藤、忍冬藤。

加减：痛甚者加少量川乌、草乌。热重者加生石膏、丹皮。

4. 痰瘀热痹

临床表现：关节肿胀疼痛，肌肤发热，经久不愈；或关节变形，活动不利；或皮下结节，红斑色紫暗，舌暗，苔白腻，有齿痕，脉弦滑数。

病机：热邪久留，炼津为痰，或有痰瘀宿疾，复感热邪，邪热痰瘀互结，痹阻经络。

治法：清热化痰，祛瘀通络。

处方：痰瘀痹痛汤加减。桂枝、茯苓、制南星、浙贝、当归、炮山甲、土鳖虫、姜黄、马鞭草、忍冬藤、鹿衔草。

加减：气虚者加黄芪、党参；湿重者加防己、薏苡仁；热重者加丹皮、知母；痛甚者加乳香、没药，或加用制马钱子1g（冲服）。

5. 阴虚热痹

临床表现：低热，午后潮热，倦怠乏力，口干口渴，鼻衄，心悸，烦躁，关节肿胀、灼热疼痛，舌红少苔，脉细数。

病机：素体阴虚或久病伤津耗液，阴虚火旺，复感风热，痹阻经络。

治法：养阴清热，通经活络。

处方：一贯煎加减。生地、北沙参、当归、枸杞、麦冬、白芍、知母、龟板、老鹳草、丝瓜络、地骨皮、甘草。

加减：心气不足，气阴两伤加西洋参、五味子、黄精；心烦不寐加枣仁、龙骨、牡蛎；大便干结加首乌、桃仁等。

6. 血虚热痹

临床表现：面色萎白无华，头晕，心慌，乏力，气短，低热，关节肿痛不甚，舌淡，苔薄黄，脉细数。

病机：久病耗伤气血或素体气血不足，复感风热，痹阻经络。

治法：补血活血，养阴清热。

处方：四物汤加减。当归、川芎、白芍、黄芪、阿胶、鸡血藤、忍冬藤、炙甘草。

加减：气虚者加西洋参、太子参；肾气虚者加制首乌、桑寄生等；关节痹痛者加地龙或制马钱子1g冲服。

7. 营热心痹

临床表现：持续低热或中度发热，昼轻夜重，身热早凉，汗多，心悸或胸闷；皮肤红斑，皮下结节，或有巩膜充血及鼻衄，甚或面色苍白，呼吸困难，水肿等。舌红或暗红，苔白或黄白相间，脉滑数或细说或结代。

病机：热毒痹阻心脉。

治法：清营解毒，救心开痹。

处方：参珠救心丹。西洋参、丹参、苦参、珍珠粉（冲服）、蚤休、麦冬、五味子、生地、玄参、丹皮、菖蒲、郁金、天竺黄。

加减：出现急性心力衰竭时可用参附龙牡汤，并中西医结合救治。

二、中成药处方

1. 湿热痹片　祛风除湿、清热消肿、通络止痛。用于湿热痹证，口服一次 6 片，一日 3 次。

2. 瘀血痹片　活血化瘀、通络止痛。用于瘀血阻络之痹证，口服一次 5 片，一日 3 次。

三、针灸及其他疗法

1. 针灸疗法

治法：清热通络，祛风除湿。取穴以局部穴和手足阳明经穴为主。

主穴：大椎、外关、足三里、阳陵泉、行间、阿是穴。

根据辨证分型或相关症状进行配穴。进针得气后，以捻转结合提插，施平补平泻法，可配合电针，用疏密波，强度以患者局部肌肉微见跳动而能耐受为度，留针 30 分钟，每日 1 次。大椎、阿是穴可刺络拔罐，还可配合头皮针、耳针、皮肤针等。

2. 其他疗法　可局部行红外线照射或中医定向透药疗法。

【用药说明及治疗注意事项】

使用糖皮质激素可以减轻症状，但不能防止和减轻心肌炎的后遗症或改善远期预后，且长期使用激素不良反应较多，病情控制后应缓慢减量，一般在 3~4 周内停用。糖皮质激素停药后部分患者可出现反跳现象，可加用阿司匹林治疗。

【预防】

对再发风湿热或风湿性心脏病的继发性预防用药：应视病情每 1~3 周肌内注射苄星青霉素 1 次，至链球菌感染不再反复发作后，可改为每 4 周肌内注射 1 次。对青霉素过敏或耐药者，可改用红霉素 0.25 g，每日 4 次，或罗红霉素 150 mg，每日 2 次，疗程 10 天。或用林可霉素、头孢类或喹诺酮类亦可。

继发预防期限：应根据患者年龄、链球菌易感程度、风湿热发作次数、有无瓣膜病遗留而定。年幼患者、有易感倾向、反复风湿热发作、有过心肌炎或遗留瓣膜病者，预防期限应尽量延长，最少 10 年或至 40 岁，甚至终身预防。对曾有心肌炎，但无瓣膜病遗留者，预防期限最少 10 年，儿童患者至成年为止。对单纯关节炎者，预防期限可稍缩短，儿童患者最少至 21 岁或持续 8 年，成人患者最少 5 年。

第二节　系统性红斑狼疮

【概述】

一、西医定义

系统性红斑狼疮（systemic lupus erythematosus，SLE）是一种较常见的、自身免疫介导的、可累及全身多个器官和组织的慢性弥漫性结缔组织病。本病的病因和发病机制尚不明确，目前研究认为，其与遗传、环境、紫外线、雌激素等因素相关。血清中自身抗体的存在以及多器官、多系统受累是其最主要的两个临床特征。SLE 临床表现多样，皮疹、关节炎、光过敏、肾脏损害是其常见的症状。本病好发于育龄期女性，以 15~45 岁最为多见，女性患病率显著高于男性。目前全球 SLE 患病率为（0~241）/10 万，我国大陆地区 SLE 患病率为（30~70）/10 万。

二、中医认识

系统性红斑狼疮在中医学文献中无相似病名，根据其临床表现属于中医"红蝴蝶疮""阴阳毒""温毒发斑""周痹""痹证""水肿"等范畴。国家中医药管理局颁布的《风湿病科阴阳毒（系统性红斑狼疮）中医诊疗方案（2017 年版）》将其归为"阴阳毒"。中医学认为本病多因先天禀赋不足，肝肾阴亏，精血不足，加之情志内伤、劳倦过度、六淫侵袭、阳光暴晒，瘀血阻络，血脉不通，皮肤受损，渐及关节、筋骨、脏腑而发病。基本病机是素体虚弱，真阴不足，热毒内蕴，痹阻脉络，内侵脏腑。本病初病在表，四肢皮肤脉络痹阻，疾病由表入里损及内脏，甚至弥漫三焦，五脏六腑俱损，表里同病，发为重症，若上入巅顶，最为危重。

【诊断依据】

一、临床表现

SLE 临床表现复杂多样，病情轻重不一，个体差异大。因全身器官、组织均可受累，因此临床表现多样。

1. 全身表现　常见发热，但须排除感染因素导致的发热。疲乏也是常见的全身症状，发热和疲乏往往是病情活动的表现。

2. 皮肤黏膜损害　非常常见，典型的有颊部的蝶形红斑、盘状红斑、光过敏、口腔溃疡、非瘢痕性脱发，结节性红斑、网状青斑、雷诺现象、手足掌面及甲周红斑、浆膜炎也比较多见。

3. 关节肌肉表现　关节炎不少见，表现为关节肿胀与疼痛，呈对称性，与类风湿关节炎的不同在于，SLE 关节炎极少引起关节骨质破坏及畸形。可有肌肉受累，表现为肌痛、肌无力，肌酶可升高。

4. 肾脏损害　SLE 可以引起内脏器官损害，最常见受累的器官是肾脏，称为"狼疮性肾炎（lupus nephritis，LN）"。50%~70% 的 SLE 患者会出现临床肾脏受累，肾活检显示几乎所有 SLE 均有病理学改变。LN 表现为蛋白尿、血尿、白细胞尿、肾功能不全等，国际肾脏病学会/肾脏病理学会（ISN/RPS）将狼疮性肾炎分为六型：Ⅰ型轻微系膜性、Ⅱ型系膜增生性、Ⅲ型局灶性、Ⅳ型弥漫性、Ⅴ型膜性、Ⅵ型肾小球硬化性。肾脏病理还可提供 LN 活动性的指标，如肾小球细胞增殖、纤维素样坏死、核碎裂、细胞性新月体、炎症细胞浸润、肾小管间质的炎症等。病理免疫荧光可见大量免疫球蛋白、补体等成分沉积，显微镜下呈"满堂亮"改变，是 LN 的特征性病理改变。

5. 神经系统损害　神经系统损害称为神经精神狼疮，分为中枢神经和周围神经系统损害，表现多样，轻者仅有头痛，重者可表现为脑血管意外、昏迷、癫痫持续状态、横贯性脊髓炎等。

6. 血液系统损害　血液系统损害也是 SLE 常见表现，可表现为贫血、白细胞减少、血小板减少，或者三系同时减少。贫血可为缺铁性贫血，也有自身免疫性溶血性贫血。

7. 胸肺部损害　SLE 可导致肺部受累，以胸膜炎最为常见，合并胸腔积液时常常为渗出液。肺间质性病变并不少见，表现为干咳、气促，肺功能检查提示肺弥散功能下降，影像学表现为网格状、磨玻璃样阴影。SLE 还可合并肺动脉高压，弥漫性出血性肺泡炎是重症狼疮的表现，临床表现为咯血、气促，迅速下降的血红蛋白，肺泡灌洗液中可见含铁血红蛋白，病情危重，预后差。SLE 出现的咳嗽、气促、咯血、血氧饱和度降低等表现，临床中必须和感染相鉴别。

8. 心脏损害　SLE 心脏受累表现为心包炎、心肌炎、心律失常，严重时可出现心力衰竭。也可出现冠状动脉受累，表现类似冠心病心绞痛，有心电图 ST-T 段改变，严重者也可出现急性心肌梗死。长期使用糖皮质激素的患者，出现动脉粥样硬化的概率升高，是 SLE 近年来的主要死因之一。

9. 消化系统损害　SLE 消化系统受累可表现为恶心、呕吐、腹痛、腹泻、便秘、肝功能损害。蛋白丢失性肠病可导致低蛋白血症。SLE 的肠系膜血管炎，表现类似急腹症，患者表现为剧烈腹痛，常有此类患者首诊于普外科，行手术探查以寻找腹痛原因，因此对于表现为急腹症而原因不明确的患者，应该完善抗核抗体等自身抗体检查，以排查此疾病。肠系膜血管炎缺乏有力的辅助检查手段筛查，腹部 CT 可表现为小肠壁增厚并水肿、肠袢扩张伴肠系膜血管强化等间接征象。SLE 还可并发急性胰腺炎。

二、辅助检查

（1）血常规可有红细胞、白细胞、血小板减少，或者三系均减少；尿常规可有蛋白尿、血尿、白细胞、管型；生化检查可有肝酶升高，心肌酶升高；血沉增快，补体 C3、C4 降低常常与疾病活动度相关；C- 反应蛋白一般不高，但合并关节炎时可升高，一旦升高还需同时排查感染。

（2）自身抗体阳性是诊断 SLE 的必备条件。SLE 患者体内可出现多种自身抗体阳性。抗核抗体（ANA）是指针对细胞核或细胞质中成分产生的抗体，是结缔组织病的筛选检查。2019 年欧洲风湿病联盟/美国风湿病学会（EULAR/ACR）提出的 SLE 分类标准把抗核抗体滴度 1∶80 作为诊断的准入条件。ANA 滴度大于 1∶80 时对诊断 SLE 有意义，滴度低于 1 : 80 时可能出现在一些其他慢性疾病中，甚至健康老年人中。ANA 不仅出现在 SLE 中，也存在于其他弥漫性结缔组织病中。双链 DNA 抗体与 SLE 疾病活动相关，同时也与狼疮性肾炎相关。ENA 为抗盐水可提取物抗原抗体，包括抗 Sm 抗体、核糖核蛋白、JO-1、SSA、SSB、Scl-70、核糖体 P 蛋白抗体等，抗 Sm 抗体是 SLE 的特异性抗体，其特异性为 99%，但是敏感性仅 25%。

抗磷脂抗体是诊断抗磷脂综合征的特异性抗体，包括抗心磷脂抗体、狼疮抗凝物、β_2-GPI，在 SLE 患者中也可出现，可导致反复流产、动静脉血栓形成。EULAR 建议 SLE 患者应常规检查抗磷脂抗体。

三、诊断标准

目前 SLE 诊断有多个标准，1997 年美国风湿病学会制定的分类标准在临床使用多年，到 2019 年欧洲风湿病联盟和美国风湿病学会共同推出新的 SLE 分类标准，对之前的标准进行了进一步优化和验证，使得诊断的敏感度和特异度均有所提升（表 11-3）。

表 11-3 2019 年欧洲风湿病联盟和美国风湿病学会 SLE 分类标准

临床领域	定义	权重
全身状态	发热 > 38.3 ℃	2
血液系统	白细胞减少症 < 4000/mm³	3
	血小板减少症 < 100 000/mm³	4
	溶血性贫血	4
神经系统	谵妄	2
	精神异常	3
	癫痫	5
皮肤黏膜	非瘢痕性脱发	2
	口腔溃疡	2
	亚急性皮肤狼疮或盘状狼疮	4
	急性皮肤狼疮	6
浆膜	胸膜或心包渗出液	5
	急性心包炎	6
肌肉骨骼	关节受累	6
肾脏	尿蛋白 > 0.5 g/24 h	4
	肾脏病理 WHO Ⅱ 或 Ⅴ 型狼疮肾炎	8
	肾脏病理 WHO Ⅲ 或 Ⅴ 型狼疮肾炎	10
免疫学	抗磷脂抗体：抗心磷脂抗体/β_2-GPI/狼疮抗凝物一项及以上阳性	2
	补体 C3 或 C4 下降	3
	补体 C3 和 C4 下降	4
	dsDNA 或抗 Sm 抗体阳性	6

诊断标准：ANA ≥ 1 : 80（Hep-2 细胞方法），要求至少包括 1 条临床分类标准以及总分 ≥ 10 分可诊断。

四、病情严重程度分级

SLE 疾病活动度可通过 SLEDAI 评分来判断（表 11-4）。针对不同的疾病活动度，激素剂量及免疫抑制剂的选择均有所不同。

表 11-4　SLEDAI 评分

临床表现	积分
癫痫发作：最近开始发作的，除外代谢、感染、药物所致	8
精神症状：严重紊乱干扰正常活动。除外尿毒症、药物影响	8
器质性脑病：智力的改变伴定向力、记忆力或其他智力功能的损害并出现反复不定的临床症状，至少同时有以下中的两项：感觉紊乱、不连贯的松散语言、失眠或白天瞌睡、精神活动增多或减少。除外代谢、感染、药物所致	8
视觉受损：SLE 视网膜病变，除外高血压、感染、药物所致	8
脑神经异常：累及脑神经的新出现的感觉、运动神经病变	8
狼疮性头痛：严重持续性头痛，麻醉性止痛药无效	8
脑血管意外：新出现的脑血管意外。应除外动脉粥样硬化	8
脉管炎：溃疡，坏疽，有触痛的手指小结节，甲周碎片状梗死或出血或经活检、血管造影证实	8
关节炎：2 个以上关节痛和炎性体征（压痛、肿胀、渗出）	4
肌炎：近端肌痛或无力，伴 CPK/醛缩酶升高，或肌电图改变或活检证实	4
管型尿：颗粒管型或红细胞管型	4
血尿：> 5 个红细胞/高倍视野，除外结石、感染和其他原因	4
蛋白尿：> 0.5 g/24 h，新出现或近期增加	4
脓尿：> 5 个白细胞/高倍视野，除外感染	4
脱发：新出现或复发的异常斑片状或弥散性脱发	2
新出现皮疹：新出现或复发的炎症性皮疹	2
黏膜溃疡：新出现或复发的口腔或鼻黏膜溃疡	2
胸膜炎：胸膜炎性胸痛伴胸膜摩擦音、渗出或胸膜肥厚	2
发热：> 38 ℃，需除外感染因素	1
血小板降低：< 100×10^9/L	1
白细胞减少：< 3×10^9/L，需除外药物因素	1

注：总分 0~4 分，基本无活动；5~9 分，轻度活动；10~14 分，中度活动；≥ 15 分，重度活动。

　　根据 SLE 病情轻重，可将其分为轻型、重型、狼疮危象。狼疮危象是指急性的危及生命的重型 SLE，包括急进型狼疮性肾炎、严重的神经精神狼疮、严重的溶血性贫血、血小板减少性紫癜、严重的狼疮性肺炎、弥漫性出血肺泡炎、肠系膜血管炎等。

【鉴别诊断】

　　SLE 临床表现多样，主要需与有类似症状的疾病相鉴别。如出现关节炎的患者，需与类风湿性关节炎鉴别；以皮疹为主要表现者，需与皮肤病鉴别；以发热、乏力为主要表现者，需与感染鉴别；表现为狼疮性肾炎者，需与其他肾脏疾病鉴别；表现为血液系统损害者，需与血液系统疾病鉴别。

【西医治疗】

一、治疗原则

　　早期、个体化治疗，能最大限度地延缓疾病进展，降低器官损害，改善预后。短期治疗目标为控制疾病活动、改善临床症状，达到临床缓解或最低疾病活动度；长期治疗目标为预防和减少复发，减少药物不良反应，预防和控制疾病所致的器官损害，实现病情长期持续缓解，降低病死率，提高患者的生活质量。

二、一般治疗

　　应对患者进行健康宣教，教导患者正确认识疾病，克服恐惧心理，建立战胜疾病的信心，帮助患者长期、规律用药。日常生活中应避免紫外线照射，使用防紫外线用品，避免光敏感食物如无花果、芹菜、菇类食物等。

三、药物治疗

　　1.非甾体抗炎药　适合轻型 SLE 患者的关节炎症状。临床常用的此类药物包括双氯芬酸、塞来昔布、布洛芬等。

　　2.羟氯喹　0.2~0.4 g/d，一般长期维持剂量为 0.2 g，每日 1 次。对无禁忌的 SLE 患者，推荐长期使用羟氯喹作为基础治疗；长期服用羟氯喹可降低疾病活动度、降低发生器官损伤和血栓的风险，改善血脂情况，提高生存率，同时也是 SLE 患者妊娠期间建议服用的药物。羟氯喹副作用小，视网膜损害是其主要副作用，长期服用者，建议每年进行 1 次眼科检查。

　　3.糖皮质激素　治疗 SLE 的常用药，常用的激素见表 11-5。根据病情活动程度及轻重程度，所用剂量有所不同。对轻度活动的 SLE 患者，羟氯喹或非甾体抗炎药疗效不佳时，可考虑使用小剂量激素；对中、重度活动的 SLE 患者，可使用激素联合免疫抑制剂进行治疗，待病情稳定后，适当调整激素用量，一般初始给予 0.5~1.0 mg/（kg·d）泼尼松，待病情稳定后可逐渐减少剂量，在 3~6 个月内减量至 10~15 mg/d，之后缓慢减为最小剂量长期维持。狼疮危象的 SLE 患者，可使用激素冲击联合免疫抑制剂进行治疗，激素冲击疗法是指以甲泼尼龙 0.5~1 g/d，连用 3~5 日，必要时可反复冲击。使用激素时，应熟悉其副作用，并尽量减少激素副作用的发生。

表 11-5 常用糖皮质激素及其等效剂量

药物类别	药物名称	等效剂量（mg）
短效	氢化可的松	20
	可的松	25
中效	泼尼松	5
	泼尼松龙	5
	甲泼尼龙	4
长效	曲安奈德	4
	倍他米松	0.60
	地塞米松	0.75

2019 年 EULAR 对狼疮肾炎的治疗指南中建议，Ⅲ 或 Ⅳ 型（±Ⅴ）狼疮肾炎患者，为减少激素累积剂量，建议用静脉冲击甲泼尼龙（总剂量 500~2500 mg，取决于病情严重程度），然后口服泼尼松 0.3~0.5 mg/kg，持续 4 周，3~6 个月逐渐减至 ≤ 7.5 mg/d。

4. 免疫抑制剂 是中重度狼疮常用药物，包括环磷酰胺、吗替麦考酚酯、环孢素、硫唑嘌呤、他克莫司、甲氨蝶呤、来氟米特等。

（1）环磷酰胺是治疗狼疮肾炎的经典免疫抑制剂，常用的方法为 0.5~1 g/m²，60 分钟内静脉输入，每月 1 次，连用 6 次，之后每 3 个月一次，至少 2 年。其副作用包括胃肠道反应、骨髓抑制、性腺抑制、脱发、肝损害、出血性膀胱炎等，因其抑制性腺，可影响年轻人的生育能力，在有生育需求的患者中使用时，建议更换其他免疫抑制剂或提前给予保护生育力的一些措施。

（2）吗替麦考酚酯是选择性抑制 T、B 淋巴细胞增殖的免疫抑制剂，对于控制狼疮性肾炎患者的蛋白尿、改善肾功能有明显效果，在性腺抑制副作用方面小于环磷酰胺，可作为年轻的有生育要求的 LN 患者的首选。用法为诱导缓解期给予 1~2 g/d，病情缓解后可逐渐减量。

（3）他克莫司和环孢素同属于钙调神经磷酸酶抑制剂，环孢素对于 SLE 血小板减少效果较好，用法为 0.3~0.5 mg/（kg·d），副作用包括高血压、肾功能损害、多毛、感染等。他克莫司一般 2 mg/d，病情缓解后逐渐减量，主要副作用为感染。

（4）来氟米特用于治疗 LN，可降低蛋白尿、改善肾功能，一般口服 20 mg/d。

5. 其他药物 包括中药制剂雷公藤，可用于控制蛋白尿及关节炎症状，用法为 20 mg/次，每日 3 次。大剂量丙种球蛋白冲击适用于 SLE 重度血小板减少或重度 SLE 合并感染，用法为 0.4 mg/（kg·d），连续使用 3~5 天，可重复使用。

生物制剂包括贝利尤单抗、利妥昔单抗；免疫吸附、血浆置换等血液净化技术也可用于重症 SLE 患者。

【中医治疗】

一、中医辨证施治

（一）轻型

1.风湿热痹证

临床表现：关节红肿热痛，四肢肌肉酸痛或困重，舌质红，苔黄腻，脉滑或滑数。

病机：风湿热邪痹阻经络，气血运行不畅，致关节疼痛。

治法：祛风化湿，清热通络。

处方：白虎桂枝汤加减。石膏、桂枝、炒白芍、知母、生薏苡仁、羌活、独活、秦艽、威灵仙、木瓜、细辛、豨莶草等。

加减：热盛者可加连翘、黄柏清热解毒；湿盛者可加海桐皮、姜黄、木防己、威灵仙等祛风除湿。皮肤有瘀斑者，酌加丹皮、生地、地肤子清热凉血散瘀。

2.阴虚内热证

临床表现：持续低热，盗汗，面颧潮红，局部斑疹暗褐，口干咽燥，腰膝酸软，脱发，眼睛干涩或视物模糊，月经不调或闭经，舌质红，苔少或光剥，脉细或细数。

病机：阴虚内热，阴亏于下，火热于上。

治法：养阴清热。

处方：青蒿鳖甲汤加减。青蒿、炙鳖甲（先煎）、生地黄、知母、地骨皮、丹皮、白花蛇舌草、赤芍、佛手片、甘草等。

加减：口干加石斛、芦根；关节痛加海风藤、鸡血藤等；脱发加首乌、熟地。

3.气血亏虚证

临床表现：神疲乏力，心悸，气短，自汗，头晕眼花，舌质淡红，苔薄白，脉细弱。

病机：气血亏虚，机体失养。

治法：益气养血。

处方：归脾汤加减。炒黄芪、太子参、当归、白芍、丹参、白术、茯苓、远志、龙眼肉、酸枣仁、炙甘草等。

加减：偏寒者用红参，血虚甚者加阿胶，阴虚者可加地骨皮、生地。

（二）重型

1.热毒炽盛证

临床表现：高热，斑疹鲜红，面赤，烦躁，甚或谵语神昏，关节肌肉酸痛，小便黄赤，大便秘结，舌质红，苔黄燥，脉滑数或洪数。

病机：热毒炽盛，气血逆乱。

治法：清热解毒，凉血消斑。

处方：犀角地黄汤加减。水牛角（先煎）、生地黄、赤芍、丹皮、玄参、蒲公英、金银花等。

加减：高热不退加羚羊角粉，关节疼痛加桑枝、忍冬藤等。

2. 饮邪凌心证

临床表现：胸闷，气短，心悸怔忡，心烦神疲，面晦唇紫，肢端怕凉隐痛，重者喘促不宁伴下垂性凹陷性水肿，舌质暗红，苔灰腻，脉细数或细涩结代。

病机：肺、脾、肾功能失调，水湿停聚，饮停不化，上逆凌心。

治法：利水宁心，益气行血。

处方：木防己汤合丹参饮加减。生石膏、桂枝、生黄芪、汉防己、杏仁、苍术、丹参、檀香、砂仁、炙甘草等。

加减：体质壮实者可加制甘遂末吞服以攻逐水饮；发热者可加大石膏用量；畏寒或白痰多者加白芥子；气急胸闷加苏子、瓜蒌皮宽胸顺气。

3. 痰瘀郁肺证

临床表现：胸闷，咳嗽气喘，咳痰黏稠，心烦失眠，咽干口燥，舌质暗红，苔黄腻，脉滑数。

病机：痰浊瘀血阻滞于肺，致肺失宣降。

治法：宣肺化痰，祛瘀平喘。

处方：麻杏石甘汤合千金苇茎汤加减。炙麻黄、杏仁、石膏、炙甘草、苇茎、生薏苡仁、桃仁、冬瓜仁、野荞麦根、瓜蒌皮、鱼腥草等。或具有同类功效的中成药。

加减：喘息甚者加苏子、葶苈子；痰热重者加黄芩、知母、黛蛤散；胸闷者加枳壳、厚朴等。

4. 肝郁血瘀证

临床表现：胁肋胀痛或刺痛；胸膈痞满、腹胀、纳差；或胁下有癥块、黄疸，或伴泛恶、嗳气，女性月经不调甚至闭经，舌质紫暗有瘀斑，脉弦细或细涩。

病机：肝失疏泄，气机郁滞，气血不畅。

治法：疏肝解郁，活血化瘀。

处方：四逆散合茵陈蒿汤加减。茵陈蒿、栀子、制大黄、柴胡、枳实、白芍、茯苓、郁金等。

加减：气郁甚者加香附、郁金理气解郁，血瘀甚者加桃仁、红花；热甚者加栀子。

5. 脾肾阳虚证

临床表现：面目四肢水肿，面色无华，畏寒肢冷，腹满，纳呆，腰酸，尿浊，尿少或小便清长，舌质淡红、边有齿痕或舌体嫩胖，苔薄白，脉沉细。

病机：脾失健运，肾失开阖，水液潴留，泛溢肌肤。

治法：温肾健脾，化气行水。

处方：真武汤合金匮肾气丸加减。淡附片、茯苓、炒白术、生白芍、桂枝、生姜、熟地黄、山药、山萸肉、泽泻等。

加减：夜尿多加五味子；小便频数，体质羸弱，加补骨脂、鹿茸；阳虚甚，加淫羊藿、巴戟天等。

6. 风痰内动证

临床表现：眩晕头痛，目糊体倦，面部麻木，重者突然昏仆，抽搐吐涎，舌质暗，苔白腻，脉弦滑。

病机：痰涎壅盛，遇阳亢化风，触动积痰，痰随风动，上蒙清窍。

治法：涤痰息风，开窍通络。

处方：定痫丸合止痉散加减。天麻、川贝、姜半夏、茯苓、陈胆南星、石菖蒲、全蝎、蜈蚣、僵蚕、琥珀粉（吞服）、灯心草、陈皮、远志、丹参、麦冬、竹沥、姜汁等。

二、中成药处方

1. 雷公藤多苷片　一次 20 mg，每日 3 次，适用于风湿热瘀、毒邪阻滞证。
2. 白芍总苷胶囊　一次 0.6 g，每日 3 次。
3. 正清风痛宁胶囊　一次 3 粒，每日 3 次，适用于风寒湿痹证。

三、针灸及其他疗法

1. 针灸疗法

治法：祛风温阳，散寒除湿，调补阴阳。取穴以局部穴和手足阳明经、足太阴经穴为主。

主穴：百会、风池、大椎、曲池、合谷、肾俞、足三里、血海、太冲。

根据辨证分型或相关症状进行配穴。进针得气后，以捻转结合提插，施平补平泻法，可配合电针，用疏密波，强度以患者局部肌肉微见跳动而能耐受为度，留针 30 分钟，每日 1 次。还可配合拔罐、灸法、头皮针、耳针、皮肤针等。

2. 其他疗法　可局部行红外线照射或中医定向透药疗法。

【用药说明及治疗注意事项】

（1）大部分 SLE 患者需长期使用糖皮质激素，应注意其不良反应较多，一旦病情控制，应及时减量，同时注意预防其不良反应。常规使用钙剂及维生素 D 预防骨质疏松，长期使用激素者可加用双膦酸盐制剂治疗及预防骨质疏松。激素可导致股骨头坏死，一旦出现髋关节处疼痛，应及时完善影像学检查进行排查。

（2）使用环孢素或他克莫司的患者，应监测血药浓度。

（3）SLE 大部分发生于育龄期女性，存在生育需求，对于有生育需求的年轻患者，注意避免使用环磷酰胺这一类有生殖毒副作用的药物。来氟米特、吗替麦考酚酯等药物可导致胎儿畸形，应在妊娠前半年至 1 年停药。

【预防与康复指导】

紫外线、雌激素、某些药物对 SLE 的发病均有影响，故患者平时应注意避免日晒，避免使用雌激素类的药物，避免使用磺胺、青霉素类药物，尽量少用化妆品、染发剂等。平时保持良好心态，有助于身体恢复。盲目停药可导致病情复发及加重，应避免突然停药。

【SLE 妊娠及哺乳期管理】

SLE 好发于育龄期女性，因此许多患者有生育要求。SLE 疾病本身与妊娠相互影响，妊娠后雌激素水平增加，可增加 SLE 疾病活动、病情复发风险，而 SLE 疾病活动可导致不良妊娠结局，增加流产、早产、死胎的概率。SLE 患者的妊娠应在风湿专科医生评估后开始，并在风湿专科、产科、新生儿科医生共同管理下进行。SLE患者妊娠的条件包括：病情稳定一年以上，补体、双链DNA、血沉等活动指标基本正常，停用环磷酰胺、吗替麦考酚酯等影响生育的药物3~6个月以上，无重要器官组织（肾脏、神经系统、肺部、心脏）损害。狼疮肾炎的患者在稳定期、尿蛋白/肌酐比值小于500 mg/g、肾小球滤过率大于50 mL/min时可备孕。妊娠期间推荐服用小剂量激素5~10 mg/d及羟氯喹，以防止疾病复发。根据患者的情况可选择顺产或是剖宫产。妊娠前必须停用的药物包括来氟米特、环磷酰胺、吗替麦考酚酯，妊娠中可使用的药物包括小剂量激素、羟氯喹、硫唑嘌呤、柳氮磺吡啶、环孢素、他克莫司、生物制剂培塞利珠单抗。鼓励产后哺乳，哺乳期用药包括小剂量激素、羟氯喹、环孢素都不影响婴儿。

第三节　类风湿关节炎

【概述】

一、西医定义

类风湿关节炎（rheumatoid arthritis，RA）是一种可累及全身多个关节，最终导致关节畸形、残疾的慢性自身免疫性疾病。RA发病机制不清，研究认为和基因、环境、感染等多种因素相关。病理改变主要是关节滑膜炎、滑膜血管翳形成，也可有血管炎，导致内脏、组织损害。RA可发生在任何年龄阶段，以30~50岁高发，男女比例为1∶3，我国患病率为0.32%~0.36%，是我国引起残疾的主要疾病之一。

二、中医认识

RA中医属于"痹病"范围。《黄帝内经》设有痹论专篇，认为"风、寒、湿三气杂至，合而为痹也""其风气胜者为行痹，寒气胜者为痛痹，湿气胜者为着痹也"。同时把四时阴阳与人之五体、五脏系统置于"五脏应四时，各有收受"这个整体，"以冬遇此者为骨痹，以春遇此者为筋痹，以夏遇此者为脉痹，以至阴遇此者为肌痹，以秋遇此者为皮痹"。历代医家有"历节""白虎历节"或"顽痹""鹤膝风"等相关论述。目前临床上多将类风湿性关节炎中医病名归为"尪痹"以区别于其他痹证，认为它是由风、寒、湿等邪气客于关节，气血痹阻，导致以小关节疼痛、肿胀、晨僵为特点的一种疾病。

【诊断依据】

一、临床表现

（一）关节

最常累及四肢小关节如掌指关节、近端指间关节，事实上全身关节均可受累，颞颌关节、胸锁乳突关节、寰枢关节也比较常见。表现为关节肿胀、疼痛，有压痛，常呈对称性、持续性、侵蚀性，最终导致关节破坏、畸形。关节肿胀呈"梭形肿胀"，典型的畸形呈"纽扣花"样、"鹅颈"样畸形、尺侧偏斜。晨僵是 RA 常见的症状，表现为晨起时的关节胶着感，活动困难，往往持续半小时以上。晨僵持续时间和关节炎症程度成正比。

（二）关节外表现

1.肺部　可表现为胸膜炎、间质性肺炎、肺间质纤维化、肺类风湿结节、肺动脉高压、肺血管炎。

2.心脏　可表现为心包炎、心内膜炎、心肌炎。

3.肾脏　较少见。RA 累及肾脏时可出现淀粉样变性、膜性肾病、系膜增生性肾小球肾炎、间质性肾炎，表现为蛋白尿、血尿。但有的患者因长期服用非甾体抗炎药，可能造成肾脏损害，需注意鉴别。

4.血液系统表现　可有小细胞低色素性贫血；RA 伴有脾大、白细胞减少、贫血、血小板减少时称为 Felty 综合征。

5.皮肤　类风湿结节发生率为 15%～25%，好发于肘部、关节鹰嘴突、枕部、足跟等，单个或多个，数毫米至数厘米大小，质硬、无压痛、对称分布。皮肤血管炎可出现皮肤溃疡、网状青斑、紫癜、指端坏疽等表现。

6.眼　可表现为巩膜炎、角膜炎、视网膜血管炎。严重者可能失明。

二、辅助检查

1.血常规检查　可有贫血，多与病情活动相关。病情活动期血小板升高。Felty 综合征可出现三系减少。

2.自身抗体　类风湿因子（rheumatoid factor，RF）是 RA 较特异的一个指标，它是血清中针对免疫球蛋白 IgG 的 Fc 片段上抗原表位的一类自身抗体，可分为 IgM、IgG、IgA、IgE 四型，IgM 型最常见，阳性率为 60%～78%。RF 除了出现在 RA 患者中，还可出现在其他一些慢性疾病中，如亚急性感染性心内膜炎、肿瘤、慢性肝病等，一般滴度较低。近年来发现的新的 RA 相关抗体对诊断 RF 阴性的患者有重要意义，包括抗环瓜氨酸抗体（抗 CCP 抗体）、抗角蛋白抗体（AKA）、抗核周因子抗体（AFP）、抗聚角蛋白微丝蛋白抗体（AFA）等，其诊断 RA 的特异性较高，但敏感性低于 RF。

3.血沉和 C- 反应蛋白　反映疾病活动的指标，活动期可有明显升高，病情缓解后可恢复到正常。

4.影像学检查　X 线典型表现为关节面模糊或毛糙、囊性变，晚期出现关节间隙变窄甚至消失、关节强直。X 线表现可分为 4 期：Ⅰ期，关节周围软组织肿胀，关节端骨质疏松；Ⅱ期，关节间隙狭窄；Ⅲ期，关节面出现虫蚀样破坏；Ⅳ期，关节半脱位以及纤维性或骨性强直。磁共振及超声检查对早期病变敏感，磁共振表现为骨水肿、滑膜增厚、骨及软骨侵蚀，超声可发现早期或症状不典型的滑膜炎。

三、诊断标准

本病的诊断主要依赖病史及临床表现，结合血清学及影像学检查，诊断一般不难。

以前多采用 1987 年美国风湿病学会制定的分类标准，但是其诊断的敏感性欠佳，对于早期 RA 及症状不典型的患者，容易漏诊。现多用 2010 年美国风湿病学会 / 欧洲风湿病联盟分类标准（表 11-6），经过 10 余年临床实践，其敏感性和特异性均得到验证。

表 11-6　2010 年美国风湿病学会 / 欧洲风湿病联盟的 RA 分类标准

项目	评分
关节受累情况（0~5 分）	
1 个中 / 大关节	0
2~10 个中 / 大关节	1
1~3 个小关节*	2
4~10 个小关节	3
> 10 个关节（至少有一个小关节）	5
血清学（0~3 分）	
RF 和抗 CCP 均阴性	0
RF 和抗 CCP 低滴度阳性	2
RF 和抗 CCP 高滴度阳性	3
急性期反应物（0~1 分）	
CRP 和 ESR 正常	0
CRP 或 ESR 升高	1
症状持续时间（0~1 分）	
< 6 周	0
≥ 6 周	1

　　注：①受累关节指关节肿胀疼痛，大关节指肩、肘、髋、膝和踝关节；小关节指掌指关节、近端指间关节、第 2~5 跖趾关节、腕关节，不包括第一腕掌关节、第一跖趾关节和远端指间关节。②血清学高滴度阳性指大于 3 倍正常值。③诊断：评分 ≥ 6/10 即可诊断。

四、病情严重程度分级

　　病情活动度判断：DAS28 评分是常用的判断疾病活动度的指标。评分小于 2.6 提示病情缓解，大于 3.2 提示疾病活动，大于 5.1 提示疾病高度活动。

【鉴别诊断】

　　1. 骨关节炎　本病多见于 50 岁以上的老年人。关节痛不如 RA 明显。以累及负重关节如膝、髋关节为主。手指则以远端指关节出现骨性增生和结节为特点。血沉增快多不明显。血清 RF 阴性。

　　2. 强直性脊柱炎　多见于男性青壮年，以对称性的下肢大关节炎为主。骶髂关节炎具典型的 X 线改变。有家族史，90% 以上患者 HLA-B27（+）。血清 RF 呈阴性。

　　3. 系统性红斑狼疮　该疾病关节受累时也表现为关节肿痛，但是本病的关节病变较类风湿性关节炎症状为轻，关节外症状如蝶形红斑、脱发、蛋白尿等较突出。血清多种自身抗体如抗核抗体、抗双链 DNA 抗体、Sm 抗体阳性，补体降低。

4. 银屑病关节炎　皮肤银屑病后若干年 30%～50% 患者表现为对称性多关节炎。不同点是本病累及远端指关节更明显，且表现为该关节的附着端炎症和手指炎。同时可有骶髂关节炎和脊柱炎，血清 RF 为阴性。

【西医治疗】

一、治疗思路

RA 的治疗目的是减轻关节肿痛和关节外的症状，控制关节炎的发展，防止和减轻关节的破坏，保持受累关节的功能，促进已破坏的关节骨的修复。早诊断、早治疗是关键。美国风湿病学会提出目标治疗的定义，RA 的治疗目标是达到完全缓解，有的患者难以达到完全缓解，则以最大程度的部分缓解为目标。临床缓解的定义为无关节疼痛，无关节肿胀、压痛，无乏力，晨僵小于 15 分钟，第一小时末血沉＜20（男性）/30（女性）mm。

二、一般治疗

一般治疗包括休息、关节制动（急性期）、关节功能锻炼（恢复期）、物理疗法等。卧床休息只适宜于急性期、发热、内脏受累患者。

三、药物治疗

药物治疗包括非甾体抗炎药（NSAIDs）、改善病情抗风湿药（disease modifying antirheumatic drugs，DMARDs）、生物制剂、糖皮质激素等。

1. 非甾体抗炎药　抑制环氧化酶以减少花生四烯酸代谢为前列腺素、前列环素、血栓素等炎性介质，从而改善关节滑膜的充血、渗出等炎症现象，达到控制关节肿痛的目的。是治疗本病不可缺少的、非特异性的对症治疗的药物。这类药包括许多品种，结构不同，药代动力学亦不尽相同，剂量用法亦各不相同，但有以下的共同特点：均为口服药；除个别外都属酸类化合物；由于胃黏膜的前列腺合成亦受到抑制，因此在服用后出现胃肠道不良反应如胃不适、胃痛、恶心、反酸，甚至胃黏膜出血；久用这类药物后可出现肾间质性损害。以下列举国内常用的几种药物：①乙酰水杨酸（阿司匹林）；②吲哚美辛 25 mg、每日 2 次；③布洛芬：0.3 g，每日 2 次，不良反应较少，是常用的治疗关节肿痛的药物；④萘普生：每日剂量为 0.8～1.0 g，分 2 次服，不良反应少；⑤双氯酚酸：每日总量为 75～150 mg，除胃肠道不良反应外，偶可出现一过性的转氨酶升高及皮疹；⑥吡罗昔康：本药的特点是半衰期长，故每日只需服用一次，每次 20 mg，不良反应较少；⑦塞来昔布：每日 200～400 mg，属于 COX-2 抑制剂，胃肠道副作用小。

2. 改善病情抗风湿药　具有改善和延缓病情进展的作用，较 NSAIDs 发挥作用慢。RA 一经诊断即应开始 DMARDs 治疗。首选甲氨蝶呤，根据病情决定是否加用其他 DMARDs 药物。

（1）甲氨蝶呤：是治疗 RA 的"锚定药"，建议每一个 RA 患者无禁忌时首选此药。

7.5～10 mg，每周 1 次，可根据病情逐渐增加剂量至最大剂量每周 20 mg，老年人起始剂量应小。不良反应有肝损害、胃肠道反应、骨髓抑制、口炎、脱发、肺纤维化等，停药后多能恢复。服用叶酸可减少其不良反应。应注意指导并监测患者服药，误服可导致重度骨髓抑制，甚至生命危险。

（2）来氟米特：20 mg 每日 1 次，口服，是治疗 RA 的常用药物，可与 MTX 联用或单独使用。主要不良反应为肝损害、血液学异常、胃肠反应、脱发。

（3）柳氮磺胺吡啶：由小剂量开始，1 g/d 逐渐增加剂量至 2～3 g/d，分 2～3 次服用。不良反应为胃肠道反应、皮疹、血液系统损害，极少可能出现血尿，对磺胺过敏者禁用。

（4）雷公藤：中药制剂。本药有不同制剂，以雷公藤多苷为例，每日剂量为 60 mg，分 3 次服用。病情稳定后可酌情减量。其主要不良反应为对性腺的毒性，会出现月经减少、停经，精子活力及数目降低，皮肤色素沉着，指甲变薄软，肝损害，胃肠道反应等。

（5）羟氯喹：0.2～0.4 g/d。不良反应小，注意其视网膜病变的副作用，一般应每年做一次眼底检查。

（6）艾拉莫德：25 mg，一天 2 次，口服。它是一种小分子抗风湿药物，可以抑制炎性因子的生成和释放，抑制 B 淋巴细胞增殖产生免疫球蛋白 G、免疫球蛋白 M 等抗体，对 T 细胞的增殖和凋亡也有一定抑制作用，同时可以抑制 COX-2、缓激肽的生成，具有缓解关节肿胀、疼痛的作用。

3. 糖皮质激素　本药有强大的抗炎作用，短期内可使关节疼痛、肿胀的症状得到迅速而明显的改善。但不作为 RA 治疗首选，因为其不能阻止风湿的进展及关节畸形，长期使用带来的副作用远超过其益处。适用于以下情况：①过渡作用，在 DMARDs 起效前，短时间使用以控制症状，减轻患者痛苦；② RA 血管炎，比如皮肤溃疡、周围神经病变时，需使用激素；③经长期正规 DMARDs 治疗无效的患者；④局部使用，主要是关节腔内注射。使用激素时，剂量宜小，口服一般不超过 15 mg/d，病情控制后应及时减量并停药。

4. 生物制剂　生物制剂近 10 多年来得到快速的发展，给一些传统 DMARDs 药物治疗效果不佳的 RA 患者带来新希望，改善了许多患者的预后。目前市面上治疗 RA 的生物制剂包括肿瘤坏死因子 -α 拮抗剂、白介素 -1 拮抗剂、白介素 -6 拮抗剂、T 细胞共刺激因子抑制剂、JAK 抑制剂等。

肿瘤坏死因子 -α 拮抗剂包括融合蛋白类和单克隆抗体两类。前者常用的是依那西普，25 mg 皮下注射，每周 2 次，使用 3～6 个月后逐渐减量；后者常用的有阿达木单抗，用法为 400 mg 皮下注射，每 2 周一次，副作用包括感染、局部注射反应、远期可能增加肿瘤风险等，活动性感染、心力衰竭患者禁用。

根据病情的轻重程度，RA 的治疗方案也不同。对于疾病活动度较低的患者，可单独使用甲氨蝶呤治疗，3～6 个月后如疾病控制不佳可加用其他药物。有的 RA 患者疾病进展迅速，短期内即可出现关节及骨的破坏，这一类患者治疗应更加积极。受累关节超过 20 个、起病 2 年内就出现关节骨破坏、RF 滴度持续很高、有关节外症状者则应尽早采用联合治疗方案，包括一种以上的慢作用抗风湿药或者联合生物制剂治疗，以改善预后，避免残疾。

四、外科手术治疗

外科手术治疗包括关节置换和滑膜切除手术。前者适用于较晚期有畸形并失去正常功能的关节。这种手术目前只适用于大的关节；而且手术不能改善 RA 患者本身的病情。滑膜切除术可以使病情得到一定的缓解，但当滑膜再次增生时病情又趋复发。

【中医治疗】

一、中医辨证施治

1. 风湿痹阻证

临床表现：肢体关节疼痛、重着，或有肿胀，痛处游走不定，关节屈伸不利，舌质淡红，苔白腻，脉濡或滑。

病机：风湿外袭，痹阻经络，气血运行不畅导致肢体筋脉拘急、失养。

治法：祛风除湿，通络止痛。

处方：羌活胜湿汤加减。羌活、独活、防风、蔓荆子、川芎、秦艽、桂枝、青风藤、白芷。

加减：关节肿者，加薏苡仁、防己、萆薢以利湿；痛剧者，加制附片（后下）、细辛以通阳散寒；痛以肩肘等上肢关节为主者，可选姜黄，痛以膝踝等下肢关节为主者，选加川牛膝。

2. 寒湿痹阻证

临床表现：肢体关节冷痛，局部肿胀，屈伸不利，关节拘急，局部畏寒，得寒痛剧，得热痛减，皮色不红，舌胖，舌质淡暗，苔白腻或白滑，脉弦缓或沉紧。

病机：外感风寒湿邪，壅滞经络，气血运行不畅导致肢体筋脉拘急、失养。

治法：温经散寒，祛湿通络。

处方：乌头汤合防己黄芪汤。制川乌（或制附片）、桂枝、赤芍、生黄芪、白术、当归、薏苡仁、羌活、防己、生甘草。

加减：关节肿胀者加白芥子，关节痛甚者加细辛、乌梢蛇、露蜂房；关节僵硬者加莪术、丹参。

3. 湿热痹阻证

临床表现：关节肿痛，触之灼热或有热感，口渴不欲饮，烦闷不安，或有发热，舌质红，苔黄腻，脉濡数或滑数。

病机：外感寒湿之邪，郁久化热或外感湿热之邪，痹阻经络，气血运行不畅导致肢体筋脉拘急、失养。

治法：清热除湿，活血通络。

处方：宣痹汤合三妙散。生薏苡仁、防己、滑石粉、连翘、苍术、黄柏、金银花、萆薢、羌活、赤芍、青风藤。或当归拈痛汤合二妙散加减。

加减：关节痛甚者，加忍冬藤、络石藤、桑枝、木瓜、延胡索；热甚者，加水牛角、白花蛇舌草、连翘；湿浊甚者，加滑石、赤小豆；中焦湿盛、纳呆便溏、苔厚腻者，加茵陈、砂仁（后下）、土茯苓。

4. 痰瘀痹阻证

临床表现：关节肿痛日久不消，晨僵，屈伸不利，关节周围或皮下结节，舌暗紫，苔白厚或厚腻，脉沉细涩或沉滑。

病机：痹病日久，气血津液运行不畅日甚，血脉瘀阻，津液凝聚，痰瘀互结，痹阻经络。

治法：活血化瘀，化痰通络。

处方：小活络丹合二陈汤加减。炙乳香、炙没药、地龙、白芥子、当归、赤芍、川芎、半夏、橘红、茯苓、陈皮。

加减：关节肿胀，局部发热者可加虎杖；关节不温者，可加干姜、细辛；关节肿痛日久，加用破血散瘀搜风之品，如炮山甲、露蜂房、蜈蚣、乌梢蛇等。

5. 气阴两虚证

临床表现：关节肿大，口眼干燥，口干，倦怠无力，气短，舌红少津有裂纹，或舌胖大，有齿痕，苔白薄，脉沉细弱或沉细。

病机：气阴两虚，复感风寒湿邪。

治法：益气养阴，活血通络。

处方：四君子汤合一贯煎加减。白参、茯苓、白术、甘草、麦冬、枸杞子、沙参、川牛膝、秦艽、生地黄、赤芍、川芎、僵蚕。

加减：关节触热者加草河车、络石藤；症见皮下结节或瘀斑者，酌加当归、鸡血藤。

6. 气血两虚，寒湿痹阻证

临床表现：关节肌肉疼痛，肿大或僵直变形，屈伸不利，疲乏无力，易感冒，关节疼痛，变天时加重，畏寒怕冷，舌淡红，苔白薄，脉细或缓。

病机：素体气血两虚，外感寒湿，痹阻经络。

治法：益气养血，散寒祛湿。

处方：当归四逆汤加减。当归、桂枝、细辛、通草、茯苓、川芎、白芍、生地黄、鸡血藤、乌梢蛇、黄芪、鹿角胶、生甘草、苍术、麻黄。

加减：有郁久化热之势，关节发热或舌苔黄者加黄柏、忍冬藤。

7. 肝肾亏虚，寒湿痹阻证

临床表现：关节肌肉疼痛，肿大或僵硬变形，屈伸不利，腰膝酸软无力，关节发凉，畏寒喜暖，舌红，苔白薄，脉沉弱。

病机：肝肾虚损，寒湿痹阻经脉。

治法：补益肝肾，散寒祛湿。

处方：独活寄生汤加减。独活、桑寄生、炒杜仲、怀牛膝、细辛、茯苓、当归、川芎、白芍、生地黄、熟地黄、鸡血藤、乌梢蛇、蜈蚣、地龙、生甘草。

加减：偏于肾阴不足，症见潮热盗汗、五心烦热，选加知母、黄柏、龟胶；偏于肝阴不足，症见肌肤麻木不仁，筋脉拘急，屈伸不利，重用白芍，选加伸筋草、木瓜；有郁久化热之势，关节发热或舌苔黄者加黄柏、浙贝母。

二、中成药处方

（一）注射剂类

1. 活血化瘀类

（1）丹红注射液：主要成分是丹参、红花，具有活血化瘀、通脉舒络的作用。20~40 mL，加入 5% 葡萄糖注射液 100~500 mL，静脉滴注，每日 1 次。有糖尿病者，可换成 0.9% 氯化钠溶液。

（2）注射用灯盏花素：主要成分是灯盏花素，具有活血化瘀、通络止痛的作用。20~50 mg，加入 0.9% 氯化钠溶液或 500 mL 5%~10% 葡萄糖注射液，静脉滴注，每日 1 次。

注射用血栓通（冻干），主要成分是三七总皂苷，具有活血化瘀、通脉活络的作用。250~500 mg，加入 5% 或 10% 葡萄糖注射液或氯化钠注射液 250~500 mL，静脉滴注，每日 1 次。

2. 益气养阴类　参麦注射液 20~100 mL 加入补液，静脉滴注，每日 1 次。

（二）口服药类

1. 正清风痛宁缓释片　祛风除湿，活血通络，利水消肿；用法：60~120 mg，口服，每日 2 次。

2. 大活络胶囊　祛风止痛，除湿祛痰，舒筋活络；用法：4 粒，口服，每日 3 次。

3. 追风透骨丸　通经络，祛风湿，镇痛祛寒；用法：4 粒，口服，每日 2 次。

4. 雷公藤多甘片　祛风解毒，除湿消肿，舒筋活络；用法：1~2 粒，口服，每日 3 次。

三、针灸及其他疗法

1. 针灸疗法

治法：祛邪活络、缓急止痛。取穴以局部穴和手足阳明经穴为主。

主穴：大椎、外关、足三里、阿是穴。

配穴：根据辨证分型的不同配以不同腧穴或加用灸法。风重型：加风池、风市；湿重型：加阴陵泉；寒重型：大椎、关元、足三里针刺加灸；化热型：加阳陵泉、行间。进针得气后，以捻转结合提插，施平补平泻法，可配合电针，用疏密波，强度以患者局部肌肉微见跳动而能耐受为度，留针 30 分钟，每日 1 次。大椎、阿是穴可刺络拔罐，足三里、关元可行灸法，还可配合头皮针、耳针、皮肤针等。

2. 其他疗法　可局部行红外线照射或中医定向透药疗法。

四、外治法

根据病情及临床实际，选择中药外敷〔黑膏药、三黄膏（院内制剂）、消炎止痛膏外敷以活血通络、除湿消肿止痛〕、中药泡洗、中药熏洗、中药穴位贴敷等。辨证选用外用药物，如偏寒湿痹阻者，酌情选用祛风散寒除湿、温经通络药物，偏湿热痹阻者，酌情选用清热除湿、宣痹通络之品，偏痰瘀痹阻者，酌情选用活血行瘀、化痰通络之品等。

五、手法治疗

根据病情，可配合手法推拿治疗。

【用药说明及治疗注意事项】

（1）气血运行不畅，脉络痹阻是本病的重要病理环节，贯穿疾病始终。除上述几种常见证型外，瘀血阻络证常与 RA 的其他证型兼见，故 RA 之不同证型、不同病理阶段，均应配合活血化瘀之品。具有抗风湿作用的单味中药有土鳖虫、青风藤、雷公藤、川芎、当归、乌梢蛇、白花蛇舌草、法半夏、桂枝、红花、穿山甲、地龙、白芍、延胡索、独活、羌活、桑寄生、鹿衔草、仙灵脾等。须注意辨证选用。

（2）一经确诊，推荐尽早开始使用 DMARDs 药物，首选甲氨蝶呤，可辨证联合使用中成药或中药汤剂治疗；对于甲氨蝶呤不耐受或疗效不佳者，可改为来氟米特，或柳氮磺吡啶，或羟氯喹；如以上方案治疗 3~6 个月仍处于活动期，可联合 2~3 种传统抗风湿药治疗。可配合小剂量激素（< 10 mg/d）治疗；如以上多联治疗方案仍无效，可根据患者经济情况，使用生物制剂。疾病控制稳定后，可逐渐减少用药剂量，停药需非常谨慎，很少有患者能做到完全停药后不再复发。疾病处于稳定期的患者：可维持既往西药治疗方案，联合中成药治疗。

（3）如患者初诊即有高滴度 CCP 或 RF，或短期内病情进展快，或有内脏损伤等高风险，可根据医生的临床判断及患者具体情况，行生物制剂治疗。

【预防与康复指导】

1. 心理调摄　帮助患者保持心情愉快，增强战胜疾病的信心。

2. 饮食起居调摄　忌食肥甘厚味及辛辣刺激之品，禁饮酒、避风寒、慎劳累。

3. 护理

（1）活动期关节护理：病情活动期应注意休息，减少活动量，尽量将病变关节固定于功能位，如膝关节、肘关节应尽量伸直。

（2）缓解期关节功能锻炼护理：病情稳定时应及时注意关节功能锻炼，如散步、游泳锻炼全身关节功能；捏核桃或握力器，锻炼手指关节功能；双手握转环旋转，锻炼腕关节功能；脚踏自行车，锻炼膝关节；滚圆木、踏空缝纫机，以及锻炼踝关节等。

第四节　强直性脊柱炎

【概述】

一、西医定义

强直性脊柱炎（ankylosing spondylitis，AS）是一种慢性进行性自身免疫性疾病，主要侵犯骶髂关节、脊柱骨突、脊柱旁软组织及外周关节，引起腰背、臀部、髋关节等病变部位的疼痛、活动受限，并可伴发关节外表现。严重者可发生脊柱畸形和关节强直。我国患病率初步调查为 0.26%，男性多见，男女之比为 5∶1。发病年龄通常在 13~31

岁，40 岁以后发病者少见。AS 的病因未明，基因和环境因素在本病的发病中发挥作用。已证实 AS 的发病和 HLA-B27 密切相关，并有明显家族发病倾向。AS 的病理性标志和早期表现之一为骶髂关节炎，肌腱附着点炎也是本病的特征之一，也可有外周关节滑膜炎，脊柱受累到晚期的典型表现为竹节状脊柱。

二、中医认识

中医学中无强直性脊柱炎这一病名。《素问·生气通天论》中有云："阳气者，精则养神，柔则养筋，开阖不得，寒气从之，乃生大偻。"大偻，王冰注曰："身体俯曲，不能直立。偻，背脊弯曲。"国医大师焦树德结合《素问·生痹》中："肾痹者善胀，以尻代踵，脊以代头"等论述，提出将强直性脊柱炎称为"大偻"，并且仍可归于"痹"病范畴。中医学认为此病是因"阳气不得开阖，寒气从之"而形成。督脉为人身阳气之海，督一身之阳；腰为肾府又与足太阳相表里，所以肾督两虚，寒邪最易入侵，寒邪入侵肾督，阳气不得开阖，寒气从之，乃生大偻。可见肾督阳虚是本病的内因，寒邪入侵是其外因，内外合邪，阳气不化，寒邪内盛，影响筋骨的荣养，而致脊柱伛偻，乃形成大偻。

【诊断依据】

一、临床表现

（一）症状

炎性下背痛是该病最典型的症状，由骶髂关节炎、腰椎病变导致，其定义为：①背部不适发生在 40 岁以前；②缓慢发病；③症状持续至少 3 个月；④背痛伴发晨僵；⑤背部不适在活动后减轻或消失。以上 5 项有 4 项符合则支持炎性下背痛诊断。

本病发病隐袭，疼痛、僵硬感为主要症状。可影响中轴关节、外周关节、内脏器官系统。腰椎、骶髂关节、髋关节是最常受累关节，其次是胸腰椎、外周关节，除关节外，还可以累及内脏器官、组织。患者逐渐出现腰背部、骶髂部、臀部疼痛和（或）发僵，半夜痛醒，翻身困难，疼痛及发僵休息后明显，活动后减轻。随病情进展由腰椎向胸颈部脊椎发展，则会出现相应部位疼痛、活动受限或脊柱畸形。可伴有外周关节病变，非对称性、少数关节或单关节、下肢大关节的关节炎为本病外周关节炎的特征。可有全身表现，一般较轻微，少数重症者有发热、疲倦、消瘦、贫血或其他器官受累。肌腱附着点炎非常常见，如跖底筋膜炎、跟腱炎和其他部位的肌腱末端病。内脏器官、系统均可受累。较常见的有眼睛病变，1/4 的患者发生眼色素膜炎，严重者可致视力障碍。神经系统症状来自压迫性脊神经炎或坐骨神经痛、椎骨骨折或不全脱位及马尾综合征，后者可引起阳痿、夜间尿失禁、膀胱和直肠感觉迟钝、踝反射消失。极少数患者出现肺纤维化，有时伴有空洞形成而被认为结核，也可因并发霉菌感染而使病情加剧。主动脉瓣闭锁不全及传导障碍见于 3.5%~10% 的患者。AS 可并发 IgA 肾病和淀粉样变。

（二）体格检查

1. 枕壁试验　正常人在立正姿势双足跟紧贴墙根时，后枕部应贴近墙壁而无间隙，而颈僵直和（或）胸椎段畸形后凸者该间隙增大至几厘米以上，致使枕部不能贴壁。以枕墙距表示该距离，提示颈椎病变，活动度减低。

2. 胸廓扩展度　在第4肋间隙水平测量深吸气和深呼气时胸廓扩展范围，两者之差的正常值不小于2.5 cm，小于2.5 cm者提示有肋骨和脊椎广泛受累。

3. Schöber试验　于双髂后上棘连线中点上方垂直距离10 cm及下方5 cm处分别做标记，然后嘱患者弯腰（保持双膝直立位）测量脊柱最大前屈度，正常移动增加距离在5 cm以上，增加距离少于4 cm则提示腰椎活动度减低。

4. 骨盆按压试验　患者侧卧，从另一侧按压骨盆可引起骶髂关节疼痛。

5. Patrick试验（下肢4字试验）　患者仰卧，一侧膝屈曲并将足跟放置到对侧伸直的膝上。检查者用一只手下压屈曲的膝（此时髋关节在屈曲、外展和外旋位），并用另一只手压对侧骨盆，可引出对侧骶髂关节疼痛者则视为阳性，提示髋关节、骶髂关节病变。

二、辅助检查

（一）活动期

患者可见血沉增快，C－反应蛋白（CRP）增高及轻度贫血，类风湿因子（RF）阴性。HLA-B27指人类白细胞抗原B27，*HLA-B27*基因通过转录、翻译，最后生成HLA-B27分子出现在细胞膜表面，一般用流式细胞学方法检测HLA-B27分子，AS患者中其阳性率达90%左右，对诊断AS有重要意义，但不能单纯凭HLA-B27来诊断有无AS，正常人群中也可能出现HLA-B27阳性，HLA-B27阴性也不能排除AS可能。

（二）影像学检查

1. X线　骶髂关节显示软骨下骨缘模糊，骨质糜烂，关节间隙模糊，骨密度增高及关节融合。通常按X线片，骶髂关节炎的病变程度可分为5级：0级为正常；Ⅰ级可疑；Ⅱ级有轻度骶髂关节炎；Ⅲ级有中度骶髂关节炎（图11-1）；Ⅳ级为关节融合强直。脊柱的X线片表现有椎体骨质疏松和方形变，椎小关节模糊，椎旁韧带钙化以及骨桥形成。晚期广泛而严重的骨化性骨桥表现称为"竹节样脊柱"。

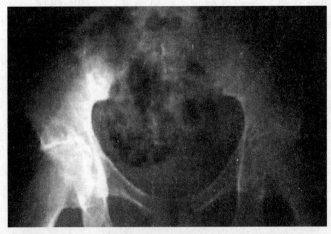

Ⅲ级病变，骶髂关节广泛侵蚀、硬化、关节边缘模糊，关节间隙变窄、消失。

图11-1　X线片

2.CT 检查　该技术的优点在于假阳性少。AS 的骶髂关节 CT 表现为关节面破坏，关节面下囊状骨质破坏，关节间隙增宽或变窄，晚期关节融合（图 11-2）。但是，由于骶髂关节解剖学的上部为韧带，其附着会引起影像学上的关节间隙不规则和增宽，给判断带来困难。另外，类似于关节间隙狭窄和糜烂的骶髂关节髂骨部分的软骨下老化是一自然现象，不应该视为异常。

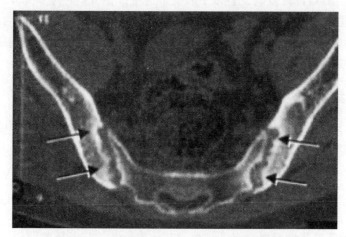

双侧骶髂关节面锯齿状破坏，关节间隙宽窄不均。

图 11-2　CT

3.磁共振成像技术　在 CT 出现骨质破坏前，通过磁共振可发现早期病变，如骨水肿、软骨侵蚀、滑膜炎、积液等。同时避免了放射线对身体尤其是生殖系统的影响。但在判断骶髂关节炎时易出现假阳性结果，结果的判断与影像学医生水平有关。又因价格昂贵，不宜作为常规检查项目。

三、诊断标准

近年来有不同标准，但现多采用 1984 年修订的纽约标准。但是，对一些暂时不符合上述标准者，可参考欧洲脊柱关节病初步诊断标准，符合者也可列入此类进行诊断和治疗，并随访观察。

（1）修订的纽约标准（1984 年）：①下腰背痛的病程至少持续 3 个月，疼痛随活动改善，但休息不减轻；②腰椎在前后和侧屈方向活动受限；③胸廓扩展范围小于同年龄和性别的正常值；④双侧骶髂关节炎Ⅱ～Ⅳ级，或单侧骶髂关节炎Ⅲ～Ⅳ级。如果患者具备④并分别附加①～③条中的任何 1 条可确诊为 AS。

（2）欧洲脊柱关节病研究组标准：炎性脊柱痛或非对称性以下肢关节为主的滑膜炎，并附加以下项目中的任何一项：①阳性家族史；②银屑病；③炎性肠病；④关节炎前 1 个月内的尿道炎、宫颈炎或急性腹泻；⑤双侧臀部交替疼痛；⑥肌腱末端病；⑦骶髂关节炎。

【鉴别诊断】

一、RA

① AS 在男性多发而 RA 女性居多。② AS 无一例外有骶髂关节受累，RA 则很少有骶髂关节病变。③ AS 为全脊柱自下而上地受累，RA 大多侵犯颈椎。④外周关节炎在 AS 为少数关节、非对称性发病，且以下肢关节为主；在 RA 则为多关节、对称性和四肢大小关节均可发病。⑤ AS 无 RA 可见的类风湿结节。⑥ AS 的 RF 阴性，而 RA 的阳性率占 60%~95%。⑦ AS 以 HLA-B27 阳性居多，而 RA 则与 HLA-DR4 相关。AS 与 RA 发生在同一患者的概率为 1/20 万~1/10 万。

二、椎间盘脱出

椎间盘脱出是引起炎性腰背痛的常见原因之一。该病限于脊柱，无疲劳感、消瘦、发热等全身表现，所有实验室检查包括血沉均正常。它和 AS 的主要区别是可通过 CT、MRI 或椎管造影检查得到确诊。

三、结核

对于单侧骶髂关节病变要注意同结核或其他感染性关节炎相鉴别。

四、弥漫性特发性骨肥厚综合征

该病多发在 50 岁以上男性，患者也有脊椎痛、僵硬感及逐渐加重的脊柱运动受限。其临床表现和 X 线所见常与 AS 相似。但是，该病 X 线可见韧带钙化，常累及颈椎和低位胸椎，经常可见连接至少 4 节椎体前外侧的流注形钙化与骨化，而骶髂关节和脊椎骨突关节无侵蚀，晨起僵硬感不加重，血沉正常及 HLA-B27 阴性。根据以上特点可将该病和 AS 进行区别。

五、髂骨致密性骨炎

本病多见于青年女性，常常发生在产后。其主要表现为慢性腰骶部疼痛和发僵。血沉、CRP 等炎性指标一般正常。诊断主要依靠影像学，X 线典型表现为在骶髂关节髂骨面之中下 2/3 部位有明显的骨硬化区，呈三角形者尖端向上，密度均匀，不侵犯骶髂关节面，无关节狭窄或骨质破坏，故不同于 AS。

六、其他

AS 是血清阴性脊柱关节病的原型，在诊断时必须与骶髂关节炎相关的其他脊柱关节病如银屑病关节炎、肠病性关节炎或赖特综合征等相鉴别。

【西医治疗】

AS 尚无根治方法，但是患者如能及时诊断及合理治疗，可以控制症状并改善预后，提高生活质量，避免残疾发生。

一、治疗原则

通过控制症状及炎症以达到疾病长期缓解、防止骨质破坏、保持生理及社会功能、提高生活质量的目的；理想的治疗方案应由风湿科医师与患者沟通后共同制定，应遵循非药物治疗加药物治疗的原则。

二、非药物治疗

1. 宣教　对患者及其家属进行疾病知识的教育是整个治疗计划中不可缺少的一部分，有助于患者主动参与治疗并与医师的配合。长期计划还应包括患者的社会心理和康复的需要。

2. 体育锻炼　是治疗中非常重要的部分，其重要性不亚于药物治疗。有的轻症患者仅仅通过体育锻炼就能达到病情缓解。根据自身情况及身体耐受程度选择合适的体育锻炼，持之以恒，以取得和维持脊柱关节的最好位置，增强椎旁肌肉力量和增加肺活量。

3. 保持正确的姿势　站立时应尽量保持挺胸、收腹和双眼平视前方的姿势。坐位也应保持胸部直立。用较硬的床，多取仰卧位，避免促进屈曲畸形的体位。枕头要矮，一旦出现上胸或颈椎受累应停用枕头。

4. 减少或避免引起持续性疼痛的体力活动　定期测量身高并记录是防止不易发现的早期脊柱弯曲的一个好措施。

5. 物理治疗　按摩、超声理疗、热疗都可以用于治疗 AS，缓解疼痛及僵硬症状，主动运动优于被动运动，陆地运动可能优于游泳等水中运动。

三、药物治疗

1. 非甾体抗炎药（NSAIDs）

这一类药物可迅速改善患者的腰背部疼痛和发僵，减轻关节肿胀和疼痛及增加活动范围，无论是对早期还是晚期 AS 患者，症状治疗都是首选的。活动的 AS 推荐持续使用NSAIDs，稳定期则根据病情按需使用。抗炎药种类繁多，目前并没有特别推荐哪一种作为首选。①双氯芬酸通常每日总剂量为 75～150 mg；②美洛昔康 7.5～15 mg，每日 1 次；③依托度酸 400 mg，每日 1 次；④洛索洛芬 60 mg，每日 2 次；⑤塞来昔布 200 mg，每日 1～2 次。

非甾体抗炎药的不良反应中较多的是胃肠不适，少数可引起溃疡，其他较少见的有头痛、头晕，肝、肾损伤，血细胞减少，水肿，高血压及过敏反应等。应根据个体差异选择合适的 NSAIDs，如老年人、有胃溃疡或胃出血病史的患者，建议使用选择性 COX-2 抑制剂，如塞来昔布。如一种药物足剂量治疗 2～4 周疗效不明显，应改用其他不同类别的抗炎药。避免同时使用 2 种或以上的 NSAIDs，因其不仅不会增加疗效，反而会增加药物不良反应，甚至带来严重后果。

2. 生物制剂　生物制剂是治疗活动性 AS 的首选药物。主要不良反应为感染、局部硬结，以及远期肿瘤发生的可能，使用前应常规筛查乙肝、结核等传染病，感染活动期均不宜使用，心力衰竭及肿瘤患者不宜使用。

（1）依那西普，属于肿瘤坏死因子 –α 受体融合蛋白，常用剂量 25 mg，皮下注射，每周 2 次，使用 3~6 个月后减量。

（2）阿达木单抗，属于肿瘤坏死因子 –α 单克隆抗体，常用剂量 400 mg，皮下注射，每 2 周一次。

（3）白介素 –17 拮抗剂包括依奇珠单抗、司库奇尤单抗，目前尚未在国内上市。

3. 改善病情的抗风湿药

（1）柳氮磺吡啶：每日 2.0 g，分 2~3 次口服。为了增加患者的耐受性，一般以 0.25 g、每日 3 次开始，以后每周递增 0.25 g，直至 1.0 g，每日 2 次。该药适用于改善 AS 患者的外周关节炎。不良反应包括消化系症状、皮疹、血细胞减少、头痛、头晕以及男性精子减少和形态异常（停药可恢复）。磺胺过敏者禁用。

（2）甲氨蝶呤：用于 AS 的外周关节炎、腰背痛、发僵及虹膜炎等症状的治疗，对 ESR 和 CRP 水平有改善作用，而对中轴关节的放射线病变无改善证据。通常剂量为甲氨蝶呤 7.5~15 mg，每周 1 次。

4. 糖皮质激素　仅仅推荐用于有外周关节炎患者做局部激素治疗时，也就是关节腔注射。重复注射应间隔 3~4 周，一般每年不超过 3 次。应避免全身使用糖皮质激素。

四、外科治疗

髋关节受累引起的关节间隙狭窄、强直和畸形是本病致残的主要原因。为了改善患者的关节功能和生活质量，人工全髋关节置换术是最佳选择。置换术后绝大多数患者的关节痛可得到控制，部分患者的功能可恢复正常或接近正常，置入关节的寿命 90% 达 10 年以上。

应强调指出的是，本病在临床表现上的轻重程度差异较大，有的患者病情反复持续进展，有的长期处于相对静止状态，可以正常工作和生活。但是，发病年龄较小，髋关节受累较早，反复发作虹膜睫状体炎和继发性淀粉样变性，诊断延迟，治疗不及时和不合理，以及不坚持长期功能锻炼者，预后差。总之，这是一种慢性进展性疾病，应在专科医师指导下长期随诊。

【中医治疗】

一、中医辨证施治

1. 肾虚督寒证
临床表现：腰胯疼痛，喜暖畏寒，腰膝酸软或腰腿疼痛，腰部不能转摇，俯仰受限，遇寒加重，得热则舒，或兼男子阴囊寒冷，女子白带寒滑，舌苔薄白或白厚，脉象多见沉弦或尺脉沉弦略细或弱小。
病机：肾虚寒滞督脉，督脉不利。

治法：补肾祛寒，强督助阳，活瘀通络，壮骨舒筋。

处方：补肾强督治偻汤。骨碎补、补骨脂、川断、杜仲、金狗脊、鹿角霜、土鳖虫、川牛膝、桂枝、白芍、知母、制附片（先煎）、炙麻黄、羌活、干姜、独活、防风、鸡血藤。

加减：寒甚疼重者，加重干姜用量；病久腰背僵曲者，骨碎补、白僵蚕加量，另加炒白芥子、透骨草、自然铜（先煎）、炒神曲；颈部僵硬明显者加葛根。

2. 肾虚湿热证

临床表现：腰骶、脊背、臀酸痛、沉重、僵硬不适，腰脊僵困，膝腿乏力，喜凉爽，身热不扬、绵绵不解，也可有下午（或夜间）低热，汗出心烦、口苦黏腻或口干不欲饮，大便溏软，或黏滞不爽，小便黄赤或伴见关节红肿灼热焮痛，或有积液，屈伸活动受限，舌质偏红，苔腻或黄腻或垢腻，脉沉滑、弦滑或弦细数。

病机：肾虚湿热瘀阻，督脉不利。

治法：补肾强督，清热化湿，活血通络。

处方：补肾强督清化汤。骨碎补、川续断、生地、金狗脊、炒黄柏、鹿角霜、土鳖虫、苍术、川牛膝、羌活、秦艽、桂枝、白芍、知母、薏苡仁、络石藤。

加减：下午潮热明显者，加银柴胡、地骨皮、青蒿；口燥咽干（或痛）者，元参、生地加量；兼有腿疼痛者，加地龙、焦槟榔、伸筋草；疼痛游走者，加青风藤、独活、防风。

3. 兼证加减

兼痹阻肢节：除腰、脊、胯、尻疼痛外，兼见膝、踝、肩、肘等关节疼痛或上下肢游走串痛。

加减：关节疼痛喜凉爽者加忍冬藤、络石藤；下肢关节肿痛者，加地龙、泽兰；上肢关节痛重闭者加片姜黄；上肢关节痛而不怕凉者加桑枝。

二、中成药处方

1. 尪痹片　一次 4 片，每日 3 次。适用于肝肾不足、风湿阻络所致的尪痹。

2. 益肾蠲痹丸　一次 8~12 g，每日 3 次。适用于肾虚风湿痹阻所致的痹证。

三、针灸及其他疗法

1. 针灸疗法

治法：补肾散寒通痹。取穴以局部穴和督脉、足太阳经穴为主。

主穴：华佗夹脊穴和督脉穴位。

进针得气后，以捻转结合提插，施平补平泻法，可配合电针，用疏密波，强度以患者局部肌肉微见跳动而能耐受为度，留针 30 分钟，每日 1 次。督灸：事先准备姜泥（鲜姜打碎去汁留泥）、纯艾绒。嘱患者取俯卧位，大椎穴至腰俞穴消毒，并将姜泥均匀铺开，在姜泥上点燃艾绒，让其自燃自灭。移去艾灰和姜泥，用湿毛巾擦净，1~2次/周。大椎穴至腰俞穴可加闪罐或留罐，还可配合头皮针、耳针、皮肤针等。

2.其他疗法　可局部行红外线照射或中医定向透药疗法，中药蒸汽浴疗法。

【用药说明及治疗注意事项】

对长期服用非甾体抗炎药的患者，应特别注意其胃肠道副作用及肾脏副作用，加用护胃药，并定期检查尿常规、肾功能，以便及时发现肾脏损害并积极处理，进而避免不可逆转的严重肾脏疾病发生。使用生物制剂的患者，建议每年进行一次病毒性肝炎及结核的检查。

【预防与康复指导】

1.情志调护　与患者多进行面对面的沟通，给患者以耐心的开导、热心的抚慰与鼓励，帮助患者正确认识自己的病情，了解治疗的过程与方法，建立战胜疾病的信心。

2.生活调护　嘱患者注意保暖防寒，经常进行温水浴，体育锻炼对病情的恢复有着非常重要的意义，因此在疼痛缓解后应坚持每日锻炼。尽量选择向阳的居室居住，保持室内干燥、温暖、空气新鲜，避免衣物潮湿，戒烟酒。有髋关节病变的患者，应在无负重的情况下进行肢体活动，病变严重者应借助腋拐行走。对于病情较重的卧床患者，应由护理人员协助患者床上进食、床上浴、床上大小便，保持患者身体清洁，经常帮助患者翻身，防止褥疮及坠积性肺炎的发生。

3.饮食调护　选择高蛋白、高维生素、营养丰富、易消化的食品，冬天还可多进些温补性的食物，如牛羊肉、骨头汤等。此外本病易造成骨量丢失而导致骨质疏松，应多进含钙量高的食物，如虾皮、酥鱼、奶制品等。

（温艳芳　蒋玲玲　岳丽红）

第十二章

运动系统疾病

第一节 骨性关节炎

【概述】

一、西医定义

骨性关节炎是一种以关节软骨退行性变和继发性骨质增生为特征的慢性关节疾病。多见于中老年人，女性多于男性。好发于负重较大的膝关节、髋关节、脊柱及远侧指间关节等部位，该病亦称为骨关节病、退行性关节炎、增生性关节炎等。临床上表现为渐进发展的关节疼痛、肿胀、活动受限和关节畸形。据估计，全世界大约有15%人口受其困扰，且常发生在60岁以上的老年人，是危害老年人健康、影响老年人生活质量及致残的最常见原因。

二、中医认识

骨性关节炎归属于中医学"痹证"之"骨痹""肾痹"的范畴。"骨痹"病名的提出最早见于《黄帝内经》，《素问·长刺节论篇》有曰："病位在骨，骨重不能举，骨髓酸痛，寒气至，曰骨痹""风寒湿邪浸淫筋骨，耗精伤肾，致骨重不能举，关节酸楚疼痛，活动受限，久而形变"，明确了骨痹的发病部位在骨，以关节疼痛、沉重、屈伸不利，长久以往就产生关节畸形等为主要临床特点及表现。这些症状特点与现代骨性关节炎的临床表现相类似，故《中医病证诊疗标准》把骨性关节炎归类于中医"骨痹"的范畴。

本病属于本虚标实、本痿标痹之证。人过中年，元气渐衰，而元气是生命的根本与源泉，封藏于肾而产生元精，关系命门，因此有百病皆因气而生之说，故元气虚衰为本病之根本。其与肝、脾、肾密切相关，肝血不充，筋脉失养，筋痿挛缩，活动不利；肾主骨、藏精生髓，若肾精不充，则髓海空虚，无以濡养筋骨；肾中阳气为全身阳气的根源，若肾阳不足将导致卫气不行，不能抵御外邪侵袭；脾为全身气血化生的源泉，脾虚则致气血化生乏源，气虚则无以推动血行。若此时风、寒、湿等外邪乘虚而入，浸淫筋骨关节，气血运行受阻，气滞血凝，久而成痹。因此，风、寒、湿邪侵袭，气血痹阻，运行不畅为外因，而内因为年老体弱，元气不足，肝脾肾虚衰，筋骨关节失于濡养，其主要病理产物为瘀。

【诊断依据】

一、临床表现

1. 症状 疼痛是主要的症状，初期为轻微钝痛，以后逐步加剧。活动多时疼痛加剧，休息后好转。有的患者在静止或晨起时感到疼痛，稍微活动后减轻，称之为"休息痛"。但活动过量时，因关节面摩擦也可产生疼痛。疼痛可与天气变化、潮湿受凉等因素有关。患者常感到关节活动不灵活，上下楼困难，晨起或固定某个体位较长时间关节僵硬，稍活动后减轻。关节活动时有各种不同的响声，有时可出现关节交锁。晚期患者多伴有明显滑膜炎症，表现为疼痛加重、关节肿胀、关节积液、活动受限，病情严重者可有肌肉萎缩及关节畸形。

2. 体征 表现为关节肿胀，有积液时膝关节可出现浮髌试验阳性，髋关节内旋角度增大时，疼痛加重。关节周围肌肉萎缩，主动或被动活动时，关节可有响声，有不同程度的活动受限，严重者出现关节畸形，如膝内翻。手指远侧指间关节侧方增粗，形成 Heberden 结节。

二、辅助检查

（一）实验室检查

无特异性。血细胞沉降率、血常规均无异常变化，热凝集试验阳性。关节液常质清、微黄、黏稠度高，白细胞计数常在 1.0×10^9/L 以内，主要为单核细胞。黏蛋白凝块坚实。

（二）影像学检查

1. X 线检查 软组织肿胀，关节间隙不同程度变窄，关节边缘有骨赘形成。晚期骨端变形，关节表面不平整，边缘骨质增生明显，软骨下骨有硬化和囊腔形成，伴滑膜炎时脂肪垫模糊或消失。

2. CT 检查 可以清晰显示不同程度的关节骨质增生、关节内的钙化和游离体，有时也可以显示半月板的情况。

3. MRI 检查 可以观察关节软骨、关节内及周围软组织的病变情况，对早期骨关节炎诊断有一定价值。早期骨关节炎表现为关节软骨厚度变薄或缺损、软骨下骨骨髓水肿、半月板损伤及变性、关节积液和关节周围囊肿。

（三）病理学和细胞学检查

关节镜检查是直观了解关节内损伤的检查方法，可观察到软骨不同程度的损害，以及滑膜的炎症、增生情况，并能在关节镜下取组织标本进行病理学检查，是进行鉴别诊断的重要依据。

三、诊断标准

根据患者的症状、体征、关节滑液特点及典型 X 线表现等，诊断骨关节炎并不难。对不典型关节受累的骨关节炎患者（如掌指、腕、肘、肩或踝关节）应考虑有无原发性疾病。各项关节炎的分类标准如下。

（一）膝关节骨关节炎分类标准

临床：①近一个月大多数时间有膝痛；②有骨摩擦音；③晨僵时间＜30分钟；④年龄＞38岁；⑤有骨性膨大。

满足①+②+③+④条，或①+②+⑤条，或①+④+⑤条者可做出膝骨关节炎诊断。

临床+实验室+放射学：①前月大多数时间有膝痛；②骨赘形成；③关节液检查符合骨关节炎；④年龄＜40岁；⑤晨僵时间＜30分钟；⑥有骨摩擦音。

满足①+②条或①+③+⑤+⑥条，或①+④+⑤+⑥条者作为膝骨关节炎诊断。

（二）髋骨关节炎分类标准

临床：①前月大多数日有髋痛；②内旋＜15º；③血沉＜45 mm/h；④屈曲＜115º；⑤内旋＞15º；⑥晨僵时间＜60分钟；⑦年龄＞50岁；⑧内旋时疼痛。

满足①+②+③条或①+②+④条，或①+⑤+⑥+⑦+⑧条者可诊断髋骨关节炎。

临床+实验室+放射学：①前月大多数时间有髋痛；②血沉＜20 mm/h；③X线片有骨赘形成；④X线片髋关节间隙狭窄。

满足①+②+③条或①+②+④条，或①+③+④条者可诊断髋骨关节炎。

（三）手骨关节炎分类标准（临床标准）

①前月大多数时间有手痛、发酸、发僵；②10个指定的指间关节中有硬性膨大的＞2个；③掌指关节肿胀＜2个；④远端指间关节硬性组织肥大的＞2个；⑤10个指定的关节中有畸形的＞1个。

满足①+②+③+④条或①+②+③+⑤条可诊断手骨关节炎。

【鉴别诊断】

骨关节炎需与其他类型关节炎进行鉴别。

一、急性风湿性关节炎

急性风湿性关节炎发病急，全身症状重，持续时间短。关节表面皮肤红热，常有关节游走性疼痛，无关节活动障碍。多伴有心脏病变，发作期后关节可恢复正常，X线检查无变化。

二、类风湿关节炎

类风湿关节炎多发生于20~50岁，关节肿痛反复急性发作，晨僵明显，持续时间长，全身症状较轻。受累关节多对称或多发，不侵犯远端指间关节。早期关节肿胀呈梭形，晚期出现功能障碍及强直畸形。

X线检查：局部或全身骨质疏松，关节面吸收，骨性愈合，强直畸形。

实验室检查：血沉快，类风湿因子阳性。

三、强直性脊柱炎

多发于15~30岁男性青壮年。发病缓慢，间歇疼痛，多关节受累，中柱关节受累明显，晨僵明显。脊柱活动受限，关节畸形。

X 线检查：骶髂关节间隙狭窄、模糊，脊柱韧带钙化，呈竹节状改变。

实验室检查：血沉快或正常，HLA-B27 为阳性，类风湿因子检查多为阴性。

【西医治疗】

骨关节炎的治疗目的是缓解疼痛，延缓疾病进展，矫正畸形，改善或恢复关节功能，提高患者生活质量。治疗原则是根据患者病情进行梯度化、个性化治疗。

医生根据患者年龄、性别、体重、自身危险因素、病变部位及程度进行梯度治疗。

第一层治疗：基础治疗，包括进行患者教育、运动治疗、物理治疗、行动辅助治疗，适用于所有骨关节炎患者。早期患者，可依据患者的需求和一般情况，选择适宜的基础治疗方案。

第二层治疗：药物治疗，患者病情加重，进入第二层治疗，包括消炎镇痛药物治疗、关节腔注射药物治疗、缓解症状的药物、中成药物治疗等。在考虑患者的发病部位及自身危险因素的基础上，选择正确的用药途径及药物种类。

第三层治疗：手术治疗，病情进一步加重。在基础治疗和药物治疗无效的前提下可进行手术治疗，包括关节镜手术、软骨修复手术、力线纠正手术等。治疗方案需依据患者病变部位、病变程度、一般情况以及自身意愿综合考虑。

第四层治疗：重建治疗，骨关节炎进展到晚期、患者病情严重、修复性治疗无效时，需要进行关节镜重建手术治疗，包括关节置换术、截骨术等。手术重建治疗是终末期骨关节炎的有效方案，可有效缓解关节疼痛、恢复关节活动功能。

一、药物疗法

主要可以分为两大类。

1. 解热镇痛和非甾体抗炎药　如非类固醇消炎药，是骨关节炎患者缓解关节疼痛、改善关节功能最常用的药物，但这些药物的使用是有风险的，而且其有效性是否优于安全性尚无肯定的评价。根据临床试验报告，应用非类固醇消炎药的 OA 患者中，只有 30% 可以减轻疼痛，15% 可以改善功能。非甾体抗炎药在一定的程度上能够改善骨关节炎的临床症状，但近年来已经发现这类药物可抑制关节软骨中的基质成分蛋白多糖的合成，加速关节软骨的退行性变，远期疗效不容乐观。

2. 可改变骨关节炎病程的药物　主要有透明质酸、硫酸氨基葡萄糖、S- 腺苷甲硫氨酸、胰岛素、雌激素和基质金属蛋白酶抑制剂。这些药物疗法的共同特点是：治疗 OA 的确切机制还在研究当中，已获准在临床使用，并获得了一定的临床疗效，无明显毒副作用，可长期安全使用。虽然有些药物起效慢，但也有一定的镇痛作用，能减少患者对非类固醇消炎药的需要量，延缓 OA 的进展。

二、注射疗法

注射疗法可分为局部痛点封闭注射和关节腔内注射。其特点是药物直接到达病灶局部，可以消除炎症刺激，缓解肌肉紧张或肌痉挛，改善局部血液循环，制止原发和继发的疼痛。注射疗法的药物选择有糖皮质激素、利多卡因及消炎镇痛药等。近年来采用的关节腔内注射玻璃酸钠对骨性关节炎有良好的作用。消炎镇痛药物局部应用，可有效减轻其对患者的副作用。玻璃酸钠、曲安奈德、生理盐水及利多卡因混合后行膝关节腔注射、消炎镇痛药物局部应用，大多可缓解患者的疼痛症状，疗效经过临床证实也较明显。但是，短时间内多次大量注射皮质类固醇类药物，可加重骨关节软骨的损害，进一步加重病情。同时，注射时若消毒不严格，可能引起关节腔内感染，导致严重后果。

三、外科手术疗法

在基础治疗或药物治疗效果不佳或病情恶化情况下，可以考虑手术治疗。

1. 关节镜下手术　随着微创手术的发展，腔镜被大量用于骨性关节炎的诊断和治疗，关节镜兼备诊断和治疗的作用，关节镜下治疗骨性关节炎具有安全、有效、创伤小、手术时间短、术后康复快、可重复、并发症少等优点，是治疗早、中期骨性关节炎的一种较好方法。但对于伴有机械症状且关节间隙存在较明显狭窄的患者，单纯行关节镜手术治疗效果不佳。

2. 软骨下钻孔术　骨关节炎患者早期关节的主要病理改变是软骨端松质骨髓内静脉引流不畅、骨内静脉回流受阻所致的骨内静脉瘀滞，进而形成骨内压增高，引起疼痛与功能障碍。因此，早期的骨性关节炎可采用软骨下钻孔减压术，以缓解疼痛症状。

3. 关节融合术　严重的骨关节炎患者，关节疼痛严重，但因经济或其他原因不能行关节置换术，对其而言关节融合术也是一种可选手术方式，特别对从事体力劳动的患者，将病变关节融合于功能位，可获得稳定、无痛、能负重的关节，虽然融合会丧失关节动度，但行走不痛，且具备一定的劳动和生活自理能力。

4. 截骨术　多用于骨关节炎早、中期患者，通过改变肢体力线来改变关节的接触面受力情况，能最大限度保留人体自身关节，尤其是青中年活动大、关节力线不佳的人群。

5. 人工关节置换术　对于终末期骨关节炎患者可采用人工关节置换术，该方法可消除关节疼痛，同时改善关节功能，是一种成熟且有效的治疗方法。

四、物理治疗

物理治疗包括水疗、冷疗、热疗、按摩等，主要是通过促进局部血液循环、减轻炎症反应，达到减轻关节疼痛、提高患者生活质量的目的。

五、行动辅助治疗

主要是借助行动辅助器械，如手杖、拐杖、助行器、关节支具等辅助工具，达到减少关节负重、减轻关节磨损及疼痛的作用，也可选择平底、厚实、柔软、宽松的鞋具辅助行走。

六、前沿治疗

在病变关节腔内注射生长因子和富血小板血浆疗法、基因疗法、软骨移植法为骨关节炎的前沿治疗新方法，但其远期疗效尚待进一步随访观察。

【中医治疗】

一、中医辨证施治

1. 风寒湿痹证

临床表现：肢体、关节酸痛，关节屈伸不利，局部皮色不红，触之不热，得热痛减，遇寒加重，活动时疼痛加重，舌苔薄白或白滑，脉弦或紧或涩。

病机：风寒湿邪相互合伤于下，致经络闭阻，气血不畅，痰凝血瘀，继入筋骨，流注关节。

治法：祛风除湿、散寒止痛。

处方：三痹汤、蠲痹汤或防己汤加减。独活、防己、秦艽、当归、白芍、川芎、生黄芪、桂枝、苍术、白术、云苓、细辛、威灵仙、蜈蚣、炙甘草。

加减：上肢痹可加桂枝，羌活剂量加大；下肢痹可加防己、牛膝；寒湿甚，可加制川乌（或制草乌）；湿热甚，可加黄柏、制南星、土茯苓。

2. 瘀血痹阻证

临床表现：痹痛日久，患处刺痛，疼痛较剧，痛有定处或痛而麻木，屈伸困难，反复发作，骨关节僵硬变形，关节及周围呈暗瘀色，舌体暗紫或有瘀点、瘀斑，脉细涩。

病机：血脉痹阻，气血逆乱，不通则痛。

治法：活血化瘀，通络止痛。

处方：身痛逐瘀汤加减。桃仁、红花、当归、五灵脂、地龙、川芎、没药、香附、羌活、秦艽、牛膝、甘草。

加减：痛在腰腿者，去羌活、加乌梢蛇、独活；痛在腰以上者，去牛膝，加姜黄。

3. 肝肾不足证

临床表现：腰膝酸软，骨节疼痛，屈伸不利，筋肉萎缩，肢体麻木，遇劳加重，且反复发作，可伴面白无华，形寒肢冷，或头晕耳鸣，筋脉拘急，舌质淡苔白，或舌质红苔薄，脉沉弱或沉数。

病机：肝肾不足，髓海空虚，筋骨关节失于濡养。

治法：滋肝补肾，舒筋活络。

方药：六味地黄丸加味。熟地、茯苓、山药、山茱萸、丹皮、泽泻、当归、白芍、桑寄生、杜仲、补骨脂、鸡血藤。

加减：关节肿甚者，加胆南星、蜈蚣、全蝎；关节沉重感、肌肤麻木者，加苍术、土茯苓；关节急性发作时自觉热感，得凉稍舒者，加羚羊角骨；关节肌肉萎缩者，重用生黄芪、蜂房、蕲蛇。

二、中成药处方

1. 三乌胶囊　　口服，每次 5 g，每日 2 次。适用于风寒湿痹证。
2. 追风透骨丸　　口服，每次 4 粒，每日 2 次。适用于风寒湿痹证。
3. 六味地黄丸　　口服，每次 8 粒，每日 3 次。适用于肝肾不足证。
4. 藤黄健骨片　　口服，每次 4 g，每日 2 次。适用于肝肾不足证。

三、中药外用

中药外治法主要有中药熏洗法、中药外敷法、中药离子导入法，使药物直达病所，通过皮肤表面渗透到达患处，从而起到活血化瘀、温经除湿、消肿止痛的作用。

四、针灸及其他疗法

1. 针灸疗法

治法：通经活络，壮骨止痛。取穴以局部穴位为主。

主穴：阳陵泉、大杼、阿是穴。

阳陵泉为筋会，可舒筋通络止痛；骨会大杼，可壮骨止痛，以治其本。膝骨关节炎取膝眼、梁丘、阳陵泉、血海。肩骨关节炎取肩髃、肩髎、肩贞、肩前、条口、透承山。毫针常规刺，可加电针，或加灸，或加温针灸。肩关节活动受限者，在局部穴针刺前或出针后刺远端穴，行针后让患者活动肩关节。

2. 其他疗法

（1）针刺透灸法：治疗膝骨关节炎时，针刺得气后，将清艾条一根平均分为 5~6 段，点燃两端，均匀放在艾箱内的纱网上，将艾箱置于膝关节处，上方加盖，视患者感觉调节盖口，直至局部皮肤均匀汗出、潮红为度，一般需要 50 分钟以上。

（2）电针：取穴参考局部主穴，选用密波或疏密波。

（3）拔罐：取阿是穴，行刺络拔罐（皮肤针重叩使出血少许，加拔罐），每日或隔日一次。

（4）火针：取阿是穴，2~3 日治疗一次。

（5）穴位注射：取阿是穴，选用当归注射液，行穴位常规注射。

（6）物理疗法：用红外线、超短波、磁热疗法、中医定向透药疗法等。取阿是穴，每日 1~2 次。

（7）推拿：采用滚法、按揉法、弹拨法、一指禅推法、摇法、擦法、拔伸法等手法，取关节局部腧穴和部位。

【用药说明及治疗注意事项】

（1）消炎镇痛药物可减轻或控制骨性关节炎症状，但应注意其具有胃肠道不良反应，应在评估患者风险因素后慎重使用且不宜长期服用。软骨保护剂如硫酸氨基葡萄糖具有缓解症状和改善功能的作用，同时长期服用可以延迟疾病的结构性进展。

（2）对晚期病例，在全身情况能耐受手术的条件下，行人工关节置换术，是目前公认的消除疼痛、矫正畸形、改善功能的有效方法，可以大大提高患者的生活质量。

【预防与康复指导】

1.生活指导　改变不良的饮食习惯，多食用蔬菜水果，注意补钙，预防骨质疏松，注意减肥，避免过度或不恰当的运动，如长途奔走、爬山、上下高层楼梯、长期站立等。骨关节炎发作期佩戴护膝、穿合适大小的运动鞋，避免穿高跟鞋；急性期借助拐杖、助行器辅助活动，减少关节负担。

2.运动治疗　在医师指导下进行康复运动，包括低强度的有氧运动和关节周围肌肉力量锻炼（如游泳、骑自行车等）。

3.功能锻炼　功能锻炼是指在非负重状态下进行牵拉、屈伸活动，具有预防关节僵硬、改善关节灵活度及活动度、增强肌力、提高关节稳定性、缓解疼痛等重要作用。

第二节　骨　折

【概述】

一、西医定义

骨折是指骨的完整性或连续性遭到破坏，多见于儿童及老年人，中青年人也时有发生。患者常为一个部位骨折，少数为多发性骨折。

二、中医认识

中医学对骨折很早就有认识，早在《黄帝内经》中就指出："坠堕""击仆""举重用力""五劳所伤"等；马王堆出土的汉代《帛书周易》中就记载了"折骨绝筋""折骨裂肤"；晋·葛洪著《肘后救卒方》，是我国最早记载了下颌关节脱臼手法整复方法的著作；蔺道人著《仙授理伤续断秘方》，是我国现存最早的一部骨伤科专著；《正体类要·序》说："肢体损于外，则气血伤于内，荣卫有所不贯，脏腑由之不和"，明确地指出了外伤与内损、局部与整体之间是相互作用、相互影响的；清·吴谦等编著《医宗金鉴·正骨心法要旨》强调："机触于外，巧生于内，手随心转，法从手出"，总结出了治疗骨折的"摸、接、端、提、按、摩、推、拿"的正骨八法并结合小夹板固定。中医学认为骨折愈合过程是一个"瘀去、新生、骨合"的过程，因而一般采用"早、中、后"三期辨证施治，分别采用相应的"攻、和、补"三大治法，并遵循"动静结合，筋骨并重，内外兼治，医患合作"的原则。

【诊断依据】

一、临床表现

1.病史　有明确的外伤史。

2. 临床症状　局部可见疼痛，肿胀，青紫瘀斑，活动功能障碍，严重骨折和多发性骨折可伴随全身症状（如休克、发热等）。

3. 特有体征　局部压痛、纵轴叩击痛、畸形、骨擦音（骨折断端相互摩擦时产生）及异常活动（在肢体没有关节的部位出现异常活动）是骨折特有的体征。

二、辅助检查

1. X 线检查　凡疑为骨折者应常规进行 X 线摄片检查，以显示临床上难以发现的不完全性骨折、深部的骨折、关节内骨折和小的撕脱性骨折等，即使临床上已表现为明显骨折者，X 线摄片检查也是必需的，因其可以了解骨折的类型和具体情况，对治疗具有指导意义。X 线摄片应包括正、侧位片，必须包括邻近关节，有时需加摄斜位、切线位或健侧相应部位的 X 线片。

2. CT 检查　对于骨折不明确但又不能排除者、脊柱骨折有可能压迫脊髓神经根者及复杂骨折者均可行 CT 检查。三维 CT 重建可以更直观、便捷地进行骨折分型，对治疗方案的选择帮助很大，目前临床上常用。

3. MRI 检查　虽然显示骨折线不如 CT 检查，但对于脊髓神经根及软组织损伤的显示有独特优点，目前已广泛用于脊柱骨折的检查。

三、骨折分类

1. 根据骨折断端是否与外界相通分类　闭合骨折、开放骨折。

2. 根据骨折的损伤程度分类　单纯骨折、复杂骨折（合并神经、重要血管或脏器损伤）、不完全骨折、完全骨折。

3. 根据骨折线形态分类　横断骨折、斜行骨折、螺旋形骨折、粉碎性骨折、青枝骨折（儿童，仅有部分骨质和骨膜被拉长、皱折和破裂，骨折处有成角、弯曲畸形，与青嫩的树枝被折时的情况相似）、嵌插骨折（常见于股骨颈和肱骨外科颈）、裂纹骨折（颅骨、肩胛骨）、骨骺分离、压缩骨折（脊柱、跟骨）。

4. 根据骨折整复后的稳定程度分类　稳定骨折、不稳定骨折。

（1）稳定骨折：复位后经过适当固定不容易发生再移位者，如裂纹骨折、青枝骨折、嵌插骨折、横断骨折、压缩骨折等。

（2）不稳定骨折：复位后易于发生再移位者，如斜形骨折、螺旋形骨折、粉碎性骨折等。

5. 根据骨折后就诊时间分类　新鲜骨折（3 周内）、陈旧性骨折（3 周以上）。

6. 根据受伤前骨质是否正常分类　外伤性骨折、病理性骨折（骨折前骨折部位有病变：骨髓炎、骨结核、骨肿瘤等）。

四、骨折的愈合过程

骨折愈合过程就是瘀去、新生、骨合的过程，整个过程是持续和渐进的，一般分为三期：血肿机化期（骨折后 3 周内）、骨痂形成期（骨折后 4~8 周）和骨痂改造塑形期（骨折 8 周以后)。

五、骨折的临床愈合标准与骨性愈合标准

（一）临床愈合标准

①局部无压痛，无纵向叩击痛；②局部无异常活动；③ X 线片显示骨折线模糊，有连续性骨痂通过骨折线；④功能测定：在解除外固定情况下，上肢能平举 1 kg 达 1 分钟，下肢能连续徒手步行 3 分钟，并不少于 30 步；⑤连续观察 2 周骨折处不变形，观察的第一天即为临床愈合日期。

（二）骨折的骨性愈合标准

①具备临床愈合标准的条件；② X 线显示骨小梁通过骨折线。

六、骨折的合并伤和并发症

受暴力打击后，除发生骨折外，还可能合并各种局部或全身的并发症，有些并发症可于短时间内危及生命，必须紧急处理，有些需要与骨折同时治疗，有的则需要待骨折愈合后处理，包括早期并发症和晚期并发症。

（一）早期并发症

1. 外伤性休克　多见于遭受严重损伤的患者，病情发展迅速，若不及时处理，可能危及生命。

2. 感染　开放性骨折若不及时清创或清创不彻底，有发生化脓性感染或厌氧性感染的可能性。

3. 内脏损伤　包括肺损伤（如开放性/闭合性气胸、血气胸等），肝、脾破裂，膀胱、直肠、尿道损伤等。

4. 重要血管　神经损伤：肱骨髁上骨折可合并桡神经、正中神经损伤及肱动、静脉损伤；腓骨小头上端骨折可合并腓总神经损伤等（桡神经损伤出现腕下垂表现；尺神经损伤出现爪形手表现；正中神经损伤有拇指不能对掌表现；腓总神经损伤出现足下垂表现）。

5. 缺血性肌挛缩　是筋膜间隔区综合征产生的严重后果，上肢多见于肱骨髁上骨折或前臂双骨折，下肢多见于股骨髁上或胫骨上端骨折，上下肢的重要动脉损伤后，血液供应不足或包扎过紧超过一定时限，导致前臂或小腿的肌群因缺血而坏死。神经麻痹以及肌肉坏死，经过机化后形成瘢痕组织，则肢体逐渐挛缩而形成特有的畸形——爪形手、爪形足，进而造成严重的残疾（图 12-1）。

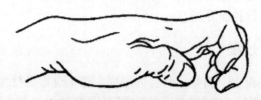

图 12-1　前臂缺血性肌挛缩后的典型畸形——爪形手

6.**脊髓损伤**　多发生在颈段和胸、腰段脊柱骨折脱位时，可形成损伤平面以下截瘫。

（二）晚期并发症

1.**坠积性肺炎**　下肢和脊柱骨折，须长期卧床，致肺功能减退，痰涎积聚，咳出困难，而引起的呼吸系统感染，常危及老年患者生命。故患者在卧床期间应多做深呼吸，或主动按胸帮助排痰，注意练功活动。

2.**褥疮**　严重损伤昏迷或脊柱骨折并发截瘫者，某些骨突部（如骶尾部、足跟部）受压，而致局部循环障碍，组织坏死，形成溃疡，经久不愈成为褥疮。故应加强护理，早预防，要保持褥疮好发部位清洁、干燥，定时翻身、按摩，或在局部加棉垫、空气垫圈等。

3.**尿路感染及结石**　骨折长期卧床或合并截瘫者，长期留置导尿管，若处理不当，可引起逆行性尿路感染，发生膀胱炎、肾盂肾炎等。故要在无菌条件下，定期更换导尿管或冲洗膀胱，并鼓励患者多饮水，保持小便通畅。

4.**损伤性骨化（骨化性肌炎）**　关节内或关节附近骨折脱位后，损伤严重、反复施行粗暴的整复手法和被动活动，致使血肿扩散或局部反复出血，渗入被破坏的肌纤维之间，血肿机化后，经过附近骨膜化骨的诱导，逐渐变为软骨，然后再钙化、骨化。在X线上可见到骨化阴影。临床上以肘关节损伤多见，常可严重影响关节活动功能。

5.**创伤性关节炎**　关节内整复不良或骨干骨折成角畸形愈合，以致关节面不平整或关节面压力状况改变，可引起关节软骨面的损伤，形成创伤性关节炎。

6.**迟发型畸形**　少年儿童骨骺损伤，可影响该骨关节生长发育，导致日后逐渐出现肢体畸形，如肱骨外髁骨折可出现肘外翻、因尺神经受牵拉而出现爪形手畸形。

【鉴别诊断】

一、关节脱位

同样表现为关节局部的疼痛、畸形、活动障碍等症状，但无骨擦感或骨擦音，单纯的关节脱位可通过影像学检查与骨折相鉴别。

二、关节扭伤

扭伤和骨折都伴有局部的疼痛、肿胀，但扭伤的症状较轻，不会出现明显畸形、反常活动以及骨擦音（感）这样的骨折专有体征，可通过X线检查快速进行鉴别。

【西医治疗】

骨折的治疗有三大原则，即复位、固定和康复治疗。

1.**复位**　是将移位的骨折段恢复至正常或近乎正常的解剖关系，重建骨的支架作用。它是治疗骨折的首要步骤，也是骨折固定和康复治疗的基础。早期正确的复位是骨折愈合过程顺利进行的必要条件。

2.**固定**　即将骨折维持在复位后的位置，使其在良好对位情况下达到牢固愈合，是骨折愈合的关键。

3. 康复治疗　是在不影响固定的情况下，尽快地恢复患肢肌肉、肌腱、韧带、关节囊等软组织的舒缩活动。早期合理的功能锻炼，可促进患肢血液循环、消除肿胀、减少肌萎缩、保持肌肉力量、防止骨质疏松和关节僵硬、促进骨折愈合，是恢复患肢功能的重要保证。

一、骨折的复位

（一）复位标准

1. 解剖复位　完全纠正骨折的畸形和移位，恢复骨的正常解剖结构，对位（指两骨折端的接触面）、对线（指两骨折段在纵轴线上的关系）完全良好。

2. 功能复位　骨折移位虽未完全纠正，但骨折在此位置愈合后，对肢体功能无明显妨碍者，称为功能复位。功能复位的标准：

（1）对线：骨折部的旋转移位必须完全矫正。成角移位成人不宜超过 10°，儿童不宜超过 15°。

（2）对位：长骨干骨折对位至少应达 1/3 以上，干骺端骨折对位至少应达 3/4。

（3）长度：儿童下肢骨折缩短不得超过 2 cm，成人缩短移位不超过 1 cm。

（二）复位方法

骨折复位方法有两类，即手法复位（又称闭合复位）和切开复位。

1. 手法复位　应用手法使骨折复位，称为手法复位。大多数骨折均可采用手法复位方法矫正其移位，而获得满意效果。进行手法复位时，其手法必须轻柔，并应争取一次复位成功。粗暴的手法和反复多次的复位，均可增加软组织损伤，影响骨折愈合，且可能引起并发症。因此，对于骨折的复位，应争取达到解剖复位或接近解剖复位。如不易达到时，也不能为了追求解剖复位而反复进行多次复位，达到功能复位即可。手法复位的步骤如下。

（1）解除疼痛：即使用麻醉方法解除肌痉挛和消除疼痛。可用局部麻醉、神经阻滞麻醉或全身麻醉，后者多用于儿童。采用局部麻醉时，即将注射针于骨折处做皮肤浸润后，逐步刺入深处，当进入骨折部血肿后，可先抽出暗红色血液，然后缓慢将 2% 普鲁卡因 10 mL（需先做皮试）或 0.5% 利多卡因 10 mL 注入血肿内，即可达到麻醉目的。

（2）肌松弛位：麻醉后，将患肢各关节置于肌松弛位，以减少肌肉对骨折段的牵拉力，有利于骨折复位。

（3）对准方向：骨折后，近侧骨折段的位置不易改变，而远侧骨折段因失去连续性，可移动。因此，骨折复位时，是将远侧骨折段对准近侧骨折段所指的方向。

（4）拔伸牵引：在对抗牵引下，于患肢远端，沿其纵轴以各种方法施行牵引，矫正骨折移位。

（5）复位手法：术者用两手触摸骨折部位，根据 X 线片所显示的骨折类型和移位情况，分别采用反折、回旋、端提、捺正、分骨、扳正等手法予以复位。

2.切开复位　切开复位即手术切开骨折部位的软组织，暴露骨折段，在直视下将骨折复位的方法，称为切开复位。由于大多数骨折可用手法复位治疗，切开复位只在一定的条件下进行。

（1）切开复位的指征：骨折端之间有肌肉或肌腱等软组织嵌入，手法复位失败者；关节内骨折，手法复位后对位不良，将可能影响关节功能者；手法复位未能达到功能复位的标准，将严重影响患肢功能者；骨折并发主要血管、神经损伤，修复血管、神经的同时，宜行骨折切开复位；多处骨折，为便于护理和治疗，防止并发症，可选择适当的部位行切开复位。

（2）切开复位的优缺点：切开复位的最大优点是可使手法复位不能复位的骨折达到解剖复位。有效的内固定，可使患者提前下床活动，减少肌萎缩和关节僵硬。还能方便护理，减少并发症。

切开复位有不少缺点，应引起重视。主要有：①切开复位时需分离软组织和骨膜，减少骨折部位的血液供应，如髓内钉内固定，可损伤髓腔内血液供应，可能引起骨折延迟愈合或不愈合。②增加局部软组织损伤的程度，降低局部抵抗力，若无菌操作不严，易于发生感染，导致化脓性骨髓炎。③切开复位后所用的内固定器材如选择不当，术中可能发生困难或影响固定效果。④内固定器材的拔除，大多需再一次手术。

二、骨折的固定

骨折的固定方法有两类，即外固定——用于身体外部的固定和内固定——用于身体内部的固定。

（一）外固定

外固定主要用于骨折经手法复位后的患者，以及有些骨折经切开复位内固定术后，需加用外固定者。目前常用的外固定方法有石膏绷带、外展架、持续牵引和外固定器等。

1.石膏绷带固定　石膏绷带固定是用熟石膏（无水硫酸钙）的细粉末撒布在特制的稀孔纱布绷带上，做成石膏绷带，用温水浸泡后，包在患者需要固定的肢体上，5～10分钟即可硬结成形，并逐渐干燥坚固，可对患肢起有效的固定作用。近年来采用树脂绷带固定者日渐增多。

（1）石膏绷带固定的指征：开放性骨折清创缝合术后，创口愈合之前；某些部位的骨折，小夹板难以固定者；某些骨折切开复位内固定术后，如股骨骨折髓内钉或钢板螺丝钉固定术后，作为辅助性外固定；畸形矫正后矫形位置的维持和骨关节手术后的固定，如腕关节融合术后；化脓性关节炎和骨髓炎患肢的固定。

（2）石膏绷带固定的优缺点：优点为可根据肢体的形状塑型，固定作用确实可靠，可维持较长时间。缺点为无弹性，不能调节松紧度，固定范围较大，一般须超过骨折部的上、下关节，无法进行关节活动功能锻炼，易引起关节僵硬。

（3）石膏绷带固定的注意事项：应在石膏下垫置枕头，抬高患肢，以利消除肿胀；包扎石膏绷带过程中，需将肢体保持在某一特殊位置时，助手可用手掌托扶肢体，不可用手指顶压石膏，以免产生局部压迫而发生溃疡；石膏绷带未凝结坚固前，不应改变肢体位置，特别是关节部位，以免石膏折断；石膏绷带包扎完毕，应在石膏上注明骨折情况和日期；观察石膏绷带固定的肢体远端皮肤的颜色、温度、毛细血管充盈情况、感觉和指（趾）的运动。如遇持续剧烈疼痛、患肢麻木、颜色发紫和皮温下降，则是石膏绷带包扎过紧引起的肢体受压，应立即将石膏全长纵向切开减压，否则继续发展可致肢体坏疽；肢体肿胀消退引起石膏过松，失去固定作用时，应及时更换；石膏绷带固定过程中，应做主动肌肉舒缩锻炼，未被固定的关节应早期活动。

2. 外展架固定　将用铅丝夹板、铝板或木板制成的固定或可调节的外展架用石膏绷带或黏胶带固定于患者胸廓侧方，可将肩、肘、腕关节固定于功能位。患肢处于抬高位，有利于消肿、止痛，且可避免肢体重量的牵拉，产生骨折分离移位，如肱骨骨折。

外展架固定的指征：①肱骨骨折合并桡神经损伤、肱骨干骨折手法或切开复位后小夹板或石膏固定者；②肿胀严重的上肢闭合性骨折和严重的上臂或前臂开放性损伤；③臂丛神经牵拉伤；④肩胛骨骨折；⑤肩、肘关节化脓性关节炎或关节结核。

3. 持续牵引　牵引既有复位作用，也是一种外固定。持续牵引分为皮肤牵引和骨牵引。皮肤牵引是将宽胶布条或乳胶海绵条粘贴在皮肤上或利用四肢尼龙泡沫套进行牵引。骨牵引是用骨圆钉或不锈钢针贯穿骨端松质骨，通过螺旋或滑车装置予以牵引。

持续牵引的指征：①颈椎骨折脱位——枕颌布托牵引或颅骨牵引；②股骨骨折——大腿皮肤牵引或胫骨结节骨牵引；③胫骨开放性骨折——跟骨牵引；④开放性骨折合并感染；⑤复位困难的肱骨髁上骨折——尺骨鹰嘴突骨牵引。

持续牵引的方法和牵引重量应根据患者的年龄、性别、肌发达程度、软组织损伤情况和骨折的部位来选择。若牵引重量太小，则达不到复位和固定的目的，若重量过大，则可产生骨折分离移位。

4. 外固定器　外固定器即将骨圆钉穿过远离骨折处的骨骼，利用夹头和钢管组装成的外固定器固定，利用夹头在钢管上的移动和旋转矫正骨折移位。

外固定器适用于：①开放性骨折；②闭合性骨折伴广泛软组织损伤；③骨折合并感染和骨折不愈合；④截骨矫形或关节融合术后。

外固定器的优点是固定可靠，易于处理伤口，不限制关节活动，可行早期功能锻炼。

（二）内固定

内固定主要用于切开复位后，采用金属内固定物，如接骨板、螺丝钉、可吸收螺丝钉、髓内钉或带锁髓内钉和加压钢板等，将骨折段于解剖复位的位置予以固定。

三、康复治疗

康复治疗是骨折治疗的重要阶段，是防止发生并发症和及早恢复功能的重要保证。应在医务人员指导下，充分发挥患者的积极性，遵循动静结合、主动与被动运动相结合、循序渐进的原则，鼓励患者早期进行康复治疗，促进骨折愈合和功能恢复，防止并发症发生。

（一）早期阶段

骨折后 1~2 周内，此期康复治疗的目的是促进患肢血液循环，消除肿胀，防止肌萎缩。由于患肢肿胀、疼痛、易发生骨折再移位，功能锻炼应以患肢肌主动舒缩活动为主。原则上，骨折上、下关节暂不活动，但身体其他各部关节则应进行康复治疗。

（二）中期阶段

骨折 2 周以后，患肢肿胀已消退，局部疼痛减轻，骨折处已有纤维连接，日趋稳定。此时应开始进行骨折上、下关节活动，需根据骨折的稳定程度，逐渐缓慢增加其活动强度和范围，并在医务人员指导和健肢的帮助下进行，以防肌萎缩和关节僵硬。

（三）晚期阶段

骨折已达临床愈合标准，外固定已拆除。此时是康复治疗的关键时期，特别是早、中期康复治疗不足的患者，肢体部分肿胀和关节僵硬应通过锻炼，尽早使之消除，并辅以物理治疗和外用药物熏洗，促进关节活动范围和肌力的恢复。

【中医治疗】

中医治疗骨折的原则：动静结合，筋骨并重，内外兼治，医患合作。

一、手法复位

正骨手法：《医宗金鉴·正骨心法要旨》将手法归纳为"摸、接、端、提、按、摩、推、拿"八法。正骨手法主要操作要领如下。

1. 拔伸　是正骨手法中的重要步骤，所谓欲合先离，离而复合，用于克服肌肉拮抗力，矫正患肢重叠移位，恢复肢体的长度。

2. 旋转　主要矫正骨折断端的旋转畸形，由术者手握其远端，在拔伸下围绕肢体纵轴向左或向右旋转，以恢复肢体的正常生理轴线。

3. 屈伸　术者一手固定关节的近端，另一手握住远端，沿关节的冠轴摆动肢体，以整复骨折脱位，如伸直型肱骨髁上骨折，需在牵引下屈曲，屈曲型则需伸直。

4. 提按　重叠、旋转及成角畸形矫正后，侧方移位就成为骨折的主要畸形。术者借助掌、指分别置于骨折断端的前后或左右，用力夹挤，迫其就位。

5. 端挤　内、外侧移位用端挤手法，操作时，术者一手固定骨折近端，另一手握住骨折远端，用四指向医者方向用力谓之端，用拇指反向用力谓之挤。

6. 摇摆　摇摆手法用于横断、锯齿型骨折，经过上述正骨手法，一般骨折基本可以复位，但横断、锯齿型骨折断端间仍可有间隙，为了使骨折断端紧密接触，术者可用两手固定骨折部，由助手在维持牵引下轻轻地左右或前后方向摆动骨折的远端，待骨折端的骨擦音变小或消失，则骨折断端已紧密吻合。

7. 触碰　又称叩击法，用于需使骨折部紧密嵌插者，横断型骨折发生于干骺端时，骨折整复夹板固定后，可用一手固定骨折部的夹板，另一手轻轻叩击骨折的远端，使骨折断端紧密嵌插，复位更加稳定。

8. 分骨　用于矫正两骨并列部位的骨折，如尺桡骨、胫腓骨、掌骨、跖骨骨折等。骨折断端因受骨间膜或骨间肌的牵拉而呈相互靠拢的侧方移位，整复骨折时，可用两手拇指及食、中、无名三指由骨折部的掌背侧对向夹挤两骨间隙，使骨间膜紧张，靠拢的骨折端相对稳定，并列双骨折就会像单骨折一样一起复位。

9. 折顶　横断或锯齿型骨折，如患者肌肉发达，单靠牵引力量不能完全矫正重叠移位时，可用折顶法，术者两手拇指抵于突出的骨折一端，其他四指重叠环抱于下陷的骨折另一端，在牵引下两拇指用力向下挤压突出的骨折端，加大成角，依靠拇指的感觉，估计骨折的远、近端骨皮质已经相顶时，而后骤然反折，反折时环抱于骨折另一端的四指将下陷的骨折端猛力向上提起，而拇指仍然用力将突出的骨折端继续下压，这样容易矫正重叠移位畸形。

10. 回旋　用于矫正背向移位的斜行、螺旋形骨折，或有软组织嵌入的骨折。有软组织嵌入的横断骨折，须加重牵引，使两断端分离，解脱嵌入骨折断端的软组织，而后放松牵引，术者分别握远、近骨折端，按原来的方向逆向回转，使断端相对，通过断端的骨擦音来判断嵌入的软组织是否完全解脱。

11. 蹬顶　常用于肩、肘关节脱位以及髋关节前脱位。

12. 杠杆　本法是利用杠杆为支撑点，力量较大，用于难以整复的肩关节脱位或陈旧性脱位。

二、小夹板固定

骨折复位后，利用具有一定弹性的柳木板、竹板或塑料板制成的长、宽合适的小夹板，在适当部位加固定垫，绑在骨折部肢体的外面，以固定骨折。扎带捆扎后要求能提起扎带在夹板上下移动 1 cm，捆扎顺序为中间、远端、近端。

（一）小夹板固定的适应证

①四肢闭合性管状骨骨折者，其中股骨骨折因大腿肌牵拉力强大，需结合持续骨牵引；②四肢开放性骨折，创口小，经处理创口已愈合者；③四肢陈旧性骨折，仍适于手法复位者。

（二）小夹板固定的禁忌证

①较严重的开放性骨折；②难以整复的关节内骨折；③难以固定的骨折，如髌骨、股骨颈、骨盆骨折等；④肿胀严重伴有水泡者；⑤伤肢远端脉搏微弱，末梢血循环较差，或伴有动脉、静脉损伤者。

（三）小夹板固定的优缺点

1. 优点　能有效地防止再发生成角、旋转和侧方移位，横带和固定垫的压力能进一步矫正残余的骨折端的侧方或成角移位，固定范围一般不包括骨折的上、下关节，便于及早进行功能锻炼，防止关节僵硬。具有固定可靠、骨折愈合快、功能恢复好、治疗费用低、并发症少等优点。

2. 缺点　必须掌握正确的原则和方法，绑扎太松或固定垫应用不当，易导致骨折再移位；绑扎太紧可产生压迫性溃疡、缺血性肌挛缩，甚至肢体坏疽等严重后果。特别是绑扎过紧引起的缺血性肌挛缩，是骨折最严重的并发症，常导致严重的残疾，应注意预防。

（四）夹板固定后的注意事项

①抬高患肢，以利肿胀消退；②密切观察伤肢的血运情况；③注意询问骨骼突出处有无灼痛感，如患者有持续疼痛，则应解除夹板进行检查，防止压迫性溃疡发生；④注意经常调节扎带的松紧度保持 1 cm 的正常移动度；⑤定期进行 X 线检查；⑥指导患者进行合理的功能锻炼；⑦夹板固定时间的长短，应根据骨折临床愈合的具体情况而定。达到骨折临床愈合标准时，即可解除夹板固定。

三、中医辨证施治

（一）骨折初期

由于筋骨脉络的损伤，血离经脉，瘀积不散，气血凝滞，经络受阻，故宜以活血化瘀、消肿止痛为主，可选用内服复元活血汤、桃红四物汤、肢伤一号方等加减；或外用消瘀止痛药膏、双柏散、定痛膏等。

复元活血汤：柴胡、瓜蒌根、当归、红花、甘草、穿山甲、酒大黄、桃仁。

桃红四物汤：当归、川芎、白芍、熟地黄、桃仁、红花。

肢伤一号方：当归、赤芍、生地、桃仁、黄柏、防风、木通、红花、甘草、乳香。

加减：肿胀较其可加五苓散等利水消肿；大便秘结合大承气汤加减；发热可加金银花、生地等；口渴加沙参、花粉等；上肢加桑枝，下肢加牛膝等。

（二）骨折中期

此期肿胀逐渐消退，疼痛明显减轻，但瘀肿虽消而未尽，骨尚未连接，故治宜以接骨续筋为主，可选用内服新伤续断汤、和营止痛汤、肢伤二号方等加减；或外用接骨续筋药膏、接骨散或碎骨丹等。

新伤续断汤：当归尾、醋自然铜、骨碎补、桑枝、地鳖虫、丹参、桃仁、泽兰、元胡、乳香、没药、续断、苏木。

和营止痛汤：当归、赤芍、桃仁、苏木、川芎、续断、陈皮、乌药、乳香、没药、木通、甘草。

肢伤二号方：当归、赤芍、续断、威灵仙、骨碎补、五加皮、生薏苡仁、桑寄生。

（三）骨折后期

此期一般已有骨痂生长，但筋骨尚未坚实，功能尚未恢复，治宜以壮筋骨、养气血、补肝肾为主，可内服六味地黄汤、八珍汤、虎潜丸、肢伤三号方等加减；或外用海桐皮汤、骨伤外洗一号方等熏洗或使用正骨水、活血酒揉擦。

六味地黄汤：熟地黄、山茱萸、山药、泽泻、茯苓、丹皮。

八珍汤：党参、白术、茯苓、熟地黄、当归、川芎、白芍、炙甘草。

虎潜丸：虎骨（狗骨）、陈皮、锁阳、龟板、干姜、知母、白芍、熟地黄、黄柏。

肢伤三号方：当归、白芍、续断、威灵仙、骨碎补、木瓜、花粉、黄芪、熟地、自然铜、土鳖虫。

四、中成药处方

1. 瘀血痹片　口服，每次 5 粒，每日 3 次，适用于气滞血瘀证。
2. 藤黄健骨片　口服，每次 4 g，每日 2 次。适用于肝肾不足证。
3. 仙灵骨葆胶囊　口服，每次 3 粒，每日 2 次，适用于肝肾不足证。

五、针灸及其他疗法

（一）针灸疗法

治法：通经活络。以局部取穴为主。

主穴：阿是穴、绝骨、阳陵泉、骨折处邻近穴位。

一般在整复及固定之后才进行针灸，针灸介入可使患肢功能恢复时间缩短，加速整体康复。阿是穴位于骨折中心，用平补平泻法，可配合电针、艾灸、温针。骨折早期配血海、膈俞；恢复期配三阴交、肾俞。

（二）其他疗法

1. 针灸分期治疗　将骨折愈合过程分为三期，早期为术后 1~7 天，中期为术后 8~28 天，后期为术后 29~56 天。早期调神止痛、活血行气，取百会、内关（双）、血海（患侧）、太冲（患侧）穴；中期接骨续筋、舒筋活络，取患侧阳陵泉、丰隆、阿是穴；后期补益肝肾、强筋壮骨，取双侧大杼、膈俞、肾俞、足三里、阿是穴。

2. 电针　取阿是穴及交替选用骨折上、下端穴位之一，得气后接通电针仪。以有针感，肌肉收缩为度，连续波，每次 30 分钟，每天 1 次。

3. 耳针　选交感、皮质下、神门、肾上腺、肝、肾等穴位，每次 3~4 穴，毫针中度刺激，或用耳穴压丸法。

4. 腕踝针　急性期以腕背三针穴为进针点。向上斜刺，进针 1.5 寸，留针 30 分钟，每天 1 次。

5. 蜡疗　使石蜡熔化成液状，倒入治疗盘中，制成蜡饼备用。贴敷在患处，加棉垫包裹保温。每次治疗 20 分钟，每天 1 次。

6. 物理疗法　用红外线、氦-氖激光、中医定向透药疗法等。取阿是穴，每日 1 次。

7. 推拿　适合骨折后期康复治疗，恢复关节功能。可根据不同部位骨折，在局部腧穴施以一指禅推法或点按法，酸胀为度；向心方向推法，透热为度；配合关节生理幅度范围内被动运动等。

【用药说明及治疗注意事项】

由于个体差异大，用药不存在绝对的最好、最快，应在医生指导下结合个人情况选择最合适的药物。

（1）疼痛剧烈者可给予止痛片或止痛针缓解疼痛。

（2）局部肿胀严重者可通过静脉注射脱水消肿药物改善软组织情况，但应注意对肾功能的影响。

（3）对于开放性骨折患者应尽早使用抗生素，以防感染。

（4）大部分骨伤科中成药易出现胃肠道不良反应，所以应注意保护，以免刺激胃肠道。

【预防与康复指导】

调整生活方式，保持健康体重。提高安全意识，防止摔倒，安全出行，避免意外事故。儿童与老年人注意补充钙质，适当运动，多晒太阳，提高骨骼质量。骨折后，应在医师指导下进行康复锻炼，预防关节僵硬，需注意保持固定部位的清洁卫生。对于需长期卧床患者，应定时翻身，进行患处按摩，防止压疮等并发症发生，保证患者营养需要，帮助骨折恢复。

第三节　肩周炎

【概述】

一、西医定义

肩周炎，全称为肩关节周围炎，是肩关节周围肌肉、韧带、肌腱、滑囊、关节囊等软组织损伤、退变而引起的关节囊和关节周围软组织的一种慢性无菌性炎症。是以肩关节疼痛和活动不便为主要症状的常见病，其病变特点是广泛，即疼痛广泛、功能受限广泛、压痛广泛。发病年龄大多 40 岁以上，女性发病率略高于男性，且多见于体力劳动者。由于 50 岁左右的人易患此病，所以本病又称为五十肩。患有肩周炎的患者，自觉有冷气进入肩部，也有患者感觉有凉气从肩关节内部向外冒出，故又称"漏肩风"。

二、中医认识

肩周炎在中医属于"痹证"范围，内因为正气亏虚：中医认为，"七七肾气衰"，人过中年，肝肾不足，或劳逸过度，或病后体弱，致气血不足，阳气虚弱，正气渐损，以致筋脉肌肉失去濡养，日久筋脉拘急，营卫失调，遇有风、湿、寒邪侵袭，易使气血凝滞，阳气不布，脉络不通故发为本病。《中藏经·五痹》曰："肾气内消……精气日衰，则邪气妄入。"宋·王怀隐《太平圣惠方》曰："夫劳倦之人，表里多虚，血气衰弱，腠理疏泄，风邪易侵……随其所感，而众痹生焉。"而外因为邪气侵袭：居住潮湿，中风冒雨，睡卧露肩等，均可致外邪内侵，寒湿留滞于筋脉，血受寒则凝，脉络拘急则痛；寒湿之邪浸淫于筋肉关节，以致关节屈伸不利。如金元·张子和《儒门事亲》曰："此疾之作，多在四时阴雨之时，及三月九月，太阴寒水用事之月，故草枯水寒如甚，或濒水之地，劳力之人，辛苦失度，触冒风雨，寝处潮湿、痹从外入。"又如《普济方》："此病盖因久坐湿地及曾经冷处睡卧而得。"因此，此病属正虚邪实，本虚标实。

三、病理分期

肩周炎的病理过程可分为：凝结期、冻结期和解冻期；或分为疼痛期、僵硬期和恢复期。

（一）疼痛期

病变主要位于肩关节囊，肩关节造影常显示有关节囊挛缩，关节下隐窝闭塞，关节腔容量减少，肱二头肌肌腱粘连。肱二头肌肌腱伸展时，有不适及束缚感，肩前外侧疼痛，可扩展至三角肌止点。

（二）僵硬期

随着病变的加剧进入冻结期。此期的临床表现为持续性肩痛，夜间加重，不能入眠，上臂活动及盂肱关节活动受限达高峰，通常在 7~12 个月或数年后疼痛逐渐缓解，进入末期。此期除关节囊挛缩外，关节周围大部分软组织均受累，胶原纤维变性，组织纤维化并挛缩失去弹性，脆弱而易撕裂。后期肱韧带增厚挛缩成索状。冈上肌、冈下肌、肩胛下肌紧张，将肱骨头抬高，限制其各项活动。滑膜隐窝大部分闭塞，肩峰下滑囊增厚，内腔闭塞，关节囊、肱二头肌肌腱与腱鞘均有明显粘连。

（三）恢复期

7~12 个月后，炎症逐渐消退，疼痛逐渐减轻，肩部粘连缓慢性、进行性松解，活动度逐渐增加。

【诊断依据】

一、临床表现

（一）肩部疼痛

疼痛是突出的症状，疼痛的特点一般位于肩部前外侧，也可扩大到腕部和手指，有的放射至后背、三角肌、肱三头肌、肱二头肌。起初肩部呈阵发性疼痛，多数为慢性发作，以后疼痛逐渐加剧或呈顿痛、刀割样痛，且呈持续性。气候变化或劳累，常使疼痛加重，疼痛可向颈项及上肢扩散，当肩部偶然受到碰撞或牵拉时，常可引起撕裂样剧痛，肩痛昼轻夜重为本病一大特点，多数患者常诉说后半夜痛醒，不能成寐，尤其不能向患侧侧卧，此种情况因血虚而致者更为明显；若因受寒而致痛者，则对气候变化特别敏感。

（二）肩关节活动受限

肩关节向各方向活动均可受限，以外展、上举、内外旋更为明显，随着病情进展，长期废用可引起关节囊及肩周软组织的粘连，导致肌力逐渐下降，加上喙肱韧带固定于缩短的内旋位等因素，使肩关节各方向的主动和被动活动均受限。当肩关节外展时会出现典型的"扛肩"现象，特别是梳头、穿衣、洗脸、叉腰等动作均难以完成，严重时肘关节功能也可受影响，屈肘时手不能摸到同侧肩部，尤其在手臂后伸时不能完成屈肘动作。

（三）压痛

多数患者在肩关节周围可触到明显的压痛点，压痛点多在肱二头肌长头腱沟、肩峰下滑囊、喙突、冈上肌附着点等处，尤以肱二头肌长头腱沟为甚，少数呈肩周软组织广泛性压痛，无压痛点者少见。

（四）肌肉痉挛与萎缩

三角肌、肩胛肌、冈上肌等肩周围肌肉早期可出现痉挛，晚期可发生失用性肌萎缩，出现肩峰突起、上举不便、后弯不利等典型症状，此时疼痛症状反而减轻。

（五）畏寒怕冷

患肩怕冷，不少患者终年用棉垫包肩，即使在暑天，肩部也不敢吹风。

二、辅助检查

（一）X 线检查

常规 X 线片，大多为阴性，后期部分患者可见骨质疏松，但无骨质破坏，可在肩峰下见到钙化阴影，该检查主要作用为排除骨折、肿瘤、骨性关节炎等。

（二）磁共振成像

可以检查肩关节周围软组织等结构是否正常、有无炎症，排除肩袖或其他病损，可以作为确定病变部位和鉴别诊断的有效方法。

（三）实验室检查

实验室检查多正常。

三、诊断标准

①40~50 岁以上中老年人，常有风、湿、寒邪侵袭史或外伤史；②肩部疼痛及活动痛，夜间加重，可放射到手，但无感觉异常；③肩关节活动受限，尤以上举、外展、内外旋活动受限；④肩周压痛，特别是肱二头肌长头腱沟处；⑤肩周肌肉痉挛或肌萎缩；⑥X 线及实验室检查一般无阳性发现。

【鉴别诊断】
肩周炎应与下列疾病相鉴别。

一、肩袖损伤

患者多为 40 岁以上中老年人，常有抬肩痛、弹响、肩关节无力等症状，疼痛弧是该病的特征性表现之一，但是肩袖损伤患者的被动活动范围往往正常，MRI 检查可有肩袖撕裂的表现。

二、颈椎病

患者手臂及手掌部出现疼痛、感觉丧失或肌无力等症状，但颈椎病患者的肩关节被动活动范围基本正常且无疼痛症状，影像学检查可见椎间孔狭窄、神经根受压等表现。

三、肩峰撞击综合征

肩峰前外侧端形态异常、骨赘形成，肱骨大结节的骨赘形成，肩锁关节增生肥大，以及其他可能导致肩峰—肱骨头间距减小的原因，均可造成肩峰下结构的挤压与撞击，这种撞击大多发生在肩峰前 1/3 部位和肩锁关节下面。X 线典型的结构性狭窄表现结合临床肩前痛症状和撞击试验阳性，应考虑肩峰撞击综合征存在。

四、其他

除以上疾病外，可引起肩部疼痛的疾病众多，也应注意排查，如肩部肿瘤、肩胛背神经卡压综合征、纵隔和横膈的刺激（如恶性胸腺瘤）等。

【西医治疗】

一、治疗思路

肩周炎有自限性，可以自愈，但如果能尽早接受治疗，可有效减轻肩部疼痛、防止病情恶化，从而改善肩关节活动度，加快疾病的康复。

二、急性期治疗

肩周炎急性期主要表现为疼痛，可通过多种手段镇痛。
（1）注意休息，减少肩部肌肉负担。
（2）急性发作期冷敷。
（3）疼痛持续、夜间难以入睡时，可短期服用塞来昔布等非甾体抗炎药，或选用醋酸泼尼松龙 25 mg 加入 1% 普鲁卡因 4~6 mL 行局部痛点封闭治疗，每周 1 次，3 次为 1 个疗程。
（4）症状持续且严重者，在以上治疗无效时，可进行关节腔封闭或神经阻滞疗法。
（5）部分患者需要在麻醉下，采用手法松动或关节镜下将粘连的组织松解，然后注入类固醇或透明质酸钠治疗。

三、一般治疗

在急性期后，无论病程长短、症状轻重，患者均应每日进行肩关节各方向的主动活动锻炼，活动强度以不加重夜间疼痛为限。其目的在于改善局部血液循环，减轻肌肉痉挛，防止组织进一步粘连，减轻或消除疼痛，恢复肩关节的正常功能，常用的锻炼方法如下。

（一）爬墙法
面壁站立、双臂紧贴墙面，手指带动手臂逐渐向上做爬墙样动作，尽力向上爬墙，逐渐提高爬墙高度，直至正常。
（二）划圈法
分为划竖圈、划横圈法，竖圈法为上下方向划圈，横圈为左右方向划圈，类似太极拳中的云手动作，每次可顺时针或逆时针方向各划 20~30 圈，且逐日增加，每天练 3~5 次。
（三）拉轮法
在墙或树上安一滑轮，穿过一绳，两端各系一木棍，上下拉动锻炼。

（四）梳头法

双手交替由前额、头顶、枕后、耳后向前、纵向绕头一圈，类似梳头动作，每次20~30下，每天3~5次。

四、药物治疗

口服非甾体抗炎药，常用药物包括布洛芬、美洛昔康等，起效迅速，能够减轻组织炎症、肿胀，进而缓解疼痛，改善肩关节功能，但需注意的是，长期服用此类药物可能会增加胃肠道和肾脏副作用的风险，因此不宜长期使用。

五、手术治疗

对于保守治疗无效者，可考虑手术治疗进行肩关节松解，包括开放手术和关节镜下微创手术。随着近年来的关节镜微创技术的成熟，关节镜下肩关节松解术已成为治疗该疾病的重要手段。

【中医治疗】

一、中医辨证施治

1. 风寒侵袭证

临床表现：肩部疼痛较轻，病程较短，疼痛局限于肩部，多为钝疼或隐痛，或有麻木感，不影响上肢活动，局部发凉，得暖或按摩则痛减，舌苔白，脉浮或紧，多为肩周炎早期。

病机：卫阳不固，风寒侵袭，痹阻肩部，气血运行不利。

治法：祛风散寒，通络止痛。

处方：三痹汤加减。黄芪、续断、党参、茯苓、当归、川芎、白芍、生地、杜仲、川牛膝、细辛、甘草。

加减：疼痛剧烈者加姜黄、威灵仙等消肿止痛之品；肩关节功能障碍者加红花、土鳖虫、苏木等活血化瘀之品；肌肉萎缩者加鸡血藤、甘草等益气养血之品。

2. 寒湿凝滞证

临床表现：肩部及周围筋肉疼痛剧烈或向远端放射，昼轻夜甚，病程较长，因痛而不能举肩，肩部感寒冷、麻木、沉重，畏寒得暖稍减。舌淡胖，苔白腻，脉弦滑。

病机：寒湿侵袭，日久寒湿内结，经脉闭阻。

治法：散寒除湿，化瘀通络。

处方：五积散加减。麻黄、肉桂、川朴、苍术、当归、姜半夏、羌活、白芷、陈皮、茯苓、芍药、川芎、干姜、枳壳。

加减：寒者重用桂枝，表证不明显可去麻黄等疏解之类药物，表虚有汗者，则去麻黄、苍术、白术、黄芪之类，里寒甚者加吴茱萸、细辛等温散里寒。本证以"寒""湿"为主要邪气，"寒"须辨析其表里及受邪轻重，"湿"邪盛者，则需配苍、白术，胃纳不馨者加山楂，祛寒利湿达到行气和血的目的。

3. 瘀血阻络证

临床表现：外伤后或久病肩痛，痛有定处，局部疼痛剧烈，呈针刺样，拒按，肩活动受限。或局部肿胀，皮色紫暗，舌质紫暗，脉弦涩。

病机：外伤内挫，经络受损，血脉瘀阻，气血逆乱。

治法：活血化瘀，通络止痛。

处方：身痛逐瘀汤加减。秦艽、川芎、桃仁、红花、甘草、羌活、没药、当归、五灵脂、（炒）香附、牛膝、地龙（去土）。

加减：肩部疼痛游走不定，肌体沉重、麻木者，可加独活、伸筋草、木瓜、桑枝等，以加强祛风胜湿、通络止痛之作用；肝肾亏虚者加茯苓、杜仲，肌肉萎缩者加枸杞、骨碎补加强补肾健骨之作用；若瘀血之症严重突出，如肌肤青紫或有瘀斑，痛如针刺者，可于方中加入三棱、莪术等以加强活血破血之功；关节疼痛剧烈难忍，夜不能寐者，可加元胡、乳香、生蒲黄、荜茇等，以加强行气活血止痛的效果。

4. 气血亏虚证

临床表现：肩部酸痛麻木，肢体软弱无力，肌肤不泽，神疲乏力，或局部肌肉挛缩，肩峰突起，舌质淡，脉细弱无力。

病机：久病体弱，气血亏虚，外邪乘虚侵袭，闭阻经络，筋脉失养。

治则：益气养血，祛风通络。

处方：当归鸡血藤汤加减。当归、熟地、桂圆肉、白芍、丹参、鸡血藤。

加减：疼痛较剧者加醋制延胡索，疼痛游走者加苍术，局部肿胀者加乳香。

二、中成药处方

1. 三乌胶囊　口服，每次 5 g，每日 2 次，适用于风寒湿痹证。
2. 追风透骨丸　口服，每次 4 粒，每日 2 次，适用于风寒湿痹证。

三、针灸疗法

针灸疗法具有疗效好、经济安全、副作用少等优点，包括普通针刺、电针、火针、温针灸、腹针等，可单独使用，亦可配合其他方法使用。常取肩髃、臂臑、巨骨、曲池等穴位，并可"以痛为腧"取穴，常用泻法，留针 20 分钟，或结合灸法，每日 1 次。

四、按摩推拿疗法

按摩推拿疗法是治疗肩周炎的有效方法之一，按摩治疗每日 1 次，每次为 1 个疗程，常用手法如下。

1. 松肩　患者坐位，肩部放松。治疗者站于患侧后方，用拇指推、掌根揉、五指捏等手法沿各肌群走向按摩 5~10 分钟，手法由轻到重，由浅到深。

2. 通络　取肩井、肩贞、中府、天宗等穴，每穴按压 1 分钟，以患者有酸、麻、胀感为宜。

3. 弹筋拨络　体位同上，治疗者以拇指尖端垂直紧贴肱二头肌长头肌腱，在肱骨结节间沟内，沿肌腱走向横行拨络。然后再沿喙肩韧带拨络，用拇指和食指中指相对捏拿肱二头肌短头、肱二头肌长头、胸大肌止点等处，最后用捏揉手法放松局部。

4.动摇关节 体位同上。治疗者握住患手，用力抖动，边抖边做肩关节展收、屈伸、旋转、环绕等各方向的活动。另一只手置患肩做揉捏，幅度由小到大，注意每次推拿时应使其中一两个方位的摆动幅度要超过当时的活动范围，在下一次推拿时再选另两个方位。

5.用搓法 搓法结束治疗。

五、小针刀疗法

小针刀能有效松解肩周软组织粘连，短时间内减轻患者痛苦，恢复肩关节功能，是治疗肩周炎的常用方法，但需遵循手术操作规范，减少相关并发症。

【用药说明及治疗注意事项】

消炎镇痛药物如布洛芬、美洛昔康等可减轻或控制肩周炎症状，但应注意其具有胃肠道和肾脏等不良反应，应在评估患者风险因素后慎重使用且不宜长期服用。

【预防与康复指导】

肩周炎是自限性疾病，一般在6~24个月可以自愈，但部分患者不能恢复到正常功能水平，肩关节疼痛和功能障碍可能会长期存在。因此，除尽早接受规律治疗以外，积极进行功能锻炼对改善本病的预后有重要意义。

1.肩部防寒保暖 肌肉也会"热胀冷缩"，冬季早晚出门时，要注意肩颈部保暖，夏天开空调，要注意不让冷气直接吹向颈间部位。

2.纠正不良姿势 正确坐姿及站姿可以减轻肩颈部负担。在日常生活中应挺胸、直背，维持正确的弧度。睡觉时需避免侧卧压到颈肩部。此外，需注意不要保持同一姿势太久，以防给肌肉造成较大负担，建议每隔1~2小时至少改变一次姿势或体位。尽量减少使用患侧的手提取重物或过多活动肩关节，以免造成进一步疲劳性损伤。

3.健康的生活方式 规律作息，不熬夜；戒烟限酒；长期坚持体育锻炼如体操、扩胸器、哑铃、太极拳等。

第四节 颈椎病

【概述】

一、西医定义

颈椎病是指颈椎间盘退行性变及其继发性椎间关节退行性变所致脊髓、神经、血管损害而表现出的相应症状和体征。

二、中医认识

颈椎病中医属于"项痹"病范畴，古人认为其病因可分为内因和外因两个方面，内因主要是脏腑气血亏虚，这也是本病发病的根源，即为本；外因则是风、寒、湿等外邪侵袭，即为标。最早对本病病因病机的描述来自于《黄帝内经》的《素问·痹证》，其中这样描述："风寒湿三气杂至，合而为病也。"患者平素脏腑亏虚，气血不足，正气羸弱，若风寒湿邪乘虚而入，凝结阻滞于颈部关节经络，导致机体气血运行不畅，从而出现颈项疼痛、僵硬不适、四肢乏力、麻木窜痛等症状。此外，外伤、虚劳等因素亦可引起机体经络逆乱，气血凝滞，然后出现以上症状及体征而发为项痹，因此本病为本虚标实或是虚实夹杂之证。

【诊断依据】

一、临床表现

颈椎病临床表现多样化，其分型方法也不尽相同。从本病定义看，是脊髓、神经、血管受到刺激或压迫而表现出的一系列症状、体征，故选用以下五种基本分型方法介绍其临床表现。

（一）神经根型颈椎病

颈椎病中神经根型发病率最高（50%~60%），是颈椎间盘侧后方突出、钩椎关节或关节突关节增生、肥大，刺激或压迫神经根所致。临床上开始多为颈肩痛，短期内加重，并向上肢放射。放射痛范围根据受压神经根不同而表现在相应节段，皮肤可有麻木、过敏等感觉异常，同时可有上肢肌力下降、手指动作不灵活。当头部或上肢姿势不当，或突然牵撞患肢即可发生剧烈的闪电样锐痛。检查可见患侧颈部肌痉挛，故头喜偏向患侧，且肩部上耸。病程长者上肢肌可有萎缩。在横突，斜方肌，肱二头肌长、短头腱，肩袖及三角肌等处有压痛。患肢上举、外展和后伸有不同程度受限。

（二）脊髓型颈椎病

占颈椎病的 10%~15%。脊髓受压的主要原因是中央后突之髓核、椎体后缘骨赘、增生肥厚的黄韧带及钙化的后纵韧带等。由于下颈段椎管相对较小（脊髓颈膨大处），且活动度大，故退行性变亦发生较早、较重，脊髓受压也易发生在下颈段。脊髓受压早期，由于压迫物多来自脊髓前方，故临床上以侧束、锥体束损害表现突出。此时颈痛不明显，而以四肢乏力，行走、持物不稳为最先出现的症状。随病情加重发生自下而上的上运动神经元性瘫痪。有时压迫物也可来自侧方（关节突关节增生）或后方（黄韧带肥厚），而出现不同类型的脊髓损害。

（三）交感神经型颈椎病

本型的发病机制尚不太清楚。颈脊神经没有白交通支，但灰交通支与颈交感神经及第1、第2胸椎交感神经节的白交通支相连。故颈椎各种结构病变的刺激通过脊髓反射或脑－脊髓反射而表现出一系列交感神经症状。

1.交感神经兴奋症状　如头痛或偏头痛，头晕特别在头转动时加重，有时伴恶心呕吐、视物模糊、视力下降、瞳孔扩大或缩小、眼后部胀痛、心跳加速、心律不齐、心前区痛、血压升高、头颈及上肢出汗异常、耳鸣、听力下降，以及发音障碍等。

2. 交感神经抑制症状　主要表现为头昏、眼花、流泪、鼻塞、心动过缓、血压下降及胃肠胀气等。

（四）椎动脉型颈椎病

颈椎横突孔增生狭窄、上关节突明显增生肥大可直接刺激或压迫椎动脉，颈椎退变后稳定性降低，在颈部活动时椎间关节产生过度移动而牵拉椎动脉或颈交感神经兴奋，反射性地引起椎动脉痉挛等均是本型病因。若患者原就有动脉粥样硬化等血管疾病，则更易发生本病。

1. 眩晕　为本型的主要症状，可表现为旋转性、浮动性或摇晃性眩晕。头部活动时可诱发或加重。

2. 头痛　是椎-基底动脉供血不足而侧支循环血管代偿性扩张引起。主要表现为枕部、顶枕部痛。多为发作性胀痛，常伴自主神经功能紊乱症状。

3. 视觉障碍　为突发性弱视或失明、复视，短期内可自动恢复，是大脑后动脉及脑干内3、4、6脑神经核缺血所致。

4. 猝倒　是椎动脉受到刺激突然痉挛引起。多在头部突然旋转或屈伸时发生，倒地后再站起即可继续正常活动。

5. 其他　还可有不同程度的运动及感觉障碍，以及精神症状。椎-基底动脉血供不足的临床表现常为突发性，并有反复发作倾向。复发时其表现可不完全相同，神经检查可正常。

（五）颈型颈椎病

本病大多由于风寒、潮湿、枕头不适、卧姿不当、颈肌劳损、头颈部长时间单一姿势、姿势不良或过度疲劳等造成颈椎间盘、棘突间关节及肌肉、韧带等劳损所致。有时外伤也起重要作用。在以上因素的作用下，首先导致颈肌的痉挛、劳累或肌力不平衡而出现颈椎生理曲线的改变，造成颈椎关节囊及韧带的松弛，颈椎小关节失稳，此类改变刺激了颈神经根背侧支及副神经而致发病。

1. 颈部症状　颈部不适感及活动受限，主要颈部不适感有颈部疼痛、颈部酸胀、颈部发僵活动或者按摩后好转；晨起、劳累、姿势不当及寒冷刺激后突然加剧；活动颈部有"嘎嘎"响声；颈部肌肉发板、僵硬；用手按压颈部有疼痛点；按摩颈部有韧带"弹响"，转动颈部不够灵活等。

2. 肩部症状　双肩发沉；肩部酸痛、胀痛；颈部肌肉痉挛，按压颈部有疼痛，有时疼痛剧烈；劳累、久坐和姿势不当时加重。

3. 背部症状　背部肌肉发紧、发僵，活动后或者按摩后好转；背部有疼痛点，按压明显；劳累和受寒时背部不适症状加重。

4. 头部症状　常在劳累后感觉半边头部或者整个头部发紧、头痛，休息后好转。

二、辅助检查

（一）神经根型颈椎病

1.影像学检查　X线平片显示颈椎生理前凸消失，椎间隙变窄，椎体前、后缘骨质增生，钩椎关节、关节突关节增生及椎间孔狭窄等退行性改变征象。CT或MRI可见椎间盘突出、椎管及神经根管狭窄及脊神经受压情况。

2.特殊检查　臂丛神经牵拉试验阳性：术者一手扶患侧颈部，一手握患腕，向相反方向牵拉。此时因臂丛神经被牵张，刺激已受压之神经根而出现放射痛（图12-2）。压头试验阳性：患者端坐，头后仰并偏向患侧，术者用手掌在其头顶加压，出现颈痛并向患手放射（图12-3）。神经系统检查有较明确的定位体征。

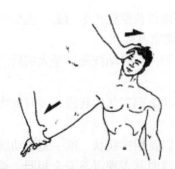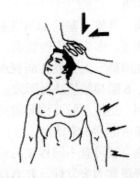

图 12-2　臂丛神经牵拉试验（Eaton 试验）　　图 12-3　压头试验（Spurling 征）

（二）脊髓型颈椎病

X线平片表现与神经根型相似。CT、MRI可显示脊髓受压情况。脑脊液动力学测定、核医学检查及生化分析可反映椎管通畅程度。

（三）交感神经型颈椎病

X线、CT、MRI等检查结果与神经型颈椎病相似。

（四）椎动脉型颈椎病

1.X线　X线检查可见颈椎生理曲度改变、椎间隙变窄、椎体前后缘骨赘、项韧带钙化、椎体移位。

2.数字减影血管造影技术　通过股动脉穿刺与插入导管，注入少量造影剂，以数字减影成像技术获得清晰的椎动脉图像。

3.MRI成像技术　对判定脊髓状态及两侧横突孔有无变异、是否对称、内径有无差异等具有重要意义，尤其是无损伤的椎动脉MR成像技术，对椎动脉的判定既安全又具有诊断价值。

（五）颈型颈椎病

X线检查除颈椎生理曲度变直或消失外，正位片可见相邻钩椎关节间隙不等宽，两侧应力位片上约有1/3病例存在椎间隙松动，少数病例可看到椎体边缘增生和项韧带钙化等表现，但也有患者X线片仅有颈椎生理曲线的改变。

三、诊断标准

（一）神经根型颈椎病

（1）具有较典型的根性症状（麻木、疼痛），且范围与颈脊神经所支配的区域相一致。

（2）压头试验或臂丛神经牵拉试验阳性。

（3）影像学所见与临床表现相符合。

（4）痛点封闭无显效。

（5）除外颈椎外病变如胸廓出口综合征、腕管综合征、肘管综合征、肩周炎等以上肢疼痛为主的疾患。

（二）脊髓型颈椎病

（1）临床上出现颈脊髓损害的表现。

（2）X线片上显示椎体后缘骨质增生、椎管狭窄，影像学证实存在脊髓压迫。

（3）除外肌萎缩性侧索硬化症、脊髓肿瘤、脊髓损伤、多发性末梢神经炎等。

（三）交感神经型颈椎病

（1）临床表现为头晕、眼花、耳鸣、手麻、心动过速、心前区疼痛等一系列交感神经症状。

（2）X线片显示颈椎有失稳或退变，椎动脉造影阴性。

（四）椎动脉型颈椎病

（1）曾有猝倒发作，并伴有颈性眩晕。

（2）旋颈试验阳性。

（3）X线片显示节段性不稳定或枢椎关节骨质增生。

（4）多伴有交感神经症状。

（5）除外眼源性、耳源性眩晕。

（6）除外椎动脉Ⅰ段（进入第6颈椎横突孔以前的椎动脉段）和椎动脉Ⅲ段（出颈椎进入颅内以前的椎动脉段）受压所引起的基底动脉供血不全。

（五）颈型颈椎病

（1）有长期、慢性劳作或明显外伤史。

（2）颈肩部疼痛、肌肉关节强直、活动明显受限，甚至整个肩背部疼痛、僵硬，呈斜颈状态，不能做仰头、点头及头部旋转活动，需要转动颈项时，躯干也必须同时跟随一起转动。

（3）影像学检查：可基本正常或颈椎生理弧度轻度改变或仅有椎间隙轻度的狭窄、骨质增生、椎间关节轻度错位或失稳。

（4）除外其他可能引起颈、肩部疼痛的疾患，如颈部外伤、肩周炎等原发性病变。

【鉴别诊断】

一、神经根型颈椎病的鉴别诊断

1.肩周炎、颈肩部肌筋膜炎　为慢性劳损性疾病，与长时间的不良姿势和年龄有关，表现为特异性的肩、臂部疼痛。可通过细致的体格检查、根性疼痛及感觉异常鉴别。

2. 胸廓出口综合征　包括前斜角肌综合征、肩锁综合征及肋锁综合征等。是由先天性畸形、外伤瘢痕、骨痂或肿瘤等在上述解剖部位压迫臂丛神经或锁骨下血管而表现的神经、血管症状。在使斜角肌收缩、增大胸腔压力（挺胸深吸气）及改变患侧上肢位置（过度外展肩部或向下牵引上肢）时，可诱发或加重症状。X 线片可发现颈肋、锁骨与第 1 肋骨间隙狭窄等。锁骨下血管造影有助于诊断。

3. 萎缩型侧索硬化症　是一种原因不明的运动神经元疾病。表现为进行性肌萎缩，从手向近端发展，最后可侵及舌肌和咽部。与颈椎病不同点为：①对称性发病；②感觉正常，感觉神经传导速度亦正常；③无神经根性疼痛。

4. 颈神经根肿瘤　临床表现为进行性根性疼痛，有典型节段性损害体征。可借助 MRI 进行诊断。

二、脊髓型颈椎病的鉴别诊断

1. 椎管内肿瘤　可引起与脊髓型颈椎病相类似的症状与体征，需要进行影像学检查予以鉴别。颈椎 X 线、CT 检查都可观察到肿瘤特征性表现，而 MRI 检查对疾病鉴别有决定意义。

2. 后纵韧带骨化症　病因不明，可能与劳损、韧带退行性变有关。骨化的后纵韧带可为节段性或连续性，当骨化的后纵韧带厚度超过颈椎椎管的 30% 时，即可出现脊髓压迫症状。在 X 线的侧位片及 CT 片上可明确显示此种病变，诊断较容易。MRI 可反映脊髓受压的情况及有无变性。

三、椎动脉型和交感神经型颈椎病的鉴别诊断

此二型颈椎病在临床表现方面有较多相似之处，且可同时存在，故放在一起进行鉴别。本型的主要特点之一是可能发生眩晕，与颈椎不稳定和椎动脉旁骨质增生，在活动头颈部时牵拉、刺激椎动脉，使其痉挛而导致一过性脑缺血有关。故应注意与各类眩晕鉴别。

1. 能引起眩晕的疾病　眩晕可分为脑源性、耳源性、眼源性、外伤性及神经官能性等。颈椎病所致眩晕属脑源性。常见耳源性眩晕有：①梅尼埃病（俗称"美尼尔病"），眩晕发作多与情绪变化有关，前庭功能减退，发作时有水平性眼震颤，神经系统无异常。②链霉素致内耳前庭损害，常在用药后 2~4 周出现眩晕，伴平衡失调、口唇及肢端发麻，无眼震。③眼源性眩晕多由眼肌麻痹或屈光不正引起，当遮蔽病眼时眩晕可消失。④头部外伤所致眩晕常伴有大脑皮层功能障碍及头痛等症状。⑤神经官能症性眩晕者，常有多样的临床表现，但检查时却无明显客观体征，其发作也无一定规律性，易受情绪影响。

2. 冠状动脉供血不足　与交感神经型颈椎病有相同的心前区痛、心律失常等表现，但冠状动脉供血不足没有上肢节段性疼痛和感觉异常。心电图检查有病理性改变，用血

管扩张剂可缓解症状。

3.锁骨下动脉缺血综合征　有椎基底动脉供血不足表现，患侧上肢乏力、沉重、疼痛及麻木。检查可发现患侧上肢血压低于健侧，桡动脉搏动减弱及患侧锁骨处可闻及血管杂音。此病与椎动脉型颈椎病的鉴别方法主要是行椎动脉造影，如发现有锁骨下动脉起始段狭窄或闭塞，伴患侧椎动脉血液向锁骨下动脉远端逆流，则诊断肯定。

四、颈型颈椎病的鉴别诊断

1.肩周炎　颈型颈椎病所引起的疼痛多以棘突及椎旁处为中心，而肩周炎患者的疼痛则多局限于肩关节及其周围处；颈型颈椎病一般不影响肩部活动，而肩周炎患者的肩关节活动范围均明显受限，尤以外展时为甚，呈"冻结"状。

2.颈部扭伤　俗称落枕，系颈部肌肉扭伤所致，因其发病与颈型颈椎病相似，多于晨起时发病，因此两者易被混淆。其鉴别主要依据以下三点。①压痛点：颈型颈椎病患者的压痛点多见于棘突及两侧椎旁处，程度多较轻，用手压之患者可忍受，且疼痛范围与受累的神经根分布区一致。而落枕者的压痛点则见于肌肉损伤局部，以两侧肩胛内上方处为多见，急性期疼痛剧烈，压之常无法忍受。②肌肉痉挛：颈型颈椎病患者一般不伴有颈部肌肉痉挛，而在颈部扭伤者则可触及伴有明显压痛的条索状肌束。③对牵引试验的反应：检查者双手稍许用力将患者头颈部向上牵引起时，颈型颈椎病患者有症状消失或缓解感，而颈部扭伤者则疼痛加剧。

3.风湿性肌纤维组织炎　风湿性肌纤维组织炎为一种慢性疾病，多与风寒、潮湿等有关，除颈肩部外，全身各处均可发生，且除颈肩部外，腰骶部亦多见。位于颈肩部的肌纤维组织炎需与颈型颈椎病鉴别。鉴别要点：①全身表现：风湿性肌纤维组织炎患者具有风湿病的一般特征，如全身关节、肌肉酸痛（可有游走性），咽部红肿（扁桃体多伴有炎症），红细胞沉降率增快，类风湿因子阳性和抗链球菌溶血素"O"测定多在500 U以上。②局部症状特点：风湿性肌纤维组织炎患者的局部症状多以酸痛感为主，范围较广，畏风寒，多无固定压痛，叩之有舒适感。

【西医治疗】

一、非手术治疗

1.颌枕带牵引　适用于脊髓型以外的各型颈椎病的治疗，可解除肌痉挛、增大椎间隙、减少椎间盘压力，从而减轻对神经根的压力和对椎动脉的刺激，并使嵌顿于小关节内的滑膜皱襞复位。坐、卧位均可进行牵引，头前屈15°左右，牵引重量2~6 kg。牵引时间以项、背部肌肉能耐受为限，每日数次，每次1小时。如无不适者，可行持续牵引，每日6~8小时，2周为1个疗程。

2.颈托和围领　主要用以限制颈椎过度活动，而患者行动不受影响。目前应用的种类较多，其中充气型颈托，除固定颈椎外，还有一定撑开牵张作用。

3.自我保健疗法　在工作中定时改变姿势，做颈部轻柔活动及上肢运动，有利于颈、肩肌肉弛张的调节和改善血液循环。在睡眠时，宜用平板床，枕头高度适当，不让头部过伸或过屈。

4. 药物治疗　目前尚无颈椎病的特效治疗药物，所用非甾体抗炎药、肌松弛剂及镇静剂均属对症治疗。但长期使用上述药物，可产生一定副作用，故宜在症状剧烈、严重影响生活及睡眠时才短期、交替使用。

5. 封闭疗法　当局部有固定而范围较小的痛点时，可采取局部封闭疗法，即可用曲安奈德注射液 20~40 mg 加 1% 利多卡因 2~5 mL 对局部痛点封闭注射，每周 1 次，2~3 次为 1 个疗程。

二、手术治疗

适用于诊断明确的颈椎病经非手术治疗无效或反复发作者，或脊髓型颈椎病诊断确立后适于手术治疗者。根据手术途径不同，可分为前路手术、前外侧手术及后路手术三种。

1. 前路及前外侧手术　适合于切除突出之椎间盘、椎体后方骨赘及钩椎关节骨赘，以解除对脊髓、神经根和椎动脉的压迫。同时需进行椎体间植骨融合术，以稳定脊柱。

2. 后路手术　主要是通过椎板切除或椎板成形术达到对脊髓的减压。减压后应辅以后方脊柱融合术。

【中医治疗】

一、中医辨证施治

1. 寒湿阻络证

临床表现：头痛或后枕部疼痛，颈僵、转侧不利，一侧或两侧肩臂及手指酸、胀、痛、麻，或头痛牵涉至上背痛，肌肤冷湿，畏寒喜热，颈椎旁可触及软组织肿胀结节，舌淡红，苔薄白，脉细弦。

病机：寒湿痹阻经络，气血不畅。

治法：祛风除湿，散寒止痛。

处方：独活寄生汤加减。独活、桑寄生、秦艽、肉桂、川芎、牛膝、杜仲、当归、茯苓、党参、熟地、白芍、细辛、防风、甘草。

2. 气滞血瘀证

临床表现：颈项痛如锥刺，痛势缠绵不愈，按之尤甚，痛有定处，夜间加重，伴上肢麻木，头晕。舌体有少许瘀点，舌边有齿痕，苔白腻或白滑，脉弦或细涩。

病机：瘀血内积，气血运行受阻，不通则痛。

治法：活血化瘀，通络止痛。

处方：复元活血汤加减。柴胡、花粉、归尾、红花、酒大黄、桃仁、牛膝。

3. 肝肾亏虚证

临床表现：头晕、眩晕，视物模糊或视物目痛，身软乏力，纳差，颈部酸痛，或双肩疼痛，遗精或遗尿，或见妇女月经不调。舌淡红或淡胖，边有齿痕，苔薄白而润，脉沉细无力。

病机：肝肾亏虚，精血不能上荣头面，故见头晕、眩晕。

治法：补肝益肾，强筋壮骨。

处方：补肝益肾汤加减。熟地、当归、白芍、黄芪、何首乌、山萸肉、川芎、鸡血藤、阿胶（烊化）。

4.痰湿阻窍证

临床表现：眩晕，昏厥，头重如裹，肢体麻木不仁，纳呆泛呕。舌质暗红，苔厚腻，脉弦滑。

病机：痰浊中阻，阻碍气机，清阳不升。

治法：健脾燥湿，化痰息风。

处方：半夏白术天麻汤加减。半夏、天麻、白术、茯苓、橘红、甘草、生姜、大枣。

二、中成药处方

1. 三乌胶囊　口服，每次 5 g，每日 2 次，适用于寒湿阻络证。

2. 追风透骨丸　口服，每次 4 粒，每日 2 次，适用于寒湿阻络证。

3. 颈痛颗粒　口服，每次 4 g，每日 3 次，适用于气滞血瘀证。

三、针灸及其他疗法

1. 针灸疗法

治法：舒筋骨、通经络。取穴以局部穴位及手足太阳经穴为主。

主穴：颈夹脊穴、天柱、后溪、申脉、悬钟。

风寒痹阻配风门、大椎；劳伤血瘀配膈俞、合谷；肝肾亏虚配肝俞、肾俞。上肢疼痛配曲池、合谷；上肢或手指麻木配少海、手三里；头晕、头痛配百会、风池；恶心、呕吐配中脘、内关，毫针泻法或平补平泻法。

2. 其他疗法

（1）电针：取穴参考局部主穴，选用连续波或疏密波。

（2）拔罐：取大椎、肩井、天宗、阿是穴。疼痛较重者可行刺络拔罐或走罐法。

（3）耳针：取颈椎、肩、颈、神门、交感、肾上腺、皮质下、肝、肾。每次选用 3~4 穴，毫针刺法、埋针法、压丸法。

（4）穴位注射：取大杼、肩中俞、天宗。选用 1% 的盐酸普鲁卡因或维生素 B_1 注射液、维生素 B_{12} 注射液，常规穴位注射。

（5）皮肤针：取颈夹脊、大椎、大杼、肩中俞。叩刺至局部皮肤潮红或出血，然后加拔火罐。

（6）物理疗法：用红外线、磁热疗、蜡疗、中医定向透药疗法：取肩井、天宗、阿是穴，每日 1~2 次。

（7）推拿：消除肌痉挛，纠正椎骨错缝，恢复颈椎内、外力平衡。颈型以纠正颈椎紊乱、缓解肌紧张为主；神经根型以活血化瘀、舒筋通络为主；椎动脉型以行气活血、益髓止晕为主；交感神经型以益气活血、平衡阴阳为主。采用滚法、一指禅推法、按法、拿法、拔伸法、扳法、旋转提颈法、按揉法、擦法等手法，以颈部穴位为主。

【用药说明及治疗注意事项】

（1）适当的用药可改善颈椎病患者的症状，神经根型颈椎病、交感神经型颈椎病患者可以采用活血通络类中成药、神经营养药。急性期发作时，可选择性加用脱水、激素或非甾体抗炎药。

（2）消炎镇痛药物如布洛芬、美洛昔康等可减轻或控制颈椎病的症状，但应注意其具有胃肠道和肾脏等的不良反应，应在评估患者风险因素后慎重使用且不宜长期服用。

（3）日常生活中，很多颈椎病患者在出现颈肩疼痛时会选择去按摩推拿，但并非所有类型颈椎病都可以按摩，如脊髓型颈椎病患者若做按摩，可能导致急性脊髓损伤，甚至引起瘫痪。因此，在进行此类推拿按摩前，一定要到医院明确诊断，选择有相关医疗资质的专业机构并在医师指导下进行。

【预防与康复指导】

合理用枕，选择合适的高度与硬度，保持良好的睡眠体位。长期伏案工作者，应注意经常做颈项部的练功活动，以免颈项部长时间处于某一低头姿势而发生慢性劳损。颈部外伤后应早期治疗。急性发作期应注意休息，以静为主，以动为辅，或用颈托固定1~2周。慢性期以练功锻炼为主，颈椎病病程较长，非手术治疗症状易反复，患者往往有悲观和急躁情绪，因此要注意心理调护，以科学的态度向患者进行宣传和解释，帮助患者树立信心、配合治疗，以早日康复。

第五节　急性腰扭伤

【概述】

一、西医定义

急性腰扭伤是腰部肌肉、筋膜、韧带、关节突关节等组织因外力作用突然受到过度牵拉而引起的急性撕裂伤。常发生于搬抬重物、腰部肌肉强力收缩时，多系突然遭受间接外力所致，多见于青壮年。急性腰扭伤可使腰骶部肌肉的附着点、骨膜、筋膜和韧带等组织撕裂，患者立即出现腰部僵直，弯曲与旋转陷入困境，疼痛剧烈且波及范围大，肌肉痉挛，咳嗽或打喷嚏会使疼痛加重，难以行走，有的患者尚需家属搀扶，或抬至附近医院急诊。X线检查可见脊柱变直或有保护性侧凸。

二、中医认识

急性腰扭伤中医属于"腰痛"范畴，俗称为"闪腰""伤筋"。《素问·刺腰痛论》篇中记载："衡络之脉令人腰痛，不可以俯仰，仰则恐仆，得之举重伤腰"，此论述言其腰痛得之负重太过，且伴有活动受限。孙思邈在《备急千金要方》中云："凡腰痛有五……四曰臀腰，坠堕伤腰，是以腰痛。"宋代《圣济总录·卒腰痛》中记载："论曰卒腰痛者，谓气脉凝滞，经络壅涩，或举重伤腰，故卒痛也"，并对病机做出阐释；尤怡在《金匮翼》中写道："瘀血腰痛者，闪挫及强力举重得之"，皆言用力过度，闪挫坠损，而致腰痛。上述均为古代典籍对急性腰扭伤病名的相关记载。《素问·刺腰痛论》中记载："衡络之脉令人腰痛，不可以俯仰，仰则恐仆，得之举重伤腰……恶血归之"，论其因负重太过而伤腰，致恶血瘀阻经脉，不通则痛，亦伴活动受限。在病机方面，多由坠堕挫闪、负重太过、跌扑损伤等，损伤患者腰部经脉，致使气滞血瘀，凝滞经脉，不通则痛，往往起病突然，故本病多为实证。然而《伤科汇纂》中云："腰为肾之府，虽曰闪伤，实有肾经虚弱所致"及《类证治裁》载："凡此皆属标，而肾虚为本"，由此可知，急性腰扭伤亦有虚证，盖因肾脏虚损，腰府失养，若卒然遭受外伤则易发为本病。本病病位在腰脊，脏腑在肾，与腰部经络关系极为密切。病因主要是闪挫腰痛，多属于气滞血瘀，治疗以顺气为主、活血为辅。

【诊断依据】

一、临床表现

（1）有腰部扭伤史，多见于青壮年。

（2）腰部一侧或两侧剧烈疼痛，活动受限，不能翻身、坐立和行走，常保持一定强迫姿势以减少疼痛。

（3）腰肌和臀肌痉挛，或可触及条索状硬物，损伤部位有明显压痛点，脊柱生理弧度改变。

（4）外伤后即感腰痛，不能继续用力，疼痛为持续性，活动时加重，休息后也不能消除，咳嗽、大声说话、腹部用力等均可使疼痛增加。有时在受伤当时腰部有响声或有突然断裂感。

（5）腰部僵硬，主动活动困难，翻身困难，骶棘肌或臀大肌紧张，使脊柱侧弯。

（6）损伤部位有压痛点，在棘突两旁骶棘肌处。两侧腰椎横突处或髂嵴后有压痛者，多为肌肉或筋膜损伤。在棘突两侧较深处压痛者，多为椎间小关节所致损伤。在骶髂关节部有压痛者，多为骶髂关节损伤。

（7）一般无下肢放射痛，部分患者有下肢牵涉性痛，直腿抬高试验阳性，但加强试验则为阴性。鉴别困难时，可做局部痛点普鲁卡因封闭，若痛点减轻或消失，则为牵涉痛，腿痛无改变者为神经根放射痛。

二、辅助检查

1. X线 X线平片多无明显阳性发现，主要是为了与脊椎骨折或其他疾病相鉴别而排除的依据，虽无直接诊断作用但非常重要。

2. CT或MRI 一般不需要CT或MRI检查，当高度怀疑有脊椎骨折或脊髓损伤时可选择。

三、诊断标准

中华医学会 2009 年制定的《临床诊疗指南·骨科分册》中急性腰扭伤的诊断标准如下。

1. 典型表现　①多有明显急性腰扭伤史；②常见于青壮年体力劳动者，下腰段为好发部位；③腰骶部有明显疼痛点和肌痉挛，伴脊柱侧弯以减轻疼痛，有明显的放射痛或牵涉痛，咳嗽、小便时加重。

2. 查体　有明显的局限性压痛点；肌痉挛、僵硬；脊柱侧凸畸形，活动受限。

3. 检查　X 线平片多无明显阳性发现。

【鉴别诊断】

急性腰扭伤应与以下疾病相鉴别。

1. 腰椎间盘突出症　椎间盘突出症可出现一侧或双侧下肢的麻木、疼痛等一系列临床症状，这是由于椎间盘内髓核组织突出于后方椎管内，刺激或压迫脊髓而产生。可通过相关体格检查及 CT、MRI 等影像学检查进行鉴别。

2. 慢性腰部劳损　慢性腰部劳损的病程一般都比较长，发病比较缓慢，一般出现在长期处于弯腰、坐位或不良姿势的人群当中，一般症状较急性腰扭伤更轻，较容易鉴别。

【西医治疗】

急性腰扭伤以非手术治疗为主，以消除病因、缓解疼痛、解除痉挛、防止复发为原则。

一、冰敷

使用冰袋或冰水浴，每次 15~20 分钟，在受伤后的最初 48 小时内每 2~3 小时重复一次。冰敷可以缓解疼痛、抑制炎性因子的产生，控制病情进展。

二、卧床休息及固定制动

患者除接受对症治疗外，最重要的基础疗法就是卧床休息，这不仅能有效地缓解患者腰部肌肉痉挛，减轻疼痛，而且还有利于损伤的软组织进行自我修复与愈合。嘱患者卧硬板床或者给患者戴腰围，以限制患者活动从而防止损伤加重。超过八成的急性腰扭伤患者在卧床休息两周后能够缓解疼痛。

三、物理治疗

常用的物理疗法有激光、微波、红外线照射、电疗、中频脉冲、超声波、磁疗、热疗等，以及它们的综合应用。在调节人体生理、增强适应能力及促进功能恢复方面有双重作用，其中，超声波、电疗及磁疗能够消炎、消肿、止痛，并且能够缓解肌肉痉挛，增加肌肉力量，恢复神经功能，止痛效果明显。

四、功能锻炼

目前，腰背肌的功能锻炼常作为急性腰扭伤的辅助疗法或恢复期的主要治疗手段，它对加快病情恢复、改善患者疼痛症状及腰部功能都发挥极大的作用。

五、封闭治疗

封闭治疗是使用局部麻醉药（如利多卡因、普鲁卡因）及激素（如地塞米松、醋酸氢化可的松）混合注射在局部疼痛的部位，从而达到封闭痛点、阻滞脊神经的技术。封闭治疗通过缓解疼痛、改善肌痉挛从而能够恢复局部血液循环并在一定程度上减轻炎症。

六、西药治疗

包括内服药和局部用药，口服药物以非甾体抗炎药为主，如布洛芬、对乙酰氨基酚等，能够阻断环氧合酶，抑制中枢及外周前列腺素的合成，减弱有害刺激引起的敏感化，从而减轻疼痛反应。但应注意此类药物对消化道等系统有不良反应，故不宜长期或大量使用，用于止痛不得超过 5 天，对该类药物过敏者、孕妇、哺乳期妇女等禁用。另一类药物作用于中枢神经系统，选择性缓解或消除痛觉，治疗各种剧痛，如吗啡。局部用药主要分为局部封闭、用酒或油涂擦的药剂。

七、手术治疗

手术治疗急性腰扭伤主要是以松解软组织的方法为主，特别是针对压迫神经和血管的损伤软组织，手术的基本原理是将损伤部位的肌肉、韧带、筋膜、椎间棘关节、关节囊等周围的脂肪结缔组织行切断、游离等操作，并且在术中除皮肤和皮下组织外，其他切开的软组织一律不进行缝合，以彻底松解软组织从而止痛。

【中医治疗】

一、中医辨证施治

1. 气滞血瘀证

临床表现：闪挫及强力负重后，腰部剧烈疼痛，腰肌痉挛，腰部不能挺直。俯、仰、屈、伸、转侧困难。舌暗红或有斑点，苔薄，脉弦紧。

病机：闪挫扭伤，血脉瘀阻，气机不畅，不通则痛。

治法：活血化瘀，行气止痛。

处方：舒筋活血汤加减。羌活、防风、荆芥、独活、当归、续断、青皮、牛膝、五加皮、杜仲、红花、枳壳。

加减：若兼便秘腹胀者，可通里攻下，加番泻叶代茶饮。疼痛剧烈者，加乳香、没药。

2. 湿热内蕴证

临床表现：劳动时姿势不当或扭闪后腰部板滞疼痛，有灼热感，可伴腹部疼痛，大便秘结，尿黄赤。舌苔黄腻，脉濡数。

病机：湿热蕴结，阻碍气机。

治法：清热利湿，舒筋通络止痛。

处方：四妙散加减。苍术、牛膝、黄柏、薏苡仁。

加减：加入萆薢、木瓜、豨莶草、防己，可以增强祛风除湿、舒筋活络之效，加入当归、益母草可以加强养血、活血、通络之功，加入白芍、甘草可以加强缓急止痛之效。

二、中成药处方

1. 瘀血痹　口服，每次 5 粒，每日 3 次，适用于气滞血瘀证。
2. 四妙丸　口服，每次 6 g，每日 2 次，适用于湿热内蕴证。

三、外用药

可外敷消瘀止痛药膏，或外贴伤湿止痛膏，或外擦红花油、正骨水等。

四、针灸及其他疗法

1. 针灸疗法

治法：通经活络、舒筋止痛。取穴以局部穴位为主。

主穴：阿是穴、腰痛点、委中、后溪。

脊柱处疼痛配水沟，脊旁疼痛配手三里。毫针常规刺，用泻法。一般宜先针远端穴位，配合腰部活动。

2. 其他疗法

（1）运动针法：取腰痛点，或后溪穴，或水沟穴，毫针直刺至患者有较强的酸麻胀或触电感后，嘱患者缓慢活动腰部，至疼痛缓解后出针。

（2）刺络拔罐：皮肤针叩刺压痛点和病变部位，在疼痛最明显处点刺使少量出血，加拔火罐。

（3）电针：取穴参考局部主穴，选用连续波密波。

（4）耳针：取腰骶椎、神门。毫针刺法或压丸法。

（5）腕踝针：取踝上 6 区、5 区。常规操作，留针期间嘱患者活动腰部。

（6）物理疗法：用红外线、磁热疗法、蜡疗、中医定向透药疗法等。取阿是穴，每日 1~2 次。

（7）推拿：采用滚法、按法、揉法、弹拨法、推法、擦法、腰部斜扳法等手法，取肾俞、气海俞、大肠俞、命门、腰阳关、环跳、委中、阿是穴等穴位及腰臀部、督脉、足太阳膀胱经腰段等部位。

【用药说明及治疗注意事项】

（1）布洛芬、美洛昔康等可起到消炎、镇痛的作用，但应注意其具有胃肠道和肾脏等的不良反应；对乙酰氨基酚可起到止痛的作用，但对肝及胃肠道等影响较大，应在评估患者风险因素后慎重使用且不宜长期服用。

（2）受伤后继续活动或症状好转后过早恢复活动可能造成病情反复，甚至有可能发展为慢性腰部疼痛。

【预防与康复指导】

嘱患者根据病情的严重程度合理安排卧床及活动时间，康复活动应由简单、轻微的活动逐渐增加。开始时，可以进行下床直立行走的锻炼，后可逐渐增加腰部弯曲及旋转，如完成困难或疼痛明显，可借助护具或推迟锻炼，程度应控制在可耐受的范围之内，避免再次受伤或加重损伤。应保证充足的休息时间，保持足够的耐心。注意进食易消化的食物，保持膳食结构均衡，保持大便通畅。该病可通过注意运动强度、改变不良姿势、使用护具来预防。

第六节　腰肌劳损

【概述】

一、西医定义

腰肌劳损是指急性腰部扭伤后未能及时合理治疗，或长期积累性损伤，或因寒湿侵袭腰部，造成腰部韧带、筋膜、肌肉的慢性劳损，以腰痛发作与缓解反复交替及活动功能受限为特征的慢性疾病，又名功能性腰痛、慢性下腰损伤、腰臀肌筋膜炎。无明显诱因的慢性疼痛是腰肌劳损的主要症状，疼痛性质为酸胀痛，休息后可缓解，活动过久疼痛再次加剧，卧床过久后也可感腰部不适，稍事活动后症状减轻。疼痛区有固定的压痛点，在压痛点进行叩击，疼痛可减轻，部分患者有骶棘肌痉挛征。腰肌劳损在慢性腰痛中所占的比例最大。

二、中医认识

中医认为，腰肌劳损是劳逸过度，感受寒湿、湿热，气滞血瘀，肾亏体虚或跌仆外伤所致。《素问·宣明五气》说："久视伤血，久卧伤气，久坐伤肉，久立伤骨，久行伤筋，是谓五劳所伤。"这就指出了劳逸过度可引起气血筋骨的慢性损伤，其次是急性外伤迁延、风寒湿邪侵袭和先天畸形等。常表现出以肾虚为本，以感受外邪、跌仆闪挫为标的特点。临证首先宜分辨表里、虚实、寒热。大抵感受外邪所致者，其证多属表、属实，发病骤急，治宜祛邪通络，根据寒湿、湿热不同，分别施治。由肾精亏损所致者，其证多属里、属虚，常见慢性反复发作，治宜以补肾益气为主。

【诊断依据】

一、临床表现

（1）好发于有重体力劳动史的中老年者、急性腰部扭伤后未能及时合理治疗者及久居潮湿阴冷之地者，有长期腰痛史。

（2）一侧或两侧腰、骶、臀部酸痛不适，疼痛可牵及股内外侧及膝部，腰腿痛往往因久站、久坐、久卧后加重，腰部适度活动后缓解；过度劳累后加重，适当休息后减轻；或阴雨寒湿天气加重，晴暖干燥气候减轻。急性发作者，可有剧痛和腰部活动障碍。

（3）一侧或两侧竖脊肌、臀中肌、臀大肌紧张，棘间韧带、竖脊肌、第3腰椎横突、髂腰韧带（髂腰角）、臀中肌与臀大肌前缘交界处等部位有较为固定的压痛点，或局部可触及条束样压痛点或疼痛激发点。

（4）腰部活动不同程度受限，可出现脊柱侧凸。部分患者腰部皮肤可增厚，皮下组织与深筋膜紧密粘连而出现橘皮样改变。

（5）病史较长者或腰部剧痛者，需摄腰椎正、侧位X线片，以排除骨性改变，必要时，加摄腰椎双斜位X线片。腰椎X线摄片可无异常发现或呈不同程度退变。

（6）部分病史较长患者因腰椎退变加重而临床症状和体征难以与不典型的腰椎间盘突出症鉴别，需做CT或MRI检查。

二、辅助检查

1. X线检查　少数患者可有先天性畸形和老年性骨质增生或骨质疏松，余无异常发现。
2. CT、MRI　可用于腰肌劳损的鉴别诊断。

【鉴别诊断】

腰肌劳损需要与下列腰部相关疾病进行鉴别。

一、腰椎间盘突出症

主要表现为腰背部疼痛，并常伴随下肢的放射性疼痛、麻木等症状。查体可见直腿抬高试验阳性、腱反射异常及皮肤感觉异常等情况；X线检查可见有腰椎的退行性改变，并伴有椎间隙狭窄；CT、MRI可见椎体髓核膨出或突出，压迫脊神经。

二、腰椎压缩性骨折

伴有严重骨质疏松的老年人多见，大多数伴有外伤，如跌倒后臀部着地。主要症状为腰背部疼痛，伴或不伴有神经症状，如下肢的麻木、皮肤感觉异常等，查体可见腰背部局部压痛、叩击痛。X线可见椎体压缩性骨折。

三、腰椎结核

除腰部疼痛外，常伴有低热、盗汗、消瘦等全身症状。实验室检查可见血沉加快、C-反应蛋白升高，结核菌素试验阳性。X线表现为椎体的骨质破坏和椎间隙狭窄，正位片可见腰大肌脓肿，CT可见病灶有无空洞和死骨形成。

四、强直性脊柱炎

早期强直性脊柱炎累及骶髂关节时，常表现为腰背部疼痛、僵硬，夜间痛、晨僵明显。实验室检查可发现血沉加快、C- 反应蛋白升高，HLA-B27 阳性。影像学检查可见骶髂关节炎征象。

【西医治疗】

1. 避免过劳、矫正不良体位。

2. 适当功能锻炼　以促进气血流通，增强腰部筋肉的力量。可做前俯后仰、左右侧屈、风摆荷叶、仰卧举腿、飞燕点水等动作，并可结合广播操、太极拳等。

3. 药物治疗　主要为消炎止痛药如双氯芬酸二乙胺乳胶剂等外用制剂或塞来昔布等口服制剂，可有效减轻炎症反应，缓解局部肌肉软组织疼痛。

4. 封闭疗法　有固定压痛点者，可用 0.5%~1% 普鲁卡因 5~10 mL 加醋酸泼尼松龙或醋酸氢化可的松 0.5~1 mL 做痛点封闭，效果良好。

5. 物理治疗　在医生指导下，选用适当的物理治疗可以增强治疗效果。目前存在较多的理疗方式，包括电磁、超声波、红外线、激光等，通过声、光、电、热等作用于人体，起到舒筋活络的作用。

6. 手术治疗　该疾病一般无须手术治疗。

【中医治疗】

一、中医辨证施治

1. 寒湿证

临床表现：腰部冷痛重着，转侧不利，静卧不减，阴雨天加重。舌苔白腻，脉沉。

病机：寒湿侵袭，经络闭阻。

治法：散寒祛湿，温通经络。

处方：甘姜苓术汤加味。干姜、炙甘草、白术、茯苓、杜仲、独活、狗脊、牛膝。

2. 湿热证

临床表现：腰痛处伴有热感，热天或雨天疼痛加重，活动后可减轻，尿赤。舌苔黄腻，脉滑数。

病机：湿热浸淫，经络闭阻。

治法：清热利湿，舒筋通络。

处方：四妙散加减。苍术、黄柏、薏苡仁、忍冬藤、萆薢、木瓜、防己、海桐皮、牛膝、甘草。

3. 肾虚证

临床表现：腰痛而酸软，喜按喜揉，足膝无力，遇劳更甚，卧则减轻，面色苍白，心烦口干，喜暖怕冷，手足不温，常反复发作。脉沉细或细数。

病机：肝肾亏虚，筋骨失养。

治法：补肾填精益气。

处方：左归丸加减。熟地黄、山药、枸杞子、山茱萸、菟丝子、茯苓、牡丹皮、桑寄生、龟板（先煎）、牛膝、泽泻。

加减：肾阳虚者，去牡丹皮、泽泻、龟板，加熟附子、杜仲、肉桂、淫羊藿。

4.瘀血证

临床表现：痛有定处，如锥如刺，俯仰不利，伴有血尿，日轻夜重。

病机：瘀血闭阻，阻滞气机。

治法：行气活血，舒筋祛瘀，通络止痛，佐以补肝益肾。

处方：补肾壮筋汤加减。熟地黄、当归、牛膝、山茱萸、茯苓、续断、杜仲、白芍、青皮、五加皮。

加减：肾阴虚者，加女贞子、龟板（先煎）。肾阳虚者，加巴戟天、补骨脂、仙茅、淫羊藿。急性发作而疼痛较甚者，加乳香、钩藤、丝瓜络。气血虚弱者，加黄芪、何首乌。

二、中成药处方

1.三乌胶囊　口服，每次5g，每日2次，适用于寒湿证。

2.追风透骨丸　口服，每次4粒，每日2次，适用于寒湿证。

3.瘀血痹　口服，每次5粒，每日3次，适用于瘀血证。

4.四妙丸　口服，每次6g，每日2次，适用于湿热证。

三、针灸及其他疗法

1.针灸疗法

治法：通经止痛。取穴以局部穴及足太阳经穴为主。

主穴：肾俞、大肠俞、阿是穴、委中。

寒湿腰痛配腰阳关；瘀血腰痛配膈俞；肾虚腰痛配大钟。病在督脉配后溪；病在足太阳经配申脉。毫针常规刺。

2.其他疗法

（1）电针：取穴参考局部主穴，选用连续波或疏密波。

（2）拔罐：取肾俞、大肠俞、阿是穴。瘀血腰痛和寒湿腰痛可行刺络拔罐。

（3）耳针：取患侧腰骶椎、肾、膀胱、神门。毫针刺法、埋针法、压丸法。

（4）穴位注射：取肾俞、大肠俞、阿是穴。选用复方当归注射液或丹参注射液等，每次取2~3穴，常规穴位注射。

（5）物理疗法：用红外线、磁热疗、蜡疗、中医定向透药疗法：取肾俞、大肠俞、阿是穴等，每日1~2次。

（6）采用滚法、推法、按法、揉法、点法、弹拨法、擦法、摇法、扳法等手法，取华佗夹脊腰段、肾俞、命门、大肠俞、关元俞、秩边、环跳、委中等腧穴及腰背部和腰骶部等部位。

【用药说明及治疗注意事项】

（1）消炎镇痛药物如布洛芬、塞来昔布等可减轻或控制腰肌劳损症状，但应注意其具有胃肠道和肾脏等的不良反应，应在评估患者风险因素后慎重使用且不宜长期服用。

（2）腰肌劳损一般不需要手术，手术甚至可能会加重症状。

【预防】

（1）避免寒湿、湿热侵袭，改善阴冷潮湿的生活、工作环境，勿坐卧湿地，勿冒雨涉水，劳作汗出后及时擦拭身体，更换衣服，或饮姜汤水驱散风寒。

（2）注重劳动卫生，腰部用力应适当，不可强力举重，不可负重久行，坐、卧、行走保持正确姿势，若需做腰部用力或弯曲的工作时，应进行腰肌劳损的护理，定时做松弛腰部肌肉的体操。

（3）注意避免跌、仆、闪、挫，是腰肌劳损的护理的重要方面。

（4）劳逸适度，节制房事，进行腰肌劳损的护理，勿使肾精亏损、肾阳虚败。

（5）体虚者，可适当食用、服用具有补肾作用的食品和药物。

（6）急性腰扭伤时，应积极治疗，安心休息，防止转成慢性。

（7）纠正不良的工作姿势，如弯腰过久或伏案过低等。

第七节　腰椎间盘突出症

【概述】

一、西医定义

腰椎间盘突出症是因椎间盘变性，纤维环破裂，髓核突出刺激或压迫神经根、马尾神经所表现的以腰痛及下肢坐骨神经放射性疼痛为特征的一种综合征，是腰腿痛最常见的原因之一。腰椎间盘突出症中以第4~5腰椎、第5腰椎~第1骶椎间隙发病率最高，占90%~96%，多个椎间隙同时发病者仅占5%~22%。腰椎间盘突出症常见于20~50岁患者，男女之比为（4~6）：1。20岁以内者占6%左右，老年人发病率最低。患者多有弯腰劳动或长期坐位工作史，首次发病常是半弯腰持重或突然做扭腰动作过程中。

二、中医认识

本病中医属"偏痹""腰痹""骨痹""腰腿痛"范畴。中医学认为，气血、经络与脏腑功能的失调和腰痛的发生有密切的关系。引发本病的原因，一是外伤，二是劳损，三是肾气不足、精气衰微、筋脉失养，四为风、寒、湿、热之邪流注经络，使经络困阻，气滞血瘀，不通则痛。《灵枢·百病始生》："是故虚邪之中人也……留而不去则传舍于输，在输之时，六经不通，四肢则肢节痛腰脊乃强。"《诸病源候论·腰脚疼痛候》："肾气不足，受风邪之所为也，劳伤则肾虚，虚则受于风冷，风冷与正气交争，故腰脚痛。"《素问·刺腰痛篇》中说："衡络之脉令人腰痛，不可以俯仰，仰则恐仆，得之举重伤腰"，又云："肉里之脉令人腰痛，不可以咳，咳则筋缩急"。《医学心悟》也说："腰痛拘急，牵引腿足"。

【诊断依据】

一、临床表现

（一）症状

1.腰痛　是大多数本症患者最先出现的症状，发生率约为91%。由于纤维环外层及后纵韧带受到突出髓核刺激，经窦椎神经而产生的下腰部感应痛，有时亦放射到臀部。

2.坐骨神经痛　虽然高位腰椎（第2~3、第3~4腰椎）椎间盘突出可引起股神经痛，但其发病率不足5%。绝大多数患者是第4~5腰椎、第5腰椎~第1骶椎间隙突出，故坐骨神经痛最为多见，发生率达97%左右。典型坐骨神经痛是从下腰部向臀部、大腿后方、小腿外侧直到足部的放射痛。约60%患者在喷嚏或咳嗽时腹压增加而使疼痛加剧。早期为痛觉过敏，病情较重者出现感觉迟钝或麻木。少数患者可有双侧坐骨神经痛。引起坐骨神经痛的原因有三：①破裂的椎间盘组织产生化学性物质的刺激及自身免疫反应使神经根发生炎症；②突出的髓核压迫或牵张已有炎症的神经根，使其静脉回流受阻，进一步增加水肿，从而增加对疼痛的敏感性；③受压的神经根缺血。这三种原因相互关联，难以截然分开。

3.马尾神经受压　向正后方突出或脱垂的髓核、游离的椎间盘组织可压迫马尾神经，出现大、小便障碍，鞍区感觉异常，发生率为0.8%~24.4%。

（二）体征

1.腰椎侧凸　是一种为减轻疼痛的姿势性代偿畸形，具有辅助诊断价值。如髓核突出在神经根外侧，上身向健侧弯曲，腰椎凸向患侧可松弛受压的神经根；当突出髓核在神经根内侧时，上身向患侧弯曲，腰椎凸向健侧可缓解疼痛（图12-4）。如神经根与脱出的髓核已有粘连，则无论腰椎凸向何侧均不能缓解疼痛。

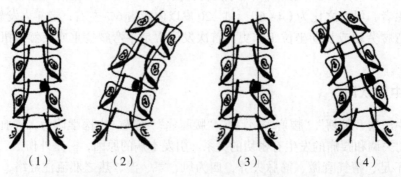

（1）　　　　（2）　　　　（3）　　　　（4）

（1）椎间盘突出在神经根内侧时；（2）神经根所受压力可因脊柱凸向健侧而缓解；

（3）椎间盘突出在神经根外侧时；（4）神经根所受压力可因脊柱凸向患侧而缓解。

图12-4　姿势性脊柱侧凸与缓解神经根受压的关系

2.腰部活动受限　几乎全部患者都有不同程度的腰部活动受限。其中以前屈受限最明显，因前屈位会进一步促使髓核向后移位并增加对受压神经根的牵张。

3.压痛及骶棘肌痉挛　89%患者在病变间隙的棘突间有压痛，其旁侧1 cm处压之有沿坐骨神经的放射痛。约 1/3 患者有腰部骶棘肌痉挛，而使腰部固定于强迫体位。

4. 直腿抬高试验及加强试验　患者仰卧、伸膝、被动抬高患肢。正常人神经根有 4 mm 的滑动度，下肢抬高到 60°～70° 始感腘窝不适。本症患者因神经根受压或粘连使滑动度减少或消失，抬高在 60° 以内即可出现坐骨神经痛，称为直腿抬高试验阳性，其阳性率约 90%。在直腿抬高试验阳性时，缓慢降低患肢高度，待放射痛消失，这时再被动背屈患肢踝关节以牵拉坐骨神经，如又出现放射痛称为加强试验阳性（图 12-5）。有时因突出髓核较大，抬高健侧下肢也可因牵拉硬脊膜而累及患侧，诱发患侧坐骨神经产生放射痛。

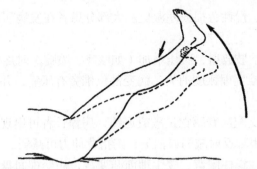

图 12-5　直腿抬高试验（实线）、加强试验（虚线）

5. 神经系统表现

（1）感觉异常：80% 患者有感觉异常。第 5 腰椎神经根受累者，小腿前外侧和足内侧的痛、触觉减退；第 1 骶椎神经根受压时，外踝附近及足外侧痛、触觉减退。检查时需注意，有较大髓核突出者，可压迫下一节段神经根，而出现双节段神经根损害征象。

（2）肌力下降：70%～75% 患者肌力下降。第 5 腰椎神经根受累时，踝及趾背伸力下降；第 1 骶椎神经根受累者，趾及足跖屈力减弱。

（3）反射异常：约 71% 患者出现反射异常。踝反射减弱或消失表示第 1 骶椎神经根受压；如马尾神经受压，则为肛门括约肌张力下降及肛门反射减弱或消失。

二、辅助检查

1. X 线平片　单纯 X 线平片不能直接反映是否存在椎间盘突出。片上所见脊柱侧凸、椎体边缘增生及椎间隙变窄等均提示退行性改变。如发现腰骶椎结构异常（移行椎、椎弓根崩裂、脊椎滑脱等），说明相邻椎间盘将会由于应力增加而加快变性，增加突出的机会。此外，X 线平片可发现有无结核、肿瘤等骨病，有重要鉴别诊断意义。

2. CT 和 MRI 检查　CT 可显示骨性椎管形态，黄韧带是否增厚及椎间盘突出的大小、方向等，对本病有较大诊断价值，目前已普遍采用。MRI 可全面地观察各腰椎间盘是否病变，也可在矢状面上了解髓核突出的程度和位置，并鉴别是否存在椎管内其他占位性病变。以上两种方法的缺点是当多个椎间隙有不同程度的椎间盘退变、突出时，难以确认是哪一处病变引起症状。

3. B 型超声检查　B 型超声诊断椎间盘突出症是一种简单的无损伤方法，近年来发展较快。因受到患者体型影响，定位诊断较困难，还受操作者局部解剖知识的水平、临床经验等的影响，尚需进一步研究，总结经验。

4.其他 电生理检查（肌电图、神经传导速度及诱发电位）可协助确定神经损害的范围及程度，观察治疗效果。实验室检查对本症帮助不大，但在鉴别诊断中有其价值。

三、诊断标准

参照1994年国家中医药管理局发布的中华人民共和国中医药行业标准《中医病证诊断疗效标准》。

（1）多有腰部外伤、慢性劳损或寒湿史。大部分患者在发病前多有慢性腰痛史。

（2）常发于青壮年。

（3）腰痛向臀部及下肢放射，腹压增加（如咳嗽、喷嚏）时疼痛加重。

（4）脊柱侧弯，腰椎生理弧度消失，病变部位椎旁有压痛，并向下肢放射，腰活动受限。

（5）下肢受累神经支配区有感觉过敏或迟钝，病程长者可出现肌肉萎缩。直腿抬高或加强试验阳性，膝、跟腱反射减弱或消失，蹬指背伸力可减弱。

（6）X线摄片检查：脊柱侧弯、腰生理前凸变浅，病变椎间盘可能变窄，相应边缘有骨赘增生。CT或MRI检查可显示椎间盘突出的部位及程度。

四、分型

腰椎间盘突出症的分型方法较多，各有其根据及侧重面。从病理变化及CT、MRI发现，结合治疗方法可做如下分型。

1.膨出型 纤维环有部分破裂，而表层完整，此时髓核因压力而向椎管局限性隆起，但表面光滑。这一类型经保守治疗大多可缓解或治愈。

2.突出型 纤维环完全破裂，髓核突向椎管，仅有后纵韧带或一层纤维膜覆盖，表面高低不平或呈菜花状。常需手术治疗。

3.脱垂游离型 破裂突出的椎间盘组织或碎块脱入椎管内或完全游离。此型不单可引起神经根症状，还易压迫马尾神经，非手术治疗往往无效。

4.Schmorl结节及经骨突出型 前者是指髓核经上、下软骨终板的发育性或后天性裂隙突入椎体松质骨内；后者是髓核沿椎体软骨终板和椎体之间的血管通道向前纵韧带方向突出，形成椎体前缘的游离骨块。这两型临床上仅出现腰痛，而无神经根症状，无须手术治疗。

五、疾病分期

1.急性期 腰腿痛剧烈，活动受限明显，不能站立、行走，肌肉痉挛。

2.缓解期 腰腿疼痛缓解，活动好转，但仍有痹痛，不耐劳。

3.康复期 腰腿痛症状基本消失，但有腰腿乏力，不能长时站立、行走。

【鉴别诊断】

由于腰椎间盘突出症早期可仅表现为腰痛，后期又有腰腿痛，易与多数可起腰痛、腿痛及少数同时有腰腿痛的其他疾病混淆。

一、与腰痛为主要表现疾病的鉴别

（一）腰肌劳损和棘上、棘间韧带损伤

这是一类最常见的腰痛原因，一般表现为弯腰时下腰部酸疼无力、弯腰后伸直困难及局部疼痛等。

（二）第3腰椎横突综合征

第3腰椎横突通常较第2、第4腰椎横突长，又居于腰椎中部，故成为腰部活动的力学杠杆的支点，容易受到损伤。本症疼痛主要在腰部，少数可沿骶棘肌向下放射。检查可见骶棘肌痉挛、第3腰椎横突尖压痛，无坐骨神经损害征象。局部封闭治疗有很好的近期效果。

（三）椎弓根峡部不连与脊椎滑脱症

椎弓根先天性薄弱而发生的疲劳骨折或外伤骨折常不易连接，有可能在这一基础上发生脊椎向前滑脱。这二者均可能出现下腰痛，脊椎滑脱程度较重时，还可发生神经根症状，且常诱发椎间盘退变、突出。腰骶部 X 线斜位片可证实椎弓根骨折；侧位片可了解有无椎体向前滑脱及其程度。

（四）腰椎结核

有不明原因发热、盗汗、乏力病史，以及体重下降等中毒症状，夜间疼痛或持续性疼痛明显，影像学以腰椎间隙破坏为主要表现，可形成后凸畸形。

（五）腰椎肿瘤

一般表现为严重腰痛，卧床休息不能缓解，若肿瘤侵犯椎管，可伴有臀腿部放射痛，表现类似腰椎间盘突出症，可通过病史特点、实验室检查、影像学检查进行鉴别。

二、与腰痛伴坐骨神经痛疾病的鉴别

（一）神经根及马尾肿瘤

神经根鞘膜瘤与椎间盘侧后方突出、马尾肿瘤与椎间盘正后方突出的临床表现相似。神经肿瘤发病较缓慢，呈进行性损害，通常无椎间盘突出症那样因动作而诱发的病史。X 线平片不一定有椎间盘退行性表现，而椎弓根距离及椎间孔的孔径均多增大。脊髓造影、MRI 及脑脊液检查是主要鉴别诊断依据。

（二）椎管狭窄症

椎管狭窄症是指多种原因所致椎管、神经根管、椎间孔的狭窄，并使相应部位的脊髓、马尾神经或脊神经根受压的病变。腰椎椎管狭窄症临床上以下腰痛、马尾神经或腰神经根受压，以及神经源性间歇性跛行为主要特点。过去认为有无间歇性跛行是椎管狭窄症与椎间盘突出症的重要区别，实际上大约 1/3 椎间盘突出症患者也发生间歇性跛行。两者需用 X 线摄片、CT、MRI 来鉴别。

三、与坐骨神经痛为主要表现疾病的鉴别

（一）梨状肌综合征

坐骨神经从梨状肌下缘（84.2%）或穿过梨状肌（15.8%）下行。如梨状肌因外伤、先天异常或炎症而增生、肥大、粘连，均可在肌收缩过程中刺激或压迫坐骨神经而出现症状。患者以臀部和下肢痛为主要表现，症状出现或加重常与活动有关，休息即明显缓解。体检时可见臀肌萎缩，臀部深压痛及直腿抬高试验阳性，但神经的定位体征多不太明确。髋关节外展、外旋位抗阻力时（梨状肌强直性收缩）可诱发症状，此点在椎间盘突出症时较少见。

（二）盆腔疾病

早期盆腔后壁的炎症、肿瘤等，当其本身症状尚未充分表现出时，即可因刺激腰、骶神经根而出现骶部痛，或伴单侧、双侧下肢痛，这时鉴别较为困难。故对不典型之腰腿痛患者，应想到盆腔疾病的可能，应常规进行直肠、阴道检查及骨盆平片、B型超声检查。即使未发现异常，仍应严密随访，直到确诊某一疾病为止。

【西医治疗】

一、治疗思路

腰椎间盘突出症以非手术治疗为主，尤其对于症状较轻、病程较短的患者首选非手术治疗（包括物理治疗、药物治疗、生活调理等），对于保守治疗无效的患者，可以根据病情考虑进行脊柱微创手术治疗（如经皮脊柱内镜治疗）。而对于病情严重的患者，可以考虑开放手术治疗。

二、保守治疗

对于初次发作或症状较轻、病程较短的患者，休息后症状可以自行缓解的患者，由于全身疾病或有局部皮肤疾病不能施行手术者，可采取保守治疗方法，主要治疗方案包括：

（1）卧床休息，一般严格卧床3~4周，下地活动时佩戴护腰。

（2）非甾体消炎镇痛药物治疗：在无禁忌证情况下，首选考虑非甾体消炎镇痛药物，如双氯芬酸、塞来昔布、布洛芬等。

（3）静脉输入甘露醇等脱水消肿药以减轻神经根水肿或短期内使用糖皮质激素类药物，以缓解炎症反应性疼痛等。

（4）牵引治疗，其中骨盆牵引最常用。

（5）在专业医师指导下进行运动治疗、医疗体操等。

三、手术治疗

（一）手术治疗腰椎间盘突出症的适应证

（1）腰腿痛症状严重、反复发作，经3个月以上非手术治疗无效，且病情逐渐加重，严重影响工作和生活者。

（2）有明显的神经压迫症状，如神经支配区域肌力下降、足下垂等。

（3）有马尾神经综合征、括约肌功能障碍者（大小便功能障碍如失禁等），应按急诊进行手术。

（二）手术治疗腰椎间盘突出症的禁忌证

（1）不符合手术适应证，首次发作或病程较短，未经保守治疗。

（2）腰椎间盘突出合并多发性纤维组织炎或风湿病，病情不明。

（3）临床症状怀疑腰椎间盘突出，但缺乏典型的影像学改变。

（三）手术治疗方法

1. 脊柱内镜下椎间盘髓核摘除术　对于椎间盘部分突出或脱出的情况，可通过脊柱内镜，在内镜通道下完成椎间盘突出部分的摘除，具有创伤小、恢复快的特点。

2. 单纯椎板开窗髓核摘除术　适用于单纯腰椎间盘突出症患者，通过切除黄韧带，经椎板间隙显露和切除突出的椎间盘。该术式的特点是软组织分离少，骨质切除有限，对脊柱的稳定性影响小。准确定位和精细操作是手术成功的关键。

3. 半椎板切除术　适用于腰椎间盘突出合并明显退行性改变，需广泛探查减压者。此术式视野清晰，易显露突出的腰椎间盘，可直接切除髓核，神经根减压充分，近期疗效肯定，但生物力学研究及长期临床随访观察提示有发生腰椎不稳的可能，术后需进行腰背肌锻炼加强稳定。

4. 全椎板切除术　适用于同一间隙双侧突出，或中央型突出粘连较紧密伴钙化不易从一侧摘除，或合并明显退行性椎管狭窄需要双侧探查及减压者。此术式由于显露充分，可充分减压，故近期疗效肯定，但容易造成腰椎不稳，或形成不规则新生骨，有与硬膜囊或神经根粘连，造成继发性椎管狭窄的可能。

5. 椎间融合术　适用于椎间盘突出合并腰椎不稳或因手术减压需要使腰椎稳定性受到影响者，目前临床上多采用各种融合器合并植骨融合。椎间融合术可恢复椎间隙高度，扩大椎间孔，解除神经压迫症状，增加受累节段的稳定性。

【中医治疗】

一、中医辨证施治

1. 血瘀气滞证

临床表现：近期腰部有外伤史，腰腿痛剧烈，痛有定处，刺痛，腰部僵硬，俯仰活动艰难，痛处拒按，舌质暗紫，或有瘀斑，舌苔薄白或薄黄，脉沉涩或脉弦。

病机：气滞血瘀，筋脉闭阻。

治法：行气活血，祛瘀止痛。

处方：身痛逐瘀汤加减。川芎、当归、五灵脂、香附、甘草、羌活、没药、牛膝、秦艽、桃仁、红花、地龙。

2. 寒湿痹阻证

临床表现：腰腿部冷痛重着，转侧不利，痛有定处，虽静卧亦不减或反而加重，日轻夜重，遇寒痛增，得热则减，舌质淡胖，苔白腻，脉弦紧、弦缓或沉紧。

病机：寒凝经脉，湿浊痹阻。

治法：温经散寒，祛湿通络。

处方：独活寄生汤加减。独活、桑寄生、杜仲、牛膝、党参、当归、熟地黄、白芍、川芎、桂枝、茯苓、细辛、防风、秦艽、乌梢蛇。

3.湿热痹阻证

临床表现：腰筋腿痛，痛处伴有热感，或见肢节红肿，口渴不欲饮，苔黄腻，脉濡数或滑数。

病机：湿热浸淫，阻碍气机。

治法：清利湿热，通络止痛。

处方：三仁汤加味。北杏仁、薏苡仁、蔻仁、法半夏、川朴、木通、淡竹叶、滑石、甘草。

4.肝肾亏虚证

临床表现：腰腿痛缠绵日久，反复发作，乏力、不耐劳，劳则加重，卧则减轻；包括肝肾阴虚及肝肾阳虚证。阴虚证症见：心烦失眠，口苦咽干，舌红少津，脉弦细而数。阳虚证症见：四肢不温，形寒畏冷，筋脉拘挛，舌质淡胖，脉沉细无力等。

（1）阳虚证

病机：肝肾阳虚、筋脉失于温养。

治法：滋补肝肾，温阳通络。

处方：右归丸加减。山药、山萸肉、杜仲、附子、桂枝、枸杞子、鹿角胶、当归、川芎、狗脊、牛膝、川断、桑寄生、菟丝子。

（2）阴虚证

病机：肝肾阴虚、虚热内扰。

治法：滋阴清热，填精益髓。

处方：左归丸加减。熟地、淮山药、山萸肉、枸杞子、菟丝子、鹿角胶、龟甲、牛膝。

二、中成药处方

1.瘀血痹　口服，每次5粒，每日3次，适用于血瘀气滞证。

2.四妙丸　口服，每次6g，每日2次，适用于湿热痹阻证

3.三乌胶囊　口服，每次5g，每日2次，适用于寒湿痹阻证。

三、针灸及其他疗法

1.针灸疗法

治法：舒筋活血，通络止痛。取穴以足三阳经及督脉经穴为主。

主穴：腰夹脊、肾俞、大肠俞、委中、环跳、秩边、承山、飞扬、昆仑。

气滞血瘀者，加阿是穴、水沟；寒湿凝滞者，加足三里、丰隆；湿热下注者，加阴陵泉、三阴交；肝肾亏虚者，加太溪、照海、命门、腰阳关。泻法或平补平泻。寒甚者可加灸。

2.其他疗法

（1）电针：取穴参考主穴，选用连续波或疏密波。

（2）拔罐：取穴参考主穴。疼痛较重者可行刺络拔罐或走罐法。

（3）耳针：取腰椎、骶椎、臀、坐骨、膝。中强刺激，留针30分钟，每日或隔日1次。或用压丸法。

（4）穴位注射：取阿是穴、肾俞、白环俞、相应夹脊穴。选用复发丹参注射液或当归注射液，常规穴位注射。

（5）物理疗法：用红外线、磁热疗、蜡疗、中医定向透药疗法：取肾俞、腰阳关、阿是穴，每日1~2次。

（6）推拿：采用滚法、按法、揉法、点法、拨法、扳法、擦法等手法，取椎间盘突出相应节段、腰阳关、肾俞、大肠俞、环跳、居髎、承扶、殷门、委中、承山、阳陵泉、绝谷、丘墟、腰臀部及下肢后外侧等腧穴与部位。

【用药说明及治疗注意事项】

（1）适当的用药可改善腰椎间盘突出症患者的症状，可以采用活血通络类中成药、神经营养药等。急性期发作时，可选择性加用脱水剂、激素或非甾体抗炎药。

（2）消炎镇痛药物如布洛芬、美洛昔康等可减轻或控制腰椎间盘突出症的症状，但应注意其具有胃肠道和肾脏等的不良反应，应在评估患者风险因素后慎重使用且不宜长期服用。

（3）患者需慎重选择推拿、按摩等，如要做，也应尽量在确诊后，在正规专业的医疗机构进行。

【预防与康复指导】

（1）指导患者掌握正确的下床方法：患者宜先滚向床的一侧，抬高床头，将腿放于床的一侧，用胳膊支撑自己起来，在站起来前先坐在床的一侧，再把脚放在地上；按相反的顺序回到床上。

（2）减轻腰部负荷，避免过度劳累，尽量不要弯腰提重物，如捡拾地上的物品时宜双腿下蹲腰部挺直，动作要缓。

（3）加强腰背肌功能锻炼，要注意持之以恒。

（4）建立良好的生活方式，生活有规律，多卧床休息，注意保暖。

（5）患者应树立战胜疾病的信心。腰椎间盘突出症病程长，恢复慢，患者应保持愉快的心情，用积极乐观的人生态度对待疾病。

（刘政治 段 超 翟 伟 佘 畅 高智颖 杜革术）

【参考文献】

［1］王和鸣，黄桂成.中医骨伤科学［M］.北京：中国中医药出版社，2012.

［2］陈孝平，汪建平，赵继宗.外科学［M］.9版.北京：人民卫生出版社，2018.

第十三章

神经系统疾病

第一节 三叉神经痛

【概述】

一、西医定义

三叉神经痛是原发性三叉神经痛的简称，表现为三叉神经分布区内短暂的反复发作性剧痛。

二、中医认识

三叉神经痛相当于中医学所指的"面风痛"。面风痛又名面痛，系由内、外之邪侵袭面部经络导致的痛病类疾病。《诸病源候论·头面风候》曰："头面风者，是体虚诸阳经脉为风所乘也。"《证治准绳·杂病》曰："面痛病皆属火。"面风痛的发生与外感六淫、饮食失常、情志过极、阴阳失调等因素有关。病机要点为络脉闭塞，不通则痛。病位主要在面部经络，与肝、胆、脾、胃等脏腑密切相关。

【诊断依据】

一、临床表现

常于40岁后起病，女性多于男性。三叉神经痛常局限于三叉神经感觉支配区内，以上颌支、下颌支多见。发作时表现为面颊上、下颌及舌部明显的剧烈电击样、针刺样、刀割样或撕裂样疼痛，每次发作数秒钟至1~2分钟即骤然停止，间歇期正常。临床上，患者口角、鼻翼或舌部为敏感区，易触发疼痛，称为扳机点或触发点。严重者可伴有同侧面肌的反射性抽搐、口角牵向患侧，即痛性抽搐。发作呈周期性，可为数日、数周或数月不等，缓解期完全正常。随病程进展，间歇期逐渐缩短，甚至为持续性发作，很少自愈。神经系统查体一般无阳性体征。

二、辅助检查

1. 神经电生理检查 通过电刺激三叉神经分支并观察眼轮匝肌及咀嚼肌的表面电活

动，判断三叉神经的传入及脑干三叉神经中枢路径的功能，主要用于排除继发性三叉神经痛。V1 反射为电刺激三叉神经眼支出现瞬目反射，V2 反射、V3 反射分别为刺激三叉神经上颌支、下颌支出现咬肌抑制反射。

2. 影像学检查　头颅 MRI 检查可排除器质性病变所致继发性三叉神经痛，如颅底肿瘤、多发性硬化、脑血管畸形等。

三、诊断标准

典型三叉神经痛：①疼痛为阵发性反复发作；②有明确的间歇期且间歇期完全正常；③有"扳机点"和明确的诱发动作；④三叉神经功能正常。

【鉴别诊断】

原发性三叉神经痛需与以下疾病鉴别。

一、继发性三叉神经痛

疼痛发作时间通常较长，或为持续性疼痛、发作性加重，多无"扳机点"。体检可见三叉神经支配区内的感觉减退、消失或过敏，部分患者出现角膜反射迟钝、咀嚼肌无力和萎缩。常见原因为多发性硬化、延髓空洞症、原发性或转移性颅底肿瘤等。

二、牙痛

牙痛主要表现为牙龈及颜面部持续性胀痛、隐痛，检查可发现牙龈肿胀、局部叩痛、张口受限，明确诊断经治疗后疼痛消失。

三、三叉神经炎

因头面部炎症、代谢病变，如糖尿病、中毒等累及三叉神经而引起的三叉神经炎症反应，表现为受累侧三叉神经分布区的持续性疼痛；多数为一侧起病而少数可两侧同时起病。神经系统检查可发现受累侧三叉神经分布区感觉减退，有时运动支也被累及。

四、舌咽神经痛

疼痛部位多位于颜面深部、舌根、软腭、扁桃体、咽部及外耳道等，疼痛性质及持续时间与三叉神经痛相似，少数患者有"扳机点"，一般位于扁桃体窝或舌根部。

【西医治疗】

一、治疗原则

以止痛为目的，药物治疗为主，无效时可用神经阻滞疗法或手术治疗。

二、药物治疗

1. 卡马西平　首选治疗药物。首次剂量 100 mg，2 次/日，以后每天增加 100 mg，至疼痛控制为止，最大量不超过 1000 mg/d。以有效剂量维持治疗 2~3 周后，逐渐减量至最小有效剂量，再维持数月，有效率可达 70%~80%。若出现皮疹、共济失调、再生障碍性贫血、昏迷、肝功能受损、心绞痛、精神症状，需立即停药。孕妇忌用。

2. 苯妥英钠　初始计量 0.1 g，每日 3 次。如无效可加大剂量，每日增加 0.1 g，最大量不超过 0.4 g/d。如产生中毒症状（如头晕、步态不稳、眼球震颤等）即应减量至中毒反应消失为止。如仍有效，即以此为维持剂量，疼痛消失后，逐渐减量。

3. 加巴喷丁　第一日 0.3 g，一次口服，可逐渐加大剂量，一般最大剂量为 1.8 g/d。常见不良反应有嗜睡、眩晕、步态不稳，随着药物的继续使用，可逐渐耐受。孕妇忌用。

4. 普瑞巴林　起始剂量可为每次 75 mg，每日 2 次，或每次 50 mg，每日 3 次。可在 1 周内根据疗效及耐受性增加至每次 150 mg，每日 2 次。74% 的患者疼痛好转。最常见的不良反应有头晕、嗜睡、共济失调，且呈剂量依赖性。如需停用，建议至少用 1 周时间逐渐减停。

三、经皮药物三叉神经毁损

无水乙醇或甘油可用于毁损三叉神经及降低神经的敏感性，但其复发率高，远期治愈率差，已很少应用。近年来发现肉毒毒素具有止痛作用，逐渐被应用于临床治疗。可考虑作为口服药物治疗效果不佳时的辅助治疗，不良反应为注射区面部感觉缺失。

四、经皮半月神经节射频电凝疗法

X 线监视或 CT 导向下将射频针经皮刺入三叉神经节处，利用不同神经纤维对温度耐受的差异性，对痛觉神经进行选择性的破坏，使外周传入减少，从而达到治疗目的。适用于年老体衰有系统疾病、不能耐受手术者。约 20% 应用此疗法的患者出现面部感觉异常、角膜炎、咀嚼肌无力、复视、带状疱疹等并发症。长期随访复发率为 21%~28%，重复应用有效。

五、手术治疗

可选用三叉神经感觉根部分切断术或伽马刀治疗，止痛效果确切。近年来推崇行三叉神经显微血管减压术，止痛同时不产生感觉及运动障碍，目前已有大量临床研究证实上述方法的临床疗效，该方法已成为目前最常用的手术治疗方法，可出现感染、面瘫、面部麻木、脑脊液漏、听力下降等并发症，但概率均较低。

【中医治疗】

一、中医辨证施治

1. 风寒袭络证

临床表现：颜面短暂性刀割样剧痛，每因遇风受寒而诱发或加重。发作时面部有紧束感，局部喜温熨、恶风寒，口不渴，苔薄白，脉浮紧。

病机：风为阳邪，升发向上，巅顶之高，唯风可到。风夹寒邪阻滞头面三阳经络而致面痛。

治法：疏风散寒，通络止痛。

处方：川芎茶调散加减。川芎、荆芥、白芷、羌活、细辛、防风、薄荷、甘草，清茶为引。

加减：若恶寒较甚加麻黄、苏叶；若面部肌肉抽搐加蜈蚣、地龙；头疼痛重者，加重羌活、细辛用量；寒凝痛甚加藁本、生姜；鼻塞流涕加苍耳子、辛夷花；若风寒郁久化热，加菊花、蔓荆子。

2. 风热伤络证

临床表现：颜面短暂烧灼或刀割样疼痛，遇热加重，得凉稍减。痛时面红、汗出，伴发热，恶风，口干咽痛，舌边光红，苔薄黄，脉浮数。

病机：风为阳邪，升发向上，巅顶之高，唯风可到。风夹热邪阻滞头面三阳经络而致面痛。

治法：疏风清热，解痉止痛。

处方：芎芷石膏汤。川芎、白芷、石膏、菊花、藁本、羌活。

加减：若风热甚加金银花、连翘；大便秘结加大黄、玄明粉；小便短赤加竹叶、莲子心，咽痛明显加牛蒡子、胖大海、玄参；口渴甚加天花粉、芦根。

3. 风痰阻络证

临床表现：颜面抽搐疼痛，麻木不仁，眩晕，胸脘痞闷，呕吐痰涎，形体肥胖，苔白腻，脉弦滑。

病机：饮食不节，肥甘厚味太过，损伤脾胃，津液运化失常，聚湿生痰；复因风邪引触，二邪合而为患，上窜闭阻面部经脉，致经络挛急，发为面痛。

治法：祛风化痰，解痉止痛。

处方：芎辛导痰汤。川芎、细辛、天南星、陈皮、法半夏、茯苓、枳壳、甘草、生姜。

加减：若面颊麻木加鸡血藤、蜈蚣；兼畏寒肢冷去生姜，加干姜、吴茱萸；痰浊化热，去细辛，南星宜用胆南星，另加竹沥；胸闷纳呆加苍术、厚朴。

4. 胃火上攻证

临床表现：颜面阵发灼热剧痛，前额胀痛，面红目赤，口臭目干，喜喝冷饮，便秘溲赤，舌质红，苔黄，脉滑数。

病机：嗜饮醇浆，过食辛辣，致胃火亢盛，循经上攻，清窍络脉被灼，故而面痛发作。

治法：清胃泻火。

处方：清胃散。生地、当归、丹皮、黄连、升麻。

加减：胃热津伤甚加知母、麦冬；大便秘结加大黄、芒硝；牙龈肿痛、衄血加川牛膝、白茅根；心烦不寐加栀子、莲心、夜交藤；面部抽搐加钩藤、僵蚕、全蝎。

5. 肝胆火炽证

临床表现：颜面阵发性电击样剧痛，面颊灼热，面红目赤，眩晕，烦躁易怒，口苦咽干，胸胁满闷，便秘，尿赤，舌质红，苔黄燥，脉弦数。

病机：肝胆互为表里，足少阳胆经"起于目锐眦，上抵头角……其支者，从耳后入耳中，出走耳前……"若情志过极，郁而化火，肝胆之火循经上犯，而致面部疼痛如烧灼。

治法：清肝泄热，降火止痛。

处方：龙胆泻肝汤。龙胆草、黄芩、栀子、泽泻、车前子、当归、生地、柴胡、甘草。

加减：若兼头晕目眩加菊花、钩藤、白芍；心烦失眠加枣仁、合欢皮；面肌抽搐加全蝎、蜈蚣、天麻；胸闷胁痛加郁金、川楝、玄胡；大便秘结加草决明、大黄；口干而渴加花粉、麦冬。

6. 阴虚阳亢证

临床表现：颜面阵发抽搐样剧痛，头晕目胀，失眠，心烦易怒，咽干口苦，腰膝酸软，舌红少津，脉弦细而数。

病机：情志所伤，肝气郁结，肝阴暗耗，以致肝肾阴亏，阴不制阳，肝阳上亢，阳化风动，扰及面部经络，遂发为面风。

治法：滋阴潜阳，息风通络。

处方：镇肝熄风汤。怀牛膝、代赭石、生龙骨、生牡蛎、龟板、玄参、天冬、白芍、茵陈、川楝子、生麦芽、甘草。

加减：面肌抽搐甚加蜈蚣、地龙；心烦失眠，去代赭石，加夜交藤、远志、枣仁；头痛甚加川芎并加重白芍的用量；腰膝酸软加川断、杜仲；大便燥结加火麻仁；夹痰者加胆南星、贝母。

7. 瘀血内阻证

临床表现：面痛屡发，剧时如针刺刀割，面色晦暗，皮肤粗糙，无明显寒热诱因，舌质紫暗或有瘀斑，脉弦涩或细涩。

病机：年过四旬之人，代谢易于紊乱，津液不归正化，聚为痰湿，阻于脉道，痰滞血瘀；或因老年气虚，血液运行无力，而致血瘀；或因情志失调，肝气郁结，气滞血瘀；或因久病入络，血行受阻，脉络瘀滞，均可致面痛如刺，缠绵难愈。

治法：活血化瘀，通络止痛。

处方：通窍活血汤。赤芍、川芎、桃仁、红花、生姜、大枣、郁金。

加减：若疼痛剧烈加蜈蚣、全蝎；兼气滞加川楝、青皮；兼血虚加熟地、当归；兼热象加黄芩、栀仁；兼气虚可用补阳还五汤化裁。

二、中成药处方

1. 七叶莲片　口服，每次 4 片，1 日 3 次，适用于肝胆火炽证。
2. 玄胡索片　口服，每次 3 片，1 日 3 次，适用于瘀血内阻证。

三、针灸及其他疗法

1. 针灸疗法

治法：疏通经络，祛风止痛。取穴以局部穴和手足阳明经穴为主。

主穴：四白、下关、地仓、攒竹、合谷、内庭、太冲。

根据相关症状或辨证分型进行配穴。眼支痛可加丝竹空、阳白；上颌支痛加颧髎、迎香；下颌支痛加承浆、颊车、翳风；风寒加列缺疏散风寒；风热加曲池、外关疏风清热；气血瘀滞加内关、三阴交活血化瘀。针刺时宜先取远端穴。面部诸穴均宜透刺，但刺激强度不宜大，应柔和、适中。留针30分钟，每隔10~15分钟行针1次，每日治疗1次。可配合电针，疏密波，强度以患者面部肌肉微见跳动而能耐受为度。还可配合头皮针、耳针、皮肤针、穴位注射等，风寒证可酌情施灸。

2.其他疗法　可行推拿治疗、中医定向透药疗法、超短波治疗。

【用药说明及治疗注意事项】

三叉神经痛大多不会自愈，需积极治疗。药物治疗一般需要长期服药，在服药期间应按时、按量服药，不要擅自减量或调量，如服药期间出现不适，要及时就医。术后患者应遵医嘱复查。

【预防与康复指导】

选择健康生活方式，避免过度劳累，不熬夜，生活作息规律，保持心情舒畅，避免情绪紧张；注意面部保暖，避免吹风，特别是空调直吹；尽量避免"触发点"的碰撞，刷牙洗脸时动作要轻柔，不要用太热、太冷的水洗脸或刷牙，避免食用辛辣刺激的食物，选择绵软的食物，咀嚼不要过于用力；尽量不饮酒，酒精可能会使情绪激动，加重三叉神经痛症状；饮食要有规律，宜选择质软、易嚼食物，不宜食用刺激性、过酸过甜食物等；适当参加体育运动，锻炼身体，增强体质。平日坚持服药，以防复发。

第二节　面神经炎

【概述】

一、西医定义

面神经炎亦称为特发性面神经麻痹或贝尔麻痹，是茎乳孔内面神经非特异性炎症所致的周围性面瘫。

二、中医认识

本病中医称为"口僻"，又称"喝僻""歪嘴风"。口僻之名始见于《灵枢·经筋》："足阳明之筋……卒口僻，急者不合。"《金匮要略·中风历节病脉证并治》曰："邪气反缓，正气即急，正气引邪，喝僻不遂。"临床以突发面部麻木、口眼喝斜为主要表现。本病的发生，主要是正气不足，络脉空虚，外邪乘虚入中经络，导致气血瘀阻，面部经脉失养，肌肉迟缓不收。

【诊断依据】

一、临床表现

任何年龄均可发病，以 20~40 岁最为多见，男性多于女性。通常急性起病，病情多在 3 天左右达到高峰。主要表现为单侧面部表情肌瘫痪，额纹消失，不能皱额蹙眉，眼裂不能闭合或者闭合不全。部分患者起病前 1~2 日有患侧耳后疼痛或乳突压痛。体格检查时，可见患侧闭眼时眼球向外上方转动，露出白色巩膜，称为贝尔征（Bell sign）；鼻唇沟变浅，口角下垂，露齿时口角歪向健侧。患侧不能做皱额、蹙眉、闭目、露齿、鼓气和吹口哨等动作。进食时，食物易滞留患侧齿龈。

面神经炎还可因面神经受损部位不同而出现其他一些临床表现，如膝状神经节前损害，因鼓索神经受累，出现同侧舌前 2/3 味觉消失；镫骨肌神经以上部位受损时则同时出现舌前 2/3 味觉消失和听觉过敏；膝状神经节病变时，除有面神经麻痹、舌前 2/3 味觉消失及听觉过敏外，还有耳郭和外耳道感觉迟钝、外耳道和鼓膜上出现疱疹，称为亨特综合征。

二、辅助检查

1. 肌电图检查　面神经传导测定有助于判断面神经暂时性传导障碍或永久性失神经支配。如早期（起病后 7 天内）完全面瘫者受累侧诱发的肌电动作电位 M 波波幅为正常侧的 30% 以上者，则在 2 个月内有可能完全恢复；如病后 10 天中出现失神经电位者，则恢复缓慢。

2. 影像学检查　不作为该病常规检查项目，但临床怀疑颅内器质性病变时应行头部 MRI 或 CT 检查。

三、诊断标准

（1）急性起病，通常 3 天左右达到高峰。

（2）单侧周围性面瘫，伴或不伴耳后疼痛、舌前味觉减退、听觉过敏、泪液或唾液分泌异常。

（3）排除继发原因。

【鉴别诊断】

面神经炎需注意与以下疾病鉴别。

一、吉兰-巴雷综合征

对称性四肢迟缓性瘫痪，为双侧周围性面瘫，脑脊液检查有特征性的蛋白-细胞分离。

二、继发性面神经麻痹

中耳炎、迷路炎、乳突炎常并发耳源性面神经麻痹，也可见于腮腺炎、肿瘤和化脓性下颌淋巴结炎等，常有明确的原发病史及特殊表现。

三、神经莱姆病

伯氏疏螺旋体感染导致的面神经麻痹，常伴发热、皮肤游走性红斑。可应用病毒分离及血清学试验证实。

四、后颅窝病变

桥小脑角肿瘤、多发性硬化、颅底脑膜炎及鼻咽癌颅内转移等原因所致的面神经麻痹，大多起病较慢，常伴有其他脑神经受损症状及各种原发病的特殊表现。

【西医治疗】

一、治疗原则

改善局部血液循环，减轻面神经水肿，缓解神经受压，促进神经功能恢复。

二、药物治疗

1. 糖皮质激素　对于所有大于 16 岁无禁忌证的患者，急性期应尽早使用糖皮质激素治疗。常选用泼尼松或泼尼松龙口服，30~60 mg/d，连用 5 天，之后于 5 天内减量至停用。发病 3 天后使用糖皮质激素口服是否能够获益尚不明确。儿童特发性面神经麻痹恢复通常较好，使用糖皮质激素是否能够获益尚不明确，对于面肌瘫痪严重者，可以根据情况选择。

2. 抗病毒治疗　对于急性期的患者，可以根据情况尽早联合使用抗病毒药物和糖皮质激素治疗，特别是对于面肌无力严重或完全瘫痪者；但不建议单用抗病毒药物治疗。抗病毒药物可以选择阿昔洛韦或伐昔洛韦，如阿昔洛韦口服 0.2~0.4 g，每日 3~5 次，或伐昔洛韦口服每次 0.5~1.0 g，每日 2~3 次，疗程 7~10 天。使用抗病毒药应注意监测肝肾功能。

3. 神经营养剂　临床上常给予 B 族维生素，如甲钴胺和维生素 B_1 等。应按剂量服药，不可超剂量服药。

三、眼部保护

患者由于长期不能闭眼、瞬目使角膜暴露和干燥，易致感染，可戴眼罩防护，或用左氧氟沙星滴眼液等预防感染、保护角膜，必要时应请眼科协助处理。

四、神经康复治疗

可以尽早开展面部肌肉康复治疗，如针灸和理疗。

五、外科手术减压

关于外科手术减压的效果，目前研究尚无充分的证据支持有效，并且手术减压有引起严重并发症的风险，手术减压的时机、适应证、风险和获益不明确。

【中医治疗】

一、中医辨证施治

1. 风寒袭络证

临床表现：突然口眼㖞斜、眼睑闭合不全，或有口角流涎、眼泪外溢，伴恶风寒、头痛鼻塞、面肌发紧、肢体酸痛，舌苔薄白，脉浮紧。

病机：机体正气不足，络脉空虚，卫外不固，风邪夹寒乘虚而入，客于颜面，走窜阳明经脉，气血痹阻，肌肉弛缓不收而致口僻。

治法：祛风散寒，温经通络。

处方：小续命汤。麻黄、防己、人参、芍药、川芎、桂枝、制附片、防风、杏仁、黄芩、甘草。

加减：表虚自汗者，去麻黄加黄芪、白术；兼头痛加白芷、羌活；面肌抽动加天麻、蜈蚣、全蝎；口角流涎加白僵蚕。

2. 风热灼络证

临床表现：骤然起病，口眼㖞斜、眼睑闭合不全，头痛面热，或发热恶风，心烦口渴，耳后疼痛，舌质红，苔薄黄，脉浮数。

病机：机体正气不足，络脉空虚，卫外不固，风邪夹热乘虚而入，客于颜面，走窜阳明经脉，气血痹阻，肌肉弛缓不收而致口僻。

治法：祛风清热，通经活络。

处方：大秦艽汤。秦艽、石膏、川芎、当归、芍药、羌活、独活、防风、黄芩、白芷、生地、熟地、白术、茯苓、细辛、甘草。

加减：风热表证明显者，去细辛、独活、熟地，加桑叶、蝉衣；兼头晕目赤加钩藤、菊花。

3. 风痰阻络证

临床表现：突然口眼㖞斜，面肌麻木或抽搐，颜面作胀，或口角流涎，头重如裹，胸膈满闷，呕吐痰涎，舌体胖大，苔白腻，脉弦滑。

病机：外感病邪，内袭经络，气血受阻，津液外渗，停而为痰；加之外风引触，风痰互结，流窜经络，上扰面部，阳明经脉壅滞不利，即发口僻。

治法：祛风化痰，通络止痉。

处方：牵正散合导痰汤。白僵蚕、全蝎、白附子、法半夏、陈皮、茯苓、甘草、枳实、胆南星。

加减：若面肌抽搐频繁加蜈蚣、乌梢蛇；若痰浊化热，加黄芩、竹茹；若胸膈满闷加佛手、苍术。

4. 气虚血瘀证

临床表现：口眼喝斜、日久不愈，面肌时有抽搐，面白气短，神疲乏力，舌质紫暗，苔薄白，脉细涩或弦涩。

病机：气虚血行无力，血液瘀滞于经脉，均可导致面部肌肉失于气血濡养而枯槁萎缩，导致口僻。

治法：益气活血，和营通络。

处方：补阳还五汤。黄芪、当归、川芎、桃仁、红花、赤芍、地龙。

加减：顽固不愈者，加三七、穿山甲、鬼箭羽；面肌抽搐者加全蝎、蜈蚣；气虚明显者，重用黄芪；兼血虚者加熟地、白芍；兼阴液不足者加沙参、麦冬。

二、中成药处方

1. 牵正散　口服，每次 3 g，每日 1 次，适用于风痰阻络证。

2. 大活络丸　口服，每次 1 丸，每日 2 次，适用于瘀血阻络证。痰瘀阻络可选用面瘫丸、散风活络丸等。

三、针灸及其他疗法

1. 针灸疗法

治法：祛风通络，舒调经筋。取穴以局部穴和手足阳明经穴为主。

主穴：阳白、四白、颧髎、颊车、地仓、翳风、牵正、太阳、合谷。

根据辨证分型或相关症状进行配穴。急性期面部腧穴均行平补平泻法，肢体远端的腧穴行泻法且手法宜重，留针 30 分钟，每隔 10~15 分钟行针 1 次，每日治疗 1 次。恢复期加足三里、气海，行补法，可配合电针，用疏密波，强度以患者面部肌肉微见跳动而能耐受为度。阳白、颧髎、地仓、颊车可加闪罐或刺络拔罐，还可配合灸法、头皮针、耳针、皮肤针、穴位注射等。

2. 其他疗法　可局部热敷、红外线照射或超短波透热疗法、微波治疗等（注意避开眼区）。恢复期可行推拿治疗、中医定向透药疗法。

【用药说明及治疗注意事项】

急性期激素的使用尤需注意，血压、血糖控制好的面神经炎患者在充分与患者及家属沟通后可以使用激素，治疗期间严密监测患者的血糖与血压，以免用激素时导致血压及血糖的波动，必要时可以用胰岛素临时控制血糖，也可以根据血压及时调整降压药物的剂量。

【预防与康复指导】

面神经炎的病因虽尚未完全阐明，但避免病毒感染和冷风吹面、加强锻炼、增强体质、提高机体抗病毒能力仍是关键措施。据统计，患者面神经炎痊愈后有 3% 的复发率，复发时限为 10~20 年不等，故在痊愈后仍需保持心情舒畅，避免受凉、精神紧张，要劳逸结合，注意调养。

面神经炎患者应进清淡饮食，避免粗糙、干硬、辛辣食物，有味觉障碍的患者应留意食物的冷热度，以防烫伤口腔黏膜。应尽早开展面部肌肉康复治疗，如针灸和理疗；尽早开始面肌的自动与被动活动，进行面肌功能训练，可对着镜子做蹙眉、举额、闭眼、露齿、鼓腮、吹口哨等动作，每日数次，每次 5~15 分钟，并辅以面肌按摩，以促进早日康复。

第三节　坐骨神经痛

【概述】

一、西医定义

坐骨神经痛是指沿坐骨神经通路及其分支区内的疼痛综合征。坐骨神经发自骶丛，由 L_4~S_3 神经组成，是全身最长、最粗的神经，经梨状肌下孔出骨盆后分布于整个下肢。

二、中医认识

坐骨神经痛属中医学"痹证""腰腿痛"等范畴，多数医家认为，本病内因主要为禀赋不足，素体虚弱，加之劳累过度；或久病体虚，肝肾不足，气血耗伤，腠理空虚，致使外邪入侵。

【诊断依据】

一、临床表现

本病于青壮年多见，以单侧性为多。疼痛主要沿坐骨神经径路由腰部、臀部向骨后、小腿后外侧和足外侧放射。疼痛常为持续性钝痛，阵发性加剧，也可为烧灼样或刀割样疼痛，咳嗽、打喷嚏、用力排便时疼痛加剧。为减轻活动时诱发的疼痛或疼痛加剧，患者常取特殊的减痛姿势，如睡时卧向健侧、患侧膝部微屈，仰卧起立时患侧膝关节弯曲，坐下时健侧臀部先着椅，站立时身体重心移在健侧，日久脊柱向患侧侧凸等。查体可发现直腿抬高试验（Lasegue 征）阳性：患者仰卧，下肢伸直，检查者将患肢抬高，在 70° 范围内患者即感到疼痛。患侧小腿外侧和足背可有针刺、发麻的感觉，查体可有轻微感觉减退；踝反射常减弱或消失。部分患者沿坐骨神经行径有几个压痛点：腰椎旁点、臀点、腘点、腓肠肌点和踝点。

二、辅助检查

腰骶部、骶髂、髋关节 X 线片对发现骨折、脱位、先天性脊柱畸形有帮助，CT、MRI、椎管造影有助于脊柱或椎管内疾病的诊断，B 超可发现盆腔相关疾病，肌电图及神经传导测定对判断坐骨神经损害部位、程度及预后有意义。

三、诊断标准

根据病史、临床症状、体征如疼痛分布范围、加剧及减轻诱因、压痛点、Lasegue征、踝反射减弱及影像学检查，可诊断本病。

【鉴别诊断】

坐骨神经痛应与下列疾病进行鉴别诊断。

一、腰肌劳损

多有明显的腰部扭伤或长期腰部劳累史，主要为腰痛，可放射至大腿前部，压痛点在腰肌，Lasegue征阴性。

二、梨状肌综合征

多因下肢外展位时扭伤、局部肌肉痉挛压迫坐骨神经产生臀部疼痛，臀肌可有萎缩，臀肌深部可触及索状肌束并有压痛，踝反射正常。

三、髋关节病变

疼痛在该关节范围内，局部有压痛，髋关节内收或外展时疼痛明显加剧。

【西医治疗】

一、病因治疗

不同病因采取不同治疗方案，如腰椎间盘突出者急性期应睡硬板床，以保持腰骶部肌肉松弛。

二、药物治疗

疼痛明显者可用止痛剂如吲哚美辛、布洛芬、卡马西平等。肌肉痉挛者可用地西泮5~10 mg 口服，3 次/日；也可加用维生素 B_1，每次 100 mg，1 次/日，肌内注射。

三、封闭疗法

可用 1%~2% 普鲁卡因或泼尼松龙各 1 mL 在椎旁封闭。

四、物理疗法

急性期可选用超短波、红外线照射，疼痛减轻后可用感应电、碘离子透入及热疗等，也可用针灸、按摩等。

五、手术治疗

药物治疗无效、病因明确的继发性坐骨神经痛可考虑手术治疗。

【中医治疗】

一、中医辨证施治

1. 气血瘀滞证

临床表现：可见曾有外伤史，急性发作，腰腿疼痛剧烈，痛如刀割，痛有定处，痛处拒按，并向下肢放射，胸腹胀满，大便难行。舌淡红，苔薄黄，脉涩或弦细。

病机：坠堕伤腰，损伤经脉气血，或体位不正，腰部用力不当，屏气闪挫，均可导致气血瘀滞证。

治法：活血化瘀，通痹止痛。

处方：身痛逐瘀汤。秦艽、川芎、桃仁、红花、甘草、羌活、没药、当归、五灵脂、香附、牛膝、地龙。

加减：临证可加地鳖虫，配方中地龙有通络祛瘀作用，无周身痹痛者可去羌活、秦艽。兼有风湿者，宜加独活、狗脊。兼有肾虚者，宜加杜仲、续断、熟地以补肾壮筋骨。

2. 湿热痰滞证

临床表现：下肢疼痛，酸胀或麻木、麻痛俱重，反复发作，缠绵不愈。舌红，边尖有瘀点，苔白厚腻或黄腻，脉沉弦涩或濡滑。

病机：感受风热之邪，与湿相并，而致风、湿、热合邪为患。

治法：祛风除湿，理气豁痰。

处方：大活络丹加减。何首乌、当归、白花蛇舌草、乌梢蛇、天麻、全蝎、贯众、麻黄、白术、青皮、乳香、没药、天南星（姜制）、青皮、防风、木香、沉香。

加减：舌质红、口渴、小便短赤、脉弦数是热象偏重，可加栀子、泽泻。兼见腰酸咽干、手足心热，当清利湿热为主，佐以滋补肾阴，但要注意选用滋阴而不恋湿的药物，如女贞子、墨旱莲等。

3. 风寒湿痹证

临床表现：多无明显外伤史，起病缓慢，腰痛转侧不灵，痛引下肢，遇寒痛增，得温则减。舌淡，苔白，脉沉紧。

病机：居处潮湿，涉水冒雨，以致风、寒、湿邪乘虚侵袭人体，注于经络，流于关节，使气血痹阻而为痹证。

治法：祛风散寒，行痹止痛。

处方：独活寄生汤加减。独活、桑寄生、杜仲、牛膝、细辛、秦艽、茯苓、肉桂心、防风、川芎、甘草、当归、芍药、干地黄。

加减：寒湿之邪，易伤阳气，若年高体弱或久病不愈，势必伤及肾阳，兼见腰膝酸软、脉沉无力等，治当以散寒行湿为主，兼补肾阳，加菟丝子、破故纸。

4. 肝肾亏虚证

临床表现：病程较长，腰部酸痛，时轻时重，伴下肢酸软乏力，患肢肌肉萎缩，纳差，面色㿠白。舌质淡，苔白稍腻，脉沉迟。

病机：素来肾虚，或久病体虚，阴精亏损，导致肾中水亏，则发腰痛。

治法：补肾固腰，通络利湿。

处方：益肾固腰汤。熟地、杜仲、牛膝、山药、黄芪、制首乌、覆盆子、金樱子、五味子。

加减：治当以补肾为主，佐以健脾益气，可加党参、升麻、柴胡、白术等补气升提之药，以助肾升举。

二、中成药处方

1. 小活络丹　口服，1丸，一日3次，适用于寒湿痰瘀证。
2. 木瓜丸　口服，6g，一日2次，适用于风湿痹痛证。
3. 大活络丸　口服，1丸，一日2次，适用于气滞血瘀证。

三、针灸及其他疗法

1. 针灸疗法

治法：通经止痛。取穴以足太阳、足少阳经穴为主。

主穴：①足太阳经证：腰夹脊、秩边、委中、承山、昆仑、至阴、阿是穴。②足少阳经证：腰夹脊、环跳、阳陵泉、悬钟、丘墟、阿是穴。

根据辨证分型进行配穴。寒湿证配命门、腰阳关；瘀血证配血海、三阴交；气血不足配足三里、三阴交。秩边、环跳以针感沿腿部足太阳、足少阳经向下传导为佳。留针30分钟，每隔10~15分钟行针1次，每日治疗1次。可配合电针，用密波或疏密波，强度以患者能耐受为度。还可配合拔罐、隔物灸法、梅花针、耳针、穴位注射等。

2. 其他疗法　可行推拿治疗、中医定向透药疗法、超短波治疗。

【用药说明及治疗注意事项】

服用止痛药物时，应注意时间不宜过长，注意监测患者有无腹痛情况及大便颜色，避免由药物引起的消化道出血不良反应。

【预防与康复指导】

本病以非手术治疗为主，85%的患者经过正规而系统的非手术治疗可获得满意疗效，预后良好。为巩固疗效，防止复发，减少各种后遗症，患者要进行合理的功能锻炼，以减少瘢痕组织粘连，预防肌肉萎缩，恢复肌肉张力，维护脊柱的稳定性。功能锻炼是指患者急性症状得到有效控制或疼痛减轻后，在医生的指导下进行的积极的、有益于腰部肌力恢复的练功方法，可增强脊柱稳定性，减少各种后遗症。

第四节　重症肌无力

【概述】

一、西医定义

重症肌无力（myasthenia gravis，MG）是一种神经－肌肉接头传递功能障碍的获得性自身免疫性疾病。病变部位在神经－肌肉接头的突触后膜，主要由该膜上 AChR 受损引起。临床表现为部分或全身骨骼肌无力和极易疲劳，活动后症状加重，经休息和胆碱酯酶抑制剂（cholinesterase inhibitors，ChEI）治疗后症状减轻。重症肌无力的发病率为（0.5~5）/10 万，患病率约为 10/10 万。

二、中医认识

本病属于中医学"肌痿"之范畴，肌痿又称肉痿、肌弱，多为脾肾亏虚，运化失常，不能输精以濡养肌肉，或湿浊伤及经络、肌肉所致，是以肌肉萎缩、痿弱无力不用为主要表现的肢体痿病类疾病。正如《素问·痿论》所曰："脾气热，则胃干而渴，肌肉不仁，发为肉痿"，"有渐于湿，以水为事，若有所留，居处相湿，肌肉濡渍，痹而不仁，发为肉痿"。

【诊断依据】

一、临床表现

1. 发病年龄　任何年龄均可发病，但有两个高峰：20~40 岁发病者女性多于男性，比例约为 3∶2；40~60 岁发病者以男性多见，多合并胸腺瘤。

2. 诱因、起病方式及病程　少数患者有家族史，缓慢或亚急性起病，也有因受凉、劳累后病情突然加重者。病程有波动，缓解与复发交替，部分严重者呈持续性。病程长短不一，可数月、数年，甚至数十年。常见诱因有感染、手术、精神创伤、全身性疾病、过度疲劳、妊娠、分娩等。

（一）临床特征

1. 肌无力分布特点　患者全身骨骼肌均可受累，但在发病早期可单独出现眼外肌、咽喉肌或肢体肌肉无力；脑神经支配的肌肉较脊神经支配的肌肉更易受累。经常从一组肌群无力开始，逐渐累及其他肌群，直到全身肌无力。部分患者短期内出现全身肌肉收缩无力，甚至发生肌无力危象。

2. 肌无力特点　肌肉连续收缩后出现严重无力甚至瘫痪，休息后症状减轻。肌无力于下午或傍晚因劳累后加重，晨起或休息后减轻，称为"晨轻暮重"。无论哪块肌肉受累或严重程度如何，首次采用抗胆碱酯酶药物治疗都有明显的效果，这是本病的一个重要临床特征。

3. 肌无力危象　一些患者在发病早期即迅速恶化或进展过程中突然加重，而出现呼吸肌的受累，以致不能维持正常的换气功能时，称为重症肌无力危象，但在诊断危象时，还应与其他两种危象区别。这三种危象有以下特点。

（1）肌无力危象：占95%，为疾病发展严重的表现，注射新斯的明后明显好转为本危象特点。

（2）胆碱能危象：占4%，系因应用抗胆碱酯酶药物过量引起的呼吸困难，常伴有瞳孔缩小、汗多、唾液分泌增多等药物副作用现象。注射新斯的明后无效，且症状反而加重。

（3）反拗性危象：占1%，在服用抗胆碱酯酶药物期间，因感染、分娩、手术等因素导致患者突然出现抗胆碱酯酶药物治疗无效，而出现呼吸困难，且注射新斯的明后无效，也不加重症状。

（二）临床分型

根据改良的 Osserman 分型分为以下几型。

Ⅰ型：眼肌型（GMG），占15%~20%，病变仅局限于眼外肌，2年之内其他肌群不受累。

Ⅱ型：全身型（GMG），有一组以上肌群受累。包括：

ⅡA型：轻度全身型，占30%，四肢肌群轻度受累，伴或不伴眼外肌受累，通常无咀嚼、吞咽和构音障碍，生活能自理。

ⅡB型：中度全身型，占25%，四肢肌群中度受累，伴或不伴眼外肌受累，通常有咀嚼、吞咽和构音障碍，生活自理困难。

Ⅲ型：急性进展型，占15%，起病急，进展快，发病数周或数月即可累及咽喉肌；半年内累及呼吸肌，伴或不伴眼外肌受累，生活不能自理。

Ⅳ型：迟发重度型，占10%，隐袭起病，缓慢进展。2年内逐渐进展，由Ⅰ、ⅡA、ⅡB型进展而来，累及呼吸肌。

Ⅴ型：肌萎缩型，起病半年内可出现骨骼肌萎缩、无力。

二、辅助检查

1. 新斯的明试验　是最常用的方法。成人肌内注射 1~1.5 mg，10~20 分钟后症状明显减轻者为阳性，如有过量反应，可予以肌内注射阿托品 0.5 mg。

2. 疲劳试验　嘱患者持续上视出现上睑下垂或两臂持续平举后出现上臂下垂，休息后恢复则为阳性。

3. 低频重复神经电刺激　指采用低频（2~5 Hz）超强重复电刺激神经干，在相应肌肉记录复合肌肉动作电位。常规检测的神经包括面神经、副神经、腋神经和尺神经。持续时间为3秒，结果判断用第4或第5波与第1波的波幅相比较，波幅衰竭10%以上为阳性，称为波幅递减。服用胆碱酯酶抑制剂的 MG 患者需停药 12~18 小时后做此项检查，但需要充分考虑病情。

4. 单纤维肌电图　使用特殊的单纤维针电极测定并判断同一运动单位内的肌纤维产生动作电位的时间是否延长来反应神经–肌肉接头处的功能，该病表现为间隔时间延长。

5. AChR 抗体的检测　为诊断 MG 的特异性抗体，50%~60% 的单纯眼肌型 MG 患者血中可检测到 MG 抗体；85%~90% 的全身型 MG 患者中可检测到 AChR 抗体，结合肌无力病史，如检测结果阳性则可以确立 MG 诊断；如检测结果为阴性，不能排除 MG 诊断。

6. 胸腺 CT、MRI 检查　20%~25% 的 MG 患者有胸腺肿瘤，约 80% 的 MG 患者伴有胸腺异常；20%~25% 胸腺肿瘤患者可出现 MG 症状。

7. 其他检查　5% 重症肌无力患者有甲状腺功能亢进，部分患者抗核抗体和甲状腺抗体呈阳性。

三、诊断标准

1. 临床表现　某些特定的横纹肌群肌无力呈斑片状分布，表现出波动性和易疲劳性；肌无力症状晨轻暮重，持续活动后加重，休息后缓解、好转。通常以眼外肌受累最常见。

2. 药理学表现　新斯的明试验阳性。

3. RNS 检查　低频刺激波幅递减 10% 以上；SFEMG 测定的"颤抖"增宽，伴或不伴有阻滞。

4. 抗体　多数全身型 MG 患者血中可检测到 AChR 抗体，或在极少部分 MG 患者中可检测到抗 MuSK 抗体、抗 LRP4 抗体。

在具有 MG 典型临床特征的基础上，具备药理学特征和（或）神经电生理学特征，临床上则可诊断 MG。

【鉴别诊断】

1. Lambert-Eaton 综合征　免疫介导的累及神经 – 肌肉接头突触前膜电压依赖性钙通道的疾病。多见于男性，约 2/3 患者伴发肿瘤，尤其是小细胞肺癌。临床表现为肢体近端无力、易疲劳，但短暂用力后肌力反而增强，持续收缩后病态疲劳，伴有自主神经症状，如口干、体位性低血压、胃肠道运动迟缓、瞳孔扩大等。肌电图示低频 RNS 可见波幅递减，高频 RNS 可见波幅明显递增。

2. 肉毒中毒　肉毒中毒为肉毒杆菌毒素累及神经 – 肌肉接头突触前膜所致，表现为眼外肌麻痹、瞳孔扩大和对光反射迟钝，吞咽、构音障碍及咀嚼无力，肢体呈对称性弛缓性瘫痪，可累及呼吸肌，可伴有自主神经症状。肌电图示低频 RNS 无明显递减。

3. 多发性肌炎　多种原因导致的骨骼肌间质性炎性病变，表现为进行性加重的弛缓性肢体无力和疼痛。肌电图示肌源性损害。心肌酶显著升高、肌肉活检有助于诊断。糖皮质激素治疗有效。

4. Miller-Fisher 综合征　属于吉兰 – 巴雷综合征变异型，表现为急性眼外肌麻痹、共济失调和腱反射消失；肌电图示神经传导速度减慢；脑脊液有蛋白 – 细胞分离现象，在部分患者可检测到抗人神经节苷脂 GQ1b 抗体。

【西医治疗】

一、急性加重期治疗

静脉注射免疫球蛋白与血浆置换主要用于病情快速进展、危及生命的情况，如肌无力危象、严重的延髓性麻痹所致吞咽困难、肌无力患者胸腺切除术前和围手术期治疗，可使绝大部分患者的病情得到快速缓解。为达到持续缓解，可同时启动免疫抑制治疗（非激素类免疫抑制剂），因激素早期可一过性加重病情，甚至诱发肌无力危象，应于静脉注射免疫球蛋白、血浆置换使用后症状稳定时添加激素治疗。静脉注射免疫球蛋白多于使用后 5~10 日起效，作用可持续 2 个月左右。在稳定的中、重度 MG 患者中重复使用并不能增加疗效或减少糖皮质激素的用量。

1. 静脉注射免疫球蛋白使用方法　按体重 400 mg/（kg·d）静脉注射 5 日。副作用包括头痛、无菌性脑膜炎、流感样症状和肾功能损害等，伴有肾功能损害的患者禁用。

2. 血浆置换使用方法　剂量为 1.0~1.5 倍总血浆容量，在 10~14 日内进行 3~6 次置换，置换液可用健康人血浆或白蛋白。多于首次或第 2 次血浆置换后 2 日左右起效，作用可持续 1~2 个月。副作用包括血钙降低、低血压、继发性感染和出血等。伴有感染的患者慎用血浆置换，宜在感染控制后使用；如血浆置换期间发生感染则要积极控制感染，并根据病情决定是否继续进行血浆置换。静脉注射免疫球蛋白与血浆置换在严重 MG 中的疗效相当，但需注意的是使用静脉注射免疫球蛋白治疗后 4 周内不建议进行血浆置换，这可能影响静脉注射免疫球蛋白的效果。静脉注射免疫球蛋白在轻型 MG 或 OMG 患者中的疗效不确定，对于 MuSK-MG，推荐使用血浆置换。此外，静脉注射免疫球蛋白还可用于难治性 MG 或者免疫抑制剂治疗有禁忌的 MG 患者。

二、药物治疗

1. 胆碱酯酶抑制剂——症状性治疗　最常用的是溴吡斯的明，其次是治疗所有类型 MG 的一线药物，可缓解、改善绝大部分 MG 患者的临床症状。溴吡斯的明应当作为 MG 患者初始治疗的首选药物，依据病情与激素及其他非激素类免疫抑制剂联合使用。用法：一般成年人服用溴吡斯的明的首次剂量为 60 mg（儿童根据具体年龄使用），口服，3~4 次/日，全天最大剂量不超过 480 mg。应根据 MG 患者对溴吡斯的明的敏感程度进行溴吡斯的明剂量的个体化应用，达到治疗目标时可逐渐减量或停药。溴吡斯的明的副作用包括恶心、流涎、腹痛、腹泻、心动过缓及出汗增多等。妊娠期使用溴吡斯的明是安全有效的。

2. 免疫抑制治疗　免疫抑制药物包括糖皮质激素和其他口服非激素类免疫抑制剂，如硫唑嘌呤、他克莫司、吗替麦考酚酯、环孢素、甲氨蝶呤及环磷酰胺。非激素类免疫抑制剂在糖皮质激素减量以及预防 MG 复发中发挥重要作用。

（1）糖皮质激素：目前仍为治疗 MG 的一线药物，可使 70%~80% 的患者症状得到明显改善。主要为口服醋酸泼尼松以及甲泼尼龙。醋酸泼尼松按体重 0.5~1.0 mg/（kg·d）清晨顿服，最大剂量不超过 100 mg/d。一般 2 周内起效，6~8 周效果最为显著。75% 轻至中度 MG 对 200 mg 泼尼松具有很好反应，以 20 mg 起始，每 5~7 日递增 10 mg，至目标剂量。达到治疗目标后，维持 6~8 周后逐渐减量，每 2~4 周减 5~10 mg，至 20 mg 后每 4~8 周减 5 mg，酌情隔日口服最低有效剂量，过快减量可致病情复发。

冲击疗法：适用于住院危重病例，已用气管插管或呼吸机者。甲泼尼龙 1000 mg/d，连续静脉滴注 3 日，然后改为 500 mg/d，静脉滴注 2 日；或者地塞米松 10~20 mg/d，静脉滴注 1 周；冲击治疗后改为醋酸泼尼松或者甲泼尼龙，晨顿服。视病情变化调整药物剂量，如病情稳定并趋好转，可维持 4~16 周后逐渐减量；一般情况下逐渐减少醋酸泼尼松用量，每 2~4 周减 5~10 mg，至 20 mg 左右后每 4~8 周减 5 mg，酌情隔日服用最低有效剂量。

小剂量递增法：每晨顿服泼尼松 20 mg，每 3 日增加 5 mg，直至每日晨顿服 60~80 mg，待症状稳定后减量至隔日 5~15 mg 维持数年。

长期服用糖皮质激素可引起食量增加、体重增加、向心性肥胖、血压升高、血糖升高、白内障、青光眼、内分泌功能紊乱、精神障碍、骨质疏松、股骨头坏死、消化道症状等，应引起高度重视。及时补充钙剂和双膦酸盐类药物可预防或减轻骨质疏松，使用抑酸类药物可预防胃肠道并发症。

（2）硫唑嘌呤：与糖皮质激素联合使用，有助于激素减量以及防止疾病复发，作为 GMG 及部分 OMG 的一线用药。硫唑嘌呤起效较慢，多于服药后 3~6 个月起效，1~2 年后可达全效，可使 70%~90% 的 MG 患者症状得到明显改善。使用方法：从小剂量开始，50 mg/d，每隔 2~4 周增加 50 mg，至有效治疗剂量为止 [儿童按体重 1~2 mg/（kg·d），成人 2~3 mg/（kg·d），分 2~3 次口服]。如无严重和（或）不可耐受的不良反应，可长期服用。主要副作用包括骨髓抑制（白细胞减少、贫血、血小板减少）、肝功能损害、脱发、流感样症状及消化道症状等，多发生在启动治疗后的 6 周左右。长期服用硫唑嘌呤，应密切监测血常规和肝肾功能，服药第 1 个月，每周监测血常规及肝肾功能；服药后 2~6 个月，应每个月监测血常规及肝肾功能；此后每 3 个月监测血常规及肝肾功能。若白细胞计数低于 $4.0 \times 10^9/L$，应将硫唑嘌呤减量；若白细胞计数低于 $3.0 \times 10^9/L$ 或肝功能检测指标为正常值上限的 3 倍，应立即停药。

（3）他克莫司：与环孢素作用机制相似，通过抑制钙神经素发挥免疫调节作用，耐受性较好，肾毒性小。他克莫司适用于不能耐受激素和其他免疫抑制剂副作用者或其疗效差的 MG 患者，特别是 RyR 抗体阳性者。他克莫司起效快，一般 2 周左右起效，疗效呈剂量依赖性。使用方法：3.0 mg/d，分 2 次空腹口服，或按体重 0.05~0.1 mg/（kg·d）。建议：可于服药或者调整药物剂量 3~4 日后筛查血药浓度，理想谷浓度为 2~9 ng/mL。研究表明，他克莫司谷浓度 ≥ 4.8 ng/mL，92% 的患者可达到 MMS 或更好状态。主要副作用包括血糖升高、血镁降低、震颤、肝肾功能损害及罕见的骨髓抑制。

（4）吗替麦考酚酯：作用机制同硫唑嘌呤，更安全，耐受性好。使用方法：起始剂量 0.5~1.0 g/d，分 2 次口服；维持剂量 1.0~1.5 g/d，症状稳定后每年减量不超过 500 mg/d，突然停药或快速减量可导致病情复发及恶化。吗替麦考酚酯不可与硫唑嘌呤同时使用。常见不良反应为恶心、呕吐、腹泻、腹痛等胃肠道反应，白细胞减低，泌尿系统感染及病毒感染等。用药后的前 6 个月，应每个月监测血常规及肝肾功能，此后每 3 个月监测血常规及肝肾功能。吗替麦考酚酯具有致畸性，备孕或怀孕妇女禁用。

（5）环孢素：通过干扰钙调神经磷酸酶信号，抑制包括白细胞介素 –2 和 γ– 干扰素在内的促炎细胞因子分泌，从而发挥免疫抑制作用。3~6 个月起效，用于激素及硫唑嘌呤疗效差或不能耐受其副作用的患者。环孢素早期与激素联合使用，可显著改善肌无力症状，并降低血中 AChR 抗体滴度，但肾毒性较大。使用方法：按体重 2~4 mg/（kg·d）口服，使用过程中应监测血浆环孢素药物浓度，推荐血药浓度为100~150 ng/mL，并根据浓度调整环孢素剂量。主要副作用包括肾功能损害、血压升高、震颤、牙龈增生、肌痛和流感样症状等。服药期间至少每个月监测血常规、肝肾功能 1 次，严密监测血压。因环孢素肾毒性较大以及和其他药物之间存在相互作用，不作为首选推荐。

（6）环磷酰胺：用于其他免疫抑制剂治疗无效的难治性及伴胸腺瘤的 MG。与激素联合使用可显著改善肌无力症状，并在 6~12 个月时使激素用量减少。使用方法：成人静脉滴注 400~800 mg/m²，或分 2 次口服，100 mg/d，直至总量 10~20 g，个别患者需要服用到 30 g；儿童按体重 3~5 mg/（kg·d）分 2 次口服（不大于 100 mg），好转后减量，2 mg/（kg·d）。儿童应慎用。副作用包括白细胞减少、脱发、恶心、呕吐、腹泻、出血性膀胱炎、骨髓抑制、致畸以及远期肿瘤风险等。每次使用前均需要复查血常规和肝肾功能。

三、禁用和慎用药物

有些药物易加重重症肌无力病情或使其复发，如氨基糖苷类抗生素、新霉素、多黏菌素、巴龙霉素等，建议禁用或慎用。奎宁、奎尼丁等药物可以降低膜兴奋性；另外咖啡、地西泮、苯巴比妥、苯妥英钠、普萘洛尔等药物也应禁用或慎用。

四、胸腺切除

1. 伴胸腺瘤 MG 　合并胸腺瘤的 MG 应尽早行胸腺切除手术，经胸骨正中入路扩大胸腺切除。扩大胸腺切除指的是在不损伤喉神经、左侧迷走神经及膈神经的前提下，安全切除肿瘤及异位的胸腺组织。异位胸腺组织大多数存在于前纵隔脂肪中，除此之外，还包括位于包膜、侧甲及横膈膜的脂肪组织。

2. 非胸腺瘤 OMG 　对其他治疗无效的 OMG 患者可行胸腺切除，据报道缓解率为6%~50%。

3. 非胸腺瘤 GMG 　针对非胸腺瘤 AChR-GMG，推荐在疾病早期行胸腺切除，可减少其他免疫抑制剂使用。MuSK-MG 不推荐行胸腺切除。胸腺切除起效时间为 6~24 个月不等。部分 MG 患者经胸腺切除后可完全治愈，也有部分 MG 患者行胸腺切除后仍需长期免疫抑制治疗。胸腺切除方式包括经典的经胸骨正中胸腺切除以及近年来广泛应用的微创手术切除。

五、血浆置换

用正常人血浆或血浆代用品置换患者血浆，以清除血浆中的 AChR 抗体及免疫复合物。每次血浆交换量为 2 L，每周 1~3 次，连用 3~8 次。主要用于肌无力危象和难治性重症肌无力。

六、静脉注射丙种球蛋白

每日 400 mg/kg，静脉注射 5 日。

七、危象的处理

1. 肌无力危象　为最常见的危象，多为抗胆碱酯酶药量不足所致。如注射新斯的明后症状减轻则可诊断。

2. 胆碱能危象　少见，由抗胆碱酯酶药物过量引起，肌无力加重，且出现明显的胆碱酯酶抑制剂的不良反应，如肌束颤动及毒蕈碱样反应。可静注滕喜龙 2 mg，如症状加重则应立即停用抗胆碱酯酶药物，待药物排除后可重新调整剂量。

3. 反拗危象　由于抗胆碱酯酶药物治疗无效而出现严重的呼吸困难，应停用抗胆碱酯酶药，待运动终板功能恢复后再重新调整抗胆碱酯酶药物剂量。

无论何种危象，均应注意保持呼吸道通畅，必要时立即进行气管插管或气管切开，呼吸机辅助通气；停用抗胆碱酯酶药物以减少气管内的分泌物；选用有效、足量和对神经 – 肌肉接头无阻滞作用的抗生素积极控制肺部感染；给予静脉药物治疗如糖皮质激素或丙种球蛋白；必要时采用血浆置换。

【中医治疗】

本病中医治疗应将中医辨证与辨病相结合。本病的临床表现常因人、因时而发生动态变化，不同的时期可能为不同的证，所以必须强调辨证论治。重症肌无力中医辨证可分为脾虚气陷、脾虚营亏、气阴亏虚、脾肾阳虚、气虚血瘀、湿热阻络等证型。首辨虚实，实证有湿热、瘀血之别，虚证当辨气血阴阳之虚。

一、中医辨证施治

1. 脾虚气陷证

临床表现：肢体痿软无力，逐渐加重，食少，便溏，腹胀，久泻，肛门重坠或脱肛，面浮无华，气短，神疲乏力，舌淡，苔薄白，脉细。

病机：脾胃虚弱，或久病，或劳倦内伤及脾胃，气虚下陷，肌肉、筋脉失养，故肌肉无力。

治法：补脾升阳。

处方：补中益气汤。黄芪、人参、白术、当归、橘皮、升麻、柴胡。

加减：若肥人多痰，可用六君子汤补脾化痰。亦可用参苓白术散。

2.脾虚营亏证

临床表现：肢体痿软无力，食少，腹胀，便溏，眩晕，体疲，面色萎黄，舌淡，苔薄白，脉缓弱。

病机：脾胃虚弱，或久病，或劳倦内伤及脾胃，脾胃运化功能失常，气血津液生化乏源，肌肉、筋脉失养，故肌肉无力。

治法：补脾养血。

处方：归脾汤。党参、黄芪、白术、茯神、枣仁、桂圆肉、木香、炙甘草、当归、远志、生姜、大枣。

加减：若有口燥咽干，酌情加用玉竹、石斛、麦冬。

3.气阴亏虚证

临床表现：肢体痿软，神疲乏力，气短懒言，咽干口燥，面色淡白或颧红，尿少便结，舌瘦薄，苔少或有裂纹，脉弱而数。

病机：脾胃运化失常，气血津液生化乏源，肌肉、筋脉失养，故肌肉无力。

治法：益气滋阴。

处方：五阴煎。熟地、白芍、山药、白扁豆、莲肉、白术、茯苓、人参、五味子、甘草。

加减：食欲减退、口燥咽干甚者，可加用益胃汤加薏苡仁、山药、谷芽之类。

4.脾肾阳虚证

临床表现：肢体痿软，神疲乏力，腰酸，畏寒肢冷，舌体胖，边有齿痕，苔薄白，脉弱。

病机：脾为后天之本，主运化水谷精微，肾为先天之本，主藏精生髓。若先天禀赋不足，或劳倦伤肾，肾阳亏虚，脾阳不振则不能运化水谷精微、濡润肌肉筋脉，故四肢肌肉痿软无力。

治法：温补脾肾。

处方：左归丸。熟地、肉桂、山茱萸、当归、附子、山药、枸杞、菟丝子、鹿角胶、杜仲。

加减：脾虚表现明显者，可加黄芪、白术、陈皮、党参。

5.气虚血瘀证

临床表现：肢体痿废不用，麻木不仁，或见局部固定性刺痛，或肢体见紫色斑块，神疲乏力，气短懒言，舌质紫暗或有斑块，脉虚而涩。

病机：后天脾胃虚弱，使气血亏虚，或气虚血瘀，不能荣养肌肉筋脉，则肌肉无力甚至痿弱。

治法：补气活血。

处方：补阳还五汤。黄芪、当归尾、赤芍、地龙、川芎、桃仁、红花。

加减：脾胃功能虚弱者，可加强健脾药物的力度，加党参、白术、茯苓；夹湿者，可加薏苡仁。

6. 湿热阻络证

临床表现：四肢痿软，酸胀或麻木，身体困重，胞睑下垂，或有发热，胸痞脘闷，小便短赤，苔黄腻，脉细数。

病机：久居湿地，或冒雨涉水，浸淫经络，营卫受阻，郁遏生热，久则筋脉肌肉失却濡养，发为肌痿。

治法：清热化湿通络。

处方：加味二妙散。炒黄柏、制苍术、牛膝、防己、萆薢、当归、龟板、薏苡仁。

加减：湿偏盛、胸脘痞闷、肢重且肿者，可加厚朴、茯苓、泽泻理气化湿；长夏雨季，加藿香、佩兰化湿；肢体麻木、关节运动不利、舌质紫、脉细涩，为夹瘀之证，加赤芍、丹参、桃仁、红花。

二、中成药处方

1. 补中益气丸　口服，每次 10 g，3 次/日，适用于脾虚气陷证。

2. 健步虎潜丸　口服，1 丸/次，2 次/日，适用于肾阳虚证。

3. 昆明山海棠片　口服，4 片/次，3 次/日，适用于湿热阻络证。

三、针灸及其他疗法

1. 针灸疗法

治法：补益正气，活血通络。取穴以背俞穴、手足阳明经穴为主，配合局部选穴。

主穴：肺俞、脾俞、胃俞、肝俞、胆俞、气海、足三里、三阴交、合谷、太冲。

根据相关症状进行配穴。眼睑下垂、斜视、复视配阳白、攒竹、丝竹空、瞳子髎；声音低微、嘶哑、饮水呛咳配廉泉、扶突；下颌下垂、无力闭合配颊车、下关；呼吸困难、咳嗽无力配大椎、身柱；肢体无力配肩髃、曲池、梁丘、解溪。针刺以补法为主，留针 30 分钟，每隔 10~15 分钟行针 1 次，每日治疗 1 次。可配合电针，选用相应节段夹脊穴，用疏波，强度以患者能耐受为度。还可配合隔物灸法、头皮针、梅花针、穴位注射等。

2. 其他疗法　可行推拿治疗、中医定向透药疗法。

【用药说明及治疗注意事项】

长期使用激素及免疫抑制剂的患者应注意药物副作用，最大限度避免发生副作用。患者应避免使用有神经－肌肉传递阻滞、降低肌细胞兴奋性或抑制呼吸作用的药物，如除青霉素类和头孢菌素类外的多种抗生素、磺胺类药物、奎宁、奎尼丁、普鲁卡因胺、普萘洛尔、吗啡、哌替啶、氯丙嗪、苯巴比妥等均须慎用或不用。

【预防与康复指导】

（1）增强体质，预防感冒。

（2）及时确诊，早期治疗。如固定部位的骨骼肌出现规律性的疲劳乏力，要及时到医院检查，以明确诊断，早期治疗。

（3）用药禁忌：重症肌无力患者如合并"妊娠高血压"时，不能用硫酸镁治疗，因硫酸镁通过拮抗钙离子减少 ACh 的释放，会使重症肌无力加重。

（4）预防危象的发生。对每位患者要进行认真有效的治疗，不能随便停药。预防疲劳、感染、外伤等可引起危象之诱因。

第五节　周期性瘫痪

【概述】

一、西医定义

周期性瘫痪，又称周期性麻痹，是以反复发作的骨骼肌弛缓性瘫痪为特征的一组肌病。肌无力在发作时可持续数小时或数周，发作间歇期肌力完全正常。根据发作时血清钾的浓度，可分为低钾型、高钾型和正常钾型三类，以低钾型多见。部分周期性瘫痪为继发性，可因甲状腺功能亢进、肾小管酸中毒、肾衰竭或代谢性疾病引起。因此，发病后必须首先进行上述疾病的排查。

二、中医认识

周期性瘫痪可以参考中医的痿证从病及从证论治。痿证系指机体筋脉迟缓，软弱无力。《素问·痿论》中的专题论述，指出本病主要病机为"肺热叶焦"，肺燥不能输精于五脏，因而五体失养，产生痿软证候。治疗上提出了"治痿独取阳明"等重要法则，并指出"各补其荣而通其俞，调其虚实，和其逆顺"是针刺治疗痿证的原则。

【诊断依据】

一、低钾型周期性瘫痪

低钾型周期性瘫痪是周期性瘫痪中最常见的类型，其临床特征为发作性肌无力、伴血清钾降低、补钾后肌无力可迅速缓解。分为原发性和继发性；前者为常染色体显性遗传病，但我国以散发多见，后者多继发于相关疾病。

（一）临床表现

（1）任何年龄均可发病，以 20~40 岁男性多见，随年龄增长而发作次数减少。疲劳、饱餐、寒冷、酗酒、精神刺激等是常见诱因。发病前可有肢体疼痛、感觉异常、口渴、多汗、少尿、潮红、嗜睡、恶心等。

（2）常于饱餐后夜间睡眠或清晨起床时，出现对称性肢体无力或完全瘫痪，下肢重于上肢、近端重于远端；也可从下肢逐渐累及上肢。少数可伴有肢体酸胀、针刺感。发病期，瘫痪肢体肌张力低，腱反射减弱或消失，但无病理反射。一般脑神经支配肌肉不受累，也无大小便障碍。个别严重病例因血钾过低可出现呼吸肌麻痹、心动过速或过缓、心律失常，甚至室颤，危及生命。

（3）发作一般经数小时或数日逐渐恢复，最先受累的肌肉最先恢复。发作频率不等，一般一年发作数次，频繁者每天均有发作，少者数年甚至终身仅发作一次。发作间期一切正常。继发性低钾型周期性瘫痪的发作频率较高，持续时间短，且常在原发病治疗后，发作频率明显降低或消失。

（二）辅助检查

（1）发作期血清钾常低于 3.5 mmol/L，间歇期正常。

（2）心电图呈典型的低钾性改变，U 波出现，T 波低平或倒置，P–R 间期和 Q–T 间期延长，ST 段下降，QRS 波增宽。

（3）肌电图可出现运动电位时限短、波幅低，若完全瘫痪，运动单位电位则消失，电刺激无反应。膜静息电位低于正常。

（4）对长期反复发作，且逐渐出现持续性肌无力的肌萎缩患者，可行肌活检，通过 HE、Gomori 染色或电镜了解肌纤维内是否有管聚集现象，以资鉴别。

（三）诊断标准

（1）常染色体显性遗传或散发。

（2）突发四肢弛缓性瘫痪，近端为主，无脑神经支配肌肉损害，无意识障碍和感觉障碍，数小时至一日内达高峰。

（3）血钾降低，心电图呈低钾性改变。

（4）补钾治疗肌无力迅速缓解。

（四）鉴别诊断

低钾型周期性瘫痪需注意与以下疾病鉴别。

（1）高钾型周期性瘫痪：本病一般在 10 岁以前发病，尤以白天运动后发作频率较高。肌无力症状持续时间短并有肌强直，发作时血钾增高，心电图呈高钾型改变，补钙或排钾治疗可好转。

（2）正常血钾型周期性瘫痪：少见，10 岁前发病，常在夜间发作，肌无力持续的时间较长，无肌强直表现。血钾正常，补钾后症状加重，服钠后症状减轻。

（3）重症肌无力：亚急性起病可累及四肢及脑神经支配肌肉，症状呈波动性，晨轻暮重，病态疲劳。疲劳试验及新斯的明试验阳性。血钾正常，重复神经电刺激波幅减退，抗乙酰胆碱受体抗体阳性可资鉴别。

（4）吉兰–巴雷综合征：本病呈四肢弛缓性瘫痪，远端重于近端，可有周围神经感觉障碍和脑神经损害、脑脊液有蛋白–细胞分离现象、肌电图神经源性损害，据此可与低钾型周期性瘫痪鉴别。

（5）继发性低血钾：散发病例应与可反复引起低血钾的疾病鉴别，如甲亢、原发性醛固酮增多症、肾小管酸中毒、失钾性肾炎、腹泻、药源性低钾麻痹（噻嗪类利尿剂、皮质类固醇等）等，上述疾病均有原发病的其他特殊症状可资鉴别。还要注意区别癔症和横纹肌溶解症。

二、高钾型周期性瘫痪

高钾型周期性瘫痪，又称强直性周期性瘫痪，呈常染色体显性遗传，较少见。

（一）临床表现

（1）多在 10 岁前起病，男性较多，饥饿、寒冷、激烈运动和钾盐摄入可诱发肌无力发作。

（2）肌无力自下肢近端开始，而后累及上肢、颈部肌肉、脑神经支配的肌肉，瘫痪程度一般较轻，但常伴有肌肉痛性痉挛。

（3）部分患者伴有手肌、舌肌的强直发作，肢体放入冷水中易出现肌肉强直。

（4）每次发作持续时间短，数分钟到 1 小时。发作频率为每年数次到每天数次。

（5）多数病例在 30 岁左右趋于好转，逐渐中止发作。

（二）辅助检查

（1）发作期血清钾常高于 5.5 mmol/L。血清肌酸激酶也可升高。

（2）心电图呈高血钾性改变，如 T 波高尖、快速型心律失常。

（3）肌电图呈纤颤电位和强直放电。在肌无力发作高峰期，EMG 呈电静息，自发或随意运动、电刺激均无动作电位出现，神经传导速度正常。

（三）诊断标准

（1）常染色体显性遗传家族史，儿童发作性无力伴肌强直，无感觉障碍和高级神经活动异常，血钾增高。

（2）诊断困难时，可进行以下检查。①钾负荷试验：口服氯化钾 3~8 g，若服后 30~90 分钟内出现肌无力，数分钟至 1 小时达高峰，持续 20 分钟至 1 天，则有助于诊断；②冷水诱发试验：将前臂浸入 11~13℃水中，若 20~30 分钟出现肌无力，停止浸泡冷水 10 分钟后恢复，则为阳性，有助于诊断。

三、正常钾型周期性瘫痪

正常钾型周期性瘫痪，又称钠反应性正常血钾型周期性瘫痪，为常染色体显性遗传病，较为罕见。多在 10 岁前发病，常于夜间或清晨醒来时发现四肢或部分肌肉瘫痪，甚至发音不清、呼吸困难等。发作常持续 10 天以上。运动后休息、寒冷、限制钠盐摄入或补充钾盐均可诱发，补钠后好转。血清钾水平正常。

【西医治疗】

一、低钾型周期性瘫痪

（1）发病时若症状不严重，可给予 10% 氯化钾或 10% 枸橼酸钾 40~50 mL 顿服，24 小时内再分次口服，一日总量为 10 g。症状较重时，静滴氯化钾溶液以纠正低血钾状态。

（2）对发作频繁者，发作间期可口服钾盐 1 g，3 次/天。若预防无效，可口服乙酰唑胺 250 mg，4 次/天；或螺内酯 200 mg，2 次/天。低钠高钾饮食也有助于减少发作。

（3）如出现呼吸肌麻痹者，应予辅助呼吸，严重心律失常者应积极纠正。

（4）避免各种发病诱因，平时少食多餐，忌浓缩高碳水化合物饮食，限制钠盐，避免过度劳累、受冻及精神刺激。

二、高钾型周期性瘫痪

（1）对发作时间短，症状较轻患者一般不需特殊治疗。

（2）症状重时可用 10% 葡萄糖酸钙 10~20 mL 静注，或 10% 葡萄糖 500 mL 加胰岛素 10~20 U 静脉滴注以降低血钾。也可用呋塞米排钾。

（3）为预防发作，可给予高碳水化合物饮食，或口服氢氯噻嗪等药物帮助排钾，勿过度劳累，避免寒冷刺激。

三、正常钾型周期性瘫痪

（1）大量生理盐水静滴。

（2）10% 葡萄糖酸钙 10 mL，每日 2 次静脉注射，或钙片每天 0.6~1.2 g，分 1~2 次口服。

（3）每天服食盐 10~15 g，必要时用氯化钠静滴。

（4）乙酰唑胺 0.25g，每日 2 次口服。

（5）间歇期可给予氟氢可的松和乙酰唑胺。

（6）避免进食含钾多的食物，如肉类、香蕉、菠菜、薯类，防止过劳或过度肌肉活动，注意寒冷或暑热的影响。

【中医治疗】

一、中医辨证施治

1.肺热津伤证
临床表现：病起发热，或热退后突然肢体痿软无力，皮肤干燥，心烦口渴，咽干不利，咳呛少痰，小便短赤，大便秘结，舌质红，苔黄，脉细数。

病机：感受温热毒邪，高热不退，或病后余热燔灼，伤津耗气，皆令"肺热叶焦"，不能布送津液以润泽五脏，遂致四肢筋脉失养，痿弱不用。

治法：清热润肺，濡养筋脉。

处方：清燥救肺汤。桑叶、石膏、杏仁、甘草、麦冬、党参、阿胶、麻仁、枇杷叶。

加减：若热蒸气分、高热、口渴、汗多，可加重石膏，并加知母、金银花、连翘清热祛邪；若咳呛少痰，酌加瓜蒌、桑白皮、川贝、枇杷叶清润肃肺，若咽干不利加花粉、玉竹、芦根滋阴清热。

2.湿热浸淫证
临床表现：四肢痿软，身体困重，或麻木微肿，尤以下肢多见，或见足胫热蒸，或发热，胸脘痞闷，小便短赤涩痛，苔黄腻，脉细数。

病机：久处湿地，或冒雨露，浸淫经脉，使营卫运行受阻，郁遏生热，久则气血运行不利，经脉肌肉失却濡养而弛纵不收，成为痿证。

治法：清热燥湿，通利筋脉。

处方：加味二妙散。黄柏、苍术、当归、牛膝、防己、草薢、龟板。

加减：若湿偏盛，伴见胸脘痞满、肢重且肿者，可酌加厚朴、茯苓、泽泻理气化湿；长夏雨季，酌加藿香、佩兰化湿；若形体消瘦，自觉足胫热气上腾，心烦，舌红或苔中剥落，脉细数，为热偏盛伤阴，上方去苍术，酌加生地、麦冬以滋阴清热；若肢体麻木，关节运动不利，舌质紫，脉细涩，为夹瘀之征，酌加赤芍、桃仁、红花活血通络。

3.脾胃亏虚证

临床表现：肢体痿软无力日重，食少纳呆，腹胀，便溏，面浮不华，气短，神疲乏力，舌淡，舌体胖大，苔薄白，脉沉细或沉弱。

病机：脾胃为后天之本，气血生化之源。若素体脾胃虚弱，或久病成虚，中气受损，则收纳、运化、输布的功能失常，气血津液生化乏源，无以濡养五脏，运行气血，以致筋骨失养、关节不利、肌肉瘦削、肢体痿弱不用。

治法：健脾益气。

处方：参苓白术散。党参、茯苓、白术、桔梗、山药、甘草、白扁豆、莲子、砂仁、薏苡仁。

加减：若肥人痰多，可用六君子汤补脾化痰。中气不足，可用补中益气汤。

4.肝肾亏损证

临床表现：起病缓慢，下肢痿软无力，腰脊酸软，不能久立，或伴眩晕、耳鸣、遗精早泄，或月经不调，甚至步履全废，腿胫大肉渐脱，舌红少苔，脉沉细数。

病机：素体肾虚，或因房事太过，乘醉入房，精损难复，或因劳役太过，罢极之本，阴精亏损，导致肾中水亏火旺，筋脉失其濡养。

治法：补益肝肾，滋阴清热。

处方：虎潜丸。龟板、黄柏、知母、熟地、白芍、锁阳、虎骨、干姜。

加减：热甚者宜去锁阳、干姜，或用六味地黄丸加牛骨髓、猪骨髓、鹿角胶、枸杞子。兼见面色萎黄不华、心悸、怔忡、舌淡红、脉细弱者，酌加黄芪、党参、当归、鸡血藤以补气养血。久病阴损及阳，症见怕冷、小便清长、舌淡、脉沉细无力者，不可用凉药以伐生气，宜虎潜丸去黄柏、知母，酌加鹿角片、补骨脂、巴戟天、肉桂、附子等补肾助阳。或用鹿角胶丸、加味四斤丸。

二、中成药处方

参苓白术散：冲服，每日1包，一天3次，适用于脾胃亏虚证。

三、针灸及其他疗法

1.针灸疗法

治法：调和气血，濡养筋肉。取穴以手足阳明经穴和相应夹脊穴为主。

主穴：上肢：肩髃、曲池、合谷、颈夹脊、胸夹脊。下肢：髀关、足三里、阳陵泉、三阴交、腰夹脊。

配穴：根据辨证分型进行配穴。肺热津伤配鱼际、尺泽；湿热浸淫配阴陵泉、中极；脾胃虚弱配脾俞、胃俞；肝肾亏虚配肝俞、肾俞；脉络瘀阻配膈俞、血海。针刺以补法为主，留针30分钟，每隔10~15分钟行针1次，每日治疗1次。可配合电针，选用断续波中强度刺激，刺激量应逐渐加强，以肌肉出现规律性收缩为佳。还可配合隔物灸法、头皮针、梅花针、穴位注射等。

2. 其他疗法　可行推拿治疗、中医定向透药疗法、康复治疗。

【用药说明及治疗注意事项】

周期性瘫痪应根据发作类型及生化检查结果进行药物治疗，低钾性给予积极补钾，补钾同时注意小便量。

【预防与调护】

一、预防

①注意气候变化，防止风、寒、暑、湿邪的侵袭。②注意居处干燥防潮。③素体脾胃虚弱者，尤宜注意饮食宜忌，不过食肥甘厚味、辛辣之品。④锻炼身体，增强体质，提高抗病能力。

二、调护

①病室保持空气流通，注意病者寒温适宜。②给予患者精神安慰，消除恐惧及忧虑。③对于瘫痪不能活动的患者，加强肢体活动和按摩，防止肌肉萎缩，并做好皮肤护理，以免发生褥疮。卧位时，宜保持患者肢体处于功能位置，勿使负重或受压，以免关节畸形。④注意饮食宜忌。急性期应给予流质或半流质饮食。饮食宜予富于营养而易消化食品，忌食辛辣、油腻、生冷、炙煿之品。

第六节　失眠症

【概述】

一、西医定义

失眠症是以频繁而持续的入睡困难和（或）睡眠维持困难并导致睡眠感不满意为特征的睡眠障碍。失眠症可孤立存在或者与精神障碍、躯体疾病或物质滥用共病，可伴随多种觉醒时功能损害。

二、中医认识

失眠在《黄帝内经》中称为"目不瞑""不得眠""不得卧"，《难经》称为"不寐"。《黄帝内经》记载引起失眠的原因有 3 个方面：①因邪气客于脏腑，卫气不能入阴所致。如《灵枢·邪客》说："厥气客于五脏六腑，则卫气独卫其外，行于阳，不得入于阴……阴虚，故目不瞑。"②因脏腑损伤，阴阳不和，则夜寐不安。③其他病证影响，如咳喘、呕吐、腹满等，使人不得安卧。明·李中梓《医宗必读·不得卧》对失眠的病因论述亦颇具体而实用，如他将失眠的原因概括为气血、阴虚、瘀滞、水停、胃不和五个方面，对临床有一定的指导意义。

【诊断依据】

一、临床表现

主要表现为入睡困难（入睡时间超过 30 分钟）、睡眠障碍或维持障碍（整夜觉醒次数 ≥ 2 次）、早醒、睡眠质量下降及总睡眠时间减少（通常小于 6 小时），同时伴有日间功能障碍，出现日间困倦疲劳、注意力不集中、记忆力减退，伴有紧张、不安、强迫、情绪低落，多数患者因过度关注自身的睡眠问题产生焦虑，而焦虑又可加重失眠，形成恶性循环。

二、辅助检查

1. 主观评测工具

（1）睡眠日记：以每天 24 小时为单元，记录每小时的活动和睡眠情况，连续记录时间是 2 周（至少 1 周）。

（2）量表评估：常用量表包括匹兹堡睡眠质量指数、睡眠障碍评定量表、Epworth嗜睡量表、失眠严重指数量表、清晨型—夜晚型量表、睡眠不良信念与态度量表和FIRST 等。

2. 客观评测工具　①多导睡眠图；②多次睡眠潜伏期试验；③体动记录检查。

三、诊断标准

失眠的诊断需符合以下条件。

存在以下症状：入睡困难、睡眠维持障碍、早醒、睡眠质量下降或日常睡眠晨醒后无恢复感。

在有条件睡眠且环境适合睡眠的情况下依然出现上述症状。

患者主诉至少有下述 1 种与睡眠相关的日间功能损害：①疲劳或全身不适；②注意力、注意维持能力或记忆力减退；③学习、工作和（或）社交能力下降；④情绪波动或易激惹；⑤日间思睡；⑥兴趣、精力减退；⑦工作或驾驶过程中错误倾向增加；⑧紧张、头痛、头晕，或与睡眠缺失有关的其他躯体症状；⑨对睡眠过度关注。

【鉴别诊断】

失眠症需注意与以下疾病鉴别。

一、发作性睡病

以白天反复发作的无法遏制的睡眠、猝倒发作和夜间睡眠障碍为主要临床表现。

二、躯体疾病

包括神经系统疾病、内分泌疾病、心血管疾病、呼吸系统疾病、消化系统疾病、泌尿生殖系统疾病、肌肉骨骼系统疾病等所致的失眠症状。

三、精神障碍

抑郁症患者可出现情绪低落、兴趣减退、精神运动性迟滞等核心症状，双相情感障碍可出现抑郁或躁狂症状，焦虑症患者除了有典型的焦虑、恐惧、担心外，还常伴有心慌、呼吸加快等自主神经症状。

四、精神活性物质或药物

抗抑郁药物、中枢兴奋性药物、心血管药物、麻醉性镇痛药、平喘药等药物，以及酒精和烟草等物质均可诱发失眠。

【西医治疗】

一、总体目标

①增加有效睡眠时间和（或）改善睡眠质量；②改善失眠相关性日间损害；③减少或防止短期失眠症向慢性失眠症转化；④减少与失眠相关的躯体疾病或精神障碍共病的风险。

二、失眠症的治疗

失眠症的治疗包括非药物治疗和药物治疗。

1. 非药物治疗失眠的方法分为两类　一类是心理和行为治疗；另一类属于补充和替代医学范畴。心理和行为治疗是首选的失眠症治疗方法，最常见的是 CBTI。长期来看，CBTI 的疗效优于药物疗法。心理治疗的具体治疗方法包括睡眠卫生、认知治疗、睡眠限制、刺激控制、松弛疗法、矛盾意向、多模式疗法、音乐疗法和催眠疗法。

2. 药物治疗　基本原则是在病因治疗、CBTI 和睡眠健康教育的基础上，酌情给予催眠药物。用药剂量应遵循个体化原则，按需、间断、足量给药。目前临床治疗失眠症的药物主要包括苯二氮䓬受体激动剂（BZRAs）、褪黑素受体激动剂、抗组胺 H_1 受体药物、食欲素受体拮抗剂和镇静类、抗抑郁药、镇静类抗精神病药和中草药。

（1）BZRAs：包括传统的苯二氮䓬类药物（BZDs）和新型非苯二氮䓬类药物

（NBZDs）。两者都结合 γ- 氨基丁酸（GABA）A 受体，通过作用于 α 亚基协同增加 GABA 介导的氯离子通道开放频率，促进氯离子内流，增强 GABA 的抑制作用，而从产生镇静催眠作用。BZDs 主要包括艾司唑仑、三唑仑、地西泮、阿普唑仑、劳拉西泮、氯硝西泮。此类药物可增加总睡眠时间、缩短入睡潜伏期、减少觉醒频率，但可显著减少慢波睡眠，导致睡后恢复感下降。最常见不良反应包括头晕、口干、食欲不振、便秘、谵妄、颠倒、次日残留的镇静作用、恶化慢性阻塞性肺疾病和阻塞性睡眠呼吸暂停综合征症状，以及突然停药引起的戒断综合征。NBZDs 包括唑吡坦、佐匹克隆、右佐匹克隆和扎来普隆。这类药物半衰期短，日间镇静及其他不良反应较少，比 BZDs 更安全。该类药物可以缩短客观和主观睡眠潜伏期。

（2）褪黑素受体激动剂：雷美替胺因选择性激动 MT1 和 MT2 受体，可用于治疗起始睡眠困难型失眠以及昼夜节律失调性睡眠障碍。由于该药没有药物依赖性，也不会产生戒断症状，可以作为不能耐受 BZRAs 的患者和已经产生药物依赖患者的替代治疗。

（3）具有镇静作用的抗抑郁药：尤其适用于抑郁和（或）焦虑伴发失眠症的治疗，这类药物包括曲唑酮、米氮平、氟伏沙明、多塞平。其中多塞平属三环类抗抑郁药（TCAs），是 FDA 唯一获批准治疗失眠的抗抑郁药，可选择性地和较强地阻断组胺 H_1 受体发挥镇静催眠作用。主要适应证是睡眠维持困难和短期睡眠紊乱。思睡、镇静和头痛是常见不良反应。

（4）食欲素受体拮抗剂：食欲素又称下丘脑分泌素，具有促醒作用。针对食欲素双受体发挥抑制作用的拮抗剂苏沃雷生，已获得 FDA 批准用于治疗成人失眠，可以缩短入睡潜伏期，减少觉醒时间，增加总睡眠时间。

（5）其他：如加巴喷丁、喹硫平、奥氮平等。

【中医治疗】

一、中医辨证施治

（一）实证

1. 心火炽盛证

临床表现：心烦不寐，躁扰不宁，口干舌燥，小便短赤，口舌生疮，舌尖红，苔薄黄，脉数有力或细数。

病机：五志过极，心火炽盛，心神扰动而不寐，躁扰不宁。

治法：清心泻火，安神宁心。

处方：朱砂安神丸。黄连、朱砂、生地、当归、炙甘草。

加减：若胸中懊侬，胸闷恶心，加豆豉、竹茹以宣通胸中郁火；若便秘、小便短赤，加淡竹叶、琥珀、大黄，引火下行，以安心神。

2. 肝郁化火证

临床表现：性情急躁易怒，不寐多梦，甚至彻夜不眠，不思饮食，口渴喜饮，头晕头胀，目赤口苦，小便黄赤，大便秘结，舌红苔黄，脉弦数。

病机：恼怒伤肝，肝失条达，气郁化火，上扰心神则不寐。

治法：清肝泻火，镇心安神。

处方：龙胆泻肝汤。龙胆草、泽泻、车前子、当归、柴胡、生地、黄芩、栀子。

加减：可加朱茯神、生龙骨、生牡蛎镇心安神。若胸闷胁胀、善太息，加香附、郁金以疏肝解郁；若头晕目眩、头痛欲裂、不寐欲狂、大便秘结，可用当归龙荟丸。

3. 痰热内扰证

临床表现：胸闷心烦不寐，恶食，泛恶，嗳气，头重目眩，口苦，舌红，苔黄腻，脉滑数。

病机：宿食停滞，积湿生痰，因痰生热，痰热上扰则心烦不寐。

治法：清热化痰，和中安神。

处方：温胆汤。法半夏、陈皮、甘草、枳实、枳壳、竹茹、生姜、茯苓。

加减：可加黄连、栀子泻心火。若心悸动甚、惊惕不安，加珍珠母、朱砂以镇惊定志；若经久不寐，或彻夜不寐，大便秘结，用礞石滚痰丸降火泄热，逐痰安神。若不寐伴胸闷嗳气、脘腹胀满、大便不爽、苔腻、脉滑等痰食阻滞、胃中不和之象，可用半夏秫米汤和胃健脾；若宿食积滞较甚，见嗳腐吞酸、脘腹胀痛者，可加保和丸消导，和中安神。

（二）虚证

1. 阴虚火旺证

临床表现：心烦不寐，心悸不安，头晕，耳鸣，健忘，腰膝梦遗，五心烦热，口干津少，舌红少苔，脉细数。

病机：肾阴不足，不能上交于心，心肝火旺，火性炎上，虚热扰神，故心烦不寐，心悸不安。

治法：滋阴降火，养心安神。

处方：六味地黄丸合黄连阿胶汤。熟地、山药、茯苓、丹皮、泽泻、山茱萸、黄连、阿胶、黄芩、鸡子黄、芍药。

加减：若心烦心悸、梦遗失精，可加肉桂引火归元，与黄连共用交通心肾，心神可安；若阳升面热微红、眩晕、耳鸣，可加牡蛎、龟板、磁石等重镇潜阳，阳升得平，阳入于阴，即可入寐。

2. 心脾两虚证

临床表现：多梦易醒，心悸健忘，头晕目眩，肢倦神疲，面色不华，饮食无味，舌淡，苔薄，脉细弱。

病机：心主血，脾为生血之源，心脾亏虚，血不养心，神不守舍，故多梦易醒，健忘心悸。

治法：补益心神，养心安神。

处方：归脾汤。党参、黄芪、白术、茯神、酸枣仁、龙眼肉、炙甘草、当归、远志、生姜、大枣。

加减：若血虚较甚，加熟地、芍药、阿胶；失眠较重，加五味子、夜交藤、合欢皮、柏子仁养心安神；脘闷、纳呆、苔腻，加半夏、陈皮、茯苓、厚朴以健脾理气化痰。

3. 心胆气虚证

临床表现：不寐多梦，易于惊醒，胆怯心悸，遇事善惊，气短自汗，倦怠乏力，舌淡，脉弦细。

病机：心虚则心神不安，胆虚则善惊易恐，故多梦易醒，心悸善惊。

治法：益气镇惊，安神定志。

处方：安神定志丸。茯苓、茯神、远志、党参、石菖蒲、龙齿。

加减：血虚阳浮、虚烦不寐者，宜用酸枣仁汤。病情较重者，二方可用合用。

此外，病后虚烦不寐，形体消瘦，面色㿠白，容易疲劳，舌淡，脉细弱，或老年人夜寐早醒而无虚烦之症的，多属气血不足，治宜养血安神，可用归脾汤。病后血虚肝热而不寐者，宜用琥珀多寐丸。心肾不交，虚阳上扰者，可用交泰丸。

二、中成药处方

1.枣仁安神胶囊　口服，5 粒，每晚 1 次，睡前服用，适用于心血不足所致失眠。

2.百乐眠胶囊　口服，4 粒，一日 2 次，睡前服用，适用于肝郁阴虚型失眠。

三、针灸及其他疗法

1.针灸疗法

治法：交通阴阳，宁心安神。取穴以阴、阳跷脉及手少阴经穴为主。

主穴：照海、申脉、神门、三阴交、安眠、四神聪。

配穴：根据辨证分型进行配穴。肝火扰心配行间；痰热扰心配丰隆、劳宫；心脾两虚配心俞、脾俞；心肾不交配心俞、肾俞；心胆气虚配心俞、胆俞。泻申脉、补照海，其他穴位常规针刺。留针 30 分钟，每隔 10~15 分钟行针 1 次，每日治疗 1 次。可配合隔物灸法、头皮针、梅花针、耳针等。

2.其他疗法　可行推拿治疗。

【用药说明及治疗注意事项】

一、药物的选择

首选非苯二氮䓬类药物，如唑吡坦、右佐匹克隆。如首选药物无效或无法依从，更换为另一种短 – 中效 BZRAs、褪黑素受体激动剂、食欲素受体拮抗剂。另外，添加具有镇静作用的抗抑郁药物（如多塞平、曲唑酮、米氮平或帕罗西汀等），尤其适用于伴随焦虑和抑郁症状的患者。

二、药物的更换

1.换药指征　推荐治疗剂量无效；对药物产生耐药性或严重不良反应；与正在使用的其他药物发生相互作用；长期使用（＞6 个月）导致减药或停药困难；有药物成瘾史的患者。

2.如果首选药物治疗无效或无法遵医嘱服药，可更换为另一种短、中效的 BZRAs 或者褪黑素受体激动剂。需逐渐减少原有药物剂量，同时开始给予另一种药物，并逐渐加量，在 2 周左右完成换药过程。

3.常用减量方法　逐步减少睡前药量和(或)变更连续治疗为间歇治疗。

三、终止药物治疗

1.停药指征　患者感觉能够自我控制睡眠时,考虑逐渐减量、停药;如失眠与其他疾病(如抑郁症)或生活事件相关,当病因去除后,也应考虑减量、停药。

2.停药原则　避免突然中止药物治疗,应逐步减量、停药以减少失眠反弹,有时减量过程需要数周至数个月。

四、特殊人群失眠的药物治疗

(1)伴有呼吸系统疾病的患者:由于苯二氮䓬类对呼吸系统有抑制作用,在慢性阻塞性肺疾病、阻塞型睡眠呼吸暂停综合征的患者中要慎用。非苯二氮䓬类中,右佐匹克隆可用于轻、中度慢性阻塞型肺疾病和阻塞性睡眠呼吸暂停综合征患者的失眠。

(2)妊娠和哺乳期女性:目前缺乏安全性资料。

(3)儿童:尚没有批准可用于治疗儿童失眠的药物。

【预防与康复指导】

(1)作息有序,保持良好的生活习惯。

(2)避免精神刺激,给予患者精神安慰,解除其忧思焦虑,保持心情愉快。

(3)患者睡眠环境宜安静,患者睡前应避免饮用浓茶、咖啡及过度兴奋刺激。

(4)适当参加体育活动,改善体质,增强抗病能力。

第七节　癫　痫

【概述】

一、西医定义

癫痫是多种病因导致的脑部神经元高度同步化异常放电所致的临床综合征,临床表现为具有重复性、发作性、短暂性、刻板性的特点。由于起源神经元位置不同、传播过程不一致,这种脑功能失调所表现的症状和体征可以是感觉、运动、自主神经、意识、精神、记忆、认知、行为异常或兼而有之。临床上每次发作或每种发作的过程称为痫性发作,一个患者可有一种或数种形式的痫性发作。在癫痫发作中,一组相似症状和体征特性所组成的特定癫痫现象统称为癫痫综合征。

二、中医认识

癫痫相当于中医学的痫病。痫病又称"痫证""巅疾",俗称"羊痫风"。痫病载于《黄帝内经》称"胎病",属"巅疾"范畴。《素问·奇病论》曰:"人生而有病巅疾者……病名为胎病,此得之在母腹中时,其母有所大惊,气上而不下……故令子发为巅疾也。"

结合现代认识，痫病系指先天遗传，或大惊卒恐、情志失调、饮食不节，以及继发于脑部疾患、高热、中毒、头颅损伤等，使风痰、瘀血等蒙蔽清窍，扰乱神明。以突然昏仆、口吐涎沫、肢体抽搐，移时自醒，反复发作为典型表现的一类脑神经疾病。

【诊断依据】

一、癫痫诊断需遵循三步原则

（1）首先确定是否是癫痫。
（2）明确癫痫发作类型及是否是癫痫综合征。
（3）确定癫痫的病因。

二、辅助检查

1.脑电图　是诊断癫痫最重要的辅助检查方法。脑电图对发作性症状的诊断有很大价值，有助于明确癫痫的诊断及分型和确定特殊综合征。实际工作中由于技术和操作上的局限性，常规头皮脑电图仅能记录49.5%患者的痫性放电，重复3次可将阳性率提高到52%，但仍有部分癫痫患者的检查始终正常。部分正常人偶尔也可监测到痫样放电。因此，不能单纯依据脑电图活动的异常或正常来确定是否为癫痫。近年来广泛应用的24小时长程脑电图监测和视频脑电图使发现痫样放电的可能性大为提高，可明确发作性症状及脑电图变化间的关系。

2.神经影像学检查　包括CT和MRI，可确定脑结构异常或病变，对癫痫及癫痫综合征诊断和分类颇有帮助，有时可做出病因诊断，如颅内肿瘤、灰质异位等。国际抗癫痫联盟神经影像学委员会于1997年提出以下情况应做神经影像学检查：①任何年龄、病史或脑电图提示为部分性发作；②在1岁以内或成人未能分型的发作或明显的全面发作；③神经或神经心理证明有局限性损害；④一线抗癫痫药物无法控制发作；⑤抗癫痫药不能控制发作或发作类型有变化以及可能有进行性病变者。功能影像学检查如SPECT/PET等，能从不同的角度反应脑局部代谢变化，辅助癫痫灶的定位。

三、不同类型癫痫发作的临床表现

（一）全面性发作

最初的症状学和脑电图提示发作起源于双侧脑部，且在双侧脑部网络内扩布者称为全面性发作，这种类型的发作多在发作初期就有意识丧失。

1.全面强直-阵挛发作　意识丧失、双侧强直后出现阵挛是此型的主要临床特征。早期出现意识丧失、跌倒。随后的发作分为三期：①强直期；②阵挛期；③发作后期。发作时可伴有呼吸停止、血压升高、瞳孔扩大、唾液和其他分泌物增多；可引起牙关紧闭和大小便失禁。醒后患者常感头痛、全身酸痛、嗜睡，部分患者有意识模糊，此时强行约束患者可能发生伤人或自伤。全面强直-阵挛发作典型脑电图改变是，强直期开始逐渐增强的10次/秒棘波样节律，然后频率不断降低，波幅不断增高，阵挛期弥漫性慢波伴间歇期棘波，痉挛后期呈明显脑电抑制，发作时间越长，抑制越明显。

2.强直性发作　强直发作多见于有弥漫性脑部损伤的儿童，睡眠中发作较多，表现为局部或全身骨骼肌强烈而持续性的收缩，常伴有明显的自主神经症状，如面色苍白等。典型发作期的脑电图为暴发性多棘波。

3.阵挛性发作　主要见于新生儿和婴儿，首先有意识丧失，随后出现双侧肌阵挛，类似全身强直阵发性发作中阵挛期的表现，但很少有自主神经症状。脑电图缺乏特异性，可见快活动、慢波及不规则棘慢波等。

4.失神发作　分典型和不典型失神发作，突然发生和迅速终止的意识丧失是失神发作的特征。

（1）典型失神发作表现为活动突然停止，发呆、呼之不应、手中物体落地，每次发作持续数秒钟，有意识障碍，醒后不能回忆。发作时脑电图呈双侧对称 3 Hz 的棘－慢综合波。

（2）不典型失神发作的起止较典型失神缓慢，除意识丧失外，常伴肌张力降低，偶有肌阵挛。脑电图显示为较慢的（2.0~2.5 Hz）的不规则棘－慢波或尖－慢波，背景活动异常。多见于有弥漫性脑损害的患儿，预后较差。

5.肌阵挛性发作　表现为快速、短暂、触电样肌肉收缩，可遍及全身，也可局限于某个肌群，常成簇发生。发作期典型脑电图改变为多棘－慢波。

6.失张力发作　是姿势性张力丧失所致。部分或全身肌肉张力突然降低导致垂颈或肢体下垂或躯干失张力跌倒或猝倒发作，持续数秒至 1 分钟。脑电图示多棘－慢波或低电位活动。

（二）部分性发作

部分性发作指源于大脑半球局部神经元的异常放电，包括单纯部分性、复杂部分性、部分性继发全面性发作三类。

1.单纯运动性发作　除具有的共性外，发作时意识始终存在，发作后能复述发作的生动细节是其主要特征。

主要有以下几种表现形式。①表现为身体的某一局部发生不自主抽动，多见于一侧眼、口角、手或足趾，也可涉及一侧面部或肢体。严重者发作后可留下短暂性肢体瘫痪，称为 Todd 麻痹。②异常运动：从局部开始，沿皮层功能区移动，如从手指—腕部—前臂—肘—肩—口角—面部逐渐发展，称为 Jackson 发作。③旋转性发作：表现为双眼突然向一侧偏斜，继之头部不自主同向转动，伴有身体的扭转，但很少超过180°，部分患者过度的旋转可引起跌倒，出现继发性全身性发作。④姿势性发作：发作性一侧上肢外展、肘部屈曲、头向同侧扭转、眼睛注视着同侧。⑤语言性发作：不自主重复发作前的单音或单词，偶可有语言抑制。

2.单纯感觉性发作　有以下几种表现形式。①表现为一侧面部、肢体或躯干的麻木、刺痛；眩晕性发作表现为坠落感、漂动感或水平/垂直运动感。特殊感觉性发作则出现味、嗅、听、视幻觉。②自主神经性发作：表现为上腹不适、恶心、呕吐、面色苍白、出汗、竖毛、瞳孔散大等。③精神性发作：可表现为各种类型的遗忘症（如似曾相识、似不相识、强迫思维、快速回顾往事）、情感异常（恐惧、忧郁、欣快、愤怒）、错觉（视物变形、变大、变小或声音变强、变弱）等。

3. 自动症　主要特征是有意识障碍，发作时患者对外界环境有一定的适应性和协调性，但发作后不能或部分不能回忆发作的细节。

4. 局灶性继发全面性发作　先出现上述局灶性发作，随之出现全面性发作。

【鉴别诊断】

一、假性发作

假性发作是一种非癫痫性的发作性疾病，是由心理因素而非脑电紊乱引起的脑部功能异常。发作时脑电图上无相应的痫性放电和抗癫痫药治疗无效是鉴别的关键，但应注意，10% 的假性发作的患者可同时存在真正的癫痫，10%~20% 的癫痫患者中伴有假性发作。

二、惊厥性晕厥

惊厥性晕厥为弥漫性脑部短暂性缺血、缺氧所致。常有意识丧失、跌倒，出现肢体的强直或阵挛时称为惊厥性晕厥，需与癫痫全身强直之阵挛性发作鉴别。晕厥患者的脑电图多数正常或仅有慢波，而癫痫患者脑电图可见到棘波、尖波、棘慢波、尖慢波等。

三、高血压性脑病

不同程度的意识障碍、剧烈头痛、恶心呕吐及惊厥是高血压性脑病三个主要的全脑症状，随血压降低而症状逐渐消失是与癫痫性惊厥鉴别的重要依据。

四、热性惊厥

热性惊厥与癫痫关系密切，复杂热性惊厥以后出现痫性发作的机会很大，尽管都表现为惊厥，但热性惊厥不是癫痫。无热惊厥才是癫痫的特征。

五、过度换气综合征

过度换气综合征是主要由心理因素所致的不恰当过度呼吸。临床上表现为各种发作性躯体症状，是引起许多痫性发作最常见且又未被患者或医师所认识到的主要疾病之一。患者的症状能通过度换气复制是鉴别的主要依据，发作间期或发作期脑电图无痫样放电，发作前后血气分析显示二氧化碳分压偏低也是重要的鉴别点。

六、短暂性脑缺血发作

短暂性脑缺血发作多见于老年人，常有动脉粥样硬化、冠心病、高血压、糖尿病等病史，持续时间从数分钟到数小时不等，临床症状多为缺失而非刺激，因而感觉丧失或减退比感觉异常多，肢体的瘫痪比抽搐多；肢体抽动从表面上看类似癫痫，但多数患者没有癫痫家族史，肢体的抽动不规则，也无头部和颈部的转动；短暂性脑缺血发作的短暂性全面遗忘征是无先兆而突然发生的记忆障碍，多见于 60 岁以上的老年人，症状常持续 15 分钟到数小时，复发的可能性不到 15%，脑电图上无明显的痫性放电。

七、其他

表现为惊厥的癫痫还需与低钙性抽搐、头伤后非痫性发作、子痫等鉴别；夜间的癫痫发作需与发作性睡眠障碍，包括梦游、夜惊、睡眠中周期性腿动、快速眼动睡眠紊乱等鉴别。

【西医治疗】

癫痫的治疗可参考下图（图 13-1）。

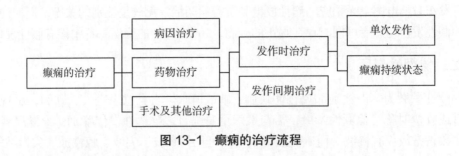

图 13-1　癫痫的治疗流程

一、癫痫的治疗目标

癫痫治疗的目标应该是完全控制癫痫发作，没有或只有轻微的药物副作用，且尽可能少地影响患者的生活质量。

二、病因治疗

有明确的病因者应首先行病因治疗。如颅内肿瘤，需用手术方法切除新生物；寄生虫感染者，则需用抗寄生虫的方法进行治疗。

三、药物治疗

无明确病因或虽有明确病因但不能根除病因者，需考虑药物治疗。

1. 癫痫发作间期的药物治疗　发作间期的药物治疗应遵循以下基本原则。

（1）正确选择用药的时间：由于癫痫患者有 25% 左右的自发性缓解，所以传统认为癫痫首次发作不需用药，第二次发作以后才开始用药。但自从国际抗癫痫联盟提出癫痫新定义以来，学者们主张癫痫诊断一旦明确，除一些良性的癫痫综合征以外，都应该立即开始治疗。发作次数稀少者，如半年以上发作 1 次者，可在告知抗癫痫药可能的副作用和不治疗可能的后果情况下，根据患者及家属的意愿，酌情选择用或不用抗癫痫药。

（2）如何选药：临床上常将抗癫痫药按上市时间分为老和新的抗癫痫药。丙戊酸及以前上市的药物称为老的或传统的抗癫痫药，以后上市的则称为新的抗癫痫药。近几年的临床实践发现新、老抗癫痫药的总的疗效并没有明显差异，但新的抗癫痫药总体安全性要好一点。

抗癫痫药物的选择需依据癫痫发作类型、副作用大小、药物来源、价格，以及患者年龄、性别等多种因素来决定。其中最主要的依据是癫痫发作类型。一般情况下可参考

表13-1选药，选药不当，不仅治疗无效，而且可能加重癫痫发作（表13-2）。由于抗癫痫药往往需要较长时间用药，因此所选择的药物需有稳定的来源。

表 13-1　按发作类型选药

发作类型	传统抗癫痫药	新抗癫痫药
部分发作和部分继发全身性发作	卡马西平、丙戊酸、苯妥英钠、苯巴比妥	左乙拉西坦、拉莫三嗪、托吡酯、奥卡西平
全身强直-阵挛性发作	丙戊酸、卡马西平、苯妥英钠	托吡酯、拉莫三嗪、奥卡西平、加巴喷丁、左乙拉西坦
强直性发作	苯妥英钠、丙戊酸	托吡酯、拉莫三嗪、唑尼沙胺、左乙拉西坦
阵挛性发作	卡马西平、丙戊酸	左乙拉西坦、托吡酯、拉莫三嗪、奥卡西平
典型失神和非典型失神发作	乙琥胺、丙戊酸、氯硝西泮	拉莫三嗪
肌阵挛发作	丙戊酸、氯硝西泮	左乙拉西坦、托吡酯

表 13-2　已报道能增加痫性发作的抗癫痫药

抗癫痫药	增加的痫性发作类型
卡马西平、苯巴比妥、苯妥英钠、氨己烯酸、加巴喷丁	失神发作
卡马西平、氨己烯酸、加巴喷丁、拉莫三嗪	肌阵挛性发作
氨己烯酸	自动症
卡马西平	强直—失张力性发作

（3）如何决定药物的剂量：从小剂量开始，逐渐增加，以达到既能有效控制发作，又没有明显副作用为止。如不能达此目的，宁可满足部分控制，也不要出现副作用。在有条件的单位可选用进行血药浓度监测的方法来指导用药，以减少用药过程中的盲目性。

（4）单用或联合用药：单一药物治疗是应遵守的基本原则，如治疗无效，可换用另一种单药，但换药期间应有5~10天的过渡期。下列情况可考虑进行多药治疗。①有多种发作类型：如伴有失神发作的眼肌阵挛性发作，有多种发作类型的癫痫综合征等；②针对患者的特殊情况：如月经性癫痫的患者在月经前后可加用乙酰唑胺，以提高临床疗效；③对部分单药治疗无效的患者可考虑联合用药；④已经被临床实践证明需要联合用药的癫痫，如Lennox-Gastaut综合征等。

联合用药应注意：①不能将药理作用相同的药物合用，如扑米酮进入体内后可代谢成苯巴比妥，故不能将两药合用；②尽量避免有相同副作用药物的合用，如苯妥英钠可通过坏死性脉管炎导致肝肾功能损伤，丙戊酸可引起特异性过敏性肝坏死，因而在对有肝功能损伤的患者联合用药时要注意这两种药物的副作用；③不能将多种药物联合做广谱抗癫痫药使用；④合并用药时要注意药物的相互作用，如一种药物的肝酶诱导作用可加速另一种药物的代谢，药物与蛋白的竞争性结合也会改变另一种药物起主要药理作用的血中游离浓度。

（5）如何服药：根据药物的性质可将日剂量分次服用。半衰期长者每日 1~2 次，如苯妥英钠、苯巴比妥等；半衰期短者每日服 3 次。由于多数抗癫痫药为碱性，因而饭后服药可减轻胃肠反应。

（6）如何观察副作用：大多数抗癫痫药都有不同程度的副作用，因而除常规体检及用药前查肝肾功能、血尿常规外，用药后的首月还需复查血尿常规和肝肾功能，以后则需按药物的不同副作用不定期、有目的地检查相应器官的功能，至少持续半年。有条件的单位还可根据需要检查与药物代谢相关的基因以提高临床用药的安全性。苯妥英钠用药后引起的恶心、呕吐、厌食、齿龈和毛发增生、体重减少，对治疗无明显影响也可以不处理；眼震、纳差、共济失调往往是中枢神经系统药物过量的表现，减量可好转。如出现严重的皮疹或肝肾功能、血液系统损伤，则需停药，更换其他药物进行治疗。

（7）何时终止治疗：除 25% 的自发性缓解外，余下患者的 50% 经正规治疗后可终身不再发病，因而多数患者不需长期服药。一般说来，全身强直－阵挛性发作、强直性发作、阵挛性发作完全控制 4~5 年后，失神发作停止半年后可考虑停药。但停药前应有一个缓慢减量的过程，尽管有争论，但一般情况下这个时期不应少于 1 年。有自动症的患者可能需要长期服药。

2.耐药性癫痫的治疗　耐药性癫痫最为突出的特征就是对一线抗癫痫药耐药，因而用传统的治疗方法难以奏效，对这种癫痫的治疗更多地应选用多种药物的联合应用或使用新的抗癫痫药，如仍无效则要考虑外科手术治疗，部分患者也可考虑药物辅助治疗、物理疗法等，同时需积极处理癫痫患者可能出现的并发症和药物副作用。

（1）合理得多药治疗：抗癫痫药物应用的基本原则是单一治疗，主张只选用一种合适的药物用于癫痫患者，这种原则对大多数癫痫患者来讲是合适的，但由于耐药性癫痫是对常用抗癫痫药耐药的顽固性癫痫，单一药物治疗很难达到预期目的。另外，耐药性癫痫往往有多种不同的病因和发作类型，单一药物治疗可能对某些发作类型有效，而对另一种类型的发作则有加重作用，因而合理得多药治疗对耐药性癫痫可能是适宜的。实践证明，合理得多药治疗可使 50% 以上耐药性癫痫患者的发作明显减少。多药联合治疗并不是随意地将多种药物合用，而应该遵循一定原则，参见治疗原则中联合用药原则，具体选用可参考表 13-2、表 13-3。最近上市的左乙拉西坦由于其作用于突触囊泡，影响递质的释放，与其他抗癫痫药不同，因而可能更适合联合应用。

表 13-3　抗癫痫新药、老药的选择

发作类型	老药	新药	新药
部分发作或全面性发作	CBZ/PHT+VPT	CBZ/PHT+PB	GVG+LTG
	CBZ/PHT+PB	CBZ/PHT+GBP	GVG+GBP
	CBZ/PHT+PRM	CBZ/VPA+FBM	GBP+LTG
失神发作或少年肌阵挛性发作	ESM+VPA		
	VPA+PRM		

注：CBZ= 卡马西平；PHT= 苯妥英钠；VPM= 丙戊酸；PBM= 扑米酮；PB= 苯巴比妥；GVG= 氨己烯酸；GBP= 加巴喷丁；FBM= 非尔氨酯；LTG= 拉莫三嗪；ESM= 乙琥胺。

（2）新抗癫痫药：新抗癫痫药几乎都是针对耐药性癫痫的，也是治疗耐药性癫痫的主要药物，主要包括：①托吡酯；②加巴喷丁；③奥卡西平；④拉莫三嗪；⑤左乙拉西坦。

3. 发作期的治疗

（1）单次发作：癫痫发作有自限性，多数患者不需特殊处理。强直－阵挛性发作时可辅助患者卧倒，防止跌伤或伤人。衣领、腰带解开，以利呼吸通畅。抽搐发生时，在关节部位垫上软物可防止发作时的擦伤；不可强压患者的肢体，以免引起骨折和脱臼。发作停止后，可将患者头部转向一侧，让分泌物流出，防止窒息。多次发作者，可考虑肌注苯巴比妥 0.2 g，每日 2 次。对自动症患者，在保证安全前提下，不要强行约束患者，以防伤人和自伤。

（2）癫痫持续状态的治疗：癫痫持续状态（status epilepticus，SE）是神经科临床最为常见的急危重症。传统定义认为癫痫持续状态指"癫痫全身性发作在两次发作间期意识不清楚，单次发作持续 30 分钟或在短时间内频繁发作"。2001 年，国际抗癫痫联盟提出了新的癫痫持续状态定义："超过大多数这种发作类型患者的发作持续时间后，发作仍然没有停止的临床征象，或反复的癫痫发作，在发作间期中枢神经系统的功能没有恢复到正常基线。"在没有办法确定"大多数患者的发作持续时间"的情况下，倾向性的看法是"一次发作超过 5 分钟就是癫痫持续状态"。

①治疗目标：癫痫持续状态的治疗需要解决几个主要问题：a. 保持生命体征和内环境的稳定；b. 终止呈持续状态的癫痫发作，包括癫痫的临床发作和脑电图上的痫样放电，减少发作对脑部神经元的损害；c. 寻找并尽可能根除病因及诱因；d. 处理并发症。

②保持生命体征和内环境的稳定：癫痫持续状态的治疗首先要保持生命体征和内环境的稳定，为后继治疗提供机会和打下基础。

③终止发作：目前主张将癫痫持续状态分成非难治性、难治性及特别难治性癫痫持续状态三类来进行治疗，其常用药物有地西泮、丙戊酸、咪达唑仑、劳拉西泮、氯硝西泮、异丙酚、苯巴比妥、利多卡因、氯胺酮、苯妥英钠、磷苯妥因、左乙拉西坦、磷苯妥英、戊巴比妥及其他如硫喷妥钠、托吡酯等。选用的方法见表 13-4。

表 13-4　癫痫持续状态的药物选择顺序

第一阶梯药物	第二阶梯药物	其他药物
地西泮	丙戊酸	咪达唑仑
劳拉西泮	氯硝西泮	异丙酚
苯巴比妥	利多卡因	氯胺酮
苯妥英钠	磷苯妥英	左乙拉西坦
磷苯妥英	戊巴比妥	硫喷妥钠、托吡酯等

④病因和处理并发症：癫痫持续状态的发生往往有明确病因或诱因，国内流行病学调查发现抗癫痫药物的突然停用或过量、中枢神经系统的感染都是引起癫痫持续状态的常见病因，急查药物血浓度和进行相关检查可以帮助明确诊断。癫痫持续状态常引起明

显的脑水肿，选择合适的脱水剂也是必要的。长时间的癫痫发作还可引起脑细胞坏死，需要进行合理的脑保护治疗，低温及抗兴奋性氨基酸的药物，如托吡酯、拉莫三嗪等，都被临床选用。癫痫持续状态中由于肌肉持续性收缩和呼吸停止，脑部糖代谢由有氧代谢转变成无氧酵解，引起乳酸堆积，导致酸中毒的产生，随着癫痫发作的停止，癫痫患者的酸中毒可自行缓解，所以，除重症患者需用碳酸氢钠外，其余不宜过早使用碱液。

【中医治疗】

本病是一种反复发作性病症，其病情的轻重与病程的长短、正气的盛衰、病邪的深浅有关。故辨证时必须辨清邪之深浅、正气之盛衰。初发者，正气未衰，病邪不盛，故发作持续时间短，休止期长。反复发作者，正气渐衰，痰瘀越结越深，其病越发越频，更耗正气，互为因果，其病愈加深重。所以在治疗方面首先应辨明标、本、虚、实。发作期以邪实为主，治疗应豁痰息风、开窍定痫；间歇期则多见本虚或虚实夹杂，当以调和脏腑阴阳、平顺气机为主，常用健脾化痰、补益肝肾、育阴息风、活血通络等法，以标本同治，杜绝生痰动风之源。

一、中医辨证施治

1. 风痰上扰证

临床表现：发则突然跌仆，目睛上视，口吐白沫，手足抽搐，喉间痰鸣，舌苔白腻，脉弦滑。

病机：肝风内动，痰随风动，风痰闭阻，心神被蒙，则痫证发作。

治法：涤痰息风，开窍定痫。

处方：定痫丸加减。天麻、茯神、僵蚕、全蝎、川贝母、胆南星、法半夏、丹参、琥珀、朱砂、竹沥、陈皮、石菖蒲、远志、姜汁、甘草。

加减：若抽搐不已，加羚羊角粉（冲服）、白芍粉（冲服）；痰黏难咳加瓜蒌；腹胀加青皮、枳壳。

2. 痰热内扰证

临床表现：发作时猝然仆倒，不省人事，四肢抽搐，口中有声，口吐白沫，烦躁不安，气高息粗，痰鸣辘辘，口臭，便干，苔黄腻，脉弦滑。

病机：痰浊内阻，久而生热，阻塞心窍，则发痫证。

治法：清热化痰，息风定痫。

处方：黄连温胆汤。黄连、法半夏、陈皮、茯苓、甘草、生姜、竹茹、枳实。

加减：神昏、抽搐甚者，加天麻、全蝎、僵蚕、地龙，另吞服或鼻饲紫雪散、至宝丹；大便秘结者加大黄；痰壅息粗者加青礞石、天竺黄、胆南星。

3. 肝郁痰火证

临床表现：平素性情急躁，心烦失眠，口苦咽干，时吐痰涎，大便秘结，发作则昏仆抽搐，口吐涎沫，舌红，苔黄，脉弦滑数。

病机：肝郁化火，痰浊内阻，蒙蔽脑神清窍而发为痫证。

治法：清肝泻火，化痰息风。

处方：龙胆泻肝汤和涤痰汤。龙胆草、黄芩、栀子、生地、当归、石菖蒲、法半夏、胆南星、竹茹、枳实、陈皮、茯苓、柴胡、泽泻、车前子、甘草。

加减：抽搐明显者加天麻、钩藤、地龙、羚羊角粉（冲服）；大便秘结者加大黄；痰黏而多加竹沥。

4. 瘀阻清窍证

临床表现：发则猝然昏仆，抽搐，或单见口角、眼角、肢体抽搐、颜面口唇青紫，舌质紫暗或有瘀斑，脉涩或沉弦。

病机：其他脑部疾病、头颅损伤等，导致气血瘀阻，脉络不和，则发为痫证。

治法：活血化瘀，通络息风。

处方：通窍活血汤。赤芍、川芎、桃仁、红花、老葱、生姜、红枣、麝香、黄酒。

加减：方中可加天麻、全蝎、地龙、丹参等。痰多加法半夏、竹茹；兼气虚加黄芪、太子参。

5. 脾虚痰湿证

临床表现：痫病日久，神疲乏力，眩晕时作，面色不华，胸闷痰多，或恶心欲呕，纳少便溏，舌淡胖，苔白腻，脉濡弱。

病机：脾胃受损，而致精微不生，痰湿内聚，则发为痫证。

治法：健脾和胃，化痰息风。

处方：醒脾汤。党参、白术、茯苓、陈皮、法半夏、甘草、天麻、全蝎、僵蚕、胆南星、木香、生姜、陈仓米。

加减：若恶心、呕吐加竹茹、旋覆花；纳呆、食少加麦芽、山楂、神曲；腹胀加枳壳、大腹皮。

6. 肝肾阴虚证

临床表现：痫病大发，头晕目眩，两目干涩，心烦失眠，腰膝酸软，舌质红少苔，脉细数。

病机：肝肾受损，则易导致阴不敛阳而生热生风，发为痫证。

治法：补益肝肾，育阴息风。

处方：左归丸。熟地、山药、山茱萸、枸杞、菟丝子、鹿角胶、龟板胶、川牛膝。

加减：方中可加白芍、鳖甲、牡蛎、生龙齿等。腰膝酸软加杜仲、川断、桑寄生；神思恍惚加生牡蛎、柏子仁、磁石；兼痰热加天竺黄、竹茹；心烦躁扰加莲子心、山栀子。

二、中成药处方

以凉开水溶化安宫牛黄丸1粒，一次吞服或鼻饲，或醒脑静20 mL加入5%葡萄糖溶液中静滴，适用于昏迷、高热、抽搐者。

三、针灸及其他疗法

1. 针灸疗法

（1）发作期

治法：豁痰息风，醒神开窍。取穴以督脉、手厥阴经穴为主。

主穴：水沟、百会、内关、太冲、后溪、涌泉。

配穴：根据辨证分型进行配穴。痰火扰神配行间、神门；风痰闭阻配风池、丰隆；痰阻脑络配膈俞。水沟向鼻中隔深刺、强刺激，其他穴位常规针刺。

（2）间歇期

治法：化痰息风，固本扶正。取穴以督脉、任脉、手厥阴经穴为主。

主穴：印堂、鸠尾、长强、间使、太冲、丰隆。

配穴：根据辨证分型进行配穴。心脾两虚配心俞、脾俞；心肾亏虚配心俞、肾俞。

2.其他疗法　可配合三棱针治疗，取大椎、关冲、中冲，点刺出血，还可配合耳针，间歇期可配合隔物灸法治疗。

【用药说明及治疗注意事项】

（1）发现癫痫后，应尽早治疗。

（2）选择合适的药物。因抗癫痫药物的种类较多，因此在发现癫痫后，应根据患者的临床症状、脑电图表现，以及癫痫的发作类型选择一种合适的药物，切不可相信偏方、秘方之类的药物。

（3）在药物使用方面，首先应根据发作类型选择一类药物，从小剂量开始逐渐增加用量，达到最大的耐受量后，如果效果不好可以换另外一种抗癫痫药物，或者联合另外一种抗癫痫药物使用。

（4）坚持用药，当抗癫痫药物达到一定效果后可控制癫痫，此时不可随意停药。应由专科医生根据发作类型、脑电图结果及癫痫控制效果减量及停药。

（5）经过正规药物治疗2~3年，药物效果不佳，仍反复发作者，可由专科医师评估，确诊成为难治性癫痫时可考虑手术治疗。

【预防与康复指导】

一、预防

1.要坚持规范服药　不要随意减量或停药，也不可随意换药。因在停药或随意换药过程可诱发癫痫持续状态。

2.制订合理饮食计划　切忌暴饮暴食，过饱过饿、饮水量过多均可能诱发癫痫，需制定科学饮食方案，戒烟酒。

3.保证充足睡眠　熬夜、睡眠不足可诱发癫痫。

4.保持良好情绪　紧张、悲观、焦虑等负面情绪可诱发典型癫痫。

5.避免受伤　尽量避免脑部受到损伤，受伤以后也应尽快进行治疗，如果一氧化碳中毒应进行高压氧治疗，若高热应降温，也要控制感染，血压高要降压，外伤后要手术。

6.注意家族史　癫痫患者最好不要选择有癫痫病史的家族结婚，否则两者的后代患癫痫的概率会增高。

二、癫痫的康复指导

癫痫的康复治疗包括药物治疗、手术治疗、神经调控治疗等。

1.药物治疗　癫痫的治疗主要以药物治疗为主。经过抗癫痫药物治疗，大部分的癫痫患者的发作时间可以得到控制。

2.手术治疗　有一小部分的患者属于药物难治性的癫痫，癫痫的外科手术治疗为这一部分的患者提供了新的治疗方式。

3.神经调控治疗　是一项新的神经电技术，是治疗癫痫最有发展前景的治疗方法。

（王袖英　李艳芳　黄旖旎　刘　焱　刘　荣　吴春芳　张雅琴　谭　文　李凌云）

【参考文献】

［1］贾建平.神经病学［M］.8版.北京：人民卫生出版社，2018.

［2］吴江，贾建平.神经病学［M］.3版.北京：人民卫生出版社，2012.

［3］洪震，江浛川.现代癫痫学［M］.上海：复旦大学出版社，2007.

［4］全国高等中医药院校规划教材.中西医结合内科学［M］.北京：中国中医药出版社，2016.

［5］吴逊.神经病学——癫痫和发作性疾病［M］.北京：人民军医出版社，2001.

第十四章

妇科疾病

第一节　异常子宫出血（功能性子宫出血）

【概述】

一、西医定义

异常子宫出血（abnormal uterine bleeding，AUB）是妇科常见的症状和体征，是一种总的术语，指与正常月经的周期频率、规律性、经期长度、经期出血量中的任何一项不符，源自子宫腔的异常出血。既往所称的"功能失调性子宫出血（功血）"，包括"无排卵功血"和"排卵性月经失调"两类，前者属于排卵障碍相关异常子宫出血（AUB-O）；后者包括黄体功能不足（luteal phase defect，LPD）、子宫内膜不规则脱落等，涉及 AUB-O 和子宫内膜局部异常所致异常子宫出血（AUB-E）。本节主要叙述排卵障碍相关的 AUB-O。

二、中医认识

排卵障碍性异常子宫出血（功能失调性子宫出血）归属于中医学的"崩漏"及"月经不调"范畴。崩漏系指妇女在非行经期间阴道大量流血或持续淋漓不断，前者称"崩中"或"经崩"，后者称"漏下"或"经漏"。崩与漏在临床上可以互相转化，久崩不止，可致成漏；漏下不止，亦可成崩。崩为漏之甚，漏为崩之渐，故临床统称"崩漏"。因明显器质性病变，或妊娠期、产褥期表现为如崩似漏的出血证，在诊断崩漏时应进行鉴别，不属于本节范畴。崩漏的病因较为复杂，但可概括可为热、虚、瘀 3 个方面，常见原因有肾虚、脾虚、血热和血瘀等，崩漏为经乱之甚，其发病常非单一原因所致。其主要发病机理是冲任不固，不能制约经血，以致经血非时而下。

【诊断依据】

一、临床表现

1.月经紊乱　出血时间间隔长短不一，几日至数月皆有，常误诊为闭经；出血量多少不一，量少者为点滴出血，量多者有大量血凝块或流血不能自止，伴有下腹胀痛，导致贫血甚至失血性休克，出现头晕、乏力、心慌、胸闷等贫血表现。

2.病史　对 AUB 患者，询问出血史很重要，至少记录近 3 次的子宫出血情况；询问性生活情况和避孕措施，除外妊娠或产褥相关的出血；询问既往是否明确有器质性病变，有无相关手术史如剖宫产史、子宫动脉栓塞史等（AUB-N）；注意询问体重、情绪、日常生活的变化，询问有无异常出血的诱因（AUB-O），有无凝血功能异常等可能导致 AUB-C 的病史；询问与服药或治疗的关系（AUB-I），例如是否服用抗凝药物、服用紧急避孕药或漏服短效避孕药等；是否合并其他不适；询问既往药物治疗历史及其效果。

3.查体　①全身查体：注意一般情况包括生命体征，有无贫血貌，有无肥胖、消瘦、多毛、泌乳、皮肤瘀斑或色素沉着等，初步了解有无甲状腺功能减退或亢进、多囊卵巢综合征及出血性疾病的阳性体征；了解有无盆腹腔包块、腹部压痛及反跳痛。②有性生活史者均建议行妇科检查，有助于确定出血来源，以及排除子宫颈、阴道病变；无性生活者必要时可行经肛门直肠指检来检查盆腔，可发现盆腔包括子宫的异常。

二、辅助检查

（1）血常规、凝血功能检查，评估出血严重程度并除外血小板异常、凝血异常等血液性疾病导致的出血，了解有无感染。

（2）妇科 B 超检查，排除或发现子宫肌瘤、子宫腺肌病、子宫内膜息肉等器质性疾病。

（3）尿妊娠试验、验血 HCG，排除妊娠相关出血。

（4）通过基础体温测定（BBT）及估计下次月经前 5~9 日（相当于黄体中期）测血清黄体酮水平来判断有无排卵，借此判断是否 AUB-O。

（5）早卵泡期检测 FSH、LH、催乳素、雌二醇、睾酮和甲状腺功能，有助于分析排卵障碍的病因。

（6）诊刮或宫腔镜检查：对年龄 ≥ 45 岁、有长期不规律子宫出血、有子宫内膜癌高危因素（如高血压、肥胖、糖尿病等）、B 超检查提示子宫内膜过度增厚并且回声不均匀、药物治疗效果不满意者应行诊刮并进行病理检查，以除外子宫内膜病变；有条件则推荐宫腔镜直视下活检。

三、诊断标准

（1）诊断前必须首先除外生殖道或全身器质性病变所致出血。

（2）源自子宫腔的异常出血，且与正常月经的周期频率、规律性、经期长度、经期出血量中的任何一项不符。

（3）结合病史、查体、辅助检查，排除流产、异位妊娠等妊娠相关疾病，排除其他类型的子宫出血（PALM-CEIN）和其他导致 AUB 的病因。

【鉴别诊断】
排卵障碍相关的异常子宫出血主要需与以下疾病相鉴别。

一、妊娠相关疾病

怀疑或不能排除妊娠、流产、滋养细胞疾病时，建议检查血或尿 hCG。

二、PALM-CEIN

酌情选择盆腔 B 超、MRI、凝血功能检查，必要时行宫腔镜、腹腔镜检查，进行子宫内膜活检及病理检查排除肿瘤；怀疑子宫动静脉瘘时需行子宫动脉造影，以明确诊断。AUB-E 使用抗纤溶药物或孕激素内膜萎缩法治疗有效。

三、甲状腺、肾上腺、肝肾功能异常等全身疾病

结合病史，酌情选择相关的内分泌功能测定与肝肾功能检测。

【西医治疗】

一、治疗原则

急性出血期应维持一般状况和生命体征，积极支持疗法（输液、输血），尽快止血并纠正贫血；血止后调整周期，预防子宫内膜增生和复发。有生育要求者行诱导排卵治疗，完成生育后应长期随访，并进行相关的科普教育。

止血的方法包括孕激素内膜脱落法、大剂量短效复方口服避孕药、高效合成孕激素、内膜萎缩法和诊刮。辅助止血的药物有氨甲环酸和中药等。

二、无排卵或稀发排卵 AUB-O 的常用治疗方法

对于急性 AUB，除积极行激素治疗外，需同时配合止血药、抗贫血等辅助治疗手段，改善患者的一般情况，维持稳定的生命体征。

1. 出血期止血

（1）孕激素：也称"内膜脱落法""药物性刮宫"。适用于一般情况较好，血红蛋白 ≥ 90 g/L 者。口服孕激素制剂，如地屈孕酮（达芙通）10~20 mg/d、微粒化黄体酮胶囊 200~300 mg/d、甲羟孕酮 6~10 mg/d，连用 7~10 日。停药后 1~3 日发生撤退性出血，类似月经，约 1 周内血止。

（2）短效避孕药：常用的短效 COC 包括炔雌醇环丙孕酮片（达英 –35）、屈螺酮炔雌醇片（优思明）、屈螺酮炔雌醇片 Ⅱ（优思悦；止血时后 4 片白色安慰剂不需服用）、去氧孕烯炔雌醇片（妈富隆、欣妈富隆）等。方法为 1 片/次，急性 AUB 多使用每 12 小时 1 次或每 8 小时一次，淋漓出血者多使用每日 1 次或每 12 小时一次，大多数出血可在 1~3 日完全停止；继续维持原剂量治疗 3 日以上仍无出血则可开始减量，每 3~7 天减少 1 片，仍无出血，可继续减量到 1 片/日，维持至血红蛋白含量正常、希望月经来潮时停药。COC 类药物禁用于有避孕药禁忌证的患者。

（3）高效合成孕激素：也称为"内膜萎缩法"，适用于血红蛋白含量较低者。使用大剂量高效合成孕激素，如炔诺酮（妇康片）5~10 mg/d、甲羟孕酮 10~30 mg/d，可在

血止 3 日后开始减量，每 3 日减量 1 次，减量不超过原剂量的 1/3，直至每天最低剂量而不再出血为维持量，维持至血红蛋白含量正常、希望月经来潮时停药即可。炔诺酮治疗出血量较多时，首剂量可为 5 mg，每 8 小时一次，血止后每隔 3 日递减 1/3 量，直至维持量为 2.5~5.0 mg/d；维持至血红蛋白含量正常、希望月经来潮时停药，或维持至血止 21 天停药即可。停药后 3~7 天发生撤药性出血。

（4）手术治疗：刮宫可迅速止血，并具有诊断价值，可发现或排除子宫内膜病变。对于有诊刮指征（见上文）或有药物治疗禁忌的患者，建议将诊刮（或宫腔镜检查直视下活检）、子宫内膜病理检查作为首次止血的选择。但对于近期已刮宫除外了内膜恶变或癌前病变者不必反复刮宫。对无性生活者除非怀疑子宫内膜癌，否则不行刮宫术。对于难治的、无生育要求的患者，可考虑子宫全切除术，不推荐子宫内膜切除术。

2. 调整周期

（1）孕激素定期撤退法：月经周期第 11~15 天起，使用口服孕激素，如地屈孕酮 10~20 mg/d 或微粒化黄体酮胶囊 200~300 mg/d，每天分两次服用，共 10~14 日，酌情应用 3~6 个周期。

（2）短效避孕药：除减少月经量，还有缓解乳房胀痛和痛经等额外益处，服用方法与避孕方法相同。青春期 PCOS 多用达英 –35。

（3）左炔诺孕酮宫内缓释系统：左炔诺孕酮宫内缓释系统：在宫腔内局部定期释放低剂量孕激素（LNG 20 μg/d），既可避孕，又可长期保护子宫内膜、减少出血量，外周血中的药物浓度很低，全身的副作用较小。

（4）促排卵：适用于希望尽快生育者，包括口服氯米芬、来曲唑、中药等。如能排卵，即使未妊娠，排卵后产生的孕激素也可以调整月经。如氯米芬，自月经期第 5 日起，每晚服 50 mg，连续 5 日，一般在停药 7~9 日排卵；若排卵失败，可重复用药，氯米芬剂量逐渐增至 100~150 mg/d；若内源性雌激素不足，可配伍少量雌激素，一般连用 3 个月。

（5）雌孕激素序贯治疗：对少数青春期或生育期患者，如孕激素治疗后不出现撤退性出血，考虑是内源性雌激素水平不足；可使用雌孕激素序贯治疗，如月经第 5 天开始服用戊酸雌二醇，1~2 mg/d，连服 20 日，后 10 日添加地屈孕酮，10 mg/d；也可使用复合制剂，如戊酸雌二醇片/雌二醇环丙孕酮片（克龄蒙）、雌二醇片/雌二醇地屈孕酮片（芬吗通）。

3. 其他治疗

（1）一般止血药：如氨甲环酸片，每次 1 g，2~3 次/日，每月 5~7 日。

（2）丙酸睾酮：具有对抗雌激素的作用，可减少盆腔充血和增加子宫张力，减少子宫出血速度，并有协助止血、改善贫血的作用，每个周期肌内注射 75~300 mg，酌情平分为多天、多次使用。

（3）出血严重时需酌情输全血或输成分血。

（4）对于中、重度贫血患者，口服或静脉注射铁剂、促红细胞生成素、叶酸等。

（5）对于出血时间长、贫血严重、抵抗力差并有感染征象者，应及时应用抗生素。

【中医治疗】

一、中医辨证施治

（一）出血期治疗

1.出血期应急治疗　崩漏属于急症，崩漏发作之时，出血量多势急，急当"塞流"止崩，以防厥脱，视病情和患者体质可选择下列方法紧急止血，若病情危急，需中西医结合抢救。

（1）量多势急者，可用生脉散（人参、麦冬、五味子）益气摄血防脱；兼肢冷汗出、昏不知人、脉细微欲绝者，用独参汤（人参）；四肢厥逆、冷汗淋漓者，用参附汤（人参、附子、炮姜）。

（2）滋阴固气止崩。急用生脉注射液或参麦注射液 20 mL 加入 5% 葡萄糖液 250 mL 静脉滴注。

（3）祛瘀止崩。瘀祛则血止，用于下血如注，夹有瘀血者。常用方法有：①三七末 3~6 g，温开水冲服。②云南白药 1 支，温开水冲服。③宫血宁胶囊，每次 2 粒，每日 3 次，温开水送服。

（4）针灸止血。艾灸百会，针刺大敦、隐白、断红穴。

2.出血期分型论治

（1）血热证

1）实热证

临床表现：经血非时暴下，或淋漓不净又时而增多，血色深红或鲜红，质稠，或有血块；唇红目赤，烦热口渴，或大便干结，小便黄；舌红苔黄，脉滑数。

病机：阳盛血热，实热内蕴，热扰冲任，血海不宁，迫血妄行。

治法：清热凉血，固冲止血。

处方：清热固经汤加减。黄芩 10 g、栀子 10 g、生地黄 10 g、地骨皮 10 g、地榆 10 g、阿胶 10 g、藕节 10 g、棕榈炭 15 g、龟甲 10 g、牡蛎 10 g、生甘草 6 g。

加减：因外感热邪或过服辛燥助阳之品酿成之实热崩漏，症见暴崩、发热、口渴、苔黄、脉洪大有力者，加贯众炭、蒲公英、马齿苋清热解毒，凉血止血；实热耗气伤阴，出现气阴两虚证者，合生脉散加沙参益气养阴；如实热已除，血减少而未止者，当根据证候变化塞流佐以澄源，随证遣方中酌加仙鹤草涩血止血，茜草、益母草化瘀止血。

2）虚热证

临床表现：经血非时而下，量少淋漓，血色鲜红而质稠；心烦潮热，小便黄少，或大便干燥；舌质红，苔薄黄，脉细数。

病机：阴虚失守，冲任不固。

治法：养阴清热，固冲止血。

处方：保阴煎加减。生地黄 10 g、熟地黄 10 g、白芍 10 g、山药 10 g、续断 10 g、黄柏 10 g、黄芩 10 g、阿胶 5 g、海螵蛸 10 g、仙鹤草 10 g、藕节 10 g、甘草 6 g。

加减：暴崩下血者，加仙鹤草、海螵蛸涩血止血；淋漓不断者，加茜草、三七化瘀止血；心烦少寐者，加炒酸枣仁、柏子仁养心安神；烘热汗出、眩晕耳鸣者，加龟甲、龙骨育阴潜阳；血久不止、面色苍白、心悸气短、血色淡而质清者，加黄芪、枸杞子、当归益气养血。

（2）肾虚证

1）肾阴虚

临床表现：月经紊乱无期，出血淋漓不净或量多，色鲜红，质稠；头晕耳鸣，腰膝酸软，或心烦；舌质偏红，苔少，脉细数。

病机：肾阴亏虚，阴虚失守，封藏失司，冲任不固。

治法：滋肾益阴，固冲止血。

处方：左归丸合二至丸加减。熟地黄、山药、枸杞子、山茱萸、川牛膝、菟丝子、鹿角胶、龟甲胶、女贞子、墨旱莲各 10 g。

加减：胁胀痛者，加柴胡、香附、白芍疏肝解郁柔肝；咽干、眩晕者，加玄参、牡蛎、夏枯草养阴平肝清热；心烦、寐差者，加五味子、柏子仁、夜交藤养心安神；阴虚生热而热象明显者，参照崩漏虚热证治疗。

2）肾阳虚

临床表现：月经紊乱无期，出血量多或淋漓不尽，色淡质清；畏寒肢冷，面色晦暗，腰腿酸软，小便清长；舌质淡，苔薄白，脉沉细。

病机：肾阳虚弱，肾气不足，封藏失司，冲任不固。

治法：温肾固冲，固冲止血。

处方：右归丸加减。附子 10 g、肉桂 10 g、熟地黄 10 g、山药 10 g、山茱萸 10 g、枸杞子 10 g、菟丝子 10 g、补骨脂 10 g、淫羊藿 10 g、鹿角胶 10 g、当归 10 g、杜仲 10 g。

加减：若腰腿酸软、周身无力，加川续断益肾强腰；若久崩不止，出血色淡、量多，宜加党参、黑荆芥、生炙黄芪等益气固经。

3）肾气虚

临床表现：月经提前或错后，或先后不定，量少，色淡暗，质清稀，腰酸腿软，头晕耳鸣，小便频数，面色晦暗或有暗斑。舌淡暗，苔薄白，脉沉细。

病机：肾气亏虚，封藏失司，冲任不固。

治法：补肾益气，固冲止血。

处方：固阴煎加减。熟地黄、山药、山茱萸、菟丝子、党参、黄芪、制远志、五味子各 10 g。

加减：若腰痛甚，加杜仲、续断补肝肾、强腰膝；若带下量多，加金樱子、鹿角霜、芡实温肾固涩止带；若夜尿频多，加益智仁、桑螵蛸温肾缩尿。

（3）脾虚证

临床表现：经血非时而至，崩中暴下继而淋漓，血色淡而质薄；气短神疲，面色㿠白，或面浮肢肿，四肢不温；舌质淡，苔薄白，脉弱或沉细。

病机：脾虚气陷，统摄无权。

治法：补气健脾，固冲止血。

处方：固冲汤加减。黄芪、白术、山茱萸、海螵蛸、茜草、龙骨、牡蛎、棕榈炭、五倍子。

加减：久崩不止，症见头昏、乏力、心悸失眠者，酌加何首乌、桑寄生、五味子养心安神；脘腹胀闷者，加黑荆芥、煨木香、枳壳宽中行气；崩中量多者，加侧柏叶、仙鹤草、血余炭敛阴涩血止血。

（4）血瘀证

临床表现：经血非时而下，时下时止，或淋漓不净，色紫黑有块；或有小腹不适；舌质紫暗，苔薄白，脉涩或细弦。

病机：胞脉瘀滞，旧血不去，新血难安。

治法：活血化瘀，固冲止血。

处方：逐瘀止崩汤。大黄、生地、当归、赤芍、丹皮、枳壳、龟甲、桃仁各 10 g。

加减：若崩漏患者月经久闭不行，且 B 超提示子宫内膜较厚，加花蕊石、马齿苋以活血化瘀通经；少腹冷痛，经色暗黑夹块，为寒凝血瘀之征，加艾叶炭、炮姜炭温经涩血止血；血多者，加海螵蛸、仙鹤草、血余炭以收涩止血；口干苦，血色红而量多，苔薄黄，为瘀久化热之征，加炒地榆、贯众炭、侧柏叶以凉血止血；气血虚兼有瘀滞者，改用八珍汤加益母草、鸡血藤、香附调补气血，化瘀生新。

（二）血止后治疗

治疗原则：复旧为主，结合澄源。

调整月经周期法：血止后根据患者不同的年龄阶段及证候类型应用调整月经周期疗法。调整月经周期法简称"调周法"，各阶段用药的原则为：行经期着重活血调经，有利于经血排出；经后期着重补益肝肾，固护阴血，促进卵泡发育成熟和子宫内膜修复；经间期着重重阴转阳，促进排卵；经前期着重补肾助阳，维持黄体功能。一般连续治疗 3~6 个周期，可逐渐建立规律的月经周期，恢复排卵功能。

（三）灵活运用治崩三法

崩漏应根据病情的缓急轻重、出血的久暂，采用"急则治其标，缓则治其本"的原则，灵活运用"塞流""澄源""复旧"三法。

"塞流"即止血。暴崩之际，急当止血防脱。具体运用止血方法时，一是要根据病因病机选择恰当的止血药。二是要注意崩与漏的不同，治崩宜升提固摄，不宜辛温行血；治漏宜养血理气，不可偏于固涩。

"澄源"即辨证求因以治本，为治疗崩漏的重要阶段。血止或病缓时应针对病因施治，使崩漏得到根本上的治疗。"塞流""澄源"两法常同步进行。

"复旧"即调理善后，是巩固崩漏治疗的重要阶段。临床多采用补肾、扶脾或疏肝之法。"复旧"更需兼顾"澄源"，并根据月经周期冲任、胞宫、阴阳、气血的变化调整月经周期。

治崩三法既有区别，又有内在联系，临床应用不能截然分开，需结合具体病情灵活运用。"塞流"需"澄源"，而"澄源"当固本，"复旧"要求因。

二、中成药处方

1.血瘀证　云南白药胶囊：口服，每次 1~2 粒，每日 4 次。茜芷胶囊：口服，每次 5 粒，每日 3 次。宫宁颗粒：口服，每次 1 袋，每日 3 次。

2.脾虚证　归脾丸：口服，每次 6 g，每日 3 次。补中益气丸：口服，每次 8~10 丸，每日 3 次。

3.实热证　宫血宁胶囊：口服，每次 1~2 粒，每日 3 次。断红饮胶囊：口服，每次 3 粒，每日 3 次。

4.虚热证　葆宫止血颗粒：口服，每次 1 袋，每日 2 次。固经丸：口服，每次 6 g，每日 2 次。

三、针灸及其他疗法

1.针灸疗法

治法：调理冲任，固崩止漏。取穴以任脉及足太阴经穴为主。

主穴：关元、三阴交、隐白。

根据辨证分型进行配穴。脾虚配脾俞、足三里；肾虚配肾俞、太溪；血热、血瘀配血海、地机。关元针尖向下斜刺，使针感传至耻骨联合上下；三阴交常规刺。留针 30 分钟，每隔 10~15 分钟行针 1 次，每日治疗 1 次。隐白多用灸法；可配合取脾俞、肾俞、十七椎、气海俞常规拔罐治疗，也可配合三棱针挑刺腰骶部督脉或足太阳经上的反应点，还可配合头皮针、耳针、皮肤针、穴位注射等。

2.其他疗法　可用直流电疗法，推拿治疗以腹部及腰骶部为主，常用摩法、一指禅推法、按法、掐法、揉法。

【用药说明及治疗注意事项】

（1）青春期 AUB-O 止血推荐短效 COC 治疗、孕激素内膜脱落法；不推荐高效合成孕激素内膜萎缩法，不推荐常规使用诊刮或宫腔镜检查。调整周期推荐天然孕激素或地屈孕酮定期撤退法及使用短效 COC，可连续使用 3~6 个月后停药观察，如 AUB 复发，可积极重新开始治疗；不推荐常规使用雌孕激素序贯疗法，仅在考虑内源性雌激素水平不足时使用。

（2）生育期 AUB-O 的出血期止血推荐短效 COC 治疗、孕激素内膜脱落法、高效合成孕激素内膜萎缩法，酌情诊刮。调整周期：①有生育要求者，可予促排卵，推荐选择不影响妊娠的天然孕激素或地屈孕酮定期撤退法。②无生育要求者：a.短期内无生育要求者，推荐短效 COC。b.长期（1 年以上）无生育要求者，推荐选择 LNG-IUS；也可长期使用短效 COC。

（3）绝经过渡期 AUB-O 易反复发生，且子宫内膜增生、子宫内膜癌的风险增加，需要长期管理。随着年龄增加，出现高血压、糖尿病、高血脂等的风险增加，选择用药时需考虑药物对此类疾病的影响。

具体选择可参考表 14-1。

表 14-1　AUB-O 常用的激素治疗方法选择

激素	青春期		生育期		绝经过渡期	
	出血期止血	调整周期	出血期止血	调整周期	出血期止血	调整周期
天然孕激素或地屈孕酮	可选	可选	可选	可选	可选	可选
短效 COC	可选	可选	可选	可选		慎用
高效合成孕激素			可选		可选	
LNG-IUS				可选		可选

注：AUB-O 表示排卵障碍性异常子宫出血；COC 表示复方口服避孕药；LNG-IUS 表示左炔诺孕酮宫内缓释系统。

【预防与康复指导】

西医方面指导患者调节情绪、规律作息，避免熬夜，避免暴饮暴食或减肥导致的体重急剧下降。治疗期间定期随访，并根据治疗效果调整为最佳药物剂量。中医方面调畅情志，避免过度精神刺激；重视饮食调养，勿过食辛辣、生冷之品；保持经期个人卫生；出血期间避免重体力劳动，注意休息，忌性生活。

第二节　多囊卵巢综合征

【概述】

一、西医定义

多囊卵巢综合征（polycystic ovary syndrome，PCOS）是一种最常见的妇科内分泌疾病之一。在临床上以雄激素过高的临床或生化表现、持续无排卵、卵巢多囊改变为特征，常伴有胰岛素抵抗和肥胖。目前多囊卵巢综合征的发病机制仍不清楚，高雄激素与高胰岛素抵抗之间的作用原理也还无法理清。目前认为多囊卵巢综合征与遗传有关，并且后天多种原因引起的内分泌紊乱、环境污染、生活习惯都对其有一定的影响。

二、中医认识

在中医学典籍中，并没有和多囊卵巢综合征完全对应的病名，据其发病特征及临床表现，可归属在"月经不调""癥瘕""不孕""闭经"等证之中。《医宗金鉴·妇科心法要诀》有言："妇人不子之故伤任冲，不调带下经漏崩，或因积血胞寒热，痰饮脂膜病子宫。"提出了妇人无子的多种病因，其中"痰饮脂膜"与 PCOS 的发病机制相关。《丹溪心法·子嗣》中记载："若是肥盛妇人，禀质甚厚，恣于酒食，经水不调，不能成胎，谓之躯脂满溢，闭塞子宫。"《傅青主女科·肥胖不孕》："妇人有身体肥胖，痰涎甚多，不能受孕者，是湿盛之故乎！"以上均对 PCOS 的病因病机及临床表现进行了分析，并确立了"痰、湿"之邪与 PCOS 发病密切相关。本病主要是以脏腑功能失调为本，痰浊、瘀血阻滞为标，故临床表现多为虚实夹杂、本虚标实之证。其发病多与肾、脾、肝关系密切，但以肾虚、脾虚为主，加之痰湿、瘀血等病理产物作用于机体，导致"肾－天癸－冲任－胞宫"生殖轴功能紊乱而致病。但也有为数不少的医家认为阴虚兼证为多。因妇人一生，经带胎产屡伤于血，故有余于气、不足于血。朱丹溪也曾提出"阳常有余，阴常不足"，认为人身的"相火"易于妄动，相火妄动必然损及人身难成易亏的精血而产生疾病。因此在治疗上主张滋阴降火，注重保存阴精，反对过多使用辛燥之剂。以上研究结果的差异与许多因素相关，如不同人群的诊断标准不同、地域差异、饮食及运动习惯等。因此新的观点认为，PCOS 的病机以肾虚为本，湿热痰浊瘀血内阻冲任为标。肾阴为阴液之本，且月经源于此，肾阴不足则精血亏虚、冲任血虚，血海无法按时由满而溢，终致月经过少、月经后期、闭经甚则不孕等；肾阴不足，内生虚热，痰湿从热而化易引起湿热兼杂，湿热阻滞经脉气血，加之肾虚易致瘀，内生瘀血，湿热瘀血阻滞冲任发为本病。

【诊断依据】

一、临床表现

PCOS 多起病于青春期，主要临床表现包括月经失调、雄激素过量和肥胖。

1. 月经异常　月经稀发、闭经、不规则子宫出血等。

2. 高雄激素症状　痤疮：呈炎症性皮损，主要累及面颊下部、颈部、前胸和上背部。性毛过多：主要分布于上唇、乳晕、脐周、腹中线、腹股沟、肛周、大腿内侧。

3. 肥胖　约半数患者表现肥胖。

4. 黑棘皮症　颈背部、腋下、乳房下和腹股沟等处皮肤出现对称性灰褐色色素沉着，如天鹅绒样、片状角化过度的病变。

5. 卵巢增大　通过 B 超显像检查卵巢体积增大，双侧窦卵泡＞ 12 个。

6. 不孕　主要由于排卵障碍所致。

7. 妊娠期风险　部分肥胖 PCOS 患者妊娠流产率增加，妊娠期糖尿病及妊娠期高血压等妊娠并发症风险增加。

8. 代谢异常　部分患者会伴随代谢相关的异常，比如胰岛素抵抗、高胰岛素血症。远期发展为糖尿病。血脂代谢异常引起动脉粥样硬化，从而导致高血压、冠心病等心血管疾病。

9. 肿瘤　持续的、无周期的、相对偏高的雌激素水平和升高的雌酮与雌酮/雌二醇比值对子宫内膜的作用，又无孕激素拮抗，可增加子宫内膜癌发病率。

二、辅助检查

（一）超声检查

多囊卵巢（polycystic ovarian morphology，PCOM）是超声检查对卵巢形态的一种描述。超声相的定义为：一侧或双侧卵巢内直径 2~9 mm 的卵泡数≥ 12 个，围绕卵巢边缘，呈车轮状排列，称为"项链征"，连续监测未见优势卵泡发育及排卵，和（或）卵巢体积≥ 10 mL（卵巢体积按 0.5× 长径 × 横径 × 前后径计算）。PCOM 并非 PCOS 患者所特有。正常育龄期妇女中 20%~30% 可有 PCOM，也可见于口服避孕药后、闭经等情况时。

（二）内分泌测定

（1）血清雄激素：睾酮水平增高，通常不超过正常范围上限的 2 倍，雄烯二酮常升高，脱氢表雄酮、硫酸脱氢表雄酮正常或轻度升高。

（2）血清 FSH、LH：血清 FSH 正常或偏低，LH 升高，但无排卵前 LH 峰值出现。LH/FSH 比值≥ 2~3，LH/FSH 也可在正常范围。

（3）血清雌激素：雌酮升高，雌二醇正常或轻度升高，并恒定于早卵泡期水平，雌酮/雌二醇> 1。

（4）尿 17- 酮类固醇：正常或轻度升高。正常时提示雄激素来源于卵巢，升高时提示肾上腺功能亢进。

（5）血清催乳素：20%~35% 的患者可伴有血清 PRL 轻度增高。

（6）抗缪勒管激素（anti-Müllerian hormone，AMH）：血清 AMH 多为正常人的 2~4 倍。

（7）其他：腹部肥胖型患者，应检测空腹血糖及口服葡萄糖耐量试验，还应检测空腹胰岛素及葡萄糖负荷后血清胰岛素，肥胖型患者可有甘油三酯增高。

（三）基础体温

表现为单相型基础体温曲线。

（四）腹腔镜检查

见卵巢增大，包膜增厚，表面光滑，呈灰白色，有新生血管。包膜下显露多个卵泡，无排卵征象，如无排卵孔、无血体、无黄体，镜下取卵巢活组织检查可确诊。临床较少使用，可在腹腔镜下卵巢打孔术治疗同时进一步明确。

三、诊断标准

PCOS 的诊断是排除性诊断。因临床表型的异质性，诊断标准存在争议。

（一）育龄期及围绝经期 PCOS 的诊断

根据 2011 年中国 PCOS 的诊断标准，采用以下诊断名称。

1. 疑似 PCOS　月经稀发或闭经或不规则子宫出血是诊断的必需条件。另外再符合下列 2 项中的 1 项：①高雄激素临床表现或高雄激素血症；②超声下表现为 PCOM。

2. 确诊 PCOS　具备上述疑似 PCOS 诊断条件后还必须逐一排除其他可能引起高雄激素的疾病和引起排卵异常的疾病才能确定 PCOS 的诊断。

（二）青春期 PCOS 的诊断

对于青春期 PCOS 的诊断必须同时符合以下 3 个指标，包括：①初潮后月经稀发持续至少 2 年或闭经；②高雄激素临床表现或高雄激素血症；③超声下卵巢 PCOM 表现。同时应排除其他疾病。

【鉴别诊断】

多囊卵巢综合征应与以下疾病相鉴别。

一、卵泡膜细胞增殖症

临床表现及内分泌检查与 PCOS 相仿但更严重，血睾酮值偏高，血清硫酸脱氢表雄酮值正常，LH/FSH 比值可正常，卵巢活组织检查镜下见卵巢皮质黄素化的卵泡膜细胞群，皮质下无类似 PCOS 的多个小卵泡。

二、肾上腺皮质增生或肿瘤

血清硫酸脱氢表雄酮值超过正常范围上限的 2 倍时，应与肾上腺皮质增生或肿瘤相鉴别。肾上腺皮质增生患者的血 17α - 羟孕酮明显增高，ACTH 兴奋试验反应亢进，地塞米松抑制试验抑制率 ≤ 0.70。肾上腺皮质肿瘤患者对上述两项试验均无明显反应。

三、分泌雄激素的卵巢肿瘤

卵巢支持细胞 - 间质细胞肿瘤、卵巢门细胞瘤等均可产生大量雄激素，多为单侧、实性肿瘤。超声、CT 或磁共振等影像学检查可协助诊断。

四、功能性下丘脑性闭经

通常血清 FSH、LH 水平低或正常、FSH 水平高于 LH 水平，雌二醇相当于或低于早卵泡期水平，无高雄激素血症，在闭经前常有快速体重减轻或精神心理障碍、压力大等诱因。

五、早发性卵巢功能不全（premature ovarian insufficiency，POI）

主要表现为 40 岁之前出现月经异常（闭经或月经稀发）、促性腺激素水平升高（FSH > 25 U/L）、雌激素缺乏。

六、其他

催乳素水平升高明显，应排除垂体瘤。有服药史的药物性高雄激素血症。特发性多毛有阳性家族史，血睾酮水平及卵巢超声检查均正常。

【西医治疗】

一、生活方式干预

控制饮食、增加运动、调节情绪及作息等生活方式干预是 PCOS 患者首选的基础治疗，尤其是对合并超重或肥胖的患者。通过饮食及运动可增加胰岛素敏感性，降低胰岛素、睾酮水平，从而恢复排卵及生育功能。

二、调整月经周期

1. 孕激素后半周期治疗　可以作为青春期、围绝经期 PCOS 患者的首选，也可用于育龄期有妊娠计划的 PCOS 患者。推荐使用天然孕激素或地屈孕酮。用药时间一般为每周期 10~14 日。具体药物有地屈孕酮（10~20 mg/d）、微粒化黄体酮（100~200 mg/d）、醋酸甲羟孕酮（10 mg/d）、黄体酮（肌内注射 20 mg/d，每月 3~5 日）。推荐首选口服制剂。

2. 口服短效避孕药　按周期口服短效避孕药，可调整月经周期、预防子宫内膜增生，还可通过孕激素负反馈减少卵巢产生雄激素及雌激素，促进肝脏产生性激素，结合球蛋白，减少游离睾酮，使高雄激素症状减轻。

3. 雌孕激素周期序贯治疗　极少数雌激素水平低、子宫内膜薄，单一孕激素治疗后子宫内膜无撤药出血反应的患者，以及雌激素水平低但有生育要求或有围绝经期症状的患者可采取雌孕激素序贯治疗。可口服雌二醇 1~2 mg/d（每月 21~28 日），周期的后10~14 日加用孕激素，孕激素的选择和用法同上述的"孕激素后半周期治疗"。

三、高雄激素的治疗

1. 短效避孕药　建议作为青春期和育龄期 PCOS 患者高雄激素血症及多毛、痤疮的首选治疗。停药后可能复发。患者也可到皮肤科就诊，配合相关的药物局部治疗或物理治疗。

2. 螺内酯　适用于短效口服避孕药治疗效果不佳、有短效口服避孕药禁忌或不能耐受短效口服避孕药的高雄激素患者。每日剂量 50~200 mg，推荐剂量为 100 mg/d。建议治疗期间定期复查血钾。服药期间建议采取避孕措施。

四、代谢调整

①调整生活方式、减少体脂。②二甲双胍：对肥胖或有胰岛素抵抗患者常用胰岛素增敏剂，常用剂量为每次口服 500 mg，每日 2~3 次。

五、促进生育

1. 调整生活方式　对有生育要求者先给予调整生活方式、抗雄激素和改善胰岛素抵抗等基础治疗，在代谢和健康问题改善后仍持续性无排卵或稀发排卵者，可予药物促排卵。用药前应排除其他导致不孕的因素和不宜妊娠的疾病。

2. 诱导排卵　氯米芬为 PCOS 诱导排卵的传统一线用药。从自然月经或撤退性出血的第 2~5 天开始，50 mg/d，共 5 天；如无排卵则每周期增加 50 mg，直至 150 mg/d。如卵巢刺激过大可减量至 25 mg/d。氯米芬抵抗患者可给予来曲唑或二线促排卵药物，如促性腺激素等，诱发排卵时易发生卵巢过度刺激综合征，需严密监测，加强预防措施。

3. 腹腔镜卵巢打孔术　腹腔镜卵巢打孔术（laparoscopic ovarian drilling, LOD），不常规推荐，主要适用于氯米芬抵抗、来曲唑治疗无效、顽固性 LH 分泌过多、因其他疾病需腹腔镜检查盆腔等情况。对基础 LH > 10 U/L、游离睾酮水平高的患者效果好。每侧卵巢打孔 4 个为宜，并且注意打孔深度和避开卵巢门，可获得 90% 排卵率和 70% 妊娠率。LOD 可能出现的问题有治疗无效、盆腔粘连、卵巢功能不全等。

【中医治疗】

一、中医辨证论治

1. 肾虚证

（1）肾阴虚

临床表现：月经初潮迟至，月经后期，量少，色淡质稀，渐至闭经，或月经延长，崩漏不止；婚久不孕，形体瘦小，面额痤疮，唇周细须显现，头晕耳鸣，腰膝酸软，手足心热，便秘溲黄；舌质红，少苔或无苔，脉细数。

病机：肾阴亏虚，精血不足，冲任亏虚。

治法：滋肾填精，调经助孕。

处方：左归丸加减。熟地黄、山药、枸杞子、山茱萸、川牛膝、菟丝子、鹿角胶、龟甲胶各 10 g。

加减：胁胀痛者加柴胡、香附、白芍疏肝解郁柔肝；咽干、眩晕者，加玄参、牡蛎、夏枯草养阴平肝清热；心烦、失眠者，加五味子、柏子仁、夜交藤养心安神。

（2）肾阳虚

临床表现：月经初潮迟至，月经后期，量少，色淡，质稀，渐至闭经，或月经周期紊乱，经量多或淋漓不尽；婚久不孕，形体较胖，腰痛时作，头晕耳鸣，面额痤疮，性毛浓密，小便清长，大便时溏；舌淡，苔白，脉沉弱。

病机：禀赋素弱，肾阳不足，天癸至而不盛，血海不满。

治法：温肾助阳，调经助孕。

处方：右归丸加减。附子、熟地黄、山药、山茱萸、枸杞子、菟丝子、补骨脂、淫羊藿、鹿角胶、当归、杜仲各 10 g。

加减：若患者肾阴亏虚，致肾阴阳两虚，恐其辛热伤肾，去肉桂、附子，加阿胶；兼有月经不至或愆期者，为痰湿阻滞脉络所致，可加半夏、陈皮、贝母、香附以理气化痰通络；兼见少腹刺痛不适、月经有血块而块出痛减者，为血滞，可酌加桃仁、红花以活血行滞。

2. 脾虚痰湿证

临床表现：月经后期，量少色淡，或月经稀发，甚则闭经，形体肥胖，多毛；头晕胸闷，喉间多痰，肢倦神疲，脘腹胀闷；带下量多，婚久不孕；舌体胖大，色淡，苔厚腻，脉沉滑。

病机：痰湿脂膜阻滞于冲任，气血运行受阻，血海不能按时满盈。

治法：化痰除湿，通络调经。

处方：苍附导痰丸加减。苍术、香附、陈皮、茯苓、半夏、甘草、胆南星各 10 g，干姜 5 g。

加减：月经不行，为顽痰闭塞者，可加浙贝母、海藻、石菖蒲软坚散结，化痰开窍；痰湿已化、血滞不行者，加川芎、当归活血通络；脾虚痰湿不化者，加白术、党参以健脾祛湿；胸膈满闷者，加郁金、薤白以行气解郁。

3. 气滞血瘀证

临床表现：月经后期量少或数月不行，经行有块，甚则经闭不孕；精神抑郁，烦躁易怒，胸胁胀满，乳房胀痛；舌质暗红或有瘀点、瘀斑，脉沉弦涩。

病机：情志内伤，或外邪内侵，气机郁结，冲任气血郁滞，经行不畅。

治法：理气活血，祛瘀通经。

处方：膈下逐瘀汤加减。川芎、白芍、香附、甘草、桃仁、红花、乌药、龟甲、五灵脂、延胡索、枳壳、陈皮各 10 g。

加减：经血不行者，可加牛膝、卷柏、泽兰等行血通经之品；寒凝血瘀、见小腹凉、四肢不温者，酌加肉桂、巴戟天、石楠叶以温阳通脉。

4. 肝郁化火证

临床表现：月经稀发，量少，甚则经闭不行，或月经紊乱，崩漏淋漓；毛发浓密，面部痤疮，经前胸胁、乳房胀痛，肢体肿胀，大便秘结，小便黄，带下量多，外阴时痒；舌红，苔黄厚，脉沉弦或弦数。

病机：肝气郁结，疏泄无度。

治法：疏肝理气，泻火调经。

处方：丹栀逍遥散加减。牡丹皮、栀子、当归、白芍、柴胡、茯苓、白术各 10 g，甘草 6 g、生姜 5 g、薄荷 6 g。

加减：湿热之邪阻滞下焦、大便秘结者，加大黄清理通便；肝气不舒、溢乳者，加夏枯草、炒麦芽以清肝回乳；胸胁满痛者，加郁金、王不留行以活血理气；月经不行者，加生山楂、牡丹皮、丹参以活血通经。

5. 肝经湿热证

临床表现：月经紊乱，量多或淋漓不断；或月经延后，量少，婚久不孕，带下色黄、量多，毛发浓密，面部痤疮，经前胸胁乳房胀痛，或有溢乳，大便秘结。苔黄腻，脉弦数。

病机：素性抑郁，或郁怒伤肝或肝气犯脾，脾虚生湿，湿热蕴结冲任胞脉，冲任失调。

治法：清肝解郁，除湿调经。

处方：龙胆泻肝汤加减。龙胆草、车前子、木通、黄芩、栀子、当归、生地黄、泽泻、柴胡各 10 g，甘草 6 g。

加减：大便秘结明显者，加生大黄以通腑泄热；溢乳者，酌加牛膝、炒麦芽以引血归原；胸胁乳房胀甚者，加郁金、王不留行、路路通以理气通络。

二、中成药处方

1. 气滞血瘀证　定坤丹：口服，每次 7 g，每日 2 次。
2. 阴虚内热证　坤泰胶囊：口服，每次 4 粒，每日 3 次。

三、针灸及其他疗法

针灸疗法：

治法：调理冲任，益肾助孕。取穴以任脉穴及肾的背俞穴、原穴为主。

主穴：关元、太溪、三阴交。

根据辨证分型进行配穴。肾虚胞寒配复溜、命门；肝气郁结配太冲、期门；痰湿阻滞配中脘、丰隆；瘀阻胞宫配子宫、归来。毫针常规刺，留针 30 分钟，每隔 10~15 分钟行针 1 次，每日治疗 1 次。可配合艾灸、耳针、穴位埋线、穴位注射等。

【用药说明及治疗注意事项】

（1）短效避孕药调节月经周期，一般服用 3~6 个周期后可停药观察，症状复发后可再用药。可作为育龄期无生育要求的 PCOS 患者的首选；青春期患者可酌情选用；围绝经期可用于无血栓高危因素的患者，但应慎用。

（2）抗雄激素治疗的主要目的是缓解高雄激素症状。治疗痤疮，一般用药 3~6 个月见效；因为体毛的生长有固有的周期，故此治疗性毛过多，至少需服药 6 个月才显效。

针药结合治疗在改善症状、调整月经周期和控制体重方面具有较好的疗效。对于迫切要求生育而中医药促排卵未有明显的疗效者，应配合西医促排卵治疗，必要时行腹腔镜探查术。

【预防与康复指导】

对于 PCOS 患者的治疗不能仅局限于解决当前的生育或月经问题，还需要重视远期并发症的预防，应对患者建立起一套长期的健康管理策略，对一些与并发症密切相关的生理指标进行随访，例如糖尿病、代谢综合征、心血管疾病，做到疾病治疗与并发症预防相结合。

对于年轻、长期不排卵的 PCOS 患者，子宫内膜增生或子宫内膜癌的发生率增高，应重视。进入围绝经期后，由无排卵导致的孕激素缺乏会增加异常子宫出血、子宫内膜病变的发生风险，而雌激素水平的下降则会在已有的基础上加重代谢异常。使用激素补充治疗时应格外注意 PCOS 患者。

由于激素紊乱、体形改变、不孕恐惧心理等多方面因素的联合作用，PCOS 患者的生命质量降低，心理负担增加。心理疏导是借助言语的沟通技巧进行心理泄压和引导，从而改善个体的自我认知水平、提高其行为能力、改善自我发展的方法。

第三节　痛　经

【概述】

一、西医定义

痛经为最常见的妇科症状之一，指行经前后或月经期出现下腹部疼痛、坠胀，伴有腰酸或其他不适。症状严重者影响生活和工作。痛经分为原发性和继发性两类，原发性痛经指生殖器官无器质性病变的痛经，占痛经 90% 以上；继发性痛经指由盆腔器质性疾病引起的痛经，经妇科检查、超声、腹腔镜等技术检查，有盆腔炎性疾病、子宫腺肌病、子宫内膜异位症等因素导致的痛经。本节仅叙述原发性痛经。

二、中医认识

中医认为痛经的发生与冲任胞宫的周期性气血变化密切相关。主要病机在于邪气内伏或精血素虚，更值经行前后冲任气血变化急骤，导致其运行不畅，胞宫经血运行受阻，以致"不通则痛"；或冲任胞宫失于濡养，"不荣则痛"，从而引起痛经。痛经的治疗原则，主要以通调气血为主。因虚而痛者，以补为通；因气郁而血滞者，以行气为主，佐以活血；因血瘀者，以行血通瘀为主；血热气实者，以清热凉血为主；寒湿凝滞者，以温经散寒利湿为主。病因不同，治法各异，但重在调血通经，则疼痛自除。

【诊断依据】

一、临床表现

（1）原发性痛经在青春期多见，常在初潮后 1~2 年内发病。

（2）疼痛多自月经来潮后开始，最早出现在经前 12 小时，以行经第 1 日疼痛最剧烈，持续 2~3 日后缓解，疼痛常呈痉挛性，通常位于下腹部耻骨上，可放射至腰骶部和大腿内侧。

（3）可伴有恶心、呕吐、腹泻、头痛、乏力等症状，严重时面色发白、出汗、发生晕厥而急诊就医。

（4）妇科检查无异常发现，可有子宫过度前屈、过度后屈等情况。

二、辅助检查

1.血、尿妊娠试验　阴性，提示未受孕，排除意外的妊娠流产、异位妊娠等妊娠相关疾病导致的出血及腹痛。

2.超声检查　未见明显器质性改变。

三、诊断标准

（1）在初潮后一段时间，月经转规律后出现经期下腹坠痛。

（2）基础体温测定为双相型体温，证实痛经确实发生在排卵周期。

（3）排除器质性疾病。

【鉴别诊断】

诊断时需与子宫内膜异位症、子宫腺肌病、盆腔炎性疾病引起的继发性痛经相鉴别。继发性痛经常在初潮后数年方出现症状，多有妇科器质性疾病史或宫内节育器放置史或其他宫腔手术史，妇科检查有异常发现，部分子宫腺肌症及子宫内膜异位症患者痛经程度呈进行性加重，必要时可行腹腔镜检查加以鉴别。

【西医治疗】

一、一般治疗

重视心理治疗，说明月经时的轻度不适是生理反应，消除紧张和顾虑可缓解疼痛；足够的休息和睡眠、规律而适度的锻炼、戒烟均对缓解疼痛有一定的帮助，疼痛不能忍受时可辅以药物治疗。

二、药物治疗

1. 前列腺素合成酶抑制剂 通过抑制前列腺素合成酶的活性，减少前列腺素产生，防止过强子宫收缩和痉挛，从而减轻或消除痛经，月经来潮即开始服用药物效果佳，连服 2~3 日，常用的药物有布洛芬、双氯芬酸钠等，布洛芬 200~400 mg，每日 3~4 次。

2. 口服避孕药 通过抑制排卵减少月经血前列腺素含量，适用于要求避孕的痛经妇女。

【中医治疗】

一、中医辨证施治

1. 气滞血瘀证

临床表现：经前或经期小腹胀痛，拒按，经血量少，经行不畅，色紫暗有块，块下痛减，经前胸胁、乳房胀满或胀痛。舌紫暗或边有瘀点，脉弦或弦滑。

病机：寒客胞宫，血为寒凝，瘀滞冲任，血行不畅。

治法：理气活血，逐瘀止痛。

处方：膈下逐瘀汤加减。川芎 10 g、白芍 10 g、香附 10 g、甘草 6 g、桃仁 10 g、红花 10 g、乌药 10 g、龟甲 10 g、五灵脂 10 g、延胡索 10 g、枳壳 10 g、陈皮 5 g。

加减：若夹有血块，加莪术、山楂、血竭、益母草活血祛瘀；恶心呕吐者，为冲脉之气夹肝气上逆犯胃，加黄连、吴茱萸、生姜平冲降逆。

2. 寒凝血瘀证

临床表现：经前或经期小腹冷痛，拒按，得热痛减，经量少，色暗有块，畏寒肢冷，恶心呕吐。舌暗、苔白腻，脉沉紧。

病机：肝失条达，冲任气血郁滞，经血不利，不通则痛。

治法：温经散寒，化瘀止痛。

处方：少腹逐瘀汤加减。小茴香、当归、蒲黄、五灵脂、赤芍、川芎、肉桂各 10 g、干姜 5 g、延胡索 10 g。

加减：若痛甚、面色苍白、手足厥冷、冷汗淋漓为寒凝子宫，阳气不达，宜加附子、细辛、巴戟天以回阳散寒，温阳暖宫。

3. 湿热瘀阻证

临床表现：经前或经期小腹疼痛或胀痛，灼热感，或痛连腰骶，或平时小腹疼痛，经前加剧；经血量多或经期延长，色暗红，质稠或夹较多黏液；带下量多，色黄、质黏、有臭味，或低热起伏，小便黄赤。舌红、苔黄腻，脉滑数。

病机：湿热蕴结冲任，阻滞气血运行，经前或经期气血下注冲任，加重气血壅滞。

治法：清热除湿，化瘀止痛。

处方：清热调血汤加减。当归、川芎、赤芍、生地黄、黄连、香附、桃仁、红花、延胡索、牡丹皮各 10 g。

加减：若痛甚连及腰骶部，加续断、狗脊、秦艽以清热除湿止痛；经血量多或经期延长者，酌加地榆、马齿苋、黄芩凉血止血；带下异常者，加黄柏、土茯苓、椿根皮除湿止带。

4. 气血虚弱证

临床表现：经期或经后小腹隐痛，喜揉喜按，月经量少，色淡，质稀，神疲乏力，面色无华。舌淡、苔薄、脉细弱。

病机：气血不足，冲任亦虚，经行之后，血海更虚，胞宫、冲任失于濡养。

治法：补气养血，调经止痛。

处方：黄芪建中汤加减。黄芪、桂枝、白芍、生姜、炙甘草、大枣、饴糖各 10 g。

5. 肝肾亏损证

临床表现：经期或经后小腹绵绵作痛，经色淡，量少，腰膝酸软，头晕耳鸣。舌质淡，脉沉细弱。

病机：肾气虚损，精血本已不足，经期或经后，血海更虚，胞宫、冲任失养。

治法：滋肾养肝，调经止痛。

处方：调肝汤加减。山药、阿胶、当归、白芍、山茱萸、巴戟天各 10 g，甘草 6 g。

加减：腰骶痛甚者，加杜仲、续断补肾强腰；少腹痛兼胸胁胀痛者，加川楝子、延胡索行气止痛；夜尿频数者，加益智仁益肾缩尿。

二、中成药处方

1. 八珍益母丸　口服，每次 6 丸，每日 2 次。适用于气血虚弱证。

2. 元胡止痛片　口服，每次 4~6 片，每日 3 次。适用于气滞血瘀证。

3. 少腹逐瘀颗粒　口服，每次 1 包，每日 2~3 次。适用于寒凝血瘀证。

4. 散结镇痛胶囊　口服，每次 3 粒，每日 3 次。适用于血瘀证。

三、针灸及其他疗法

1. 针灸疗法

治法：调理冲任，温经止痛。取穴以任脉及足太阴经穴为主。

主穴：中极、三阴交、地机、十七椎、次髎。

根据辨证分型进行配穴。气滞血瘀配太冲、血海；寒凝血瘀配关元、归来；气血虚弱配气海、血海；肾气亏损配肾俞、太溪。针刺中极，宜用连续捻转手法，使针感向下传导。留针 30 分钟，每隔 10~15 分钟行针 1 次，发作期每日治疗 1~2 次，非发作期可每日或隔日治疗 1 次。疼痛发作时可配合电针。还可配合艾灸、拔罐、耳针、皮肤针、穴位注射、穴位贴敷等。

2.其他疗法　可用超短波疗法、低强度激光疗法。推拿治疗应在经期一周前进行，常用一指禅推法、屈指推法、滚法、按法、揉法、摩法、擦法等。

【用药说明及治疗注意事项】

原发性痛经诊断治疗前需要先排除器质性病变。临床应用口服避孕药有效率可达90%，前列腺素合成酶抑制剂有效率约为80%。前列腺素合成酶抑制剂主要副作用为胃肠道症状及过敏反应，消化道溃疡者禁用。

痛经表现为周期性小腹部疼痛，诊断时必须排除与妊娠和内、外、其他妇科疾病有关的腹痛疾患。一般而言，痛经实证居多，虚证较少，但发病因素较为复杂，而且相互交错或重复出现，临床上多有虚实夹杂。因此，临证之时应辨证求因，对证施治。

【预防与康复指导】

注意精神、情志调养。消除经前恐惧心理，学习有关女性生理卫生知识。青春期女子应消除紧张情绪，有助于缓解疼痛。注意饮食、起居有常，保证充足的睡眠，非经期锻炼可降低痛经的发生率，或者改善痛经的症状。经期多增强营养，补充维生素和矿物质。有吸烟习惯的女性应戒烟。注意经期卫生及保健，避免感寒受凉。

第四节　绝经综合征（更年期综合征）

【概述】

一、西医定义

绝经的本质是卵巢功能衰竭。伴随卵巢功能的衰退，女性会出现多种绝经相关症状、组织萎缩退化和代谢功能紊乱，导致一系列身心健康问题，称为绝经综合征，也称为更年期综合征。随着人类寿命的延长，绝经过渡期和绝经后期已成为女性生命周期中最长的一个阶段，需要对该阶段女性进行全面生活方式指导和健康管理，包括饮食、运动、控烟、限酒等，并指导适宜人群开展绝经激素治疗（menopausal hormone therapy，MHT）或对非适宜人群采用非激素治疗，以缓解更年期相关症状，提高和改善其生命质量。

二、中医认识

历代医籍对本病无专篇记载，对其症状的描述可散见于"脏躁""百合病""老年血崩"等病证中，如《金匮要略·妇人杂病脉证并治》指出："妇人脏躁，喜悲伤欲哭，象如神灵所作，数欠伸。"本病主要为绝经前后，天癸将绝，肾气渐虚，"肾为先天之本"，又"五脏相移，穷必及肾"，肾阴阳失调，易波及其他脏腑，而其他脏腑病变久必及肾，故本病之本在肾，常累及心、肝、肾等多脏、多经，致使本病证候复杂。

【诊断依据】

一、临床表现

1. 绝经　40 岁以上女性，因卵巢功能衰竭在末次月经后 12 个月仍未出现月经，排除妊娠后则可临床诊断为绝经。

2. 绝经的诊断和分期　绝经是指月经永久性停止，属回顾性临床诊断。40 岁以上女性、末次月经后 12 个月仍未出现月经，排除妊娠后则可临床诊断为绝经。绝经的真正含义并非指月经的有无，而是指卵巢功能的衰竭。单纯子宫切除的妇女，虽然不再有月经来潮，如卵巢功能正常，则不属于绝经范畴。

随着临床和科研的进步，需对生殖衰老过程进一步细分。根据 2011 年发表的"生殖衰老研讨会分期 +10"系统将女性生殖衰老分为 3 个阶段：生育期、绝经过渡期和绝经后期，每个阶段又进一步划分为早期和晚期，整个生殖衰老分期由 10 个阶段构成（略）。

3. 绝经前后出现的雌激素缺乏相关症状

（1）血管舒缩症状：表现为潮热、多汗。

（2）神经精神症状：表现为易激动、易怒、焦虑、多疑、情绪低落、自信心降低、情绪失控等。记忆力减退、睡眠障碍也常表现。

（3）泌尿生殖道症状：表现为外阴阴道干涩或瘙痒、性交困难疼痛、性欲低下、子宫脱垂、膀胱和直肠膨出、尿频、尿急、压力性尿失禁、反复发作的尿路感染。

（4）心血管疾病和代谢异常的症状：表现为血压升高或血压波动、心悸、心律不齐，体重增加明显、糖脂代谢异常、心血管疾病随年龄而增加。

（5）骨质疏松症状：绝经早期因骨量快速丢失和骨关节的退行性变可导致腰背、四肢疼痛、关节痛；由于骨质疏松而易发生骨折。

二、辅助检查

1. 激素测定　卵泡刺激素＞ 40 U/L，提示卵巢功能衰竭。血清抑制素 B ≤ 45 ng/L，是提示卵巢功能减退的最早标志。抗米勒管激素＜ 0.5~1.0 ng/mL，预示卵巢储备功能下降。

2. 超声检查　基础状态卵巢的窦卵泡数减少、卵巢容积缩小、子宫内膜变薄均提示卵巢功能下降。

3. 骨密度测定　确诊有无骨质疏松。

三、诊断依据

1. 病史询问　仔细询问症状、月经史、绝经年龄、婚育史、既往史、是否切除子宫或卵巢、有无心血管疾病史、肿瘤史及家族史，以及以往治疗所用的激素，或其他药物。

2. 体格检查　全身检查和妇科检查，排除器质性疾病。

3. 辅助检查　根据病史、体格检查，结合辅助检查，除外器质性疾病做出诊断。

【鉴别诊断】

除外这一时期的高血压疾病和心血管疾病，除外泌尿生殖器的器质性病变；也要和精神病、甲亢等鉴别。

【预防与康复指导】

目前尚未能延迟自然绝经的来临，但围绝经期妇女可以加强自我保健，寻求医疗辅助，缓解和减轻绝经综合征的症状。

有关绝经前妇女切除子宫时是否切除卵巢，临床尚有争议。保留卵巢有恶变和盆腔疼痛等低风险，但其利大于弊。

【西医治疗】

绝经健康管理策略和绝经激素治疗的指导原则。

一、绝经健康管理策略

（1）每年健康体检、推荐合理饮食、增加社交脑力活动、健康锻炼。

（2）中国幅员辽阔，地域差别大，结合各地的饮食习惯，建议全谷物纤维、足量蔬菜和水果、每周2次鱼类食品、控糖（≤50 g/d）、少油（25~30 g/d）、限盐（≤6 g/d）、限酒（酒精量≤15 g/d）、戒烟、足量饮水（1500~1700 mL/d）。

（3）每日规律有氧运动，每周累计150分钟，另加2~3次抗阻运动，以增加肌肉量和肌力。

二、绝经激素治疗指导原则

（1）MHT属医疗措施，启动MHT应在有适应证、无禁忌证、绝经女性本人有通过MHT改善生活质量的主观意愿前提下尽早开始。

（2）对年龄＜60岁或绝经10年内、无禁忌证的女性，MHT用于缓解血管舒缩症状、减缓骨量丢失和预防骨折的受益风险比最高。

（3）有子宫的女性在补充雌激素时，应加用孕激素以保护子宫内膜；已切除子宫的妇女，通常不必加用孕激素。

（4）MHT必须个体化。

（5）接受MHT的女性每年至少接受一次全面获益风险评估，不推荐乳腺癌术后患者使用MHT。

（6）仅为改善绝经生殖泌尿综合征时建议首选阴道局部雌激素治疗。

三、绝经激素治疗的适应证和禁忌证

1.适应证

（1）绝经相关症状：月经紊乱、潮热、多汗、睡眠障碍、疲倦、情绪障碍（如易激动、烦躁、焦虑、紧张、低落）等。

（2）生殖泌尿道萎缩相关问题：阴道干涩，外阴阴道疼痛、瘙痒，性交痛，反复发作的萎缩性阴道炎，反复下尿路感染，夜尿、尿频、尿急等。

（3）低骨量及骨质疏松症：存在骨质疏松症的危险因素及绝经后骨质疏松症。MHT可作为预防 60 岁以下及绝经 10 年以内女性骨质疏松性骨折的一线选择。

2. 禁忌证　①已知或怀疑妊娠；②原因不明的阴道出血；③已知或可疑患乳腺癌；④已知或可疑患性激素依赖性恶性肿瘤；⑤最近 6 个月内患活动性静脉或动脉血栓栓塞性疾病；⑥严重肝肾功能不全；⑦血卟啉症、耳硬化症；⑧现患脑膜瘤（禁用孕激素）。

3. 绝经激素治疗的慎用情况　慎用并非禁用，在应用前和应用过程中应咨询相应专业医生，共同确定应用 MHT 的时机和方式，同时采取比常规随诊更为严密的措施，监测病情的进展。①子宫肌瘤；②子宫内膜异位症；③子宫内膜增生症；④血栓形成倾向；⑤胆囊疾病：MHT 可能促进胆囊结石的形成，增加胆囊手术风险，经皮雌激素可能具有较高的安全性；⑥系统性红斑狼疮；⑦乳腺良性疾病及乳腺癌家族史；⑧癫痫、偏头痛、哮喘。

四、绝经激素治疗常用药物和方案

1. 常用口服药　推荐应用天然雌激素、天然或最接近天然的孕激素。

（1）雌激素：天然雌激素：17β- 雌二醇、戊酸雌二醇、结合雌激素。

（2）孕激素：①天然孕激素，如微粒化黄体酮。②合成孕激素，如地屈孕酮、醋酸甲羟孕酮、炔诺酮、左炔诺孕酮、地诺孕素、屈螺酮等。地屈孕酮是最接近天然的孕激素，对乳腺刺激较小。屈螺酮具有较强的抗盐皮质激素作用和一定的抗雄激素作用。

（3）雌、孕激素复方制剂：①雌、孕激素序贯制剂，如雌二醇/雌二醇地屈孕酮片，每盒 28 片，前 14 片仅含雌二醇，后 14 片每片含雌二醇及地屈孕酮。戊酸雌二醇/戊酸雌二醇醋酸环丙孕酮片，每盒 21 片，前 11 片每片仅含戊酸雌二醇，后 10 片每片含 7 戊酸雌二醇及醋酸环丙孕酮。②雌、孕激素连续联合制剂：雌二醇/屈螺酮片：每盒 28 片，每片含雌二醇和屈螺酮。

（4）替勃龙：替勃龙有效成分为 7- 甲基 - 异炔诺酮，属于组织选择性雌激素活性调节剂。口服后在体内代谢后产生较弱的雌激素、孕激素和雄激素活性，对情绪低落和性欲低下有较好的效果，不增加乳腺密度。

2. 常用非口服药物

（1）经皮雌激素：雌激素经皮给药避免了口服的肝脏首过效应，减少了对肝脏合成蛋白质及凝血因子生成的影响。相对于口服，经皮雌激素的静脉血栓、心血管事件、胆囊疾病的风险显著降低，改善性欲的作用更优。

（2）经阴道雌激素：不刺激子宫内膜增生或对子宫内膜作用亦为轻度。

（3）左炔诺孕酮宫内系统（levonorgestrel intrauterine system，LNG-IUS）：含 LNG 52 mg，每日向宫腔释放 LNG 20 μg，维持 5 年。LNG 使子宫内膜腺体萎缩、间质蜕膜化、内膜变薄，可预防和治疗子宫内膜增生，亦可用于 MHT 的子宫内膜保护。

3. 具体方案

（1）单孕激素补充方案：适用于绝经过渡期早期，调整卵巢功能衰退过程中的月经问题。①口服：地屈孕酮 $10\sim20$ mg/d 或微粒化黄体酮 $200\sim300$ mg/d 或醋酸甲羟孕酮

4~6 mg/d，于月经或撤退性出血的第 14 日起，使用 10~14 日。②宫腔内放置：LNG-IUS，尤其适合于有子宫内膜增生的患者。

（2）单雌激素补充方案：适用于子宫已切除的妇女，通常连续应用。①口服：戊酸雌二醇 0.5~2 mg/d 或 17β– 雌二醇 1~2 mg/d 或结合雌激素 0.3~0.625 mg/d。②经皮：半水合雌二醇贴（1/2~1）贴/7 日；或雌二醇凝胶 0.5~1 计量尺/日，涂抹于手臂、大腿、臀部等皮肤（避开乳房和会阴）。

（3）雌孕激素序贯方案：适用于有完整子宫、围绝经期或绝经后仍希望有月经样出血的妇女。①连续序贯：在治疗过程中每天均用药。可采用连续序贯复方制剂：雌二醇/雌二醇地屈孕酮片（1/10 或 2/10）1 片/日，共 28 日；也可连续用口服或经皮雌激素 28 日，后 10~14 日加用孕激素。②周期序贯：在治疗过程每周期有 3~7 日不用任何药物。可采用周期序贯复方制剂：戊酸雌二醇片/雌二醇环丙孕酮片，1 片/日，共 21 日；也可采用连续用口服或经皮雌激素 21~25 日，后 10~14 日加用孕激素，然后停药 3~7 日，再开始下 1 个周期。

（4）雌、孕激素连续联合方案：适用于有完整子宫、绝经后不希望有月经样出血的妇女。可采用每日雌激素（口服或经皮）加孕激素，连续给药；也可采用复方制剂如雌二醇/屈螺酮片，1 片/日，连续给药。

（5）替勃龙：1.25~2.5 mg/d，连续应用。

（6）阴道局部雌激素的应用：可使用雌三醇乳膏、普罗雌烯阴道胶囊或霜、结合雌激素软膏，1 次/日，连续使用 2 周，症状缓解后改为 2 次/周。短期（3~6 个月）局部应用雌激素阴道制剂，无须加用孕激素，但缺乏超过 1 年使用的安全性数据，长期使用者应监测子宫内膜。

4. 规范绝经激素治疗诊疗流程

（1）总体诊疗流程：①首先评估拟采用 MHT 患者的适应证、禁忌证和慎用情况，所有接受 MHT 的女性应同时进行健康指导。②原则上不推荐女性 60 岁以后或绝经 10 年以上开始启用 MHT。③ MHT 应用中应定期随访，并评估风险和利弊，个体化调整 MHT 方案。

（2）更年期门诊初次接诊流程：包括病史采集，经查体和必要的辅助检查以判断就诊对象的绝经状态，并进行医学处理前的基本临床检查，目的是判断是否有 MHT 的适应证，是否存禁忌证和（或）慎用情况。

（3）方案选择：对所有患者进行更年期健康指导。拟接受 MHT 的患者，根据患者本人的意愿和病情特点，如子宫、全身或局部症状的个体化差异，风险和利弊的评估结果，选择恰当的个体化 MHT 方案；不可或不愿接受 MHT 的患者，推荐非 MHT 疗法。

（4）复诊和随访：① MHT 的定期随诊非常重要，其目的在于了解治疗效果，解释可能发生的副作用，关注 MHT 获益和风险，个体化调整方案，鼓励适宜对象坚持治疗。② MHT 的使用期无特殊限定，可按个体情况和本人意愿调整 MHT 方案或改变治疗策略。③对年长女性应更谨慎评估 MHT 风险和关注不良事件。④只要受益大于风险，鼓励坚持规范用药，定期随访。

5.绝经激素治疗的长期获益与风险

（1）绝经后骨质疏松症：MHT 通过抑制破骨细胞活动和降低骨转化以减缓绝经后女性骨量丢失，对于绝经前后启动 MHT 的女性，可获得骨质疏松性骨折一级预防的好处。

（2）心脑血管疾病：①对于年龄 < 60 岁、绝经 10 年内且无心血管系统疾病的绝经期女性启用 MHT 不增加冠心病和卒中的风险，且能够降低冠心病死亡率。②对于年龄 ≥ 60 岁、绝经超过 10 年的女性，MHT 增加冠心病和卒中风险。③不建议单纯为预防冠心病启动 MHT。④ MHT 相关静脉血栓栓塞症的风险随年龄增长而增加，且与肥胖程度呈正相关。

（3）中枢神经系统：① MHT 可改善与绝经相关的轻中度抑郁症状。及早开始 MHT 对降低阿尔茨海默病和痴呆风险有益，特别是手术绝经的女性。②> 60 岁或绝经 10 年以上才启用 MHT 会对认知功能产生不利影响，增加痴呆风险。

（4）2 型糖尿病：①雌激素可增加胰岛素敏感度，有助于血糖控制，可减少或延缓发展为 2 型糖尿病。②不提倡 MHT 用于预防 2 型糖尿病。③已患糖尿病、血糖控制不佳者，应慎重权衡 MHT 的利弊。

（5）绝经后肌肉骨关节症状：绝经后肌肉骨关节症状是常见躯体症状，表现为肩、颈腰背部肌肉和肌腱疼痛；关节症状主要表现为肩、膝、腰骶关节和手指关节等部位的疼痛，常伴有骨关节炎。雌激素缺乏与骨关节炎的发生有一定关系，MHT 能够减少软骨的降解和关节替代手术。

（6）乳腺癌：MHT 引起的乳腺癌风险很小，治疗结束后风险逐渐降低。

（7）子宫内膜癌：有子宫的女性，MHT 方案中应加用足量及足疗程的孕激素以保护子宫内膜。

（8）宫颈癌：MHT 不增加宫颈癌的风险。

（9）卵巢癌：根据现有数据，MHT 与卵巢癌的风险关系仍不明确。

（10）肺癌：MHT 不增加肺癌的风险。

（11）结直肠癌：MHT 可降低结直肠癌的发生风险。

（12）泌尿生殖道症状：不推荐使用系统 MHT 治疗压力性尿失禁。

6.绝经女性的性健康和避孕

（1）绝经女性的性健康：绝经症状与绝经期妇女生活质量密切相关。绝经期性功能障碍（female sexual dysfunction，FSD）的最常见表现是性欲减退，其次是与生殖道萎缩相关的性交困难和疼痛。① MHT 可改善轻度至中度 FSD（尤其在疼痛方面），替勃龙也对 FSD 具有治疗价值。睾酮治疗可能对性欲和（或）性兴奋缺乏的妇女有用。②阴道保湿和润滑剂能够有效治疗轻度至中度阴道干燥以缓解性交时的不适和疼痛。

（2）围绝经期避孕：没有具体针对年龄的避孕方法禁忌证。关于围绝经期避孕方法建议如下。①高龄女性使用复方口服避孕药的潜在血栓风险高于年轻女性，选择屏障法避孕更安全。②孕激素宫内缓释系统长效、可逆，可提供围绝经期的高效避孕（失败率 < 1%），还可为 MHT 提供子宫内膜保护作用。③不推荐绝经后女性使用复方口服避孕药代替 MHT。

7.早发性卵巢功能不全 POI 指女性在 40 岁前卵巢功能衰退的临床综合征，以停经或月经稀发 4 个月、间隔＞ 4 周，连续 2 次 FSH ＞ 25 U/L 为主要特征。POI 患者低雌激素相关问题如骨质疏松、心血管、泌尿生殖道健康问题及认知功能减退问题风险更大。POI 女性 MHT 获益更多，风险更小。

只要 POI 患者无禁忌证，应给予性激素补充治疗（hormone replacement therapy，HRT）至普通女性自然绝经的平均年龄，之后按照 MHT 原则进行。

POI 患者年轻时需要相对较大剂量的雌激素。由于患者诊断 POI 后仍有 5% 的怀孕概率，在 POI 早期有避孕需求者可考虑短期应用复方口服避孕药，但不宜长期应用。HRT 与复方口服避孕药相比，对骨骼及代谢更有利。

【中医治疗】

一、中医辨证施治

1. 肝肾阴虚证

临床表现：经断前后，阵发性烘热汗出，头晕目眩，腰膝酸软，口燥咽干，月经紊乱，月经先期，月经量时多时少，色鲜红，质稠，失眠多梦，健忘，阴部干涩，感觉异常，溲黄便秘。舌红少苔，脉细数。

病机：久病及肾，或房事过度，情志内伤，损伤肝肾之阴，肝肾阴不足，肝阳上亢。

治法：滋养肝肾，育阴潜阳。

处方：杞菊地黄丸加减。枸杞、菊花、熟地黄、山药、山茱萸、茯苓、牡丹皮各 10 g。

加减：若口苦咽干、五心烦热，加黄连、天花粉、地骨皮以滋阴清热；大便秘结、舌苔干者，加麦冬、肉苁蓉养阴润燥。

2. 肾虚肝郁证

临床表现：经断前后，阵发性烘热汗出，腰膝酸软，烦躁易怒，情绪异常，头晕耳鸣，乳房胀痛，月经紊乱，或胸闷善叹息。舌淡红或偏暗，苔薄白，脉弦细。

病机：肾阴亏虚，肝血不足，肝失濡养，疏泄失常，肝气失调，导致肾虚肝郁。

治法：滋肾养阴，疏肝解郁。

处方：一贯煎加减。北沙参、麦冬、当归、生地黄、枸杞子、川楝子各 10 g。

加减：若胸胁乳房胀痛明显，加川楝子、橘叶理气止痛；经期延长、经行不畅者，加益母草、泽兰活血调经。

3. 心肾不交证

临床表现：经断前后，心悸怔忡，心烦不宁，腰膝酸软，多梦易惊，烘热汗出，眩晕耳鸣，失眠健忘，月经紊乱，量少，色鲜红。舌质偏红，少苔，脉细数。

病机：天癸渐竭，肾水不能上济于心，心火独亢。

治法：滋阴降火，交通心肾。

处方：天王补心丹加减。太子参、玄参、当归、天冬、麦冬、丹参、茯苓、五味子、远志、桔梗、酸枣仁、生地黄、柏子仁、桑椹各 10 g。

加减：若彻夜难眠，加龙齿、珍珠母镇静安神；情志异常者，加炙甘草、小麦、大枣以甘润养心脾。

4.肾阴阳两虚证

临床表现：经断前后，时而烘热汗出，时而畏寒肢冷，腰酸乏力，头晕耳鸣，水肿便溏，月经紊乱，月经过多或过少，淋漓不断，或突然暴下如注，经色淡或暗。舌淡苔薄，脉沉弱。

病机：肾气由盛渐衰，久之肾阴阳俱虚。

治法：滋阴补肾，调补冲任。

处方：二仙汤加减。仙茅、淫羊藿、当归、巴戟天、黄柏、知母、何首乌、龙骨、牡蛎各 10 g。

加减：腰背疼痛明显者，加川断、狗脊补肾强腰；肾阴偏虚而见腰酸、耳鸣、潮热者，加山茱萸、熟地黄滋肾益阴；肾阳偏虚而见畏寒肢冷、带下清稀者，加补骨脂、鹿角霜温补肾阳。

二、中成药处方

1.六味地黄丸　口服，每次 6 g，每日 2 次。适用于肾阴虚证。

2.知柏地黄丸　口服，每次 6 g，每日 2 次。适用于用于肾阴虚证。

3.杞菊地黄丸　口服，每次 6 g，每日 2 次。适用于肾阴虚证。

4.坤泰胶囊　口服，每次 2 g，每日 3 次。适用于心肾不交证。

5.佳蓉片　口服，每次 4~5 片，每日 3 次。适用于肾阴阳两虚证。

三、针灸及其他疗法

1.针灸疗法

治法：补益肾精，调理冲任。取穴以任脉穴及肾的背俞穴、原穴为主。

主穴：关元、三阴交、肾俞、太溪。

根据辨证分型进行配穴。肾阴虚配照海；肾阳虚配命门；肾阴阳俱虚配照海、命门。毫针常规刺，补法或平补平泻，留针 30 分钟，每隔 10~15 分钟行针 1 次，每日治疗 1 次。肾阳虚可配合灸法，还可配合耳穴压豆、耳针、耳穴埋针等。

2.其他疗法　可用推拿治疗，推拿部位以腰背部为主，常用按法、揉法、摩法、一指禅推法、拿法等。

【用药说明及治疗注意事项】

本病治疗应注重固护肾气，清热不宜过于苦寒，祛寒不宜过于温燥，更不可妄用克伐，以免犯虚虚之戒。涉及他脏者，则兼而治之。本病证候复杂，常寒热错杂，虚实并存，涉及多个脏腑，故在治疗时要注意兼顾。

【预防与康复指导】

卵巢功能衰退将给女性带来长期健康危害，严重影响其生活质量。因此，绝经管理理应成为妇产科专业工作者的必然使命。针对不同需求和不同基础健康状态，中西医结合采用最适宜于患者的措施改善相关症状，减轻由于雌激素缺乏带来的长期不良影响，普及卫生知识，提高妇女对本病的认识。予以精神安慰，消除顾虑，调整患者心态。鼓励患者适度参加文娱活动，增加日晒时间，摄入足量蛋白质及含钙丰富的食物以预防骨质疏松。加强卫生宣教，使妇女了解围绝经期正常的生理过程，消除其顾虑和减轻其精神负担，保持心情舒畅，必要时可给予心理疏导。鼓励患者积极参加体育锻炼，以改善体质、增强抵抗力，防止早衰。饮食应适当限制高脂、高糖类物质的摄入，注意补充新鲜水果、蔬菜，尤其是钙、钾等矿物质含量高的食物。定期进行体格检查，尤其要进行妇科检查，包括防癌检查，必要时行内分泌检查。让绝经过渡期和绝经后期妇女更具尊严地生活。

第五节　阴道炎

【概述】

一、阴道生态系统及影响阴道生态平衡的因素

正常阴道内有微生物寄居，形成阴道正常微生物群。虽然正常阴道内有多种微生物存在，但由于阴道与这些微生物之间形成生态平衡并不致病。在维持阴道生态平衡中，乳杆菌、阴道 pH 及雌激素起重要作用。通过相关作用，维持阴道弱酸环境（pH 3.8~4.4），抑制其他病原体生长，称为阴道自净作用。当阴道微生态平衡破坏，致病病原体成为优势菌，引起炎症。

阴道炎是妇科常见疾病，各年龄组均可发病，阴道与尿道、肛门毗邻，局部潮湿，易受污染；生育年龄妇女性活动频繁，且阴道是分娩、宫腔操作的必经之道，容易受到损伤及外界病原体的感染；绝经后女性及婴幼儿雌激素水平低，局部抵抗力下降，也易发生感染。阴道炎常伴有外阴瘙痒、烧灼感、性交困难或白带异常，是不同疾病引起的多种阴道黏膜炎性疾病的总称。主要包括滴虫阴道炎、外阴阴道假丝酵母菌病、细菌性阴道病及体内雌激素水平降低所致的萎缩性阴道炎。这里将介绍前 3 种类型的阴道炎。

二、中医认识

女性生殖系统炎症如阴道炎、宫颈炎等表现为带下量明显增多、阴部瘙痒、下腹疼痛等，属中医学"带下病""阴痒""妇人腹痛"等范畴，若发生炎症性包块，则属"癥瘕"范畴。本文所论及阴道炎归属中医学"带下过多"范畴。带下过多是指带下量明显增多，色、质、气味发生异常，或伴有全身或局部症状者。古代有"白沃""赤白沥""下白物"等名称。本病始见于《素问·骨空论》："任脉为病……女子带下瘕聚"。《诸病源候论》明确提出了"带下病"之名，并分"带五色俱下候"。《傅青主女科》认为"带下俱是湿证"，并以五色带下论述其病机及治法。带下过多系湿邪为患，而脾肾功能失常是发生的内在条件，感受湿热、湿毒之邪是重要的外在病因。任脉不固、带脉失约是带下过多的核心病机。

【诊断依据】

一、滴虫性阴道炎

（一）临床表现

滴虫性阴道炎是由阴道毛滴虫引起的女性阴道感染性疾病，是最常见的性传播疾病。感染毛滴虫的患者超过半数没有症状或仅有轻微症状，有症状的女性通常表现为阴道分泌物的增多，呈绿色或黄色，泡沫样，伴有恶臭，或阴道瘙痒、烧灼感、同房后出血等。妇科检查常见阴道黏膜充血，宫颈有出血点，形成"草莓样"宫颈。

（二）辅助检查及诊断标准

临床常用生理盐水悬滴法，显微镜下在阴道分泌物中找到滴虫即可诊断。

（三）诊断标准

根据临床表现、妇科检查，结合辅助检查做出诊断。

（四）西医治疗方案

1. 首选方案　甲硝唑 500 mg，口服，每日 2 次，共 7 天。

2. 替代方案　替硝唑 2 g，单次口服。

3. 治疗中注意事项

（1）性伴侣应同时治疗，性伴侣双方治愈（即已完成治疗且所有症状缓解）前应避免性生活。

（2）仅 4%~10% 的阴道毛滴虫菌病原体对甲硝唑耐药，对于耐药患者，应除外药物治疗依从性差、再次感染或性伴侣未同时治疗。

（3）由于双硫仑样反应，在服用甲硝唑期间及停药 24 小时内或在服用替硝唑期间及停药 72 小时内，应禁止饮酒。

（4）由于复发率高，治疗结束后 3 个月内应重新行滴虫性阴道炎的相关检查。

二、外阴阴道假丝酵母菌病

（一）临床表现

外阴阴道假丝酵母菌病（vulvovaginal candidiasis，VVC）主要是由白假丝酵母菌引起，以白色稠厚分泌物为特征的一种常见外阴阴道炎。主要由白假丝酵母菌引，29%~49% 的女性在一生中至少有过 1 次感染。VVC 可以有多种表现，轻者无症状，重者可表现为严重的阴道及外阴瘙痒、疼痛、烧灼、红斑或水肿以及尿痛、排尿困难或性交痛。临床上分单纯性 VVC 及复杂性 VVC 两类。

1. 单纯性 VVC（同时满足以下 4 点）　①偶发性 VVC；②轻中度 VVC；③白假丝酵母菌所致的 VVC（怀疑或证实）；④非免疫力低下的 VVC。

2. 复杂性 VVC（存在以下任何一点）　①复发性 VVC（每年发作 4 次或 4 次以上）；②重度 VVC；③非白假丝酵母菌所致的 VVC（怀疑或证实）；④免疫功能低下的 VVC：糖尿病、HIV、免疫抑制药物（如使用皮质类固醇）。

（二）辅助检查及诊断标准

具有以下两点之一即可诊断 VVC：①湿片显微镜检可见芽生孢子和假菌丝；②阴道真菌培养或检测提示念珠菌呈阳性。

值得提出的是，阴道培养法常用于复发性或耐药性 VVC 的诊断，并且可提高非白假丝酵母菌的检出率。

（三）诊断标准

根据临床表现、妇科检查，结合辅助检查做出诊断。

（四）西医治疗方案

1.单纯性 VVC 的治疗　推荐阴道使用咪唑类药物或口服氟康唑用于单纯性 VVC 的治疗，约 90% 的患者症状可缓解或培养转阴。

（1）口服方案：氟康唑 150 mg，单次顿服。

（2）阴道给药方案：①克霉唑栓剂：每晚 1 粒（100 mg），连用 7 日；或 1 粒（500 mg）单次用药。②咪康唑栓剂：每晚 1 粒（200 mg），连用 7 日；或每晚 1 粒（400 mg），连用 3 日。③制霉菌素栓剂：每晚 1 粒（10 万 U），连用 14 日。

2.复发性 VVC 的治疗　对于复发性 VVC，应采用培养法诊断，同时行药物敏感试验。推荐初始治疗时给予更长疗程的治疗以减少复发。

（1）口服方案：氟康唑 150 mg，口服，每周 1 次，共 6 周。

（2）口服 + 阴道给药方案：氟康唑 150 mg，顿服，克霉唑 500 mg，每周 1 次或 200 mg，每周 2 次（具体用药持续时间视病情而定）。

3.重度 VVC 的治疗　短疗程局部或口服药物治疗对重度 VVC 的临床疗效差，因此，需要在治疗单纯性 VVC 的基础上延长疗程。

（1）推荐药物：咪唑类药物 10~14 日。

（2）氟康唑 100 mg 或 150 mg，每周第 1、第 4、第 7 日顿服。

4.治疗中注意事项

（1）没有数据支持对 VVC 患者的性伴侣进行治疗。

（2）目前没有证据支持酸奶、大蒜、茶树油、低碳水化合物等非医学疗法用于 VVC 的治疗。

（3）对于 VVC 的预防和治疗，乳杆菌产品没有疗效。

三、细菌性阴道病

（一）临床表现

细菌性阴道病（bacterial vaginosis，BV）为乳酸杆菌减少及厌氧病原菌增加所导致的一种阴道菌群失调，称细菌性是因为阴道内有大量不同的细菌，称阴道病是因为临床及病理特征无炎性改变。大部分的 BV 患者无明显症状，有症状者可表现为灰色、水样的阴道分泌物，伴腥臭味。发病的危险因素如种族、年龄、阴道冲洗和性行为活跃，且其并不具有传染性。

（二）辅助检查

（1）阴道均质、稀薄的分泌物。

（2）阴道 pH > 4.5。

（3）线索细胞 > 20%。

（4）胺试验阳性。

（三）诊断标准

有上述临床表现，且辅助检查中有 3 项及以上阳性者可诊断 BV。

（四）西医治疗方案

仅有症状的细菌性阴道病需要治疗。

1. 治疗目的

（1）减少内源性的兼性和厌氧细菌的感染，使乳酸杆菌占主导地位。

（2）降低患者感染其他性传播疾病风险，包括衣原体病、淋病、滴虫病、艾滋病和 2 型疱疹病毒。

2. 首选方案

（1）甲硝唑 500 mg，口服，每日 2 次，共 7 日。

（2）0.75% 甲硝唑凝胶，阴道上药，每日 1 次，共 5 日。

（3）2% 克林霉素膏 5 g，阴道上药，每日 1 次，共 7 日。

3. 替换方案

（1）塞克硝唑 2 g，单剂口服（FDA 批准的新型药物，治疗效果与甲硝唑相当）。

（2）替硝唑 2 g，口服，每日 1 次，共 2 日；或替硝唑 1 g，口服，每日 1 次，共 5 日。

（3）克林霉素 300 mg，口服，每日 2 次，共 7 日。

（4）克林霉素阴道栓 100 mg，晚睡前，共 3 日。

4. 治疗中注意事项

（1）性伴侣无须治疗。

（2）由于双硫仑样反应，在服用甲硝唑期间及停药 24 小时内或在服用替硝唑期间及停药 72 小时内，应禁止饮酒。

（3）治疗期间应避免使用卫生棉条，性活动应使用安全套。

（4）复发性 BV 的治疗：确诊 BV 的患者在结束治疗后 1 年之内发作 3 次或 3 次以上称为复发性 BV，与频繁的阴道冲洗和性活动、细菌性阴道病的既往史、致病菌的持久性或无法重新建立以乳杆菌为主的阴道菌群等因素相关。对复发性 BV，推荐 0.75% 甲硝唑凝胶 5 g，阴道上药，每日 1 次，共 5 日，此后每周用药 2 次，共 16 周。

【中医治疗】

一、中医辨证施治

1. 脾虚证

临床表现：带下量多，色白或淡黄，质稀薄，或如涕如唾，绵绵不断，无臭，面色白或萎黄，四肢倦怠，脘胁不舒，纳少便溏，或四肢浮肿。舌淡胖，苔白或腻，脉细缓。

病机：脾气虚弱，运化失司，湿邪下注，损伤任带，使任脉不固，带脉失约。

治法：健脾益气，升阳除湿。

处方：完带汤加减。人参 5 g，白术、白芍、山药、苍术各 10 g，陈皮 5 g，柴胡、荆芥穗、车前子各 10 g，甘草 6 g。

加减：若有腰酸等肾虚症状，加杜仲、续断、菟丝子以补肾；带多日久、滑脱不止者，加金樱子、芡实、海螵蛸、白果固涩止带；湿蕴化热者，用易黄汤健脾祛湿、清热止带。

2. 肾阳虚证

临床表现：带下量多，绵绵不断，质清稀如水，腰酸如折，畏寒肢冷，小腹冷感，面色晦暗，小便清长，或夜尿多，大便溏薄。舌质淡，苔白润，脉沉迟。

病机：肾阳不足，命门火衰，封藏失职，阴液滑脱而下。

治法：温肾培元，固涩止带。

处方：内补丸加减。鹿茸 3 g，肉苁蓉 10 g，菟丝子 10 g，潼蒺藜 10 g，肉桂 3 g，制附子 3 g，黄芪 10 g，桑螵蛸、白蒺藜、紫菀各 10 g。

加减：便溏者，去肉苁蓉，加补骨脂、肉豆蔻固肾涩肠；带下如崩者，加鹿角霜、莲子、白芷、金樱子固涩止带。

3. 阴虚夹湿证

临床表现：带下量多，色黄或赤白相兼，质稠，有气味，阴部有灼热感，或阴部瘙痒，腰酸腿软，头晕耳鸣，五心烦热，咽干口燥，或烘热汗出，失眠多梦。舌质红，苔少或黄腻，脉细数。

病机：肾阴不足，相火偏旺，损伤血络，复感湿热之邪，伤及任带二脉。

治法：滋阴益肾，清热利湿。

处方：知柏地黄丸加减。知母、黄柏、熟地黄、山药、山茱萸、茯苓、丹皮、泽泻、芡实、金樱子各 10 g。

加减：失眠多梦者，加柏子仁、酸枣仁养心安神；咽干口燥者，加沙参、麦冬滋阴润燥；五心烦热者，加地骨皮、银柴胡清虚热；头晕目眩者，加菊花、钩藤平肝明目；舌苔厚腻者，加薏苡仁、扁豆、车前子以利湿。

4. 湿热下注证

临床表现：带下量多，色黄或呈脓性，质黏稠，有臭气，或带下色白质黏，呈豆渣样，外阴瘙痒，小腹作痛，口苦口腻，胸闷纳呆，小便短赤。舌红，苔黄腻，脉滑数。

病机：湿热蕴结于下，损伤任带二脉。

治法：清热利湿，解毒杀虫。

处方：止带方加减。猪苓、茯苓、车前子、泽泻、茵陈、赤芍、牡丹皮、黄柏、栀子、川牛膝各 10 g。

加减：肝经湿热明显者，用龙胆泻肝汤；湿浊偏盛者，用萆薢渗湿汤。

5. 湿毒蕴结证

临床表现：带下量多，黄绿如脓，或赤白相兼，或五色杂下，质黏腻，臭秽难闻；

小腹疼痛，腰骶酸痛，烦热头晕，口苦咽干，小便短赤，大便干结。舌红，苔黄或黄腻，脉滑数。

病机：湿毒内侵，损伤任带二脉。

治法：清热解毒，杀虫祛湿。

处方：五味消毒饮加减。蒲公英、金银花、野菊花、紫花地丁、天葵子、土茯苓、薏苡仁、黄柏、茵陈各10g。

加减：若湿毒重症，加土茯苓、败酱草、鱼腥草、薏苡仁、连翘以加强清热祛湿解毒之力。

二、中成药处方

1. 妇科千金片（胶囊）　口服，每次6片，每日3次。适用于湿热下注证。

2. 康妇炎胶囊　口服，每次3粒，每日2次。适用于湿热下注证、湿毒蕴结证。

3. 龙胆泻肝丸（软胶囊、胶囊）　口服，每次3~6g，每日2次。适用于肝经湿热证。

4. 知柏地黄丸　口服，每次8丸，每日3次。适用于阴虚夹湿热证。

5. 金匮肾气丸水蜜丸　口服，每次4~5g（20~25粒），大蜜丸每次1丸，每日2次。适用于肾阳虚证。

三、中医外治法

1. 外洗法　蛇床子散：蛇床子、川椒、明矾、苦参、百部各15g，煎汤趁热先熏后坐浴，每日1次，7日为1个疗程。外阴溃破者，可去川椒，也可选用中成药洗液外洗。

2. 阴道纳药法　可根据不同情况选择甲硝唑、达克宁栓、保妇康栓、苦参凝胶等阴道纳药治疗。

四、针灸及其他疗法

1. 针灸疗法

治法：清热利湿止痒。取穴以足厥阴经及任脉穴为主。

主穴：蠡沟、太冲、中极、三阴交。

根据辨证分型进行配穴。肝经湿热配行间、曲骨；肝肾阴虚配肝俞、太溪；湿虫滋生配曲泉、百虫窝。蠡沟针尖向上斜刺，针感向大腿内侧放射；中极针尖稍向下斜刺，使针感向前阴放射；余穴常规针刺。留针30分钟，每隔10~15分钟行针1次，每日治疗1次。还可配合耳穴压豆、耳针、耳穴埋针、穴位注射等。

2. 其他疗法　物理治疗具有改善局部血液循环、消炎止痛、增强免疫力的作用。超短波疗法、厘米波疗法，急性炎症早期用无热量，以后改用微热量。紫外线疗法：红斑量，应用于皮肤表面红肿明显时，可与超短波疗法综合应用。炎症浸润吸收期可用红外线疗法。等幅中频电疗法或调制中频电疗法适用于慢性期及粘连增厚明显者；直流电碘离子导入疗法适用于盆腔炎、附件炎慢性期；慢性期还可用 CO_2 激光疗法、磁疗法。推拿治疗以腰背部为主，常用按法、揉法、摩法、一指禅推法。

【用药说明及治疗注意事项】

临证时首先应明确引起带下过多的原因，对于赤带、赤白带、五色杂下、气味秽臭者，需先排除恶性病变，若为生殖道肿瘤引起的当以手术治疗为主。治疗原则以除湿为主。治脾者，宜运、宜升、宜燥；治肾者，宜补、宜固、宜涩；阴虚夹湿者，则应补清兼施；除内服中药外，配合中成药、食疗、外治法，方能提高临床疗效。

【预防】

注意个人卫生，保持外阴清洁，重视经期、孕期、分娩期及产褥期卫生。避免穿着化纤内裤，经常换洗内裤；积极治疗阴道炎、宫颈炎、糖尿病等；定期进行妇科检查，发现病变应及时治疗。

第六节　宫颈炎

【概述】

一、西医定义

宫颈炎是妇科常见疾病之一，包括宫颈阴道部炎症及宫颈管黏膜炎症。各种引起阴道炎的病原体如阴道毛滴虫、真菌等均可引起宫颈阴道部炎症，其诊断及治疗与阴道炎相同。宫颈管黏膜为单层柱状上皮，抗感染能力差，易发生感染。临床分急性宫颈管黏膜炎症和慢性宫颈炎症，若急性宫颈管黏膜炎症未经及时治疗或病原体持续存在，可导致慢性宫颈炎症，为本节主要介绍的内容。

二、中医认识

中医无本病记载，因其以带下增多，色、质、气味异常改变为临床主要症状，故属"带下病"范畴。本病主要由于外感湿热毒邪，伤及任带；或脾肾不足，湿邪内生，伤及任带而引起带下量多。故任脉不固、带脉失约是其主要病机。

【诊断依据】

一、病理
①慢性宫颈管黏膜炎；②宫颈息肉；③宫颈肥大。

二、临床表现

宫颈炎在妇科门诊发病率占患者的 40%~50%，是最常见的妇科疾病。病理表现为慢性宫颈管黏膜炎、宫颈息肉、宫颈肥大、宫颈纳氏囊肿等。主要表现为白带增多，伴有血性白带，有些患者还常伴有腰腹部酸疼坠胀，宫颈息肉可表现为月经后淋漓出血或性交后出血；宫颈纳氏囊肿、宫颈肥大常无明显症状。妇科检查可发现宫颈黏膜外翻、水肿或宫颈呈糜烂样改变，少数严重者可呈颗粒状或乳头状突起，表面覆盖有黄色分泌物或宫颈口可见黄色分泌物流出。

三、辅助检查

白带常规检查提示阴道清洁度 3~4 度，镜下见白细胞。

四、诊断标准

根据临床表现可初步做出慢性宫颈炎的诊断。

【鉴别诊断】
（1）宫颈柱状上皮异位和宫颈鳞状上皮内病变。
（2）宫颈腺囊肿。
（3）子宫恶性肿瘤。

【西医治疗】
不同病变采用不同的治疗方法。

（1）慢性宫颈管黏膜炎　对临床难以区分的急性或者慢性患者，进行性传播疾病病原体的检查，对持续性或反复发作者除外性传播疾病的再次感染，注意有无 BV 存在，给予对症治疗。对表现为宫颈糜烂样改变者，若伴有接触性出血或分泌物明显增多、表面呈颗粒状或乳头状突起，未检测到性传播疾病的病原体，排除宫颈鳞状上皮内病变及宫颈癌，可给予物理治疗，包括激光、冷冻、微波等方法。

（2）宫颈糜烂样改变　无炎症表现，为生理性柱状上皮异位者，无须处理。

（3）宫颈息肉　行息肉摘除术并送病理组织学检查。

（4）宫颈肥大、宫颈纳氏囊肿　一般无须治疗。

【中医治疗】

一、中医辨证施治

1. 热毒蕴结证

临床表现：带下量多，色黄或黄绿如脓，质稠，或夹血色，小腹胀痛，腰骶酸楚，小便黄赤，或有阴部灼痛、瘙痒。舌红苔黄，脉滑数。

病机：胞脉空虚，热毒乘虚直犯阴器、胞宫。或因热甚化火成毒，或湿热遏久成毒，热毒损伤任、带二脉。

治法：清热解毒，燥湿止带。

处方：止带方合五味消毒饮。猪苓、茯苓、车前子、泽泻、茵陈、赤芍、牡丹皮、黄柏、栀子、牛膝、金银花、蒲公英、野菊花、紫花地丁、天葵子各 10 g。

加减：小腹胀痛甚者，加红藤、败酱草、川楝子等清热解毒；外阴灼热疼痛者，加龙胆草、通草清肝经湿热；带下秽臭者，加土茯苓、苦参、鸡冠花以燥湿止带；带下夹血者，加生地黄、紫草、大蓟、小蓟、椿根皮、白皮等清热凉血止血。

2. 湿热下注证、脾虚湿盛证、肾阳虚损证可参见"带下过多"论治。

二、中成药处方

1. 龙胆泻肝丸（软胶囊、胶囊）　口服，每次 3~6 g，每日 2 次。适用于肝经湿热证。
2. 参苓白术丸　口服，每次 6 g，每日 3 次。适用于脾虚湿盛证。

三、外治法

1. 苦参洗方　苦参、狼毒、黄柏、蛇床子、乌梅，煎水坐浴，每日 1 次。
2. 阴道灌洗方　野菊花、蛇床子、百部、黄柏、苍术、苦参、艾叶，煎水进行阴道灌洗，每日 1 剂。
3. 其他外用药　双料喉风散：珍珠层粉、云南白药粉、外用溃疡散等喷布于子宫颈糜烂处，每日 1 次，10 次为 1 个疗程，适用于子宫颈糜烂样改变。

四、针灸及其他疗法

参见本章第五节"阴道炎"。

【用药说明及治疗注意事项】

本病治疗以祛湿止带为主。急性子宫颈炎治疗宜清热解毒、利湿止带；慢性子宫颈炎根据病情或健脾除湿，或温肾固涩以止带，内外同治，以外治为主。

【预防】

40 岁以上的妇女，应定期行子宫颈细胞学检查，发现病变应及时治疗；注意阴部卫生，在分娩、流产、子宫颈物理治疗术中需严格执行无菌操作，术后应预防感染；治疗期间禁止性生活，注意休息，避免劳累；避免不洁性生活；经期、产后严禁房事；避免分娩时器械损伤子宫颈；产后子宫颈裂伤应及时缝合。

第七节　子宫颈鳞状上皮内病变

【概述】

一、西医定义

子宫颈鳞状上皮内病变（squamous intraepithelial lesions，SIL），是与子宫颈浸润癌密切相关的一组子宫颈病变，常发生 25~35 岁妇女。根据相关病变不同的生物学行为将其分为两级：低级别鳞状上皮内病变（low-grade squamous intraepithelial lesions，LSIL）和高级别鳞状上皮内病变（high-grade squamous intraepithe-lial lesion，HSIL）。SIL 反映了子宫颈癌发生发展的过程，通过筛查发现 SIL，及时治疗高级别病变，是预防子宫颈浸润癌的有效措施。

（一）病因

SIL 和子宫颈癌与人乳头瘤病毒（human papilloma virus，HPV）感染、多个性伴侣、吸烟、性生活过早（＜16 岁）、早年分娩、多产、性传播疾病、经济状况低下、口服避孕药和免疫抑制等因素相关。

（二）病理诊断和分级

LSIL 相当于 CIN Ⅰ，HSIL 包含 CIN Ⅲ 和大部分 CIN Ⅱ。CIN Ⅱ 可用 p16 免疫组化染色进行分流。p16 染色阴性者按 LSIL 处理，阳性者按 HISL 处理。

LSIL：鳞状上皮基底及副基底样细胞增生，细胞核极性轻度紊乱，有轻度异型性，核分裂象少，局限于上皮下 1/3，p16 染色阴性或在上皮内散在点状阴性。相当于既往的 CINI。

HSIL：细胞核极性紊乱，核浆比例增加，核分裂象增多，异型细胞扩展到上皮下 2/3 层甚至全层，p16 在上皮＞2/3 层面内呈弥漫连续阳性。

二、中医认识

宫颈上皮内瘤变在中医学上无与之对应的病名，根据本病所处不同阶段的临床表现，可将其归纳为"带下病""交接出血""崩漏""癥瘕"等范畴，但因 CIN 多无特殊症状，偶可出现阴道排液增多，所以目前对本病的治疗大多从"带下病"入手进行辨证论治。早在春秋时代《五十二病方》就有"疣"的记载，《灵枢·经脉》更有"虚则生疣"的提法。《傅青主女科》中所述"夫带下俱是湿症"，湿邪被诸多医家认为是带下病的主要病理因素。前人所谓"带下病者，由劳伤气血，损伤冲脉任脉，致令其血与秽液相兼而带下也"，说明正虚是本病发生的内因，以肝、脾、肾三脏的功能失调为主。本病的发生是由于脏腑功能失调，内生外感湿邪，导致任脉损伤，带脉失约，多属本虚标实。

【诊断依据】

一、临床表现

常无特殊症状。偶可在性生活或妇科检查后发生接触性出血。偶有阴道分泌物增多，阴道排液增多，血性分泌物，伴或不伴臭味。检查子宫颈可光滑，或仅见局部红斑、白色上皮或子宫颈糜烂样表现，未见明显病灶。

二、辅助检查

（一）子宫颈细胞学检查

子宫颈细胞学检查是 SIL 及早期子宫颈癌筛查的基本方法，细胞学检查特异性高，敏感性较低。可选用巴氏涂片法或液基细胞涂片法，液基细胞涂片法采用贝塞斯达系统（the Bethesda system，TBS）分类，该系统较好地结合了细胞学、组织学与临床处理方案，推荐使用。

（二）HPV 检测

敏感性较高，特异性较低。可与细胞学检查联合应用于 25 岁以上女性的子宫颈癌筛查；也可用 21～25 岁女性细胞初筛为轻度异常的分流，细胞学为意义未明的不典型鳞状细胞（atypical squamous cells undetermined significance，ASCUS）且高危型 HPV 检测阳性者，行阴道镜检查，阴性者 12 个月后复查细胞学检查；也可作为 25 岁以上女性的子宫颈癌初筛，阳性者用细胞学检查分流，阴性者常规随访。

（三）阴道镜检查

筛查发现有异常，如细胞学 ASCUS 伴 HPV 检测阳性、细胞学 LSIL 及以上、HPV 检测 16/18 型阳性者，建议行阴道镜检查。

（四）子宫颈活组织检查

子宫颈活组织检查是确诊子宫颈鳞状上皮内病变的可靠方法。任何肉眼可疑病灶，或阴道镜诊断为高级别病变者均应行单点或多点活检。若需要了解子宫颈管的病变情况，尤其是宫颈转化区 Ⅲ 型者，应行子宫颈管搔刮术（endocer-vical curettage，ECC）。

三、诊断标准

经子宫颈细胞学检查及 HPV 检测筛查后，阴道镜下子宫颈活组织单点或多点活检及 ECC 检查后，病理结果是确诊子宫颈鳞状上皮内病变的可靠方法。

【鉴别诊断】

诊断时需与子宫颈炎，子宫颈癌相鉴别，子宫颈炎亦有阴道分泌物增多表现，子宫颈癌有分泌物增多、血性分泌物、性生活或妇科检查后发生接触性出血等表现。通过子宫颈细胞学检查、HPV 检测、阴道镜检、子宫颈活组织检查等可以逐步筛查鉴别。

【西医治疗】

一、LSIL

LSIL 是 HPV 感染的组织学表现，60% 病变在 1 年左右自然消退，30% 病变持续存在，约 10% 病变 2 年内进展为 HSIL。LSIL 进展为 HSIL 或癌的风险与 HPV 型别高度相关，尤其是 HPV16 型，其他相关因素还包括年龄、免疫抑制和吸烟等。

1. 既往细胞学结果为 ASCUS、LSIL，活检诊断 LSIL 的处理 若是阴道镜检查满意，子宫颈转化区为 Ⅰ 型或 Ⅱ 型，可 6~12 个月后查细胞学及 HPV 检测，任何一项检查异常，予以阴道镜检查后继续管理。若连续两次随访结果正常，转常规筛查。如果阴道镜检查不满意，子宫颈转化区为 Ⅲ 型，建议行子宫颈管搔刮术。如子宫颈管取样阴性或为 LSIL，可密切观察；如子宫颈管取样发现 HSIL 或者未分级 SIL，建议诊断性切除。

2. 既往细胞学结果为 ASC-H、HSIL，活检诊断 LSIL 的处理 首先建议病理专家复核所有的细胞学、组织学及阴道镜检查结果，若复核得出修正结果，则按新的结果进行规范化处理；若结果不变，建议行诊断性切除，以排除隐匿性 HSIL，按相应结果进行规范化处理。若阴道镜检查满意，且子宫颈管取样阴性，也可以选择 6~12 个月复查细胞学与 HPV 检测，若连续 2 次随访结果正常，转为常规筛查。如果随访发现任何检测结果异常，建议再次行阴道镜检查，对于细胞学结果 HSIL 持续 1 年以上者，建议行诊断性切除。

3. 子宫颈管搔刮术诊断的 LSIL 处理　细胞学为 ASCUS 或 LSIL，子宫颈管取样检出 LSIL，可观察至在 12 个月后再次行子宫颈取样。对于子宫颈管取样检出 LSIL，细胞学为 ASC-H 或 HSIL 者，或者阴道镜下活检为 HSIL 者，建议诊断性切除。

4. 子宫颈锥切术后诊断的 LSIL 处理　对于子宫颈锥切术后病理明确诊断的 LSIL，由于已基本排除隐匿性 HSIL，无论切缘是否干净，术后观察即可，建议术后 6~12 个月复查细胞学与 HPV 检测。

5. 妊娠期女性 LSIL 处理　目前对于组织学诊断为 LSIL 的妊娠女性，经满意的阴道镜检查排除子宫颈浸润癌后，不建议给予任何治疗。产后 6 周随诊，若无 SIL，转为常规筛查，若发现异常，按相关异常进行处理。

二、HISL

子宫颈 HSIL 如果不予治疗，31%~50% 患者可在 30 年内进展为癌，经常规治疗后，其癌变风险（子宫颈或阴道）降至 0.7%。因此对于绝大多数 HSIL 需要进行手术治疗，少数特殊情况或时期（如年轻或妊娠期妇女）可给予短期密切随访。妊娠期 HSIL，排除宫颈浸润性病变后，应每 12 周随访 1 次，推迟至产褥期后给予规范化诊治。随访内容包括子宫颈细胞学检查及阴道镜评估，妊娠期禁止搔刮子宫颈管，以免引起胎膜早破和流（早）产。

子宫颈 HSIL 不影响子宫颈的成熟度和分娩进程，经阴道分娩对于病变的转归也无改变，故子宫颈 HSIL 不应作为产科改变分娩方式的依据。

治疗手段包括病灶消融术和子宫颈切除术。病灶消融治疗后无组织标本可送病理，无法进一步明确其病变性质，因此治疗方式优选切除术。

目前常用切除术式主要有子宫颈环形电切除术、冷刀锥切术。从治疗子宫颈病变的角度来看，各术式治疗效果相当，差异无统计学意义。

不应将全子宫切除术作为子宫颈 HSIL 的常规首选治疗方法。但无生育要求、年龄较大、下生殖道萎缩、子宫颈体积缩小、宫颈切除手术难度极大甚至无法完成者，或子宫合并其他良性肿瘤，可考虑行子宫切除术。

【中医治疗】

一、中医辨证施治

同阴道炎、宫颈炎。

有相关研究表明，CIN Ⅰ 级证候类型多以脾虚及肾阳虚为主，CIN Ⅱ 级和 CIN Ⅲ 级证候类型多以湿热内蕴为主。有研究显示，脾虚湿阻证中宫颈为淡红色，病变部位血管为淡红色，细小、点状，这与脾虚，气虚火衰，血失温煦；生化乏源，胞宫濡养不足有关。湿热证中宫颈为鲜红色，病变部位血管为鲜红色，粗大、扩张，这与湿热蕴结、郁阻宫颈有关。阴虚夹湿证中宫颈及病变部位血管颜色淡红色、鲜红色均常见，原因可能为：①阴虚早期，尚未出现阳邪偏盛，其主要表现为阴虚，宫颈濡养不足，故见以淡红色；②阴虚阳盛，虚热内生，虚火炽灼宫颈，故其表现以鲜红色为主。所有 HSIL 均见宫颈质地脆、易出血，与湿邪留滞宫颈有关，湿滞宫颈，腐化组织，并脾虚生化无力，并热邪熏蒸腐肉，并阴虚失于滋养。

二、外治法

（1）儿黄散外涂宫颈表面，月经干净后，隔日一次，连续 2 个月经周期。

（2）保妇康栓：月经干净后 3 天开始上药，每次 2 粒，纳入阴道。16 天为 1 个疗程，经期停药。

余同阴道炎、宫颈炎。

三、针灸及其他疗法

1. 针灸疗法

治法：利湿化浊，固摄止带。取穴以任脉及足太阴经穴为主。

主穴：中极、三阴交、带脉、白环俞。

根据辨证分型进行配穴。湿热下注配阴陵泉、行间；脾虚湿盛配脾俞、足三里；肾虚不固配肾俞、关元。中极针尖向下斜刺，使针感传至耻骨联合下为佳；带脉向前斜刺，不宜深刺；白环俞直刺，使骶部酸胀为佳；三阴交常规针刺。留针 30 分钟，每隔 10~15 分钟行针 1 次，每日治疗 1 次。十七椎、腰眼、八髎周围之络脉可加刺络拔罐，用于湿热下注所致带下。还可配合电针、耳针、耳穴压豆及穴位注射等。

2. 其他疗法　可用推拿治疗，推拿部位以腰背部为主，常用按法、揉法、摩法、一指禅推法、拿法等。

【用药说明及治疗注意事项】

目前有临床试验使用干扰素治疗 HPV 感染，但没有可靠证据证明其确有疗效。故不做介绍及推荐。

中医治疗宫颈癌前病变秉承"治外必本诸内"的原则，从整体出发，将内服与外治、整体与局部相结合进行论治，内治改善机体整体与局部免疫状态，外治提高局部抗病毒能力，通过调整机体阴阳平衡，促进机体祛除人乳头瘤病毒，进一步逆转宫颈病变的状态，阻止病变进展，以达到抗菌效果，更能提高阴道局部免疫与人体免疫力，有较好的临床疗效。

【预防与康复指导】

（1）戒烟、避免过早性生活、避免多个性伴侣、避免性伴侣另有多个性伴侣、使用屏障避孕等有一定的保护作用。

（2）接种 HPV 预防性疫苗：目前上市的有二价疫苗、四价疫苗、九价疫苗。二价疫苗，可以预防由 HPV-16 和 HPV-18 型病毒引起的感染。国际研究数据显示，超过 70% 的宫颈癌都是由这两种病毒引起的。四价疫苗可以预防 HPV-6、HPV-11、HPV-16、HPV-18 型病毒感染。尽管 HPV-6 和 HPV-11 不属于宫颈癌高危型 HPV 病毒，但它们可以引起下生殖道湿疣。九价疫苗是针对 HPV-6、HPV-11、HPV-16、HPV-18、HPV-31、HPV-33、HPV-45、HPV-52、HPV-58 九种亚型，研究显示，九价疫苗能预防 90% 的宫颈癌。从公共卫生学角度，二价、四价和九价疫苗在免疫原性，预防 HPV-16、HPV-18 型 HPV 相关宫颈癌的效力和效果方面无差别，三种疫苗都可预防大多数的相关癌症。HPV 疫苗并不能 100% 预防宫颈癌，所以即便接种过疫苗后，也要定期进行宫颈癌筛查。

第八节　盆腔炎性疾病

【概述】

一、西医定义

盆腔炎性疾病（pelvic inflammatory disease，PID）是女性上生殖道感染引起的一组疾病，包括子宫内膜炎、输卵管炎、输卵管卵巢脓肿、盆腔腹膜炎和盆腔结缔组织炎等，多发生于性活跃期。

二、中医认识

中医古籍无盆腔炎性疾病之名，根据其临床表现可参照中医学的"产后发热""妇人腹痛""癥瘕"等辨证论治。本病主要机制为湿、热、毒交结，邪正相争于胞宫、胞脉，或在胞中结块，蕴积成脓。

三、病因

（1）引起盆腔炎的病原体：性传播感染 (sexually transmitted infection，STI) 的病原体如淋病奈瑟菌、沙眼衣原体是主要的致病原，其他有需氧菌、厌氧菌、病毒和支原体等感染。

（2）传播途径：血管及淋巴系统蔓延，如盆腔结核；通过生殖器黏膜或直接蔓延播散，如淋病奈瑟菌感染、沙眼衣原体感染等。

（3）病理：子宫内膜炎及子宫肌炎；输卵管炎、输卵管积脓、输卵管卵巢脓肿；盆腔腹膜炎；盆腔结缔组织炎；败血症及脓毒血症；肝周围炎（Fitz-Hugh-Curtis 综合征）。

【诊断依据】

一、临床表现

性传播感染的病原体如淋病奈瑟球菌、沙眼衣原体是 PID 主要的致病原，其他有需氧菌、厌氧菌、病毒和支原体等感染，其中盆腔结核通过血管及淋巴系统蔓延，淋病奈瑟球菌感染、沙眼衣原体感染等通过生殖器黏膜或直接蔓延播散。有子宫内膜炎、子宫肌炎、输卵管炎、输卵管积脓、输卵管卵巢脓肿、盆腔腹膜炎、盆腔结缔组织炎及脓毒血症、肝周围炎（Fitz-Hugh-Curtis 综合征）等病理形式。PID 因炎症轻重及范围大小而有不同的临床表现，常见的症状是下腹痛、发热、异常阴道分泌物或异常阴道出血。腹痛为持续性，活动或性交后加重。若病情严重可有寒战、高热、头痛、食欲不振。若有腹膜炎，则可出现消化系统症状如恶心、呕吐、腹胀、腹泻等。月经期发病可出现经量增多、经期延长。若有脓肿形成，可有下腹包块及局部压迫刺激症状；包块位于子宫前方可出现膀胱刺激症状，如排尿困难、尿频，若引起膀胱肌炎还可有尿痛等；包块位于子宫后方可有直肠刺激症状；若在腹膜外可致腹泻、里急后重感和排便困难。若有输卵管炎的症状及体征并同时有右上腹疼痛者，应怀疑有肝周围炎。

患者的体征差异较大，轻者无明显异常发现，或妇科检查仅有子宫颈举痛、宫体压痛或附件区压痛。典型体征呈急性病容，体温升高，心率加快，下腹部有压痛、反跳痛及肌紧张，若病情严重可出现腹胀、肠鸣音减弱或消失。盆腔检查：阴道内可有脓性臭味分泌物；宫颈举痛，见宫颈充血、水肿，或有脓性分泌物；穹隆触痛明显，须注意是否饱满，宫体是否增大、压痛及活动受限；子宫两侧压痛明显，若为单纯输卵管炎，可触及增粗的输卵管，压痛明显；若为输卵管积脓或输卵管卵巢脓肿，则可触及包块且压痛明显，不活动；宫旁结缔组织炎时，可扪及宫旁一侧或两侧片状增厚，或两侧宫骶韧带增粗，压痛明显。若有盆腔脓肿形成且位置较低时，可扪及后穹隆或侧穹隆有包块且有波动感，三合诊常能协助进一步了解盆腔情况。

二、辅助检查

（一）必要的辅助检查

（1）病原学：阴道微生态检查观察有无阴道炎症、子宫颈分泌物沙眼衣原体及淋病奈瑟球菌检测子宫颈分泌物培养及药敏试验。子宫颈分泌物的取材要特别注意先用棉签擦去子宫颈口表面的分泌物，再用长拭子插入子宫颈口，停留数秒，并旋转 1 周后取出。

（2）感染指标的检查：血常规、C- 反应蛋白及红细胞沉降率等。

（3）盆腔器官超声检查。

（二）其他辅助检查

尿常规、尿或血 hCG 检测、降钙素原、盆腔 CT 或 MRI 检查、子宫内膜活检、盆腔感染部位和（或）子宫内膜培养、性伴尿液沙眼衣原体及淋病奈瑟球菌检测。

三、诊断标准

PID 的临床诊断准确度不高，然而延迟诊治又可能增加一系列后遗症的风险。因此，2010 年美国疾病控制中心（centers for disease control and prevention，CDC）推荐 PID 的诊断标准如下。

1. PID 诊断的最低标准　①子宫压痛；或②附件压痛；或③子宫颈举痛。

2. PID 诊断的附加标准　①口腔温度 ≥ 38.3 ℃；②子宫颈或阴道黏液脓性分泌物；③阴道分泌物显微镜检查白细胞增多；④红细胞沉降率升高；⑤C- 反应蛋白水平升高；⑥实验室检查证实有子宫颈淋病奈瑟球菌或沙眼衣原体感染。

3. PID 诊断的特异性标准

（1）子宫内膜活检显示有子宫内膜炎的组织病理学证据。

（2）经阴道超声检查或 MRI 检查显示输卵管管壁增厚、管腔积液，可伴有盆腔游离液体或输卵管卵巢包块。

（3）腹腔镜检查见输卵管表面明显充血、输卵管水肿、输卵管伞端或浆膜层有脓性渗出物等。

诊断的最低标准提示，在性活跃妇女及其他患 STI 的高危妇女，如出现下腹疼痛，排除其他病因，妇科检查符合最低诊断标准，即给予 PID 经验性治疗。下腹疼痛同时伴有下生殖道感染征象，诊断 PID 的准确性增加。

附加标准可增加诊断的特异性。多数 PID 患者有子宫颈黏液脓性分泌物或阴道分泌物镜检白细胞增多。如果子宫颈分泌物外观正常并且阴道分泌物镜检无白细胞，则诊断 PID 需慎重，需要考虑其他可能引起下腹痛的病因。

特异性标准基本上可诊断 PID。

【鉴别诊断】

PID 需与异位妊娠、卵巢囊肿扭转或破裂、急性阑尾炎、子宫内膜异位症及炎症性肠病等相鉴别。值得注意的是，这些疾病有可能合并 PID。

【西医治疗】

一、治疗原则

以抗菌药物治疗为主，正确、规范使用抗菌药物可使 90% 以上的 PID 患者治愈，必要时行手术治疗。

（1）治疗时应注意：根据经验选择广谱抗菌药物覆盖可能的病原体，包括淋病奈瑟球菌、沙眼衣原体、支原体、厌氧菌和需氧菌等。

（2）诊断后立即开始治疗，及时、合理地应用抗菌药物与远期预后直接相关。

（3）选择治疗方案时，应综合考虑安全、有效、经济以及患者依从性等因素。

（4）给药方法：根据 PID 的严重程度决定静脉给药或非静脉给药，以及是否需要住院治疗。以下情况可以考虑住院治疗：不除外需急诊手术者，输卵管卵巢脓肿者，妊娠者，眩晕、呕吐、高热者，依从性差、药物耐受性差者。

（5）抗菌药物治疗至少持续 14 日（以下方案中无特别注明者，均为 14 日的疗程）。

二、药物治疗

（一）抗菌药物治疗

以下推荐的给药方案是有循证医学证据的用药方案。

1. 静脉给药 A 方案　以 β - 内酰胺类抗菌药物为主。

（1）β - 内酰胺类抗菌药物：二代头孢菌素或三代头孢菌素类、头孢霉素类、氧头孢烯类抗菌药物，静脉滴注，根据具体药物的半衰期决定给药间隔时间；如头孢替坦

2 g，静脉滴注，1 次/12 小时；或头孢曲松 1 g，静脉滴注，1 次/24 小时。

（2）如所选药物不覆盖厌氧菌，需加用硝基咪唑类药物，如甲硝唑 0.5 g，静脉滴注，1 次/12 小时。

（3）为覆盖非典型病原微生物，需加用多西环素 0.1 g，口服，1 次/12 小时；或米诺环素 0.1 g，口服，1 次/12 小时；或阿奇霉素 0.5 g，静脉滴注或口服，1 次/日，静脉滴注 1~2 日后改为口服 0.25 g，1 次/日，5~7 日。

2.静脉给药 B 方案　以喹诺酮类抗菌药物为主。

（1）喹诺酮类抗菌药物：氧氟沙星 0.4 g，静脉滴注，1 次/12 小时；或左氧氟沙星 0.5 g，静脉滴注，1 次/日。

（2）为覆盖厌氧菌，需加用硝基咪唑类药物，如甲硝唑 0.5 g，静脉滴注，1 次/12 小时。

3.静脉给药 C 方案　以 β-内酰胺类 + 酶抑制剂类联合抗菌药物为主。

（1）β-内酰胺类 + 酶抑制剂类联合抗菌药物：氨苄西林-舒巴坦 3 g，静脉滴注，1 次/6 小时；或阿莫西林-克拉维酸 1.2 g，静脉滴注，1 次/（6~8）小时；哌拉西林-他唑巴坦 4.5 g，静脉滴注，1 次/8 小时。

（2）为覆盖厌氧菌，需加用硝基咪唑类药物，如甲硝唑 0.5 g，静脉滴注，1 次/12 小时。

（3）为覆盖非典型病原微生物，需加用多西环素 0.1 g，口服，1 次/12 小时，至少 14 日；或米诺环素 0.1 g，口服，1 次/12 小时，至少 14 日；或阿奇霉素 0.5 g，静脉滴注或口服，1 次/日，1~2 日后改为口服 0.25 g，1 次/日，5~7 日。

4.静脉给药 D 方案　克林霉素 0.9 g，静脉滴注，1 次/8 小时，加用：庆大霉素，首次负荷剂量 2 mg/kg，静脉滴注或肌内注射，维持剂量 1.5 mg/kg，1 次/8 小时。

（二）非静脉药物治疗

1.非静脉给药 A 方案

（1）β-内酰胺类抗菌药物：头孢曲松 250 mg，肌内注射，单次给药；或头孢西丁 2 g，肌内注射，单次给药。之后，改为其他二代或三代头孢菌素类药物，如头孢唑肟、头孢噻肟等，口服给药，至少 14 日。

（2）如所选药物不覆盖厌氧菌，需加用硝基咪唑类药物，如甲硝唑 0.4 g，口服，1 次/12 小时。

（3）为治疗非典型病原微生物，需加用多西环素 0.1 g，口服，1 次/12 h（或米诺环素 0.1 g，口服，1 次/12 h），至少 14 日；或阿奇霉素 0.5 g，口服，1 次/日，1~2 日后改为 0.25 g，1 次/日，共 5~7 日。

2.非静脉给药 B 方案

（1）氧氟沙星 0.4 g，口服，2 次/日，或左氧氟沙星 0.5 g，口服，1 次/日；加用甲硝唑 0.4 g，口服，2 次/日。

（2）莫西沙星 0.4 g，口服，1 次/日。

（三）给药注意事项

（1）静脉给药治疗者应在临床症状改善后继续静脉给药至少 24 小时，然后转为口服药物治疗，总治疗时间至少持续 14 日。

（2）如确诊为淋病奈瑟球菌感染，首选静脉给药 A 方案或非静脉给药 A 方案，对于选择非三代头孢菌素类药物者应加用针对淋病奈瑟球菌的药物。

（3）选择静脉给药 D 方案者，应密切注意药物的耳、肾毒性。此外，有报告克林霉素和庆大霉素联用偶出现严重神经系统不良事件。

（4）药物治疗持续 72 小时无明显改善者应重新评估，确认诊断并调整治疗方案。

三、手术治疗

1. 紧急手术

（1）药物治疗无效：输卵管卵巢脓肿或盆腔脓肿经药物治疗 48~72 小时，体温持续不降、感染中毒症状未改善或包块增大者，应及时手术。

（2）脓肿破裂：腹痛突然加剧，寒战、高热、恶心、呕吐、腹胀，检查腹部拒按或有感染中毒性休克表现，应怀疑脓肿破裂。脓肿破裂未及时诊治者死亡率高。因此，一旦怀疑脓肿破裂，需立即在抗菌药物治疗的同时行手术探查。

2. 择期手术　经药物治疗 2 周以上，包块持续存在或增大，可择期手术治疗。

手术可根据情况选择开腹手术或腹腔镜手术。盆腔脓肿位置低、突向阴道后穹隆时，可经阴道切开引流。超声引导下脓肿穿刺引流术也在临床开展应用。

手术范围应根据病变范围、患者年龄、一般状况等全面考虑。原则以切除病灶为主。年轻妇女应尽量保留卵巢功能；年龄大、双侧附件受累或附件脓肿屡次发作者，行子宫全切除术及双附件切除术；对极度衰弱的危重患者须按具体情况决定手术范围。

四、特殊 PID 的诊治建议

1. 输卵管卵巢脓肿　合并输卵管卵巢脓肿的 PID 不应仅仅局限于抗生素治疗，需考虑脓肿引流或腹腔镜探查。可疑脓肿破裂、腹膜炎及感染中毒性休克时，首选腹腔镜探查。穿刺引流可以作为病情复杂、手术难度高等不宜手术的 PID 脓肿患者首选的治疗方法。

2. 宫内节育器相关的 PID　宫内节育器（intrauterine contraceptive device，IUD）相关的 PID 风险主要发生在放置后 3 周内。轻中度 PID 患者的治疗结局与是否取出 IUD 关系不密切。反复 PID 者，PID 治疗的平稳期可再考虑是否取出 IUD。

3. 妊娠期或哺乳期 PID　妊娠期 PID 可能增加孕产妇死亡及早产等的风险，建议住院行静脉抗生素治疗，禁用喹诺酮类及四环素类药物。如无须哺乳，首选克林霉素及庆大霉素静脉给药方案；如需要哺乳，可考虑三代头孢菌素联合甲硝唑，但应用甲硝唑后 3 日内禁止哺乳。如发热超过 5 日，需行盆腔增强 CT 或 MRI 检查以除外血栓性静脉炎及深部脓肿。

4. Fitz-Hugh-Curtis 综合征　指与 PID 相关的肝脏包膜的炎症，在 PID 患者中发生率约为 4%，常以急性或慢性右上腹疼痛或不适就诊，确诊需依靠腹腔镜探查。

5. 盆腔放线菌病　盆腔放线菌病指由放线菌属感染引发的慢性脓性肉芽肿性 PID，可发生于任何年龄，发病率较低。细菌性阴道病、口交、肿瘤及 IUD 可能增加放线菌感染风险。确诊盆腔放线菌病较困难，一旦诊断，需应用大剂量长疗程抗菌药物治疗，必要时辅助手术治疗，术后辅助抗菌药物治疗可适当缩短。

6.盆腔结核　近年来盆腔结核的发生率有所上升，若考虑盆腔结核，建议转入专门的结核病诊治医疗机构。

7.PID 患者性伴的处理

（1）PID 患者出现症状前 60 日内接触过的性伴侣很可能感染淋病奈瑟球菌或沙眼衣原体，应对性伴侣进行检查及相应治疗。如 PID 者检测出 STI 相关的病原微生物，性伴侣需要同时接受治疗。

（2）PID 患者治疗期间须避免无保护性交。

【中医治疗】

一、中医辨证施治

1.热毒炽盛证

临床表现：高热恶寒，甚或寒战，头痛，下腹疼痛拒按，口干口苦，精神不振，恶心纳少，大便秘结，小便黄赤，带下量多、色黄如脓、秽臭。舌质红，苔黄糙或黄腻，脉洪数或滑数。

病机：感染热毒，直犯冲任胞宫，与气血搏结，正邪急剧交争，营卫不和。

治法：清热解毒，凉血化瘀。

处方：五味消毒饮合大黄牡丹汤加减。金银花、野菊花、紫花地丁、蒲公英、天葵子、大黄、牡丹皮、冬瓜仁、桃仁各 10 g。

加减：若病在阳明，身热面赤，恶热汗出，口渴，脉洪数，可选白虎汤（《伤寒论》）加清热解毒之品。若热毒已入营血，高热神昏，烦躁谵语，下腹痛不减，斑疹隐隐，舌红绛，苔黄燥，脉弦细数，宜选清营汤（《温病条辨》）加减。

2.湿热瘀结证

临床表现：下腹部疼痛拒按或胀满，热势起伏，寒热往来，带下量多、色黄、质稠、味臭秽，或经量增多、淋漓不止，大便溏或燥结，小便短赤。舌红有瘀点，苔黄厚，脉滑数。

病机：湿热客于冲任、胞宫，与气血相搏。

治法：清热利湿，化瘀止痛。

处方：仙方活命饮加减。白芷、浙贝母、防风、赤芍、当归尾、甘草、皂角刺、天花粉、乳香、没药、金银花、陈皮、薏苡仁、冬瓜仁各 10 g。

加减：大便秘结者，加大黄、芒硝以通腑泄热；带下量多者，加黄柏、椿根皮清热利湿止带；腹胀者，加柴胡、枳实疏肝理气。

3.湿毒壅盛证

临床表现：下腹胀痛拒按，或伴腰骶部胀痛难忍，发热恶寒，或高热不退，带下量多、色黄绿如脓、味臭秽；月经量多，经期延长或淋漓不尽，口苦口腻，大便溏泄，小便短少；舌红，苔黄腻，脉滑数。

病机：湿毒之邪气客于冲任、胞宫，与气血相搏。

治法：解毒利湿，活血止痛。

处方：银翘红酱解毒汤加减。忍冬藤、连翘、红藤、败酱草、牡丹皮、栀子、赤芍、桃仁、薏苡仁、延胡索、乳香、没药、川楝子各 10 g。

加减：高热兼恶寒者，加大青叶、柴胡解毒退热；便溏热臭者，加秦皮、黄芩、黄连清热利湿；便秘者，加大黄泄热通腑；带多色黄夹有脓血者，加贯众、马齿苋、地榆利湿解毒止血。

二、中成药处方

1. 妇乐颗粒　口服，每次 12 g，每日 2 次。适用于热毒炽盛证。

2. 妇科千金片（胶囊）　口服，每次 6 片，每日 3 次。适用于湿热下注证。

3. 康妇炎胶囊　口服，每次 3 粒，每日 2 次。适用于湿热下注证、湿毒蕴结证。

4. 花红片　口服，每次 4~5 片，每日 3 次。适用于湿热瘀结证。

5. 金刚藤胶囊　口服，每次 4 粒，每日 3 次。适用于湿热瘀结证。

6. 妇炎消胶囊　口服，每次 3 粒，每天 3 次。适用于湿热瘀结证。

三、外治法

1. 康妇消炎栓　每次 1 粒，每日 1~2 枚，直肠给药，7 日为 1 个疗程，可用于湿热瘀结证。

2. 中药保留灌肠　金银花、连翘、紫花地丁、红藤、败酱草、乳香、没药、大黄、延胡索、牡丹皮、透骨草、皂刺等，以上药物酌情选用，浓煎 100~150 mL，保留灌肠，每日 1 次，经期停用。

3. 中药外敷　可选用大黄、黄芩、黄柏、泽兰叶各 30 g，黄连 15 g，冰片 3 g 共研细末，以开水、蜂蜜调敷下腹部，每日 1 次。

【用药说明及治疗注意事项】

本病以中西医结合治疗为主，盆腔炎性疾病发病急、病情重，病势凶险，如感染较重，治疗不及时，或患者体质虚弱易致炎症扩散。治疗上应以抗生素治疗为主，中医药治疗为辅。如盆腔脓肿已形成，可手术切除病灶并引流。中医药治疗应以"急则治其标"为原则，急性期高热阶段属实、属热，以清热解毒、凉血活血止痛为主；合并脓肿者，又当消肿排脓；热减或热退后，以清热除湿、行气活血消癥为主。中西医结合治疗可优势互补，增强疗效和缩短疗程，对防治病情迁延、转为慢性有积极的作用。

第九节　盆腔炎性疾病后遗症

【概述】

一、西医定义

延误对 PID 的诊断和有效治疗都可能导致盆腔炎性疾病后遗症（输卵管阻塞、输卵管积水、输卵管卵巢囊肿、慢性盆腔疼痛等），造成慢性、永久性伤害。

二、中医认识

中医学无盆腔炎性疾病后遗症之病名。本病根据其临床特点可归属"妇人腹痛""月经失调""带下病""癥瘕""不孕"等病证范畴。本病病因较为复杂，但可概括为湿、热、瘀、寒、虚 5 个方面。湿热是本病主要的致病因素，瘀血阻遏为本病的根本病机。

【诊断依据】

一、临床表现

病理改变为炎性侵犯组织使组织破坏、广泛粘连、增生及瘢痕形成，导致输卵管增生、增粗、阻塞；输卵管卵巢粘连形成输卵管卵巢肿块；输卵管积水、输卵管卵巢囊肿；盆腔结缔组织增生、变厚，子宫固定。临床上多表现为不孕、异位妊娠、慢性盆腔痛、盆腔炎性疾病反复发作。因为不同的病情，妇科检查可在子宫一侧或两侧扪及条索状增粗的输卵管或囊性包块，子宫固定，或盆腔压痛。

二、辅助检查

B 超、MRI 检查提示盆腔包块，子宫输卵管造影检查提示输卵管梗阻等。

三、诊断标准

根据临床表现、妇科检查，结合辅助检查做出诊断。

【西医治疗】

根据不同的情况选择治疗方案。不孕患者多需要辅助生殖技术协助受孕；慢性盆腔痛者尚无有效治疗方法，宜对症处理；盆腔炎性疾病反复发作或输卵管积水者，酌情手术治疗。

【中医治疗】

一、中医辨证施治

1.湿热瘀结证
临床表现：下腹隐痛或疼痛拒按，痛连腰骶，低热起伏，经行或劳累时加重，带下量多，色黄，质黏稠，胸闷纳呆，口干不欲饮，大便溏或秘结，小便黄赤。舌红，苔黄腻，脉滑数。

病机：湿热之邪蕴结冲任、胞宫，日久致气血瘀阻，或瘀久成癥。

治法：清热除湿，化瘀止痛。

处方：银甲丸加减。金银花、连翘、升麻、红藤、蒲公英、生鳖甲、紫花地丁、生蒲黄、椿根皮、大青叶、茵陈、琥珀末、桔梗各 10 g。

加减：湿邪甚、腹胀痛者，加茯苓、厚朴、大腹皮行气祛湿；带下多、黄稠如脓者，加黄柏、车前子、椿根皮清热利湿止带；便溏者，加白术、薏苡仁健脾燥湿。

2. 气滞血瘀证

临床表现：少腹胀痛或刺痛，经期或劳累后加重，经血量多有块，瘀块排出则痛减，带下量多，婚久不孕，经前情志抑郁，乳房胀痛。舌紫暗，有瘀斑、瘀点、苔薄，脉弦涩。

病机：肝气郁结，气机不利，血行瘀阻，结于冲任、胞脉。

治法：理气行滞，化瘀止痛。

处方：膈下逐瘀汤加减。桃仁、红花、生地黄、当归、赤芍、枳壳、桔梗各 10 g，甘草 6 g，柴胡、玄参各 10 g。

加减：有积块者，加皂角刺、三棱、莪术活血化瘀消癥；乳房胀痛甚者，加青皮、郁金、川楝子、香附以疏肝理气。

3. 寒湿瘀阻证

临床表现：下腹冷痛或坠胀疼痛，经行腹痛加重，得热痛缓，经行延后，量少色暗，带下淋漓，婚久不孕。舌质暗，苔白腻，脉沉迟。

病机：寒湿伤及胞脉，血为寒湿所凝，冲任阻滞，血行不畅。

治法：散寒除湿，化瘀止痛。

处方：少腹逐瘀汤加减。小茴香、当归、蒲黄、五灵脂、赤芍、川芎、没药、干姜、延胡索、肉桂各 10 g。

加减：白带增多者，酌加党参、白术、薏苡仁、椿根皮以益气除湿止带；有炎性包块者，酌加皂角刺、三棱、莪术以化瘀消癥。

4. 气虚血瘀证

临床表现：下腹部疼痛或结块，缠绵日久，痛连腰骶，经行加重，经血量多有块，带下量多，精神不振，疲乏无力，食少纳呆。舌淡暗，有瘀点、瘀斑，苔白，脉弦涩无力。

病机：正气亏虚，血行不畅，瘀血内停，或积久成癥。

治法：益气化瘀，散结止痛。

处方：理冲汤加减。生黄芪、党参、白术、生山药、天花粉、知母、三棱、莪术、生鸡内金各 10 g。

加减：若下腹痛较甚，加延胡索、香附以行气止痛；湿盛者，加薏苡仁、草薢以利湿；腹泻者，重用白术。

5. 血瘀肾虚证

临床表现：下腹坠痛或刺痛，腰骶酸痛，经行腰腹疼痛加重，带下量多、色白或黄，经血色暗有块，神疲乏力，面色晦暗。舌质暗，或有瘀斑、瘀点，脉沉涩。

病机：肾气不足，血行不畅，瘀血内停。

治法：理气化瘀，补肾培元。

处方：膈下逐瘀汤加减。桃仁、红花、生地黄、当归、赤芍、枳壳、桔梗、甘草、柴胡、玄参、丹参、连翘、续断、桑寄生各 10 g。

加减：肾虚血瘀以肾虚为主者，症见下腹疼痛、绵绵不休、腰脊酸楚、膝软乏力、白带量多、质稀、神疲、头晕目眩、乏力、性欲淡漠、舌暗、苔白、脉细弱，治宜补肾强腰，方选宽带汤（《傅青主女科》）。

二、中成药处方

1. 妇乐颗粒　口服，每次 12 g，每日 2 次。用于热毒炽盛证。

2. 妇科千金片（胶囊）　口服，每次 6 片，每日 3 次。适用于湿热瘀结证。

3. 花红片　口服，每次 4~5 片，每日 3 次。适用于湿热瘀结证。

4. 金刚藤胶囊　口服，每次 4 粒，每日 3 次。适用于湿热瘀结证。

5. 血府逐瘀口服液　口服，每次 20 mL，每日 3 次。适用于气滞血瘀证。

6. 桂枝茯苓胶囊　口服，每次 3 粒，每日 3 次。适用于寒湿瘀阻证。

7. 妇宝颗粒　口服，每次 10 g，每日 2 次，开水冲服。适用于肾虚血瘀证。

8. 丹黄祛瘀片　口服，每次 2~4 片，每日 2~3 次，温水送服。适用于气虚血瘀证。

三、外治法

1. 中药直肠导入　取红藤、败酱草、丹参、延胡索、三棱等随证加减。适用于各个证型者。浓煎 100~150 mL，每晚睡前保留灌肠，每日 1 次，14 日为 1 个疗程，经期停用。

2. 中药外敷　①中药药包热敷：辨证选用中药，热敷于下腹部或腰骶部。②中药穴位敷贴：辨证选用中药，研末或制成丸剂，贴敷于三阴交、气海、神阙、关元等穴位。

3. 康妇消炎栓　每次 1 粒，每日 1 次，纳肛，适用于湿热瘀结证。

4. 艾灸治疗　取穴关元、气海、神阙、中极。每日或隔日 1 次。

5. 中药离子导　辨证选用中药浓煎后通过中药离子光电导入仪导入，使药物通过局部皮肤直接渗透和吸收。

6. 物理治疗　选择应用盆腔炎治疗仪及微波、超声电、激光治疗仪等。

四、针灸及其他疗法

1. 针灸疗法

治法：利湿化浊，固摄止带。取穴以任脉及足太阴经穴为主。

主穴：中极、三阴交、带脉、白环俞。

根据辨证分型进行配穴。湿热下注配阴陵泉、行间；脾虚湿盛配脾俞、足三里；肾虚不固配肾俞、关元。中极针尖向下斜刺，使针感传至耻骨联合下为佳；带脉向前斜刺，不宜深刺；白环俞直刺，使骶部酸胀为佳；三阴交常规针刺。留针 30 分钟，每隔 10~15 分钟行针 1 次，每日治疗 1 次。十七椎、腰眼、八髎周围之络脉可加刺络拔罐，用于湿热下注所致带下。还可配合电针、耳针、耳穴压豆及穴位注射等。

2.其他疗法　可用栓塞法、熏洗疗法、中药灌肠、超短波、微波治疗，以及等幅正弦中频电疗法等。

【用药说明及治疗注意事项】

本病常病情缠绵难愈，应充分发挥中医药的治疗优势，在辨证论治的原则指导下内外同治、多途径给药，以缓解盆腔疼痛、改善盆腔炎性粘连、消散盆腔炎性包块，从而降低不孕症、异位妊娠等盆腔炎性疾病后遗症发生的概率。输卵管积水、输卵管阻塞、盆腔炎性粘连严重影响生育，经药物治疗疗效不理想者，考虑手术治疗。

【预防】

加强公共卫生教育，提高公众对 PID 及 STI 的发生、并发症及预防重要性的认识；应重视经期、孕期及产褥期的卫生宣传；提高妇科生殖道手术操作技术，严格遵守无菌操作规程，术后做好护理，预防感染；治疗 PID 要及时彻底治愈，以防发生盆腔炎性疾病后遗症；应注意性生活卫生；加强饮食营养，增强体质。

第十节　先兆流产

【概述】

一、西医定义

胚胎或胎儿尚未具有生存能力而妊娠终止者，称为流产。不同国家和地区对流产妊娠周数有不同的定义，我国仍将妊娠未达 28 周、胎儿体重不足 1000 g 而终止者，称为流产。发生在妊娠 12 周前者，称为早期流产，而发生在妊娠 12 周或之后者，称为晚期流产。

先兆流产指妊娠 28 周前先出现少量阴道流血，并伴有阵发性腹痛。经休息及治疗后绝大多数的症状会消失，可继续妊娠；若阴道流血增多或下腹痛加剧，可发展为难免流产。有 15%~20% 先兆流产的妇女病情未能得到缓解，最终流产。

二、中医认识

妊娠期阴道少量流血、时下时止或淋漓不断而无腰酸、腹痛、小腹坠胀者，称为"胎漏""胞漏""漏胎"等；妊娠期出现腰酸腹痛、胎动下坠、阴道少量流血者，称为"胎动不安"或"胎气不安"。胎漏、胎动不安相当于先兆流产。凡堕胎或小产连续发生 3 次或 3 次以上者，称为"滑胎"，亦称"屡孕屡堕"或"数堕胎"，相当于复发性流产。"胞漏"之名首载于晋代《脉经·平妊娠胎动血分水分吐下腹痛证》，其指出"妇人有漏下者……有妊娠下血者，假令妊娠腹中痛，为胞漏……"。胎动不安之名最早见于《诸病源候论》，虽将"妊娠漏胞候"与"妊娠胎动候"分列，但未指出"漏胞"与"胎动不安"的症状区别。到明代《济阴纲目》才明确了胎漏与胎动不安的症状异同，即"胎动、胎漏皆下血，而胎动有腹痛，胎漏无腹痛为异尔"。胎漏、胎动不安病名虽不同，但临床难以截然分开。更由于两者病因、治则、转归、预后等基本相同，故一并论述。《景岳全书·妇人规》首先提出了动态观察"腹痛、下血、腰酸、下坠"胎动不安四大症状的轻重变化，以预测胚胎存活与否，决定安胎抑或下胎，完善了妊娠病"治病与安胎并举"和"下胎"两大治则，又提出："妊娠胎气不安者，证本非一，治亦不同"。晚清张锡纯创制的寿胎丸更是"从肾论治"胎漏、胎动不安的典范。本病主要的病机是冲任损伤，胎元不固。但明代以前有些医著所言滑胎是指临床催生的方法，不属本节讨论范畴。本病首见于《诸病源候论·妊娠数堕胎候》，其曰："血气虚损者，子脏为风冷所居，则血气不足，故不能养胎，所以致胎数堕，候其妊娠，而恒腰痛者，喜堕胎。"滑胎病名则始于清代，《医宗金鉴·妇科心法要诀》曰："数数堕胎，则谓之滑胎。"本病主要发病机制是冲任损伤，胎元不固，或胎元不健，不能成形，故而屡孕屡堕。

【诊断依据】

一、临床表现

主要为停经后出现腹痛及阴道流血。

（一）停经

大部分自然流产患者均有明显停经史。

（二）阴道出血

首先出现的症状往往是阴道出血，一般出血量少，常为暗红色或为血性白带，但有时可长达 4~5 天至 1 周以上。妇科查体可见阴道少量血性分泌物，宫颈口未开，无妊娠物排出，子宫大小与停经时间相符。

（三）腹痛

可伴有轻微下腹痛或腰背痛，在妊娠 12 周以后，患者有时可感到阵发性腹痛。

二、辅助检查

（一）超声检查

可了解是否有生殖器解剖结构异常，明确妊娠的位置、形态及有无原始心管搏动或胎心搏动，确定妊娠部位和胚胎是否存活，以指导正确的治疗方法。先兆流产可见宫内有孕囊，可以伴或不伴胎囊周围的积液。

（二）血 hCG 或尿 hCG 测定

采用胶体金法 hCG 检测试纸条检测尿液，可快速明确是否妊娠。为进一步判断妊娠转归，多采用敏感性更高的血 hCG 水平动态测定，正常妊娠 6~8 周时，其值每日应以 66% 的速度增长，若 48 小时增长速度小于 66%，提示妊娠预后不良。

（三）黄体酮测定

以单项指标评估，血清黄体酮水平 ≥ 25 ng/mL，提示胚胎存活机会大，血清黄体酮

水平 ≥ 60 ng/mL，提示胚胎存活机会非常大。因体内黄体酮呈脉冲式分泌，血清黄体酮的测定值波动程度很大，对临床的指导意义不大。但多次检查黄体酮低，可能存在黄体功能不足，或可能存在胚胎发育异常，或兼而有之。

（四）雌二醇测定

妊娠初期 E_2 水平可反映优势卵泡的质量和卵巢黄体功能，E_2 超过排卵阈值时，证明胎盘接替了卵巢黄体的功能，维持继续妊娠。早孕 5~8 周时，E_2 水平能反映胚胎发育的内分泌环境。E_2 水平与 hCG 水平变化呈正相关。若 E_2 水平维持不变或下降，不利于胚胎发育，最终可导致妊娠失败。

（五）血糖、甲状腺功能测定

严重的甲状腺疾病，包括甲状腺功能低下和甲状腺功能亢进均影响胚胎发育情况；糖尿病血糖控制不佳，可导致流产及胚胎发育异常。

（六）TORCH

弓形虫、风疹病毒、巨细胞病毒、单纯疱疹病毒虽然对孕妇本身损伤不大，但可能引发先兆流产。

（七）血常规、C- 反应蛋白、降钙素原

若白细胞、中性粒细胞水平明显上升，C- 反应蛋白、降钙素原增高，结合腹痛及分泌物脓性、臭味等情况，考虑宫内感染。

（八）解脲脲原体和沙眼衣原体

在孕妇免疫功能减弱时，解脲脲原体和沙眼衣原体会形成感染，并侵袭子宫内膜，导致先兆流产风险大幅上升。

（九）免疫、凝血功能检测

抗磷脂抗体、抗 β2 糖蛋白抗体、狼疮抗凝物、凝血因子、D- 二聚体、抗核抗体、抗甲状腺抗体等，异常患者有可能出现不明原因流产及复发性流产。

（十）宫颈功能不全检测

宫颈先天发育异常或后天损伤所造成的宫颈功能异常而无法维持妊娠，最终导致流产，称之为宫颈功能不全。主要根据病史、超声检查和临床表现做出诊断。必要时行宫颈环扎术。

三、诊断标准

诊断先兆流产一般不困难，根据病史、体查及超声等辅助资料可诊断，但需进一步观察病情变化，给予相应处理。

【鉴别诊断】

一、难免流产

阴道流血多，阵发性下腹痛加剧，或出现阴道流液（胎膜破裂），妇科检查宫颈口已扩张，有时可见胚胎组织或羊膜囊堵塞于宫颈口内，子宫大小与停经周数基本相符或略小。

二、不全流产

部分妊娠物排出宫腔，还有部分残留于宫腔内或嵌顿于宫颈口处，或胎儿排出后胎盘滞留宫腔或嵌顿于宫颈口，影响子宫收缩，导致出血，甚至发生休克。妇科检查见宫颈口已扩张，宫颈口有妊娠物堵塞及持续性流血，子宫小于停经周数。

三、异位妊娠

主要症状为停经、腹痛与阴道流血。输卵管妊娠未发生流产或破裂时，临床表现不明显，可通过超声检查鉴别。超声下异位妊娠特点：宫腔内未探及妊娠囊，若宫旁探及异常低回声区，且见卵黄囊、胚芽及原始心管搏动，可确诊异位妊娠；若宫旁探及混合回声区，子宫直肠窝有游离暗区，虽未见胚芽及胎心搏动，也应高度怀疑异位妊娠；即使宫外未探及异常回声，但宫内未见典型妊娠囊，也不能排除异位妊娠。

四、宫颈、阴道出血

宫内正常妊娠的女性，若出现阴道撕裂、阴道肿瘤出血、宫颈赘生物出血，也有停经及阴道出血表现，妇科检查可见相应病灶出血，无证据证明出血来源于宫腔内，超声未见异常，血清 hCG 上升满意。

五、葡萄胎

有停经后阴道出血，子宫增大变软，大于停经月份，因子宫增大过度扩张，有下腹痛；hCG 水平异常增高，妊娠呕吐症状明显；可在妊娠 24 周前出现高血压、蛋白尿和水肿等子痫前期表现；有甲状腺功能亢进、卵巢黄素化囊肿等表现。典型超声图像为子宫大于相应孕周，无妊娠囊或胎心搏动。宫腔内充满不均质密集状或短条状回声，呈"落雪状"，水泡较大时则呈"蜂窝状"。

【西医治疗】

1. 一般治疗　适当休息，减少活动，禁性生活。

2. 黄体功能不全者　补充孕激素，可选方式如下。

（1）肌内注射黄体酮 20 mg，每日 1 次。

（2）口服地屈孕酮：起始剂量为 1 次口服地屈孕酮 40 mg，随后每 8 小时服地屈孕酮 10 mg。

（3）微粒化黄体酮胶囊 200 mg，每日 2 次。

3. 甲状腺功能减退者　可口服小剂量左甲状腺素钠片，25~50 μg/ 日起，根据 TSH、FT_4 等检验结果调整剂量。甲亢患者可在内分泌科医师指导下适时服用丙基硫氧嘧啶。糖尿病患者饮食及运动调节血糖，必要时皮下注射胰岛素调节血糖。

4. 对于血栓前状态的患者　可在孕早期确定妊娠后使用低分子肝素皮下注射，常规推荐剂量为 5000 U/次，每日 1 次或每 12 小时一次，或加小剂量阿司匹林口服，推荐剂量 50~75 mg/d。继发于自身免疫性疾病（如 SLE 等）的抗磷脂抗体阳性患者，除了抗凝治疗之外，还需要使用免疫抑制剂泼尼松、羟氯喹等。

5. 宫颈功能不全者　应在妊娠 14 周行预防性宫颈环扎术，术后定期随诊，妊娠达到 37 周或以后拆除环扎的缝线。若环扎术后有阴道流血、宫缩，经积极治疗无效，应及时拆除缝线，以免造成宫颈撕裂。

6. 经治疗后阴道流血减少或停止，超声检查提示胚胎存活，可继续妊娠。若临床症状严重，超声检查发现胚胎发育不良，hCG 持续不升或下降，表明流产不可避免，应终止妊娠。

【中医治疗】

一、中医辨证论治

1. 肾虚证

临床表现：妊娠期阴道少量下血，色淡暗，腰酸，腹坠痛，头晕耳鸣，两膝酸软，小便频数，夜尿多，或曾屡次堕胎。舌淡，苔白，脉沉细滑、尺弱。

病机：肾气受损，肾虚冲任不固，胎失所系。

治法：补肾益气，固冲安胎。

处方：寿胎丸加减。菟丝子、桑寄生、续断、阿胶、党参、白术。

加减：阴道下血量多者，应选用山茱萸、旱莲草、地榆固冲止血；腹坠明显者，加黄芪、升麻益气升提安胎；若肾阴虚，兼见手足心热、面赤唇红、口干咽燥、舌红少苔、脉细滑而数，加熟地黄、山茱萸、地骨皮滋阴补肾，固冲安胎；若肾阳虚，兼见腰痛如折、形寒肢冷、面色晦暗。

2. 气血虚弱证

临床表现：妊娠期阴道少量流血，色淡红，质稀薄，或腰腹胀痛，小腹下坠，神疲肢倦，面色苍白，头晕眼花，心悸气短。舌质淡，苔薄白，脉细滑。

病机：气虚不摄，冲任不固，孕后气血下以养胎，导致冲任更伤，胎失所载。

治法：补气养血，固肾安胎。

处方：胎元饮加减。人参、白术、白芍、熟地黄、杜仲、陈皮、炙甘草、黄芪、升麻、阿胶、桑寄生各 10 g。

加减：阴道流血量多者，加乌贼骨以固冲止血；若气虚明显，小腹下坠，加黄芪、升麻益气升提，固摄胎元。

3. 血热证

（1）实热证

临床表现：妊娠期腰酸、小腹灼痛，或伴有阴道少量流血，色鲜红或深红，质稠；渴喜冷饮，小便短黄，大便秘结。舌红，苔黄而干，脉滑数或弦数。

病机：热伏冲任，迫血妄行，损伤胎气。

治法：清热凉血，固冲止血。

处方：阿胶汤加减。黑栀子、侧柏叶、黄芩、白芍、熟地黄各 10 g，阿胶 15 g。

加减：下血多者，加旱莲草、地榆炭凉血止血；腰痛者，加菟丝子、杜仲、桑寄生补肾安胎。

（2）虚热证

临床表现：妊娠期阴道下血，色深红或鲜红，质稠，或腰腹坠胀作痛，心烦少寐，口干口渴，溲赤便结。舌质红，苔黄，脉滑数。

病机：阴虚内热，热扰冲任，损伤胎气。

治法：清热凉血，固冲安胎。

处方：保阴煎加减。生地黄、熟地黄、黄芩、黄柏、甘草、山药、续断、白芍、苎麻根各 10 g。

加减：下血多者，加阿胶、旱莲草、地榆炭凉血止血；腰痛者，加菟丝子、杜仲、桑寄生补肾安胎。

4. 血瘀证

临床表现：宿有癥疾，或孕后阴道下血，色暗红或红，甚则腰酸、腹痛下坠。舌暗或边有瘀点，脉弦滑或沉弦。

病机：癥积占据胞宫，或妊娠期跌仆闪挫，或妊娠期手术创伤致血离经，瘀血阻滞冲任胞脉，孕后新血不得下达冲任以养胎。

治法：活血消癥，补肾安胎。

处方：桂枝茯苓丸加减。桂枝、芍药、桃仁、牡丹皮、茯苓、菟丝子、桑寄生、续断各 10 g。

加减：若妊娠期间不慎跌仆闪挫，继则腰腹疼痛，胎动下坠，阴道流血，精神倦怠，脉滑无力，治宜益气养血、固肾安胎，方用加味圣愈汤（《医宗金鉴》）。下血较多者，去当归、川芎，加艾叶炭、阿胶止血安胎。

5. 湿热证

临床表现：妊娠期腰酸腹痛，阴道少量流血，或淋漓不尽，色暗红；或伴有低热起伏，小便黄赤，大便黏。舌质红，苔黄腻，脉滑数或弦数。

病机：素体湿热内蕴，或孕期不慎感受湿热之邪，湿热与血相搏，流注冲任，蕴结胞中，气血不得下达冲任以养胎。

治法：清热利湿，补肾安胎。

处方：当归散合寿胎丸加减。当归、白芍、黄芩、白术、茵陈各 10 g。

二、中成药处方

1. 滋肾育胎丸　淡盐水或蜂蜜水送服，每次 5 g，每日 3 次。适用于阴虚内热证。
2. 孕康口服液　口服，每次 20 mL，每日 3 次。适用于肾气虚证及气血虚弱证。
3. 固肾安胎丸　口服，每次 1 袋，每日 3 次。适用于肾阴虚证。

三、针灸及其他疗法

治法：调理冲任，益肾助孕。取穴以任脉穴及肾的背俞穴、原穴为主。

主穴：关元、太溪、三阴交。

根据辨证分型进行配穴。肾虚胞寒配复溜、命门；肝气郁结配太冲、期门；痰湿阻滞配中脘、丰隆；瘀阻胞宫配子宫、归来。毫针常规刺，留针 30 分钟，每隔 10~15 分钟行针 1 次，每日治疗 1 次。可配合艾灸、耳针、穴位埋线、穴位注射等。

【用药说明及治疗注意事项】

（1）减少活动，但并非绝对卧床休息，适当地进行活动。禁止性生活，减少不必要的阴道检查，以减少对子宫的刺激。另外，还要避免刺激乳房，因为刺激乳房也会引起宫缩，导致先兆流产的发生。

（2）注意观察阴道中流血同时是否有组织物排出，若有下腹痛加剧，伴有阴道组织样物排出，要检查妊娠组织是否已排出。

（3）妊娠期使用低分子肝素对母胎均有较高安全性，但有时也可引起孕妇的不良反应，如过敏、出血、血小板计数减少、骨质疏松，也可能对肝肾功能产生影响。阿司匹林对胎儿的安全性尚在研究，建议小剂量阿司匹林孕前使用。治疗过程中也要对血小板计数、凝血功能及纤溶指标进行监测。建议 2~4 周查一次血常规、凝血功能，1~2 个月查 1 次肝肾功能，必要时停药，并给予护肝、补钙等治疗。

【预防】

（1）既往有自然流产、稽留流产、早产等不良病史的女性，孕前建议完善相应检查，明确有无黄体功能不足、糖尿病、甲状腺功能异常等疾病，积极治疗及控制原发疾病。

（2）加强孕期卫生，保持全身清洁，妊娠早期及晚期尽量避免性交，加强营养，增强体质。

第十一节　异位妊娠

【概述】

一、西医定义

受精卵在子宫体腔以外着床称为异位妊娠，习惯称宫外孕。异位妊娠以输卵管妊娠为最常见（占 95%），少见的还有卵巢妊娠、腹腔妊娠、宫颈妊娠、阔韧带妊娠。

二、中医认识

中医古籍中没有"异位妊娠"的病名，但在"妊娠腹痛""停经腹痛""少腹瘀血""经漏""妊娠下血""癥瘕"等病证中有类似症状的描述。本病的基本病机是少腹瘀滞、胎元阻络或瘀结成癥。当异位胎元自然掉落或胀破胞脉胞络时，可出现血溢于少腹。如异位胎元完全脱落随之死亡、胞脉未破则内出血不多，病情较缓；如异位胎元脱落不全或胀破胞脉胞络则内出血较多，病情危急，甚至短时间内可发展成气陷血脱、阴阳离决的危急重症。

【诊断依据】

一、临床表现

输卵管妊娠的临床表现与受精卵着床部位、是否流产或破裂，以及出血量多少和时间长短等有关。在输卵管妊娠早期，若尚未发生流产或破裂，常无特殊的临床表现。

1. 停经　停经时间的长短大多与输卵管妊娠部位有关。妊娠在峡部或壶腹部者停经时间常在 6 周左右即出现腹痛症状，很少超过 2~3 个月；输卵管间质部妊娠，由于周围肌层组织较厚，常在妊娠 3~4 个月发生破裂，故有较长的停经；还有 20%~30% 患者无明显停经史，把异位妊娠的不规则阴道流血误认为月经，或由于月经过期仅数日而不认为是停经。

2. 腹痛　是输卵管妊娠患者的主要症状，占 95%。输卵管妊娠发生流产或破裂之前，常表现为一侧下腹部隐痛或酸胀感，当发生输卵管妊娠流产或破裂时，突感一侧下腹部撕裂样疼痛，常伴有恶心、呕吐，主要表现为下腹部疼痛，疼痛的程度与性质和内出血的量及速度有关，如为破裂型，则内出血量多且迅速，腹痛剧烈且可波及全腹；如为流产型，则内出血较少而缓慢，腹痛较轻且往往局限于下腹或一侧；有少数病例出血量多，血流至上腹部，刺激膈肌产生上腹部及肩部疼痛，常被误诊为上腹急腹症；血凝集于盆腔最低的子宫直肠窝处，引起肛门坠痛。

3. 阴道不规则流血　占 60%~80%。胚胎死亡后，常有不规则阴道流血，色暗红或深褐，量少呈点滴状，一般少于月经量，少数患者阴道流血较多似月经。阴道流血可伴有蜕膜管型或蜕膜碎片排出，是子宫蜕膜剥离所致。阴道流血常常在病灶去除后或绒毛滋养细胞完全坏死吸收后方能停止。

4. 晕厥与休克　由于腹腔内出血及剧烈腹痛，患者常有头昏、眼花、出冷汗、心悸，甚至晕厥休克。晕厥和休克的程度与出血的速度及量有关，但与阴道流血量不成正相关。

二、体格检查

1. 生命体征改变　当腹腔出血不多时，血压可代偿轻度升高，当腹腔出血较多时，可出现面色苍白、脉搏快而细弱、增快和血压下降等休克表现。通常体温正常，休克时体温略低，腹腔内血液吸收时体温略升高，一般不超过 38 ℃。

2. 腹部体查　下腹有明显压痛及反跳痛，尤以患侧为甚，但腹肌紧张较腹膜炎轻微。出血较多时，叩诊有移动性浊音。出血缓慢者或就诊较晚者形成血肿并与周围肠管、大网膜等组织包裹，可在腹部摸到半实质感、有压痛的包块。

3. 妇科检查　阴道内常有来自宫腔的少许血液。输卵管妊娠未发生流产或破裂者，除子宫略大较软外，仔细检查可触及胀大的输卵管及轻度压痛，输卵管妊娠流产或破裂，阴道后穹隆饱满，有宫颈举痛或摇摆痛，此为输卵管妊娠的体征之一，是加重了对腹膜的刺激所致。内出血多时，妇科检查子宫有漂浮感。子宫或其后方可触及肿块，其大小、形状、质地常有变化，边界多不清楚，触痛明显。病变持续较久时，肿块机化变硬，边界亦渐清楚。输卵管间质部妊娠时，子宫大小与停经月份基本符合，但子宫不对称，一侧角部突出，破裂所致的征象与子宫破裂极相似。

三、辅助检查

1. 血常规　血红蛋白与红细胞值的高低与内出血多少及检查的时间有关，当急性内出血开始时，因当时血液浓缩血红蛋白测定往往正常；1~2 日后血液稀释，血红蛋白浓度即下降；急性大量失血时，可有严重贫血；严密观察患者情况，必要时重复测定血红蛋白以作比较，白细胞数常常高达 $10 \times 10^9/L$。

2. B 型超声　B 型超声有助于明确异位妊娠部位和大小，阴道超声较经腹部超声准确性高。异位妊娠的声像特点：宫腔内未探及妊娠囊。若宫旁探及异常低回声区，且见卵黄囊、胚芽及原始心血管搏动，可确诊异位妊娠；若宫旁探及混合回声区，子宫直肠窝有游离暗区，虽未见胚芽及胎心搏动，也应高度怀疑异位妊娠；即使宫外未探及异常回声，也不能排除异位妊娠。由于子宫内有时可见到假妊娠囊（蜕膜管型与血液形成），应注意鉴别，以免误诊为宫内妊娠。

3. hCG 测定　尿或血清 hCG 测定对早期诊断异位妊娠至关重要。异位妊娠时，hCG 水平较宫内妊娠低，但超过 99% 的异位妊娠患者 hCG 阳性，极少数陈旧性宫外孕可表现为阴性。若超声检查无法明确妊娠部位，血清 hCG 值 ≥ 3500 U/L，则应怀疑异位妊娠；若血清 hCG 值 < 3500 U/L，患者病情稳定，继续观察 hCG 的变化：如果 hCG 持续上升，则复查经阴道超声明确妊娠部位；如果 hCG 没有上升或上升缓慢，可以刮宫送病理检查。

4. 腹腔穿刺　包括经阴道后穹隆穿刺和经腹壁穿刺，为简单可靠的诊断方法，适用于可疑腹腔内出血的患者。输卵管妊娠所致者抽出血液不凝固。当出血量多、移动性浊音阳性时，可直接经下腹壁一侧穿刺。若穿刺针头误入静脉，则血液较红，将标本放置10 分钟左右即可凝结。当无内出血或内出血很少、血肿位置较高或直肠子宫陷凹有粘连时，可能抽不出血液，因此阴道后穹隆穿刺阴性不能排除输卵管妊娠。

5. 诊断性刮宫　很少应用，适用于与不能存活的宫内妊娠的鉴别诊断和超声检查不能定位妊娠者。将宫腔排出物或刮出物做病理检查，切片中见到绒毛，可诊断为宫内妊娠；仅见蜕膜未见绒毛，有助于诊断异位妊娠。

四、诊断标准

输卵管妊娠流产或破裂后，多有典型的临床表现，根据停经、腹痛、阴道流血、休克等表现，结合体查及辅助检查可以诊断。

【鉴别诊断】

一、早期妊娠流产

腹痛多较缓和，部位多在下腹中央，阵发性，一般阴道流血量多，阴道流血多少与失血症状相符合，腹部无压痛或轻微压痛，一般无反跳痛，无移动性浊音，阴道检查宫颈无举痛，后穹隆不饱满，子宫旁无包块，对暂无生育要求或流血较多者，可与患者及家属说明，行诊断性刮宫明确诊断。

二、急性输卵管炎

有闭经史及早孕现象，体温升高，腹肌紧张，下腹两侧均有压痛，阴道检查后穹隆不饱满，子宫正常大，两侧附件处常有增厚，包块及压痛，有时一侧显著，后穹隆穿刺有时可抽出脓液，白细胞及中性分类高，妊娠试验阴性，特别是出血性输卵管炎，不仅有下腹部压痛、反跳痛，且有时可出现移动性浊音，后穹隆穿刺可抽出新鲜血液，术前难以鉴别，往往剖腹术后才明确诊断，术中可见输卵管增粗、充血水肿、见鲜血从伞端流出，病理为急性炎症，未见绒毛。

三、急性阑尾炎

无闭经及早孕现象，无阴道流血，腹痛多由上腹部开始，经脐周转移并局限于右下腹部，常伴有恶心、呕吐，无内出血症状，检查右下腹肌紧张，阑尾点压痛、反跳痛，无移动性浊音，阴道检查子宫颈无举痛，子宫正常大。如果阑尾炎症扩散波及右侧输卵管或范围更广，可有右侧附件压痛，或双侧压痛，否则两侧附件无明显发现，妊娠试验阴性，体温高，白细胞数增多。

四、卵巢囊瘤蒂扭转

下腹一侧突发疼痛，有腹部包块史，如扭转自行缓解，腹痛为一过性；扭转后形成囊内出血，则腹痛呈持续性，但压痛、反跳痛仅局限于包块上及其周围，无移动性浊音，阴道检查宫颈举痛，卵巢肿块边缘清晰，蒂部触痛明显，无闭经及早孕现象，无阴道流血史。

五、黄体破裂

黄体破裂多发生在月经前期，且往往发生在性交之后，无闭经及早孕现象，无阴道流血，腹痛性质及体征同输卵管妊娠破裂，妊娠试验阴性。

六、巧克力囊肿破裂

该病多发生在年轻妇女，易发生自发破裂，引起急性腹痛，但无闭经及早孕现象，无阴道流血，过去可能有渐进性痛经，有盆腔肿物史。

【西医治疗】

异位妊娠的治疗包括手术治疗、药物治疗和期待治疗。

一、手术治疗

根据是否保留患侧输卵管分为保守手术和根治手术，手术治疗适用于：①生命体征不稳定或有腹腔内出血征象者；②异位妊娠有进展者（如 hCG > 3000 U/L 或持续升高、有胎心搏动、附件区大包块等）；③随诊不可靠者；④药物治疗禁忌证或无效者；⑤持续性异位妊娠者。

1. 保守手术　适用于有生育要求的年轻妇女，特别是对侧输卵管已切除或有明显病变者。近年来，输卵管妊娠在流产或破裂前确诊者增多，采用保守手术者明显增多。根据受精着床部位及输卵管病变情况选择术式，若为伞部妊娠可行挤压将妊娠产物挤出；壶腹部妊娠行输卵管切开术，取出胚胎再缝合；峡部妊娠行病变节段切除及断端吻合。

2. 根治手术　根治手术适用于无生育要求的输卵管妊娠患者。如果输卵管病灶太大，破口太长，损及输卵管系膜及血管，和（或）内出血并发休克时亦应作输卵管切除。在行保守性手术中，输卵管出血无法控制时应当立即切除输卵管。目前的循证依据支持对侧输卵管正常者行患侧输卵管切除术更合适。重症患者应在积极纠正休克的同时，手术切除输卵管，并酌情处理对侧输卵管。在已有子女不再准备生育的妇女，可同时行对侧输卵管结扎，若有生育要求，可探查对侧输卵管，酌情处理改善对侧输卵管功能。输卵管间质部妊娠应争取在破裂前手术，避免可能威胁生命的大出血，手术应行子宫角部楔形切除及患侧输卵管切除，必要时切除子宫。

无论保守手术还是根治手术，通常在腹腔镜下完成。除非生命体征不稳定，需要快速进腹止血并完成手术。

二、药物治疗

采用化学药物治疗，主要适用于病情稳定的输卵管妊娠患者及保守性手术后发生持续性异位妊娠者。化疗必须用于异位妊娠确诊和排除了宫内妊娠的患者。

1. 符合下列条件可采用此方法　①无药物治疗禁忌证；②输卵管妊娠未发生破裂；③妊娠囊直径 < 4 cm；④血 hCG < 2000 U/L；⑤无明显内出血。

2. 主要的禁忌证　①生命体征不稳定；②异位妊娠破裂；③妊娠囊直径 ≥ 4 cm 或 ≥ 3.5 cm 伴胎心搏动；④药物过敏、慢性肝病、血液系统疾病、活动性肺部疾病、免疫缺陷、消化性溃疡等。

化疗主要采用全身用药，亦可采用局部用药。全身用药常用甲氨蝶呤，治疗机制是抑制滋养细胞增生，破坏绒毛，使胚胎组织坏死、脱落、吸收。治疗方案很多，常用剂量为 0.4 mg/（kg·d），肌内注射，5 日为 1 个疗程；若单次剂量肌内注射常用 50 mg/m²，在治疗第 4 日和第 7 日测血 hCG，若治疗后 4~7 日血 hCG 下降 < 15%，应重复治疗，然后每周测 hCG 直至 hCG 下降至 5 U/L。一般需 3~4 周。局部用药可采用在超声引导下穿刺或在腹腔镜下将甲氨蝶呤直接注入输卵管的妊娠囊内。

三、期待治疗

适用于病情稳定、血清 hCG 水平较低（< 1500 U/L）且呈下降趋势者。期待治疗必须向患者说明病情及征得同意。

【中医治疗】

一、中医辨证施治

1. 未破损期——胎阻胞络证

临床表现：短暂停经后下腹一侧隐痛，妊娠试验阳性或弱阳性，血 hCG 升高缓慢；B 超探及一侧附件混合性占位，宫内无孕囊。舌暗红，苔薄白，脉弦细涩。

病机：在未破损的早期，胎元不能运达子宫而停于宫外，瘀阻冲任，阻滞气机。

治法：活血祛瘀，消癥杀胚。

处方：宫外孕 I 号方加减。丹参、赤芍、桃仁、蜈蚣、天花粉各 10 g。

加减：若阴道流血淋漓不尽，可加紫草、三七化瘀止血，止血而不留瘀。

本期患者内服中药应酌情与西药同时使用，以提高杀胚效力。

2. 已破损期

（1）不稳定型——胎元阻络、气虚血瘀证（输卵管妊娠流产）

临床表现：停经后下腹一侧轻微疼痛反复发作，血 hCG 动态监测缓慢升高；B 超探及一侧附件混合性囊性占位，宫内未见孕囊。舌淡暗，苔薄白，脉细滑。

病机：在未破损的晚期，胎元自殒。

治法：益气化瘀，消癥杀胚。

处方：宫外孕 I 号方加减。丹参、赤芍、桃仁、紫草、蜈蚣、天花粉各 10 g。

加减：若少气懒言，乏力，加党参、黄芪益气以推动气血运行。

本型患者容易反复内出血，应中西药物配合继续杀胚，动态监测血 hCG、B 超和血常规，做好随时抢救休克的准备。

（2）休克型——气陷血脱证（输卵管妊娠破裂）

临床表现：停经后突发下腹一侧撕裂样剧痛，面色苍白，四肢厥冷，冷汗淋漓，烦躁不安，甚或昏厥，血压明显下降；后穹隆穿刺抽出陈旧不凝血；或 B 超探及一侧附件混合性囊性占位，子宫直肠陷凹积液。舌淡暗，苔薄白，脉沉细或芤。

病机：胎元停于宫外并致破损。

治法：此证为腹腔内出血所致，首应及时手术止血治疗。术后再辅以益气养血，活血化瘀治疗。

处方：四物汤加减。当归、熟地黄、白芍、川芎、黄芪。

休克型应中西医结合积极抢救，立即吸氧、输液、输血，补足血容量，维持血压和酸碱平衡。同时可服用中成药参附口服液加生脉口服液。患者应绝对卧床，严格控制饮食，禁止灌肠和不必要的盆腔检查。在纠正休克的同时应立即开腹手术。

（3）包块型——瘀结成癥证（陈旧性异位妊娠）

临床表现：输卵管妊娠破损日久，腹痛减轻或消失；血 hCG 持续下降或转阴性；B 超探及一侧附件混合性囊性占位。舌质暗，苔薄白，脉弦细或涩。

病机：络伤血溢于外而成瘀，瘀积日久则成癥。

治法：活血化瘀，消癥散结。

处方：宫外孕Ⅱ号方加减。丹参、赤芍、桃仁、三棱、莪术、乳香、没药。

加减：若气短乏力，神疲纳呆，加黄芪、党参、神曲以益气扶正，健脾助运；腹胀甚者，加枳壳、川楝子以理气行滞。

二、中成药处方

1. 血府逐瘀颗粒　口服，每次 1 包，每日 3 次。适用于胎元阻络证。
2. 散结镇痛胶囊　口服，每次 4 粒，每日 3 次。适用于胎元阻络证。

三、外治法

1. 丹参注射液　20 mL 加入 5% 葡萄糖注射液 500 mL，静脉滴注，每日 1 次。适用于血瘀证。

2. 中药外敷　以侧柏叶、大黄、黄柏、薄荷、泽兰等研末，加适量蜂蜜调敷患侧下腹部，可活血化瘀消癥，促进包块吸收。每天 1 次。

3. 中药保留灌肠　以毛冬青、败酱草、忍冬藤、大黄等煎液保留灌肠，可促进包块吸收。每日 1 次，每次 100 mL。适用于胎瘀阻滞证和瘀结成癥证。

四、针灸及其他疗法

1. 针灸疗法

治法：益气活血通络。

主穴：关元、归来、足三里、水道、三阴交、蠡沟。

根据相关症状进行配穴。腰酸加肾俞、次髎、委中；白带多加地机、阴陵泉；月经不调加照海、行间；腹胀加带脉、气海；有炎性肿块加府舍。先嘱患者排空小便，普通针刺，留针 30 分钟，每隔 10~15 分钟行针 1 次，每日治疗 1 次。可配合温针灸。

2. 其他疗法　可用推拿治疗，推拿部位以腰背部为主，常用按法、揉法、摩法、一指禅推法、拿法等。

【用药说明及治疗注意事项】

（1）输卵管妊娠行保守手术后，残余滋养细胞有可能继续生长，再次发生出血，引起腹痛等，称为持续性异位妊娠。术后应密切监测 hCG 水平，每周复查一次，直至正常水平。若术后 hCG 不降或升高、术后 hCG 未下降至术前的 50% 以下或术后 12 日未降至术前的 10% 以下，均可诊断为持续性异位妊娠，可给予甲氨蝶呤治疗，必要时需再手术。发生持续性异位妊娠的有关因素包括术前 hCG 水平过高、上升速度过快或输卵管肿块过大等。

（2）异位妊娠应用化学药物治疗，未必每例均获成功，故应在 MTX 治疗期间应用超声检查和血 hCG 进行严密监护，并注意患者的病情变化及药物毒副作用。若用药后 14 日血 hCG 下降并连续 3 次阴性，腹痛缓解或消失，阴道流血减少或停止者为显效。若病情无改善，甚至发生急性腹痛或输卵管破裂症状，应立即进行手术治疗。

（3）中医治疗只适用于输卵管妊娠的某些阶段，有其明确的适应证。治疗以化瘀杀胚为主要方法。治疗过程中仍需动态观察血 hCG、盆腔 B 超的变化，结合患者停经时间、腹痛症状等情况，予以动态评估，适时调整中医药治疗，或中西医结合药物治疗，或手术治疗的方案。

【预防】

曾有输卵管妊娠史，不管是经过保守治疗后自然吸收，还是接受输卵管保守性手术，再次异位妊娠的概率达 10%，有输卵管绝育史及手术史者，输卵管妊娠的发生率为 10%~20%，故有上述病史的女性一旦出现停经、腹痛、阴道不规则出血等相关症状，或属于计划内妊娠时，建议尽早完善相关检查了解是否异位妊娠。

因输卵管炎症是输卵管妊娠的主要病因，淋病奈瑟球菌及沙眼衣原体易导致输卵管黏膜炎，故一旦感染需系统规范地治疗；流产和分娩后感染往往引起输卵管周围炎，故流产及分娩后产褥期需注意卫生、预防及避免感染。

第十二节　产褥感染（产后发热）

【概述】

一、西医定义

产褥感染指分娩及产褥期（指从胎盘娩出至产妇全身各器官除乳腺外恢复至正常未孕状态所需的一段时期，通常为 6 周）生殖道受病原体侵袭，引起局部或全身感染，其发病率约为 6%。产褥病率指分娩 24 小时以后的 10 日内，每日测体温 4 次，间隔时间 4 小时，有 2 次体温达到或超过 38 ℃。产褥病率常由产褥感染引起，但也可由生殖道以外感染如急性乳腺炎、上呼吸道感染、泌尿系统感染、血栓静脉炎等原因所致。产妇体质虚弱、贫血、阴道环境差、胎膜早破、羊膜腔感染、慢性疾病、产科手术、产程延长、产前产后出血过多、多次宫颈检查等，均可成为产褥感染的诱因。本章主要阐述产褥感染所致的产后发热。

二、中医认识

产褥感染属中医学"产后发热"范畴。产后发热始见于《素问·通评虚实论》："乳子而病热……手足温则生，寒则死。"《金匮要略·妇人产后病脉证并治》载有产后发热条文三条，载方三首，但只言其临床症状及方药，未论及病机。《诸病源候论》最早论述本病病因病机，提出产后发热病因有风邪、阴阳不和、寒伤、热伤、瘀血等。病机为"阳盛则热，阴盛则寒，阴阳相加"。"其腹时刺痛"是辨瘀血的要点。《陈素庵妇科补解·产后众疾门》有多篇产后发热专论，其论病因病机颇为全面，将病因分为外因、内因两大类，补充了蒸乳、伤食、劳伤肾气均为引起产后发热的病因病机，且针对不同病因，分别治之。遣方用药皆以四物汤加味。《景岳全书·妇人规》对本病的认识更加深入，将发热分为外感风寒、邪火内盛、水亏阴虚、劳倦虚烦、去血过多等，其分型论治至今仍基本沿用。《医宗金鉴·妇科心法要诀》则将产后发热分为伤食、外感、血瘀、血虚、蒸乳等类型，亦颇合临床实际。感染邪毒致病者，根据其症情严重、传变迅速的特点，属温热病的范畴，故叶天士在《外感温热篇》中指出："产后之法……当如虚怯人病邪而治，总之无犯实实虚虚之禁。"吴又可《温疫论》指出"新产亡血过多，冲任空虚……皆能受邪，与经水适断同法"，可选用热入血室的代表方小柴胡汤治疗产后发热。温病学家为产后发热感染邪毒证提供了有实践意义的施治原则和用药准绳。本病主要病机为产后体虚，感染邪毒，正邪交争。如热毒不解，极易传入营血或内陷心包，出现急危重症。

【诊断依据】

一、临床表现

（一）急性外阴、阴道、宫颈炎

分娩时由于会阴裂伤或会阴侧切伤口感染，表现为局部灼热、疼痛、下坠，伤口裂开，压痛明显，脓性分泌物排出，严重时发热。阴道裂伤及挫伤感染表现为黏膜充血、水肿、溃疡、脓性分泌物增多。感染部位较深时，可引起阴道旁结缔组织炎。宫颈裂伤感染向深部蔓延，可达宫旁组织，引起盆腔结缔组织炎。

（二）急性子宫内膜炎、子宫肌炎

病原体经胎盘剥离面侵入，扩散到蜕膜后，称子宫内膜炎。感染侵及子宫肌层，称子宫肌炎。两者常并发。子宫内膜炎表现为子宫内膜充血、坏死，阴道大量脓性分泌物，有臭味。子宫肌炎表现为腹痛、子宫压痛，恶露增多脓性有臭味，子宫复旧不良，重者出现寒战、高热，头痛、心率快、白细胞增多，下腹部压痛轻重不一，恶露不一定多，易被误诊。

（三）急性盆腔结缔组织炎、急性输卵管炎

病原体沿子宫旁淋巴或血行达宫旁组织，出现急性炎性反应而形成炎性包块，同时波及输卵管系膜、管壁。若侵及整个盆腔，也可形成"冰冻骨盆"。淋病奈瑟双球菌沿生殖道黏膜上行感染，达输卵管与盆腹腔，形成脓肿后，可以高热不退。

（四）急性盆腔腹膜炎及弥漫性腹膜炎

炎症继续发展，扩散至子宫浆膜，形成盆腔腹膜炎，继而发展成弥漫性腹膜炎，出现全身中毒症状，如高热、恶心、呕吐、腹胀、下腹部压痛、反跳痛明显。因产妇腹壁松弛，腹肌紧张多不明显。因腹膜面炎性渗出、纤维素覆盖引起肠粘连，也可在直肠子宫陷凹形成局限性脓肿，若脓肿波及肠管与膀胱可出现腹泻、里急后重与排尿困难。急性期治疗不彻底能发展成盆腔炎性疾病后遗症，可导致不孕。

（五）血栓性静脉炎

类杆菌和厌氧菌是常见的致病菌。可累及卵巢静脉、子宫静脉、阴道静脉、髂内静脉，髂总静脉及下腔静脉，病变常为单侧性，患者多于产后1~2周，表现为寒战、高热、反复发作或持续数周，不易与盆腔结缔组织炎鉴别。下肢血栓性静脉炎常继发于盆

腔静脉炎，病变多在股静脉、腘静脉及大隐静脉，有弛张热，下肢持续性疼痛，局部静脉压痛或触及硬索状，使血液回流受阻，引起下肢水肿，皮肤发白，习称"股白肿"。病变轻时无明显阳性体征，彩色超声多普勒可以协助诊断。

（六）脓毒血症及败血症

当感染血栓脱落进入血循环时可引起菌血症，发展为脓毒血症及迁徙性脓肿（肺脓肿、肾脓肿），若细菌大量进入血循环并繁殖形成脓毒血症，可致感染性休克、多器官功能衰竭，出现持续高热、寒战、全身明显中毒症状，危及生命。

二、辅助检查

（1）超声检查、CT、核磁共振等检测，对感染形成的炎性包块、脓肿，做出定位及初步定性诊断。

（2）检测血清 C– 反应蛋白、降钙素原等感染指标升高。

（3）化验宫腔分泌物、脓肿穿刺物、后穹隆穿刺物，做细菌培养和药物敏感试验，必要时需做血培养和厌氧菌培养、病原体抗原和特异抗体检测。

三、诊断标准

发热、疼痛、异常恶露，为产褥感染三大主要症状。诊断需根据病史、临床表现、体格检查、辅助资料综合判定，具体如下。

（一）详细询问病史

排除引起产褥病率的其他疾病。

（二）全身及局部体查

常用的诊断标准：体温 ≥ 38℃，恶露臭，腹部压痛、子宫压痛。仔细检查腹部、盆腔及伤口，确定感染部位和严重程度。通过全身检查、三合诊或双合诊，有时也可触到增粗的输卵管或盆腔脓肿包块。

（三）辅助检查

进行血尿常规化验，检测血清 C– 反应蛋白是否升高，有助于早期诊断感染。彩色超声多普勒、CT、磁共振等检查能对产褥感染形成的炎性包块、脓肿以及静脉血栓做出定位及定性诊断。

（四）确定病原体

病原体的鉴定对产褥感染诊断与治疗非常重要，通过宫腔分泌物、脓肿穿刺物、后穹隆穿刺物做细菌培养和药物敏感试验，必要时需做血培养和厌氧菌培养、病原体抗原和特异抗体检测，可以作为快速确定病原体的方法。

【鉴别诊断】

主要与上呼吸道感染、急性乳腺炎、泌尿系统感染相鉴别，各系统感染除有发热，还有咳嗽、咳痰、乳房肿痛、乳房脓肿形成、尿频、尿急、尿痛等相应症状。

【西医治疗】

一旦诊断产褥感染，原则上应给予广谱、足量、有效抗生素，并根据感染的病原体调整抗生素治疗。对脓肿形成或宫内残留感染组织者，应积极进行感染灶的处理。

一、支持疗法

纠正贫血与电解质紊乱，病情严重或贫血者，少量多次输新鲜血或血浆纠正贫血并增强免疫力。

二、胎盘、胎膜残留处理

在有效抗感染的同时，清除宫腔内残留物。患者急性感染伴发高热，应有效控制感染，同时行宫内感染组织的钳夹术，在感染彻底控制、体温正常后，再彻底清宫，避免因刮宫引起感染扩散、子宫内膜破坏和子宫穿孔，取半卧位等手段去除病原组织。

三、抗生素的应用

应注意需氧菌与厌氧菌及耐药菌株的问题。感染严重者，首选广谱高效抗生素等综合治疗。必要时可短期加用肾上腺糖皮质激素，提高机体应激能力。

四、治疗血栓性静脉炎

应用大量抗生素的同时，可加用肝素，即 150 U/（kg·d）肝素加 5% 葡萄糖液 500 mL，静脉滴注，每 6 小时 1 次，体温下降后改为每日 2 次，连用 4~7 日；尿激酶 40 万 U 加入 0.9% 氯化钠注射液或 5% 葡萄糖注射液 500 mL 时，静脉滴注 10 日。用药期间监测凝血功能时，还可口服双香豆素、阿司匹林等其他抗凝药物。若化脓性血栓不断扩散，可考虑结扎卵巢静脉、髂内静脉等，或直接取栓。严重病例可引起中毒性休克、肾衰竭、应积极抢救，治疗应争分夺秒，否则可致死。

【中医治疗】

一、中医辨证施治

1.感染邪毒证

临床表现：产后高热寒战，小腹疼痛拒按，恶露量多或少，色紫暗如败酱，气臭秽，烦躁，口渴引饮，尿少色黄，大便燥结。舌红，苔黄而干，脉数有力。

病机：新产血室正开，百脉俱虚，邪毒乘虚内侵，损及胞宫、胞脉，正邪交争。

治法：清热解毒，凉血化瘀。

处方：五味消毒饮合失笑散加减。金银花、野菊花、蒲公英、紫花地丁、天葵子、蒲黄炭、五灵脂、牡丹皮、赤芍、鱼腥草、益母草各 10 g。

加减：若高热不退、大汗出、烦渴引饮、脉虚大而数，加生石膏、知母、天花粉、芦根、沙参等以清热透邪、生津止渴；下肢肿胀、疼痛者，加路路通、鸡血藤、丹参等活血通络；发热、腹痛拒按、大便不通之热瘀成脓者，用大黄牡丹汤加味以清热逐瘀、排脓通腑。

2.热入营血证

临床表现：产后高热汗出，烦躁不安，皮肤斑疹隐隐。舌红绛，苔黄燥，脉弦细而数。

治法：清营解毒，散瘀泄热。

病机：感染邪毒不解，火热炽盛，加之产后元气大伤，邪毒内陷，热入营血，与血搏结，损伤营阴。

处方：清营汤加减。水牛角、生地黄、玄参、竹叶、麦冬、丹参、黄连、金银花、连翘各 10 g。

加减：若高热不退，口干口苦，口舌生疮，小便炽热、大便干结，加紫花地丁、蒲公英、栀子、牡丹皮清热凉血解毒。

3.热陷心包证

临床表现：产后高热不退，神昏谵语，甚至昏迷，面色苍白，四肢厥冷。舌红绛，脉微而数。

病机：营分失治，热毒深陷。

治法：清心开窍。

处方：清营汤送服安宫牛黄丸或紫雪丹。

加减：若汗出乏力，脉微无力，可加人参、麦冬以益气生津。

病情进一步发展至热深厥脱，出现冷汗淋漓、四肢厥冷、脉微欲绝等亡阳证候者，急宜回阳救逆，方用独参汤、参附汤或生脉散。

二、中成药处方

1.安宫牛黄丸或紫雪丹　口服，每次 1 丸，每日 1 次。适用于热陷心包证。
2.西黄丸　口服，每次 3 g，每日 2 次。适用于盆腔或生殖道有脓肿形成者。

三、外治法

会阴伤口感染，局部红、肿、热、痛，或有脓性分泌物，用蒲公英、马齿苋、黄连、黄柏、赤芍、牡丹皮、金银花等煎水熏洗。

四、其他疗法

产褥感染（产后发热）腹壁切口感染者，给予局部超声短波、紫外线、脉冲激光等治疗。外阴感染者及急性附件炎，给予局部超短波、微波及低剂量光疗等。

【用药说明及治疗注意事项】

产后发热中感染邪毒型属急重症，证候复杂多样，变化迅速，以中西医结合治疗为主，治疗时要把握时机，准确辨证，合理诊治，及时控制病情，以防他变。另外，还要注意产后"多虚""多瘀"的特点，扶正祛邪，"勿拘于产后，勿忘于产后"，病情需要攻下者，虽石膏、大黄亦可大胆应用，唯当"中病即止"。

【预防】

充分做好预防和产后调护工作，以避免本病的发生：①加强孕期保健，注意均衡营养，增强体质，孕晚期应禁房事；②正确处理分娩，产程中严格无菌操作，尽量避免产道损伤和产后出血，及时仔细缝合；③产褥期应避风寒，慎起居，保持外阴清洁，严禁房事，以防外邪入侵；④产后取半卧位，有利于恶露排出；⑤防患于未然，凡有产道污染、产道手术、胎膜早破、产后出血等有感染可能者，给予抗生素或清热解毒之品，预防病邪入侵。

（余　建　周　婷　郭　鲲　徐　萌）

【参考文献】

［1］谢幸，孔北华，段涛．妇产科学［M］.9版.北京：人民卫生出版社，2018.

［2］中华医学会妇产科学分会妇科内分泌学组．排卵障碍性异常子宫出血诊治指南［J］.中华妇产科杂志，2018，53（12）：801-807.

［3］熊森林，郑维鑫，陈惠玲，等．穴位贴敷治疗原发性痛经的选穴与用药规律分析［J］.中华中医药杂志，2019，34（7）：3242-3246.

［4］石文英，章薇，郭凤英．扶阳罐治疗原发性痛经（寒湿凝滞证）的临床观察［J］.中国中医急症，2017，26（10）：1867-1869.

［5］中华医学会妇产科学分会内分泌学组及指南专家组．多囊卵巢综合征中国诊疗指南［J］.中华妇产科杂志，2018，53（1）：2-6.

［6］沈铿，马丁．妇产科学［M］.3版.北京：人民卫生出版社，2016.

［7］陈静，刘木彪．子宫颈低级别鳞状上皮内病变的规范化处理及随访［J］.中国实用妇科与产科杂志，2020，36（7）：601-604.

［8］高蜀君，隋龙．子宫颈高级别鳞状上皮内病变的规范化处理及随访［J］.中国实用妇科与产科杂志，2020，36（7）：604-608.

［9］中华医学会妇产科学分会感染性疾病协作组．盆腔炎症性疾病诊治规范（修订版）［J］.中华妇产科杂志，2019，54（7）：433-437.

第十五章

五官口腔疾病

第一节 原发性青光眼

原发性青光眼是一类发病机制尚未完全明了的青光眼。因眼压升高时，前房角可开放或关闭，故又分为开角型青光眼（open angle glaucoma，OAG）和闭角型青光眼（angle-closure glaucoma，ACG）。我国 ACG 居多，欧美则 OAG 多见。

Ⅰ. 原发性开角型青光眼

【概述】

一、西医定义

原发性开角型青光眼（primary open angle glaucoma，POAG）又称"慢性单纯性青光眼"，是一种由眼压升高而致视神经损害、视野缺损，最后导致失明的眼病。其特点是眼压升高，但房角宽而开放，房水外流受阻于小梁网-Schlemm 管系统。本病进展缓慢，且无明显自觉症状，不易早期发现，部分患者直到视野损害明显时才就诊。约 50% 原发性开角型青光眼患者早期检查眼压正常，故多次随访检查眼压十分必要。本病多见于 20~60 岁的患者，男性略多于女性，多为双眼发病。

二、中医认识

本病属中医学"青风内障"（《太平圣惠方》）范畴，又名"青风"（《千金翼方》）。本病在《太平圣惠方·治眼内障诸方》中曰："青风内障，瞳仁虽在，昏暗渐不见物，状如青盲。"《证治准绳·杂病·七窍门》中有描述："青风内障证，视瞳神内有气色昏蒙，如晴山笼淡烟也。然自视尚见，但比平时光华则昏蒙日进。"同时提出"急宜治之……不知其危而不急救者，盲在旦夕耳"。多因情志抑郁，忧忿悖怒，肝气郁结，郁而化火，上扰清窍；或素有头风痰火，或劳瞻竭视，真阴暗耗，肝肾阴亏，阴不潜阳，肝阳上亢等致气血不和，脉络不利，玄府闭塞，神水瘀积，酿生本病。本病初起时病情轻，病势缓，视力下降不明显，极易被患者忽略，当发展至行走碰物撞人，视野缩窄，已损害目系，邪坚病固，治疗就极为困难。本病多为双眼受累，可双眼同时或先后发病。

【诊断依据】

一、临床表现

本病发病较为隐蔽，进展相当缓慢。一般为双眼发病，可有先后轻重之分。多数人早期自觉症状不明显或无自觉症状。少数人可因视力过度疲劳或失眠后眼压升高出现眼胀、头痛、视物模糊或虹视。随着病情进展，眼胀头痛等自觉症状可以加重。晚期可见视野缩小、视力减退或失明。

检查可见双眼眼压、视盘、视野改变及瞳孔对光反射的不对称性。

1. 眼压　早期表现为眼压的不稳定性，可正常或一天之内有数小时眼压升高，随病情发展，眼压逐渐增高。

2. 眼前节　多无明显异常。当双眼视神经损害程度不一致时，可发生相对性传入性瞳孔阻滞。

3. 眼底　表现为视盘凹陷进行性扩大加深，垂直径杯/盘（C/D）值增大，常大于0.6；或两眼视盘凹陷不对称，杯/盘之差值＞0.2；视盘上或盘周浅表线状出血；视网膜神经纤维层缺损；病至晚期，视盘边缘呈穿凿状，盘沿几乎消失，视盘血管偏向鼻侧，由凹陷边缘呈屈膝状爬出，视盘颜色苍白。有的病例在视盘上还可见动脉搏动。

4. 视野　视野缺损在视盘出现病理性改变时就会出现。早期主要有孤立的旁中心暗点、弓形暗点、与生理盲点相连的鼻侧阶梯。进展期可出现环状暗点、扇形缺损、鼻侧视野缺损和向心性视野收缩。晚期形成管状视野或仅存颞侧视岛。

二、辅助检查

1. 眼压描记及激发试验　眼压描记之房水流畅系数低于正常；激发试验阳性。测量24 小时眼压曲线，眼压波动大于 8 mmHg、双眼压差大于 5 mmHg 时有诊断意义。

2. 色觉检查　可有色觉障碍。青光眼患者的蓝 – 黄色觉比红 – 绿色觉易受侵犯且更严重。

3. 对比敏感度检查　空间对比敏感度下降；时间对比敏感度检查时，可见在旁中心视野有弥漫性闪烁敏感度下降。

4. 眼电生理检查　P-ERG 振幅下降，P-VEP 峰潜时延迟等。

5. 眼底荧光素血管造影检查　可显示视盘普遍性弱荧光。在视盘的上下极近边缘处，可有局限性绝对性充盈缺损，常与视野缺损的部位和严重程度相一致。

6. 视神经乳头立体照相或计算机辅助眼底视盘影像分析仪检查　如偏振光或激光共焦扫描等定量分析，可判断视盘细微的形态结构变化，有助于本病的诊断。

7. 光学相干断层扫描检查　可发现青光眼视网膜神经纤维层的萎缩和缺损改变，且其改变早于视盘和视野的损害，是青光眼眼底结构改变的最早表现之一。

8. 其他检查　裂隙灯加接触镜无赤光检查、眼底照相、激光偏振扫描测量法（scanning laser polarimetry，SLP）。

三、诊断标准

本病多无自觉症状，在早期极易漏诊，大多数病例是通过健康体检发现的。其主要诊断指标为眼压升高、视盘损害和视野缺损。此三项指标中，只要其中两项为阳性，房角检查为开角，诊断即可成立。

（1）眼压升高（Goldmann 眼压计）≥ 24 mmHg，或 24 小时眼压波动幅度 > 8 mmHg。

（2）典型的视野缺损，有可重复性旁中心暗点和鼻侧阶梯。

（3）视盘损害，C/D > 0.6，或双眼 C/D 差值 > 0.2。

（4）房角检查为宽角，永久开放，不随眼压的高低而变化。

（5）对比敏感度下降，获得性色觉异常等。

【鉴别诊断】

慢性闭角型青光眼与开角型青光眼相鉴别：最主要的鉴别方法是在高眼压情况下检查房角，如高眼压下房角开放则为开角型青光眼。

【西医治疗】

一、治疗原则

本病若通过药物能使眼压控制在安全水平，视野和视盘损害不继续加重者，可不行手术治疗；若药物治疗无效或无法耐受长期用药者，须手术治疗。

二、局部用药

1.缩瞳剂　如 1%~2% 毛果芸香碱滴眼液滴眼。

2.β肾上腺素受体阻滞剂　常用 0.25%~0.5% 噻吗洛尔滴眼液或 0.3% 美替洛尔滴眼液。

3.肾上腺素能受体激动剂　常用 1% 肾上腺素滴眼液、0.2% 溴莫尼定滴眼液。

4.碳酸酐酶抑制剂　如 1% 布林佐胺滴眼液。

5.前列腺素制剂　如 0.005% 拉坦前列素滴眼液、0.004% 曲伏前列腺素、0.03% 贝美前列腺素，以通过增加葡萄膜巩膜旁道的房水引流来降低眼压。

三、口服药物

碳酸酐酶抑制剂，如口服乙酰唑胺，每次 0.125 g；或醋甲唑胺，每次 25 mg。

四、使用高渗剂

常用 50% 甘油 2~3 mL/kg 口服，或用 20% 甘露醇 1~2 g/kg 快速静脉滴注。

五、手术治疗

1.激光治疗　如药物治疗不理想，可试用氩激光小梁成形术。

2. 滤过性手术　近来有人主张一旦诊断明确，且已有明显视盘、视野改变时，此术可作为首选的治疗手段，并认为比长期药物治疗失败后再做手术的效果更好。

【中医治疗】

一、中医辨证论治

1. 肝郁气滞证

临床表现：常在情绪波动后出现头目胀痛，或有虹视，或瞳神稍大，眼底杯盘比大于 0.6，眼压偏高，或兼情志不舒，胸胁满闷，食少神疲，心烦口苦；舌红，苔黄，脉弦细。

病机：肝郁气滞，日久化火，气火上逆，目中脉络不畅，故头目胀痛，口苦心烦，舌红，苔黄，脉弦细，为气郁化火之候。

治法：疏肝清热。

处方：丹栀逍遥散加减。柴胡、当归、白芍、茯苓、白术、甘草、薄荷、生姜、牡丹皮、栀子。

加减：因肝郁而阴血亏虚较甚者，加熟地黄、女贞子、桑椹滋阴养血；若肝郁化火生风，去薄荷、生姜，加夏枯草、菊花、钩藤、羚羊角等以增清热平肝息风之功。若头目时有胀痛，视力渐降，可加菊花、白芷以清肝明目止痛。

2. 痰湿泛目证

临床表现：早期偶有视物昏蒙，或瞳神稍大，眼底杯盘比增大，或两眼杯盘比差值大于 0.2，严重时视盘苍白，可见视野缺损，甚或呈管状视野，眼压增高，可伴头眩目痛，胸闷恶心，食少痰多，心烦而悸，舌淡，苔白腻，脉滑或滑数。

病机：先天禀赋不足或久病耗气伤阳，脾阳失于温养，气机凝滞，水湿运化无力，痰湿犯目，有碍神光发越，故眼胀时作，头昏目眩，恶心欲呕并有相关舌脉表现，为痰湿之候。

治法：温阳化痰，利水渗湿。

处方：温胆汤合五苓散加减。陈皮、半夏、茯苓、甘草、枳实、竹茹、桂枝、白术、猪苓、泽泻。

加减：痰湿上泛，头眼胀痛者，可加川芎、车前草、通草以活血利水渗湿。若心烦失眠，加酸枣仁、茯神养心安神。

3. 肝肾亏虚证

临床表现：病久瞳神渐散，中心视力日减，视野明显缩窄，眼珠胀硬；头晕耳鸣，失眠健忘，腰膝酸软；舌红少苔或无苔，脉沉细数。或面白肢冷，精神倦怠，夜间多尿，舌淡苔白，脉沉细。

病机：病至后期，肝肾精血亏虚，目窍失养，故神光衰微，视盘苍白；头晕失眠，腰膝无力，舌淡苔薄，脉沉细无力为精血不足之表现；阴损及阳，则面白肢冷，精神倦怠，舌淡苔白，脉细沉。

治法：补益肝肾，活血明目。

处方：加减驻景丸。楮实子、菟丝子、枸杞子、车前子、五味子、当归、熟地黄、花椒。

加减：偏阴虚者，用杞菊地黄丸加减；偏阳虚者，金匮肾气丸加减。若嫌力薄，可加菟丝子、五味子等补肝肾明目；若气血不足，可酌加黄芪、党参、当归、川芎、白芍等补益气血。视力日减，视野逐渐窄缩者，加党参、白芍、川芎等益气养血。

二、中成药处方

1. 益脉康片　吞服，或用水分散后口服。一次2片，一日3次。活血化瘀。适用于经药物或手术治疗后眼压已控制的青光眼视野缺损，并可用于治疗青光眼性视神经病变，有助于扩大或保持视野。

2. 复明片　口服。一次5片，一日3次。滋补肝肾，养阴生津，清肝明目。适用于早、中期肝肾阴虚者。

3. 杞菊地黄丸　口服，小蜜丸：一次9g，一日2次；浓缩丸：一次8丸，一日3次；水蜜丸：一次6g，一日2次；大蜜丸：1次1丸，一日2次。适用于肝肾阴虚者。

4. 石斛夜光丸　口服，水蜜丸一次6g，小蜜丸一次11g，大蜜丸一次2丸，一日2次。适用于肝肾不足者。

三、针灸及其他治疗

1. 针灸疗法

治法：疏肝理气，养肝明目。取穴以眼区局部穴及足厥阴肝经穴为主。

主穴：睛明、球后、承泣、光明、太冲。

根据辨证分型进行配穴。肝气郁结配期门；心脾两虚配心俞、脾俞；肝肾亏虚配肝俞、肾俞。常规针刺，针刺睛明、球后、承泣应注意避免伤及眼眶内重要组织和血管。留针30分钟，每日治疗1次。可配合穴位注射，即取肝俞、肾俞、光明、太冲等穴，每次选取2~3穴，选用B族维生素注射液，常规穴位注射。

2. 其他疗法　可用穴位按压，即取眼眶周围穴位，用拇指螺纹面桡侧缘依次按顺序逐一点压按揉，每次按揉10~15分钟，每日1~2次。

【用药说明及治疗注意事项】

（1）药物使用以浓度最低、次数最少、效果最好为原则。

（2）有心传导阻滞、窦房结病变、支气管哮喘者，应忌用β肾上腺素受体阻滞剂。

（3）肾上腺素能受体激动剂对严重高血压、冠心病患者不宜使用。

（4）口服药物碳酸酐酶抑制剂不宜久服。

（5）静滴高渗剂中甘油参加体内糖代谢，糖尿病患者慎用。

【预防与调护】

一、预防

早期发现、早期诊断和早期治疗：积极参加青光眼普查，一旦发现眼压偏高、视野有改变或眼底杯盘比正常值偏大时，尽量做相关检查，以明确诊断或排除此病。若已确诊本病，应积极治疗，定期观察视力、眼压、眼底及视野情况。

二、调护

（1）生活调护：保持心情舒畅，避免情绪激动，生活有规律，不宜熬夜。

（2）饮食调护：饮食宜清淡，戒除烟酒，少食辛辣炙煿，保持大便通畅。控制饮水，每次饮水不宜超过 250 mL，间隔 1~2 小时再次饮用。

（3）颈椎小关节错位患者要及时检查复位，排除对眼压影响的因素。

Ⅱ. 原发性闭角型青光眼

【概述】

一、西医定义

原发性闭角型青光眼（primary angle-closure glaucoma，PACG）是一种因周边虹膜堵塞小梁网，或与小梁网产生永久粘连，使房水外流受阻，引起以眼压升高、视功能损害为主要表现的一类青光眼。患眼具有房角狭窄、周边虹膜易与小梁网接触的解剖特征，临床上根据眼压升高的急与缓，又分为急性和慢性两种。急性闭角型青光眼多见于 50 岁以上的老年人，女性更常见，男女之比约为 1：2。慢性闭角型青光眼以男性较多见，发病年龄较急性闭角型青光眼早。

二、中医认识

根据本病的临床表现，急性闭角型青光眼与中医学"绿风内障"（《太平圣惠方》）相似，慢性闭角型青光眼与中医学"黑风内障"（《秘传眼科龙木论》）相似。《龙树菩萨眼论》对本病论述较为详尽："若眼初觉患者，头微旋，额角偏痛，连眼眶骨及鼻额时时痛，眼涩，兼有花，睛时痛"。对该病瞳神变化的描述又以《证治准绳·杂病·七窍门》最为详细："瞳神气色浊而不清，其色如黄云之笼翠岫"。本病的病因与发病多因七情内伤、情志不舒，郁久化火，火动风生，肝胆风火上扰；或肝气乘脾，聚湿生痰，痰郁化热生风，肝风痰火上扰清窍；或肝气郁结，气机阻滞，疏泄失权，气火上逆；或劳神过度，嗜欲太过，阴精内损，肝肾阴虚，阴不制阳，风阳上扰；或脾胃虚寒，浊气不化，饮邪上犯；或肝肾阴虚，水不制火，虚火上炎等诸种因素，均可导致气血失和，气滞血瘀，眼孔不通，目中玄府闭塞，神水积滞而酿生本病。

【诊断依据】

一、临床表现

（一）急性闭角型青光眼

本病有几个不同的临床阶段（分期），不同的病期各有其一定的特点。

1.临床前期　如一眼发生急性闭角型青光眼，具有浅前房、窄房角、虹膜膨隆等局部解剖因素，而没有任何症状的另一眼则为临床前期；或有家族史，暗室试验阳性，双眼具有浅前房、窄房角、虹膜膨隆等局部表现，但未发作，则为临床前期。

2.前驱期（先兆期）　表现为一过性或反复多次的小发作，如一过性虹视、雾视、眼胀，或伴同侧鼻根部酸胀、额部疼痛，经休息后自行缓解或消失。若即刻检查可发现眼压升高（常在 40 mmHg 以上），眼局部或有轻度充血，角膜轻度雾状混浊，前房浅，瞳孔稍扩大，对光反射迟钝。

3.急性发作期　起病急，自觉患眼剧烈胀痛，甚至眼胀欲脱，伴同侧头痛、虹视、畏光、流泪、视力急剧下降，严重者仅留眼前指数或光感，可有恶心、呕吐等全身症状。检查时，可见眼睑水肿，混合充血，角膜上皮水肿呈雾状或毛玻璃状、角膜后色素沉着，前房极浅，瞳孔中度散大，常呈竖椭圆形及淡绿色，对光反射消失。眼压一般在 50 mmHg 以上，个别严重病例可高出本人舒张压。因角膜水肿，眼底多看不清。眼压下降后，症状减轻或消失，视力好转，但常留下角膜后色素沉着、虹膜扇形萎缩、房角广泛粘连、瞳孔无法恢复正常形态和大小等眼前节改变。高眼压可引起瞳孔区晶状体前囊下呈卵圆形或点片状灰白色混浊，称为"青光眼斑"。临床上凡见青光眼斑，提示曾有急性闭角型青光眼的大发作。

4.间歇期　有明确小发作史；房角开放或大部分开放；不用药或少量缩瞳药即能使眼压稳定在正常范围。急性大发作经积极治疗后，症状和体征消失，视力部分或完全恢复，或进入间歇期，但随时有急性发作的可能。

5.慢性期　急性大发作或反复小发作后，病情呈慢性进展，视力下降，视野改变，房角广泛粘连，小梁网功能大部分遭受破坏，眼压中度升高，眼底视盘呈病理性凹陷及萎缩，并出现相应视野缺损。

6.绝对期　持续性高眼压使视神经遭受严重损害，视力全部丧失，有时可出现眼部剧烈疼痛。

（二）慢性闭角型青光眼

本病在发作时眼前部没有充血，自觉症状也不明显，如果不查房角易被误诊为开角型青光眼。

本病发作时常有虹视，其他自觉症状如头痛、眼胀、视物模糊等都比较轻微，眼压中度升高，多在 40 mmHg 左右，发作时房角大部或全部关闭，充分休息和睡眠后，房角可再开放，眼压下降，症状消失。随病情发展或反复发作，房角即发生粘连，继而眼压持续升高，晚期则出现视神经萎缩，视野缺损，最后完全失明。

二、实验室及其他检查

（一）房角镜检查

房角镜检查是证实房角关闭的重要依据。角膜水肿严重者，需要先用药物降压，待角膜情况好转后才能看清房角情况。

（二）超声生物显微镜（ultrasound biomicroscope，UBM）

UBM 可分析青光眼患者的前房容积，计算其房角开放的程度，并了解眼前节局部组织结构的变异。

（三）激光扫描偏振仪（scanning laser polarimetry，SLP）

SLP 即神经纤维分析仪（nerve fiber analyzer，NFA）检查。高眼压者的延迟值比正常人低，其特点是下方延迟比上方明显，且 SLP 延迟值的改变与视野损害程度相一致，但比视野要敏感。

三、诊断标准

（一）急性闭角型青光眼急性发作期

（1）视力急剧下降。

（2）眼压突然升高，眼球坚硬如石。

（3）角膜水肿，瞳孔呈竖椭圆形散大且带绿色外观。

（4）眼局部混合充血。

（5）前房极浅，前房角闭塞。

（6）伴有剧烈的眼胀痛、同侧头痛、恶心、呕吐等。

（二）慢性闭角型青光眼

症状不明显时，要观察高眼压和正常眼压下的前房角状态。周边前房浅，中央前房深度略浅或接近正常，虹膜膨隆现象不明显。

（1）房角中等狭窄，有不同程度的虹膜周边前粘连。

（2）眼压中等度升高，常在 40 mmHg 左右。

（3）眼底有典型的青光眼性视盘凹陷。

（4）伴有不同程度的青光眼性视野缺损。

【鉴别诊断】

急性闭角型青光眼应与急性虹膜睫状体炎和急性结膜炎相鉴别，其内容详见表 15-1。

表 15-1　急性闭角型青光眼、急性虹膜睫状体炎、急性结膜炎鉴别表

	急性闭角型青光眼	急性虹膜睫状体炎	急性结膜炎
疼痛	头、眼剧烈胀痛	眼痛，夜间甚	眼灼热痛、痒
视觉	视力锐降、虹视	明显下降，无虹视	正常
结膜	睫状充血或混合充血	睫状充血或混合充血	结膜充血，或有点状、片状结膜下出血
角膜	雾状水肿	透明，角膜后有沉着物	透明
前房	浅或极浅	正常	正常

续表

	急性闭角型青光眼	急性虹膜睫状体炎	急性结膜炎
房水	混浊	混浊，甚至有前房积脓	正常
虹膜	纹理不清	纹理不清	正常
瞳孔	散大	缩小	正常
晶状体	青光眼斑，或见色素沉着	透明，色素沉着	正常
眼压	升高	正常	正常
全身症状	患眼同侧头痛，多伴恶心、呕吐	或有头痛，不剧	多无明显不适

此外，本病如合并有恶心、呕吐、腹泻等胃肠道症状，应注意眼部检查，与急性胃肠炎进行鉴别。

【西医治疗】

一、治疗原则

闭角型青光眼一经确诊，多须手术治疗。但术前应将眼压降至正常范围。

急性闭角型青光眼是容易致盲的眼病之一，必须进行紧急处理。其处理程序是：先用缩瞳剂、β-肾上腺素能受体阻滞剂及碳酸酐酶抑制剂或高渗剂等迅速降低眼压，使已闭塞的房角开放；并选用激素类制剂减轻局部充血等炎症反应；待眼压下降后及时选择适当手术防止再发。

二、西药治疗

1.滴眼

（1）缩瞳剂：1%~2%毛果芸香碱滴眼液，急性大发作时，可用1小时疗法；待眼压降低、瞳孔缩小后，改为每日4次。

（2）β-肾上腺素能受体阻滞剂：常用0.25%~0.5%噻吗洛尔滴眼液或0.25%~0.5%盐酸倍他洛尔滴眼液。

（3）α-受体激动剂：常用0.02%溴莫尼定滴眼液。

2.口服碳酸酐酶抑制剂　能抑制房水分泌，常用醋甲唑胺、乙酰唑胺。

3.静滴高渗剂　本类药能提高血浆渗透压，吸取眼内水分，使眼压迅速下降，但作用时间短，一般仅用在术前降压。常用的有20%的甘露醇、50%的甘油等。

三、手术治疗

临床前期适宜做Nd：YAG激光虹膜切开术（虹膜周边打孔）或做虹膜周边切除术。一般认为，间歇期房角粘连小于1/3周者，可做虹膜周边切除术；大于1/2周者则需做眼外引流术。对于眼压不能控制到正常范围，房角已发生广泛前粘连者，应考虑施行小梁切除术或其他滤过性手术。慢性闭角型青光眼在房角出现周边虹膜前粘连及小梁受损害之前，一般采用虹膜周边切除术以防止病情进一步恶化；对于晚期病例，房角大部分闭塞，一般应做小梁切除术等滤过性手术。

【中医治疗】

一、中医辨证论治

1. 风火攻目证

临床表现：发病急骤，视力锐减，眼胀欲脱，头痛剧烈，胞睑红肿，黑睛雾状水肿，瞳神中度散大，展缩不灵，眼压显著增高，白睛混赤，房角关闭甚或粘连；烦躁易怒，多伴恶心、呕吐等症；舌红苔黄，脉弦数。

病机：肝胆风火交炽，上攻头目，致目中玄府闭塞，神水淤积，故目珠胀硬，黑睛水肿，视力锐减；风性开泄，火性升散，故瞳神中度散大，展缩不灵；气火上逆，胃气失和，故恶心呕吐，舌红苔黄，脉弦数，为肝胆火旺之候。

治法：清热泻火，凉肝息风。

处方：绿风羚羊饮加减。羚羊角、玄参、防风、茯苓、知母、黄芩、细辛、桔梗、车前子、大黄。

加减：若混合充血明显，加赤芍、牛膝凉血散瘀；若恶心呕吐，加竹茹、半夏和胃降逆；大便秘结，加芒硝泻腑通便；溲赤短少者，加猪苓、木通清利小便；口苦胁痛者，加龙胆草、栀子清泄肝胆；目珠胀硬、神水积滞者，加猪苓、通草、泽泻以利水泄热。

2. 气火上逆证

临床表现：头目胀痛，视物昏蒙，虹视，角膜雾状混浊，瞳孔散大，眼压增高；伴情志不舒，胸闷嗳气，食少纳呆，呕吐泛恶，口苦；舌红苔黄，脉弦数。

病机：肝郁气滞，故胸闷嗳气，肝郁化火，气火上逆攻目，玄府闭塞，神水淤积，故目胀头痛，晶珠变硬，视物不清；肝郁化火，故口苦，舌红苔黄，脉弦而数。

治法：疏肝解郁，泻火降逆。

处方：丹栀逍遥散合左金丸加减。柴胡、当归、白芍、茯苓、白术、甘草、薄荷、生姜、牡丹皮、栀子、黄连、吴茱萸。

加减：肝郁化火而生风者，可去薄荷、生姜，加羚羊角、钩藤、夏枯草等以平肝息风。胸闷胁肋胀痛者，加枳壳、香附以行气止痛；目珠胀甚者，加石决明以平肝潜阳。

3. 痰火郁结证

临床表现：眼症同上；伴有面赤身热，动辄头晕，恶心呕吐，胸闷不爽，溲赤便秘；舌红苔黄腻，脉弦滑数。

病机：脾湿生痰，郁久则化火生风，风痰夹火上攻头目，致清窍受阻，玄府闭塞，神水潴留，故头目胀痛，目珠坚硬，瞳神散大，视力骤降；痰火内盛，气机失常，故面赤身热，动辄头晕，恶心呕吐，胸闷不爽；舌红苔黄腻，脉弦滑数，为痰火之候。

治法：降火逐痰，平肝息风。

处方：将军定痛丸加减。黄芩、僵蚕、陈皮、天麻、桔梗、青礞石、白芷、薄荷、大黄、半夏。

加减：可加石决明、草决明以增强平肝清热之力。呕吐甚者，加竹茹、草豆蔻、石菖蒲。

二、中成药处方

1.石斛夜光丸　口服，水蜜丸一次 6 g，小蜜丸一次 11 g，大蜜丸一次 2 丸，一日 2 次。适用于慢性期患者。

2.逍遥丸　口服，一次 8 丸，一日 3 次。适用于慢性期肝郁气滞者。

三、针灸及其他治疗

1.针灸疗法

治法：疏肝理气，养肝明目。取穴以眼区局部穴及足厥阴肝经穴为主。

主穴：睛明、球后、承泣、光明、太冲。

根据辨证分型进行配穴。肝气郁结配期门；心脾两虚配心俞、脾俞；肝肾亏虚配肝俞、肾俞。常规针刺，针刺睛明、球后、承泣应注意避免伤及眼眶内重要组织和血管。留针 30 分钟，每日治疗 1 次。可配合穴位注射，即取肝俞、肾俞、光明、太冲等穴，每次选取 2~3 穴，选用 B 族维生素注射液，常规穴位注射。

2.其他疗法　可用穴位按压，即取眼眶周围穴位，用拇指螺纹面桡侧缘按顺序逐一点压按揉，每次按揉 10~15 分钟，每日 1~2 次。

【用药说明及治疗注意事项】

（1）术前中医辨证论治，可减轻患者的自觉症状，改善局部体征。

（2）术后使用祛风活血中药，可减少术后反应，提高患者的视功能。

【预防与调护】

一、预防

早期诊断、早期治疗。对已确诊的闭角型青光眼患者，应积极治疗，定期检查。如一眼已确诊，另眼虽未发作，亦须密切观察，定期检查、必要时做预防性激光虹膜切除。对疑似病例，应追踪观察，必要时做激发试验，以明确诊断，及早治疗。

二、调护

1.生活调护　室内光线要充足，不宜做暗室工作、不看或少看电视，老年人要慎用或不用散瞳剂。

2.饮食调护　平时应起居有常，饮食有节，劳逸得当。

3.精神调护　保持心情开朗，避免情绪过度激动。

第二节　老年性白内障

【概述】

一、西医定义

晶状体形如凸透镜，位于虹膜和瞳孔之后、玻璃体之前，借晶状体悬韧带与睫状体联结以固定其位置，晶状体相当于19D的凸透镜，具有调节功能，是眼屈光系统的重要组成部分。因其具有独特的屈光通透和折射功能，且可以滤去部分紫外线，故对视网膜有保护作用，晶状体混浊称为"白内障"。白内障以视力缓慢下降为主要临床表现，是全球第一位的致盲性眼病，世界卫生组织于2010年发表视力损伤的估计，约有盲人3900万，其中51%是由白内障引起的；2006年，我国九省眼病调查表明，在50岁及以上人群中致盲的患病率为1.93%，全国50岁以上人群中约有盲人540万，在引起致盲的原因中，白内障占66.9%。因此，白内障的防治是我国防盲治盲的重点工作。年龄相关性白内障亦称"老年性白内障"，是最为常见的白内障类型，多见于50岁以上的中老年人，通常双眼先后发病。

二、中医认识

本病属中医学"圆翳内障"（《证治准绳》）范畴，又名"偃月翳"（《世医得效方》）、"偃月内障"（《证治准绳》）、"如银内障"（《审视瑶函》）、"圆翳"（《眼科金镜》）、"半月障"（《银海指南》）等。在《证治准绳·杂病·七窍门》中，对晶珠完全混浊的圆翳内障记载尤为准确："瞳神中白色如银也……重则瞳神皆雪白而圆亮。"多因年老体衰，肝肾亏损，精血不足；脾虚失运，气血亏虚，精血不能上荣于目所致。此外，血虚肝旺，肝经郁热上扰或阴虚夹湿热上攻也可致晶珠混浊。

【诊断依据】

一、临床表现

（一）眼部症状

病变初起时，视力缓降，视物模糊，眼前如有烟雾或纱幕状遮挡，逐渐加重，最终可致失明。还可见复视、眩光和色觉异常。

（二）体征

根据晶状体混浊部位的不同，将年龄相关性白内障分为皮质性、核性及后囊下三种类型。

1.皮质性白内障　是临床上最为常见的类型，根据发展过程可分为初发期、膨胀期、成熟期和过熟期。

（1）初发期：最初在晶状体皮质出现空泡、水裂和板层分离等晶状体水化现象，逐渐发展为楔形混浊。散瞳检查时，透照法可见眼底红光反射中有辐轮状、楔形或花环样阴影。当混浊位于周边部时，对视力无影响；如果混浊位于瞳孔区，则引起视力障碍。

（2）膨胀期：晶状体混浊加重，楔形混浊向瞳孔区发展并互相融合。晶状体吸收水分，体积膨胀，导致前房变浅，少数患者可诱发急性青光眼。因晶状体前下仍有透明皮质，斜照法检查可见虹膜投影。患者视力明显下降，眼底模糊。

（3）成熟期：晶状体完全混浊，膨胀消退，前房深度恢复正常。部分患者可见前囊膜表面有白色斑点或皮质钙化。斜照法检查虹膜投影为阴性。患者视力严重障碍，只有手动或光感，眼底不能窥入。

（4）过熟期：晶状体逐渐脱水，体积缩小，出现前房加深、虹膜震颤、皮质乳化、核下沉，此时视力可好转。可以出现以下并发症：晶状体囊膜更脆、皱缩、通透性增加或自行破裂，溶解的晶状体皮质可呈现闪光和胆固醇结晶，称为 Morgagnian 白内障。此外，晶状体核脱位到前房或玻璃体腔内，晶状体皮质颗粒或吞噬了晶状体皮质的巨噬细胞易积聚在前房角，阻塞小梁网，产生继发性青光眼，称为"晶状体溶解性青光眼"。进入前房的晶状体皮质具有抗原性，可诱发自身免疫反应，引起严重的葡萄膜炎，称为"晶状体过敏性葡萄膜炎"。

2. 核性白内障　发病年龄较早，进展较慢，核的混浊从胚胎核或成人核开始，初起时核呈黄色混浊，随着病程进展颜色逐渐加深而成为黄褐色、棕色、棕黑色，甚至黑色。由于核密度增加致屈光指数增强而产生核性近视；后期晶状体核严重混浊，眼底不能窥见，视力极度减退。

3. 后囊下白内障　可以单独发生，也可以与其他类型的白内障合并存在。混浊位于后囊膜下，呈颗粒状、片状或空泡状。病变一般从后囊膜下中央区开始呈小片状混浊，由于混浊位于视轴区，即使病程早期，病变范围很小很轻，也会引起严重的视力障碍。

二、诊断标准

根据年龄、病史、症状及晶状体混浊体征等可以明确诊断。

（1）年龄 50 岁以上，双眼发病，视力渐进性下降。

（2）裂隙灯检查见晶状体混浊。

（3）排除引起晶状体混浊的局部眼病和全身性疾病。

【鉴别诊断】

本病须与其他原因所致的晶珠混浊引起的内障眼病相鉴别。

（1）老年性晶状体核硬化：是晶状体老化现象，多不影响视力，透照法检查眼底可见核硬化为均匀红光。

（2）核性白内障者，可见核呈不均匀圆形暗影。

【西医治疗】

1. 局部用药　可选用的滴眼液有卡他灵、卡林优、法可林、谷胱甘肽、苄达赖氨酸、麝珠明目滴眼液、障翳散等。

2.补充微量元素及维生素　适当给予补充微量元素如钙、镁、钾、硒，以及维生素C、E、B等以对抗晶状体的氧化损伤。

3.手术治疗　是白内障的主要治疗手段，现代白内障手术的理念与之前有很大变化，由单纯复明转变为提高生活质量，手术更加精细化，手术切口小，组织损伤小、视力恢复快，并且有朝着屈光手术发展的趋势。

白内障超声乳化联合人工晶体植入术：使用超声乳化仪，应用超声能量对晶状体核乳化后吸出，并保留完整的后囊膜，再植入人工晶体的手术方法。此手术将手术切口缩小到3 mm甚至更小，手术时间短，切口不用缝合，组织损伤小，愈合快，术后散光小，视力恢复快。

【中医治疗】

一、中医辨证论治

1.肝肾不足证

临床表现：视物昏花，视力缓降，晶珠混浊，眼目干涩，眼前有黑花飞舞或多视；或伴有头晕耳鸣，腰膝酸软，面色㿠白，小便短黄，夜尿频多；舌红，苔薄黄，脉弦细。

病机：肝肾亏虚，精血不足，晶珠失于冲养而渐渐混浊，或阴亏虚火内生，上炎晶珠，故见晶珠渐渐混浊，视力缓降，全身症状及舌脉为肝肾不足之候。

治法：补益肝肾，清热明目。

处方：杞菊地黄丸加减。枸杞子、菊花、熟地黄、山茱萸、山药、泽泻、茯苓、牡丹皮。

加减：若眼干涩不适，可选加沙参、麦冬、五味子、玉竹、何首乌以益气养阴滋肾；虚火上炎，口咽干燥者，加知母、黄柏、地骨皮、石斛以滋阴降火。

2.脾气虚弱证

临床表现：视物昏蒙，眼前有黑花飞舞，眼外观端好，晶珠部分混浊，眼底如常；兼有精神倦怠，肢体乏力，面色萎黄，食少纳差，少气懒言；舌质淡，舌体胖或有齿印，苔白，脉缓或细。

病机：脾虚运化失健，水谷精微输布乏力，不能上营晶珠，晶珠失养；或脾虚水湿不运，上犯晶珠，故见晶珠混浊、视力缓降；全身症状及舌脉为脾气虚弱之候。

治法：益气健脾，利水渗湿。

处方：四君子汤加减。人参、白术、茯苓、炙甘草。

加减：食少纳差者，可选加神曲、炒谷芽、炒麦芽以健脾消食；大便溏泄者，可加炒薏苡仁、白扁豆、车前子、煨葛根以健脾渗湿。

3.肝热上扰证

临床表现：视物昏蒙，目涩不爽，头痛目胀，心烦或不寐；眼外观如常，晶珠部分混浊，眼底正常；伴有口苦咽干，急躁易怒，便结溲黄；舌红，苔黄，脉弦或弦数。

病机：肝热上扰头目，热灼晶珠，故见晶珠混浊，视力缓降；全身症状及舌脉为肝热上扰之候。

治法：清热平肝，明目退翳。

处方：石决明散加减。石决明、决明子、赤芍、青葙子、麦冬、羌活、栀子、木贼、大黄、荆芥。

加减：因邪热为患而口苦便结者，去方中性味辛温的羌活；头痛目涩眵多者，加白芷、桑叶；急躁易怒者，加柴胡、青皮、制香附以疏肝理气，加蒺藜、密蒙花以清肝明目。伴有头晕头痛者，宜加黄芩、桑叶、菊花、蔓荆子、钩藤等；口苦咽干甚者，宜加生地黄、玄参以清热生津。

二、中成药处方

1.障眼明片　口服，一次2~4片，一日3次。适用于肝肾不足证。

2.石斛夜光丸　口服，水蜜丸一次6g，小蜜丸一次11g，大蜜丸一次2丸，一日2次。适用于肝肾不足证。

3.六味地黄丸：口服。一次8丸，一日3次。适用于肝肾不足证。

三、针灸及其他治疗

1.针灸疗法

治法：补益肝肾，通络明目。

主穴：承泣、睛明、健明。

配球后、翳明、太阳、合谷、肝俞、肾俞。每次选2~3穴，主、配穴交替使用，中度刺激，留针30分钟，每日治疗1次。

2.其他疗法　可用直流电药物离子透入疗法。

【用药说明及治疗注意事项】

至今为止没有治疗白内障的有效药物，初发期可选择药物治疗以延缓其发展进程，手术治疗是白内障患者恢复视力的主要方法。

【预防与调护】

一、预防

（1）发现本病应积极治疗，以控制或延缓晶珠混浊的发展。

（2）患有糖尿病、高血压等全身疾病者，应积极治疗全身疾病，对控制或减缓晶珠混浊有一定意义，同时也有利于手术治疗。

二、调护

1.生活调护　养成良好起居习惯，避免强烈精神刺激或过度劳累。避免强阳光，佩戴有色眼镜以防红、紫外线照射。避免长时间用眼，减轻眼部疲劳。

2.饮食调护　注意饮食调养，忌食辛燥煎炸食品。

3.精神调护　保持身心健康，适当运动。

第三节　化脓性中耳炎

【概述】

一、西医定义

化脓性中耳炎分急性和慢性。

1. 急性化脓性中耳炎是细菌感染引起的中耳黏膜的急性化脓性炎症。病变主要位于鼓室，也可累及鼓室以外的中耳其他部分，如乳室也可被累及。本病多见于儿童。临床上以耳痛，耳内流脓，鼓膜充血、穿孔为特点。由于抗生素的普遍应用，目前发病率已有所下降。

2. 慢性化脓性中耳炎是中耳黏膜、骨膜或深达骨质的慢性化脓性炎症。病变不仅位于鼓室，还常侵犯鼓窦、乳突和咽鼓管。临床上以耳内长期间断或持续性流脓、鼓膜穿孔和听力下降为特点，可以引起颅内、外并发症。

二、中医认识

中耳炎属于中医"脓耳""聤耳""耳疳""耳胀""耳闭"范畴，是指以鼓膜穿孔、耳内流脓、听力下降为主要特征的耳病。古人多认为此病与外感风热邪气相关，《诸病源候论·卷二十九》曰："耳者宗脉之所聚，肾气之所通，足少阴肾之经也，劳伤血气，热乘虚而入于其经，邪随血气至耳，热气聚，则生脓汁，故谓之聤耳。"《仁斋直指方·卷二十一》曰："热气乘虚，随脉入耳，聚热不散，脓汁出焉，谓之脓耳。"根据脓色不同，又有不同命名，《医宗金鉴·耳部》："此证耳内闷肿出脓，因脓色不一，而名亦各殊。如出黑色臭脓者，名耳疳；出青脓者，名震耳；出白脓者，如缠耳；出黄脓者，名聤耳。"中医认为本病多因外感风热之邪，或肝胆湿热，脾虚湿困导致。

【诊断依据】

（一）急性化脓性中耳炎之常见症状

1. 耳痛　为本病的早期症状。患者感耳深部锐痛或搏动性跳痛，婴幼儿则哭闹不休。一旦鼓膜出现穿孔，脓液向外宣泄，疼痛顿减。

2. 耳内流脓　鼓膜穿孔后耳内有液体流出。

3. 耳鸣及听力减退　可有搏动性耳鸣，听力逐渐下降。耳痛剧烈者，轻度的耳聋不被患者觉察。鼓膜穿孔后，反而听力提高。

4. 全身症状　鼓膜穿孔前，全身症状较明显，可有畏寒、发热、食欲减退，小儿全身症状较成人重，可有高热、惊厥。鼓膜穿孔后，体温逐渐下降，全身症状也明显减轻。

5. 急性化脓性中耳炎体征　急性化脓性中耳炎体查有乳突尖及鼓窦区有轻微压痛。小儿乳突区皮肤可出现轻度红肿。早期，鼓膜松弛部充血，紧张部周边及锤骨柄区可见扩张的、呈放射状的血管。随着病情进一步发展，整个鼓膜弥漫性充血、肿胀，向外膨出，其正常标志不易辨识。鼓膜穿孔大多位于紧张部。穿孔前，局部先出现一小黄点。穿孔初始，电耳镜下所见穿孔处为一闪烁搏动之亮点，分泌物从该处涌出，待穿孔稍扩大后，方能清晰察见其边界。婴幼儿的鼓膜较厚，富于弹性，不易发生穿孔，应警惕之。坏死性中耳炎可发生多个穿孔，并迅速融合，形成大穿孔。

（二）慢性化脓性中耳炎之常见症状

1.耳内流脓　耳内流脓为间断性，或长期持续不停，上呼吸道感染时或经外耳道再感染时，耳内流脓发作或增多。分泌物为黏液脓，或稀薄或黏稠，有肉芽或息肉者，分泌物中偶可混有血液；分泌物之量多少不等。

2.听力下降　听力损失程度不等，轻者可不自觉，待听力损失严重时方觉听力下降。

3.耳鸣　部分患者可出现耳鸣。

4.慢性化脓性中耳炎体征　鼓膜穿孔位于鼓膜紧张部，大小不等，可分为中央性和边缘性两种：若穿孔的四周均有残余鼓膜环绕，无论其位于鼓膜的中央或周边，皆称中央性穿孔；如穿孔的边缘有部分或全部已达鼓沟，该处无残余鼓膜，则名为边缘性穿孔。从穿孔处可见鼓室内壁黏膜充血、肿胀，或增厚，高低不平，或有肉芽、息肉，大的肉芽或息肉可循穿孔伸展于外耳道，穿孔被遮盖而不可见。鼓室内或肉芽周围及外耳道内有脓性分泌物。

【辅助检查】

1.急性化脓性中耳炎

（1）听力检查：听力检查呈传导性听力损失。

（2）血液分析：血常规检查示白细胞总数增多，多形核白细胞比率增加。穿孔后血常规渐趋正常。

2.慢性化脓性中耳炎

（1）听力检查：纯音听力测试示传导性或混合性听力损失，程度轻重不一。少数可为重度感音性听力损失。

（2）颞骨高分辨率 CT 扫描：炎症主要局限于鼓室黏膜者，乳突多为气化型，充气良好。若有骨疡、黏膜增厚或肉芽生长等病损时，则气房模糊，内有软组织影。此时乳突多为板障型或硬化型。

【鉴别诊断】

急性化脓性中耳炎根据病史及检查结果，诊断不难。慢性化脓性中耳炎应与以下疾病鉴别。

一、慢性鼓膜炎

耳内长期流脓，鼓膜上有较多肉芽，而颞骨 CT 示鼓室及乳突均正常。

二、中耳癌

好发于中年以上的患者。大多有患耳长期流脓史，近期耳内出血，伴耳痛，可有张口困难。鼓室内有新生物，接触性出血。早期出现面瘫，晚期有第Ⅵ、第Ⅸ、第Ⅹ、第Ⅺ、第Ⅻ脑神经受损表现。颞骨 CT 示骨质破坏。新生物活检可确诊。

三、结核性中耳炎

起病隐匿，耳内脓液稀薄，听力损害明显，早期发生面瘫。鼓膜大穿孔，有苍白肉芽。颞骨 CT 示鼓室及乳突有骨质破坏区及死骨。肺部或其他部位有结核病灶。肉芽病检可确诊。

【西医治疗】

一、急性中耳炎

控制感染和通畅引流为本病的治疗原则。

（一）全身治疗

（1）及早应用足量抗生素或其他抗菌药物控制感染，务求彻底治愈。鼓膜穿孔后，取脓液做细菌培养及药敏试验，并参照结果调整用药。

（2）减充血剂喷鼻，如盐酸羟甲唑啉、1% 麻黄素等。以利恢复咽鼓管功能。

（3）注意休息，饮食宜清淡而易消化，便结者疏通大便。全身症状较重者注意给予支持疗法。小儿呕吐、腹泻时，应注意补液，纠正电解质紊乱。

（二）局部治疗

1.鼓膜穿孔前

（1）2% 苯酚甘油滴耳，可消炎止痛。然因该药遇脓液或血水后可释放苯酚，故鼓膜穿孔后应立即停止使用，以免腐蚀鼓室黏膜及鼓膜。

（2）遇下述情况时，应行鼓膜切开术：①全身及局部症状较重，鼓膜膨出明显，经上述治疗后效果不明显。②鼓膜虽已穿孔，但穿孔太小，分泌物引流不畅。③疑有并发症可能，但尚无须立即行乳突开放术者。

2.鼓膜穿孔后

（1）先用 3% 过氧化氢溶液或硼酸水彻底清洗外耳道脓液，然后拭干。

（2）滴入滴耳剂。滴耳剂应以无耳毒性之抗生素溶液为主，如 0.3% 氧氟沙星滴耳剂、利福平滴耳剂等。

（3）当脓液已减少，炎症逐渐消退时，可用甘油或酒精制剂滴耳，如 3% 硼酸甘油、3% 硼酸酒精等。

（4）炎症完全消退后，穿孔大都可自行愈合。流脓已停止而鼓膜穿孔长期不愈合者，可行鼓室成形术。

二、慢性化脓性中耳炎

治疗原则为控制感染、通畅引流、清除病灶、恢复听力、消除病因。

（一）药物治疗

引流通畅者，以局部用药为主，炎症急性发作时，宜全身应用抗生素。有条件者，用药前先取脓液做细菌培养及药敏试验，以指导用药。

（1）局部用药种类：①抗生素溶液或抗生素与糖皮质激素混合液，如 0.3% 氧氟沙星滴耳液、利福平滴耳液、0.25% 氯霉素滴耳液等。用于鼓室黏膜充血、水肿，分泌物较多时。②酒精或甘油制剂，如 3%~4% 硼酸甘油、3%~4% 硼酸酒精、2.5%~5% 氯霉素甘油等。适用于脓液少、鼓室潮湿时。

（2）局部用药注意事项：①用药前用 3% 过氧化氢溶液或生理盐水彻底清洗外耳道及鼓室的脓液，并用棉签拭干，或吸引器吸尽，然后方可滴药；②忌用氨基苷类抗生素制剂（如新霉素，庆大霉素等）滴耳，以免耳中毒；③脓液多或穿孔小者，忌用粉剂，否则影响引流，甚至导致并发症；④忌用腐蚀剂。

（二）手术治疗

（1）中耳有肉芽或息肉，或耳镜下虽未见明显肉芽或息肉，而经正规药物治疗无效，CT 示乳突病变明显者，应行乳突开放＋鼓室成形术。

（2）中耳炎症已完全吸收，遗留鼓膜紧张部中央性穿孔者，可行单纯鼓室成形术。

【中医治疗】

一、中医辨证施治

1. 风热外侵证

临床表现：耳痛伴听力下降，耳内流脓、耳鸣，周身伴有发热、恶风寒或鼻塞流涕，舌红，苔薄白或薄黄，脉弦数。检查可见鼓膜红赤或饱满，正常标志消失，或见鼓膜小穿孔及搏动性溢脓，听力检查为传导性耳聋。

病机：风热外侵，壅滞耳窍。

治法：疏风清热，解毒消肿。

处方：蔓荆子散加减。蔓荆子、野菊花、升麻、赤芍、木通、桑白皮、前胡、生地、麦冬、甘草。

加减：病初起风热偏盛者，可去生地、麦冬，加柴胡、薄荷；耳痛较甚，鼓膜红赤肿胀明显者，为火热壅盛，可配合五味消毒饮，以加强清热解毒、消肿止痛之功。

2. 肝胆火盛证

临床表现：耳痛甚剧，痛引腮脑，耳鸣耳聋，流脓多为黄浊脓，可伴有异味，伴口干口苦，心烦易怒，小便黄赤，大便干结，舌质红，苔黄厚，脉弦数有力。检查可见鼓膜红赤饱满，或鼓膜紧张部穿孔，耳道有黄稠分泌物，听力检查为传导性耳聋。

病机：肝胆火盛，熏灼耳窍，热伤血分，化腐为脓。

治法：清肝泻火，解毒排脓。

处方：龙胆泻肝汤加减。龙胆草、栀子仁、黄芩、柴胡、生地、泽泻、木通、当归、甘草。

加减：火热炽盛、流脓不畅者，重在清热解毒、消肿排脓，可选用仙方活命饮加减。

3. 脾虚湿困证

临床表现：耳内流脓日久，脓液清稀，量多，无异味，多呈间歇发作，听力下降或有耳鸣，伴头晕头重，面色少华，纳差，大便溏薄，舌质淡，苔薄白，脉细弱。检查可见鼓膜混浊或增厚，有白斑，多有中央性大穿孔，通过穿孔部可窥见鼓室，或可见息肉、肉芽。听力检查多呈传导性耳聋。

病机：脾虚生痰，蒙蔽清窍。

治法：健脾渗湿，托毒排脓。

处方：托里消毒散加减。党参、黄芪、茯苓、白术、川芎、当归、白芍、防风、白芷、皂角刺、金银花、桔梗、甘草。

加减：如周身疲倦乏力，头晕而沉重，为清阳之气不得上达，可予以补中益气汤加减。若脓液清稀量多，纳差，便溏，为脾虚失于健运，可选用参苓白术散加减。如脓液多，可加车前子、地肤子、生薏苡仁等渗利水湿之品。若脓液脓稠或黄白相间，鼓膜红肿，为湿郁化热，可酌加野菊花、蒲公英、鱼腥草等清热解毒排脓之药。

4. 肾元亏损证

临床表现：耳内流脓不畅，量不多，耳脓秽浊或呈豆腐渣样，有恶臭味，日久不愈，反复发作，听力明显减退。全身可见头晕、神疲、腰膝酸软，舌尖红，苔薄白或少苔，脉细弱。检查可见鼓膜边缘部或松弛部穿孔，有灰白色或豆腐渣样脓，听力检查呈传导性耳聋或混合性耳聋。

病机：肾元亏损，耳窍失养。

治法：补肾培元，祛腐化湿。

处方：肾阴虚者，知柏地黄丸加减。知母、黄柏、山药、山茱萸、熟地、茯苓、泽泻、丹皮。肾阳虚者，肾气丸加减。附子、桂枝、牡丹皮、茯苓、泽泻、山茱萸、山药、地黄。

加减：肾阴虚者，常配伍祛湿化浊之药，如鱼腥草、金银花、木通、夏枯草、桔梗等。肾阳虚者，如湿热久困，腐蚀骨质，脓液秽浊，有臭味者，配合活血祛腐之法，加用桃仁、红花、乳香、没药、泽兰、穿山甲、皂角刺、马勃、金银花、板蓝根、鱼腥草等。

二、中成药处方

1. 龙胆泻肝丸　口服，每次 6 g，每日 2 次。适用于肝胆火盛证。
2. 知柏地黄丸　口服，每次 6 g，每日 2 次。适用于肾元亏损证。
3. 耳聋左慈丸　口服，每次 6 g，每日 2 次。适用于肝肾亏虚证。

三、针灸及其他疗法

1. 针灸疗法

治法：清热泻火，通利少阳。取穴以耳区局部穴及手足少阳经穴为主。

主穴：耳门、听会、翳风、侠溪、外关。

根据辨证分型进行配穴。风热上壅配风池；肝胆火盛配行间、足临泣；脾虚湿滞配三阴交、阴陵泉；肾阴亏虚配太溪、肾俞。耳周腧穴针刺时应注意针尖的角度和方向，防止刺伤耳膜；刺翳风要选较细的针，只捻转，不提插，以防刺伤面神经，要求针感向耳底传导，余穴常规刺；可配合灸法，灸前先擦净外耳道脓液，用艾条温和灸耳周穴，至局部皮肤红润，有温热感为度，每次约 15 分钟。可配合耳穴压豆、耳针、穴位注射等。

2. 其他疗法　取翳风、听会、足三里、丘墟、耳门、曲池、太溪及耳孔患处，每次选 2~4 穴，用氦氖激光仪每穴照射 5 分钟（耳孔配光导纤维照射）。还可用超短波疗法等。

3. 外治法

（1）滴耳法：取冰片 0.5 g、白矾 0.5 g，用香油适量溶开，先以棉签蘸生理盐水清洗耳道，然后将香油滴入耳道，每日 2~3 次，滴后侧卧 15~30 分钟，以利药物吸收。

（2）吹耳法：取地龙 10 g，黄连、黄柏各 5 g，上药研极细末混匀，吹药前以棉签蘸生理盐水清除耳道积脓，用喷粉器将上药粉轻轻吹入耳道，均匀散布患处，一日 1~2 次，严禁吹入过多导致药粉堆积，妨碍引流。鼓膜穿孔较小或引流不畅时，应慎用药粉吹耳。

（3）涂敷法：脓耳引起耳前后肿胀疼痛的，可予以如意金黄膏或三黄膏外敷，以清热消肿止痛。

（4）其他方法：如超短波理疗、氦氖激光照射有助于清除中耳微循环，促进脓液吸收，改善中耳通气引流。

【用药说明及治疗注意事项】

脓耳由于鼓膜穿孔，外耳道及鼓膜表层的复层鳞状上皮组织可通过穿孔处长入相对封闭的中耳腔，从而形成胆脂瘤，导致骨质破坏，若不能及时处理，可产生各种脓耳变证，应引起警惕。胆脂瘤一旦确诊，宜尽早手术，以杜绝其他并发症的发生。

【预防】

（1）增强体质，预防感冒，积极治疗鼻及咽部急、慢性疾病。

（2）注意正确的擤鼻方法。

（3）避免不正确的哺乳姿势，以防婴儿呛奶。

（4）戒除挖耳习惯，避免污水入耳。

（5）彻底治愈急性化脓性中耳炎，病程中密切注意病情变化，警惕并发症发生。

第四节　梅尼埃病

【概述】

一、西医定义

梅尼埃病是一种原因不明的、以膜迷路积水为主要病理特征的内耳病。其病程多变，反复发作性眩晕、波动性耳聋和耳鸣为其主要症状。

二、中医认识

本病属于中医"耳眩晕""眩晕""掉眩""脑转"等范畴。本病的致病因素主要有外邪、情志、体质、饮食、年龄、作息、外伤等方面。基本病理变化分虚实，虚者为气血精不足，实者为风、火、痰、瘀扰乱，清窍失养。如《素问·至真要大论》有云："诸风掉眩，皆属于肝。"《素问·六元正纪大论》曰："木郁之发……甚则耳鸣眩转。"本病病位在脑窍，病变脏腑与肝、脾、肾相关。肝乃风木之脏，其性主动、主升，如肝肾阴亏，水不涵木，阳亢于上，或气火暴升，上扰清窍，则发眩晕。脾乃后天之本，气血生化之源，如脾胃虚弱，气血不足，清窍失养，或脾失健运，痰浊中阻，均可发生眩晕。肾主骨生髓，脑为髓窍，肾精亏虚，髓海失养，也可发生眩晕。本病在眩晕发作期以实证多见，如风邪外袭、痰浊中阻、肝阳上亢等，也可见于虚中夹实，如寒水上泛等；在发作间歇期以虚证为多见，如髓海不足、上气不足等。

【诊断依据】

一、临床表现

典型的梅尼埃病症状包括发作性眩晕，波动性、渐进性耳聋，耳鸣及耳胀满感。

1. 眩晕 典型者为突然发生的旋转性眩晕，患者感到自身或周围物体沿一定的方向与平面旋转，或感摇晃、升降或漂浮。伴恶心、呕吐、面色苍白、出冷汗、脉搏迟缓、血压下降等自主神经反射症状。上述症状在睁眼转头时加剧，闭目静卧时减轻。患者神志清醒，眩晕持续约数十分钟或数小时，眩晕持续超过 24 小时者较少见。在缓解期可有不平衡或不稳感，可持续数天。眩晕常反复发作，复发次数越多，持续越长、间歇越短。

2. 耳聋 患病初期可无自觉耳聋，多次发作后始感明显，开始时为低频下降型感音神经性聋。一般为单侧，发作期加重，间歇期减轻，呈明显波动性听力下降。听力丧失的程度随发作次数的增加而每况愈下，但极少全聋。

3. 耳鸣 多出现在眩晕发作之前。初为持续性低音调吹风声或流水声，后转为高音调蝉鸣声、哨声或汽笛声。耳鸣在眩晕发作时加剧，间歇期自然缓解，但常不消失。

4. 耳胀满感 发作期患侧耳内或头部有胀满、沉重或压迫感。

二、辅助检查

1. 鼓膜检查 判断声导抗测试鼓室导抗图是否正常，咽鼓管功能是否良好。

2. 前庭功能检查 发作期可观察到或用眼震电图描记到节律整齐、强度不同、初向患侧继而转向健侧的水平或旋转水平性自发性眼震和位置性眼震，在恢复期眼震转向患侧。动静平衡功能检查结果异常。间歇期自发性眼震和各种诱发试验结果可能正常，多次复发者耳前庭功能可能减退或丧失。冷热试验有优势偏向。镫骨足板与膨胀的球囊粘连时，增减外耳道气压时诱发眩晕与眼震，称 Hennebert 征阳性。

3. 听力学检查 呈感音性聋，多年长期发作者可能呈感音神经性聋表现。纯音听力图早期为上升型或峰型、晚期可呈平坦型或下降型。阈上功能检查有重振现象，音衰试验正常。耳蜗电图的 –SP 增大、SP–AP 复合波增宽、–SP/AP 比值增加（–SP/AP > 0.4），AP 的振幅—声强函数曲线异常陡峭。长期发作患者的平均言语识别率约为 53%，平均听阈提高 50%。

4. 甘油试验　按 1.2 ~1.5 g/kg 的甘油加等量生理盐水或果汁空腹饮下，服用前与服用后 3 小时内，每隔 1 小时做 1 次纯音测听。患耳在服甘油后平均听阈提高 15 dB 或以上或言语识别率提高 16% 以上者为阳性。本病患者常为阳性，但在间歇期、脱水等药物治疗期为阴性。而听力损害轻微或重度无波动者，结果也可能为阴性，服用甘油后耳蜗电图中 –SP 幅值减小、耳声发射由无到有，均可作为阳性结果的客观依据。

5. 颞骨 CT　偶显前庭导水管周围气化差，导水管短而直。

6. 膜迷路 MRI 成像　部分患者可显示前庭导水管变直变细。

三、诊断标准

梅尼埃病的诊断主要依靠翔实的病史、全面的检查和仔细的鉴别诊断，在排除其他可引起眩晕的疾病后，可做出临床诊断，而甘油试验阳性有助于对本病的诊断。美国耳鼻咽喉 – 头颈外科学会听力平衡委员会 1995 年制定了梅尼埃病的诊断标准。中华医学会耳鼻咽喉科学分会及中华耳鼻咽喉科杂志编委会 2006 年贵阳会议亦修订了梅尼埃病的诊断依据如下。

（1）反复发作的旋转性眩晕 2 次或以上，每次持续 20 分钟至数小时。常伴自主神经功能紊乱和平衡障碍。无意识障碍。

（2）波动性听力损失，早期低频听力损失，随病情进展听力损失逐渐加重。至少一次纯音测听为感音神经性听力损失，可出现重振现象。

具备下述 3 项即可判定为听力损失：① 0.25 kHz、0.5 kHz、1 kHz 听阈均值较 1 kHz、2 kHz、3 kHz 听阈均值提高 15 dB 或 15 dB 以上；② 0.25 kHz、0.5 kHz、1 kHz、2 kHz、3 kHz 患耳听阈均值较健耳高 20 dB 或 20 dB 以上；③ 0.25 kHz、0.5 kHz、1 kHz、2 kHz、3 kHz 平均阈值大于 25 dB HL。

（3）伴耳鸣和（或）耳胀满感。

（4）排除其他疾病引起的眩晕，如良性阵发性位置性眩晕、前庭神经炎、药物中毒性眩晕、迷路炎、突发性聋、椎基底动脉供血不足和颅内占位性病变等。

【鉴别诊断】

一、良性阵发性位置性眩晕

良性阵发性位置性眩晕系特定头位诱发的短暂（数秒钟）阵发性眩晕，伴眼震，由于不具耳蜗症状易于梅尼埃病鉴别。

二、前庭神经炎

前庭神经炎可能由病毒感染所致。临床上以突发眩晕、向健侧自发性眼震、恶心、呕吐为特征。前庭功能减弱而无耳鸣耳聋。数天后症状逐渐缓解，但可转变为持续数月的位置性眩晕。痊愈后极少复发。该病无耳蜗症状是与梅尼埃病的主要鉴别点。

三、前庭药物中毒

患者有应用耳毒性药物的病史，眩晕起病慢，程度轻，持续时间长，非阵发性，可因逐渐被代偿而缓解，伴耳鸣和耳聋。

四、迷路炎

迷路炎患者有化脓性中耳炎及中耳手术病史。

五、突发性聋

约半数突发性聋患者伴眩晕，但极少反复发作。听力损失快而重，以高频为主，无波动。

六、听神经瘤

以渐进性感音神经性聋为主，常伴有高调耳鸣或伴眩晕，前庭功能可表现异常，晚期有颅内压升高，可累及其他颅神经，病情呈进行性加重，影像学检查可显示内听道肿瘤。

【西医治疗】

由于病因及发病机制不明，目前多采用以调节自主神经功能、改善内耳微循环，以及解除迷路积水为主的药物综合治疗或手术治疗。

一、药物治疗

（一）一般治疗

发作期应卧床休息，选用高蛋白、高维生素、低脂肪、低盐饮食。症状缓解后宜尽早逐渐下床活动。对久病、频繁发作、伴神经衰弱者要多做耐心解释，消除其思想负担。心理精神治疗的作用不容忽视。

（二）对症治疗药物

1.前庭神经抑制剂　常用者有地西泮、苯海拉明、地芬尼多等，仅在急性发作期使用。

2.抗胆碱能药　如山莨菪碱和东莨菪碱。

3.血管扩张药及钙离子拮抗剂　常用者有桂利嗪、氟桂利嗪、倍他司汀、尼莫地平等。

4.利尿脱水药　常用者有氯噻酮、70%二硝酸异山梨醇等。依他尼酸和呋塞米等因有耳毒性而不宜采用。

二、手术治疗

凡眩晕发作频繁、剧烈，长期保守治疗无效，耳鸣且耳聋严重者可考虑手术治疗。手术方法较多，宜先选用破坏性较小又能保存听力的术式。

（一）听力保存手术

可按是否保存前庭功能而分二亚类。

1. 前庭功能保存类　①颈交感神经节普鲁卡因封闭术；用含甘露醇的高渗溶液经圆窗做鼓阶耳蜗透析术。②内淋巴囊减压术。③内淋巴分流术等。

2. 前庭功能破坏类　①经过电凝、冷冻或超声破坏前庭或半规管的膜迷路；②化学药物前庭破坏术；③各种进路的前庭神经切除术等。

（二）非听力保存手术

即迷路切除术。

三、前庭康复治疗

本病间歇期时程变化较大，且有自愈倾向，故评价治疗效果的客观标准争论颇多。美国耳鼻咽喉 – 头颈外科学会听力与平衡委员会 1995 年提出梅尼埃病的疗效评价标准，我国亦于 1996 年制定了梅尼埃病疗效分级标准（中华医学会耳鼻咽喉科学分会及中华耳鼻咽喉科杂志编委会）如下。

眩晕的评定：用治疗后 2 年的最后半年每年平均眩晕发作次数进行比较，即

分值 =（治疗后每月发作次数/治疗前每月发作次数）× 100。

按所得分值可分为以下 5 级。A 级：0 分（完全控制，不可理解为"治愈"）；B 级：1~40 分（基本控制）；C 级：41~80 分（部分控制）；D 级：81~120 分（未控制）；E 级：> 120 分（加重）。

听力评定：以治疗前 6 个月内最差一次的 0.25 kHz、0.5 kHz、1 kHz、2 kHz 和 3 kHz 听阈平均值减去治疗后 18~24 个月最差的一次相应频率听阈平均值进行评定。A 级：改善 > 30 dB 或各频率听阈 < 20 dB HL；B 级：改善 15~30 dB；C 级：改善 0~14 dB（无效）；D 级：改善 < 0（恶化）。

如诊断为双侧梅尼埃病，应分别评定。不对眩晕和听力做综合评定，也不用于工作能力的评估。

【中医治疗】

一、中医辨证施治

1. 风邪外袭证
临床表现：突发眩晕，伴恶心呕吐，鼻塞流涕，偶有咳嗽、咽痛、发热恶风等症，舌红，苔薄黄，脉浮数。

病机：风邪外袭，扰动清窍。

治法：疏风散邪，清利头目。

处方：桑菊饮加减。桑叶、菊花、连翘、薄荷、杏仁、桔梗、芦根、甘草、蔓荆子。

加减：眩晕明显者，可加天麻、钩藤、白蒺藜息风；呕吐明显者，可加半夏、竹茹止呕。

2. 痰浊中阻证

临床表现：眩晕而头昏重如裹，胸中闷闷不舒，呕恶较甚，痰涎多，耳鸣耳聋，心悸，纳呆倦怠，舌苔白腻，脉濡滑。

病机：痰浊中阻，蒙蔽清窍。

治法：燥湿健脾，涤痰止眩。

处方：半夏白术天麻汤。半夏、白术、天麻、陈皮、茯苓、甘草。

加减：湿较重者可重用法半夏，加泽泻；痰火互结者，加黄芩、胆南星、黄连；呕恶较甚者，加竹茹。也可选用泽泻汤加味。眩晕缓解后，应注意健脾益气，调理脾胃杜绝生痰之源，防止复发，可用六君子汤加味善后。

3. 肝风内动证

临床表现：因情绪波动、心情不舒、暴怒等诱发或加重眩晕，兼有耳聋耳鸣，口苦咽干，面红目赤，急躁易怒，胸胁苦满，少寐多梦，舌红，苔黄，脉弦数。

病机：肝郁化火生风，风火上扰清窍。

治法：平肝息风，滋阴潜阳。

处方：天麻钩藤饮加减。天麻、钩藤、石决明、黄芩、栀子、杜仲、桑寄生、牛膝、茯神、夜交藤。

加减：眩晕较甚，偏于风甚者，可加龙骨、牡蛎以镇肝息风；偏于火甚者，可加龙胆草、丹皮清肝泄热。此型眩晕缓解后应注意滋阴养液，以潜降肝阳，可予以杞菊地黄丸善后。

4. 阳虚水泛证

临床表现：眩晕时伴心下悸动，咳嗽，恶心呕吐，泛吐清水，耳鸣耳聋，腰痛背冷，四肢不温，精神萎靡，夜尿清长，舌质淡胖，苔白滑，脉沉细弱。

病机：脾肾阳虚，运化不足，饮停中州，上泛清窍。

治法：温阳补肾，散寒利水。

处方：真武汤加减。附子、生姜、茯苓、白术、白芍。

加减：寒甚者可加川椒、细辛、桂枝、巴戟天等药，以加强温阳散寒的作用。

5. 脾气虚弱证

临床表现：眩晕时作，每遇劳累时发作或加重，可伴耳鸣耳聋，面色苍白，唇甲不华，倦怠乏力，食少便溏，舌淡，苔薄白，脉细弱。

病机：脾虚气弱，清阳不升，清窍失养。

治法：补养气血，健脾安神。

处方：归脾汤加减。党参、白术、黄芪、当归、茯神、远志、酸枣仁、木香、龙眼肉。

加减：若血虚较明显，可选加枸杞、何首乌、熟地、白芍等加强养血之力，以气虚为主、中气下陷者，可用补中益气汤以益气升阳。

二、中成药处方

1. 桑菊饮浓缩颗粒　口服，每次 10~20 g，每日 3 次。适用于风邪外袭证。
2. 半夏天麻丸　口服，每次 6 g，每日 2~3 次。适用于痰浊中阻证。
3. 天麻钩藤颗粒　口服，每次 5 g，每日 3 次。适用于肝风内动证。
4. 真武汤丸　口服，每次 5 g，每日 2 次。适用于阳虚水泛证。
5. 归脾丸　口服，每次 9 g，每日 3 次。适用于脾气虚弱证。

三、针灸及其他疗法

1. 针灸疗法

治法：安神醒脑，调和阴阳。

主穴：上星透百会、风池、四神聪、神门、内关、听宫、晕听区。

根据辨证分型进行配穴。风邪外袭者，配合谷、外关；肝阳上亢者加太冲、太溪；痰湿中阻者加丰隆、中脘；气血两虚者加气海、脾俞；寒水上泛者加配肾俞、命门；肾精亏虚者加悬钟、三阴交；上气不足者，配足三里、脾俞、气海。风池向外耳道斜刺 1~1.5 寸，施捻转泻法 1 分钟。上星透百会进针 3 寸，小幅度高频率捻转 1 分钟。四神聪进针 0.2~0.5 寸，平补平泻。听宫张口取穴，直刺 1~1.5 寸，施捻转泻法 1 分钟。晕听区沿皮刺入帽状腱膜下，施小幅度高频率捻转手法，再配合电针增加刺激量。每日治疗 2 次，7 天为 1 个疗程。

2. 其他疗法　可用超声疗法。

【用药说明及治疗注意事项】

发作期间以控制症状为主，即急则治其标，可采用中西医结合疗法，包括调节自主神经功能、改善内耳微循环、减轻迷路积水为主的药物综合治疗，配合以化痰除湿、通窍定眩为主的辨证论治。间歇期以辨证论治调理脏腑功能为主，即缓则治其本。

【预防】

（1）发作期应卧床休息，避免干扰和强光刺激，予低盐低脂饮食。

（2）平时勿过于疲劳，避免情绪剧烈波动。有发作先兆者，即刻应用药物以防止发作。

第五节　慢性鼻炎

【概述】

一、西医定义

慢性鼻炎是鼻黏膜及黏膜下层的慢性炎症。主要特点是鼻腔黏膜肿胀、分泌物增加。病程持续数月以上或反复发作，迁延不愈，常无明确的致病微生物感染。一般分为慢性单纯性鼻炎和慢性肥厚性鼻炎两种类型。后者多由前者发展而来，组织病理学上没有绝对的界限。慢性单纯性鼻炎以鼻黏膜肿胀、分泌物增多为主要症状。慢性肥厚性鼻炎是以黏膜、黏膜下，甚至骨质局限性或弥漫性增生肥厚为特点。

二、中医认识

本病属于中医"鼻窒"范畴。本病病位涉及肺、脾两脏，其病机为肺脾功能失调及气滞血瘀有关，《诸病源候论·卷二十九》有："肺主气，其经手太阴之脉也，其气通鼻，若肺脏调和，则鼻气通利而知香臭；若风冷伤于脏腑，而邪气乘于太阴之经，其气蕴积于鼻者，则津液壅塞，鼻气不宣调，故不知香臭。"《东垣试效方·卷五》则有："若因饥饱劳役损伤脾胃，生发之气既弱，其营运之气不能上升，邪害空窍，故不利而不闻香臭也。"

【诊断依据】

一、临床表现

（一）慢性单纯性鼻炎
鼻塞、鼻涕增多为主要症状。鼻塞的特点是间歇性和交替性。

1.间歇性　白天、温暖、劳动和运动时鼻塞减轻，睡眠、寒冷、静坐时加重。运动时，全身自主神经兴奋，鼻黏膜血管收缩，鼻塞减轻。

2.交替性　平卧时鼻塞较重，侧卧时居上侧通气较好，下侧较重。可能与平卧时颈内静脉压升高有关。鼻分泌物主要为黏膜腺体的分泌物，因含有多量黏蛋白多为黏液性，继发感染后可为黏脓性或脓性。鼻涕可向后经后鼻孔流到咽喉部，引起咽喉部不适，出现多"痰"及咳嗽。

（二）慢性肥厚性鼻炎
慢性肥厚性鼻炎主要有以下症状。

（1）鼻塞：较重，多为持续性。出现闭塞性鼻音，嗅觉减退。鼻涕不多，为黏液性或黏脓性。

（2）如下鼻甲后端肥大压迫咽鼓管咽口，可有耳鸣、听力减退。下鼻甲前端肥大，可阻塞鼻泪管开口，引起溢泪。

（3）长期张口呼吸，鼻腔分泌物的刺激，易引起慢性咽喉炎。

（4）头痛、头昏、失眠、精神萎靡等。如果中鼻甲肥大压迫鼻中隔，可刺激筛前神经（三叉神经的分支），引起三叉神经痛。用1%丁卡因麻醉嗅裂黏膜后，疼痛可缓解，称为"筛前神经综合征"。

二、辅助检查

鼻腔检查可见鼻黏膜增生，肥厚，呈暗红和淡紫红色。下鼻甲肿大，堵塞鼻腔，表面不平，呈结节状和桑椹状。触诊有硬实感，弹性差，不易出现凹陷，或出现凹陷不易恢复。对1%麻黄素的收缩反应差。鼻底或下鼻道内可见黏涕或黏脓涕。检查可见双侧下鼻甲肿胀，表面光滑但富有弹性，用探针轻压呈凹陷，移开后立即恢复。鼻黏膜对血管收缩剂敏感，滴用后下鼻甲肿胀迅速消退。鼻底、下鼻道或总鼻道内有黏稠的黏液性鼻涕聚集。

三、诊断标准

依照患者病史及鼻部检查，确诊不难，但应注意与结构性鼻炎鉴别。正确判定引起症状的主要病变部位，才能获得较好的治疗效果。

【鉴别诊断】

结构性鼻炎：结构性鼻炎即鼻腔存在一种或几种鼻腔结构解剖异常，如鼻中隔偏曲、中鼻甲反向弯曲及下鼻甲内展等结构异常，引起鼻腔通气及功能异常。

【西医治疗】

一、慢性单纯性鼻炎

（一）病因治疗

积极治疗全身疾病；矫正鼻腔畸形，如鼻中隔偏曲、结构性鼻炎等；加强身体锻炼，提高机体免疫力；注意培养良好的心理卫生习惯，避免过度疲劳。有免疫缺陷或长期使用免疫抑制剂者，尽量避免出入人群密集场所，并注意戴口罩。

（二）局部治疗

（1）血管收缩剂滴鼻：0.5%~1% 麻黄素液，或 0.05% 羟甲唑啉，每日 1~2 次，或者只在有明显鼻塞症状时使用，一般不宜连续使用超过 7 日，长时间使用可引起药物性鼻炎。

（2）局部糖皮质激素鼻喷剂。

二、慢性肥厚性鼻炎

用于治疗慢性单纯性鼻炎的方法均可用于治疗早期的肥厚性鼻炎。对于药物治疗无效者，可行手术治疗。手术多在鼻内镜下进行，可提高手术安全性和准确性。手术原则是保留下鼻甲黏膜的下鼻甲骨及切除或下鼻甲整体骨折外移，也可做下鼻甲黏膜下低温等离子消融手术，目的是为了缩小下鼻甲，增加鼻腔通气面积，不提倡对下鼻甲黏膜表面造成损伤的技术，如激光、电凝微波等。

【中医治疗】

一、中医辨证施治

1.肺经蕴热证

临床表现：鼻塞时重时轻，或交替发作，鼻涕色黄量少，鼻气灼热，时有口干，舌尖红，苔薄黄，脉数。检查可见鼻黏膜充血，下鼻甲肿胀，表面光滑，柔软有弹性。

病机：肺经蕴热，熏灼鼻窍。

治法：清热散邪，宣肺通窍。

处方：黄芩汤加减。黄芩、栀子、桑白皮、连翘、薄荷（后下）、荆芥穗、赤芍、麦冬、桔梗。

加减：可酌加白芷、辛夷花等以助宣通鼻窍。

2. 肺脾气虚证

临床表现：鼻塞时轻时重，涕白而黏，遇寒冷加重，可伴有倦怠乏力，少气懒言，恶风自汗，咳嗽痰稀薄，纳差便溏，舌淡苔白，脉浮无力或缓弱。检查可见鼻黏膜及鼻甲淡红肿胀。

病机：肺脾气虚，邪滞鼻窍。

治法：补益脾胃，散邪通窍。

处方：肺气虚为主者可选用温肺止流丹加减，如脾气虚为主者可用补中益气汤加减。温肺止流丹：细辛、荆芥、人参、诃子、鱼脑石、桔梗、五味子。

加减：易患感冒或遇冷风则鼻塞加重者，可合用玉屏风散以益气固表。

3. 气滞血瘀证

临床表现：鼻塞较甚，或持续不减，鼻涕黏黄或黏白，鼻塞声重或头胀痛，耳闭重听，嗅觉减退，舌暗红或淡紫，苔薄黄，脉弦涩。检查可见鼻黏膜暗红肥厚，鼻甲肥大质硬，表面凹凸不平，呈桑椹状。

病机：邪毒久滞鼻窍，气血瘀滞。

治法：行气活血，化瘀通窍。

处方：通窍活血汤加减。人工麝香、桃仁、红花、赤芍、川芎。

加减：鼻塞甚、嗅觉迟钝者，可选加辛夷花、白芷、石菖蒲、丝瓜络；头胀痛、耳闭重听者，加柴胡、蔓荆子、菊花以清利头目。

二、中成药处方

补中益气丸：口服，每次 9 g，每日 2~3 次，适用于脾气虚弱证。

三、针灸及其他疗法

1. 针灸疗法

治法：通利鼻窍。取穴以局部穴为主。

根据辨证分型进行配穴。肺经郁热证，取二间、内庭、迎香、太阳、尺泽，用泻法；气虚邪滞证，取足三里、迎香、太渊、公孙、印堂，用补法；血瘀鼻窍证，取迎香、印堂、合谷、风池，用泻法。留针 30 分钟，每隔 10~15 分钟行针 1 次，每日 1 次，10 次为 1 个疗程。可配合艾条灸，其中虚寒证取人中、迎香、风府、百会，肺虚加肺俞、太渊，脾虚加脾俞、胃俞、足三里，每次 15~20 分钟，1~2 日 1 次。还可配合耳穴压豆、耳针、穴位注射、穴位贴敷等。

2. 其他疗法　可用推拿治疗，常用一指禅偏峰推法、按法、揉法、分推法、拿法等。

【用药说明及治疗注意事项】

以辨证论治为主，可采用中西医结合疗法，消除致病因素，恢复鼻腔通气功能。

【预防】

（1）预防感冒，积极治疗急性鼻炎，勿使迁延成慢性。

（2）避免长时间鼻内使用血管收缩剂。

（3）戒烟以减少不良刺激，少食醇酒厚味，以免助火为患。

第六节　过敏性鼻炎

【概述】

一、西医定义

过敏性鼻炎是特应性个体接触致敏原后由 IgE 介导的以炎性介质（主要是组胺）释放为始、有免疫活性细胞和促炎细胞以及细胞因子等参与的鼻黏膜慢性炎症反应性疾病。本病以频繁发作的喷嚏、大量鼻分泌物和鼻塞等症状为主要临床特征。分季节性过敏性鼻炎和常年性过敏性鼻炎。

二、中医认识

本病属于中医 "鼻鼽""鼽嚏" 等的范畴。《素问玄机原病式·卷一》就有"鼽者，鼻出清涕也"及"嚏，鼻中因痒而气喷作于声也" 的记载。

【诊断依据】

一、临床表现

本病以鼻痒、阵发性喷嚏连续发作、大量清水样鼻涕和鼻塞为临床特征。部分患者有嗅觉减退，但多为暂时性。

1. 鼻痒　多数患者有鼻内发痒，有些患者可伴有软腭、眼和咽部发痒。

2. 喷嚏　每天常有数次阵发性喷嚏发作，每次少则 3~5 个，多则十几个，甚至更多。多在晨起或傍晚或接触过敏原后发作。

3. 水样鼻涕　擤鼻数次或更多。

4. 鼻塞　轻重程度不一。

二、辅助检查

1. 一般检查　鼻黏膜水肿，苍白；鼻腔有水样或黏液样分泌物，鼻甲肿大，1% 麻黄素可使其缩小，有时可发现中鼻道小息肉或中鼻甲息肉样变。常年性者在间歇期鼻黏膜呈暗红色。季节性过敏性鼻炎者发作时可伴眼睑肿胀、结膜充血。约 30% 合并变应性哮喘。

2. 特异性检查

（1）变应原皮肤试验：是常用的诊断方法。简单易行，经济实用，且敏感性强，重复性较好。以适宜浓度和低微剂量的各种常见变应原浸液做皮肤激发试验（一般采用点刺法），如患者对某种变应原过敏，则在激发部位出现风团和红晕，视为阳性，根据风团大小判定阳性程度（+、++、+++、++++ 等）。

（2）IgE 测定：变应性鼻炎患者血清和鼻分泌物特异性 IgE 可为阳性，其血清总 IgE 水平可在正常范围内，但若合并支气管哮喘者则可升高。

三、诊断标准

本病的诊断主要依靠病史，一般检查和特异性检查。2004 年中华医学会耳鼻咽喉科分会对变应性鼻炎诊断制定如下标准。

（1）具有鼻痒、喷嚏、鼻分泌物和鼻塞 4 大症状中至少 3 项，症状持续 0.5~1 小时以上，每周 4 日以上；季节性鼻炎或花粉症，每年发病季节基本一致，且与致敏花粉传粉期相符合（至少 2 年在同一季节发病）。常年性鼻炎则在一年中多数日子里发病。

（2）鼻黏膜形态炎性改变。

（3）变应原皮肤试验呈阳性反应，至少 1 种为（++）或（++）以上，或变应原特异性 IgE 阳性。

（4）症状发作期鼻分泌物涂片嗜酸性粒细胞检查阳性。

主要根据前 3 项即可做出诊断，其中病史和特异性检查是主要诊断根据。

【鉴别诊断】

一、血管运动性鼻炎

临床表现与变应性鼻炎极为相似，但变应原皮肤试验和特异性 IgE 测定为阴性，鼻分泌涂片无典型改变。

二、非变应性鼻炎伴嗜酸性粒细胞增多综合征

症状与变应性鼻炎相似，鼻分泌物中有大量嗜酸性粒细胞，但皮肤试验和 IgE 测定均为阴性，也无明显的诱因使症状发作。

三、反射亢进性鼻炎

本病以突发性喷嚏发作为主。发作突然，消失亦快。鼻黏膜高度敏感，稍有不适或感受某种气味，甚至前鼻镜检查时皆可诱发喷嚏发作，继之清涕流出。临床检查均无典型发现。

四、顽固性发作性喷嚏

多由焦虑、压抑等精神障碍引起，此类喷嚏多无明显或无吸气相，因此与"正常"

喷嚏相比，多表现为"无力"。可见于年轻患者，且以女性居多。

五、急性鼻炎

发病早期有喷嚏、清涕，但病程短，一般为7～10日。早期鼻分泌物可见淋巴细胞，后期变为黏脓性，有大量嗜中性粒细胞。

【西医治疗】

治疗原则是尽量避免过敏原，正确使用抗组胺药和糖皮质激素，如有条件可行特异性免疫疗法。对变应性鼻炎积极有效的治疗可预防和减轻哮喘的发作。

1. 避免接触过敏原　对已经明确的过敏原，应尽量避免与之接触。

2. 药物治疗　由于服用简便，效果明确，是治疗本病的首选措施。

（1）抗组胺药：能与炎性介质组胺竞争 H_1 受体而阻断组胺的生物效应，部分抗组胺药还兼具抗炎作用，对治疗鼻痒、喷嚏和鼻分泌物增多有效，但缓解鼻塞作用较弱。

（2）减充血剂：常用者为1%麻黄素（儿童为0.5%）及羟甲唑林喷鼻剂。严格按照推荐剂量服用，不能超过7日。

（3）肥大细胞稳定剂：色甘酸钠稳定肥大细胞膜，防止脱颗粒释放介质。临床上应用2%溶液滴鼻或喷鼻，如色甘酸钠。

（4）糖皮质激素：糖皮质激素全身用药的机会不多，仅用于少数重症患者，疗程一般不超过2周，应注意用药禁忌证。多采用口服泼尼松，每次30 mg，连服7日后，每日减少5 mg，然后改为鼻内局部应用。

临床上多用鼻内糖皮质激素制剂。这类皮质激素的特点是对鼻黏膜局部作用强，但全身生物利用度低，按推荐剂量使用可将全身副作用降至最低。

3. 特异性免疫疗法　根据变应原皮肤试验结果，用皮试阳性的变应原浸液制备的标准化变应原疫苗从极低浓度开始皮下注射，每周2～3次，逐渐增加剂量和浓度，数周（快速减敏）或数月注射至一定浓度改为维持量。已证明这种治疗对花粉、尘螨过敏者有良好疗效，主要适用于持续性鼻炎和（或）伴有哮喘者，但在哮喘急性发作时不应使用。

4. ARIA（2001）推荐对变应性鼻炎的阶梯治疗方案如下。

（1）轻度间歇性鼻炎：H_1 受体拮抗剂（口服或鼻内）和（或）减充血剂。

（2）中-重度间歇性鼻炎：鼻内给予糖皮质激素（2次/日）；治疗1周后复查，如需要可加用 H_1 抗组胺药和（或）短期内口服糖皮质激素（泼尼松）。

（3）轻度持续性鼻炎：H_1 受体拮抗剂（口服或鼻内）或鼻内低剂量糖皮质激素（1次/日）。

（4）中-重度持续性鼻炎：鼻内给予糖皮质激素（2次/日），口服 H_1 受体拮抗剂；或在治疗开始短期内口服糖皮质激素。

5. 对于持续性鼻炎和（或）伴有哮喘者，可行特异性免疫治疗。

【中医治疗】

一、中医辨证施治

1. 肺气虚寒证

临床表现：鼻塞，鼻痒，喷嚏频作，涕出如水，伴畏风怕冷，自汗，气短懒言，面色苍白，或咳嗽痰稀，舌淡，苔薄白，脉浮弱。检查见下鼻甲肿大光滑，鼻黏膜淡白或灰白，鼻道可见水样分泌物。

病机：肺气虚寒，卫表不固，肺失清肃，津液外溢。

治法：温肺散寒，益气固表。

处方：温肺止流丹加减。细辛、荆芥、人参、甘草、诃子、鱼脑石、桔梗。

加减：鼻痒明显者可加僵蚕、蝉蜕；畏风怕冷、清涕如水者，可酌加桂枝、干姜、大枣等化饮行水；临床也可予以玉屏风散合苍耳子散加减。

2. 脾气虚弱证

临床表现：鼻塞，鼻痒，清涕连连，面色萎黄无华，消瘦，食少纳呆，腹胀便溏，四肢倦怠无力，少气懒言，舌淡胖，边有齿印，苔薄白，脉弱无力。检查见下鼻甲肿大光滑，黏膜淡白或灰白，有水样分泌物。

病机：脾气虚弱，鼻窍失养。

治法：益气健脾，升阳通窍。

处方：补中益气汤加减。黄芪、白术、陈皮、升麻、柴胡、人参、当归。

加减：腹胀便溏、清涕如水点滴而下者，可酌加山药、干姜、砂仁；畏风怕冷、遇寒则喷嚏连连者，可酌加防风、桂枝等。

3. 肾阳不足证

临床表现：鼻塞，鼻痒，喷嚏频发，清涕长流，面色苍白，形寒肢冷，腰膝酸软，神疲倦怠，小便清长，或见遗精早泄，舌质淡，苔白，脉沉细无力。检查可见下鼻甲肿大光滑，黏膜苍白，鼻道有水样分泌物。

病机：肾阳不足，温煦失司，寒水上泛鼻窍。

治法：温补肾阳，固肾纳气。

处方：肾气丸加减。熟地、山药、山茱萸、茯苓、泽泻、丹皮、肉桂、附子。

加减：喷嚏多、清涕长流不止者，可加乌梅、五味子收敛化饮；遇风冷则喷嚏连连、流清涕者，可加黄芪、白术、防风；腹胀便秘者，可酌加白术、黄芪、人参、砂仁等。

4. 肺经伏热证

临床表现：鼻痒，喷嚏频作，流清涕，鼻塞，闷热天气发作，全身或见咳嗽，咽痒，口干，烦热，舌红，苔薄黄，脉浮数。检查见鼻黏膜色红或暗红，鼻甲肿胀。

病机：肺经郁热，肃降失司，邪热上犯鼻窍。

治法：清宣肺气，通利鼻窍。

处方：辛夷清肺饮加减。辛夷花、黄芩、栀子、石膏、知母、甘草、枇杷叶、升麻、百合、麦冬。

加减：打喷嚏、流清涕、鼻痒、目痒明显者，合用荆防败毒散加海蛤粉、龙胆草，鼻塞、鼻甲肿胀、鼻黏膜充血肿胀明显时，合用荆芥连翘汤加路路通，鼻涕黏稠，不易擤出，嗅觉迟钝明显时，合用清燥救肺汤。

二、中成药处方

1. 补中益气丸　每次 9 g，每日 2~3 次，适用于脾气虚弱证。
2. 肾气丸　每次 18 g，每日 3 次，适用于肾阳不足证。
3. 辛夷鼻炎丸　每次 3 g，每日 3 次，适用于肺经伏热证。

三、外治法

1. 滴鼻法　可选用芳香通窍的中药滴鼻剂滴鼻。
2. 嗅法　可用白芷、川芎、细辛、辛夷同研细末，时时嗅之。
3. 吹鼻法　可用皂角研极细末吹鼻。

四、针灸及其他疗法

1. 针灸疗法
治法：通利鼻窍。取穴以局部穴为主。
主穴：迎香、上星、口禾髎、印堂、风池、风府。
根据辨证分型或相关症状进行配穴。气虚加足三里；阳虚加关元；阴虚、血虚加三阴交；风寒加大椎、曲池；痰热加丰隆；风热加大椎、鱼际；头痛配通天；咳嗽配天突、风门、肺俞。手法以中等刺激，以捻转补法或平补平泻。留针 30 分钟，每隔 10~15 分钟行针 1 次，每日治疗 1 次。可配合灸法、耳针、耳穴压豆、穴位注射、穴位贴敷法、穴位埋线法等。

2. 其他疗法　可用电疗法，还可用按摩法，即首先双手擦热，上下摩擦腰骶部两肾及命门间约 200 次，再以双手拇指掌侧摩擦双侧迎香穴约 2 分钟，使局部有发热感，每晚睡前和早上起床前各进行 1 次。

【用药说明及治疗注意事项】

本病的中药治疗在缓解症状、减少复发方面显示出一定优势，尤其是对西药（如激素）有禁忌证的患者，中医治疗更显重要。急性发作期，采用糖皮质激素、抗胆碱能、抗组胺药物治疗，可短时间迅速缓解症状，慢性或间歇期则宜以中医辨证治疗为主，改善过敏体质，防复发。

【预防】

避免接触物质。加强锻炼，增强体质。常做鼻部按摩。避免过食生冷油腻食物。

第七节　扁桃体炎

【概述】

一、西医定义

扁桃体炎分急性扁桃体炎和慢性扁桃体炎。急性扁桃体炎为腭扁桃体的急性非特异性炎症，常继发于上呼吸道感染，并伴有程度不等的咽部黏膜和淋巴组织的急性炎症，是一种很常见的咽部疾病。多发生于儿童及青年。在季节更替、气温变化时容易发病。慢性扁桃体炎多由急性扁桃体炎反复发作或因腭扁桃体隐窝引流不畅，窝内细菌、病毒滋生感染而演变为慢性炎症。慢性扁桃体炎常被视为全身其他部位感染的"病灶"之一，在身体受凉、全身衰弱、内分泌紊乱、自主神经功能失调或生活和劳动环境不良的情况下，容易出现各科并发症，如风湿性关节炎、肾脏疾病、心肌炎、长期低热等。有关病灶的发生机制学说甚多，目前多数学者偏向于变态反应之说……

二、中医认识

本病属于中医"乳蛾"范畴。乳蛾是外邪侵袭、邪壅喉核，或脏腑失调、虚火上炎、气血瘀滞、喉核受邪所致，以咽痛，喉核肿胀或肥厚，形如乳头或蚕蛾，或喉核陷凹有腐物等为主要表现的咽喉疾病。

【诊断依据】

一、临床表现

1.急性扁桃体炎

（1）局部症状：剧烈咽痛为其主要症状，吞咽时加重，可放射至耳部，可伴有吞咽困难。部分出现下颌角淋巴结肿大。

（2）全身症状：起病急，可有畏寒、高热、头痛、食欲下降、疲乏无力、周身不适、便秘等。小儿患者可因高热而引起抽搐、呕吐及昏睡。

2.慢性扁桃体炎　常有急性扁桃体炎反复发作病史，发作时常有咽痛；发作间歇期自觉症状少，可有咽内发干、发痒、异物感、刺激性咳嗽等轻微症状。若扁桃体隐窝内潴留干酪样腐败物或有大量厌氧菌感染，则出现口臭。小儿患者如扁桃体过度肥大，可能出现呼吸不畅、睡眠打鼾、吞咽或言语共鸣障碍。由于隐窝脓栓被咽下，刺激胃肠，或隐窝内细菌、毒素等被吸收引起全身反应，导致消化不良、头痛、乏力、低热等。

二、辅助检查

急性者：患者呈急性病容。局部检查见咽部黏膜呈弥漫性充血，以扁桃体及两腭弓最为严重，腭扁桃体肿大。在其表面可见黄白色脓点或在隐窝口处有黄白色或灰白色点状豆渣样渗出物，可连成一片，形似假膜，不超出扁桃体范围，易拭去但不遗留出血创面，下颌角淋巴结常肿大。

慢性者：扁桃体和腭舌弓呈慢性充血，黏膜呈暗红色。挤压腭舌弓时，隐窝口可见黄、白色干酪样点状物溢出。扁桃体大小不定，成人扁桃体多已缩小，但表面可见瘢痕，凹凸不平，常与周围组织粘连。

三、诊断标准

急性扁桃体炎一般都具有典型的临床表现，故不难诊断。但应注意与咽白喉、猩红热、樊尚咽峡炎及某些血液病所引起的咽峡炎等疾病相鉴别，以免漏诊较严重的全身性疾病，如白血病、粒细胞缺乏症等。

慢性者根据病史，结合局部检查进行诊断。患者有反复急性发作病史，为本病诊断的主要依据。局部检查时如发现扁桃体及腭舌弓慢性充血，扁桃体表面凹凸不平，有瘢痕或黄白色点状物，挤压腭舌弓有分泌物从隐窝口溢出，则可确诊。扁桃体的大小并不表明其炎症程度，故不能以此做出诊断。

【鉴别诊断】

一、扁桃体生理性肥大

多见于小儿和青少年，无自觉症状，扁桃体光滑、色淡，隐窝口清晰，无分泌物潴留，与周围组织无粘连，触之柔软，无反复炎症发作病史。

二、扁桃体角化症

为扁桃体隐窝口出现白色尖形砂粒样物，触之坚硬，附着牢固，不易擦拭掉。如用力擦除，则遗留出血创面。类似角化物也可见于咽后壁和舌根等处。

三、扁桃体肿瘤

良性肿瘤多为单侧，以乳头状瘤较多见，恶性肿瘤以鳞状细胞癌或淋巴肉瘤、非霍奇金氏淋巴瘤较常见，除单侧肿大外还伴有溃烂，并侵及软腭或腭弓，常伴有同侧颈淋巴结肿大，需病理切片确诊。

【西医治疗】

一、急性扁桃体炎

1.一般疗法　卧床休息，进流质饮食及多饮水，加强营养及疏通大便，咽痛剧烈或高热时，可口服退热药及镇痛药。因本病具有传染性，故患者要隔离。

2.抗生素应用　为主要治疗方法。青霉素应属首选抗生素，根据病情轻重，决定给药途径。若治疗2~3日后病情无好转，需分析其原因，改用其他种类抗生素，如有条件可在确定是致病菌后，根据药敏试验采用抗生素。

3.局部治疗　常用复方硼砂溶液，口泰（复方氯乙定含漱液）或 1：5000 呋喃西林液漱口。

二、慢性扁桃体炎

1.非手术疗法可试用下列方法　加强体育锻炼，增强体质和抗病能力。

2.手术疗法　经保守治疗或中医外治法无效，可以手术切除扁桃体，但要合理掌握其适应证。

【中医治疗】

一、中医辨证施治

本病发病急骤者，多为实证、热证，辨证多为风热外袭，肺经有热，或邪热传里，肺胃热盛。病程迁延或反复发作者，多为虚证或虚实夹杂证，辨证多属肺肾阴虚，虚火上炎，或脾胃虚弱、喉核失养，或痰瘀互结，凝聚喉核。

1.风热外袭证

临床表现：病初咽喉干燥灼热，疼痛逐渐加剧，吞咽加重。伴见头痛，发热，微恶风，咳嗽，舌质红，苔薄黄，脉浮数等。检查可见扁桃体红肿，连及周围咽部，扁桃体表面及少量脓点。

病机：风热外袭，搏结咽喉。

治法：疏风清热，利咽消肿。

处方：疏风清热汤加减。荆芥、防风、牛蒡子、甘草、金银花、连翘、桑白皮、赤芍、桔梗、黄芩、天花粉、玄参、浙贝母。

加减：咳嗽痰多者，可加苏叶、杏仁、前胡；鼻塞、流涕者可加苍耳子、辛夷花、白芷。

2.肺胃热盛证

临床表现：咽部疼痛剧烈，吞咽困难，痰涎较多，伴见高热，口渴引饮，咳嗽痰黄稠，口臭，腹胀，便秘溲黄，舌红，苔黄厚，脉洪大而数。检查见扁桃体红肿，见黄白脓点。

病机：肺胃热盛，火毒上攻咽喉。

治法：泄热解毒，利咽消肿。

处方：清咽利膈汤加减。玄参、升麻、桔梗、甘草、茯苓、黄连、黄芩、牛蒡子、防风、赤芍。

加减：若咳嗽痰黄稠，颌下有瘰核，可加射干、瓜蒌、贝母以清热化痰而散结；持续高热加石膏、天竺黄以清热泻火、除痰利咽；若喉核腐脓成片，加入马勃、蒲公英等祛腐解毒。

3.肺肾阴虚证

临床表现：咽部干灼，微痒微痛，哽哽不利，午后症状加重。伴见午后颧红，手足心热，失眠多梦，干咳痰少而黏，耳鸣眼花，腰膝酸软，大便干，舌红，苔少而干，脉细数。检查见扁桃体肥大而干瘪，表面不平，色潮红，扁桃体挤压后可有黄色脓液流出。

病机：肺肾阴虚，津不上承，咽喉失养。

治法：滋养肺肾，清利咽喉。

处方：百合固金汤加减。生地黄、熟地黄、当归、赤芍、甘草、百合、浙贝母、麦冬、桔梗、玄参。

加减：咽痛甚者，可加牛蒡子、蝉蜕以利咽；失眠甚者可加酸枣仁以安神。

4.脾胃虚弱证

临床表现：咽干痒，异物梗阻感，咳嗽痰白，胸脘痞闷，伴恶心呕吐，口淡不渴，大便溏，舌淡，苔薄白，脉缓，检查见扁桃体淡红或暗红、肥大、溢脓白黏。

病机：清阳不升，喉核失养。

治法：健脾和胃，祛湿利咽。

处方：六君子汤加减。陈皮、法半夏、党参、茯苓、白术、甘草。

加减：痰湿重者加厚朴、石菖蒲宣畅气机、祛湿利咽；若喉核肿大不消加浙贝母、牡蛎。

5.痰瘀互结证

临床表现：咽喉干涩，或刺痛，痰黏难咳出，舌质暗红或夹瘀斑，苔白腻，脉细涩。检查见喉关暗红，扁桃体肥大，表面凹凸不平。

病机：气滞血瘀，喉核失荣。

治法：活血化瘀，祛痰利咽。

处方：会咽逐瘀汤合二陈汤加减。桃仁、红花、甘草、桔梗、生地、当归、玄参、柴胡、枳壳、赤芍、法半夏、陈皮、茯苓。

加减：喉核暗红，质硬不消，加昆布、莪术；复感热邪，溢脓黄稠，加黄芩、蒲公英、车前子等。

二、中成药处方

1.疏风解毒胶囊　口服，每次2g，每日3次。适用于风热外袭证。

2.清咽利膈丸　口服，每次6g，每日2次。适用于肺胃热盛证。

3.百合固金丸　口服，每次3g，每日3次。适用于肺肾阴虚证。

三、外治法

1.灼熔法　采用合适的扁桃体型灼熔器对扁桃体进行灼熔治疗，通过低温物理刺激后，最终达到消除扁桃体慢性炎症的目的。

2.含漱法　以金银花、甘草、桔梗适量，煎水含漱，每日数次。

3.吹药　可予以六神丸研末吹入扁桃体表面，每日三次。

4.雾化吸入　可予鱼腥草颗粒冲水雾化吸入，每日1~2次。

5.放血法　可点刺耳尖或耳背静脉放血，或点刺少商或商阳放血，以泄热消肿。

四、针灸及其他疗法

1.针灸疗法

（1）实证

治法：清热利咽，消肿止痛。取穴以手太阴、手足阳明经穴为主。

主穴：少商、商阳、关冲、天容、内庭。

根据辨证分型或相关症状进行配穴。外感风热配风池、外关；肺胃热盛配厉兑、鱼际。毫针常规刺，泻法。留针30分钟，每隔10~15分钟行针1次，每日治疗1次。

（2）虚证

治法：滋阴降火，利咽止痛。取穴以足少阴经穴为主。

主穴：太溪、照海、列缺、鱼际。

毫针常规刺，补法或平补平泻法。列缺、照海行针时可配合做吞咽动作。留针30分钟，每隔10~15分钟行针1次，每日治疗1次。可配合三棱针点刺出血，取少商、商阳、耳背静脉；还可配合皮肤针、穴位注射等。

2.其他疗法　可用超短波疗法。

【用药说明及治疗注意事项】

如反复发作，特别是已有并发症者，可考虑在炎症控制后行扁桃体切除手术。

【预防】

（1）乳蛾急发者应彻底治愈，以免迁延日久，缠绵难愈。

（2）注意饮食有节，患病期间饮食宜清淡，避免肥甘厚腻的食物，实热证者忌辛燥食物。戒烟酒。

（3）注意起居有常，增强体质，避免感冒诱发乳蛾。

第八节　牙周炎

【概述】

一、西医定义

牙周炎是由菌斑生物膜为主的多因素引起的牙周组织的感染性疾病。定植在牙龈结合部的牙菌斑可引起宿主的免疫炎症反应，导致菌斑性龈炎，若不及时治疗则有一部分的牙龈炎症可向牙周深部组织发展，即转化为牙周炎，导致牙齿组织（牙龈、牙周膜、牙槽骨和牙骨质）的进行性破坏，临床表现为牙周袋形成并有出血、附着丧失和牙槽骨吸收。随着病变逐渐向根方发展加重，会出现牙松动移位、牙龈退缩、咀嚼困难、急性肿胀疼痛等症状，最终可导致牙齿丧失。牙周炎是成人牙齿丧失的首要原因。1999年在美国召开的牙周病分类临床研讨会上，学者们将牙周炎分为慢性牙周炎（chronic periodontitis，CP）、侵袭性牙周炎（aggressive periodontitis，AgP）和反映全身疾病的牙周炎等类型。

二、中医认识

牙周病属于中医"牙宣"范畴，又名为"暴骨搜牙""齿豁""齿动"。《黄帝内经》曰："丈夫八岁。肾气实，发长齿更……八八则齿发去。"《明医杂著》曰："牙床肿痛……世人皆作肾虚治，殊不知此属阳明经湿热……肠胃伤于美酒，厚味、高粱，甘滑之物，以致湿热上攻，则牙床不清而为肿，为痛，或出血，或生虫，由是齿不能安而动摇，黑烂而脱落也。"清代《医宗金鉴》曰："牙痛胃热肿牙床，寒热坚硬痛难当，破流脓水未收口，误犯寒凉多骨妨。""牙宣初起肿牙龈，日渐腐颓久露根，恶热恶凉当细别，胃经客热风寒侵。"《疮疡经验全书》曰："牙宣谓脾胃中热，涌而宣露也，此症牙齿缝中出血。"齿属肾，为肾之余，因此中医认为，牙周病的形成与肾及手足阳明经的功能失调密切相关。本病主要由胃火上炎、肾阴亏虚、气血不足等原因引起，其治疗重在清胃泻火、滋阴补肾、调补气血。

【诊断依据】

一、临床表现

1.慢性牙周炎曾用名为成人牙周炎（adult periodontitis，AP）、慢性成人牙周炎（chronic adult periodontitis，CAP），是牙周炎的常见类型，约占牙周炎患者的95%，35岁后患病率明显升高，严重程度与年龄呈正比。由于长期存在的慢性牙周炎向深部牙周组织扩展而引起，可侵犯多个牙，有一定的对称性。全口牙中有附着丧失和骨吸收的位点≤30%者为局限型，>30%者为广泛型。根据病变程度不同可分为轻度、中度和重度。

慢性牙周炎的临床表现如下。

（1）年龄和性别：本病可发生于任何年龄，但大多患者为成年人，35岁后患病率明显升高，随着年龄增长，患病率和疾病的严重程度也增加。

（2）牙龈的炎症和附着丧失：患者可有刷牙或进食时出血或口内异味，牙龈的炎症可表现为鲜红或暗红色，水肿松软，并可有不同程度的肿大甚至增生，探诊后有出血，甚至流脓。炎症程度一般与菌斑牙石的量以及局部刺激因素相一致。严重的炎症导致牙龈结缔组织中胶原纤维水解，结合上皮向根方增殖和牙槽骨吸收，造成附着丧失。严重的附着丧失可使牙松动和病理性移动，多根牙发生根分叉病变。

（3）分型和分度

1）分型：根据附着丧失和牙槽骨吸收波及的范围可将慢性牙周炎分为局限型和广泛型。全口牙中有附着丧失和骨吸收的位点数≤30%者为局限型；若>30%的位点受累，则为广泛型。

2）分度：根据牙周袋深度、结缔组织附着丧失和骨吸收的程度。①轻度：牙龈炎症轻度，探诊有出血，牙周袋深度≤4 mm，附着丧失1~2 mm，牙无松动，牙槽骨吸收不超过根长的1/3。②中度：牙龈炎症明显，探诊出血或有脓，牙周袋深度≤6 mm，附着丧失3~4 mm，牙轻度松动，牙槽骨水平或角型吸收超过根长的1/3，但不超过1/2。

③重度：牙龈炎症较明显，脓肿形成且溢脓，探诊有出血，牙周袋深度＞6 mm，附着丧失≥5 mm，牙明显松动。牙槽骨吸收 1/2 以上，多根牙有根分叉病变。

晚期常可出现其他伴发病变和症状，例如：①牙周牙髓联合病变；②根分叉病变；③牙周脓肿；④牙龈退缩；⑤牙根暴露及根面龋；⑥牙移位；⑦食物嵌塞；⑧口臭；⑨继发性咬合创伤等。

2. 侵袭性牙周炎　发生在全身健康的年轻人，疾病进展快速，有家族聚集性。侵袭性牙周炎分为局限型侵袭性牙周炎和广泛型侵袭性牙周炎。

（1）局限型侵袭性牙周炎（localized aggressive periodontitis，LAgP）的临床表现如下。

① 年龄与性别：发病一般开始于青春期前后（有文献报告 11～13 岁），因早期无明显症状，患者就诊时常已 20 岁左右。女性多于男性。本病也可发生在青春期前。

② 牙周组织破坏程度与局部刺激物的量不成比例：这是本病一个突出的表现。患者的菌斑、牙石量很少，牙龈表面的炎症轻微，但却已有深牙周袋和牙槽骨破坏。牙周袋内有菌斑牙石，而且有探诊后出血，晚期还可以发生牙周脓肿。

③ 好发牙位：局限于第一恒磨牙，切牙的邻面有附着丧失，至少波及 2 颗恒牙，其中一个为第一磨牙，其他患牙（非第一磨牙和切牙）不能超过 2 颗。简言之，典型的患牙局限于第一恒磨牙和上下切牙，多为左右对称。但早期的患者不一定波及所有的切牙和第一磨牙。

④ X 线片的典型表现：牙槽骨吸收局限于第一恒磨牙和切牙。第一磨牙的邻面有垂直型骨吸收，若近远中均有垂直型骨吸收则形成典型的"弧形吸收"。在切牙区，由于牙槽间隔窄，一般表现为水平型骨吸收。

⑤ 病程进展快：本病发展很快，牙周破坏速度比慢性牙周炎快 3～4 倍。在 4～5 年内牙周附着丧失可达 50%～70%，患者常在 20 岁左右即已需拔牙或牙自行脱落。

⑥ 早期出现牙齿松动和移位：在炎症不明显的情况下，患牙可出现松动，咀嚼无力。切牙可向唇侧远中移位，呈扇形散开排列，出现于上切牙。后牙可出现不同程度的食物嵌塞。

⑦ 家族聚集性：家族中常有多代、多人患本病，患者的同胞有 50% 的患病机会。

（2）广泛型侵袭性牙周炎（generalized aggressive periodontitis，GAgP）的临床表现如下。

① 年龄：30 岁以下多见，也可见于更大年龄者。

② 广泛的邻面附着丧失，累及除切牙和第一磨牙以外的恒牙至少三颗，实际上 GAgP 通常累及全口大多数牙。

③ 有严重而快速的附着丧失和骨吸收，牙龈有明显的炎症，呈鲜红色，并可伴随龈缘区肉芽性增生，易出血，可有溢脓。但某些病例可有阵发的静止期性。

④ 多数患者有大量的菌斑和牙石，也可较少。

⑤ 一般患者对常规治疗（如刮治）和全身药物治疗有明显的疗效，但也有少数患者经任何治疗效果都不佳，病情迅速加重至牙齿丧失。

⑥ 部分患者有中性粒细胞及（或）单核细胞的功能缺陷。

二、辅助检查

1. X 线及 CT 检查观察 牙周病损可用根尖片，或拍摄全口曲面断层片。X 线检查对牙周炎的诊断和治疗评价有重要的意义。牙周炎时，在 X 片上可见牙槽骨呈现水平吸收或垂直吸收，硬骨板不完整或消失，牙周膜间隙增宽。CT 片可三维立体观察牙槽骨吸收的情况，以便做出准确的治疗计划。

2. 特殊检查 还可做微生物学检查，如应用细菌培养、菌斑涂片检查、DNA 探针等方法鉴定菌斑内细菌种类，以确定致病微生物。侵袭性牙周炎还可以采血查白细胞趋化功能等。

三、诊断标准

1. 慢性牙周炎 早期牙周炎不被患者重视，对以牙龈出血为主诉的就诊者，要严格检查牙周袋深度和附着丧失，同时拍 X 片不难做出诊断；诊断中度以上牙周炎根据四大症状即可诊断，但要注意重度牙周炎伴发病变的诊断。

2. 侵袭性牙周炎 根据口腔卫生情况、牙松动程度，重点检查切牙和第一磨牙，需要早期做出诊断；拍 X 片检查切牙和第一磨牙牙槽骨吸收的类型；有条件时做微生物学检查及白细胞功能检查；特别要注意区分是局限型还是广泛型。

【鉴别诊断】

一、早期牙周炎与慢性龈炎的鉴别

主要的鉴别要点为牙周附着丧失和牙槽骨吸收。慢性龈炎仅有龈缘和龈乳头的色形质改变，无牙周袋形成和牙周附着丧失，X 片显示牙槽嵴正常。早期牙周炎有牙周袋形成和牙周附着丧失，X 片显示牙槽嵴顶高度降低，硬板消失。

二、侵袭性牙周炎与慢性牙周炎的鉴别

慢性牙周炎发病率高，有局部因素和全身因素，主要致病菌为 Pg，发病年龄较大，口腔卫生差，牙周袋浅而宽，牙松动在骨吸收时出现，牙槽骨多为水平型吸收且较慢。侵袭性牙周炎发病率相对低，以遗传因素为主，主要致病菌为 Aa，患者年龄较轻，口腔卫生较好，早期出现牙松动甚至移位，后期有深而窄的牙周袋，牙槽骨多为垂直或弧形吸收，且较快。

【西医治疗】

一、慢性牙周炎西医治疗原则

①清除菌斑生物膜，控制感染。牙菌斑和其矿化后形成的牙石是导致牙周感染的根本原因，用机械方法清除牙石和菌斑是最有效的基础治疗手段。②牙周手术基础治疗后 6~8 周时，应复查疗效，若仍有 5 mm 以上的牙周袋，且探诊仍有出血，或有些部位的牙石难以清除，则可视情况再次刮治，或需进行牙周翻瓣手术。③建立平衡的殆关系，

可通过松动牙的结扎或粘接固定、各种夹板、调合等治疗使患牙消除继发性或原发性咬合创伤而减轻松动度，改善咀嚼功能并有利于组织修复。④全身治疗，药物治疗只能作为机械清除菌斑、牙石的辅助治疗。⑤拔除患牙，对于有深牙周袋、过于松动的严重患牙，如确已无保留价值者，应尽早拔除。⑥疗效维护和防止复发，维护期的监测内容包括口腔卫生情况、牙周袋探诊深度、牙龈炎症及探诊后出血、根分叉病变、牙槽骨情况、修复体情况等，并对新发现的病情进行相应的、必要的治疗。复查的间隔期可根据病情和患者控制菌斑的程度来裁定。

二、侵袭性牙周炎西医治疗原则

①彻底消除感染，洁治、刮治和龈上清创等基础治疗是必不可少的。②抗菌药物的应用，建议在机械治疗或手术治疗后立即口服甲硝唑和阿莫西林。③调整机体防御功能，如小剂量多西环素可抑制胶原酶；非甾体抗炎药可抑制花生四烯酸产生前列腺素，抑制骨吸收；六味地黄丸为基础的补肾固齿丸（膏）；吸烟是牙周炎的危险因素，应劝患者戒烟。④正畸治疗，病情不太重而有牙移位、倾斜的患者，可在炎症控制后，用正畸方法将患牙复位排齐。但正畸过程中务必加强菌斑控制和牙周病情的监控，加力也宜轻缓。⑤定期维护、防止复发，GAgP治疗后较易复发（国外报告复发率约为1/4），疗效能否长期保持取决于患者自我控制菌斑的依从性和维护治疗的措施，也就是说，定期的监测和必要的后续治疗是保持长期疗效的关键。根据每位患者菌斑和炎症的控制情况，确定个性化的复查间隔期。开始为每1~2个月一次，6个月后若病情稳定可逐渐延长。复查时若发现有复发或加重的牙位，应重新全面评价局部和全身的危险因素和促进因子，并制定相应的治疗措施，如必要的再刮治、手术或用药等。

【中医治疗】

一、中医辨证施治

1. 胃火炽盛证
临床表现：牙龈充血肿胀，牙龈出血，甚至脓肿形成。全身症状有恶寒发热，口渴喜饮，口干口臭口黏，大便秘结，尿黄。舌红，舌苔黄厚或厚腻，脉象弦数。
病机：胃火内炽，循经上犯，灼伤血络。
治法：清胃泻火，凉血止血。
处方：清胃散合泻心汤加减。生石膏、生地、当归、丹皮、升麻、黄连、黄芩、白茅根、大蓟、小蓟。
加减：牙龈红肿甚者，加蒲公英、牛蒡子、金银花、连翘、天花粉等；发热明显者，重用生石膏配以山栀、黄柏；充血肿胀者重用黄连；口渴发热者加石斛、芦根、沙参、花粉、知母；促使化脓者加桔梗、皂刺；出血明显者重用生地、玄参、水牛角、旱莲草、山栀炭、茜草炭；淋巴结肿大者用天花粉、夏枯草。
2. 肾阴亏虚证
临床表现：牙龈微红肿，牙齿疏松、动摇，牙根外露，咀嚼无力，牙周袋深，袋内溢脓、渗血。头晕目眩、耳鸣，腰膝酸软，溲黄便燥。舌红，苔少，脉细数。

病机：肾阴亏虚，虚火上炎，肾失固摄。

治法：滋阴补肾，益髓固本。

处方：六味地黄汤加减。地黄、山药、山萸肉、丹皮、茯苓、泽泻、五味子、补骨脂、龟板、枸杞、杜仲。

加减：阴虚火旺而烦躁，五心烦热，盗汗，失眠者，可加知母、黄柏滋阴泻火；气阴两虚而伴困倦，气短乏力，舌质淡红者，可加党参、黄芪、黄精益气；若烦渴，头痛，用生脉散加天门冬、鳖甲、龟板等育阴潜阳。

3.气血两虚证

临床表现：齿龈萎缩、淡白，牙根外露，牙齿松动，龈缝间偶有少量脓血溢出，咀嚼无力。面色无华，失眠多梦。舌质淡，苔薄白，脉沉细。

病机：先天禀赋不足，后天劳倦太过，饮食失调，或久病失养，或失血过多所致。

治法：补血益气，养龈健齿。

处方：八珍汤加减。当归、川芎、芍药、地黄、人参、白术、茯苓、生姜、大枣、甘草。

加减：牙龈渗血不止者，加阿胶、血余炭、藕节炭；牙齿松动者，加黄精、何首乌、补骨脂、狗脊。

二、外治法

1.含漱法　可选用山豆根、菊花、金银花、薄荷、黄连等煎汤漱口，以清热解毒，除秽祛污，健齿固龈。

2.外敷法　可用锡类散、青吹口散外敷或涂布于红肿之处，以消炎解毒。

3.外用药　可将冰片、细辛和花椒制成散剂置放于牙周袋中，或将六神丸放置于牙周袋中，以消肿止痛。

三、针灸及其他疗法

1.针灸疗法

治法：祛风泻火，通络止痛。取穴以手足阳明经穴为主。

主穴：颊车、下关、合谷、内庭。

根据辨证分型或相关症状进行配穴。风火牙痛配翳风；胃火牙痛配厉兑；虚火牙痛配太溪；龋齿牙痛配偏历。毫针常规刺，泻法，留针30分钟，每隔10~15分钟行针1次，每日治疗1次，疼痛剧烈者每日治疗2次。内庭可配合点刺出血，还可配合耳针、耳穴压豆、穴位贴敷、穴位注射等。

2.其他疗法　可用推拿法治疗，用推拿治疗牙痛可采用上病下治、左病右治、右病左治的原理。

【用药说明及治疗注意事项】

（1）用机械方法清除牙石和菌斑是最有效的基础治疗手段，药物治疗只能作为机械清除菌斑、牙石的辅助治疗，用于治疗牙周病的中药主要由补肾、滋阴、凉血等成分组成，可调整机体的防御功能。

（2）牙周病是多种细菌的混合感染，临床上可采用两种抗菌药物的联合应用。联合用药时，应考虑药物之间的相互作用，配伍得当，可使药物间的协同作用得以发挥，有利于提高疗效。应注意避免产生药物间的拮抗作用。杀菌剂（如青霉素）与抑菌剂（如四环素）同时应用会产生拮抗作用，因为杀菌剂只能作用于分裂期细菌，而抑菌剂抑制了细菌的分裂。但如果采用序列治疗，先用多西环素抑菌，再用甲硝唑杀菌，即可避免药物拮抗作用。

【预防与康复指导】

（1）注意牙的卫生，养成饭后漱口、早晚刷牙的习惯。有条件者，可每半年或一年定期检查，及时清除牙石和软垢。

（2）坚持叩齿，按摩牙龈，以促进牙龈血液循环，增强牙龈的抗病能力。

（3）对有食物嵌塞者，提倡使用牙线，指导其以正确方法刷牙。

（4）慢性牙周炎经早期正确诊断，彻底去除局部刺激因素，配合中西药治疗，预后较好。但若放弃复查和治疗，炎症反复发作，牙周组织遭到破坏，最终可造成牙脱落。此外，反复发作的牙周炎症还可能成为全身某些疾病的病灶，影响机体健康。侵袭性牙周炎的疗效较差，要如实告知，并要鼓励患者积极配合治疗。

第九节　牙髓病

【概述】

一、西医认识

牙髓病是指发生于牙髓组织的一系列疾病。临床可分为可复性牙髓炎、不可复性牙髓炎、牙髓坏死、牙髓钙化和牙内吸收等，其中以不可复性牙髓炎最为常见。牙髓病多由感染引起，大多数感染是因深龋未得到应有的治疗而形成的。除此之外，牙髓组织对多种通过牙体硬组织传导的物理、化学刺激均能产生敏锐的反应，出现炎症改变。也就是说，不能将所有的牙髓病都看成是龋病的继发病变。尤其是在牙面没有查到龋坏时，更应仔细检查和分析，这样才能得出正确的诊断并进行治疗。

由于牙髓组织包含有丰富的神经末梢，又处在牙体硬组织的包围之中，其组织解剖特点决定了髓腔内的炎症渗出物无法彻底引流，因此牙髓出现炎症后，局部组织压增高，感染容易很快扩散到全部牙髓，压迫神经产生剧烈疼痛，而且牙髓内感染还可经根尖孔扩散至根尖周组织，引发根尖周病、颌骨骨髓炎，甚至成为病灶影响全身健康。所以预防和治疗牙髓病及其并发症是非常重要的。

二、中医认识

中医没有牙髓病的名称，牙髓病以牙痛为主要症状，故牙髓病属于中医"牙痛"范畴；因牙髓病也可由龋齿发展而来，故可称之为"齿䘌""蛀蚘"。牙痛最早记载于《灵枢·经脉》："大肠手阳明之脉，是动则病齿痛。"明代《景岳全书·齿门》："虫痛者，其病不在经而在牙，亦由肥甘湿热化生牙虫，以致蚀损蛀空，牙败而痛。"《外科证治全书》曰："齿痛多在内床……劳而易伤，若是肾虚，摇动不痛，痛必则是风、火、虫，风从外入，火自内出，虫又风之所化，而风痛居多。"《疡医大全·牙齿门主论》曰："牙疼至夜而甚，呻吟不卧者，此肾火上冲也。然此乃虚火，非实火。"可见，牙痛的病因病机可分为虫蚀所致、风寒凝滞、风热侵袭、胃火炽盛、虚火上炎等。因此，牙痛的治疗重在杀虫止痛、祛风散寒止痛、疏风清热止痛、清胃泻火止痛、滋阴降火止痛。

【诊断依据】

一、临床表现

（一）可复性牙髓炎

可复性牙髓炎是牙髓组织以血管扩张、充血为主要病理变化的初期炎症表现，在临床实际工作中，若能彻底去除作用于患牙上的病原刺激因素，同时给予患牙适当的治疗，此时患牙的牙髓可以恢复到原有的正常状态，基于这一临床特点，故称之为可复性牙髓炎。

（1）患牙常见有接近髓腔的牙体硬组织病损，如深龋、深楔状缺损。或可查及患牙有深牙周袋，也可受累于咬合创伤或过大的正畸外力。

（2）患牙对温度测验，尤其对冷测表现为一过性敏感，且反应迅速。当去除刺激后，症状仅维持数秒后即缓解。无自发性疼痛史。

（3）叩诊反应同正常对照牙，即叩诊（－）。

（二）不可复性牙髓炎

不可复性牙髓炎是一类病变较为严重的牙髓炎症，其发展最终结局为牙髓坏死，牙髓几乎无恢复正常的可能，所以称为不可复性牙髓炎。根据其临床特征和感染途径又可分为急性牙髓炎（包括慢性牙髓炎急性发作）、慢性牙髓炎、残髓炎和逆行性牙髓炎。

1.急性牙髓炎

（1）自发性阵发性痛：在未受到任何外界刺激的情况下，突然发生剧烈的自发性尖锐疼痛，疼痛可分作持续过程和缓解过程，即所谓的阵发性发作或阵发性加重。在炎症的早期，疼痛持续的时间较短，而缓解的时间较长，可能在一天之内发作两三次，每次持续数分钟。到炎症晚期，则疼痛的持续时间延长，可持续数小时甚至一整天，而缓解时间缩短或根本就没有了疼痛间歇期。炎症牙髓出现化脓时，患者可主诉有搏动性跳痛。

（2）夜间痛：疼痛往往在夜间发作，或夜间疼痛较白天剧烈。患者常因牙痛难以入眠，或从睡眠中痛醒。

（3）温度刺激加剧疼痛：冷、热刺激可激发患牙的剧烈疼痛。若患牙正处于疼痛发作期内，温度刺激可使疼痛更为加剧。如果牙髓已有化脓或部分坏死，患牙可表现为所谓的"热痛冷缓解"。

（4）疼痛不能自行定位：疼痛发作时，患者大多不能明确指出患牙所在，且疼痛呈放散性或牵涉性，常常是沿三叉神经第二支或第三支分布区域放射至患牙同侧的上、下颌牙或头、颞、面部。但这种放散痛不会发生到患牙的对侧区域。

（5）患牙可查及接近髓腔的深龋或其他牙体硬组织疾病，也可见牙冠有充填体存在，或可查到患牙有深牙周袋。

（6）探诊常可引起剧烈疼痛，有时可探及微小穿髓孔，并可见有少许脓血自穿髓孔流出。

（7）温度测试时，患牙的反应极其敏感或表现激发痛，刺激去除后，疼痛症状要持续一段时间。化脓期可表现为"热痛冷缓解"。

（8）牙髓的炎症处于早期阶段时，患牙对叩诊无明显不适；而处于晚期炎症的患牙，因牙髓炎症的外围区已波及根尖部的牙周膜，可出现垂直方向的叩诊不适。

2. 慢性牙髓炎　慢性牙髓炎是临床上最常见的一型牙髓炎，多由深龋感染引起，临床症状不典型，故不被患者重视，也容易误诊。慢性牙髓炎病程较长，有时出现不明显的阵发性隐痛，或每日出现定时钝痛，患牙一般多可定位。慢性牙髓炎可根据髓腔是否已被穿通，以及暴露牙髓的状况分为以下三型。

（1）慢性闭锁型牙髓炎临床表现：①无明显的自发痛，但有长期的冷、热刺激痛和剧烈自发痛病史。②查及深龋洞、冠部充填体或其他近髓的牙体硬组织疾患。③内探诊患牙感觉较为迟钝，去净腐质后无肉眼可见的露髓孔。④患牙对温度测验的反应多为热测引起迟缓性痛，或表现为迟钝。⑤多有轻度叩痛（+）或叩诊不适感（±）。

（2）慢性溃疡型牙髓炎临床表现：①多无自发痛。但患者常诉当食物嵌入患牙洞内或受到冷热刺激激惹患牙时，会产生剧痛。②查及深龋或其他近髓的牙体损害。患者由于怕痛而长期废用患牙，以至患牙见有大量软垢、牙石堆积、洞内食物残渣嵌入较多。③去除腐质，可见有穿髓孔。用尖锐探针探查穿髓孔时，伴剧痛且见少量暗色血液渗出。④温度测验表现为敏感。⑤一般没有叩痛，或仅有极轻微的叩诊不适。

（3）慢性增生型牙髓炎临床表现：①此型牙髓发生条件有两个，即患牙根尖粗大，血运丰富以及穿髓孔较大，足以允许炎症牙髓增生呈息肉状并自髓腔突出。多见于青少年患者。②一般无自发痛，有时可有患者诉说每进食时患牙疼痛或有进食出血现象，长期不敢用患侧咀嚼食物。③患牙大而深的龋洞中有红色、"蘑菇"形状的肉芽组织，又称作"牙髓息肉"，它可充满整个洞内并达咬合面，探之无痛但极易出血。由于长期的废用，常可见患牙及其邻牙有牙石堆积。

3. 残髓炎　发生在经牙髓治疗后的患牙，由于残留了少量炎症根髓或多根牙遗漏了未做处理的根管。①自发性钝痛、放散性痛、温度刺激痛；患牙多有咬合不适感或轻微咬合痛。患牙均有牙髓治疗的病史。②患牙牙冠可见有做过牙髓治疗的充填体或暂封材料。③对患牙施以强冷或强热刺激进行温度测验，其反应可为迟缓性痛或仅诉有所感觉。④叩诊轻度疼痛（＋）或不适感（±）。⑤去除患牙充填物，用根管器械探查根管至深部时有感觉或疼痛。

4.逆行性牙髓炎　感染来源于患牙牙周病所致的深牙周袋。袋内的细菌及毒素通过根尖孔或侧、副根管逆行进入牙髓，引起根部牙髓的慢性炎症，也可由局部的慢性牙髓炎急性发作导致，故名为逆行性牙髓炎。逆行性牙髓炎是牙周－牙髓联合病变的一型。

（1）患牙可表现为自发痛，阵发痛，冷、热刺激痛，夜间痛等典型的急性牙髓炎症状。也可呈现为慢性牙髓炎的表现，即冷、热刺激敏感或激发痛，以及不典型的自发钝痛或胀痛。患牙均有长时间的牙周炎病史，可诉有口臭、牙松动、咬合无力或咬合疼痛等不适症状。

（2）患牙有深达根尖区的牙周袋或较为严重的根分叉病变。牙龈水肿、充血、牙周袋溢脓。牙有不同程度的松动。

（3）无引发牙髓炎的深龋或其他牙体硬组织疾病。

（4）对多根患牙的牙冠不同部位进行温度测验，其反应可为激发痛、迟钝或无反应。

（5）患牙对叩诊的反应为轻度疼痛（＋）～中度疼痛（＋＋），叩诊呈浊音。

（6）X线片显示患牙有广泛的牙周组织破坏或根分叉病变。

（三）牙髓坏死

牙髓坏死常由各型牙髓炎发展而来，也可由牙外伤打击、正畸矫治所施加力过度创伤力、修复治疗进行牙体预备时的过度手术切割产热，以及使用某些修复材料（如硅酸盐黏合剂、复合树脂）所致的化学刺激或微渗漏引起。当牙髓组织发生严重的营养不良及退行性变性时，由于血供严重不足，可发生渐进性坏死，以老年人多见。牙髓组织坏死后，红细胞破裂致使血红蛋白分解产物进入牙本质小管，可使牙冠变色。牙髓坏死如果不及时治疗，病变可向根尖周组织扩展，导致根尖周炎。

（1）患牙一般没有自觉症状，以牙冠变色为主诉前来就诊。常可追问出自发痛史、外伤史、正畸治疗史或充填、修复史等。

（2）牙冠可存在深龋洞或其他牙体组织疾患，或是有充填体、深牙周袋等。也可见有完整牙冠者。

（3）牙冠变色，呈暗红色或灰黄色，失去光泽。

（4）牙髓活力测验无反应。

（5）叩诊同正常对照牙（－）或不适感（±）。

（6）牙龈无根尖来源的瘘管。

（7）X线片显示患牙根尖周影像无明显异常。

（四）牙髓钙化

当牙髓的血液循环发生障碍时，会造成牙髓组织营养不良，出现细胞变性、钙盐沉积，形成微小或大块的钙化物质。牙髓钙化有两种形式，一种是结节性钙化，又称作髓石，多见于髓室内。髓石可游离于牙髓组织中，也可附着在髓腔壁上，大者甚至可充满整个髓室。另一种是弥散性钙化，可造成整个髓腔闭锁，多发生于外伤后的患牙，可见于经氢氧化钙盖髓治疗或活髓切断术后的病例。

（1）髓石一般不引起临床症状。个别患者在体位改变时，可发生自发性放散痛，以三叉神经分布区域明显，一般与温度刺激无关。

（2）患牙对牙髓活力测验的反应可异常，表现为迟钝或敏感。

（3）X线片显示髓腔内有阻射的钙化物（髓石）或呈弥漫性阻射影像而致使原髓腔的透射区消失。

（五）牙内吸收

牙内吸收是指正常的牙髓组织肉芽性变，分化出破牙本质细胞从髓腔内部吸收牙体硬组织，致髓腔壁变薄，严重者可造成病理性牙折。临床上牙内吸收多发生于乳牙，恒牙偶有发生，见于受过外伤的牙、再植牙及做过活髓切断术或盖髓术的牙。

（1）一般无自觉症状，多在X线检查时偶然发现；少数病例可出现自发性阵发痛、放散痛和温度刺激痛等牙髓炎症状。

（2）内吸收发生在髓室时，可见牙冠呈粉红色，有时牙冠可出现小范围的暗黑色区域。内吸收发生在根管内，则牙冠的颜色没有改变。

（3）患牙对牙髓测验的反应可正常，也可表现为迟钝。

（4）叩诊检查同正常对照牙（－）或出现不适感（±）。

（5）X片显示髓腔内有局限性不规则的膨大透射区，严重者可见内吸收处的髓腔壁被穿通，甚至出现牙根折断线。

二、辅助检查

为准确判断各型牙髓病变，常用视诊、探诊、叩诊、牙髓活力测试、X线检查和局部麻醉等方法进行检查，以确定患牙，明确诊断。

三、诊断标准

（一）可复性牙髓炎

①主诉对温度刺激一过性敏感，但无自发痛的病史。②可找到能引起牙髓病变的牙体病损或牙周组织疾病等病因。③患牙对冷测的反应阈值降低，表现为一过性敏感。

（二）不可复性牙髓炎

1.急性牙髓炎　①典型的疼痛症状。②患牙肯定可找到有引起牙髓病变的牙体损害或其他因素。③牙髓温度测验结果可帮助定位患牙。

2.慢性牙髓炎　①可以定位患牙的长期冷、热刺激痛病史和（或）自发痛史。②肯定可查到引起牙髓炎的牙体硬组织疾患或相关病因。③患牙对温度测验的异常表现。④叩诊反应可作为很重要的参考指标。

3.残髓炎　①有牙髓治疗史。②有牙髓炎症状表现。③强温度刺激患牙有迟缓性痛及叩诊疼痛。④探查根管有疼痛感觉即可确诊。

4.逆行性牙髓炎　①患者有长期牙周炎病史。②近期出现牙髓炎症状。③患牙未查及引发牙髓病变的牙体硬组织疾病。④患牙有严重的牙周炎表现。

（三）牙髓坏死

①无自觉症状。②牙冠变色、牙髓活力测验结果和X线片的表现。③牙冠完整情况

及病史可作为参考。

（四）牙髓钙化

①X线检查结果作为重要的诊断依据。②需排除由其他原因引起的自发性放散痛的疾病，并经过牙髓治疗后疼痛症状得以消除，方能确诊。③询问病史有外伤或使用氢氧化钙治疗史可作为参考。④当临床检查结果表明患牙是以其他可引起较严重临床症状的牙髓疾病（如牙髓炎、根尖周炎等）为主，同时合并有牙髓钙化性病变时，则以引起牙髓症状的牙髓疾病作为临床诊断。

（五）牙内吸收

①X线片的表现作为重要依据。②病史和临床表现作为参考。

【鉴别诊断】

一、可复性牙髓炎与深龋、不可复性牙髓炎、牙本质过敏症的鉴别

1. 深龋　用冰棒冷测深龋患牙的正常牙面，其反应与对照牙是相同的，只有当冰水滴入洞中方可引起疼痛。而可复性牙髓炎患牙在冷测牙面时即出现一过性敏感。临床难以鉴别时，可先行安抚观察，然后再酌情处理。

2. 不可复性牙髓炎　不可复性牙髓炎一般有自发痛病史，温度刺激后疼痛程度重，且反应持续时间较长，有时可出现轻度叩痛。可复性牙髓炎与无典型自发痛的慢性牙髓炎难以鉴别时，应采用丁香油黏固剂安抚的诊断性方法，在观察期内是否出现自发痛症状再明确诊断。

3. 牙本质过敏症　患有牙本质过敏症的患牙往往对探、触等机械刺激和酸、甜等化学刺激更敏感。

二、急性牙髓炎与三叉神经痛、急性上颌窦炎和急性龈乳头炎的鉴别

1. 三叉神经痛　三叉神经痛的发作一般有疼痛的"扳机点"，患者每触及该点即诱发疼痛；与温度刺激无关；较少在夜间发作。

2. 急性上颌窦炎　急性上颌窦炎有持续性胀痛，上颌窦前壁压痛；患侧数个上颌后牙同时出现咬合痛和叩痛；牙体组织正常；伴有头痛、鼻塞、流脓涕等上感症状；与温度刺激无关。

3. 龈乳头炎　可出现剧烈的自发性疼痛，但疼痛性质为持续性胀痛；对冷、热刺激也有敏感反应，一般不会出现激发痛。患者对疼痛多可定位。检查时可发现患者所指示的部位龈乳头有充血、水肿现象，触痛明显。患处两邻牙间可见食物嵌塞的痕迹或有食物嵌塞史。一般未查及可引起牙髓炎的牙体硬组织损害及其他疾患。

三、慢性牙髓炎与深龋、干槽症和可复性牙髓炎的鉴别

1. 深龋　无典型自发痛的慢性牙髓炎有时与深龋不易鉴别。可参考温度测验结果进行判断。深龋患牙对温度测试的反应与正常对照牙相同，只有当冷、热刺激进入洞内才出现敏感症状，刺激去除后症状立即消失；深龋患牙对叩诊的反应与正常对照牙相同。

而慢性牙髓炎对温度刺激引起的疼痛反应会持续较长时间；可出现轻叩痛。

2. 干槽症　患侧近期拔牙史；检查可见牙槽窝空虚，骨面暴露，出现臭味；拔牙窝邻牙虽也可有冷、热刺激敏感及叩痛，但无明显的牙髓疾患指征。

3. 可复性牙髓炎　可复性牙髓炎无自发痛，对温度刺激会出现短暂的一过性疼痛。去除刺激后，疼痛持续片刻即消失，检查可见深龋洞近髓，探诊敏感，无叩痛。如果可复性牙髓炎与无典型自发痛的慢性牙髓炎难以鉴别时，应采用丁香油黏固剂安抚的诊断性方法，观察是否有自发痛。

4. 逆行性牙髓炎　患者有长期的牙周炎病史；突然出现急性牙髓炎的症状；患牙一般无牙体硬组织疾病；有深的牙周袋或牙周脓肿、溢脓、牙槽骨严重吸收、牙松动、叩痛等重度牙周炎的表现。如果无牙体及牙周组织疾患，但有急性牙髓炎的表现，结合全身病史，应考虑心源性牙痛。

四、牙髓坏死与慢性根尖周的鉴别

慢性根尖周炎：患有慢性根尖周炎的病牙也可无明显的临床自觉症状。有窦型的慢性根尖在进行检查时，可发现牙龈上有由患牙根尖来源的窦道口。拍照 X 线片，若发现有根尖周骨质影像密度减低或根周影像模糊、增宽，即可以此做出鉴别诊断。

五、牙髓钙化与三叉神经痛相鉴别

三叉神经痛：髓石引起的疼痛虽然也可沿三叉神经分布区域放射，但无扳机点，主要与体位有关。X 线检查的结果可作为鉴别诊断的参考。经诊断性治疗（牙髓治疗）后，视疼痛是否消失得以鉴别。

【西医治疗】

治疗原则：尽可能保存具有正常生理功能的牙髓，即保存活髓。牙髓的功能是形成牙本质和营养牙体硬组织，防御外来的刺激。所以保存活髓是非常重要的，特别是对根尖孔未形成的年轻恒牙和牙髓病变处于早期的恒牙，活髓保存更有价值。对保髓失败或不能保髓者，宜及时去除病变的牙髓，终止牙髓病变向根尖区发展，尽量保存患牙，维护牙列的咀嚼功能。

1. 止痛

（1）局部麻醉法：治疗过程中尽可能追求 100% 无痛。采用局部麻醉一方面是为了应急止痛，另一方面是为了在活髓牙开髓时做到无痛操作。常用的局麻药物有国产的 2% 盐酸利多卡因和法国产的碧兰麻（1.7 mU/支，含盐酸阿替卡因 68 mg，酒石酸肾上腺素 17 μg）。麻醉方法采用局部浸润麻醉及阻滞麻醉。

（2）开髓减压引流：采用高速圆钻从龋洞内髓角处穿通髓腔，引流出牙髓腔内的炎症渗出物，使髓腔内压力减低；同时拔除牙髓，清除感染的牙髓组织并疏通根管，以达到引流的目的，并有效地缓解疼痛。

（3）药物止痛：患牙开髓后，若拔髓不彻底，可将蘸有门香油酚、丁香油酚和碘酚混合液、樟脑酚或牙痛水的小棉球置于窝洞内，以缓解疼痛。同时，还可口服或肌注止痛药物。

（4）封闭止痛：在缺乏开髓设备的情况下，可采用根尖部浸润麻醉或阻滞麻醉等局部麻醉法，以达到暂缓疼痛的目的。

2.完善的牙髓治疗　可复性牙髓炎的患牙可在采用安抚治疗后，酌情选择间接盖髓术或活髓切断术并行永久充填；对于急性牙髓炎、慢性牙髓炎和有牙髓炎症状的髓石患者，待疼痛缓解可行根管治疗后永久充填；逆行性牙髓炎的患牙需行根管治疗和牙周综合治疗；牙髓坏死和牙内吸收的患牙，根管治疗后可行牙的美容修复。

3.其他　不能保留的患牙应及时拔除，采取种植牙、活动义齿或固定义齿修复。

【中医治疗】

一、中医辨证施治

1.风寒阻络证

临床表现：牙作痛，遇冷尤甚，得热痛减，牙龈淡红不肿。时恶风寒，口不渴。舌淡红，苔薄白，脉浮紧。

病机：寒邪收引，阻滞气机，不通则痛。

治法：疏风散寒，止痛。

处方：苏叶散加减。紫苏叶、防风、桂枝、大枣、甘草。

加减：疼痛甚者，加细辛、白芷；痛连头项者，加藁本、葛根、川芎。

2.风热壅盛证

临床表现：牙胀痛，受热痛甚，得凉痛减，牙龈肿胀，不能咀嚼，或腮热而肿，口渴。舌红，苔薄白或微黄而干，脉浮紧。

病机：风为阳邪，易袭阳位，热性炎上。

治法：疏风清热，止痛。

处方：银翘散加减。

加减：痛甚者，加川芎、白芷；口渴引饮者，加石斛、天花粉。

3.胃火炽盛证

临床表现：牙胀痛，牵引头痛，满面发热，口渴。时欲冷饮，口气热臭，恶热喜冷。大便秘结，尿黄。舌红，苔黄，脉洪数或滑数。

病机：胃火内盛，循经上犯。

治法：清泻胃火，止痛。

处方：清胃散加减。生石膏、生地、当归、丹皮、升麻、黄连。

加减：大便秘结者，加大黄、芒硝；肿连腮颊者，加板蓝根、蒲公英、黄芩；若齿龈出血，加鲜芦根、白茅根、牛膝。

二、中成药处方

（1）风寒牙痛者，可用细辛散搽牙痛处。

（2）风热牙痛者，选用冰硼散搽牙痛处。

（3）湿热牙痛者，可将花椒置放于龋洞内。

三、针灸及其他疗法

治法：祛风泻火，通络止痛。取穴以手足阳明经穴为主。

主穴：颊车、下关、合谷、内庭。

根据辨证分型或相关症状进行配穴。风火牙痛配翳风；胃火牙痛配厉兑；虚火牙痛配太溪；龋齿牙痛配偏历。毫针常规刺，泻法，留针30分钟，每隔10~15分钟行针1次，每日治疗1次，疼痛剧烈者每日治疗2次。内庭可配合点刺出血，还可配合耳针、耳穴压豆、穴位贴敷、穴位注射等。

【用药说明及治疗注意事项】

牙髓病的急症疼痛较为明显，需要通过应急处理减轻疼痛，缓解症状，首选以开髓引流，使髓腔内压力减低，及时去除病变的牙髓，终止牙髓病变向根尖区发展，尽量保存患牙，维护牙列的咀嚼功能。药物治疗为辅，可使用清热、解毒、消肿、止痛类中草药，以促进症状的消退。

【预防与康复指导】

（1）定期口腔检查，发现牙体和牙周疾病应及早治疗，以防发展为牙髓疾病。

（2）治疗过程中应按时复诊，以免因延误治疗，致疾病加重。

（3）牙髓治疗后应酌情进行全冠修复，防止牙折裂。

（4）本病治疗要及时、得当，可恢复患牙生理形态和正常功能，预后良好。若误诊、误治或延误治疗，则疾病会继续发展成为根尖周病，致使病情加重。

（周伟雄　万　俊　刘　用　周向阳　李文龙　柳鹏程　邹　臻　曾　静）

【参考文献】

［1］段俊国，毕宏生.中西医结合眼科学［M］.10版.北京：中国中医药出版社，2016.

［2］彭清华.中医眼科学［M］.10版.北京：中国中医药出版社，2016.

［3］王士贞.中医耳鼻咽喉科学［M］.北京：中国中医药出版社，2003.

［4］朱世增.山野遗方：民间医学考察笔记［M］.上海：上海中医药大学出版社，2007.

［5］吴谦.医宗金鉴［M］.张年顺，校注.北京：中国医药科技出版社，2011.

［6］巢元方.诸病源候论［M］.宋白杨，校注.北京：中国医药科技出版社，2011.

［7］李元聪.中西结合口腔科学［M］.9版.北京：中国中医药出版社，2017.

［8］周学东.牙体牙髓病学［M］.5版.北京：人民卫生出版社，2020.

第十六章

皮肤与软组织疾病

第一节　急性蜂窝织炎

【概述】

一、西医定义

急性蜂窝织炎是皮下组织、筋膜下、肌间隙或深部疏松结缔组织的急性、弥漫性、化脓性感染性皮肤病。常见致病菌为溶血性链球菌及金黄葡萄球菌，少数由厌氧菌和大肠杆菌引起。大部分皮损是原发感染，细菌通过小的皮肤创伤侵入感染，有的可由淋巴及血型继发感染所致。

二、中医认识

急性蜂窝织炎属于中医"发"的范畴，其特点是初起无头、红肿蔓延成片，中央明显，四周较淡，边界不清，灼热疼痛，有的3~5日后中央色褐腐溃，周围湿烂，全身症状明显。发在中医文献中常和痈、有头疽共同命名。有些虽名为发，其实属有头疽范围，如《外科启玄》中的"体疽发""对心发""莲子发"等虽有发的病名，实质均是有头疽。此外，有些痈之大者，属发的范围，应命名为发，但文献中亦有称作痈的，如锁喉痈、臀痈等。

常见的有发生于颈部的锁喉痈、生于臀部的臀痈、生于手背部的手发背、生于足背的足发背等。

【诊断依据】

一、临床表现

1.局部症状　病变局部红、肿、热、痛，并向周围迅速扩大。红肿的皮肤与周围正常组织境界不清，迅速向四周扩散，局部发热，疼痛明显，红斑呈显著性非凹陷性水肿，严重者可发生水疱、血疱或深在性脓肿。

2.全身症状　大部分患者可没有全身症状，部分患者可伴有寒战、高热和全身不适等症状。一般深部蜂窝织炎、厌氧菌和产气菌引起的捻发性蜂窝织炎，全身症状多较明显，可有畏寒、高热、惊厥、谵妄等严重症状。口底、颌下和颈部的急性蜂窝织炎，可发生喉头水肿和压迫气管，引起呼吸困难，甚至窒息。

3. 体征　病变局部红肿，有明显的压痛。病灶较深者局部红肿多不明显，常只有局部水肿和深部压痛。捻发性蜂窝织炎多发生在会阴部、腹部伤口处，查体时可有捻发音；疏松结缔组织和筋膜坏死，水肿严重并伴有进行性皮肤坏死，脓液有恶臭。

4. 并发症　蜂窝织炎可能的并发症有菌血症、心内膜炎、骨髓炎、转移性感染、脓毒血症和中毒休克综合征。

二、辅助检查

当体温升高使白细胞总数升高，以中性粒细胞升高为主。可出现核左移和中毒颗粒。血沉可增快。血培养和脓液细菌培养发现 A 组链球菌或化脓性链球菌。有基础疾病、免疫抑制、糖尿病、静脉功能不全或淋巴水肿的患者应进行影像学检查，如 B 超，可见脓性暗区形成。

三、诊断标准

根据皮肤潮红、肿胀、疼痛，血常规白细胞升高，浆液性或黏液性分泌物检出致病菌等典型症状和体征，诊断不难。影像学检查（超声检查）有助于明确是否有皮肤脓肿，也有助于区分蜂窝织炎和骨髓炎。

【鉴别诊断】

丹毒：好发于面部、小腿、足背等处，多为单侧性。起病急，典型皮损为水肿性红斑，界限清楚，表面紧张发亮，迅速向四周扩大，可出现淋巴结肿大，伴不同程度全身症状，病情多在 4~5 天达高峰，消退后局部可有轻度色素沉着及脱屑。

【西医治疗】

治疗原则为消炎、止痛、控制病情以防转为慢性。应加强营养，少走少站，卧床休息。

一、全身疗法

（1）早期应用抗生素，可选用耐酶青霉素或头孢类抗生素，如氟氯西林 250 mg 肌内注射、每日 3~4 次或每次 500 mg、静脉注射，每日 4 次。如有条件应根据脓培养和抗生素药敏试验结果选用合适的抗生素。

（2）对症处理，可酌情给予非甾体解热止痛药，如布洛芬、吲哚美辛等。

（3）皮质类固醇类药物的应用尚有争议，有报道称应用皮质类固醇激素可减轻局部组织破坏，缩短病程，减少抗生素使用时间，并能防止出现慢性淋巴管炎，能够改善远期预后。可在应用有效抗生素的基础上使用，20~40 mg/d，连用 7 日。

（4）疗程要足，一般为 7~14 天，待红肿完全消退后停药。

二、局部治疗

（1）注意休息，抬高患肢，未成脓时可做局部冷湿敷。早期可用2%醋酸铅溶液、50%硫酸镁溶液冷湿敷，然后敷以10%鱼石脂软膏或莫匹罗星软膏或者夫西地酸软膏等包扎。

（2）局部可用LED红光及超短波理疗。

（3）已化脓者切开引流，局部换药。

【中医治疗】

一、中医辨证施治

1.风热壅滞证

临床表现：病症初起皮肤红肿热痛，发热恶寒，全身乏力，食欲不振，舌红苔黄，脉弦数。

病机：风热之邪蕴结局部，热壅血瘀而发。

治法：疏风清热，解毒消肿。

处方：普济消毒饮加减。金银花、连翘、牛蒡子、防风、黄连、黄芩、僵蚕、升麻、蒲公英、夏枯草等。

加减：体温较高不退，加生石膏、芦根；大便干结不通，加生大黄、元明粉。

2.热毒蕴结证

临床表现：红肿扩大，疼痛加剧，指触发烫，可有波动感，高热不退，神疲乏力，口干渴，舌红偏绛，苔黄厚干，脉洪数。

病机：热毒壅滞，气滞血瘀痰结。

治法：清热凉血，解毒消痛。

处方：仙方活命饮加减。金银花、连翘、赤芍、生地、蒲公英、天花粉、丹皮、山栀、黄连、皂刺、炮甲片、紫花地丁、生石膏（包煎）等。

加减：如大便干结，加枳实、生大黄、元明粉；出现惊厥、神昏，加服安宫牛黄丸。

3.气阴两伤证

临床表现：溃脓后，脓出黄稠，热退肿消，疼痛减轻，周身乏力，口干淡无味，纳呆，舌红少苔，脉细微数。如脓出稀薄，疮口有空壳，则收口愈合较慢。

病机：发病日久，耗气伤阴。

治法：益气养血，托毒生肌。

处方：托里消毒散加减。人参、黄芪、当归、川芎、白芷、茯苓、赤芍、金银花、连翘、乳香、没药、甘草等。

加减：神疲乏力、气短者，加太子参、五味子。

二、中成药处方

1.银翘解毒颗粒　口服，每次15g，每日3次，适用于风热壅滞证。

2.人参养荣丸　口服，每次 1 丸，每日 1~2 次，适用于气阴两伤证。

三、外治疗法

1.初期　外敷金黄膏。
2.成脓溃破　外敷九一丹或化腐生肌散。脓净后可敷用生肌玉红膏。

四、针灸及其他疗法

1.针灸疗法

取穴：阿是穴（蜂窝组织炎局部）。

将患处皮肤常规消毒，右手持三棱针，快速点刺患处周边区，进针约 1 mm，以出血为度，注意避开血管。1~2 日 1 次，3~5 次为 1 个疗程（说明：此法适用于红肿局限、中央溃破但周边红肿硬结不消的蜂窝组织炎）。可配合隔蒜灸及隔姜灸，一般每次灸 2~3 壮。1~2 日 1 次，3~5 次为 1 个疗程。

2.其他疗法　可用超短波疗法和微波疗法。

【用药说明及治疗注意事项】

（1）对于化脓性感染，培养结果出来之前，应进行针对 MRSA 的经验性治疗。

（2）及时、足量的抗生素治疗非常重要，尽量覆盖可能多的病原体。克林霉素、喹诺酮类都可以选择使用。

（3）治疗持续的时间取决于临床表现和疗效。一般用药 48 小时评估治疗效果。总的治疗时间通常为 5~14 日。

（4）若之前的感染部位脓肿复发，提示可能有其他原因，如藏毛囊肿、化脓性汗腺炎或者异物。

【预防与康复指导】

抬高患肢，少走少站，避免组织液积聚，饮食清淡，少食辛辣刺激食物，忌饮酒。均衡饮食、适当运动、少熬夜以提高免疫力，高蛋白饮食有助于伤口恢复。避免皮肤微小伤口，局部感染及时治疗防止扩散加重。

第二节　丹　毒

【概述】

一、西医定义

丹毒为 B 型溶血性链球菌感染引起的皮肤或皮下组织淋巴管及周围软组织的急性炎症，而 A 型溶血性链球菌感染也可引起新生儿的丹毒。细菌大多由皮肤或黏膜破伤处侵入。淋巴水肿、静脉回流不畅、肥胖、慢性湿疹以及足癣所致的趾间糜烂、足跟皲裂、趾甲真菌病、小腿溃疡等是导致丹毒的常见诱发因素，部分丹毒也可由抠鼻孔、掏耳朵、挤痘痘致黏膜细小破损而诱发。复发性丹毒系细菌潜伏于淋巴管内，当机体抵抗力降低时（如糖尿病、慢性肝病、营养不良等）均可为促发因素。

二、中医认识

丹毒是一种急性感染性皮肤病。中医文献中又称"丹熛"，发于头面者称"抱头火丹"，发于小腿足部者称"流火"，新生儿多生于腹部，称"赤游丹"。本病的特点是皮肤突然发红，色如涂丹，焮热肿胀，疼痛，边界清楚，伴恶寒发热等全身症状。

《诸病源候论·丹毒病诸侯》："丹者，人身体忽然焮赤，如丹涂之状，故谓之丹。或发手足，或发腹上，如手掌大，皆风热恶毒所为。重者，亦有疽之类，不急治，则痛不可堪，久乃坏烂。"

【诊断依据】

一、临床表现

本病最常发生于面部或下肢，患者在皮损出现前常有畏寒、发热等全身不适，体温可达 38~40 ℃不等，即患部出现大片浅表的水肿性红斑，与周围正常组织分界清晰，表面紧张灼热迅速向四周扩大，典型皮损可呈现橘皮样外观。有时可发生水疱、血疱。发生于皮肤疏松部位（如眼睑、口唇、耳垂等）者，红斑更为明显。面部皮损一般为单侧分布，但有个别患者皮损可越过鼻梁引起对侧皮损而呈现对称分布，应予注意。患者皮肤可沿引流淋巴管区域出现大片红斑，局部淋巴结肿大压痛。在原发部位反复发作的称为复发性丹毒：多次复发者因局部淋巴管阻塞，继发淋巴水肿，皮肤皮革样化，甚至疣状增生，状如象皮，故称象皮肿，以小腿多见。

二、辅助检查

当体温升高使白细胞总数升高，以中性粒细胞升高为主。可出现核左移和中毒颗粒。血沉可增快，面部丹毒必要时应拍 X 线片，以排除鼻旁窦炎症引起的可能。

三、诊断标准

（1）起病急剧，可伴有不同程度全身中毒症状，如恶寒、发热、头痛、恶心、关节酸痛，常常先于皮损发生前数小时出现。

（2）皮疹开始为水肿性红斑，界限清楚，表面紧张灼热，有压痛。短时间可迅速向四周扩大，向外蔓延时皮损中间的红色可渐消退，留有轻微脱屑，附近淋巴结肿大。

（3）可发生于任何部位，常见于小腿、面部、头皮和婴儿的腹部。

四、丹毒特殊类型分型

1. 水疱或大疱性丹毒　指大片红肿斑片上发生含有浆液或脓性分泌物的水疱或大疱。
2. 坏疽性丹毒　指炎症深达皮下组织，迅速发生皮肤坏疽，常伴有严重的全身中毒症状，病情凶险。

3.游走性丹毒 指皮疹一面消退一面发展，先出现于某处，不久消退，又在另一处出现，如此连续不断，病程可迁延达数周之久。

4.复发性丹毒 指在同部位反复发作，每次发作时病情较轻，只是局部轻微水肿，无全身症状。由于反复发作可造成局部皮肤淋巴管阻塞，受累组织肥厚，日久形成象皮肿。发生于颜面或外生殖器者则形成慢性淋巴水肿。

【鉴别诊断】

一、接触性皮炎

有明显接触史，皮损形状与接触部位一致，边界清楚，瘙痒，无全身症状。

二、类丹毒

有接触鱼类屠宰等工作历史，损害多发生于手部，为紫红色斑，不化脓，不起水疱，无自觉症状。

三、癣菌疹

癣菌疹是对皮肤癣菌感染如头癣、足癣等的一种超敏反应，在病灶以外皮肤上发生湿疹样皮疹。

四、血管性水肿

发病及消退迅速，局部出现暂时性无症状性肿胀，愈后不留痕迹。

五、蜂窝织炎

细菌侵入皮下组织后引起的急性炎症，界限欠清，浸润较深，中央红肿显著，溃破后可排出脓液。

【西医治疗】

一、治疗思路

治疗原则为积极抗菌，早期、足量有效的抗生素治疗。解除全身症状，控制炎症、防止复发。

二、常用治疗

1.全身治疗

（1）抗生素治疗：早期轻症患者可肌内注射青霉素 120 万 U，分 2 次注射，或口服青霉素 V 钾 500 mg，每日 4 次。双氯西林 500 mg，每日 4 次，或口服头孢菌素也可应用。青霉素过敏的患者可应用大环内酯类抗生素或克林霉素。重症尤其是合并糖尿病等基础疾病的患者应住院治疗，应用青霉素每日 800 万~1200 万 U，分 3~4 次静脉滴注。病情严重者可进一步增大剂量。青霉素过敏者，可给予喹诺酮类药物如左氧氟沙星注射液 0.2 g，1~2 次 / 日，静脉滴注，或莫西沙星口服 0.4 g，1 次 / 日，连用 9~15 天，或阿奇霉素注射液 0.5 g，1 次 / 日，静脉滴注。抗生素治疗要达到足够的时间，彻底治疗以免转成慢性复发性丹毒，一般应在皮损消退后再继续用药 1 周左右，一般疗程为 2 周左右。反复发作的患者应用药 3 周以上。

（2）支持疗法：对高热、全身症状明显者应加强营养，酌情给予各种维生素及对症处理。

2. 局部治疗

（1）下肢损害应抬高患肢，用 50% 硫酸镁溶液或 0.1% 依沙吖啶溶液湿敷，或马齿苋溶液冷湿敷；有水疱破溃者用 0.05% 小檗碱或 0.02% 呋喃西林溶液湿敷。抗生素类软膏如环丙沙星软膏、莫匹罗星软膏等。

（2）物理疗法：可用超短波、红外线、LED 红光、音频电疗及氦氖激光等照射。对慢性复发性丹毒可做紫外线照射。

（3）积极治疗局部病灶，如鼻窦炎、足癣等。纠正挖鼻孔等不良习惯。

【中医治疗】

一、中医辨证施治

1. 风热火毒证

临床表现：多发生于头面部，皮肤焮红灼热，肿胀疼痛，甚则发生水疱，眼胞肿胀难睁；伴恶寒，发热，头痛，口干；舌质红，苔薄黄，脉浮数。

病机：素体血分有热，外感风热火毒之邪。

治法：清热疏风解毒。

处方：普济消毒饮加减。黄芩、黄连、陈皮、玄参、连翘、板蓝根、马勃、薄荷、升麻、柴胡、桔梗、甘草等。

加减：壮热无恶寒者，加生石膏、知母；大便干结者，加生大黄。

2. 湿热火毒证

临床表现：多发于下肢，皮肤大片焮红肿胀，灼热疼痛，或见水疱、紫斑；伴发热、纳差，足踝肿胀；舌质红，苔黄腻，脉滑数。

病机：湿热火毒之邪郁阻肌肤。

治法：清热利湿解毒。

处方：五神汤合萆薢渗湿汤加减。茯苓、金银花、车前子、紫花地丁、牛膝、萆薢、薏苡仁、黄柏、丹皮、泽泻、滑石、通草等。

加减：反复发作，形成大脚风（象皮腿）者，可加路路通、红藤、忍冬藤。

二、中成药处方

1. 连翘败毒丸　口服，每次 1 丸，每日 2 次，适用于风热火毒证之轻症者。

2. 三妙丸　口服，每次 6~9 g，每日 3 次，适用于湿热火毒证之轻症者。

3. 活血消炎丸　口服，每次 3 g，每日 2 次，适用于复发性丹毒象皮肿。

三、外治疗法

（1）皮损掀红肿胀、灼热疼痛，用如意金黄散，以冷开水或金银花露调敷患处，每日换药 2~3 次。或用鲜蒲公英、鲜紫花地丁、鲜马齿苋捣烂敷患处，保持湿润。亦可用新癀片捣碎后冷水调敷患处。

（2）后期皮损暗红，外敷金黄膏。

四、针灸及其他疗法

1. 针灸疗法

治法：泻火解毒，凉血祛瘀。取穴以督脉及手阳明经穴为主。

主穴：大椎、曲池、合谷、委中、阿是穴。

根据辨证分型进行配穴。火毒夹风配百会、风池；火毒夹湿配阴陵泉、内庭；火毒内陷配十宣或十二井。毫针刺，用泻法，留针 30 分钟，每隔 10~15 分钟行针 1 次，每日治疗 1 次。大椎、委中、十二井诸穴均可用三棱针点刺出血，皮损局部用三棱针散刺出血；可配合三棱针散刺或用皮肤针叩刺阿是穴，使其少量出血后加拔火罐；还可配合耳穴压豆或耳针。

2. 其他疗法　可用微波疗法。

【用药说明及治疗注意事项】

（1）丹毒累及真皮浅层和浅淋巴管，单侧分布，通常有急性发作表现和全身症状，诊断明确尽早使用敏感抗生素。

（2）绝大多数丹毒由溶血性链球菌导致，多选用耐酶青霉素类药物，如新青霉素Ⅱ，一代和二代头孢类。

（3）治疗疗程要足够，避免使用 3~5 天，症状缓解立即停药容易导致复发性丹毒。反复发作的丹毒对抗生素效果不佳。

（4）连续使用 3 天抗生素疗效不佳时，可以联用两种抗生素，一般和喹诺酮类联合使用。

【预防与康复指导】

抬高患肢，高于心脏平面，一日 3~4 次，一次 30 分钟。少走少站，不要过度运动。保持感染区域清洁和干燥，可以淋浴，注意时间要短，洗浴之后务必用干净毛巾轻轻拍干感染区域。足癣、龋齿要及时治疗。如果皮肤割伤，应及时用碘伏消毒。有慢性基础疾病，如糖尿病、肾衰竭、慢性湿疹、老年瘙痒等，注意避免抓伤或者烫伤皮肤。

第三节　急性淋巴结炎

【概述】

一、西医定义

急性淋巴结炎多数继发于其他病毒或者细菌等微生物感染性疾病，由于病原体侵犯淋巴结所引起的局部淋巴结肿大、疼痛和压痛，多发生于颈部、颌下、腋窝及腹股沟。致病菌多为病毒及链球菌。多数症状轻微，有自限性。

二、中医认识

急性淋巴结炎多继发于其他化脓性感染，致病菌可直接通过淋巴管到达淋巴结，也可通过血液循环传入淋巴结。常见于颈部、腋窝和腹股沟处。早期仅见淋巴结肿大与压痛，继之则淋巴结增大，疼痛加剧，红肿热痛，可化脓腐溃。本病在儿童时期比较常见。本病中医称之为"痰毒""痰核"等。其病因外感六淫邪毒，侵入肌肤，邪毒流注于经脉，与内蕴之痰湿交结，致使营卫不和，邪郁化热，气血凝滞，经脉阻遏而成痰毒。若发于颈部者，多因风热、风温之邪侵袭所致；发于腋下等处，则以内蕴火热之邪而生；发于腹股沟等处，多为湿热、湿火为患。

【诊断依据】

一、临床表现

颈部双侧淋巴结炎最常见，常继发于病毒性上呼吸道感染。受累淋巴结通常较小、质韧、可移动且不连续（"弹丸样"淋巴结）。淋巴结轻微压痛，可活动，并且无红斑和皮温升高，通常为"反应性"淋巴结肿大，自限性；急性单侧颈部淋巴结炎通常由细菌感染引起，最常见的是金黄色葡萄球菌和化脓性链球菌。受累淋巴结通常 3~6 cm，压痛、皮温升高、红斑、非离散、活动度不好，后期多个淋巴结粘连成硬块，不易推动。此时皮肤表现常红、肿、压痛明显，并有畏寒、发热、头痛、乏力等全身症状，如得不到及时控制，可形成脓肿。以颈、腋窝和腹股沟等部位多见。

二、辅助检查

1.实验室检查　白细胞计数高于正常，中性多核细胞比例增加，有核左移现象。也可行 B 超检查确诊，泛发淋巴结肿大伴脾大，需要查 EBV。一般情况差，淋巴结持续 6~8 周无缩小的，需行血常规、肝功能、血培养、血沉、病毒学等检查。

2.细胞学检查　穿刺镜检淋巴细胞呈感染性改变。

三、诊断标准

（1）受累区域淋巴结肿大、压痛，局部皮肤发红、肿胀，化脓后可出现波动感。

（2）可伴畏寒、发热、头痛等全身症状。

（3）相关化验检查结果。

【鉴别诊断】

急性淋巴结炎应与下列疾病进行鉴别诊断。

一、急性淋巴管炎

淋巴管炎常见于四肢，尤其好发于下肢，在手或足部常见有原发病灶。急性淋巴管炎表现为浅层淋巴管炎在伤口附近出现一条或多条红线，手指轻压后，颜色可消退，局部硬肿并有压痛；并伴有发热、恶寒、乏力等全身临床表现。慢性淋巴管炎由急性淋巴管炎反复发作迁延为慢性淋巴水肿，表现为皮肤、皮下组织和筋膜增厚，成为永久性肥厚性纤维样变。

二、静脉炎

静脉炎多表现为一侧下肢疼痛性肿胀，行走时加剧，周围皮肤可有发热、红肿的表现。与深部淋巴管炎不同的是，静脉炎沿静脉走行分布，可予以鉴别。

【西医治疗】

（1）积极处理原发病灶，早发现早治疗。患淋巴结炎的部位取决于感染的位置，喉和耳朵感染可能会引起颈部淋巴结肿大，头部感染会使耳朵后的淋巴结肿大，手或手臂感染会使腋窝下淋巴结肿大，脚和腿部感染会引起腹股沟淋巴结肿大。最常见的是颈部淋巴结肿大，发现这些症状，及早治疗。

（2）病毒感染引起的轻症淋巴结肿大，一般无须特殊治疗，多数可自行消退。症状较重合并全身症状的细菌感染，局部热敷、理疗或外敷消炎药膏，酌情使用抗生素。形成脓肿时，及时切开引流。影响美容部位的脓肿，可选穿刺吸脓，局部注射抗生素。

【中医治疗】

一、中医辨证施治

1.风热邪毒证

临床表现：颌下及颈部淋巴结肿大，明显压痛，推之可移，皮色未变，有发热、头痛、四肢酸楚、咽部疼痛等，舌苔薄黄，脉浮数。

病机：风热之邪袭于肌表，邪热入里与内蕴之痰湿互结。

治法：清热解毒，散结消肿。

处方：牛蒡解肌汤加减。荆芥、金银花、连翘、薄荷（后下）、夏枯草、山栀、赤芍、丹皮、牛蒡子、生甘草等。

加减：如有高热，加生石膏（包煎）、寒水石；淋巴结肿硬者，加牡蛎（先煎）、山慈菇；大便秘结者，加生大黄（后下）、瓜蒌。

2. 痰火内结证

临床表现：淋巴结明显肿大，质地坚硬，压之作痛。继则肿块固定，推之不移，并有按之波动之感。伴高热，烦渴，纳呆，便秘，舌质红，苔黄腻，脉洪数。

病机：邪毒化热入里，或毒热内盛，与痰邪互结，瘀滞经脉。

治法：清热泻火，解毒消结。

处方：五味消毒饮加减。金银花、野菊花、蒲公英、天葵子、紫花地丁、山栀、赤芍、丹皮、生甘草等。

加减：如淋巴结肿硬，加夏枯草、山慈菇；高热口渴者，加生石膏（包煎）、生地；咽红乳蛾者，加黄芩、板蓝根。

二、中成药处方

六神丸：口服，每次 2~4 粒，每日 3 次，适用于痰火内结证。

三、针灸及其他疗法

1. 针灸疗法

治法：祛风通络，舒调经筋。取穴以局部穴和手足阳明经穴为主。

主穴：阳白、四白、颧髎、颊车、地仓、翳风、牵正、太阳、合谷。

急性期面部腧穴均行平补平泻法，肢体远端的腧穴行泻法且手法宜重，留针 30 分钟，每隔 10~15 分钟行针 1 次，每日治疗 1 次。恢复期加足三里、气海，行补法，可配合电针，用疏密波，强度以患者面部肌肉微见跳动而能耐受为度。阳白、颧髎、地仓、颊车可加闪罐或刺络拔罐，还可配合灸法、头皮针、耳针、皮肤针、穴位注射等。

2. 其他疗法　可用超短波疗法。

【用药说明及治疗注意事项】

（1）急性双侧淋巴结炎如明确为病毒感染所致，症状轻微、无全身症状，无进展，可不予治疗。

（2）对于症状重、有发热，全身症状，肝、脾大的患者，应及早明确病因，及时使用抗生素。

（3）静脉治疗数日后，可根据培养结果改为口服治疗，总治疗时间 10~14 日。

（4）若经验治疗无效，须考虑罕见感染性和非感染性原因。

【预防与康复指导】

（1）应注意劳动保护，避免受外伤，均衡饮食，适当锻炼，提高机体抵抗力，减少病毒和细菌感染。

（2）患有扁桃体炎、龋齿、手指感染、足癣、疖痈等，也应及时抗菌消炎或做适宜的治疗以控制感染。

（3）日常饮食宜清淡，营养宜均衡，可多吃一些清热解毒的食物，忌食辛辣燥热的食物。

（4）注意口腔卫生，早期治疗龋齿，切除有病变的扁桃体。

第四节　乳腺炎

【概述】

一、西医定义

急性乳腺炎是乳房的急性化脓性感染，大多系金黄色葡萄球菌感染所致，链球菌感染较少见。急性乳腺炎是临床常见病，几乎所有的患者都是产后哺乳期的产妇，尤其初产妇更为多见。发病多在产后3~4周。如处理不及时，病程往往拖延很长，严重者可并发全身化脓性感染，给患者造成极大痛苦，甚至危及生命，同时影响婴儿的正常哺乳。

二、中医认识

急性化脓性乳腺炎中医称之为"乳痈"，是由热毒入侵乳房而引起的急性化脓性疾病。常发生于产后哺乳妇女，尤以初产妇多见。在哺乳期发生的，名外吹乳痈；在妊娠期发生的，名内吹乳痈；在非哺乳期和非妊娠期发生的，名不乳儿乳痈。临床上以外吹乳痈最为常见。其特点是乳房局部结块、红肿热痛，伴有恶寒发热等全身症状。

【诊断依据】

一、临床表现

急性乳腺炎患者自觉乳房疼痛、局部红肿、发热等症状。患者可有寒战、高热、脉搏加快，常有患侧腋窝淋巴结肿大、压痛，白细胞计数明显增高。

局部表现可有个体差异，一般起初呈蜂窝织炎样表现，数天后可形成脓肿，脓肿可以是单房或多房性。脓肿可向皮肤溃破，深部脓肿还可穿至乳房与胸肌间的疏松组织中，进而形成乳房后脓肿。典型症状如下。

1.急性乳腺炎（细菌性）

（1）乳头炎和乳晕炎：由于乳头和乳晕部的皮肤皱褶不平，乳晕范围内又有丰富的乳晕腺、汗腺、皮脂腺等结构，因此，绝大多数哺乳期妇女的乳头、乳晕上都带有细菌，40%左右的婴儿的口腔内带有致病菌；乳头和乳晕部的皮肤比较脆弱，很容易受乳汁、汗液的浸泡而发生糜烂或湿疹，婴儿过猛地吸吮引起乳头皮肤的破损，上述这些因素是形成乳头炎、乳晕炎的重要原因。

乳晕炎亦可发生在乳头炎之后。当炎症侵及乳晕深层引起蜂窝织炎时，局部的红、肿、热、痛的急性感染体征就比较明显，此时患者也可出现轻微的全身症状。

（2）乳晕下复发性脓肿：乳晕下复发性脓肿比较少见，其主要见于中、青年妇女。致病菌经乳晕区的皮脂腺或汗腺侵入到皮下，并在乳晕区皮下形成一个如绿豆粒大小的硬结。局部轻微疼痛，硬结表面皮肤略呈红色，数天后即可溃破流出少许淡黄色脓液，而后形成一条细小窦道，待窦口闭合后，炎症可复发。脓肿亦可向里溃破，即溃破到乳头根部的乳管内，此时，脓液则由乳头流出。脓液流出后炎症暂时减退，当细菌由窦道或由乳头经乳管进入原来脓肿部位的纤维组织时，感染又重新发生。如此反复发作，经久不愈。

（3）乳腺周围脓肿：位于乳房皮下或发生在胸大肌筋膜前方、乳腺组织后方的化脓性感染，可形成脓肿，即乳腺周围脓肿。位于乳房皮下的脓肿由于位置浅显，患者局部症状明显，全身症状轻微或缺乏，脓肿易向皮肤外破溃。发生在乳腺后、胸大肌筋膜前的疏松结缔组织层的脓肿，亦称为乳房后脓肿。它可来自脓毒血症或肋骨骨髓炎，也可由乳腺脓肿向后穿破而引起。发生乳房后脓肿时，患者全身中毒症状较严重。

（4）乳腺炎和乳腺脓肿：乳腺炎是乳腺组织发生的急性化脓性感染。乳腺炎较乳腺周围炎多见，是哺乳期妇女最常见的一种乳腺炎症，多发生在产后第3~4周内。其可以是单侧乳房发病，也可是双侧乳房同时发病。炎性病变仅侵犯一个乳腺腺叶者少见，大多数的情况是侵犯数个腺叶，甚至所有的腺叶同时受累。在病变的初期可能见到有病变自然痊愈的现象，但是病变的晚期大多数患者的腺小叶均发生坏死、液化，以致形成脓肿。脓肿的数目多少不等，大小不一，可呈单房性，亦可是哑铃状或多房性。脓肿可发生在乳腺的任何部位。

2.急性非细菌性乳腺炎

（1）新生儿急性乳腺炎：新生儿在出生后的最初几天内，不论其是男性新生儿还是女性新生儿，有时可见到乳腺轻度肿胀、变硬，乳房皮肤略微发红、疼痛等急性炎症的表现。也可见到在乳房肿胀的同时，从乳头中分泌出乳汁样的液体。如果强行挤出这种液体，或者虽然无外伤而有致病菌侵入乳腺时，则可引起急性化脓性乳腺炎，有时最终还可形成乳腺脓肿。几天后轻度肿胀的乳腺开始逐渐消肿，病变一般在数周内自愈。

（2）青春期急性乳腺炎：青春期急性乳腺炎多发生在14~18岁。患者表现为乳房略微增大、胀痛、压痛等急性炎症的征象，个别患者的乳头上有乳汁样分泌物溢出。极少数患者的乳房可中等度肿大、乳头凸起，乳头、乳晕着色。

二、辅助检查

1.血常规　急性细菌性乳腺炎患者的化验血常规改变，主要表现在白细胞总数和中性粒细胞的增加，这种改变以乳腺炎和乳房弥漫性蜂窝组织炎尤为明显。

2.X线　急性乳腺炎在X线片上，显示乳房皮肤肿胀、增厚，间质阴影增生扭曲，血管明显增加。这些表现与炎性乳腺癌相似，但经短期的治疗观察，鉴别诊断并不困难。

3.病理检查　急性单纯性炎症期，乳腺组织内大量炎性细胞浸润，病变范围一般较局限，乳腺及导管内有乳汁淤积；急性化脓性蜂窝织炎期，炎症进一步发展，进而引起局部组织破坏，大量中性粒细胞坏死、液化，形成了大小不一的感染病灶，治愈后病灶可留有纤维性硬结；脓肿形成期，如炎症继续发展，局部组织可大量坏死、液化，大小不一的感染病灶相互融合形成脓肿。

三、诊断标准

1. 症状　患者以哺乳期的初产妇女多见，主要以乳房局部胀痛，并且可触及疼痛性肿块为主，常常伴有寒战高热、乏力、口渴、便秘等全身症状。

2. 查体　乳腺专科检查可见乳房肿大、皮肤潮红、透亮，局部皮温升高，可触及肿块，或伴有搏动性疼痛。有时会出现同侧腋下淋巴结肿大。

3. 实验室检查　血常规检查中见白细胞计数、中性粒细胞计数增多以及 C- 反应蛋白升高。乳腺彩超提示乳房局部肿块边缘增厚，边界欠清楚，内部回声增强，回声一般分布不均匀。如有脓肿形成时，内部可伴有不均质的低回声或无回声区。

【鉴别诊断】

一、湿疹样癌

多为非哺乳期妇女所患，男性亦可患此病。早期时，病变处表面有一层灰黄色痂皮，剥去痂皮后，可发现痂皮下有鲜红色的肉芽，并且有少许渗液。病变皮肤与正常乳房皮肤的分界线清楚为其特征。随着病程的延长，病变处的皮肤增厚、坚硬，皮色呈紫红色。患处无疼痛或刺痒的感觉。晚期患者的乳头多数内陷，乳头亦可有血性溢液。

二、急性炎性乳腺癌

急性炎性乳腺癌易被误诊为急性乳腺炎，急性炎性乳腺癌多发生在青年女性，一般多发生在妊娠期或哺乳期。发病后整个乳房迅速增大，甚至增大到 2~3 倍，乳房皮肤上毛孔深陷，呈"橘皮样"，皮肤明显的潮红、发热、水肿，有轻度触痛，但检查时摸不到明显的肿瘤状肿块，亦无凹陷性水肿的表现。

【西医治疗】

治疗思路：治疗原则是消除感染、排空乳汁。早期呈蜂窝织炎表现而未形成脓肿之前，应用抗生素可获得良好的效果。脓肿形成后，主要治疗措施是及时做脓液抽吸或脓肿切开引流。

一、一般治疗

保持清洁，喂奶前应清洗乳头、婴儿的口腔及乳头周围。排尽乳汁，在炎症初期可以继续哺乳，如有乳头皲裂或破坏，须暂时停止喂奶，采用吸乳器排空乳汁。

急性炎症型乳腺炎禁热敷，原因：一是热敷后乳房局部血管扩张，血流丰富，皮温升高，会使得乳房水肿加重；二是热敷后乳房温度升高，有利于细菌的繁殖。可冷敷：用硫酸镁溶液纱布外敷，可以降低皮温，减少皮肤血流量，间接减少乳汁的分泌，起到消肿、缓解疼痛，辅助控制炎症的作用。另外，可以使用中药如意金黄散外敷以缓解乳腺炎症状。

二、物理疗法

物理治疗方法可达到促进局部血液循环、局部组织渗出物吸收与消散，降低组织间的张力，从而使局部水肿减轻、疼痛缓解的作用。通过生物调节还有增强局部抗感染能力的作用，故治疗哺乳期乳腺炎有较好的临床疗效。物理治疗仪有多种，包括半导体激光理疗仪、特高频理疗仪等。

三、药物治疗

早期呈蜂窝织炎表现而未形成脓肿之前，应用抗生素可获得良好的效果。因主要病原菌为金黄色葡萄球菌，可不必等待细菌培养的结果，应用青霉素治疗或用耐青霉素酶的苯唑西林钠（新青霉素Ⅱ），或头孢一代抗生素如头孢拉定。对青霉素过敏者，则应用红霉素。抗生素通过乳汁可能影响婴儿的健康，因此，四环素、氨基糖苷类、喹诺酮类、磺胺类和甲硝唑等药物应避免使用。

若感染严重或脓肿引流后并发乳瘘，患者应停止哺乳，可口服溴隐亭，或己烯雌酚，或肌内注射苯甲酸雌二醇，至乳汁停止分泌为止。

四、手术治疗

若脓肿已经形成，任何良好的抗菌药都不能代替手术切开引流，引流的方法有很多种，其目的都是将脓液排出，使炎症早日痊愈。乳房脓肿切开引流术是在脓肿最低点，以乳头为中心，做放射状切口。位于乳晕部位的脓肿，应沿乳晕边缘做弧形切口。脓腔较大时，可在脓腔的最底部另加切口做对口引流。

【中医治疗】

一、中医辨证施治

1. 气滞热壅证

临床表现：乳汁郁积结块，皮色不变或微红，肿胀疼痛；伴有恶寒发热，周身酸楚，口渴，便秘；苔薄，脉数。

病机：情志不畅，肝气郁结，失于疏泄；阳明胃热壅滞，郁而化热。

治法：疏肝清胃，通乳消肿。

处方：瓜蒌牛蒡汤加减。瓜蒌、牛蒡子、天花粉、黄芩、山栀、金银花、连翘、皂角刺、陈皮、柴胡、青皮、生甘草等。

加减：乳汁壅滞者，加王不留行、路路通、漏芦等；肿块明显者，加当归、赤芍、桃仁等。

2. 热毒炽盛证

临床表现：乳房肿痛加剧，皮肤焮红灼热，肿块变软，有应指感。或溃后脓出不畅，红肿热痛不消，身热不退，有"传囊"现象；舌红，苔黄腻，脉洪数。

病机：热毒之邪侵入乳孔，致乳络郁滞不通，化热成痈。

治法：清热解毒，托里透脓。

处方：透脓散加味。黄芪、当归、皂角刺、川芎等。

加减：热甚者，加生石膏、知母、金银花、蒲公英等；口渴甚者，加天花粉、鲜芦根等。

3. 正虚毒恋证

临床表现：溃脓后乳房肿痛虽轻，但疮口脓水不断，脓汁清稀，愈合缓慢或形成乳漏；全身乏力，面色少华，或低热不退，饮食减少；舌淡，苔薄，脉弱无力。

病机：发病日久，体虚气血不足，脓毒不易外达。

治法：益气和营托毒。

处方：托里消毒散加减。人参、黄芪、当归、川芎、芍药、白术、茯苓、金银花、白芷等。

二、中成药处方

夏枯草颗粒：每次 9 g，每日 2 次，适用于热毒炽盛证。

三、外治疗法

1. 初起　乳汁郁滞，乳房肿痛，乳房结块，可用热敷加乳房按摩，以疏通乳络。先轻揪乳头数次，然后从乳房四周轻柔地向乳头方向按摩，将郁滞的乳汁渐渐推出。可用金黄散外敷；或用鲜菊花叶、鲜蒲公英、仙人掌去刺捣烂外敷；或用六神丸研细末，适量凡士林调敷；亦可用 50% 芒硝溶液湿敷。

2. 成脓　脓肿形成时，应在波动感及压痛最明显处及时切开排脓。切口应按乳络方向并与脓腔基底大小一致，切口位置应选择脓肿稍低的部位，使引流通畅而不致形成袋脓，应避免手术损伤乳络形成乳漏。若脓肿小而浅者，可用针吸穿刺抽脓或用火针刺脓。

3. 溃后　切开排脓后，用八二丹或九一丹提脓拔毒，并用药线插入切口内引流，切口周围外敷金黄膏。待脓净仅有黄稠滋水时，改用生肌散收口。若有袋脓现象，可在脓腔下方用垫棉法加压，使脓液不致潴留。若有乳汁从疮口溢出，可在患侧用垫棉法束紧，促进愈合；若成传囊乳痈者，也可在疮口一侧用垫棉法，若无效可另做一切口以利引流。形成乳房部窦道者，可先用七三丹药捻插入窦道以腐蚀管壁，至脓净改用生肌散、红油膏盖贴直至愈合。

四、针灸及其他疗法

1. 针灸疗法

治法：清热解毒，散结消痈。取穴以足阳明及足厥阴经穴为主。

主穴：足三里、期门、膻中、内关、肩井、乳根。

根据辨证分型进行配穴，肝郁甚配行间；胃热甚配内庭；火毒热盛配厉兑、大敦。毫针刺，用泻法。期门、肩井切忌针刺过深，以免伤及内脏；乳根、膻中均可向乳房中心方向平刺。留针 30 分钟，每隔 10~15 分钟行针 1 次，每日治疗 1 次。可配合三棱针挑刺背部肩胛区阳性反应点，三棱针挑刺并挤压出血，刺血后可拔罐。也可配合灸法，取穴肩井、乳根、曲池、手三里、足三里，用艾条温和灸患侧穴位，每次每穴灸 5~10 分钟，每日 1~2 次。或取阿是穴，用葱白或大蒜捣烂，铺于乳房患处，用艾条熏灸 20 分钟左右，每日 1~2 次，用于乳痈初期未成脓时。还可配合耳针及耳穴压豆等。

2.其他疗法　可用超短波疗法、微波疗法、超声疗法等。乳腺炎初期可行推拿治疗，以胸部为主，在局部红肿处治疗。

【用药说明及治疗注意事项】

（1）哺乳期乳腺炎的初始治疗包括减轻疼痛和肿胀的对症治疗（非甾体抗炎药和冷敷），完全排空乳汁（持续母乳喂养、吸乳器或用水挤压）。

（2）对于感染性哺乳期乳腺炎，即伴有发热且症状持续 12~24 小时以上的，除了以上初始治疗外，还应采用具有抗金黄色葡萄球菌的抗生素治疗。

（3）乳汁培养有助于抗生素选择，对于重度感染、医院获得感染或经抗生素治疗无效的感染尤为重要。

（4）对于血流动力学不稳定、进展性红斑等重度感染的情况，需要进行血培养。

【预防与康复指导】

针对急性乳腺炎的高危致病因素进行针对性的预防。

1.乳头内陷或扁平　患者每天进行数次提拉训练、挤捏乳头训练或吸乳器吸引牵拉。

2.乳头皲裂　哺乳时应用正确的乳头含接方式、哺乳姿势，涂抹蛋黄油预防和治疗乳头皲裂，婴儿出牙时咬的伤口要尽早处理。

3.乳管闭塞或乳管慢性炎症　患者应使用正确的检查乳房方法，以及时发现是否有硬结、疼痛或局部红斑形成，如果发现有乳汁淤积，应保持排乳通畅。有哺乳期乳腺炎的妊娠女性，妊娠后期给予乳酸杆菌益生菌可能会降低发病概率。

第五节　湿　疹

【概述】

一、西医定义

湿疹是由多种内外因素引起的一种累及表皮和真皮的炎症性皮肤病，皮损具有多形性、对称性、剧烈瘙痒和易复发等特点。急性湿疹的特征为皮肤瘙痒、红斑及水疱；慢性湿疹的特征为皮肤瘙痒、干燥、苔藓样变、角化过度（鳞屑），伴或不伴裂隙。

二、中医认识

湿疹中医称之为"湿疮""浸淫疮"，是一种超敏性炎症性皮肤病。因皮损总有湿烂、渗液、结痂而得名。本病的特点是皮疹多形态，对称分布，有渗出倾向、自觉瘙痒、反复发作、易成慢性。男女老幼皆可罹患，而以先天禀赋不耐者为多。根据病程可分为急性、亚急性、慢性三型。急性期皮损红肿，常有渗出；慢性期皮损以肥厚、苔藓样变为主。

中医古代文献依据其皮损特点、发病部位而有不同的名称。泛发全身，浸淫遍体者，称"浸淫疮"；以身起红粟、瘙痒出血为主者，称"血风疮"或"粟疮"；发于耳部者，称"旋耳疮"；发于乳头者，称"乳头风"；发于手部者，称"痾疮"；发于脐部者，称"脐疮"；发于阴囊者，称"肾囊风"或"绣球风"。现统称为湿疮。

《医宗金鉴·外科心法要诀》记载："浸淫疮，此证初生如疥，搔痒无时，蔓延不止，抓津黄水，浸淫成片，由心火、脾湿受风而成""血风疮，此证由肝、脾二经湿热，外受风邪，袭于皮肤，郁于肺经，致遍身生疮，形如粟米，搔痒无度。抓破时，津脂水浸淫成片，令人烦躁、口渴、瘙痒、日轻夜甚"。

【诊断依据】

一、临床表现

（一）病程和临床特点

根据病程和临床特点可分为急性、亚急性和慢性湿疹。

1. 急性湿疹　皮疹呈多形性，初期为粟粒大小的红斑、丘疹、丘疱疹或水疱。由于搔抓，皮疹可出现明显渗出或者糜烂面，境界不清，合并感染时可形成脓疱。急性湿疹可发生于体表任何部位，多对称分布，常见于头面、耳后、四肢远端、手足露出部位及阴囊、女阴、肛门等处，瘙痒剧烈。

2. 亚急性湿疹　可由急性湿疹演变而来，皮损以红斑、斑丘疹或丘疹为主，渗出减少或无明显渗出，可有结痂，仅有少数丘疱疹或小水疱及糜烂，自觉仍有剧烈瘙痒。

3. 慢性湿疹　通常由亚急性湿疹演变而来，或初发即为此型。表现为皮肤肥厚粗糙，触之较硬，色暗红或紫褐，皮纹显著或呈苔藓样变，皮损表面常附有鳞屑，伴抓痕，血痂，色素沉着，自觉瘙痒。

（二）病因和表现

根据病因和表现有所不同好发于某些特定部位，临床表现可有一定特应性，常见部位的湿疹有以下几种。

1. 耳部湿疹　多发生于耳后皱襞处，也可发生于外耳道，皮损表现为红斑渗出、结痂及皲裂，常对称分布。

2. 手部湿疹　手部接触外界各种刺激的机会较多，故湿疹发病率高，但一般很难确定确切病因。多数起病缓慢，表现为手部干燥、暗红斑，局部浸润肥厚，边缘相对清楚，冬季常形成裂隙。除特应性体质外，某些患者发病还可能与职业、情绪等因素有关。

3. 汗疱疹　属于手部湿疹的特殊类型。好发于掌跖和指（趾）侧缘、皮损为深在的针尖至粟粒大小水疱，内含清澈或混浊浆液，水疱可以融合成大疱，干涸后形成衣领状脱屑。自觉不同程度的瘙痒或烧灼感。病程漫长，春、夏、秋季易复发。

4. 乳房湿疹　主要见于哺乳期女性，或者青少年女性、孕期女性，皮损表现为乳头、乳晕暗红斑，其上有丘疹和丘疱疹，边界不清楚，可伴糜烂、渗出和裂隙，可单侧或对称发病，瘙痒明显，发生裂隙时可出现疼痛。仅发生于乳头部位者称为乳头湿疹。

5. 外阴、阴囊和肛周湿疹　局部瘙痒剧烈，常因过度搔抓、热水烫洗而呈红肿、渗出、糜烂。长期反复发作可慢性化，表现为局部皮肤苔藓样变，伴有色素减退。

6. 钱币状湿疹　好发于四肢。皮损为密集小丘疹和丘疱疹融合成的圆形或类圆形钱币状斑片，边界清楚，直径 1~3 cm 大小，急性期红肿、渗出明显，慢性期皮损肥厚、色素增加，表面覆有干燥鳞屑，自觉剧烈瘙痒。

二、辅助检查

1. 组织病理学　急性湿疹表现为表皮内海绵形成，真皮浅层毛细血管扩张，血管周围有淋巴细胞浸润，少数为中性或嗜酸性粒细胞；慢性湿疹表现为角化过度或角化不全，棘层肥厚明显，真皮浅层毛细血管壁增厚，胶原纤维变粗。

2. 实验室检查　怀疑有接触过敏因素者，应做斑贴试验确定接触性过敏源。皮内试验或皮肤点刺试验、血清特异性 IgE 抗体检测有助于确定吸入性和食物过敏源。

三、诊断标准

根据瘙痒剧烈、多形性、对称性皮损，急性期有渗出倾向，慢性期苔藓样变皮损等特征，本病一般不难诊断。

【鉴别诊断】

一、接触性皮炎

接触史明显，病变局限于接触部位，皮疹多单一形态，易起大疱，境界清楚，病程短。

二、神经性皮炎

多见于颈、肘、骶尾部，有典型苔藓样变，无多形性皮疹，无渗出表现。

【西医治疗】

一、全身治疗

1. 抗组胺类药　可选择具有镇静作用的第一代抗组胺药，如氯苯那敏、酮替芬，或第二代非镇静作用的抗组胺药，如氯雷他定、西替利嗪等。

2. 非特异抗过敏治疗　10% 葡萄糖酸钙 10 mL，缓慢静脉注射，1 次/日。有心功能不全或使用洋地黄类药物时禁用钙剂。复方甘草酸苷注射液 40~60 mL 加入 5% 葡萄糖注射液内静脉滴注，1 次/天。5~10 次为 1 个疗程。硫代硫酸钠 0.64 g，加入 20 mL 生理盐水中静推，1 次/天，3~5 天 1 个疗程。

3. 抗生素　湿疹急性期或继发感染时，可在抗炎的同时加用抗生素药物。

4.糖皮质激素 无论口服还是静脉给药，都能很快控制症状，但停药后易复发，年长者停药后有发生红皮病的危险，另外湿疹是一种慢性反复发作性疾病，长期使用可引起许多副作用，因此尽量不用。只有急性严重、泛发性湿疹或湿疹性红皮病患者采用其他治疗无效，无其他禁忌证时，可酌情使用。

5.免疫抑制剂 适用于严重而其他治疗无效的病例，如环孢素、甲氨蝶呤等。

二、局部疗法

1.急性无渗出 炉甘石洗剂外用，待炎症控制后改用糖皮质激素霜剂外用，如0.1%丁酸氢化可的松软膏。

2.急性有渗出 开放性冷湿敷，如1%~3%硼酸溶液或硼酸溶液湿敷。

3.亚急性期 可选用糊膏或洗剂，如氧化锌糊膏；也可外用糖皮质激素霜乳。

4.慢性湿疹 常用霜剂、软膏剂或硬膏剂，可选用糖皮质激素制剂、氧化锌软膏及焦油类软膏。

【中医治疗】

一、中医辨证施治

1.湿热浸淫证
临床表现：发病急，皮损潮红灼热，丘疱疹密集，瘙痒剧烈，抓破脂水淋漓，浸淫成片；伴心烦口渴，身热不扬，大便干，小便短赤；舌质红，苔黄腻，脉滑数。

病机：先天禀赋不耐，皮肤腠理不固，风湿热邪侵袭而致。

治法：清热利湿止痒。

处方：龙胆泻肝汤加减。龙胆草、栀子、黄芩、木通、泽泻、车前子、柴胡、当归、生地、甘草等。

加减：渗液多者，加马齿苋、滑石、茵陈；红肿明显者，加丹皮、赤芍；瘙痒重者，加白鲜皮、地肤子、苦参；出现脓疱加金银花、连翘、黄连。

2.脾虚湿蕴证
临床表现：发病较缓，皮损为淡红色斑片、水肿、丘疹或丘疱疹、结痂、鳞屑，自觉瘙痒，搔抓后糜烂渗出；伴纳少，疲惫，腹胀便溏；舌质淡胖，苔白或腻，脉濡缓。

病机：脾失健运，湿从内生，蕴久化热。

治法：健脾除湿止痒。

处方：除湿胃苓汤加减。防风、苍术、白术、茯苓、厚朴、猪苓、山栀、木通、泽泻、滑石、甘草等。

加减：皮损色红者，加丹皮、黄芩；纳呆脘满者，加陈皮、鸡内金；发于上肢加桑枝；发于下肢加牛膝、革薢。

3.血虚风燥证
临床表现：病程迁延，反复发作，皮损粗糙肥厚，脱屑，表面有抓痕、血痂，颜色暗红或色素沉着，阵发性瘙痒，夜间加重；伴有口干不欲饮，纳差，腹胀；舌质淡，苔白，脉弦细。

病机：湿热日久，耗伤阴血，血虚化燥生风。

治法：养血润肤，祛风止痒。

处方：当归饮子加减。当归、生地、白芍、川芎、何首乌、荆芥、防风、白蒺藜、黄芪、甘草等。

加减：皮损肥厚者，加秦艽、丹参、鸡血藤；夜间痒甚，失眠多梦者，加夜交藤、珍珠母。

二、中成药处方

1. 龙胆泻肝丸　口服，每次3~6g，每日2次，适用于湿热浸淫证。
2. 参苓白术丸　口服，每次6g，每日3次，适用于湿疮脾虚湿蕴证。
3. 润燥止痒胶囊　口服，每次4粒，每日3次，适用于湿疮血虚风燥证。

三、外治疗法

1. 急性湿疮　以红斑、丘疹为主，水疱较少，无渗出时，用三黄洗剂外搽；或选用苦参、黄柏、地肤子、荆芥等煎汤，待凉后外洗，每日2~3次。水疱糜烂、渗出明显时，选用黄柏、生地榆、马齿苋、苦参等煎汤冷湿敷；或用浴舒洗液稀释后局部外洗，每日1~2次；或用10%黄柏溶液湿敷，每次20~30分钟，每日2~3次。湿敷后，用青黛散加甘草油或植物油调，外涂患处。结痂较厚时，选用黄连膏、青黛膏涂搽。

2. 亚急性湿疮　选用三黄洗剂、青黛散加甘草油或植物油调、黄连锌氧油、5%黑豆馏油软膏外搽。

3. 慢性湿疮　选用青黛膏、湿毒膏、润肌膏、10%~20%黑豆馏油软膏等，涂搽，加中药熏洗、热烘疗法效果更好。中药熏洗选用蛇床子、威灵仙、紫草、当归等。

四、针灸及其他疗法

1. 针灸疗法

治法：清热利湿，润燥息风。取穴以皮损局部和足太阴经穴为主。

主穴：曲池、足三里、三阴交、阴陵泉。

毫针常规刺。皮损局部先用毫针围刺，再用皮肤针重叩出血后加拔火罐。急性期每日1次，慢性期隔日1次。留针30分钟，每隔10~15分钟行针1次，每日治疗1次。可配合皮肤针、耳针、耳穴压豆、穴位注射、火针等，其中选用细火针局部点刺。

2. 其他疗法　可用低强度激光治疗、超声疗法等。

【用药说明及治疗注意事项】

（1）非药物治疗在湿疹治疗中十分重要，基础治疗包括皮肤补水保湿和局部抗感染治疗。

（2）抗组胺药物在湿疹治疗中的最佳治疗剂量和治疗时长仍不明确，瘙痒剧烈的可试用一代抗组胺药，如苯海拉明、赛庚啶等。

（3）口服免疫抑制剂环孢素改善瘙痒和难治湿疹的症状有效，可快速控制瘙痒，停药后容易复发。

（4）面部及皱褶部位使用皮质类固醇激素更易发生皮肤萎缩，应选择低效的药物，同时避免刺激。

（5）间歇性外用皮质类固醇或钙调磷酸酶抑制剂有助于防止复发。

（6）身体大面积长期外用皮质类固醇激素可致肾上腺抑制。其他不良反应包括皮肤变薄、毛细血管扩张、毛囊炎和接触性皮炎。

【预防】

（1）保持平静的心态，心情烦躁时瘙痒加重。慢性瘙痒患者可获益于心理干预，包括习惯逆转训练、放松训练及认知行为疗法。

（2）待在凉爽的环境中，可缓解瘙痒。

（3）穿纯棉的衣物，减少皮肤刺激，避免搔抓。

（4）适当清洁，不过度洗澡，洗浴后皮肤未干时应用保湿剂。

第六节　丘疹性荨麻疹

【概述】

一、西医定义

丘疹性荨麻疹是以散在或群集风团样损害伴瘙痒为主要表现的一种常见皮肤病。常与昆虫叮咬有关。多见于暴露部位，主要见于幼儿，尿布/内裤遮盖、腋下等处常常不受累，刚开始可能呈荨麻疹性，随着时间推移，皮损可持续存在并呈丘疹/结节状。多数皮损可自行消退。个别可转变为痒疹，致病程迁延。

二、中医认识

丘疹性荨麻疹中医称之为"土风疮""水疥"，是指病初因胎体遗热，湿热内蕴，或食入腥发之品，复感风邪，两邪相织，发于肌肤以见风团、丘疹、水疱为临床表现的疾病。主要发生于儿童。本病一般预后良好。

【诊断依据】

一、临床表现

自觉症状为瘙痒。皮损为孤立、散在分布的纺锤形 0.5~2 cm 大小的风团样丘疹，纺锤的长轴常与皮纹平行，丘疹中央有小水疱，疱液清亮，抓破后形成浆液性或血性结痂。发生在四肢远端者可有大疱。7~10 天后皮损逐渐消退，留有色素沉着。皮损可分批反复发生，数周后渐愈。有时红斑、水肿常于消退后遗留质地坚硬丘疹，剧痒，与痒疹难以区分。一般无全身症状，继发感染时可有淋巴结肿大或发热。本病随年龄的增大，症状逐渐减轻，最终可停止发生。反复发作后部分患者可形成单纯痒疹或结节性痒疹。

因昆虫叮咬导致全身性过敏反应极为罕见，可表现为显著的潮红和低血压。尤其在肥大细胞疾病患者，肥大细胞被广泛激活。部分患者出现短暂的发热、疲劳、恶心、厌食等。

一些特殊昆虫如某些蚊子、蜱虫、蝇类、跳蚤可传播特定的疾病。

二、辅助检查

组织病理学：丘疹性荨麻疹组织病理学特征包括局灶性表皮坏死，海绵水肿（严重者可表现为水疱），血管周围楔形淋巴细胞伴嗜酸性粒细胞浸润。免疫组化显示浸润的淋巴细胞以 CD4+ 细胞为主。免疫印迹法显示患者与健康人对 IgG 反应无显著差异，而随着疾病进展，对虫体（原文献中为跳蚤）蛋白 IgE 的反应率似乎降低。

三、诊断标准

根据孤立、散在、不对称分布的风团样丘疹，顶端有小疱的特点，一般不难诊断。多发于儿童，夏秋季多见，皮损易累及躯干、四肢，为突然发生的绿豆至花生米大、略呈纺锤形的红色风团样或丘疹样损害，顶端可有水疱甚至大疱，散在或群集分布，由数个至数十个不等。自觉瘙痒。经 1~2 周可逐渐消退。但致病源不除，还可不断出现新皮损。

【鉴别诊断】

一、荨麻疹

本病是由于皮肤黏膜小血管扩张、血管渗透性增加而导致的一种局限性水肿反应，感染、药物、虫咬等均可引起，多为 IgE 介导的速发型超敏反应，可伴有呼吸道或消化道症状。与丘疹性荨麻疹不同，荨麻疹的皮损是真正的风团，通常在 2~24 小时内消退，反复发作。组织学上主要表现为真皮水肿、皮肤毛细血管及小血管扩张充血、淋巴管扩张，炎症细胞浸润较少。

二、儿童丘疹性肢端皮炎

儿童丘疹性肢端皮炎又称为 Gianotti-Crosti 综合征。本病 1955 年由 Gianotti 首先提出，并确认与乙型肝炎病毒 HBsAg 有关。目前认为该病与病毒感染（甲/乙/丙型肝炎病毒、EB 病毒、巨细胞病毒等）、非病毒感染（A 组 β 溶血性链球菌、肺炎支原体、分枝杆菌等）、疫苗接种（脊髓灰质炎、百白破、麻疹、乙肝疫苗等）有关。好发于婴幼儿，皮疹表现为面部、四肢无瘙痒的红斑丘疹或丘疱疹，伴浅表淋巴结肿大和急性无黄疸型肝炎。

三、水痘

该病是水痘 - 带状疱疹病毒引起的感染性疾病，最常见的发病年龄为 2~10 岁，大多为亚临床感染。对于免疫系统正常的人，水痘发生后机体产生持久的免疫力，少数人可发生再次感染，这与丘疹性荨麻疹的反复发作明显不同。水痘皮损表现具有多形性，常有斑疹、丘疹、水疱、结痂"四世同堂"，可与丘疹性荨麻疹鉴别。

此外，丘疹性荨麻疹还需要与疥疮、色素型荨麻疹、多形红斑等疾病相鉴别。结合临床表现、病原学或组织病理学检查，鉴别诊断一般不难。

【西医治疗】

原则是积极消除诱发因素，应用清凉止痒、抗炎药物和防治继发感染。

（1）选择性、限制性应用抗组胺药物，使用中等效价糖皮质激素，以及安慰剂。

（2）皮损较少者，局部外用药即可。常用炉甘石洗剂、糖皮质激素霜剂，每日2~3次。也可应用2%苯酚液、复方薄荷脑软膏等。

（3）有大疱的可以消毒后抽出疱液，外涂抗生素药膏如莫匹罗星防止感染。

（4）剧烈瘙痒者，加口服抗组胺药。儿童可口服西替利嗪滴剂或氯雷他定糖浆。如有继发感染，可外用夫西地酸乳膏、莫匹罗星软膏。

（5）全身反应强烈持久的可予糖皮质激素如地塞米松静滴，低血压者可使用肾上腺素。

【中医治疗】

一、中医辨证施治

1.风热搏结证

临床表现：疹块色红，大小不等，散在分布，疹块中央少见水疱，偶见血疱；好发于上半身，尤以上肢伸侧、腰部为多，往往成批出现，此起彼伏，自觉瘙痒。舌质红，苔薄黄，脉数。

病机：肌腠虚疏，外感风邪。

治法：疏风清热止痒。

处方：消风散加减。当归、生地、防风、蝉蜕、知母、苦参、胡麻仁、荆芥、苍术、牛蒡子、生石膏（包煎）、木通、甘草等。

加减：酌加金银花、连翘等。热势明显者，可选用疏风清热饮加减；痒甚者，配皂刺，重用白鲜皮、蒺藜；有血疱者，加牡丹皮、紫草、地榆炭。

2.湿热郁阻证

临床表现：疹块大小不等，散在分布，色红或偏暗红，高出皮肤，中央常有水疱，或起大疱，抓破略有渗水；好发于下肢、臀部，自觉剧痒。舌红，苔薄黄或微腻，脉濡或滑数。

病机：内蕴湿热，复感风邪虫毒。

治法：清热利湿，祛风止痒。

处方：祛风胜湿汤加减。黄柏、苦参、金银花、白鲜皮、茯苓、羌活、防风、荆芥、陈皮等。

加减：酌加泽泻、车前子、木通等。因饮食不当而发病者，加炒麦芽、焦三仙；因肠道有寄生虫而诱发者，加苦楝子、使君子；伴有继发感染者，加连翘、紫花地丁。

二、中成药处方

消风止痒颗粒：按年龄每次 1~2 袋，每日 2~3 次，适用于风热搏结证。

三、外治疗法

外用本院制剂浴舒洗液或复方黄柏洗液外搽，每天 2~3 次。若有水疱破溃渗出，可用马齿苋、生地榆等量，煎水，凉湿敷，每天 2~3 次。

四、针灸及其他疗法

1. 针灸疗法

治法：祛风和营止痒。取穴以手阳明、足太阴经穴为主。

主穴：曲池、合谷、血海、委中、膈俞。

毫针浅刺，留针 30 分钟，每隔 10~15 分钟行针 1 次，每日治疗 1 次。委中、膈俞可点刺出血。神阙可加拔罐，闪罐法至局部充血。可配合皮肤针、耳针、耳穴压豆、穴位注射等。

2. 其他疗法　可用中药熏蒸疗法、冷疗法、超声疗法。

【用药说明及治疗注意事项】

（1）多数反应轻微且短暂，无须特殊治疗，可自愈，部分遗留色素沉着，大部分在 3~6 个月消退。

（2）瘙痒剧烈者，可使用清凉油、薄荷膏、辣椒碱软膏等具有清凉、止痒作用的药物或者皮肤护理产品，注意避开皮肤薄嫩部位。

【预防】

预防：环境、卧具、衣物注意消毒杀虫，避免接触动物（如宠物）、草地、植物等。加强个人卫生，保持居室干燥通风。

第七节　皮肤瘙痒症

【概述】

一、西医定义

瘙痒症指的是无特异性皮损的瘙痒症状，可由众多全身性、神经、精神疾病和躯体化障碍所致，也可由药物诱发，原因十分复杂，治疗常较困难。严重影响患者生活质量。

二、中医认识

风瘙痒是一种无明显原发性皮肤损害而以瘙痒为主要症状的皮肤病。又称"痒风"。

本病的特点是皮肤阵发性瘙痒，搔抓后常出现抓痕、血痂、色素沉着和苔藓样变等继发性损害。临床上有泛发性、局限性两种。泛发性者全身皮肤瘙痒；局限性者以阴部、肛门周围最为多见，中医文献中称为"阴痒""谷道痒"。《外科证治全书·痒风》载："遍身瘙痒，并无疮疥，搔之不止。肝家血虚，燥热生风。"

【诊断依据】

一、临床表现

1. 全身性瘙痒症　多见于成人，瘙痒常从一处开始，逐渐扩展到全身。常为阵发性，尤以夜间为重，严重者呈持续性瘙痒伴阵发性加剧，饮酒、咖啡、茶、情绪变化、辛辣饮食刺激、机械性搔抓、温暖被褥，甚至某种暗示都能促使瘙痒的发作和加重。常继发抓痕、血痂、色素沉着，甚至出现湿疹样变、苔藓样变、脓皮病、淋巴管炎和淋巴结炎。

2. 局限性瘙痒症

（1）肛门瘙痒症：多见于中年男性，患蛲虫病的儿童也可患病。瘙痒一般局限于肛门及其周围皮肤，有时可蔓延至会阴、女阴和阴囊。因经常搔抓致使肛门皮肤肥厚，亦可呈苔藓样变或湿疹样变等继发性损害。

（2）阴囊瘙痒症：瘙痒主要局限于阴囊，有时也可累及阴茎、会阴和肛门。由于不断搔抓，引起苔藓样变、湿疹样变及继发感染等。

（3）女阴瘙痒症：瘙痒常发生于大、小阴唇。因不断搔抓，阴唇部常有皮肤肥厚及浸渍，阴蒂及阴道黏膜可有红肿及糜烂。

二、辅助检查

1. 一般检查　血常规、铁蛋白、血沉、C- 反应蛋白、肝功能、肾功能、电解质、心肌酶谱、甲状腺功能、空腹血糖等。

2. 补充性检查（与局部症状相关联）　肛门生殖器瘙痒：寄生虫、虫卵、前列腺特异抗原；水源性瘙痒；葡萄糖耐量试验；妊娠期瘙痒：胆汁酸水平等。

三、诊断标准

根据初发时仅有瘙痒，而无原发性皮损即可确诊。为寻找病因，应详细询问病史，做全面的体格检查和必要的实验室检查。与诊断相关关键问诊项目：①瘙痒的持续时间；②是否在手术或用药后不久或同时发生；③瘙痒范围是否局限；④家庭成员是否受累；⑤接触水是否瘙痒；⑥最近有无消瘦或体重突然下降。

【鉴别诊断】

瘙痒症应与下列疾病进行鉴别诊断。

一、阴虱、头虱

该病可有全身瘙痒、但是瘙痒范围主要集中于头部或外阴部、检查可以找到虫卵、有传染性，家庭成员常受累。

二、疥疮

该病可伴全身瘙痒、夜间剧烈，但是皮损多见于指缝、脐周、大腿等部位，男性患者可有疥疮结节，实验室检查可见虫卵、有传染性，家庭成员常受累。

三、慢性湿疹

常由急性或者亚急性演变而来、病程迁延反复、皮损呈多形性、可见丘疹、糜烂、渗出甚至苔藓样变。

【西医治疗】

一、治疗思路

积极寻找病因，避免诱发因素是防治的关键。避免用搔抓、摩擦及热水烫洗等方法止痒。应规律生活，衣着松软，不要沐浴过勤。避免饮酒、喝浓茶及食用辣椒、胡椒及芥末等辛辣刺激食品。精神紧张及情绪不安的患者应注意休息，适当改变不良的生活环境。

二、局部治疗

在确定了瘙痒的病因后，根据病因采取相应的措施，如果瘙痒持续存在，则考虑已慢性化，需行特殊的外用和系统治疗，当前指南推荐外用药如辣椒碱和钙调磷酸酶抑制剂，两种药物均对皮肤神经元有作用。在系统治疗前还可采用紫外线光疗。

三、系统治疗

包括抗组胺药、阿片受体拮抗剂（如纳曲酮）、抗惊厥药（如加巴喷丁、普瑞巴林）、选择性 5- 羟色胺再摄取抑制剂（如帕罗西汀）、三环类抗抑郁药（如多塞平）和四环类抗抑郁药（如米氮平）。加巴喷丁和普瑞巴林可抑制神经去极化，常用于治疗疱疹后神经痛、伴有疼痛感和瘙痒的神经病、肱桡肌瘙痒症、慢性肾病相关性瘙痒症和不明原因的瘙痒症。纳曲酮对胆汁淤积性瘙痒症具有轻度止痒作用，替代治疗包括考来烯胺、利福平（最高 600 mg/d）和舍曲林。需要注意到，这些系统用药多为超说明书用药，另外足够的剂量和疗程很重要，不应停药或换药过早，抗抑郁药和抗惊厥药可分别在最长 8 周和 12 周后起效。

【中医治疗】

一、中医辨证施治

1. 风热血热证

临床表现：皮肤瘙痒，遇热或饮酒后加剧，搔破处血痕累累；伴心烦，口渴，小便黄，大便干；舌质红，苔薄黄，脉弦数。

病机：素体血热，复感风邪；或情志内伤，五志化火生风；风热与血气相搏，往来于肌肤之间而致瘙痒。

治法：清热疏风，凉血止痒。

处方：凉血消风散加减。防风、牛蒡子、生地、当归、荆芥、蝉蜕、苦参、白蒺藜、知母、生石膏（包煎）、生甘草等。

加减：夏季多汗瘙痒者，加减荷叶、竹叶、六一散；夜间痒甚者，加生牡蛎、珍珠母。

2. 湿热内蕴证

临床表现：瘙痒不止，抓破后渗液结痂；或外阴肛周皮肤潮湿瘙痒，带下腥臭；伴口干口苦，胸胁胀满，纳差，小便黄赤；舌质红，苔黄腻，脉滑数或弦数。

病机：饮食不节，过食辛辣发物，湿热内生，化热生风，内不得疏泄，外不得透达，郁于皮肤腠理而致瘙痒。

治法：清热利湿止痒。

处方：龙胆泻肝汤加减。龙胆草、萆薢、防风、柴胡、当归、连翘、生地、车前子、黄芩、栀子、丹皮、泽泻、木通、甘草等。

加减：外阴肛周瘙痒者，加黄柏、苦参、蛇床子、地肤子。

3. 血虚肝旺证

临床表现：以老年人多见，病程较长，皮肤干燥瘙痒，血痕累累，情绪波动或洗浴后瘙痒发作或加剧；伴头晕眼花、失眠多梦；舌质红，苔薄，脉细数或弦数。

病机：久病体弱，气血亏虚，肝血不足，肝阳上亢，生风化燥，肤失濡润，风动作痒。

治法：养血平肝，祛风止痒。

处方：当归饮子加减。当归、生地、白芍、川芎、何首乌、荆芥、防风、白蒺藜、黄芪、党参、生甘草等。

加减：年老体弱者，重用黄芪、党参；烦躁失眠者，加夜交藤、生龙骨、生牡蛎。

二、中成药处方

1. 皮肤病血毒丸　口服，每次20粒，每日2次，适用于风热血热证。

2. 龙胆泻肝丸　口服，每次3~6g，每日2次，适用于湿热内蕴证。

3. 润燥止痒胶囊　口服，每次4粒，每日3次，适用于血虚肝旺证。

三、外治疗法

（1）全身瘙痒者，选用百部酊外搽。
（2）皮损有湿疹样变者，可用苦参汤外洗；或用三黄洗剂外搽。
（3）各型风瘙痒，酌情选用苦参、蛇床子、防风、地肤子、大菖蒲、艾叶等药浴。
（4）皮肤干燥瘙痒者，选用润肌膏外搽。

四、针灸及其他疗法

1. 针灸疗法

治法：祛风和营止痒。取穴以手阳明、足太阴经穴为主。

主穴：曲池、合谷、血海、委中、膈俞。

毫针浅刺，留针 30 分钟，每隔 10~15 分钟行针 1 次，每日治疗 1 次。委中、膈俞可点刺出血。神阙可加拔罐，闪罐法至局部充血。可配合皮肤针、耳针、耳穴压豆、穴位注射等。

2. 其他疗法 可用中药熏蒸疗法、冷疗法、超声疗法。

【用药说明及治疗注意事项】

（1）外用药物以保湿、滋润、止痒为主，避免刺激性大的外用药物。
（2）口服药物时，要有足够的剂量和疗程，不要突然停药或自行过早换药。

【预防与康复指导】

（1）忌食辛辣、忌饮酒，少食鱼、虾、蟹等动风之品，多食水果蔬菜。
（2）避免搔抓及热水烫洗，忌用碱性强的肥皂洗浴。老年人及皮肤干燥者，冬季洗澡后要搽润肤之品。
（3）内衣及床上用品宜选用柔软光滑的纯棉织品，不宜用毛织品及化纤品。
（4）调畅情志，避免劳累。

第八节　神经性皮炎

【概述】

一、西医定义

神经性皮炎又称慢性单纯性苔藓，一种伴有皮肤剧烈瘙痒和皮肤苔藓样变的常见皮肤病。病因不明，可能与精神紧张等有关。

二、中医认识

牛皮癣是一种慢性瘙痒性皮肤病，因皮损硬厚似牛皮而得名。中医文献中又称"摄领疮""顽癣"。本病的特点是皮损为苔藓样斑片，好发于颈项、肘部等摩擦部位，剧烈瘙痒。《诸病源候论·摄领疮候》载："摄领疮，如癣之类，生于颈上痒痛，衣领拂着即剧，云是衣领揩所作，故名摄领疮也。"

【诊断依据】

一、临床表现

1. 皮损表现　本病初发时仅有瘙痒感，而无原发皮损，由于搔抓及摩擦，皮肤逐渐出现粟粒至绿豆大小的扁平丘疹，圆形或多角形，坚硬而有光泽，呈淡红色或正常皮色，散在分布。因有阵发性剧痒，患者经常搔抓，丘疹逐渐增多，日久则融合成片，肥厚、苔藓样变，表现为皮纹加深、皮嵴隆起，皮损变为暗褐色，干燥、有细碎脱屑。斑片样皮损边界清楚，边缘可有小的扁平丘疹，散在而孤立。皮损斑片的数目不定，可单发或泛发周身，大小不等，形状不一。

2. 好发部位　好发于颈部两侧、项部、肘窝、腘窝、骶尾部、腕部、踝部，亦见于腰背部、眼睑、四肢及外阴等部位。皮损仅限于一处或几处为局限性神经性皮炎；皮损分布广泛，甚至泛发于全身者，称为泛发性神经性皮炎。

3. 自觉症状　为阵发性剧痒，夜晚尤甚，影响睡眠。搔抓后可有血痕及血痂，严重者可继发毛囊炎及淋巴结炎。

4. 容易复发　本病为慢性疾病，症状时轻时重，治愈后容易复发。

二、辅助检查

一般无须特别实验室检查，与真菌感染性皮肤病鉴别时可行真菌镜检，与皮肤肿瘤鉴别时可以行病理检查。

三、诊断标准

（1）本病中青年多见，先有剧烈瘙痒，后有皮损。
（2）皮疹为扁平多角形丘疹，苔藓样变，无渗出。
（3）皮疹多发于颈部、四肢伸侧、腰骶部、腘窝、外阴。
（4）病程慢性，常反复发作。

【鉴别诊断】

一、慢性湿疹

多由急性湿疹转化而来，在病程中有渗出倾向，皮疹表现为浸润肥厚性斑疹、斑块，苔藓化不明显，伴剧痒。

二、扁平苔藓

与神经性皮炎相同之处为圆形或多角形扁平丘疹，自觉瘙痒。区别为前者扁平丘疹较后者大，为紫红色，有蜡样光泽，可见 Wicknam 纹。同形反应好发于前臂、小腿伸侧、躯干等处，此外黏膜损害（如颊黏膜和龟头处损害）。组织病理有特异性。

三、银屑病

一般发生于小腿伸侧及头皮的慢性局限性肥厚性皮肤病，皮损基底呈淡红色或暗红色浸润，上覆银色鳞屑，剥离后可见薄膜现象及点状出血，全身其他部位常见有银屑病损害，患者自觉不痒或轻微瘙痒，组织病理有诊断价值。

四、瘙痒症

多见于老年人，常与季节有关，皮损为继发性。

五、原发性皮肤淀粉样变

皮损呈高粱至绿豆大棕褐色坚硬丘疹，有时皮疹沿皮纹呈念珠状排列，组织病理上淀粉样蛋白沉积具有特征性改变。

【西医治疗】
治疗的目的主要是止痒，避免患者因瘙痒而搔抓，从而进一步加重病情。

一、系统治疗

可选用抗组胺类药物、钙剂等对症止痒，辅以 B 族维生素内服；瘙痒严重者可选用镇静剂；皮疹泛发者可予普鲁卡因静脉封闭或联合使用雷公藤类药物。

二、局部治疗

可选用糖皮质激素软膏、霜剂或溶液外用，肥厚者可封包或是联合使用 10% 黑豆馏油软膏外用。难治性皮损可予局部皮损内注射曲安奈德注射液。

【中医治疗】
一、中医辨证施治
1.肝郁化火证

临床表现：病程较短，皮损色红，瘙痒难忍；伴心烦不宁，急躁易怒，失眠多梦，口苦咽干；舌边尖红，脉弦数。

病机：情志不遂，紧张劳累，肝郁化火，心火上炎，火热内盛生风，外发肌肤而致。

治法：清肝泻火，疏肝理气。

处方：龙胆泻肝汤合泻心汤加减。龙胆草、栀子、黄芩、黄连、木通、泽泻、车前子、柴胡、当归、生地、大黄、甘草等。

加减：情绪波动瘙痒剧烈者，加钩藤、合欢皮；失眠者加夜交藤、珍珠母。

2.风湿蕴肤证

临床表现：皮损多见于摩擦部位，呈皮色或淡褐色苔藓样斑片，瘙痒阵作；舌质淡红，苔白，脉滑。

病机：颈项多汗，衣领摩擦，风湿热邪侵袭，拂郁肌肤而致。

治法：祛风除湿止痒。

处方：全虫方加减。全虫、皂角刺、蒺藜、槐花、威灵仙、苦参、白鲜皮、黄柏等。

加减：皮损肥厚者，加川芎、丹参。

3. 血虚风燥证

临床表现：病程较长，皮损淡褐或灰白色，肥厚粗糙似牛皮，瘙痒夜间加重；伴心悸头晕、失眠健忘；舌质淡，苔白，脉细缓。

病机：发病日久，耗伤阴血，血虚肝旺，生风化燥，肌肤失养。

治法：养血润燥，息风止痒。

处方：当归饮子加减。当归、生地、白芍、川芎、何首乌、荆芥、防风、白蒺藜、黄芪、甘草等。

加减：皮损肥厚者，加鸡血藤、桃仁、红花；痒重者加全蝎、乌蛇；瘙痒夜甚，夜寐不安者，加生龙骨、生牡蛎。

二、中成药处方

（1）龙胆泻肝丸　口服，每次 3~6 g，每日 2 次，适用于肝郁化火证。

（2）四物合剂　口服，每次 10~15 mL，每日 3 次，用于血虚风燥证。

三、外治疗法

（1）皮损色红，用三黄洗剂外搽，每天 3~4 次。

（2）苔藓样斑块，用羊蹄根散醋调搽患处，每日 1~2 次。或用冰黄肤乐软膏外涂。亦可加热烘疗法，局部涂药后，热烘 10~20 次，烘后可将药擦去，每日 1 次，4 周为 1 个疗程。

（3）皮损浸润肥厚剧痒者，可用鲜核桃枝或叶，取汁外搽患处，每日 1~2 次。

四、针灸及其他疗法

1. 针灸疗法

治法：疏风止痒，清热润燥。取穴以局部穴位为主。

主穴：皮损局部阿是穴、风池、曲池、血海、膈俞、委中。

根据辨证分型进行配穴，风热侵袭配外关、合谷；肝郁化火配行间、侠溪；血虚风燥配足三里、三阴交。毫针常规刺，皮损局部阿是穴可用围刺法。留针 30 分钟，每隔 10~15 分钟行针 1 次，每日治疗 1 次。可配合刺络拔罐法、皮肤针、耳针、耳穴压豆、穴位注射等。

2. 其他疗法　可用低强度激光疗法、超声疗法、石蜡疗法等。

【用药说明及治疗注意事项】

（1）外用药物应避免使用刺激性大的外用药物。

（2）应规范地使用药物或物理治疗来控制症状，减少复发。

（3）针对不同的皮疹特点选择合适的外用药物，避免长期的外用糖皮质激素药物。

【预防与康复指导】

1. 放松紧张情绪　患者要保持乐观，防止感情过激，特别是注意避免情绪紧张、焦虑、激动，生活力求有规律，注意劳逸结合。

2. 减少刺激　神经性皮炎反复迁延不愈、皮肤局部增厚粗糙的最重要原因是剧痒诱发的搔抓，所以患者要树立起这个病可以治好的信心，避免用力搔抓、摩擦及热水烫洗等方法来止痒。这是切断上述恶性循环的重要环节。

3. 调节饮食　限制酒类、辛辣饮食，保持大便通畅，积极治疗胃肠道病变。

（张　源　王　青　张　腾）

【参考文献】

［1］KLAUS WOLFF RICHARD A. JODNSON ARTURO P. SAAVEDRA. Fitzpatrick 临床皮肤病学彩色图谱及概要［M］. 7 版. 赵邑，译. 北京：北京科学技术出版社，2018.

［2］朱学骏，顾有守，王京. 实用皮肤病性病治疗学［M］. 4 版. 北京：北京大学医学出版社，1991.

［3］瞿幸. 中医皮肤性病学［M］. 北京：中国中医药出版社，2016.

［4］张学军. 皮肤性病学高级教程［M］. 北京：中华医学电子音像出版社，2017.

［5］李曰庆. 中医外科学［M］. 北京：中国中医药出版社，2003.

［6］赵辨. 临床皮肤病学［M］. 2 版. 南京：南京江苏科学技术出版社，2001.

第十七章

性 病

第一节 梅 毒

【概述】

一、西医定义

梅毒是一种由苍白密螺旋体（treponema pallidum，TP）引起的全身性、慢性性传播疾病，几乎可侵犯全身各器官，并产生多种多样的症状和体征。梅毒通常由性接触传播或由母亲通过胎盘传给胎儿。苍白密螺旋体也能经输血传播。近年来，全世界梅毒发病率有所上升，部分是由于在艾滋病患者和其他高危群体（如男同性恋者）中传播的增加。临床上表现出活动期与静止期交替出现的复杂过程，其中涉及复杂的免疫反应，发病机制目前尚未完全明了。

二、中医认识

梅毒，中医称之为"梅疮"，文献中还有称为"疳疮""杨梅斑""翻花杨梅疮""杨梅结毒""花柳病"等。梅毒的发病总由感染梅毒疫疠之气，伤及肌肤脏腑而发。当感染梅毒疫疠之气，化火生热，夹湿夹痰，外发肌肤、孔窍，内攻脏腑骨髓而为病。侵于阴器则生疳疮；流于经脉则现横痃；外发肌肤则见杨梅斑疹；流注关节则觉骨节酸痛，关节不利；蚀于五官则致喉烂、鼻缺、唇裂、齿脱；内攻脏腑则造成五脏俱伤，危及性命。早在金元时期，窦杰著的《疮疡经验全书》中就有梅毒的记载。韩懋的《韩氏医通·方诀无隐章第八》记载了治疗本病的方药。陈实功的《外科正宗》对本病有着较详细的论述，在其《杨梅疮论第三十六》一章节中提出"夫杨梅疮者，以其形似杨梅；又名时疮，因时气乘变，邪气凑袭；又名棉花疮，自期绵绵难绝。"我国第一部有关梅毒的专著是陈司成所著的《霉疮秘录》书中提到："人禀浸薄，天厉时行，交媾斗精，气相传染，一感其毒，酷烈非常，入髓沦肌，流经走络，或中于阴，或中于阳，或伏于内，或见于外，或攻脏腑，或巡孔窍，有始终只在一经者，有越经而传者，有间经而传者，有毒伏本经者，形证多端而治法各异。"《景岳全书》对其发病病机做了阐述："盖此淫秽之毒，由精泄之后，气从精道乘虚直透命门，以灌冲脉。所以外而皮毛，内而骨髓。凡冲脉所到之处，无所不到，此甚为害，最深为恶"。此毒亦可传入心、肝、脾、肺、肾等诸经而发诸症。

【诊断依据】

一、临床表现

1. 一期梅毒

（1）主要症状为硬下疳，发生于不洁性交后的2~4周，硬形或椭圆形浅在性溃疡，界限清楚、边缘略隆起，疮面清洁；触诊基底坚实、浸润明显，呈软骨样的硬度；无明显疼痛或触痛。多见于外生殖器部位。

（2）腹股沟或患部近处淋巴结肿大：可为单侧或双侧，无痛，相互孤立而不粘连，质硬，不化脓破溃，其表面皮肤无红、肿、热。

2. 二期梅毒

（1）皮损呈多形性，包括斑疹、斑丘疹、丘疹、鳞屑性皮损、毛囊疹及脓疱疹等，常泛发对称。掌跖部易见暗红斑及脱屑性斑丘疹。外阴及肛周皮损多为湿丘疹及扁平湿疣。皮损一般无自觉症状，可有瘙痒。口腔可发生黏膜斑。可发生虫蚀样脱发。二期复发梅毒，皮损局限，数目较少，皮损形态奇异，常呈环状或弓形。

（2）全身浅表淋巴结肿大。

（3）可出现梅毒性骨关节损害，多见于四肢长骨和大关节，眼损害以虹膜炎最常见，可出现内脏及神经系统损害等。

3. 三期梅毒 临床表现：可有一期或二期梅毒史。病期在2年以上。

（1）晚期良性梅毒：皮肤黏膜损害，可见头面部及四肢伸侧的结节性梅毒疹，大关节附近的近关节结节，皮肤、口腔、舌咽的树胶肿，上腭及鼻中隔黏膜树胶肿可导致上腭及鼻中隔穿孔和鞍鼻，树胶肿破坏性大，溃疡的深度比结节要大，多见于四肢、前额、头部等部位。骨梅毒以骨膜炎常见，常侵犯长骨。还可以出现眼梅毒，其他内脏梅毒，可累及呼吸道、消化道、肝脾、泌尿生殖系、内分泌腺及骨骼肌等。

（2）神经梅毒：①无症状神经梅毒，一般无明显的神经系统症状和体征；②脑膜神经梅毒，可表现为发热、头痛、恶心、呕吐、颈项强直、视盘水肿等；③脑膜血管梅毒，多为闭塞性脑血管综合征的表现，如偏瘫、截瘫、失语、癫痫样发作等；④脑实质梅毒，可出现精神症状，表现为麻痹性痴呆，可出现注意力不集中、情绪变化、妄想，以及智力减退、判断力与记忆力、人格改变等；可出现神经系统症状，表现为震颤、言语与书写障碍、共济失调、肌无力、癫痫发作、四肢瘫痪及大小便失禁等。若梅毒螺旋体引起脊髓损伤，即为脊髓痨。可发生闪电样痛，感觉异常，触痛觉及温度觉障碍；深感觉减退及消失；位置觉和振动觉障碍等。

（3）心血管梅毒：可发生单纯性主动脉炎、主动脉瓣闭锁不全、主动脉瘤、心肌树胶肿等。

4. 隐性梅毒（潜伏梅毒） 临床表现：无任何梅毒性的症状和体征，可分为早期隐性梅毒和晚期隐性梅毒。

（1）早期隐性梅毒：病期在2年内，根据下列标准来判断：①在过去2年内，有明确记载的非梅毒螺旋抗原试验由阴转阳，或其滴度较原先升高达4倍或更高；②在过去

2 年内，有符合一期或二期梅毒的临床表现；③在过去 2 年内，有与疑似或确诊的一期或二期梅毒，或疑似早期隐性梅毒的性伴发生性接触史。

（2）晚期隐性梅毒：病期在 2 年以上。无证据表明在既往 2 年中获得感染。无法判断病期者亦视为晚期隐性梅毒处理。

5. 胎传梅毒（先天梅毒）

（1）早期胎传梅毒：一般在 2 岁以内发病，类似于获得性二期梅毒，发育不良，皮损常为水疱—大疱、红斑、丘疹、扁平湿疣；梅毒性鼻炎及喉炎；脊髓炎、骨软骨炎及骨膜炎；可有全身淋巴结肿大、肝脾大、贫血等。

（2）晚期胎传梅毒：一般在 2 岁以后发病，类似于获得性三期梅毒。出现炎症性损害（间质性角膜炎、神经性耳聋、鼻或腭树胶肿、克勒顿关节、胫骨骨膜炎等）或标记性损害（前额圆凸、马鞍鼻、佩刀胫、胸锁关节骨质肥厚、赫秦生齿、口腔周围皮肤放射状裂纹等）。

（3）胎传隐性梅毒：即胎传梅毒未经治疗，无临床症状，梅毒血清学试验阳性，脑脊液检查正常，年龄小于 2 岁者为早期胎传隐性梅毒，大于 2 岁者为晚期胎传隐性梅毒。

二、辅助检查

1. 组织及体液中梅毒螺旋体检查

（1）暗视野显微镜检查：该检查对早期梅毒诊断非常重要，可以检查硬下疳、二期梅毒、扁平湿疣等皮损中的梅毒螺旋体。也可做近卫淋巴结穿刺进行暗视野显微镜检查。

（2）免疫荧光染色或直接荧光抗体试验：用荧光素标记的抗梅毒螺旋体免疫球蛋白染色，以检测含梅毒螺旋体的标本，在荧光显微镜下观察结果，其敏感性大于 90%。

（3）银染色：可显示内脏器官及皮肤损害中的梅毒螺旋体。

2. 梅毒血清试验　主要分为非梅毒螺旋体抗原血清试验和梅毒螺旋体抗原血清试验。

（1）非梅毒螺旋体抗原血清试验主要包括快速血浆反应素环状卡片试验（rapid plasma reagin circle test，RPR test）、甲苯胺红不加热血清试验（TRUST 试验）、性病研究实验室玻片试验（venereal disease research laboratory test，VDRL test）、血清不需加热的反应素玻片试验（unheated serum reagin test，USR test）。

（2）梅毒螺旋体抗原血清试验主要包含梅毒螺旋体血凝试验（treponema pallidum hemagglutination assay，TPHA）、荧光螺旋体抗体吸收试验（fluorescent treponemal antibody-absorption test，FTA-ABS test）、蛋白印迹试验（western blot）等。

3. 脑脊液检查：白细胞计数 $\geq 10 \times 10^6/L$，蛋白量 > 500 mg/L，且无其他引起这些异常的原因。脑脊液 VDRL 试验或 FTA-AB 试验阳性。

三、诊断标准

应根据流行病学史、临床表现及实验室检查等进行综合分析，做出诊断。如患者有各期梅毒相应的临床表现并且暗视野显微镜检查见到可运动的梅毒螺旋体，或者非梅毒螺旋体抗原血清试验和梅毒螺旋体抗原血清试验均阳性。

【鉴别诊断】

梅毒硬下疳表现为无痛性溃疡，需与皮肤肿瘤、单纯疱疹等鉴别。二期梅毒疹需与花斑癣、玫瑰糠疹、药疹、多形红斑、银屑病及副银屑病等鉴别。此外，梅毒性黏膜斑还可被误认为地图舌、滤泡性口炎或口腔念珠菌病等黏膜疾病。

【西医治疗】

一、一般原则

（1）及早发现，及时正规治疗，越早治疗效果越好。

（2）剂量足够，疗程规则。不规则治疗可增多复发及促使晚期损害提前发生。

（3）治疗后要经过足够时间的追踪观察。

（4）对所有性伴侣同时进行检查和治疗。

二、治疗方案

1. 早期梅毒（包括一期、二期及病程＜2年的隐性梅毒）推荐方案　普鲁卡因青霉素 G 80 万 U/d，肌内注射，连续 15 日；或苄星青霉素 240 万 U，分为双侧臀部肌内注射，每周 1 次，共 2 次。替代方案：头孢曲松 0.5~1 g，每日 1 次，肌内注射或静脉给药，连续 10 日。对青霉素过敏用以下药物：多西环素 100 mg，每日 2 次，连服 15 日；或盐酸四环素 500 mg，每日 4 次，连服 15 日（肝、肾功能不全者禁用）。

2. 晚期梅毒（三期皮肤、黏膜、骨梅毒，晚期隐性梅毒或不能确定病期的隐性梅毒）及二期复发梅毒推荐方案　普鲁卡因青霉素 G，80 万 U/d，肌内注射，连续 20 日为 1 个疗程，也可考虑给第 2 个疗程，疗程间停药 2 周；或苄星青霉素 240 万 U，分为双侧臀部肌内注射，每周 1 次，共 3 次。对青霉素过敏用以下药物：多西环素 100 mg，每日 2 次，连服 30 日；或盐酸四环素 500 mg，每日 4 次，连服 30 日（肝、肾功能不全者禁用）。

3. 心血管梅毒推荐方案　如有心力衰竭，首先治疗心力衰竭，待心功能可代偿时，注射青霉素，需从小剂量开始以避免发生吉海反应，造成病情加剧或死亡。水剂青霉素 G，第 1 天 10 万 U，1 次肌内注射；第 2 天 10 万 U，每日 2 次肌内注射；第 3 天 20 万 U，每日 2 次肌内注射；自第 4 天起按下列方案治疗：普鲁卡因青霉素 G，80 万 U/d，肌内注射，连续 20 日为 1 个疗程，共 2 个疗程（或更多），疗程间停药 2 周；或苄星青霉素 240 万 U，分为双侧臀部肌内注射，每周 1 次，共 3 次。对青霉素过敏者用以下药物：多西环素 100 mg，每日 2 次，连服 30 日；或盐酸四环素 500 mg，每日 4 次，连服 30 日（肝、肾功能不全者禁用）。

4. 神经梅毒、眼梅毒推荐方案　水剂青霉素 G，1800 万~2400 万 U，静脉滴注（300 万~400 万 U，每 4 小时 1 次），连续 10~14 日。必要时，继以苄星青霉素 G，240 万 U，每周 1 次肌内注射，共 3 次。或普鲁卡因青霉素 G，240 万 U/d，1 次肌内注射，同时口服丙磺舒，每次 0.5 g，每日 4 次，共 10~14 日。必要时，继以苄星青霉素 G，240 万 U，每周 1 次肌内注射，共 3 次。替代方案：头孢曲松 2 g，每日 1 次静脉给药，连续 10~14 日。对青霉素过敏者用以下药物：多西环素 100 mg，每日 2 次，连服 30 日；或盐酸四环素 500 mg，每日 4 次，连服 30 日（肝、肾功能不全者禁用）。

5. 早期胎传梅毒（2 岁以内）推荐方案　脑脊液异常者：水剂青霉素 G，10 万~15 万 U/（kg·d），出生后 7 日以内的新生儿，以每次 5 万 U/kg，静脉滴注每 12 小时 1 次，以后每 8 小时 1 次，直至总疗程 10~14 日。或普鲁卡因青霉素 G，5 万 U/（kg·d），肌内注射，每日 1 次，10~14 日。脑脊液正常者：苄星青霉素 G，5 万 U/kg，1 次分两侧臀部肌内注射。无条件检查脑脊液者，可按脑脊液异常者治疗。对青霉素过敏者，尚无使用其他治疗方案有效的证据，可试用红霉素治疗。

6. 晚期胎传梅毒（2 岁以上）推荐方案　水剂青霉素 G，15 万 U/（kg·d），分次静脉滴注，连续 10~14 日，或普鲁卡因青霉素 G，每日 5 万 U/kg，肌内注射，连续 10 日为 1 个疗程（对较大儿童的青霉素用量，不应超过成人同期患者的治疗量）。脑脊液正常者：苄星青霉素 G，5 万 U/kg，1 次分两侧臀肌注射。替代方案：对青霉素过敏者，既往用过头孢类抗生素而无过敏者在严密观察下可选择：头孢曲松 250 mg，每日 1 次，肌内注射，连续 10~14 日 < 8 岁儿童禁用四环素。

7. 妊娠期梅毒　在妊娠期新确诊患梅毒的孕妇应按相应梅毒分期治疗。治疗原则与非妊娠患者相同，但禁用四环素、多西环素，治疗后每月做一次定量非梅毒螺旋体血清学试验，观察有无复发及再感染。推荐对妊娠期梅毒患者在妊娠早 3 个月和妊娠末 3 个月各进行 1 个疗程的抗梅毒治疗。对青霉素和头孢类药物过敏者，由于妊娠期和哺乳期不能应用四环素类药物，可试用大环内酯类药物替代：红霉素 500 mg，每日 4 次，早期梅毒连服 15 日；晚期梅毒和不明病期梅毒连服 30 日。红霉素治疗梅毒的疗效差，在治疗后应加强临床和血清学随访。在停止哺乳后，要用多西环素复治。

8. 梅毒患者合并 HIV 感染的处理　①所有 HIV 感染者应做梅毒血清学筛查；所有梅毒患者应做 HIV 抗体筛查；②常规的梅毒血清学检查无法确定诊断时，可取皮损活检，做免疫荧光染色或银染色找梅毒螺旋体；③所有梅毒患者，凡合并 HIV 感染者，应考虑做腰椎穿刺检查脑脊液以排除神经梅毒；④梅毒患者合并 HIV 感染是否要加大剂量或疗程治疗梅毒仍不明确，对一期、二期及隐性梅毒建议检查脑脊液以排除神经梅毒，若不能实现，则建议用神经梅毒治疗方案来进行治疗；⑤对患者进行密切监测及定期随访。

【中医治疗】

一、中医辨证施治

1. 肝经湿热证
临床表现：多见于一期梅毒。外阴疳疮，质硬而润，或伴有横痃，或下肢、腹部、下阴出现杨梅疮；兼见口苦口干，小便黄赤，大便秘结；舌质红，苔黄腻，脉弦滑。

病机：精化感染，梅毒疫疬之气由阴器直接感受。

治法：清热利湿，解毒驱梅。

处方：龙胆泻肝汤加减。龙胆草、黄芩、栀子、泽泻、木通、当归、生地黄、柴胡、生甘草、车前子。

加减：若肝胆实火较盛，可去木通、车前子，加黄连以助泻火之力；湿盛热轻者，可去黄芩、生地，加滑石、薏苡仁以增强利湿之功。

2. 血热蕴毒证

临床表现：多见于二期梅毒。周身起杨梅疮，色如玫瑰，不痛不痒，或见丘疹、脓疱、鳞屑；兼见口干咽燥，口舌生疮，大便秘结；舌质红绛，苔薄黄或少苔，脉细滑或细数。

病机：血热疫毒，蕴结成瘀，发于肌肤。

治法：凉血解毒，泄热散瘀。

处方：清营汤合桃红四物汤加减。水牛角、生地黄、玄参、竹叶、麦冬、丹参、黄连、金银花、连翘、桃仁、红花、川芎、白芍、当归。

加减：兼气虚者，加人参、黄芪以补气生血；血瘀较重者，改白芍为赤芍，以增强活血祛瘀之力。

3. 毒结筋骨证

临床表现：见于杨梅结毒。患病日久，在四肢、头面、鼻咽部出现树胶肿，伴关节、骨骼作痛，行走不便，肌肉消瘦，疼痛夜甚；舌质暗，苔薄白或灰或黄，脉沉细涩。

病机：疫毒内侵，伤及骨髓、关窍、脏腑。

治法：活血解毒，通络止痛。

处方：五虎汤加减。全虫、僵蚕、蜈蚣、生大黄、斑蝥（入丸散服）。

加减：若兼血瘀较重，可加桃仁、红花；兼气阴亏虚者，可加人参、麦冬。

4. 肝肾亏损证

临床表现：见于三期梅毒脊髓痨者。患病可达数十年之久，逐渐两足瘫痪或痿弱不行，肌肤麻木或虫行作痒，筋骨窜痛；腰膝酸软，小便困难；舌质淡，苔薄白，脉沉细弱。

病机：疫毒日久，入髓络脑。

治法：滋补肝肾，填髓息风。

处方：地黄饮子加减。熟地黄、巴戟天、山茱萸、石斛、肉苁蓉、炮附子、五味子、官桂、茯苓、麦冬、菖蒲、远志。

加减：兼气虚者，加黄芪、人参益气；若阴虚较重，去官桂、附子，加川贝母、天竺黄。

5. 心肾亏虚证

临床表现：见于心血管梅毒患者。症见心慌气短，神疲乏力，下肢水肿，唇甲青紫，腰膝酸软，动则气喘；舌质淡、有齿痕，苔薄白而润，脉沉弱或结代。

病机：疫毒攻心，气阴亏虚。

治法：养心补肾，祛瘀通阳。

处方：苓桂术甘汤加减。茯苓、桂枝、白术、炙甘草。

加减：若兼气阴亏虚较重，加黄芪、人参、麦冬滋阴益气。

二、中成药处方

大败毒胶囊：每次 5 粒，每日 3 次，适用于热毒较重者。

三、外治疗法

1. 疳疮　鹅黄散或珍珠散：适量，每日 3 次，敷于患处。

2. 横痃、杨梅结毒　未溃时选用冲和膏，醋、酒各半调成糊状外敷；溃破时，先用五五丹掺在疮面上，外盖玉红膏，每日 1 次；待其腐脓除尽，再用生肌散掺在疮面上，盖玉红膏，每日 1 次。

3. 杨梅疮　可用土茯苓、蛇床子、川椒、蒲公英、莱菔子、白鲜皮煎汤外洗，每日 1 次。

四、针灸及其他疗法

治法：清热利湿、培元固本。

主穴：合谷、风池、血海、大椎、曲池、足三里。

梅毒性关节炎配大椎、肩井、阳陵泉、绝骨、内关、内庭、委中、阿是穴。常规消毒后，诸穴毫针针刺，施以泻法，留针 30 分钟，每日 1 次，10 次为 1 个疗程。还可配合皮肤针、耳针、灸法等治疗。注意患者用过的物品要严格管理，彻底消毒，最好采用一次性用具。

【用药说明及治疗注意事项】

（1）青霉素是所有类型梅毒的首选和最有效治疗药物，只有青霉素过敏的情况下才考虑使用其他抗生素。

（2）四环素、多西环素、红霉素作为替代治疗药物，因需要多次用药，患者的依从性是治疗成功的关键。

（3）临床研究发现，头孢曲松对治疗早期梅毒和部分神经梅毒有效。

（4）米诺环素、阿奇霉素对部分梅毒有效，但现有资料及临床经验有限，其远期疗效不明确。

（5）预防吉海反应：梅毒患者首次应用强效驱梅药物治疗后，数小时至 24 小时内，患者突然出现寒战、发热（高热或低热）、全身不适、头晕、头痛、恶心、呕吐、多汗等症状。可于驱梅治疗前 3 天予以小剂量激素口服预防吉海反应的发生。若出现吉海反应，应及时救治。

（6）服用中药期间饮食宜清淡，可酌情加大土茯苓剂量，或者加服绿豆汤之类。

【预防与康复指导】

对广大群众和患者进行健康教育，洁身自好，杜绝不洁性交。提倡普及安全套的使用可以有效降低梅毒发病率。对梅毒患者进行规范诊疗，第一年 3 个月复查一次梅毒血清学确诊试验，第二年 6 个月复查一次梅毒血清学确诊试验，第三年年底复查一次梅毒血清学确诊试验，确保对患者的完全治愈。

第二节 淋 病

【概述】

一、西医定义

淋病是指由淋病奈瑟球菌（neisseria gonorrhoeae，NG，简称淋球菌）引起的泌尿生殖系统的化脓性感染，是常见的性传播疾病之一，俗称淋病。临床表现以尿道炎、宫颈炎多见，典型症状是排尿困难、尿频、尿急、尿痛、排出黏液或脓性分泌物等，也可侵犯眼睛、咽部、直肠和盆腔等处，以及血行播散性感染引起关节炎、肝周炎、败血症、心内膜炎或脑膜炎等。

二、中医认识

淋病，中医称之为"淋浊""精浊""白浊""花柳毒淋"等。中医认为，宿娼恋色或误用污染之器具，湿热秽浊之气由下焦前阴窍口入侵，阻滞于膀胱及肝经，局部气血运行不畅，湿热熏蒸，精败肉腐，气化失司而成本病。《金匮要略》云："淋之为病，小便如粟状，小腹弦急，痛引脐中。"本病多为实证，日久及肾，导致肾虚阴亏，瘀血内阻，病程日久，由实转虚，形成虚证或虚实夹杂之证。

【诊断依据】

一、临床表现

淋球菌感染引起的临床表现取决于感染的程度、机体的敏感性、细菌的毒力、感染部位及感染时间的长短。同时和身体的健康状况、性生活是否过度、酗酒等有关。

1.原发性感染　指无并发症的泌尿生殖道淋病。

（1）男性淋病

① 急性淋病：潜伏期为 1~14 天，常为 2~5 天。表现为急性尿道炎症状，尿道口红肿、发痒及轻微刺痛，继而有稀薄黏液流出，引起排尿不适。约 2 天后，分泌物变得黏稠，尿道口溢脓，脓液呈深黄色或黄绿色，红肿发展到整个阴茎龟头及部分尿道，出现尿频、尿急、尿痛、排尿困难、行动不便、夜间阴茎常有痛性勃起。可有腹股沟淋巴结肿大、红肿疼痛，亦可化脓。有 50%~70% 的患者伴有淋球菌侵犯后尿道，表现为尿意窘迫、尿频、急性尿潴留。全身症状一般较轻，少数可有发热达 38 ℃左右、全身不适、食欲缺乏等症状。

② 慢性淋病：症状持续 2 个月以上。因为治疗不彻底，淋球菌可隐伏于尿道体、尿

道旁腺、尿道隐窝，使病程转为慢性。如患者体质虚弱，且患贫血、结核病时，病情一开始就呈慢性经过，多为前、后尿道合并感染，好侵犯尿道球部、膜部及前列腺部。表现为尿道常有痒感，排尿时有灼热感或轻度刺痛、尿流细、排尿无力、滴尿。多数患者于清晨尿道有少量浆液痂封口，若挤压阴部或阴茎根部常见稀薄黏液溢出。尿液基本清晰，可见到淋丝。

（2）女性淋病：女性原发性淋球菌感染主要部位为子宫颈，部分患者无自觉症状。表现为白带增多，为脓性或不具有特性，常有外阴刺痒和烧灼感，伴宫颈充血、触痛，偶有下腹痛及腰痛。尿道口充血、触痛，有脓性分泌物，轻度尿频、尿急、尿痛，排尿时有烧灼感；淋菌性阴道炎较少见，症状轻微，有些患者腹部坠胀、腰背酸痛、白带较多，有些患者有下腹痛和月经过多等症状。

2. 继发性感染

（1）男性淋病并发症

① 前列腺炎：急性前列腺炎有发热、寒战、会阴疼痛及伴有排尿困难等尿路感染症状。检查时前列腺肿胀、压痛，前列腺按摩液涂片或培养可找到淋球菌。慢性前列腺炎症状轻微，多仅在早晨尿道口有分泌物。

② 附睾炎和精囊炎：单侧居多。附睾疼痛、肿大，睾丸触痛、肿大。精囊炎时有发热、尿频、尿急、尿痛，终末尿混浊并带血，直肠检查可触及肿大的精囊，同时有剧烈的触痛。慢性精囊炎一般无自觉症状，直肠镜检查见精囊发硬、有纤维化。

③ 尿道球腺炎：在会阴或其左右，有痛感，出现指头大小结节，压迫尿道而使排尿困难。急性可化脓破溃，可有发热等全身症状。

④ 尿道狭窄：反复发作者可引起尿道狭窄，少数可发生输精管狭窄或梗阻、出现排尿困难，严重时尿潴留。可继发输精管狭窄、精囊囊肿与不育。

（2）女性淋病并发症：女性淋病的主要并发症有淋菌性盆腔炎，如急性输卵管炎、子宫内膜炎、继发性输卵管卵巢脓肿及其破裂所致的盆腔脓肿、腹膜炎等。多在月经后突然发病，有高热、寒战、头痛、恶心、呕吐、下腹痛、脓性白带增多，以及双侧附件增厚、压痛症状。

3. 其他部位淋病

（1）淋病性结膜炎：新生儿常在出生后 2~3 天出现症状，多为双侧的，表现为眼睑红肿、有脓性分泌物。成人多为自身感染，常为单侧的，表现同新生儿。由于有脓液外溢，俗称"脓漏眼"。一旦延误治疗，可出现角膜穿孔，导致失明。

（2）淋球菌性咽炎：表现为急性咽炎或急性扁桃体炎，偶伴发热和颈淋巴结肿大。有咽干不适、咽痛、吞咽痛等症状。

（3）淋球菌性肛门直肠炎：表现为里急后重、有脓血便、肛管黏膜充血、有脓性分泌物、淋球菌培养阳性。

4. 播散性淋球菌感染　　播散性淋球菌感染是淋球菌通过血行播散到全身出现的较严重的全身感染。如淋球菌性败血症、关节炎、心内膜炎、脑膜炎等。

二、辅助检查

包括涂片检查、培养检查、药敏试验、产青霉素酶淋球菌（penicillinase-producing neisseria gonorrhoeae，PPNG）测定、抗原检测及基因诊断。

1. 涂片检查　取患者尿道分泌物或宫颈分泌物，经革兰染色，在多形核白细胞内找到革兰氏阴性双球菌。女性宫颈分泌物中杂菌多，其敏感性和特异性较差，阳性率仅为 50%~60%，且有假阳性，因此世界卫生组织推荐用培养法检查女性患者分泌物。慢性淋病患者分泌物中淋球菌较少，阳性率低，因此要取前列腺按摩液检查，以提高检出率。咽部涂片发现革兰氏阴性双球菌不能被诊断为淋病，因为其他奈瑟球菌属在咽部是正常的菌群。另外对症状不典型患者的阳性涂片应做进一步检查。

2. 培养检查　淋球菌培养是诊断的重要佐证，培养法对检查症状很轻或无症状的男性、女性患者都是较敏感的方法，只要培养阳性就可确诊。在基因诊断问世以前，培养法是世界卫生组织推荐的筛选淋病的唯一方法。目前国外推荐选择培养基有改良的 Thayer-Martin（TM）培养基和 New York City（NYC）培养基。国内采用巧克力琼脂或血琼脂培养基，均含有抗生素，可选择性地抑制许多其他细菌生长。在 36 ℃、70% 湿度、含 5%~10% 二氧化碳（烛缸）的环境中培养，24~48 小时观察结果。培养后还需进行菌落形态、革兰染色、氧化酶试验和糖发酵试验等鉴定。培养阳性率男性为 80%~95%，女性为 80%~90%。

3. 抗原检测

（1）固相酶免疫测定（enzyme immunoassay，EIA）：可用来检测临床标本中的淋球菌抗原。

（2）直接免疫荧光试验：通过荧光标记的单克隆抗体直接检测淋球菌外膜蛋白 -1。

4. 基因诊断

（1）基因探针诊断：淋球菌的基因探针诊断，所用的探针有质粒 DNA 探针、染色体基因探针和 rRNA 基因探针。基因探针诊断的敏感性较差。

（2）基因扩增检测：PCR 技术的出现进一步提高了淋球菌检测的灵敏性，它具有快速、灵敏、特异、简便的优点，可以直接检测临床标本中极微量的病原体。操作时要防止污染，以免出现假阳性。

5. 药敏试验　在培养阳性后进一步做药敏试验。用纸片扩散法做敏感试验，或用琼脂平皿稀释法测定最小抑菌浓度，用以指导选用抗生素。

6. PPNG 检测　检测 β 内酰胺酶，用纸片酸度定量法，使用 Whatman 1 号滤纸，PPNG 菌株能使其颜色由蓝变黄，阳性为 P-PPNG，阴性为 N-PPNG。

三、诊断标准

应根据流行病学史、临床表现及实验室检查等进行综合分析，做出诊断。如患者有不洁性接触史、尿道口流脓、尿道分泌物实验室检查发现淋球菌等可以明确诊断。

【鉴别诊断】

本病需与非淋菌性尿道炎相鉴别。非淋菌性尿道炎尿痛不明显，没有全身症状，尿道分泌物少、多为黏液状，镜检无双球菌，可培养出沙眼衣原体或者其他微生物。

【西医治疗】

一、青少年和成人的淋球菌感染

1. 无并发症的淋球菌感染

（1）推荐方案：头孢克肟 400 mg 口服单次给药或头孢曲松 125 mg 肌注单次给药或环丙沙星 500 mg 口服单次给药或氧氟沙星 400 mg 口服单次给药或阿奇霉素 1 g 口服单次给药或多西环素 100 mg，1 日 2 次，共 7 日。

（2）代替方案：大观霉素 2 g 肌注单次给药，或头孢唑肟 500 mg 肌注，或头孢噻肟 500 mg 肌注，或头孢替坦 1 g 肌注，或头孢西丁 2 g 肌注加丙磺舒 1 g 口服。以上头孢菌素类疗效都不及头孢曲松。或喹诺酮类单次给药。除环丙沙星、氧氟沙星外治疗方案还包括依诺沙星 400 mg 口服、洛美沙星 400 mg 口服、诺氟沙星 800 mg 口服。

2. 对淋病和衣原体感染的双重治疗　衣原体感染占淋病人群的 20%~40%，因此常规采用双重疗法，而不做衣原体检测。并发沙眼衣原体感染的有效疗法，除常规治疗淋病之外需加服多西环素 100 mg，每日 2 次，共 7 日，或阿奇霉素 1 g，单次口服。

3. 耐喹诺酮淋球菌感染　喹诺酮自 80 年代末则在淋病的治疗中起了重要作用，然而近几年随着该药的广泛应用，淋球菌对其敏感性下降，在亚洲包括我国在内，耐喹诺酮淋球菌株的数目逐渐增加。因此氟喹诺酮可能不再对治疗淋病感染有效。

4. 咽部无并发症的淋球菌感染　咽部淋球菌感染比泌尿生殖道和肛门直肠的感染难于消除。目前抗淋菌方案治疗这类疾病感染的治愈率很少达到 90%。虽然咽部的衣原体感染很少见，但在生殖器部位确实常见。因此建议同时治疗淋病和衣原体感染，推荐方案为头孢曲松 125 mg 肌注单次给药，或环丙沙星 500 mg 口服单次给药，或氧氟沙星 400 mg 口服单次给药，或阿奇霉素 1 g 口服单次给药，或多西环素 100 mg 口服，一日 2 次，共 7 日。

5. 特殊事项

（1）对头孢霉素或喹诺酮过敏、不能耐受，或有不良反应者应用大观霉素治疗。由于大观霉素对咽部感染疗效不可靠（治愈率仅有 52%），怀疑或已知有咽部感染的应在治疗后 3~5 天进行咽拭子培养，以证实感染的消除。

（2）妊娠禁用喹诺酮或四环素。感染淋球菌的孕妇应用头孢菌素治疗，不能耐受头孢菌素者给予大观霉素 2 g 肌注。对判断或确诊有沙眼衣原体感染者推荐给予阿莫西林治疗。

6. 淋球菌性结膜炎　治疗推荐头孢曲松 1 g 肌内注射。

7. 播散性淋球菌感染　是淋球菌感染引起淋球菌血症所致，常导致肢端青紫或脓疱性皮损、不对称性关节痛、腱鞘炎或脓毒性关节炎，偶尔伴有肝周围炎、心内膜炎、脑膜炎和轻度的生殖器感染。治疗方案：住院治疗，头孢曲松 1 g 肌注或静脉注射，每 24

小时 1 次。代替方案：头孢噻肟 1 g 静脉注射，每 8 小时 1 次。头孢唑肟 1 g 静脉注射，每 8 小时 1 次。对 β- 内酰胺类药物过敏者治疗方案：环丙沙星 500 mg 静脉注射，每 12 小时 1 次；或氧氟沙星 400 mg 静脉注射，每 12 小时 1 次；或大观霉素 2 g 肌注，每 12 小时 1 次。所有方案应在症状改善后继续用 24~48 小时，然后改用下列方法之一，直至完成 7 日的抗菌治疗。头孢克肟 400 mg，口服，1 日 2 次；或环丙沙星 500 mg，口服，1 日 2 次；或氧氟沙星 400 mg，口服，1 日 2 次。患者性伴侣如无症状，同无并发症的淋病一样处理。

8. 淋病性脑膜炎和心内膜炎 头孢曲松 1~2 g，静脉注射，每 12 小时 1 次。脑膜炎的疗程应持续 10~14 日，心内膜炎疗程至少 4 周。性伴侣按无并发症淋病处理。

二、儿童的淋球菌感染

（1）体重 ≥ 45 kg 的儿童应按成人方案进行治疗。喹诺酮类不能用于儿童。

（2）患无并发症淋球菌性外阴阴道炎、宫颈炎、咽炎或直肠炎，体重 < 45 kg 的儿童推荐方案：头孢曲松 125 mg 肌注，单次。代替方案：大观霉素 40 mg/kg（最大剂量 2 g）肌注，单次给药，但对咽部感染疗效差。

（3）患菌血症或关节炎，体重 < 45 kg 儿童推荐头孢曲松 50 mg/kg（最大剂量 1 g），静脉注射或肌注，1 日 1 次，共 7 日。

（4）患菌血症或关节炎，体重 ≥ 45 kg 儿童推荐使用头孢曲松 50 mg/kg（最大剂量 2 g），静脉注射，1 日 1 次，共 10~14 日。

（5）用头孢曲松，无须随访复检。如用大观霉素治疗咽炎，则需培养以保证疗效。

三、婴儿的淋球菌感染

新生儿淋球菌感染最严重的表现为新生儿眼炎和败血症。然后是关节炎和脑膜炎，其次是鼻炎、阴道炎、尿道炎和胎儿探测部位的炎症。

1. 新生儿淋球菌性眼炎 治疗新生儿淋球菌性眼炎推荐用头孢曲松 25~50 mg/kg 静脉注射或肌注，单次给药，剂量不超过 125 mg。疗效不佳时应考虑同时有衣原体感染；高胆红素血症患者特别是早产儿应慎用头孢曲松。淋球菌性眼炎患儿应住院，并排除有无播散性感染。头孢曲松单次注射治疗淋病性眼炎已足够，但是儿科医师倾向于继续治疗 48~72 小时至培养转阴为止。

对孕妇进行淋球菌和衣原体感染的筛选和治疗是预防新生儿淋球菌和衣原体感染的最好方法。但并非所有的孕妇均接受产前保健，因此对所有新生儿采用预防药物滴眼是预防有失明可能淋球菌性眼炎的安全、简便和经济的方法。推荐用 1% 硝酸银眼药水，或 0.5% 红霉素眼膏，或 1% 四环素眼膏，单次双眼用药。在出生后尽早滴入新生儿双眼。

2. 新生儿播散性淋球菌感染及淋球菌性头皮脓肿的治疗推荐方案 头孢曲松 25~50 mg/kg 静脉注射或肌内注射，每日 1 次，共 7；如果有脑膜炎，疗程为 10~14 日。或头孢噻肟 25 mg/kg 静脉注射或肌内注射，每 12 小时 1 次，共 7 日；若有脑膜炎，疗程为 12~14 日。

3. 母亲有淋病时婴儿即使无淋病症状也必须做预防性治疗，推荐头孢曲松 25～50 mg/kg，静脉注射或肌内注射，单次给药，剂量不超过 125 mg。

4. 母婴均应检测是否存在衣原体感染。

【中医治疗】

一、中医辨证施治

1. 湿热毒蕴证（急性淋病）

临床表现：尿道口红肿，尿急，尿频，尿痛，尿淋沥不止，尿液混浊如脂；尿道口溢脓，严重者尿道黏膜水肿，附近淋巴结红肿疼痛；女性宫颈充血、触痛，并有脓性分泌物，可有前庭大腺红肿热痛等；可有发热等全身症状；舌红，苔黄腻，脉滑数。

病机：外感热毒，湿热秽浊之邪侵袭。

治法：清热利湿，解毒化浊。

处方：龙胆泻肝汤酌加土茯苓、红藤、萆薢等。用药：龙胆草、黄芩、栀子、泽泻、木通、当归、生地黄、柴胡、生甘草、车前子、土茯苓、红藤、萆薢。

加减：热毒入络者，合清营汤加减；若肝胆实火较盛，可去木通、车前子，加黄连以助泻火之力；湿盛热轻者，可去黄芩、生地，加滑石、薏苡仁以增强利湿之功。

2. 阴虚毒恋证（慢性淋病）

临床表现：小便不畅，短涩，淋沥不尽；腰酸腿软，五心烦热，酒后或疲劳易发，食少纳差，女性带下多；舌红，苔少，脉细数。

病机：久病体虚，或房劳过度，以致正虚毒恋。

治法：滋阴降火，利湿祛浊。

处方：知柏地黄丸加减。知母、黄柏、熟地黄、山茱萸、山药、泽泻、牡丹皮、茯苓。

加减：若热毒较重，可加土茯苓、萆薢清热解毒；若虚火明显，加重知母、黄柏用量，加玄参滋阴降火。

二、中成药处方

1. 龙胆泻肝丸　口服，每次 3～6 g，每日 2 次，适用于湿热毒蕴者。

2. 知柏地黄丸　口服，每次 10 g，每日 2 次，适用于阴虚毒恋者。

3. 尿路清合剂　口服，每次 50 mL，每日 2 次，适用于湿热毒蕴者。

4. 八正合剂　口服，每次 15～25 mL，每日 3 次，适用于湿热毒蕴者。

三、外治法

1. 苦参汤　苦参、菊花、金银花、黄柏、蛇床子适量煎水外洗。

2. 二矾汤　白矾、皂矾、侧柏叶适量煎水外洗。

3. 浴舒洗液　可用温水 1∶10 比例兑稀擦洗外阴，有清热解毒止痒、减轻局部灼热疼痛之功。

四、针灸及其他疗法

治法：利尿通淋、健脾补肾。取膀胱的背俞穴、募穴。

主穴：中极、膀胱俞、三阴交、阴陵泉。

根据辨证分型或相关症状进行配穴。热淋配委中、行间；石淋配秩边透水道、委阳；血淋配膈俞、血海；气淋配蠡沟、太冲；膏淋配关元、下巨虚；劳淋配脾俞、肾俞。毫针常规刺，针刺中极前应尽力排空小便，不可进针过深，以免刺伤膀胱，可配合使用电针，选用疏密波或断续波，刺激 5~10 分钟，强度以患者能耐受为度。症状较重者可每日治疗 1~2 次，症状较轻者可每日或隔日治疗 1 次。还可配合皮肤针、耳针、灸法等治疗。

【用药说明及治疗注意事项】

（1）过敏、不能耐受和不良反应：不能耐受头孢菌素或喹诺酮类者应以大观霉素治疗。

（2）妊娠患者：孕妇禁用喹诺酮类药物或四环素类药物。感染淋球菌的孕妇应以推荐方案或代替方案中的头孢菌素治疗。不能耐受头孢菌素者应予 2 g 剂量的大观霉素肌内注射。

（3）青少年喹诺酮的使用：年龄 < 18 岁者不推荐使用喹诺酮类药物。

（4）淋病初期以湿热为主，治多以清热解毒；湿热浊邪久恋，损耗津气，易致病程反复，迁延难愈。治疗注意顾护正气，祛邪而不伤正。

【预防】

避免非婚性接触。患者用过的物品应予消毒。淋球菌离开人体后非常脆弱，干燥环境中 1~2 小时死亡。煮沸、日光暴晒、市售的含漂白粉和碘伏的消毒剂都有很好的杀菌作用。为避免在公共场所传染，宜使用蹲式便器。执行新生儿硝酸银溶液或其他抗生素液滴眼的制度，防止新生儿淋菌性眼炎。

第三节　非淋菌性尿道炎

【概述】

一、西医定义

非特异性尿道炎（nonspecific urethritis）又称非淋菌性尿道炎（nongonococcal urethritis，NGU），是一种较为常见的性病，通常是指男性在性交后几天或几周内，出现尿道黏液脓性或浆液性分泌物，并且伴有尿痛；尿道分泌物中含有大量脓细胞，但革兰染色镜检或培养均查不到淋球菌。非淋菌性尿道炎这一命名要比非特异性尿道炎更为可取，因为非淋菌性尿道炎有其特定的病因，有的已经得到证实。也有人提出非特异性生殖道感染（NSGI）包含了女性的某些在临床上不易确定的生殖道感染。本病主要由沙眼衣原体和解脲支原体感染引起，由沙眼衣原体感染引起者占 40%～50%，由解脲支原体引起者占 20%～30%，亦可由人型支原体、生殖支原体引起。

二、中医认识

非淋菌性尿道炎，属于中医"淋浊""淋证""尿浊"等范畴。本病多因不洁性交，感受湿浊疫疠之气，由溺窍或阴户而入，阻滞下焦，蕴结膀胱，化热化火，导致膀胱气化不利、肝经气机不畅，甚或气血瘀阻而生诸证。湿热秽毒久恋不解，化火伤阴；或素体阴虚、复感湿热秽毒，致阴虚湿热、虚实夹杂、病情反复、迁延难愈，病位在下焦。

【诊断依据】

一、临床表现

NGU 好发于青年性旺盛时期。潜伏期可由数天至数个月，但多数为 1～3 周。

1. 男性非淋菌性尿道炎　其症状与淋菌性尿道炎相似，但程度较轻，可有尿道刺痒、烧灼感和排尿疼痛，少数有尿频。尿道口轻度红肿，分泌物稀薄、量少，为浆液性或脓性，多需用手挤压尿道才见分泌物溢出。长时间不排尿或晨起首次排尿前有时能见到逸出尿道口的分泌物污染内裤，结成黏糊状可封住尿道口（称为糊口）。有些患者（30%～40%）可无任何症状，也有不少患者症状不典型。因此，约有一半的患者在初诊时易被误诊或漏诊。有 19%～45% 患者同时伴有淋球菌感染。50%～70% 的男性患者如不治疗可在 1～3 个月内自愈。未经治疗的衣原体尿道炎症状可自行减轻，病情缓解，但无症状的衣原体感染也可持续数个月至数年。

2. 女性非淋菌性尿道炎　女性 NGU 或 NSGI 的临床特点是症状不明显或无症状。当引起尿道炎时，约有 50% 的患者有尿频和排尿困难，但无尿痛症状或仅有很轻微的尿痛，可有少量的尿道分泌物。若感染主要在宫颈时，则表现为宫颈黏液脓性分泌物（37% 妇女）和肥大性异位（19%），肥大性异位（hypertrophic ectopy）是指水肿、充血和易致出血的异位区。可有阴道及外阴瘙痒，下腹部不适等症状，常被误诊为一般的妇科病。未治疗的宫颈衣原体感染可持续 1 年或更长时间，且会出现各种临床表现和并发症，如尿道炎、急性尿道炎综合征、子宫内膜炎、成人沙眼衣原体眼部感染等。以宫颈为中心的沙眼衣原体播散的危险性可能小于生殖系统淋病播散的危险性。

3. 并发症　附睾炎是男性 NGU 的主要并发症，它的主要症状是附睾肿大、发硬且有触痛，如累及睾丸时可出现疼痛、触痛，以及阴囊水肿和输精管变粗等。从肿胀的附睾中抽取液体，有时可分离到衣原体。临床上常可见到附睾炎和尿道炎同时存在。并发前列腺炎时可有后尿道、会阴和肛门部位的重坠和钝痛感。疼痛可放射到横膈以下各个部位，在晨间较为明显。可产生性功能障碍。直肠指检可触及肿大的和有压痛的前列腺。在急性期时，由于前列腺严重充血，肿大的腺体可造成尿道的梗阻症状如尿流变细、排尿无力、尿频和尿流中断等症状。在男性，系统性并发症及生殖器外器官的感染比较少见，常见有急性滤泡性眼结膜炎、Reiter 综合征（尿道炎、多发性关节炎、结膜炎三联征）、眼色素膜炎和强直性脊柱炎等。有报告解脲支原体可吸附在精子上，抑制受精，造成生育力低下。

在女性，主要并发症为急性输卵管炎。急性期可有寒战、高热和下腹痛，可有骶部酸痛，并向大腿部放射。妇科检查宫颈可有推举痛，子宫一侧可有明显压痛和反跳痛，约25%患者可扪及增粗的输卵管和附件的炎性肿块。慢性输卵管炎表现为下腹部隐痛、腰痛、月经异常及不孕症等。此外，衣原体感染还可导致异位妊娠、不育、流产、宫内死胎及新生儿死亡。但亦有许多患者除不孕外，可无任何自觉症状。

二、辅助检查

1. 标本的采集　男性患者取材时要将拭子深入尿道2~4 cm摩擦转动；在取宫颈标本时，应先用一个拭子将宫颈口揩干净，再用另一个拭子和细胞刷插入宫颈内1~1.5 cm，用力转动以获取细胞。采集标本时应避免接触抗菌剂、镇痛药或润滑剂，因为某些药剂可杀死支原体。

2. 衣原体检测　细胞培养仍是检查沙眼衣原体的金标准。但细胞培养费用高、技术难度大，难以在临床上广泛应用。因此非培养诊断试验是近年来的研究热点。现已推出很多沙眼衣原体非培养诊断法。最先应用的是抗原检测法，一般用衣原体脂多糖及外膜主蛋白检查生殖器标本中衣原体的原体。应用较多的是直接免疫荧光法和酶免疫测定。还有几种简化快速的抗原检测法，但敏感性较低。

连接酶链式反应（ligase chain reaction，LCR）和PCR是新近开发的沙眼衣原体核酸扩增检查法，两者都可用于子宫颈以及男子尿道和尿标本的检查。检查敏感性保持在99%以上。还有一种转录扩增法，扩增的是衣原体核糖体RNA，性能特征似与LCR和PCR相当。LCR和PCR检查的是沙眼衣原体质粒的核苷酸序列，它在每个原生小体中都有多个拷贝；转录扩增法检测的则是核糖体RNA序列。这些试验的检测下限是1个原体（EIA是10 000个原体）。

为了确定这些扩增法的特异性，除细胞培养外，又有一项新的扩增的金标准，已被广泛认可和应用，即要求对培养阴性而扩增法阳性的标本进行再评估。由于已有3种扩增法可选，故可以另一类似方法来验证一种扩增法。

血清学检查尚未广泛用于生殖系衣原体感染的诊断。这是由于在高危人群中沙眼衣原体抗体基础检出率甚高，常达受检者的45%~60%。培养阴性且无症状者血清阳性，也许反映既往感染。此外肺炎衣原体所致交叉抗体，亦可干扰血清学诊断。

3. 支原体检测　支原体可以在人工培养基中生长，由于解脲支原体具有能将尿素分解为氨的脲酶，当解脲支原体生长时可使培养基（含0.1%尿素，pH为6.0）的颜色从黄色变为粉红色。人型支原体可将精氨酸代谢为氨，使含有精氨酸的培养基的pH提高（原pH为7.0），因而颜色也从黄色变为粉红色。解脲支原体经常在24~48小时或更短时间内引起变化，而人型支原体则较慢，但一般在1周内。

为了证实已分离到支原体，将恰能引起颜色改变的液体培养物的等分培养基（0.1 mL或0.2 mL）注入琼脂培养基。生殖器的支原体菌落在95% N和5% CO_2环境中发育得最好。人型支原体具有"煎鸡蛋"的典型表现，直径达200~300 μm。生殖支原体菌落一般更小，许多没有典型的表现。解脲支原体的菌落最小，直径为 10~30 μm，由于没有周围的表面生长，一般没有"煎鸡蛋"的形态。

三、诊断标准

临床上，沙眼衣原体感染常与淋球菌感染有紧密联系。这两种病原体均可引起男性尿道炎、附睾炎、直肠炎，女性宫颈炎、尿道炎、盆腔炎等，它们引起的疾病，其临床症状和体征差别不大，因此单凭临床观察是不易区分的。而且沙眼衣原体和淋球菌可合并感染。准确的鉴别诊断有赖于实验室检查。

【鉴别诊断】

非淋菌性尿道炎应与淋病等鉴别。淋病潜伏期 3~5 天，常有尿痛，尿道口可见多量脓性分泌物，镜检可见白细胞内革兰氏阴性双球菌，培养基可见淋球菌生长。

【西医治疗】

NGU 治疗要遵从尽早、足量、规则的原则。如果发现疗效不好或有耐药，则要及时更换抗生素，避免把抗生素治疗的疗程拉得太长，不能滥用抗生素。用药治疗期间避免性生活，以免传染对方。抗沙眼衣原体、支原体治疗方案如下。

1. 四环素类　多西环素 100 mg 口服，每日 2 次，连服 7~10 天。或米诺环素 100 mg，口服，每次 2 次，连服 7~10 天。

2. 大环内酯类　阿奇霉素 1 g，一次顿服，需在饭前 1 小时或饭后 2 小时服用。或红霉素 500 mg，口服，每日 1 次，连服 7~10 天。或琥乙红霉素 800 mg，口服，每日 1 次，连服 7~10 天。

3. 喹诺酮类　氧氟沙星 300 mg，口服，每日 2 次，连服 7~10 天。或左氧氟沙星 100 mg，口服，每日 3 次，连服 7~10 天。孕妇、哺乳期妇女禁用多西环素、米诺环素等四环素类药物及喹诺酮类药物，可选用大环内酯类药物。14 岁以下禁用多西环素、米诺环素等四环素类药物，18 岁以下禁用喹诺酮类药物。

4. 婴幼儿感染的治疗　①新生儿眼结膜炎：红霉素 50 mg/（kg·d），分 4 次口服，连续 10~14 天。②新生儿肺炎：红霉素 50 mg/（kg·d），分 4 次口服，连续 10~14 天。

5. 儿童感染的治疗　①体重＜ 45 kg 的儿童，红霉素 50 mg/（kg·d），分 4 次口服，共 10~14 天。②体重≥ 45 kg，但年龄＜ 8 岁的儿童，治疗方案同成年人。红霉素 0.5 g，每日 4 次，连续 7 天。③年龄＞ 8 岁的儿童，治疗方案同成年人。红霉素 0.5 g，每日 4 次，连服 7 天，或阿奇霉素 1.0 g，一次顿服。

【中医治疗】

一、中医辨证施治

1. 湿热下注证

临床表现：尿道外口微红肿，有少许分泌物，或晨起尿道口被少许分泌物黏着，小便频数、短赤、灼热、有刺痛感、急迫不爽，口苦，舌红苔腻，脉滑数。

病机：房事不节，湿热秽浊之邪下注膀胱，熏灼尿道。

治法：清热利湿，通淋解毒。

处方：八正散加减。瞿麦、木通、栀子、车前草、滑石、扁蓄、大黄、甘草梢。

加减：若热毒甚，可加蒲公英、金银花、黄柏、土茯苓清热解毒。

2. 肝郁气滞证

临床表现：小便涩痛，排尿不畅或有不净感，小腹满痛或胸胁隐痛不适，尿道可有刺痒或似虫爬感；情志抑郁，或多烦善怒，口苦，舌红，苔薄或薄黄，脉弦。

病机：肝气郁久化火，下侵膀胱，气化不利。

治法：清肝解郁，利气通淋。

处方：疏肝通淋方加减。干地黄、栀子、白芍、川楝子、橘核、荔枝核、王不留行、萆薢、金钱草、大黄、滑石。

加减：若兼气滞较甚，可加枳壳增强行气之功；若兼气郁化火，可加郁金增强解郁清热之力。

3. 肝肾阴虚证

临床表现：排尿不畅或尿后余沥不尽，尿管内口有干涩感，或刺痒不适日久不愈、反复发作，腰膝酸软，失眠多梦，口干心烦，尿黄便结，舌红少苔，脉细数。

病机：房劳久病伤肾，气阴亏虚。

治法：滋阴清热。

处方：知柏地黄丸加减。熟地黄、山茱萸、山药、泽泻、茯苓、牡丹皮、知母、黄柏。

加减：若兼气虚，可加人参、黄芪补气；若兼脾虚，可加重山药用量，并加白术。

4. 脾肾亏虚证

临床表现：病久缠绵，小便淋沥不尽，时作时止，遇劳即发；尿道口常有清稀分泌物，排尿时有不适；腰膝酸软，便溏纳呆，面色少华，精神困惫，畏寒肢冷；舌质淡，苔白，脉细弱。

病机：久病致脾肾亏虚，气化失常，水道不畅。

治法：补肾健脾，通淋化浊。

处方：无比山药丸加减。山药、肉苁蓉、熟地黄、茯神、菟丝子、五味子、赤石脂、巴戟天、泽泻、杜仲、牛膝。

加减：若兼气虚较甚，可加人参、黄芪补气；若脾虚泄泻，可加白术健脾止泻。

二、中成药处方

1. 穿心莲片　口服，3~5片，每日3次，连服5日，2周为1个疗程，适用于湿热下注。

2. 知柏地黄丸　口服，10 g，每日2次，连服6日，停1日，1个月为1个疗程，用于肾阴亏虚。

3. 尿路康颗粒　口服，2包，每日3次，适用于各型患者。

4. 八正合剂　口服，15~25 mL，每日3次，用时摇匀，适用于湿热下注。

5. 尿路清合剂　口服，50 mL，每日2次，连用2周，适用于各型患者。

三、外治法

（1）单味蚤休粉上药。

（2）浴舒洗液，可用温水 1：10 比例兑稀擦洗外阴，可清热解毒止痒。

四、针灸及其他疗法

治法：补肾培元、清利下焦。取穴以肾经、膀胱经的背俞穴、募穴为主。

主穴：照海、中极、太冲、三阴交。

根据辨证分型或相关症状进行配穴。急性期配阴陵泉、太溪，采用泻法，慢性炎症配肾俞、关元，采用补法。毫针常规刺，每次留针 40~60 分钟，每日一次，10 次为 1 个疗程。针刺中极前应尽力排空小便，不可进针过深，以免刺伤膀胱，可配合使用电针，选用疏密波或断续波，刺激 5~10 分钟，强度以患者能耐受为度。还可配合皮肤针、耳针、灸法、穴位埋线等治疗。

【用药说明及治疗注意事项】

（1）孕妇、哺乳期妇女禁用四环素类药物以及喹诺酮类药物，可选用大环内酯类药物。

（2）14 岁以下禁用多西环素、米诺环素等四环素类药物，18 岁以下禁用喹诺酮类药物。

（3）患者的性伴也要接受同样的检查或治疗。治疗期间避免性生活。

（4）有条件的地区应根据本地的药物敏感监测结果来选择有效的抗生素。切忌超大剂量、不必要的多种药物联用等滥用抗生素的情况。

【预防与教育】

对广大群众和患者进行健康教育。洁身自好，杜绝不洁性交。提倡普及安全套使用可以有效降低该病发病率。

第四节　尖锐湿疣

【概述】

一、西医定义

尖锐湿疣（condylomata acuminatum，CA）又称生殖器疣或性病疣，是一种由人乳头瘤病毒（human papilloma virus，HPV）引起的性传播疾病，主要发生于生殖器部位的皮肤黏膜，对人体健康危害极大，尤其是高危型 HPV 所致尖锐湿疣皮损角质形成细胞的过度增殖，严重时可引发癌变。大多数生殖器 HPV 感染者呈亚临床感染或潜伏感染，似正常者，病情具有隐蔽性，普遍存在 HPV 的多型感染。尖锐湿疣作为病毒感染性疾病，严重影响患者的日常生活，为其带来沉重的思想负担，由此引发的社会医疗问题正在日趋突出。

二、中医认识

尖锐湿疣，属于中医"臊瘊"的范畴。中医认为，本病主要为性滥交或房事不节引起，秽浊不洁，感受秽浊之毒，毒邪蕴聚，酿生湿热，湿热下注皮肤黏膜而产生赘生物。由于湿毒为阴邪，其性黏滞、缠绵难去，容易耗伤正气。正虚邪恋，以致尖锐湿疣容易复发、难以根治。

【诊断依据】

一、临床表现

1. 潜伏期 一般为 3~8 个月，平均 3 个月。

2. 好发部位 女性外阴、大小阴唇、阴道、宫颈、肛周，偶见于腋窝、脐窝、趾间及口腔黏膜；男性多见于阴茎、龟头、冠状沟、包皮、包皮系带、尿道口、阴茎体及阴囊；同性恋者多发于肛门、直肠。

3. 症状体征 病损初发为细小淡红或污红色丘疹，顶端稍尖，皮损逐渐增多增大，相互融合，表面凹凸不平，呈乳头状、鸡冠状、菜花状，基底稍宽或有蒂，触之易出血，继发感染时可有脓性分泌物溢出而散发恶臭味，疣体大的赘生物可向深部组织侵袭，具有强破坏性，其表面形态颇似鳞状细胞癌。

二、辅助检查

1. 组织病理改变 表皮呈乳头瘤样增生，棘层肥厚。表面有轻度角化亢进及角化不全。在棘细胞及颗粒层内可见空泡化细胞，细胞胞体较大，有一圆形深染的核，核周空泡化、淡染，在核膜及浆膜间有丝状物相连，使细胞呈猫眼状。空泡化细胞是尖锐湿疣的特征性所见，在棘细胞中、上层更为明显。

2. 醋酸白试验 以 3%~5% 的醋酸溶液浸湿的纱布包绕或敷贴在可疑的皮肤或黏膜表面，3~5 分钟后揭去，典型的尖锐湿疣损害将呈现白色丘疹或疣赘状物，而亚临床感染则表现为白色的斑片或斑点。醋酸白试验对辨认早期尖锐湿疣损害及亚临床感染是一个简单易行的检查方法。

3. 阴道镜检查 阴道镜是特殊的放大镜，主要用于对宫颈阴道部黏膜的观察，可用于外阴及阴道上皮的检查。阴道镜可将宫颈表现放大 20~40 倍，对宫颈上皮的亚临床感染、癌前期病变的早期发现及早期诊断有很大帮助。

4. 细胞学检查 主要用于检查女性阴道或宫颈上皮是否有 HPV 的感染。为确定是否有 HPV 感染，需用特异性抗 HPV 抗体，做组织化学染色或采用原位杂交技术。

5. 聚合酶链反应 取病变组织或可疑部位样品，提取 DNA，利用特异引物对目标 DNA 予以扩增。该法敏感性高，特异性强。

三、诊断标准

CA 的诊断参照 1996 年美国 CDC 修订标准。

临床描述：感染的特点为内外生殖器、会阴或肛门周围出现可见的外生性增生物。实验室诊断标准：活检或脱落细胞标本中有 HPV 感染的组织病理学变化特点，或在皮损活检中用抗原或核酸检测显示有病毒。确诊病例：临床上符合且经实验室检查证实的病例。

【鉴别诊断】

尖锐湿疣容易与以下疾病混淆。

一、假性湿疣

好发于年轻女性的小阴唇内侧，呈对称密集分布的直径 1~2 mm 白色或淡红色小丘疹，表面光滑，有些可呈绒毛状、鱼子状或息肉状，无明显自觉症状，偶有瘙痒，醋酸白试验阴性。

二、珍珠状阴茎丘疹

皮疹位于龟头的冠状沟缘部位，可见珍珠状、圆锥状或不规则形的白色、黄白色或肤色丘疹，可为半透明，表面光滑，质较硬，丘疹间彼此互不融合，沿冠状沟规则地排列成一至数行，醋酸白试验阴性。

三、光泽苔藓

为发生于阴茎干部位的、发亮的多角形或圆形的平顶丘疹，针尖至粟粒大小，可密集分布但互不融合，其病理学改变具有特征性。

四、扁平湿疣

属二期梅毒疹，为发生于生殖器部位的丘疹或斑块，表面扁平而潮湿，也可呈颗粒状或菜花状，暗视野检查可查到梅毒螺旋体，梅毒血清学反应阳性。

【西医治疗】

目前比较流行的治疗方法是局部破坏性的治疗。

细胞毒性药物：普达非伦脂、氟尿嘧啶等，此类药物属抗癌药，腐蚀性大。氟尿嘧啶可造成化学性阴道炎，长期使用可致阴道黏膜损伤和阴道狭窄，孕妇不宜使用。50% 的三氯醋酸是腐蚀性较强的药物，因无抗癌药毒性，故应用较多。可用于孕妇的宫颈病变，对非孕期大面积病变先用三氯醋酸脱去表层，再用激光治疗。

物理方法：冷冻、激光、光动力、电热凝、电圈切除。激光因无全身影响，故可用于孕期湿疣的治疗，电热凝主要用于小病灶，电圈切除则可用于外生型湿疣等范围较大的病变，有出血少、时间短的优点。

手术治疗：外生型湿疣的治疗病灶清除率可达 90%。

其他治疗：如干扰素、聚肌胞，可局部注射或全身用药，均可取得一定疗效。其他新的治疗手段主要是激活宿主的免疫系统或促进其对受累部位的治疗成分传送。如咪喹莫特是一种新型的免疫反应调节剂，可诱导机体产生干扰素或其他细胞因子，疗效特别好。现在全世界都在致力于 HPV 疫苗的研究，包括治疗性疫苗和预防性疫苗。预防性疫苗进展顺利，治疗性疫苗尚待研究，疫苗将可能成为治疗 CA 的重要手段。

对孕妇 CA 的处理：①采用剖宫产，以避免疣体堵塞阴道引起分娩困难或大出血，或感染胎儿导致婴儿喉部乳头瘤病的发生。②冷冻或手术切除。

【中医治疗】

一、中医辨证施治

1.湿毒下注证

临床表现：外生殖器或肛门等处出现疣状赘生物，色灰或褐或淡红，质软，表面秽浊潮湿，触之易出血，恶臭；伴小便黄或不畅；苔黄腻，脉滑或弦数。

病机：秽浊之毒，毒邪蕴聚，酿生湿热，湿热下注皮肤黏膜，发而为病。

治法：利湿化浊，清热解毒。

处方：萆薢化毒汤加减。萆薢、归尾、丹皮、牛膝、防己、木瓜、薏苡仁、秦艽。

加减：若热毒较重，可加黄柏、土茯苓、大青叶增强清热解毒之功；兼气虚，可加人参、黄芪补气。

2.脾虚毒蕴证

临床表现：外生殖器或肛门等处反复出现疣状赘生物，屡治不愈。伴体弱肢倦，食少纳差，声低懒言，大便溏，小便清长，舌质淡胖，苔白，脉细弱。

病机：湿毒缠绵，耗伤正气，致脾虚毒蕴而反复发作。

治法：益气健脾，化湿解毒。

处方：参苓白术散合黄连解毒汤加减。人参、白术、茯苓、山药、薏苡仁、大枣、黄连、黄芩、黄柏、紫草、萆薢。

加减：皮损干燥粗糙者，加红花、桃仁、浙贝；气短懒言、神疲乏力者，加生黄芪、当归。

二、中成药处方

1.龙胆泻肝丸　口服，每次 6 g，每日 3 次，适用于湿毒下注者。

2.三金片　口服，每次 4 片，每日 3 次，适用于湿毒下注者。

三、外治法

1.熏洗法　板蓝根、山豆根、木贼草、香附各 30 g；或白矾、皂矾各 120 g，侧柏叶 250 g，生薏苡仁 50 g，孩儿茶 15 g。煎水先熏后洗，每天 1~2 次。

2.点涂法

（1）五妙水仙膏点涂疣体，适用于疣体小而少者。

（2）鸦胆子仁捣烂涂敷或鸦胆子油点涂患处包扎，3~5 天换药 1 次，应注意保护周围正常皮肤。适用于疣体小而少者。

四、针灸及其他疗法

治法：清热解毒、行气散结。

主穴：阿是穴（疣体）。

方法一：常规消毒后，用 2 寸毫针从疣体最高点垂直刺入，施以泻法，不留针，放血 2~3 滴（此处可用三棱针代替），再在疣体基底部做 15° 斜刺，留针 15 分钟。2 天 1 次，7 次为 1 个疗程。

方法二：常规消毒后，在局麻下，用火针从疣体顶部直刺至疣体基底部，视疣体大小，每个疣体火针 1~3 次，直至脱落。

方法三：局麻后，将黄豆大艾炷放置在疣体上，点燃任其燃尽，视疣体大小每次 1~3 柱，灸后外涂 2% 甲紫溶液，外盖少量消毒纱布。若疣体未落，10 天后可重复上述操作。

另外还可配合耳针、隔蒜灸、铍针等治疗。

【用药说明及治疗注意事项】

（1）治疗以去除肉眼可见的疣体，改善症状和体征，减少复发为原则。但无论何种治疗方法都有复发可能，尽量做到早期、正规治疗。

（2）治疗前应检查患者是否同时患有其他性病，如淋病、生殖器衣原体感染、梅毒、生殖器疱疹、艾滋病、滴虫病、念珠菌感染等，若有应同时治疗。

（3）应根据疣体的部位、大小、数目、形态等选择治疗方案。

（4）患者配偶或性伴侣如患有 CA 或其他性病，应同时治疗，治疗期间避免性生活。

【预防】

CA 预防本病的预防措施：杜绝婚外性行为及多个性伴侣，CA 期应避免性生活，必要时采用避孕套；及时发现，及早治疗，同时对性伴侣进行检查和治疗；加强个人卫生，尤其是肛周和外阴的卫生，对于白带过多、包皮过长者均应治疗，保持局部干燥清洁是防止该病传染的重要措施。对患者分泌物污染的用具必须要严格消毒，消毒前应避免直接接触。

第五节　生殖器疱疹

【概述】

一、西医定义

生殖器疱疹（genital herpes，GH）是由单纯疱疹病毒感染泌尿生殖器及肛门部位皮肤黏膜而引起的一种慢性、易复发、难治愈的性传播疾病。近年来 GH，尤其是复发性生殖器疱疹（recurrent genital herpes，RGH）的患病率无论在发达国家或是发展中国家均明显快速增加。孕妇感染 HSV 易引起胎儿畸形或分娩后婴儿出现疱疹病毒性脑炎等而严重致残。研究也认为此类女性患者发生宫颈癌的概率是健康女性的 5 倍以上。

二、中医认识

生殖器疱疹，属于中医学"阴疮""阴疳"的范畴。中医认为该病发于外阴，病在下焦，与肝、脾、肾关系密切。多因房事不洁，从外感受湿热淫毒，困阻外阴皮肤黏膜和下焦经络，以致外阴生殖器出现水疱、糜烂、灼热刺痛。反复发作者，耗气伤阴，导致肝肾阴虚、脾虚湿困、正虚邪恋，遇劳遇热则发。

【诊断依据】

一、临床表现

GH 可分为初发性、复发性、亚临床 HSV 激活等类型，此外还存在一些特殊类型，其临床特征具有各自特点。

（一）初发性 GH

首次出现临床表现者，包括原发性 GH（HSV 首次感染）和非原发性初发性 GH（既往有 HSV 感染）。潜伏期一般为 2~14 天，患者一般病程较长，可持续 5~20 天；病情较严重，可合并全身症状（如发热、头痛、全身不适和肌肉酸痛等）。患处早期表现为红斑，并迅速发展为水疱、糜烂和溃疡，局部多有明显疼痛，女性患者因可累及宫颈而引起阴道分泌物增多。部分患者皮损累及较广泛，可发生于生殖器外。

（二）RGH

GH 大多数病例可发展为 RGH。全身症状少见，皮损局限，病程较短，一般持续 6~10 天。复发频率个体差异较大，平均 3~4 次/年，发作频繁者每年可超过 10 次。典型表现为多在发疹前数小时至 5 天有前驱症状，如局部瘙痒、烧灼、刺痛、隐痛、麻木和会阴坠胀等，随后发生集簇性小水疱，很快破溃形成糜烂或浅表溃疡，自觉症状较初发者轻，持续 6~10 天后愈合。

（三）不典型及亚临床 HSV 激活不典型 GH

其特点为患者无自觉症状，局部表现轻微，过去曾出现过或随后出现 GH 临床表现。多表现为非特异性局限性红斑、丘疹、点状糜烂、裂隙、溃疡、渗出、硬结（或疖肿）和毛囊炎等，需注意与其他疾病鉴别。

（四）特殊类型的生殖器疱疹

1. 新生儿 HSV　新生儿疱疹约 70% 由 HSV-2 引起，几乎均由分娩时经产道接触感染，可分为局限型、中枢神经系统型和播散型，是一种严重系统性疾病。多见于早产儿，常发生于出生后数天至 1 个月内。表现为发热、低体温、昏睡、黄疸、发绀、呼吸困难及循环衰竭等；病情凶险，如不治疗病死率可高达 50% 以上，或导致严重后遗症。

2. 疱疹性宫颈炎　该病表现为黏液脓性宫颈炎，可出现宫颈充血、脆性增加、水疱、黏膜糜烂甚至坏死。

3.疱疹性直肠炎 多见于男男同性性行为者，可表现为肛周水疱、溃疡，自觉疼痛，还可表现为里急后重、便秘和直肠黏液血性分泌物，常伴发热、全身不适和肌痛等。

4.HSV 合并 HIV 感染 HSV 常与 HIV 同时感染，并能促进病情发展，引起严重的局部和播散性感染。HIV 感染者的 GH 临床特征为表现严重、持续时间长，可表现为广泛性、慢性持续性溃疡，有坏死，疼痛剧烈；临床复发和亚临床复发更频繁，排毒时间长，可持续 1 个月以上；并发症多且严重，易发生疱疹性脑膜炎及播散性 HSV 感染，引起多器官损害；治疗较困难，对阿昔洛韦易产生耐药性，常需进行抗病毒抑制治疗。

二、辅助检查

（一）免疫学检测

HSV 抗原检测是最常用的快速诊断方法。阳性为近期感染 HSV。其敏感性是病毒培养法的 70%~90%，时间仅需 1~2 小时；HSV 抗体检测，检测 HSV-IgM 和 HSV-IgG 两种抗体，HSV-IgM 抗体阳性，说明近期有 HSV 感染，HSV-IgG 抗体阳性说明曾经有过 HSV 感染。

（二）血清学试验方法

基于 HSV 特异性糖蛋白 G2（HSV-2）和 G1（HSV-1）型的特异性抗体的血清学检测方法是近年来应用最多的实验室检测方法，检测 HSV-2 感染的敏感性为 80%~98%，特异性超过 96%，可区分血清中的抗 HSV-1 和抗 HSV-2 抗体。此方法理论上是发现亚临床感染或潜伏感染 HSV 的最好方法，缺点是不能区分口唇感染和生殖器感染。

（三）分子生物学方法

近年来，国内外还推出了一系列的基于核酸扩增的分子生物学方法，如针对 HSV DNA 的 *pol*、*Gd*、*Tk*、*gO* 基因区的相对保守序列的 HSV PCR 一微孔板杂交或 PCR—ELISA 诊断试剂盒，以及基于实时扩增荧光显示技术（Real-time PCR）的方法。此方法敏感性高、特异性强，可作为早期诊断，同时对无症状 HSV 携带者和潜伏感染的检测有意义。

三、诊断标准

应根据流行病学史、临床表现及实验室检查等进行综合分析，做出诊断。

【鉴别诊断】
GH 需与下列疾病相鉴别。

一、固定型药疹

有药物过敏史，发疹前有用药史，每次发病部位固定且不限于外阴部，其他的皮肤、黏膜交界处也有损害，皮损主要表现为暗红斑上有厚壁水疱或大疱。

二、Behcet 综合征

可首先出现口腔或外生殖器溃疡,针刺试验阳性,以后可伴虹膜睫状体炎及四肢结节性红斑。

三、梅毒硬下疳

潜伏期 2~4 周,局部硬结、溃疡,无自觉症状,梅毒螺旋体和梅毒血清反应阳性。

四、软下疳

发病前 2~5 天有性乱史,损害为外阴部溃疡,基底软,伴疼痛与触痛,单侧腹股沟淋巴结肿大、触痛,可形成溃疡并排脓,可检出 Ducrey 嗜血杆菌。

【西医治疗】

1. 初发 GH 推荐方案　阿昔洛韦 200 mg,口服,5 次/天,共 7~10 天;或阿昔洛韦 400 mg,口服,3 次/天,共 7~10 天;或伐昔洛韦 300 mg,口服,2 次/天,共 7~10 天;或泛昔洛韦 250 mg,口服,3 次/天,共 7~10 天或至皮损愈合;有疱疹性直肠炎及口炎、咽炎者,可适当增大剂量或延长疗程。

2. RGH 推荐方案(发作时的抗病毒治疗,最好在出现前驱症状或皮损出现 24 小时内开始用药)　阿昔洛韦 200 mg,口服,5 次/天,共 5 天;或阿昔洛韦 400 mg,口服,3 次/天,共 5 天;或伐昔洛韦 300 mg,口服,2 次/天,共 5 天;或泛昔洛韦 125~250 mg,口服,3 次/天,共 5 天。

3. 频繁复发性 GH(每年复发超过 6 次)可采用长期抑制疗法推荐方案　阿昔洛韦 400 mg,口服,2 次/天;或伐昔洛韦 300 mg,口服,1 次/天;或泛昔洛韦 125~250 mg,口服,2 次/天,需长期持续给药,疗程一般 4 个月至 1 年;本法虽然可减少 75% 的复发次数,但不能阻断病毒的无表现排毒。

【中医治疗】

一、中医辨证施治

1. 肝热湿毒证

临床表现:外阴群集小水疱,基底周边潮红,或水疱溃破形成糜烂面;自觉局部灼热疼痛或会阴、大腿内侧引痛不适,口干口苦,大便干结,小便短赤不畅;舌红,苔黄腻,脉弦数或滑数。此证多见于原发性生殖器疱疹或复发性生殖器疱疹发作期。

病机:湿热淫毒,困阻外阴皮肤黏膜和下焦经络。

治法:清肝利湿解毒。

处方:龙胆泻肝汤加减。龙胆草、黄芩、栀子、泽泻、木通、当归、生地黄、柴胡、生甘草、车前子、土茯苓、红藤、萆薢。

加减:若肝胆实火较盛,可去木通、车前子,加黄连以助泻火之力;若湿盛热轻,可去黄芩、生地,加滑石、薏苡仁以增强利湿之功。

2. 正虚邪恋证

临床表现：外阴水疱反复发作的间歇期；腰膝酸软，手足心热，口干心烦，失眠多梦；或忧郁焦虑，忧心忡忡，食少困倦，大便溏烂；舌红，少苔或舌淡，苔白，脉细数或细弱。此证多见于复发性生殖器疱疹的非发作期和生殖器疱疹反复发作及体弱症轻者。

病机：反复发作，耗气伤阴，导致肝肾阴虚、脾虚湿困。

治法：滋补肝肾，益气健脾利湿，扶正祛邪。

处方：知柏地黄丸加减。熟地黄、山茱萸、山药、泽泻、茯苓、牡丹皮、知母、黄柏。

加减：若兼气虚，可加人参、黄芪补气；若兼脾虚，可加重山药用量，并加白术。

二、中成药处方

1. 六味地黄丸　口服，每次 6 g，每日 3 次，适用于复发性生殖器疱疹发作期的治疗。

2. 知柏地黄丸　口服，每次 6 g，每日 3 次，适用于复发性生殖器疱疹发作期的治疗。

3. 龙胆泻肝丸　口服，每次 6 g，每日 3 次，适用于复发性生殖器疱疹发作期的治疗。

三、外治法

（1）紫草 30 g，虎杖 30 g，大黄 30 g，甘草 15 g，水煎成 500 mL 放凉后外洗患处，适用于疱疹发作期间的治疗。

（2）用青黛散适量加麻油调匀后涂患处。

（3）疱疹溃破后的糜烂面用中成药喉风散外喷或用紫草油外搽。

四、针灸及其他疗法

治法：滋阴清热、解毒消疹。

主穴：曲池、合谷、支沟、血海、太冲、三阴交。

根据辨证分型或相关症状进行配穴。肝胆热盛配大椎；脾经湿热配阴陵泉；气滞血瘀配膈俞；发作期加长强、会阴、曲骨，施以泻法；非发作期加足三里、脾俞、肾俞，施以补法；还可配合皮肤针、耳针、灸法等。

【用药说明及治疗注意事项】

（1）对于首发患者，抗病毒药物应早期、规范治疗；对于复发患者应规范、足量、足疗程治疗。

（2）中医治疗，发作期治疗重在祛邪，治法为清热利湿解毒；非发作期治疗重点为扶正祛邪，标本兼顾，治法为清热解毒，兼以扶正。局部外治时，可加清热解毒，燥湿杀虫之药，如蛇床子、蚤休、大黄、白鲜皮等。

【预防与康复指导】

性行为教育包括强调患者将病情告知其性伴以取得性伴的谅解和合作，避免在复发前驱症状或皮损出现时发生性接触，或更好地采用避孕套等屏障式保护措施以减少 HSV 传染给性伴的危险性；提倡避孕套等屏障式避孕措施可减少 GH，尤其是无症状感染传播的危险性；转变性行为方式、杜绝多个性伴是目前预防 GH 的根本措施。

第六节　软下疳

【概述】

一、西医定义

软下疳是由杜克雷嗜血杆菌引起的一种性传播性生殖器溃疡性疾病。主要特征表现为生殖器部位的一个或多个疼痛性溃疡，半数以上患者合并腹股沟淋巴结肿大。此病是东南亚、非洲、印度的地方流行病。

二、中医认识

软下疳，中医称之为"疳""疮""下疳"，中医认为其病因由感染湿热毒邪、交合不洁，或淫欲过度、败精浊血瘀滞而成。本病临床上以袖口疳最为常见，因其疮面在包皮内侧，如袖口包手而不得见，故名。龟头红肿、溃疡，甚至茎体肿胀疼痛。明朝《外科启玄·袖口疳》载："此疳是龟头及颈上有疮，肿燃于内，而外则皮裹，不见其疳，如袖口之包手，故名之。"有关下疳病证记载最早始于隋·巢元方《诸病源候论·对气阴肿候》，其曰："此由肾脏虚所致，肾气通于阴，今肾为热邪所伤，毒瓦斯下流，故令阴肿。"指出了肾虚是发病的内在因素。唐·孙思邈《备急千金要方》载："夫妒精疮者，男子在阴头节下。"对本病部位做了简要描述，可见唐代以前对本病尚缺乏较系统的认识。宋·陈无择认为交合不洁是本病主要原因，《三因极一病证方论·妒精疮证治》说："夫逻欲人多患妒精疮者，以妇人阴中先有宿精，男子与之交接，虚热即成。"其症状"初发在阴头如粟，拂之则痛甚矣，两日出清脓，作臼孔，蚀之大痛。"对本病的病情发展做了概述。《丹溪治法心要·下疳疮》载有本病合并痢疾的危重病案，先后以当归龙荟丸、小柴胡汤加减治愈，说明当时已注重病案积累，标志着临床上的进步。明清时代，有关本病的论述更加丰富，其中以《外科正宗》最为完善。本病初起急骤，患处鲜红或紫红，肿胀灼热、疼痛，溃烂后脓水腐臭；小便涩痛，大便干，舌质红，苔黄燥或腻，脉滑数或弦数，为实证。病久不愈，反复发作，患处色泽暗淡，久不愈合，体倦神疲，午后发热，舌质红少苔或舌淡，脉细弱或细数，为气虚或阴虚。本病以前阴见证为主，初期多属毒热实证，日久不愈多为正虚邪恋、本虚标实之证。

【诊断依据】

一、临床表现

以生殖器部位发生疼痛性溃疡伴腹股沟淋巴结肿大为特征。

1. 发病　男性多见，男女性别比例为（10~20）：1。女性发病较少的原因可能是阴道或宫颈损害多见，症状不明显，或不易发现，或为带菌者。

2. 潜伏期　一般为2~5天，长者达20~30天。

3. 好发部位

（1）阴部软下疳：男性多见于包皮边缘、包皮内板、系带、冠状沟、龟头、阴茎及肛门等处。女性多见于大小阴唇、后联合、舟状窝、阴道前庭、尿道口周围、阴蒂、肛门、肛周及阴道等处。本病自身接种性强，损害可迅速累及外阴、耻骨、下腹、脐及股部。

（2）阴部外软下疳：常见于手、乳房、唇、口腔及眼结膜等处。

4. 皮肤损害　初起在侵入部位发生炎性小丘疹，迅速变为小脓疱，2~3天后脓疱破溃，扩大形成溃疡。溃疡大小不一，直径3~20 mm，呈圆形或椭圆形碟状，周围红肿显著，基底呈颗粒状肉芽组织，触之易出血，表面覆盖灰黄色脓性分泌物，性质柔软，边缘锐利不整，有潜行穿凿，触痛明显，中医称"鱼口"。溃疡数目通常为1~2个，但由于自身接种，可发生2~5个卫星状小溃疡，多时达数十个。溃疡经2~3周或1~2个月愈合，残留瘢痕组织。

5. 自觉症状　常伴烧灼感和疼痛。发生于外阴者自觉症状轻微，发生于阴道可有轻微阴道炎，发生于尿道者局部有烧灼感。全身症状较少见，有时可有低热、全身不适。本病不引起全身扩散，但有发生需氧菌和（或）厌氧菌继发感染相关报道。

6. 异型下疳

（1）一过性软下疳：溃疡小，数天后即可消退，但2~3周后可出现腹股沟淋巴结肿大。

（2）崩蚀性软下疳：多继发于奋森螺旋体感染。损害初为小溃疡，迅速扩大，并向深部发展，形成广泛深层组织坏死，常引起大出血和外阴部遭破坏。本型较少见。

（3）匐行性软下疳：也称蛇行性软下疳。多个损害互相融合，或通过自身接种形成长而弯曲、状如蛇行或匐行性损害。

（4）巨大软下疳：开始为小溃疡，迅速向四周扩展，侵及相当大的范围，形成巨大溃疡。

（5）毛囊性软下疳：原发于毛囊处，初起似毛囊炎，不久形成毛囊部针头帽大小的小溃疡。多见于男性外阴部及女性阴毛区。

（6）丘疹性软下疳：也称隆起性软下疳。初起为小丘疹，以后形成溃疡，边缘隆起，形似二期梅毒扁平湿疣。

（7）矮小软下疳：溃疡微小，似生殖器疱疹所致的糜烂，但边缘整齐如刀切。

二、辅助检查

一直以来，软下疳的确诊以培养杜克雷嗜血杆菌为金标准，但这种生物的生长需特定条件，且对外界环境抵抗力弱，这使其培养难度大又费时，培养结果的敏感性在世界各地实验室为 0~80% 不等。其他一些方法如检测血清抗体、免疫荧光抗体、DNA 探针、聚合酶链反应等都处在研究阶段。

三、诊断标准

根据当地流行病学背景，有性接触史，临床上在生殖器部位发生 1 个或多个痛性溃疡且基底软、有触痛，腹股沟淋巴结疼痛、肿大，暗视野检查及梅毒血清试验阴性，可初步考虑为软下疳。如涂片查到革兰氏阴性链杆菌，可以做出诊断，但确诊尚需进行培养和鉴定。

【鉴别诊断】

应与梅毒硬下疳等鉴别。硬下疳为一期梅毒主要症状，触诊时有软骨样硬度，无疼痛与压痛，皮肤损害数目通常为 1 个，表面清洁，可自然消退。

【西医治疗】

1. 治疗原则　及时、足量、规则用药；患者的性伴应同时接受检查和治疗；治疗后应进行随访。治疗期间应禁止性生活。

2. 治疗方案

（1）阿奇霉素 1 g，单次口服（孕妇及哺乳期妇女慎用）。

（2）头孢曲松 250 mg，单次肌注。

（3）环丙沙星 500 mg，口服，2 次/天，疗程 3 天（禁用于孕妇、哺乳妇女和年龄 < 18 岁者）。

（4）红霉素 500 mg，口服，4 次/天，疗程 7 天。

【中医治疗】

一、中医辨证施治

1. 湿热下注证

临床表现：起病较急，患处发红肿胀，灼热疼痛；或起小泡，亮如水晶，痒麻时作，糜烂浸润。或发热恶寒，小便涩痛，舌质红苔腻，脉滑数。

病机：不洁性交，或外阴不洁，污垢浸渍，损及阴茎，外染毒邪；或素体湿盛，湿邪壅滞，郁久化热，以致湿热毒邪下注前阴，发为疳疮。

治法：清热利湿解毒。

处方：龙胆泻肝汤加减。龙胆草、黄芩、栀子、泽泻、木通、当归、生地黄、柴胡、生甘草、车前子。

加减：若肝胆实火较盛，可去木通、车前子，加黄连以助泻火之力；若湿盛热轻者，可去黄芩、生地，加滑石、薏苡仁以增强利湿之功；若便秘可加大黄以通腑泄热。

2.毒热内蕴证

临床表现：龟头或阴茎溃烂成疮，脓汁臊臭，茎体红紫、疼痛，行走不便，小便淋涩热痛，大便秘结，心烦口干，舌红苔黄，脉弦数。

病机：毒热内蕴，欲火内炽，纵欲过度或忍精不泄，败精浊血留滞茎内，蕴热成毒。

治法：泻火解毒。

处方：黄连解毒汤合五味消毒饮。黄连、黄柏、黄芩、栀子、金银花、野菊花、蒲公英、紫花地丁、天葵子。

加减：便秘者，可加大黄以通腑泄热；气虚者，可加黄芪补气。

3.阴虚火燥证

临床表现：患处肿痛腐烂，午后发热，口干咽燥，大便秘结，小便短赤或茎中涩痛。舌红苔少薄黄，脉细数。

病机：溃后日久不愈，邪热伤阴，循经外犯前阴而成。

治法：滋阴降火。

处方：知柏地黄汤加减。知母、黄柏、熟地黄、山茱萸、山药、泽泻、牡丹皮、茯苓。

加减：兼血分瘀热者加赤芍、丹参以凉血、活血；虚火明显者，加重知母、黄柏用量，加玄参滋阴降火；兼脾虚气滞者，加白术、砂仁、陈皮健脾和胃。

4.脾虚气陷证

临床表现：疳疮经久不愈，患处色淡，溃烂久不收口、肿痛不止，体倦无力，食少纳呆。舌淡，脉沉细。

病机：久病耗伤气血，余邪未尽。

治法：健脾益气升阳。

处方：补中益气汤加减。人参、黄芪、白术、柴胡、升麻、当归、陈皮、炙甘草。

加减：兼郁火未尽者加山栀清解郁火；兼气滞者，加木香、枳壳理气。

二、中成药处方

1.龙胆泻肝丸　口服，每次6g，每日3次，适用于湿热下注者。
2.黄连解毒片　口服，每次4片，每日3次，适用于毒热内蕴者。

三、外治法

1.中药熏洗
（1）绿豆约3kg煮极烂，茶叶15g研末，熏洗之，待汗出。
（2）紫苏120g，绿矾40g，水煎熏洗，每日1次。
（3）川楝子、黄连、花椒、葱根、艾叶各等分水煎熏洗，每日2次。

2.患处外敷

（1）儿茶、轻粉、黄柏、冰片、橄榄核（煅）各等分，共为细末，外敷患处适量。

（2）黄连200 g、鸡内金3个，猪胆汁浸炙10次，共为极细末，外撒患处适量。

（3）黄连、黄柏、没药、乳香、儿茶、轻粉、官粉、五倍子（炒）、珍珠各等分，共为极细末，撒患处适量。

四、针灸及其他疗法

治法：清热解毒、行气散结。

主穴：天枢、上巨虚、大肠俞、支沟、中脘。

根据辨证分型或相关症状进行配穴。脾虚湿困配太白、阴陵泉；肝胆湿热配外关、丘墟、太冲。采用平补平泻手法，留针30分钟，每日1次，10次为1个疗程。还可配合皮肤针、耳针、火针等治疗。

【用药说明及治疗注意事项】

（1）用药应遵循及时、足量、规则的原则，根据不同的病情采用相应的治疗方案。注意在未排除梅毒之前不要应用能掩盖梅毒诊断的药物。

（2）治疗期间应避免性生活，性伴侣如有感染的可能（在患者症状开始前10天以内与患者有性接触），应同时接受治疗。治疗后应进行随访判愈。

【预防与康复指导】

早期诊断、早期治疗、彻底治愈患者可减少传染源。由于可能存在无症状的 Ducrey 嗜血杆菌携带者，许多学者推荐对缺乏临床表现的接触者也应进行预防性治疗。加强教育，让人们正确对待性生活。切实禁止嫖娼卖淫活动可切断本病的传播途径。

第七节 艾滋病

【概述】

一、西医定义

艾滋病，即获得性免疫缺陷综合征（acquired immunodeficiency syndrome，AIDS），是一种由人类免疫缺乏病毒（简称 HIV）感染后，免疫系统受到破坏，逐渐成为许多伺机性疾病的攻击目标，进而促成的多种临床症状，统称为综合征，而非单纯的一种疾病，而这种综合征可通过直接接触黏膜组织的口腔、生殖器、肛门等或带有病毒的血液、精液、阴道分泌液、乳汁而传染。

二、中医认识

艾滋病，属于中医"疫疬""虚劳""癥瘕"等范畴。中医认为，艾滋病的病因包括邪毒外袭和正气不足两个方面。正气不足主要为肾不藏精、肾亏体弱，所谓"邪之所凑，其气必虚"；邪毒为疫病之气，具有强烈的传染性。大凡由性接触传染者，多为嫖娼、同性恋、肛交、滥交伐精纵欲者，其肾精处于匮乏状态，易为邪毒所入；而凡吸毒者均用兴奋致幻之品，令人异常亢奋、性欲亢进（暂时）、心神恍惚、不能自持，为燥烈耗气伤精之品，久则致人形容消瘦、精力减退、性功能降低，呈肾精亏乏状态，易为邪毒所犯；至于输血等亦为气血不足，夹邪毒之血液补充而为病。总之，本病应抓住邪毒侵袭、正气不足且正气日虚、邪气渐盛这样的基本病因病机。"疫疠"和"虚劳"并存共处是其特点。疫疠之邪为艾滋病毒，虚劳是由邪毒入侵导致的五脏六腑特别是五脏的损伤、气血津液的耗竭；其病机为邪盛与正虚共存，最终导致正气衰竭、五脏受损、阴阳离绝。

【诊断依据】

一、临床表现

1. 急性期　通常发生在初次感染 HIV 后 2~4 周。临床主要表现为发热、咽痛、盗汗、恶心、呕吐、腹泻、皮疹、关节痛、淋巴结肿大及神经系统症状。多数患者临床症状轻微，持续 1~3 周后缓解。

此期在血液中可检出 HIV-RNA 和 P24 抗原，而 HIV 抗体则在感染后数周才出现。CD4$^+$T 淋巴细胞计数一过性减少，CD4/CD8 比例可倒置。

2. 无症状期　可从急性期进入此期，或无明显的急性期症状而直接进入此期。

此期持续时间一般为 6~8 年。但也有快速进展和长期不进展者。此期的长短与感染病毒的数量、型别，感染途径，机体免疫状况等多种因素有关。

3. 艾滋病期　为感染 HIV 后的最终阶段。患者 CD4$^+$T 淋巴细胞计数明显下降，多 < 200/mm^3，HIV 血浆病毒载量明显升高。此期主要临床表现为 HIV 相关症状、各种机会性感染及肿瘤。

HIV 相关症状主要表现为持续 1 个月以上的发热、盗汗、腹泻；体重减轻 10% 以上。部分患者表现为神经精神症状，如记忆力减退、精神淡漠、性格改变、头痛、癫痫及痴呆等。另外还可出现持续性全身性淋巴结肿大，其特点如下。①除腹股沟以外有两个或两个以上部位的淋巴结肿大；②淋巴结直径 ≥ 1 cm，无压痛，无粘连；③持续时间 3 个月以上。

HIV 相关机会性感染及肿瘤的常见症状为发热、盗汗、淋巴结肿大、咳嗽咳痰咯血、呼吸困难、头痛、呕吐、腹痛腹泻、消化道出血、吞咽困难、食欲下降、口腔白斑及溃疡、各种皮疹、视力下降、失明、痴呆、癫痫、肢体瘫痪、消瘦、贫血、二便失禁、尿潴留、肠梗阻等。

常见的机会性感染及肿瘤如下。

呼吸系统：肺孢子虫病、肺结核、复发性细菌性及真菌性肺炎。

中枢神经系统：隐球菌脑膜炎、结核性脑膜炎、弓形虫脑病、各种病毒性脑膜炎。

消化系统：白色念珠菌食道炎，以及巨细胞病毒性食道炎、肠炎；沙门氏菌、痢疾杆菌、空肠弯曲菌及隐孢子虫性肠炎。

口腔：鹅口疮、舌毛状白斑、复发性口腔溃疡、牙龈炎等。

皮肤、淋巴结：带状疱疹、传染性软疣、尖锐湿疣、真菌性皮炎、甲癣、淋巴结结核。

眼部：巨细胞病毒性及弓形虫性视网膜炎。

常见肿瘤：子宫颈癌、恶性淋巴瘤、卡波氏肉瘤等

二、辅助检查

（一）诊断鉴别 HIV 感染的辅助检查

① HIV 抗体初筛试验：敏感性高，可有假阳性出现。对于初筛阳性的患者，应经确证试验确证。② HIV 抗体确证试验：WHO 规定，只要出现 2 个 env 条带即可判定为阳性。③ HIV-RNA：敏感性为 100%，但偶尔会出现假阳性，但假阳性结果通常低于 2000 cp/mL。④ P24 抗原：有助于早期诊断，灵敏性及特异性均较高。⑤快速检测试验：可采集全血或毛细血管的血液，一般 15～30 分钟可出结果。但假阳性及假阴性率均较高，不作为常规检测。

（二）并发症的辅助检查

艾滋病是一种可以累及全身各个器官的疾病，因此总体上可能会涉及所有种类的血液检查、排泄物检查、分泌物检查、体液检查（包括尿液、粪便、痰液、肺泡灌洗液、脑脊液、胸腔积液、腹水）、骨髓检查及针对不同部位、不同种类的并发症的影像学检查（包括各部位的超声、X 线、CT、MRI、PET-CT），以及活组织病理或细胞学检查（对肿瘤，分枝杆菌、真菌、巨细胞病毒等感染的诊断及鉴别意义重大）。以上检查需要针对每名患者的不同并发症进行选择性检查。

需要特别提到的是，各期的患者，无论病情是否稳定，均需要监测 CD4$^+$ T 淋巴细胞计数和 HIV-RNA，以便及时开始抗病毒治疗和抗病毒用药调整。

三、诊断标准

①流行病学史：有不安全性生活史、静脉注射毒品史、输入未经抗 HIV 抗体检测的血液或血液制品史、职业暴露史或为 HIV 抗体阳性者所生子女等。②临床表现：各期表现不同，诊断标注也不同，见下述。③实验室检查：诊断 HIV 感染必须是经确认试验证实的 HIV 抗体阳性，而 HIV-RNA 和 P24 抗原的检测有助于 HIV 的诊断，尤其是能缩短抗体"窗口期"和帮助早期诊断新生儿的 HIV 感染。

（一）急性期

诊断标准：患者近期内有流行病学史和临床表现，结合实验室 HIV 抗体由阴性转为阳性即可诊断，或仅实验室检查 HIV 抗体由阴性转为阳性也可诊断。80% 左右 HIV 感染者感染 6 周后初筛试验可检出抗体，几乎 100% 感染者 12 周后可检出抗体，只有极少数患者在感染后 3 个月内或 6 个月后才检出。

（二）无症状期

诊断标准：有流行病学史，结合 HIV 抗体阳性即可诊断，或仅实验室检查 HIV 抗体阳性也可诊断。

（三）艾滋病期

（1）原因不明的持续不规则发热至 38 ℃ 以上，＞1 个月。

（2）慢性腹泻次数多于 3 次/日，＞1 个月。

（3）6 个月之内体重下降 10% 以上。

（4）反复发作的口腔白念珠菌感染。

（5）反复发作的单纯疱疹病毒感染或带状疱疹病毒感染。

（6）肺孢子虫病。

（7）反复发作的细菌性肺炎。

（8）活动性结核或非结核分枝杆菌病。

（9）深部真菌感染。

（10）中枢神经系统占位性病变。

（11）中青年人出现痴呆。

（12）活动性巨细胞病毒感染。

（13）弓形虫脑病。

（14）青霉菌感染。

（15）反复发作的败血症。

（16）皮肤黏膜或内脏的卡波西肉瘤、淋巴瘤。

诊断标准：有流行病学史、实验室检查 HIV 抗体阳性，加上述各项中的任何一项，即可诊为艾滋病。或 HIV 抗体阳性，而 CD4$^+$T 淋巴细胞数＜200/mm^3，也可诊断为艾滋病。

【鉴别诊断】

1. 原发性免疫缺陷病。

2. 继发性免疫缺陷病，如皮质激素、化疗、放疗后引起的继发性免疫缺陷病。

3. 特发性 CD4$^+$T 淋巴细胞减少症，酷似 AIDS，但无 HIV 感染。

4. 自身免疫性疾病　如结缔组织病、血液病等，AIDS 若有发热、消瘦则需与上述疾病鉴别。

5. 淋巴结肿大疾病　如卡波西肉瘤，霍奇金病，淋巴瘤，血液病。

6. 假性艾滋病综合征　AIDS 恐惧症，英国同性恋中见到一些与艾滋病早期症状类似的神经综合征患者。

7. 中枢神经系统疾病　脑损害可以是艾滋病或其他原因引起的，需予以鉴别。

【西医治疗】

一、艾滋病一线抗反转录病毒治疗（ART）方案

（1）推荐多替拉韦（DTG）联合核苷类反转录酶抑制剂（NRTI）骨干药物作为治疗 HIV 阳性患者的首选一线方案（新增部分）。① 成人和青少年（强烈推荐，证据质量中）。② 有经批准的 DTG 治疗剂量的婴儿和儿童（有条件推荐，证据质量低）。

（2）低剂量依非韦伦（EFV 400 mg）联合 NRTI 骨干药物，作为 HIV 阳性成人和青少年的初治 ART 一线治疗方案替代方案（强烈推荐，证据质量中）（新增部分）。

（3）尚未获得多替拉韦批准剂量的婴儿和儿童，可推荐基于拉替拉韦的方案作为替代一线方案。

（4）基于拉替拉韦的方案可以作为新生儿首选一线方案（有条件推荐，证据质量极低）。

二、艾滋病二线 ART 方案

（1）使用不是基于 DTG 方案治疗失败的 HIV 感染者或患者，可推荐 DTG+ 优化的 NRTI 骨干药物作为抗病毒治疗首选二线方案。① 成人和青少年（有条件推荐，证据质量中）；②有批准的 DTG 剂量的儿童（有条件推荐，证据质量低）。

（2）增效后的蛋白酶抑制剂联合优化的 NRTI 骨干药物作为基于 DTG 的方案失败的艾滋病患者的首选二线方案（强烈推荐，证据质量中）。

具体方案见表 17-1。

表 17-1　一线、二线抗病毒治疗首选方案和替代方案

	一线抗病毒治疗首选方案和替代方案		
人群	首选一线方案	替代方案	特殊情况用药
成人和青少年	TDF+3TC（或 FTC）+DTG	TDF+3TC+EFV400 mg	TDF+3TC（或 FTC）+ EFV600 mg
			AZT+3TC+ EFV600 mg
			TDF+3TC（或 FTC）+PI/r
			TDF+3TC（或 FTC）+RAL
			TAFc+3TC（或 FTC）+DTG
			ABC+3TC+DTG
儿童	ABC+3TC+DTG	ABC+3TC+LPV/r	ABC+3TC+EFV（或 NVP）
		ABC+3TC+ RAL	AZT+3TC+EFV（或 NVP）
		TAF+3TC（或 FTC）+DTG	AZT+3TC+LPV/r（或 RAL）
新生儿	AZT+3TC+RAL	AZT+3TC+NVP	AZT+3TC+LPV/r

二线抗病毒治疗首选方案和替代方案			
人群	失败的一线方案	首选二线方案	替代二线方案
成人和青少年	TDF+3TC（或 FTC）+DTG	AZT+3TC+ATV/r（或 LPV/r）	AZT+3TC+DRV/r
	TDF+3TC（或 FTC）+EFV（或 NVP）	AZT+3TC+DTG	AZT+3TC+ATV/r（或 LPV/r 或 DRV/r）
	AZT+3TC+EFV（或 NVP）	TDFb+3TC（或 FTC）+DTG	TDFb+3TC+ATV/r（或 LPV/r 或 DRV/r）
儿童和婴儿	ABC+3TC+DTG	AZT+3TC+LPV/r（或 ATV/r）	AZT+3TC+DRV/r
	ABC（或 AZT）+3TC+LPV/r	AZT（或 ABC）+3TC+DTG	AZT（或 ABC）+3TC+RAL
	ABC（或 AZT）+3TC+EFV	AZT（或 ABC）+3TC+DTG	ABC（或 ABC）+3TC+LPV/r（或 ATV/r）
	AZT+3TC+NVP	ABC+3TC+DTG	ABC+3TC+LPV/r（或 ATV/r 或 DRV/r）

注：3TC：拉米夫定；ABC：阿巴卡韦；ATV/r：阿扎那韦/利托那韦；PI/r：蛋白酶抑制剂；AZT：齐多夫定；DRV/r：达芦那韦/利托那韦；DTG：多替拉韦；EFV：依非韦伦；FTC：恩曲他滨；LPV/r：洛匹那韦/利托那韦；NVP：奈韦拉平；RAL：拉替拉韦；TAF：替诺福韦艾拉酚胺；TDF：替诺福韦酯。

【中医治疗】

一、中医辨证施治

1.肺卫受邪证

临床表现：见于急性感染期。症见发热，微畏寒，微咳，身痛，乏力，咽痛；舌质淡红，苔薄白或薄黄，脉浮。

病机：邪毒侵袭肺卫。

治法：宣肺祛风，清热解毒。

处方：银翘散加减。连翘、金银花、苦桔梗、薄荷、竹叶、生甘草、荆芥穗、淡豆豉、牛蒡子。

加减：若邪毒较重，可加土茯苓、夏枯草；若寒邪为患，选用荆防败毒散加减。

2.肺肾阴虚证

临床表现：多见于以呼吸系统症状为主的艾滋病早、中期患者，尤以肺孢子菌肺炎、肺结核较多见。症见发热，咳嗽，无痰或少量黏痰；或痰中带血，气短胸痛，动则气喘，全身乏力，消瘦，口干咽痛，盗汗，周身可见淡红色皮疹，伴轻度瘙痒；舌红，少苔，脉沉细数。

病机：邪毒侵袭肺卫日久，致肺肾阴虚。

治法：滋补肺肾，解毒化痰。

处方：百合固金汤合瓜蒌贝母汤加减。生地黄、熟地黄、当归身、芍药、甘草、百合、贝母、麦冬、桔梗、玄参。

加减：若热毒重，可加虎杖、夏枯草、土大黄等。

3. 脾胃虚弱证

临床表现：多见于以消化系统症状为主者。症见腹泻久治不愈，腹泻呈稀水状便，少数夹有脓血和黏液，里急后重不明显，可有腹痛；兼见发热，消瘦，全身乏力，食欲不振，恶心呕吐，吞咽困难，或腹胀肠鸣，口腔内生鹅口疮；舌质淡有齿痕，苔白腻，脉濡细。

病机：邪毒侵袭脾胃，致脾胃虚弱。

治法：扶正祛邪，培补脾胃。

处方：补中益气汤合参苓白术散加减。黄芪、人参、白术、茯苓、桔梗、薏苡仁、山药、扁豆、炙甘草、当归、陈皮、升麻、柴胡、生姜、大枣。

加减：若兼夹热毒，可加土茯苓、田基黄、猫爪草等。

4. 脾肾亏虚证

临床表现：多见于晚期患者，预后较差。症见发热或低热，形体极度消瘦，神情倦怠，心悸气短，头晕目眩，腰膝酸痛，四肢厥逆，食欲不振，恶心，呃逆频作，腹泻剧烈，五更泄泻，毛发枯槁，面色苍白；舌质淡或胖，苔白，脉细无力。

病机：疾病日久伤及脾肾，肾气亏虚。

治法：温补脾肾，益气回阳。

处方：肾气丸合四神丸加减。干地黄、山药、山茱萸、茯苓、牡丹皮、泽泻、桂枝、附子（炙）、牛膝、车前子、补骨脂、吴茱萸、肉豆蔻、五味子。

加减：若兼水饮，可加猪苓、炙甘草等。

5. 气虚血瘀证

临床表现：以卡波西肉瘤多见，症见周身乏力，气短懒言，面色苍白，饮食不香，四肢、躯干部出现多发性肿瘤，瘤色紫暗、易于出血，淋巴结肿大；舌质暗，脉沉细无力。

病机：病久致气血亏虚，血行不畅，气滞血瘀。

治法：补气化瘀，活血清热。

处方：补阳还五汤、犀角地黄汤合消瘰丸加减。黄芪、当归尾、赤芍、地龙、川芎、红花、桃仁、犀角（水牛角代）、生地黄、白芍、牡丹皮、牡蛎、玄参、浙贝母。

加减：若兼气血不足较重，可加人参、山药等。

6. 窍闭痰蒙证

临床表现：多见于出现中枢神经病症的晚期患者。症见发热、头痛、恶心呕吐、神志不清，或神昏谵语、项强惊厥、四肢抽搐，或伴癫痫或痴呆；舌质暗或胖，或干枯，苔黄腻，脉细数或滑。

病机：正气日虚，邪气渐盛，痰浊内生。

治法：清热化痰，开窍通闭。

处方：安宫牛黄丸、紫雪丹、至宝丹加减。

加减：若为寒甚者，用苏合香丸豁痰开窍。痰闭清除后，缓则治其本，可用生脉散益气养阴。

二、中成药处方

1. 参苓白术丸　口服，每次6g，每日3次，适用于脾胃虚弱者。
2. 肾气丸　口服，每次6g，每日3次，适用于脾肾虚弱者。
3. 人参养荣丸　口服，每次6~9g，每日3次，适用于气血虚弱者。

三、针灸及其他疗法

治法：扶正培本、益气活血、清热解毒、祛风散邪。

主穴：中脘、关元、气海；肾俞、命门、胃俞；肺俞、大椎、曲池。

上述穴位分三组，每次选用一组穴位，每日1次，采用补法，大椎、曲池施以泻法，根据辨证分型或相关症状进行配穴。全身乏力者加膈俞、肾俞；自汗盗汗者加阴郄、复溜；纳差消瘦者加脾俞、足三里；皮疹水疱者加血海、三阴交；还可配合皮肤针、耳针、穴位埋线等治疗。

【用药说明及治疗注意事项】

（1）艾滋病的抗病毒治疗，一旦开始，就可能面临着终身治疗，患者的生活质量会受到很大的影响，服药的依从性会很难保证。

（2）当患者存在机会性感染或存在其他非AIDS相关疾病危险因素（高血脂、高血压、糖尿病或肝肾基础疾病）时，应尽早开始抗病毒治疗。

（3）艾滋病患者邪盛与正虚共存，在祛邪同时，治疗应注意顾护正气、祛邪而不伤正。

【预防】

1. 传染源的管理　高危人群应定期检测HIV抗体，医疗卫生部门发现感染者应及时上报，并应对感染者进行HIV相关知识的普及，以避免传染给其他人。对感染者的血液、体液及分泌物应进行消毒。

2. 切断传播途径　避免不安全的性行为，禁止性乱交，取缔娼妓。严格筛选供血人员，严格检查血液制品，推广一次性注射器的使用。严禁注射毒品，尤其是共用针具注射毒品。

3. 保护易感人群　提倡婚前、孕前体检。对HIV阳性的孕妇应进行母婴阻断，包括产科干预（终止妊娠，剖宫产）、抗病毒药物、人工喂养。医务人员应严格遵守医疗操作程序，避免职业暴露。

（周茂松　胡银瑶）

【参考文献】

[1] PEELING R W, MABEY D C. Syphilis [J]. Nat Rev Microbiol, 2004, 2 (6): 448-449.

[2] 叶顺章, 邵长庚. 性病诊疗与预防 [M]. 北京: 人民卫生出版社, 2002.

[3] 李曰庆. 中医外科学 [M]. 北京: 中国中医药出版社, 2003.

[4] 林丽琴, 杨生宙, 魏林燕. 673 例女性宫颈分泌物淋球菌衣原体支原体检测分析 [J]. 河北医药, 2004, 26 (5): 422.

[5] 冯捷. 淋病的治疗进展 [J]. 中国全科医学, 2000, 3 (4): 260-261.

[6] 丁显平, 唐乃秋, 岳秀兰, 等. 沙眼衣原体和解脲支原体感染与不育不孕症的相关性研究 [J]. 中国优生与遗传杂志, 2001, 9 (5): 28, 30.

[7] LABBÉ A C, FROST E, DESLANDES S, et al. Mycoplasma genitalium is not associated with adverse out comes of pregnancy in Guinea-Bissau [J]. Sex Transm Infect, 2002, 78 (4): 289-291.

[8] LEFÉVRE J C, LÉPARGNEUR J P. Comparative in vitro susceptibility of atetracycline-resistant Chlamydia trachomatis strain isolated in Toulouse (France) [J]. Sex Transm Dis, 1998, 25 (7): 350-352.

[9] 徐楠, 胡小利. 尖锐湿疣复发的防治进展 [J]. 医学综述, 2013, 19 (9): 1604-1606.

[10] SHI H, ZHANG X, MA C, et al. Clinical analysis of five methods used to treat condylomata acuminata [J]. Dermatology, 2013, 227 (4): 338 -345.

[11] 李景娟. 尖锐湿疣的临床研究与诊治进展 [J]. 医学理论与实践, 2013, 26 (7): 873-874.

[12] 瞿幸. 中医皮肤性病学 [M]. 北京: 中国中医药出版社, 2010.

[13] 张学军. 皮肤性病学高级教程 [M]. 2 版. 北京: 人民军医出版社, 2012: 464-467.

[14] 赖伟红, 韩国柱, 王千秋, 等. 生殖器疱疹合并其他性传播感染的临床研究 [J]. 中华皮肤科杂志, 2002, 35 (3): 209-211.

[15] EHSANIPOOR R M, MAJOR C A. Herpes simplex and HIV infections and preterm PROM [J]. Clinical Obstetrics & Gynecology, 2011, 54 (2): 330-336.

[16] SHEPHERD L. Common themes and cognitive biases in the negative thoughts of women with recurrent genital herpes: clinical reflections and implications for cognitive behaviour therapy [J]. Sexual and Relationship Therapy, 2010, 25 (2): 148-159.

[17] 程培华. Quantitation of genital herpes virus DNA by polymerase chain reaction and ELISA [J]. 中华性传播感染杂志, 2002, 2 (1): 27-30.

[18] BONNAR P E. Suppressive valacyclovir therapy to reduce genital herpes transmission: good public health policy? [J]. Mcgill J Med, 2009, 12 (1): 39-46.

［19］顾金花，郑华，钟淑霞，等．生殖器疱疹患者530例HSV抗体型别检测分析［J］．中国皮肤性病学杂志，2012，26（2）：137-138，149.

［20］龚丽萍，喻国华，黄港．抗复剂治疗复发性生殖器疱疹的疗效及对外周血T细胞亚群的影响［J］．中国麻风皮肤病杂志，2008，24（2）：122-124.

［21］杨志波，范瑞强，邓丙戌．中医皮肤性病学［M］．北京：中国中医药出版社，2010.

第十八章
肿瘤疾病

第一节 鼻咽癌

【概述】

一、西医定义

鼻咽癌是起源于鼻咽部黏膜上皮的恶性肿瘤，好发于30~50岁人群，男性发病率为女性的2~3倍。主要发生于鼻咽腔顶部和侧壁，其中鼻咽腔两侧的咽隐窝上部发生率最高。目前认为，该病的发生主要与EB病毒感染、遗传易患性、免疫、饮食和环境等因素有关。此病在中国有地域性特点，主要流行在华南地区，尤其多见于广东、广西、湖南、江西、福建等地。鼻咽癌可从鼻咽腔的黏膜向前、后、上、下、左、右生长，破坏鼻咽周围的组织和结构。向前生长可堵塞鼻孔，导致鼻塞、回涕带血等。向两侧侵犯，早期压迫咽鼓管可导致耳鸣、听力下降，到了晚期，肿瘤长大导致张口困难。向上可以破坏颅底或是通过颅底孔道进入颅内，压迫和破坏相关结构，导致头痛、脸麻、视物模糊或视力减退，甚至出现复视、眼球固定等症状。向后生长可侵犯锥体，向下可侵犯口咽部，出现如头痛、颈部疼痛、声音嘶哑、吞咽困难等症状。

二、中医认识

鼻咽癌属于中医"鼻渊""失荣""上石疽""控脑砂""鼻衄""真头痛"等范畴。最早记载于《黄帝内经》。《素问·气厥论》曰："鼻渊者，浊涕下不止也。传为衄蔑瞑目。"明代《外科正宗》曰："失荣症生于耳前及项间，初如痰核，久则坚硬，渐大如石，破后无脓，惟留血水，坚硬仍做，肿痛异常，乃百死一生之症。"清《医宗金鉴》曰："（上石疽）此疽生于颈项两旁，形如桃李，皮色如常，坚硬如石，臀痛不热……初小渐大，难消难溃，即溃难敛，疲顽之症也。"《医宗金鉴》记载控脑砂言："鼻窍中时流黄色浊涕，宜奇授蕾香丸服之。若久而不愈，鼻中淋漓腥秽血水、头眩虚晕而痛者，必系虫蚀脑也，即名控脑砂。"此病的发生与气候、环境、不良嗜好、情志等因素有关。中医认为本病是本虚标实之证，气阴两虚为本，痰瘀毒互结为标。由于各种不良刺激，使肺、脾、肝、肾等脏腑功能失调，出现了气血凝结、痰浊结聚、火毒困结等病理变化，以致经络壅阻，结聚而成肿块。

【诊断依据】

一、临床表现

（一）原发癌症状

1. 涕血或鼻出血　回缩性涕血是鼻咽癌早期症状之一，肿瘤生长在鼻咽腔内，用力回吸鼻腔或鼻咽分泌物时摩擦而出现，甚至可出现鼻衄。病灶表面是溃疡或呈菜花型。

2. 耳鸣、听力减退　耳内闷塞感是鼻咽癌早期症状之一。因瘤灶浸润、压迫咽鼓管，使鼓室形成负压而出现耳鸣或听力减退、耳内闷塞感，还可能出现卡他性中耳炎。

3. 鼻塞　常为单侧肿瘤堵塞后鼻孔所致，位于鼻咽前壁的肿瘤更易引发。

4. 头痛　多为单侧颞、顶或枕部的持续性疼痛，往往是由于有脑神经损害或颅底骨质破坏，或鼻咽局部的炎性感染或神经血管反射性所致。

（二）眼部症状

临床上部分患者为单侧眼球受累（与原发灶处于同一侧），后扩展至对侧，但也有少数患者是两侧同时出现眼部症状。当肿瘤侵犯邻近的眼眶，或影响眶颅神经时会有复视、视力障碍、视野缺失、突眼、眼球活动受限、神经麻痹性角膜炎或眼球外突等。

（三）神经受损

鼻咽癌向上浸润和扩展，可引起颅神经的相应症状。颈部转移淋巴结压迫引起功能障碍，表现为病侧舌肌萎缩、伸舌时舌尖偏向病侧、音哑、吞咽困难、病侧耸肩无力等症。而嗅神经、面神经和听神经受累者较少。

（四）鼻咽癌局部扩展所致的综合征

1. 垂体-蝶骨综合征　肿瘤直接侵犯颅底骨的蝶窦区和筛窦后组时，第Ⅲ、第Ⅳ和第Ⅴ对颅神经可同时受累。视神经和三叉神经被压迫，可导致失明和麻痹性角膜炎。

2. 岩蝶综合征　也称海绵窦综合征，在鼻咽癌中最为常见。原发于咽鼓管区周围的肿瘤可沿咽旁筋膜扩展到"岩蝶区"，此区内有破裂孔、颞骨岩尖、卵圆孔、圆孔、蝶骨裂，在蝶骨裂的沟凹处有海绵窦。第Ⅱ至Ⅵ对颅神经密集于此。各对颅神经可依次受累，但首先受累的多为外展神经，后是第Ⅲ、第Ⅳ、第Ⅴ对神经受累，第Ⅱ对神经受侵较迟。凡有此综合征者最终会出现麻痹性失明。

3. 眼眶综合征　肿瘤直接进入眼眶后，可压迫眼球运动神经的任何一条分支而导致相应的眼肌受累。鼻咽癌侵犯鼻腔后，可经上颌窦或筛窦前组扩展至眶内。

4. Trotter 三联征　鼻咽侧壁肿瘤可向前侵犯软腭，产生三联征：听力减退、软腭运动障碍、下颌支分布区内疼痛。

（五）颈部淋巴结转移

鼻咽癌的颈淋巴结转移率较高，且较早出现。常见的颈淋巴结转移部位是上颈部耳垂水平的肌肉深部。

（六）远处转移

鼻咽癌远处转移部位可是单处也可是多处。常见远处转移的部位为骨、肺、肝，而骨转移中又以脊柱、骨盆、四肢多见，亦可发生胸腔、腹腔、纵隔淋巴结、腹股沟淋巴结等部转移。远处转移是血行转移的结果，头颈部血液循环丰富，凡有颈淋巴结转移者，瘤细胞侵入大静脉的机会多，易发生血行转移。

二、辅助检查

（一）间接或直接鼻咽镜检查

可发现鼻咽肿物、溃疡、坏死和出血等异常改变。早期黏膜下浸润型鼻咽癌，因难以发现和确诊，间接鼻咽镜检查漏诊率较高。

（二）光导纤维镜检查

适用于咽反射很敏感或张口困难无法做间接鼻咽镜检查的患者，可查出一般鼻咽镜未能发现的小病灶。

（三）活体组织检查

鼻咽部、颈部肿物活体组织检查是鼻咽癌确诊的可靠依据。部分患者颈部转移灶已较大而鼻咽原发病变十分隐蔽，因此应进行鼻咽部多点夹取，必要时应重复取鼻咽活体组织检查。涂片脱落细胞或穿刺细胞等检查可作为辅助诊断。

（四）EB病毒

血清学诊断对早期诊断有帮助。临床应用最多的是检测 VCA-IgA 抗体和 EA-IgA 抗体，前者灵敏度高，后者特异性高，两者均阴性者基本可排除鼻咽癌。血清学检查有一定的假阳性和假阴性，不能单独作为鼻咽癌的确诊依据，可作为动态观察病情的一个指标。

（五）影像学检查

1. X 线检查　颅底和鼻咽侧位平片可观察颅底骨质破坏及鼻咽部软组织影。随着 CT、MRI 的普及已逐渐少用。

2. B 超　腹部 B 超检查可用于排除肝、腹主动脉旁淋巴结转移的基础检查，颈部 B 超检查有助于检出临床触诊阴性的深在淋巴结，采用多普勒彩超可帮助判定肿大淋巴结的性质。

3. CT 检查　能清楚显示鼻咽腔结构、肿瘤原发灶的大致形态和侵犯范围，对邻近组织如颅底、颅内、鼻腔、鼻窦、球后、口咽及下咽，特别是咽旁间隙的受累程度，检出率是过去常规检查的 3~5 倍。

4. MRI 检查　对椎前肌受累检出率高；能鉴别鼻窦炎或肿瘤（T_2WI 炎症为高信号）；能直接显示受侵增粗的神经；能在血管、淋巴结或肌肉中分辨出 CT 检查不出来的咽旁间隙受侵及其程度；对骨侵犯的检查率也较高。此外，MRI 对鉴别脑实质放射性损伤或肿瘤侵犯、鼻咽局部放射性纤维化或肿瘤局部复发均有很大帮助。

5. 放射性核素全身骨显像　一般用于 N_2 至 N_3 及临床高度怀疑骨转移患者，该检查可以在骨转移症状出现前 3 个月或 X 线平片骨破坏前 3~6 个月即有放射性浓度表现。结合临床检查、X 线、CT/MRI、骨穿刺病理检查等做出骨转移的诊断。

三、诊断标准

1. 患者男性、青壮年多发，特别在高发区，出现下述临床症状中任何一种症状，经常规治疗无效者，均应对患者进行常规鼻咽检查，以进一步明确诊断。

（1）近期出现不明原因的耳鸣、耳闭、听力下降或耳痛，特别是单侧，经常规治疗无缓解。

（2）近期出现不明原因的持续性顽固性头痛。

（3）近期出现颈上深部无痛性包块，并渐进性增大。

（4）近期出现持续性的涕中带血，或痰血、咯血者。

（5）近期出现原因不明的颅神经损害，特别是多对颅神经损害者。

2. 鼻咽部检查　可见鼻咽顶或咽隐窝黏膜糜烂、溃疡、出血坏死，隆起或菜花状突起。

3. 颈部包块穿刺　穿刺物涂片找到癌细胞。

4. 血清学检测　EB 病毒 VCA-IgA 免疫酶标测抗体滴度＞1∶40 或滴度渐进性增高，应高度怀疑为鼻咽癌。

5. X 线检查　可判定颅底骨质是否有破坏及肿块浸润的范围情况；颅底至锁骨 MRI 平扫加增强和（或）颅底/颈部 CT 平扫加增强扫描，以评估颅底受侵情况；FDG–PET/CT 和（或）胸部 CT 平扫加增强等影像学检查评估远处转移。

6. 鼻咽纤维支气管镜检查　原发灶活检或颈部细针穿刺活检，证实为癌，并进行肿瘤分类，这是确诊之关键。

四、TNM 分期（国际抗癌联盟 UICC/AJCC 推荐的第八版临床分期）

1. T 分期

T_x：原发肿瘤不能评估。

T_0：无原发肿瘤证据，但存在 EBV+ 阳性的颈部淋巴结受累。

Tis：原位癌。

T_1：局限于鼻咽，或肿瘤侵犯口咽和（或）鼻腔，但无咽旁间隙侵犯。

T_2：肿瘤侵犯咽旁间隙，和（或）临近软组织侵犯（翼内肌、翼外肌、椎前肌）。

T_3：肿瘤侵犯颅底的骨质结构、颈椎、翼状结构和（或）鼻旁窦。

T_4：肿瘤侵犯颅内、脑神经、下咽、眼眶、腮腺和（或）软组织广泛浸润（超过翼外肌的外侧缘）。

2. N 分期

N_x：区域淋巴结不能评估。

N_0：无区域而淋巴结转移。

N_1：单侧颈部淋巴结转移和（或）单侧或双侧咽后淋巴结转移，最大径 ≤ 6 cm，位于环状软骨下缘上方。

N_2：双侧颈部淋巴结转移，最大径 ≤ 6 cm，位于环状软骨下缘上方。

N_3：单侧或双侧颈部淋巴结转移，最大径＞6 cm 和（或）浸润环状软骨下缘下方。

3.M 分期

M_0：无远处转移。

M_1：无远处转移。

4.临床分期

0 期：$TisN_0M_0$。

Ⅰ期：$T_1N_0M_0$。

Ⅱ期：$T_0N_1M_0$，$T_1N_1M_0$，$T_2N_{0\sim1}M_0$。

Ⅲ期：$T_0N_2M_0$，$T_{1\sim2}N_2M_0$，$T_3N_{0\sim2}M_0$。

Ⅳa 期：$T_4N_{0\sim2}M_0$ 任何 TN_3M_0。

Ⅳb 期：任何 T，任何 N，M_1。

五、病理类型

Ⅰ型角化性鳞状细胞癌。Ⅱ型非角化性癌，鼻咽癌中最常见的一种类型非角化性癌，包括未分化型（ⅡA）和分化型（ⅡB）。Ⅲ型基底细胞样鳞状细胞癌。

【鉴别诊断】

一、与鼻咽部其他疾病的鉴别

1.鼻咽腺样体或淋巴滤泡增生症　多见于青少年，鼻咽顶后壁呈现高低不平或结节状，感染严重可见出血、坏死。

2.鼻咽部纤维血管瘤　多见于青少年男性，以鼻塞、鼻出血为主要症状，易与鼻咽癌混淆。

3.鼻咽部恶性淋巴瘤　不易鉴别，常需活体组织检查确诊。

4.鼻咽部坏死性肉芽肿（T 细胞淋巴瘤）　多从鼻腔侵入鼻咽部，病情发展快，可很快烂穿鼻中隔和软硬腭，伴有恶臭味。

二、与其他淋巴结肿物的鉴别

1.颈淋巴结核　多见于青少年，肿块软，有时可触及波动，穿刺可见干酪状物。

2.淋巴结炎　急性期易于诊断。慢性淋巴结炎特别是累及颈深上组淋巴结者需穿刺或活体组织检查鉴别。

3.颈部恶性淋巴瘤　中、下颈多见，可单发或多发，穿刺或活体组织检查可鉴别。

三、与颅内肿瘤的鉴别

颅底脊索瘤、垂体瘤、听神经瘤和颅咽管瘤等可出现与鼻咽癌颅内转移相似的颅高压症状和前组脑神经（Ⅱ～Ⅴ）的麻痹症状，CT、MRI 能鉴别。

【西医治疗】

一、治疗原则

鼻咽癌对放疗具有中度敏感性，放疗是鼻咽癌的首选治疗方法，但对较高分化瘤、病程较晚以及放疗后复发的病例，手术切除和化疗亦属于不可缺失的手段，联合治疗效果更优。近期抗血管生成靶向治疗及免疫治疗也取得了一定疗效。

二、手术治疗

由于鼻咽部解剖的特殊性，开放性手术一般不适用于鼻咽癌的初治，而多用于残余病灶或复发的挽救。内镜下鼻咽切除术首先用于切除早期复发的鼻咽癌。更广泛的内窥镜切除术现在可用于更晚期的复发鼻咽癌，包括 rT3 和 rT4。

1. 手术适应证　①鼻咽部局限性病变经放疗后不消退或复发者。②颈部转移癌放疗结束后残存的肿块，呈活动的孤立性包块，鼻咽部原发灶已控制者，可行颈淋巴结清扫术。

2. 手术禁忌证　①有颅底骨质破坏或鼻咽旁浸润，脑神经损害或远处转移。②全身情况较差或肝肾功能不良者。③有其他手术禁忌证。

3. 手术方法　①颈部转移癌的手术治疗：颈淋巴结转移癌的常规手术是颈廓清扫术。对鼻咽癌放疗后颈淋巴结残留或复发的患者，可行根治性颈廓清扫术；患者体弱或年龄较大者，可考虑行颈淋巴结局部切除术。②鼻咽部肿瘤残存或复发的手术治疗：可经口腔软腭进路，经鼻咽及颈侧进路等方法。

三、早期和局部晚期鼻咽癌治疗

放疗是鼻咽癌的主要治疗手段，Ⅰ期鼻咽癌（T_1N_0）患者采用单纯放疗。患者于放疗前进行饮食、言语和口腔的评估。鼻咽癌患者放疗总剂量通常为 66~70 Gy（鼻咽原发灶和转移淋巴结）和 54~60 Gy（临床靶区），单次剂量为 1.8~2.2 Gy。放疗计划应至少采取三维适形，强烈推荐咽癌最新治疗调强放疗（IMRT）。鼻咽癌的 IMRT 体位固定主要有以下几种：头颈肩热塑膜 + 传统标准头枕固定、头颈肩热塑膜 + 水活化枕固定、头颈肩热塑膜 + 传统靶型真空垫固定、头颈肩热塑膜 + 发泡胶个体化适形固定，其中发泡胶固定适形度和精确度更为理想，可做到高度个体化适形。在以上固定方式基础上可再加上口腔支架咬合器，口腔支架的使用可以减轻口腔反应、保护味觉，且能减少头颈部的摆位误差，更好地控制下颌的仰度。

对于Ⅱ期鼻咽癌（$T_1N_1/T_2N_{0~1}$）患者同期放化疗仍然是首选。对于适宜使用顺铂的患者，同期化疗可选方案包括单次方案（100 mg/m²，每 3 周 1 次，连续 3 次）或者每周方案（40 mg/m²，每周 1 次）。推荐同期化疗期间顺铂的累积剂量达到 200 mg/m²。对于不适宜使用顺铂的患者，如患者年龄 > 70 岁、PS > 2、肾功能不全（肌酐清除率 < 50 mL/min）或具有 > 1 级的神经病变等，可选方案包括卡铂（100 mg/m²，每周 1 次，连续 6 次）、奈达铂（100 mg/m²，每 3 周 1 次，连续 3 次）和奥沙利铂（70 mg/m²，每周1次，连续6次）。在同期化疗的基础上联合西妥昔单抗或尼妥珠单抗或可提高患者疗效。而对于不适宜接受化疗的患者，放疗联合西妥昔单抗或尼妥珠单抗是可选方案，但均缺乏随机对照研究的证据。

对于局部晚期鼻咽癌（$T_{1\sim2}N_{2\sim3}/T_{3\sim4}$任何N）患者，日前认为诱导化疗后序贯同期放化疗较能给患者带来生存获益。常用的方案为PF方案：顺铂（$80\sim100$ mg/m^2）联合5-FU［$800\sim1000$ mg/m^2，第（1~4）/5天；每4周一次，连续3次］。以下为化疗方案（表18-1）。

表 18-1　局部晚期鼻咽癌化疗方案

化疗模式	Ⅰ级专家推荐	Ⅱ级专家推荐	Ⅲ级专家推荐
诱导化疗	多西他赛+顺铂+5-FU（1A类证据） 吉西他滨+顺铂（1A类证据） 多西他赛+顺铂（2A类证据）	顺铂+5-FU（1B类证据） 顺铂+卡培他滨 （1B类证据）	Ⅰ/Ⅱ级推荐诱导化疗方案+珠妥单抗/尼妥珠单抗（2B类证据）
同期化疗	顺铂（1A类证据）	奈达铂（1B类证据） 奥沙利铂（1B类证据） 卡铂（2A类证据）	Ⅰ/Ⅱ级推荐同期化疗方案+西妥昔单抗/尼妥珠单抗（2B类证据） 西妥昔单抗/尼妥珠单抗（2B类证据）
辅助化疗	顺铂+5-FU（1A类证据）	顺铂+卡培他滨 （1B类证据） 吉西他滨+顺铂 （2A类证据）	卡培他滨 （2B类证据） 替加氟（2B类证据） 优福定（2B类证据） 替吉奥（2B类证据）

四、复发转移性鼻咽癌的治疗

对于大部分复发转移性鼻咽癌患者而言，化疗是首选（表18-2为常用复发转移性鼻咽癌一线化疗方案）。最常用的是铂类联合5-FU（PF方案）。对于无法耐受5-FU的患者，可考虑使用卡培他滨。此外，铂类联合紫杉醇或多西紫杉醇也是一线化疗的常用选择。

表 18-2　复发转移性鼻咽癌一线化疗方案

化疗方案	剂量	时间及周期
顺铂+吉西他滨	顺铂 80 mg/m^2 吉西他滨 1000 mg/m^2（第1、第8天）	21天为1个周期，4~6个周期
顺铂+5-FU	顺铂 100 mg/m^2 5-FU 1000 mg/m^2（第1~4天）	21天为1个周期，4~6个周期

续表

化疗方案	剂量	时间及周期
顺铂 + 多西他赛	顺铂 75 mg/m^2 多西他赛 75 mg/m^2	21 天为 1 个周期, 4~6 个周期
顺铂 + 紫杉醇 +5-FU	顺铂 75 mg/m^2 紫杉醇 135 mg/m^2 5-FU 600~1000 mg/m^2（第 1~5 天）	21 天为 1 个周期, 4~6 个周期
顺铂 + 多西他赛	顺铂 70 mg/m^2 多西他赛 35 mg/m^2（第 1、第 8 天）	21 天为 1 个周期, 4~6 个周期
卡铂 + 紫杉醇	卡铂 AUC 5	21 天为 1 个周期, 4~6 个周期
顺铂 + 白蛋白紫杉醇	顺铂 75 mg/m^2 白蛋白紫杉醇 140 mg/m^2 （第 1、第 8 天）	21 天为 1 个周期, 4~6 个周期
顺铂 + 卡培他滨	顺铂 80~100 mg/m^2 卡培他滨 1000 mg/m^2（第 1~14 天）	21 天为 1 个周期, 4~6 个周期

二线方案主要为免疫治疗：纳武单抗，假如先前检测过，复发或转移性的非角化型鼻咽癌（2B 类推荐）；帕博利珠单抗，假如先前检测过，PD-L1 表达阳性，复发或转移性鼻咽癌（2B 类推荐）。特定情况下有用的二线方案：帕博利珠单抗（对于肿瘤突变负荷高的鼻咽癌）。

【中医治疗】

一、中医辨证施治

1. 热毒蕴肺证

临床表现：鼻塞流脓涕或涕中带血，头痛，发热，心烦失眠，咽干口苦，耳鸣耳聋，小便短赤，大便干结，鼻咽黏膜充血，甚至溃疡。舌质红，苔薄白或少苔，脉弦细或细数或滑数。

病机：外邪内蕴不解，郁而化热，肺气不通，聚集而成肿块。

治法：清热解毒，软坚散结。

处方：五味消毒饮加味。生天南星（先煎），生半夏（先煎）、仙鹤草、辛夷花、金银花、野菊花、蒲公英、紫花地丁、紫背天葵、蚤休、山豆根、山慈菇。

加减：鼻出血者，加三七粉、茜草炭、血余炭；头痛、视力模糊或复视者，加僵蚕、蜈蚣、全蝎、钩藤。

2. 瘀血阻络证

临床表现：鼻塞流脓涕，呈血色紫黑，头痛，耳鸣，复视，口干喜冷饮，鼻咽部肿块，颈部肿块凸出，质坚硬。舌质紫暗或有瘀斑、瘀点，苔薄黄，脉弦细或涩。

病机：气血凝聚，脉络瘀阻，气血运行不畅，久则积结成肿块。

治法：行气活血，祛瘀散结。

处方：通窍活血汤加减。赤芍、川芎、桃仁、红花、泽兰、牛膝、柴胡、郁金、桔梗、浙贝母、天南星、橘红、牡蛎、夏枯草。

加减：头痛者，加钩藤、白芷；血瘀发热者，加连翘、黄芩、蚤休、白花蛇舌草。

3.痰浊内阻证

临床表现：鼻塞涕多，头晕头重，胸闷痰多，恶心欲吐，纳呆，口干不欲饮，耳内胀闷，大便溏薄，鼻咽黏膜水肿、分泌物多，颈部有转移性肿块。舌质淡暗或淡红，体胖边有齿印，苔白腻，脉弦滑或细滑或濡细。

病机：肝木乘脾，脾胃运化失健，水湿内停，痰浊内生，阻滞脉络。

治法：化痰解毒，软坚散结。

处方：清气化痰丸加减。胆南星、黄芩、瓜蒌仁、杏仁、半夏、陈皮、枳实、山慈菇、鸡内金、党参、茯苓、辛夷、苍耳子、土茯苓、土贝母、半枝莲。

加减：头痛者，加露蜂房、蜈蚣、全蝎；咽干痛、牙龈肿瘤者，加射干、石斛、岗梅根；口苦、胸胁痛者，加八月札、郁金、山楂、二至丸。

4.气阴两虚证

临床表现：神疲乏力，少气自汗，头痛，五心烦热，失眠，口干咽痛，间有涕血，唇焦舌燥，形体消瘦，影响吞咽，尿赤便干，口咽黏膜充血、糜烂。舌质红，少苔、无苔，或有裂纹，脉细滑或细数。

病机：患病日久，耗伤津气血，阴不制阳，虚火内扰。

治法：益气养阴，托毒散结。

处方：生脉散加味。太子参、麦冬、五味子、半夏、胆南星、山慈菇、仙鹤草、石上柏、丹皮、苍耳子、辛夷花。

加减：若肢倦乏力，纳减便溏者，加党参、黄芪、白术、炙甘草；胸闷不畅、胃纳不佳者，加枳壳、陈皮等；颈部肿块未控制者，加生南星、僵蚕、浙贝母。

二、放化疗后副作用的中医药防治

1.口腔、咽及鼻黏膜的放疗反应

临床表现：口腔黏膜充血、水肿、溃疡，甚则出血，舌体生疮、咽喉肿痛，口舌干燥，吞咽困难，舌红，苔薄黄，脉细数。

辨证：火热灼肺，肺肾阴虚。

治法：清热宣肺，凉血育阴。

方药：清营汤加减《温病条辨》。水牛角（先煎），生地，玄参，麦冬，金银花，丹参，竹叶心，连翘，黄连。

加减：由于口腔溃疡，影响进食，可用五汁饮（梨汁、荸荠汁、鲜苇根汁、麦门冬汁、藕汁）频频呷吸；头痛加白芷、羌活、川芎；发烧加青蒿（后下）、黄芩；腹胀加大腹皮、厚朴、砂仁（后下）；纳差加谷麦芽、山楂、山药；恶心呕吐加陈皮，法半夏，砂仁（后下）；口干咽燥加天花粉，石斛，玉竹。便秘加瓜蒌仁、牛蒡子、枳实；便溏加薏苡仁、山药、扁豆；气虚乏力、腰酸腿软加黄芪、枸杞子；鼻衄加仙鹤草、紫珠草。

2. 放射性皮炎

临床表现：皮肤红肿热痛，进而脱皮屑、脱皮毛，阵阵发痒，此为干性皮炎；肿痛潮红，皮肤破损，渗出大量黄色液体，为湿性皮炎；伴口渴唇燥，发热，大便秘结，舌红，苔黄或腻，脉数。

辨证：热伤肺卫，气阴两伤。

治法：清热宣肺，益气养阴。

方药：牛蒡解肌汤加减（《疡科心得集》）。牛蒡子，石斛，白花蛇舌草，玄参，连翘，栀子，牡丹皮，夏枯草，薄荷（后下），黄芩，石膏（先煎）。

加减：口干咽燥加天花粉、石斛、玉竹；便秘加瓜蒌仁、牛蒡子、枳实；皮肤溃疡，外涂碧玉散（滑石，甘草，青黛）。

3. 放射性骨髓抑制

临床表现：疲乏倦怠，面色无华，食欲不振，心慌气短，或伴汗出，腰酸腿软，舌质白，苔少，脉细。

辨证：肝肾两虚，气血亏虚。

治法：补气养血，滋补肝肾。

方药：六味地黄丸加减（《小儿药证直诀》）。熟地，山茱萸，山药，泽茯苓，牡丹皮，黄精，补骨脂。

加减：口干甚、大便干结者，加玄参、麦冬；胃痞纳呆者，加砂仁（后下）、佛手花，神曲，谷芽；耳鸣目眩，五心烦热，低热盗汗加鳖甲（先煎）、龟板（先煎）、旱莲草。白细胞偏低加党参、黄芪；红细胞偏低加熟地、白芍、川芎；血小板偏低加花生衣、石韦。

4. 化疗后口腔黏膜溃疡

临床表现：口腔黏膜及咽喉肿胀、疼痛、溃烂，进食困难，舌质红，苔黄，脉弦滑。

辨证：心胃积热，火热上炎。

治法：清心养阴，泻火解毒。

方药：导赤散加减。生地，木通，甘草，车前草，泽泻，灯心草，薏苡仁，白茅根。

加减：纳差加谷麦芽、山药、山楂；恶心呕吐加陈皮、法半夏、砂仁（后下）；口干咽燥加天花粉、石斛、玉竹；便秘加瓜蒌仁、牛蒡子、枳实；便溏加山药、薏苡仁、扁豆；疲倦乏力加黄芪、枸杞子、紫河车。

5. 化疗后消化道反应

临床表现：食欲减退，甚则畏食，胃脘胀闷，恶心呕吐，腹痛腹泻，或便下稀水、便中带血，舌淡红，苔白，脉细或弦。

辨证：脾胃虚弱，痰湿内阻。

治法：健脾和胃，降逆止呕。

方药：香砂六君子汤（《医方集解》）加减。陈皮，法半夏，党参，白术，茯苓，谷芽，麦芽，鸡内金，甘草，木香，砂仁（后下）。

6. 化疗后骨髓抑制

临床表现：面色萎黄成苍白，唇甲色淡，疲乏无力，头晕眼花，心悸失眠，手足麻木，腰酸腿软，舌淡红，苔薄白，脉细。

辨证：脾肾不足，气血亏虚。

治法：健脾补肾，益气养血。

方药：八珍汤（《正体类要》）加减。党参，白术，生地，当归，白芍，赤芍，川芎，黄芪，生甘草。

加减：手足麻木、腰酸腿软，加紫河车、熟地、人参、龟板、杜仲、牛膝；骨蒸潮热加鳖甲（先煎）、黄柏。

三、中成药处方

1. 西黄丸　每次 3 g，每日 3 次，温开水送服。适用于痰热蕴结型鼻咽癌。
2. 玉枢丹　每次 1.5 g，每日 2 次。适用于痰热壅盛型鼻咽癌。
3. 鼻咽灵片　每次 4 片，每日 4 次，15 天为 1 个疗程。适用于鼻咽癌放疗的患者。
4. 安康欣胶囊　每次 5 粒，每日 3 次，饭后温开水送服。适用于鼻咽癌各期。

四、针灸及其他疗法

1. 针灸疗法

（1）改善症状，延长生存期

治法：扶正固本。以强壮保健穴为主。

主穴：关元、足三里、三阴交、迎香、廉泉。

（2）镇痛

治法：行气活血。以夹脊穴及手阳明、足厥阴经穴为主。

主穴：夹脊、合谷、太冲、列缺、上星。

（3）减轻放化疗反应

治法：扶正化浊。以督脉、足阳明、足太阴经穴为主。

主穴：大椎、足三里、三阴交。

根据辨证分型或相关症状进行配穴。瘀血内停配膈俞、血海；痰湿结聚配中脘、丰隆、阴陵泉；气血不足配气海、脾俞、胃俞；脾肾阳虚配肾俞、命门；肝肾阴虚配太冲、太溪、照海。厌食配下脘、天枢、上巨虚；呃逆配内关、中脘。免疫功能抑制配内关、关元；白细胞减少配膈俞、脾俞、胃俞、肝俞、肾俞；胃肠反应配内关、中脘、天枢；口腔咽喉反应配照海、列缺、廉泉；直肠反应配天枢、大肠俞、支沟、梁丘。还可配合耳针、灸法、穴位埋线等治疗。或在背俞穴隔姜铺灸，用于放化疗后副作用。

2. 其他疗法　可用电化学疗法，经皮电刺激疗法可用于缓解癌痛，还可用一指禅推法、耳根推拿。

五、外治法

1. 滴鼻法 涕多腥臭秽浊者，用清热解毒、芳香通窍的滴鼻剂滴鼻。鼻咽癌放疗后，鼻咽黏膜萎缩、干燥痂多者，用滋养润燥的滴鼻剂滴鼻。

2. 外敷法 放疗后出现皮肤损伤，轻者皮肤粗糙、瘙痒，重者出现颗粒、皮肤增厚水肿、发红、丘疹，甚则皮损难愈，外敷黄连膏京万红软膏等；皮损渗液者，可掺珍珠层粉以收敛生肌。

3. 鼻冲洗法 鼻咽脓涕痂块多者，选用清热解毒、消肿排脓的中药，煎煮过滤后做鼻腔冲洗，如金银花、蒲公英、黄芩、黄柏、薄荷等。

【用药说明及治疗注意事项】

（1）鼻咽癌晚期，由于颅神经损害和多系统的远处转移，可出现不同程度的疼痛，有时疼痛持续而剧烈，应及时给予镇痛处理。复视者，应嘱咐患者勿擅自外出，以免发生意外，并用纱布覆盖患眼，以减轻复视症状。

（2）因放化疗有一定副作用，故在行抗肿瘤专科治疗同时不建议使用化瘀解毒类中药如莪术；不建议使用攻毒类药物如斑蝥；可能加重肝功能受损或降低人体抵抗力，建议此期使用扶正类中药或中成药。

【预防与调护】

一、预防

开展肿瘤普查，争取早诊断、早治疗，发现不明原因的鼻塞、鼻出血、偏头痛及发现咽部不明肿块时，及时就诊。

二、调护

1. 生活调护 注意环境卫生，避免有毒致癌物质外溢，加强个人防护。对口臭、流涕污秽者，应加强口腔、鼻及鼻咽护理，可用药液含漱，清洁口腔，配合滴鼻，冲洗鼻腔、鼻咽等。

2. 饮食调护 注意饮食卫生，避免过食辛辣炙辣之品，节制烟酒，忌食有毒、发霉食物。放疗期间可配合饮食治疗。

3. 精神调护 注意精神调节，保持心情舒畅，避免忧郁、思虑等过度的精神刺激。医护人员要向患者做好思想解释工作，指导患者配合治疗，帮助患者消除恐惧心理，解除思想顾虑。

4. 气候调护 注意气候变化，预防感冒，保持鼻及咽喉部卫生，避免病毒感染。

第二节 肺 癌

【概述】

一、西医定义

原发性支气管肺癌，简称肺癌，为起源于支气管黏膜或腺体的恶性肿瘤。肺癌发病率位于肿瘤的首位，且发病率逐年上升，男性患者多于女性，发病年龄一般为30~70岁。临床初起多无明显症状，多在体检中发现，随着瘤体增大，对周围组织或器官产生压迫、浸润或转移时，才出现症状。临床表现主要有阵发性呛咳、咯血，或反复出现少量的鲜血痰，发热、持续性胸痛、胸闷或气急，颈部或腋下淋巴结肿大，四肢关节肿大或杵状指、体重减轻等。

二、中医认识

肺癌属于中医"肺积""息贲""咯血""胸痛"等范畴，《难经》曰："肺之积，名曰息贲，在右胁下，覆大如杯，久不已，令人洒淅寒热，喘咳，发肺壅。"《金匮要略·五脏风寒积聚病脉证并治》："积者，脏病也，终不移；聚者，腑病也，发作有时，展转痛移，为可治。"《诸病源候论·癥瘕者》载："瘕者，皆由寒温不调，饮食不化，与脏气相搏结所生，其病不动者，直名为癥。"《黄帝内经》曰："若劳伤肺气，腠理不密，外邪所搏而壅肿者，其自皮肤肿起，按之浮软，名曰气瘤……夫瘤者，留也。随气凝滞，皆因脏腑受伤，气血乖违。"本病主要是由于正气虚损，阴阳失调，邪毒乘虚入肺，邪滞于肺，导致肺脏功能失调，肺气瘀滞，宣降失司，气机不利，致使肝主疏泄失调，血行瘀滞；津液输布失司，脾失运化，肾主水湿蒸化失常，津聚为痰，痰凝气滞，日久瘀毒胶结，形成肺部积块。肺癌的病机总属本虚标实，虚以阴虚、气血两虚多见，实则为气滞、血瘀、痰凝、毒聚之病理变化，病位主要在肺，与肝、脾、肾关系密切。

【诊断依据】

一、临床表现

1. 原发肿瘤表现　推荐意见：中央型肺癌可表现出相应的呼吸道症状，周围型肺癌早期常无呼吸道症状。

（1）咳嗽、咳痰：咳嗽是肺癌患者最常见症状，早期常表现为刺激性咳嗽，如肿瘤增大影响到痰液引流，可继发阻塞性肺炎。

（2）咯血：由于肿瘤组织血管较丰富，部分肿瘤坏死可出现痰中带血，如肿瘤侵蚀较大血管，可引起咯血。

（3）喘鸣、胸闷、气急：呼吸气流通过受压或部分阻塞形成的气管狭窄处可引起喘鸣。对不明原因反复局部出现喘鸣者尤应警惕。肿瘤进展可导致肺不张、胸腔积液，可表现为不断加重的胸闷、气急。突发胸闷、气急者需排除肺栓塞的可能。

（4）体重下降、乏力、发热：肿瘤可引起消耗、食欲不振等，导致患者出现乏力伴体重下降，肿瘤患者发热以间断中、低热多见，合并感染时可有高热。

（5）胸痛：肿瘤侵犯壁层胸膜、肌肉神经或骨组织时，疼痛可加重、持久且位置固定。

（6）声音嘶哑：多见于肺癌侵及淋巴结转移压迫或左侧喉返神经而造成声带麻痹所致；右侧喉返神经位置较高，多在右侧上纵隔淋巴结转移时出现。

（7）吞咽困难：多见于肿瘤侵犯或转移淋巴结压迫食管。

（8）上腔静脉综合征：多见于肿瘤或转移淋巴结压迫、侵犯上腔静脉。因血液不能顺畅回流，可出现颜面、颈部及上肢肿胀和上胸壁静脉怒张。

（9）膈肌麻痹：多见于肿瘤侵犯膈神经而致其麻痹，表现为顽固性呃逆、胸闷、气急，还可引起膈肌升高、运动消失或呼吸时的反常运动（吸气上升、呼气下降）。

（10）胸腔及心包积液：可由于肿瘤侵犯或转移至胸膜和心包引起，多表现为胸闷、胸痛、心动过速和心前区心音减弱。

（11）Pancoast综合征：位于肺尖部的肺癌称为肺上沟瘤，又称Pancoast综合征，因其周围空间狭小而易侵犯臂丛下神经根、星状神经节、交感神经节和肋间神经，产生肩部、肩胛骨内侧缘、上臂甚至前臂的疼痛，常为阵发性加重的烧灼样痛，可伴皮肤感觉异常和不同程度的肌肉萎缩。如病变侵及星状神经节、交感神经节，可出现同侧Horner综合征，即同侧瞳孔缩小、眼球内陷、眼睑下垂和颜面无汗等。

2. 远处转移表现

（1）颅内转移：肺癌易出现颅内转移，早期无症状，常出现的中枢神经系统症状包括头痛、呕吐、眩晕、复视、共济失调、偏瘫及癫痫发作等，有时伴有精神状态改变和视觉障碍。

（2）骨转移：常见于肋骨或脊柱、盆骨和长骨，早期无症状，后期有局部疼痛和压痛，若脊柱转移压迫或侵犯脊髓，可导致大、小便失禁或截瘫等。

（3）肝转移：可出现肝大和肝区疼痛，可伴有食欲不振、恶心、消瘦、天门冬氨酸氨基转移酶等肝酶或胆红素升高等表现。

（4）肾上腺转移：可呈现爱迪生病（Addison病）症状，出现食欲不振、腹泻、皮肤色素增加、腋毛脱落、低血压等。

（5）淋巴结转移：循淋巴回流途径首先转移到肺门淋巴结，继而可达纵隔和锁骨上淋巴结。肿大的浅表淋巴结多质地较硬，可融合成团，多不伴有压痛。

（6）其他：肺癌可转移至全身多个部位导致不同临床征象，如皮下结节、皮肤溃疡和腹痛等表现。

3. 其他表现　少数肺癌患者可出现一些少见的症状和体征，并非肿瘤的直接作用或转移引起，常表现于胸部以外的脏器。

（1）高钙血症：由肺癌导致的骨质破坏、肿瘤分泌甲状旁腺激素导致的骨重吸收钙等引起，可导致心电图上PR间期和QRS时限延长、QT间期缩短、心动过缓甚至传导阻滞。

（2）抗利尿激素分泌失调综合征：源于肿瘤细胞异位分泌产生的抗利尿激素样物质。好发于小细胞癌，常表现为稀释性低钠血症，严重时可致意识障碍。

（3）异位库欣综合征：源于肿瘤细胞异位分泌产生的促肾上腺皮质素类物质，好发于小细胞癌和类癌等。可有低血钾和高血糖、高血压表现，部分患者可能出现特征性的"满月脸"。

（4）副肿瘤性神经综合征：是恶性肿瘤间接效应引起的一组神经系统症状与体征，脑、脊髓、周围神经、神经肌肉接头及肌肉等多器官均可受累，临床表现多样，多见于小细胞癌患者，可表现为近端肌肉无力、反射降低和自主神经功能失常等，常发生于肺癌确诊之前。

（5）血液系统异常：表现多样，包括血小板的异常增多与减少、类白血病反应、凝血功能异常甚至弥漫性血管内凝血等。

（6）皮肤表现：常见于腺癌患者，包括皮肌炎、黑棘皮病等。

二、辅助检查

（一）肺癌的辅助影像学检查

1.胸部 X 线摄片　胸部 X 线摄影是最基本的影像学检查方法之一，通常包括胸部正、侧位片。胸部 X 线摄片的分辨率较低，且有检查盲区，所以不常规推荐用于肺癌的筛查和检查。

2.胸部 CT 检查　胸部 CT 可有效地检出早期周围型肺癌、明确病变所在的部位和累及范围，是目前肺癌诊断、分期、疗效评价及治疗后随诊中最重要和最常用的影像学检查手段。

3. MRI 检查　MRI 检查不推荐用于肺癌的常规诊断，可选择性地用于以下情况：判断胸壁或纵隔受侵情况、显示肺上沟瘤与臂丛神经及血管的关系，特别适用于判定脑、椎体有无转移。脑部增强 MRI 可作为肺癌术前或初治分期前的常规检查。MRI 对椎体及骨转移灵敏度和特异度均很高，可根据临床需求选用。

4.超声检查　常用于检查腹部重要器官有无转移，也用于锁骨上窝及腋下等浅表部位淋巴结的检查；对于浅表淋巴结、邻近胸壁的肺内病变或胸壁病变，可较为安全地进行超声引导下穿刺活组织检查；超声还可用于检查有无胸膜转移、胸腔积液及心包积液，并可行 B 超定位抽积液。

5.骨扫描　骨扫描是判断肺癌骨转移的常规检查，是筛查骨转移的首选方式，特别是对于无临床症状的可疑骨转移患者，具有灵敏度高、全身一次成像、不易漏诊的优点。

6. PET-CT 检查　PET-CT 是肺癌诊断、分期与再分期、放疗靶区勾画、评估疗效和预后的最佳方法之一，推荐有条件者进行 PET-CT 检查。但 PET-CT 对脑和脑膜转移敏感性相对较差，对于需鉴别有无脑转移的患者，建议与脑部增强 MRI 联合，以提高诊断率。

（二）获取肺癌组织学或细胞学检查技术

1.痰液细胞学检查　是目前诊断中央型肺癌最简单方便的无创诊断方法之一，但检出率较低。

2.胸腔穿刺术　胸腔穿刺术可取胸腔积液，进行细胞学检查，以明确病理和进行肺癌分期，有条件的地区可行胸腔积液细胞石蜡包埋，以提高诊断的阳性率。

3.浅表淋巴结及皮下转移结节活组织检查　对于有肺部占位怀疑肺癌的患者，如果伴有浅表淋巴结肿大，可进行浅表淋巴结活检，以获得病理学诊断。

4.经胸壁肺穿刺术　在 CT 或 B 型超声引导下经胸壁肺穿刺，是诊断周围型肺癌的首选方法之一。

5.支气管镜检查　支气管镜检查是肺癌的主要诊断工具，可以进入到 4~5 级支气管，帮助肉眼观察大约 1/3 的支气管树黏膜，并且通过活检、刷检以及灌洗等方式进行组织学或细胞学取材，上述几种方法联合应用可以提高检出率。

6.常规经支气管镜针吸活检术和超声引导下经支气管针吸活检（endobronchial ultrasound-guided trans-bronchial needle aspiration，EBUS-TBNA）　传统 TBNA 根据胸部 CT 定位操作，对术者要求较高，不作为常规推荐的检查方法。EBUS-TBNA 可在超声引导下实时进行胸内病灶及纵隔、肺门淋巴结转移灶穿刺，从而取样诊断，更具有安全性和可靠性。

7.纵隔镜检查　纵隔镜检查取样较多，是鉴别伴有纵隔淋巴结肿大的良恶性疾病的有效方法，也是评估肺癌分期的方法之一，但操作创伤及风险相对较大。

8.胸腔镜　内科胸腔镜可用于不明原因的胸腔积液、胸膜疾病的诊断。外科胸腔镜可有效地获取病变组织，提高诊断阳性率。对于经支气管镜和经胸壁肺穿刺术等检查方法无法取得病理标本的肺癌，尤其是肺部微小结节病变，可行胸腔镜下病灶切除，即可明确诊断。对考虑为中晚期肺癌的患者，胸腔镜下可以行肺内病灶、胸膜的活组织检查，为制定全面治疗方案提供可靠依据。

（三）肺癌的实验室血清学检查

肺癌的血清学检查，有助于肺癌的辅助诊断、疗效判断及随访监测。目前推荐常用的原发性肺癌标志物有癌胚抗原（carcinoembryonic antigen，CEA）、神经元特异性烯醇化酶（neuron specific enolase，NSE）、细胞角质蛋白 19 片段抗原 21-1（cyto-keratin 19 fragment antigen 21-1，CYFRA21-1）、胃泌素释放肽前体（pro-gastrin-releasing peptide，ProGRP）、鳞状上皮细胞癌抗原（squamous cell carcinoma antigen，SCC）等。以上肿瘤标志物联合检测可提高其在临床应用中的灵敏度和特异度。

三、诊断标准

（1）起病隐袭，有渐重的咳嗽、胸痛、发热、吞咽困难、体重下降、声音嘶哑、呼吸困难。咯血，由血丝痰到大咯血程度不等。

（2）查体见病侧实变体征。

（3）肿瘤压迫引起上腔静脉阻塞综合征、Horner 综合征。

（4）晚期可见转移症状体征。

（5）X 线、CT 见胸部实质占位影。

（6）支气管镜检查有阻塞、压迫、肿物征象。

（7）病检见肿瘤细胞。

具备第 1~6 项即可诊断，兼有第 7 项可确诊。

四、病理和分类

1. 按解剖学部位分类

（1）中央型肺癌：发生在段支气管至主支气管的肺癌，约占 3/4，多见鳞状上皮细胞癌和小细胞肺癌（small cell lung carcinoma，SCLC）。

（2）周围型肺癌：发生在段支气管以下的小支气管和细支气管的肺癌，约占 1/4，多见腺癌。

（3）弥漫型肺癌：肿瘤发生在细支气管和肺泡，弥漫分布在肺内。

2. 按病理组织学分类

（1）鳞状细胞癌：鳞状细胞癌是出现角化和（或）细胞间桥或表达鳞状细胞分化标志的上皮性恶性肿瘤，包括鳞状细胞癌和淋巴上皮癌。鳞状细胞癌分为角化型鳞状细胞癌、非角化型鳞状细胞癌和基底样鳞状细胞癌 3 种亚型。淋巴上皮癌为低分化的鳞状细胞癌伴有数量不等的淋巴细胞、浆细胞浸润，EB 病毒常为阳性，需注意与鼻咽癌鉴别。

鳞状非典型增生和原位鳞癌为鳞状前体病变。

（2）腺癌：腺癌包括微浸润性腺癌（minimally invasive adenocarcinoma，MIA）、浸润性非黏液腺癌、浸润性黏液腺癌、胶样腺癌、胎儿型腺癌和肠型腺癌。

MIA 是指肿瘤以贴壁型成分为主，且浸润成分最大径 ≤ 5 mm。MIA 肿瘤大小 ≤ 30 mm 且均无胸膜、支气管、脉管侵犯、肿瘤性坏死及 STAS。

肺浸润性非黏液腺癌为形态学或免疫组织化学具有腺样分化的证据。常见亚型包括贴壁型、腺泡型、乳头型、微乳头型和实体型，常为多个亚型混合存在。病理诊断按照各亚型所占比例从高至低依次列出，各种亚型所占比例以 5% 为增量。直径 > 30 mm 的非黏液型纯贴壁生长的肺腺癌应诊断为贴壁型浸润性非黏液腺癌。

早期浸润性非黏液性腺癌分级方案由国际肺癌研究协会病理委员会提出。根据腺癌中占优势的组织学类型以及高级别结构的占比分成 3 级，1 级为高分化，2 级为中分化，3 级为低分化。高分化为贴壁为主型无高级别成分，或者伴有 < 20% 高级别成分；中分化为腺泡或乳头为主型无高级别成分，或者伴有 < 20% 高级别成分；低分化为任何组织学类型腺癌伴有 ≥ 20% 的高级别成分。高级别结构包括实体型、微乳头型、筛孔、复杂腺体结构（即融合腺体或单个细胞在促结缔组织增生的间质中浸润）。

原位腺癌（adenocarcinoma in situ，AIS）指单纯贴壁生长模式的腺癌，目前，AIS 和肺不典型腺瘤样增生被归入腺样前体病变。

（3）腺鳞癌：指含有腺癌和鳞状细胞癌 2 种成分，每种成分至少占全部肿瘤的 10%。

（4）神经内分泌肿瘤：包括神经内分泌瘤（neuroendocrine tumors，NETs）和神经内分泌癌；其中 NETs 包括低级别典型类癌（typical carcinoid，TC）、中级别不典型类癌（atypical carcinoid，AC），神经内分泌癌包括 SCLC、大细胞神经内分泌癌（large cell neuroendocrine carcinoma，LCNEC）。复合型 SCLC 是指 SCLC 合并 NSCLC 的任何一

种组织学类型，合并大细胞并且大细胞成分占比 ≥ 10%，诊断为复合型 SCLC/LCNEC 或 SCLC/ 大细胞癌，合并其他 NSCLC 无比例要求。复合型 LCNEC 指 LCNEC 伴其他 NSCLC 成分。核分裂及坏死指标是区分 4 种神经内分泌肿瘤类型的主要病理指标（2A 类推荐证据）。Ki67 指数仅在小活检标本中对鉴别高级别、低级别神经内分泌癌有帮助（2B 类推荐证据）。神经内分泌标志物 NCAM（CD56）、chromogranin 和 synaptophysin 仅用于形态学怀疑神经内分泌肿瘤的病例，TC 和 AC 至少表达 2 种神经内分泌标志物，SCLC 和 LCNEC 至少表达 1 种神经内分泌标志物。少部分 SCLC 可以无任何神经内分泌标志物表达。

类癌非特指适用于 TC 和 AC 不易区分的情况，建议标注核分裂数、有无坏死以及 Ki67 指数。类癌非特指主要应用于以下情况：一些小活检或细胞学标本由于组织有限难以区分 TC 或 AC；肺转移性类癌；一些手术标本没有提供肿瘤组织全部切片。

（5）大细胞癌：大细胞癌为一种未分化非小细胞癌，在细胞形态、组织结构、免疫组织化学及组织化学方面缺乏小细胞癌、鳞癌、腺癌，以及巨细胞癌、梭形细胞癌、多形性癌的特点，是排除性诊断。

（6）肉瘤样癌：肉瘤样癌包括多形性癌、癌肉瘤和肺母细胞瘤。多形性癌是包含至少 10% 梭形或巨细胞成分的 NSCLC。梭形细胞癌或巨细胞癌几乎只含梭形细胞或巨细胞成分。癌肉瘤是混合肉瘤成分的 NSCLC。肺母细胞瘤包含胎儿型腺癌及原始间充质成分的双向分化性肿瘤。

（7）其他上皮源性肿瘤：胸部 SMARCA4 缺失未分化肿瘤是一种高级别恶性肿瘤，主要累及成年人胸部，表现为未分化或横纹肌样表型并伴有 SMARCA4 缺失。细胞毒性化疗通常对该肿瘤无效。

NUT 癌为一种低分化癌，有 15q14 的 NUTM1 基因重排，表达睾丸核蛋白（nuclear protein in testis，NUT）。NUT 癌极具侵袭性，大多数化疗方案无效，靶向 BRD4 的 BET 小分子抑制剂治疗 NUT 癌的临床研究正在进行中。

（8）转移性肿瘤：肺是全身肿瘤的常见转移部位，应注意除外转移性肿瘤。免疫组织化学有助于鉴别组织来源，如肺（TTF-1 和 Napsin A）、乳腺（GCDFP15、Mammaglobin 和 GATA3）、肾细胞癌（PAX8 和 RCC）、胃肠道（CDX2 和 Villin）、前列腺（NKX3.1 和前列腺特异抗原）和间皮（WT-1、Calretinin、D240 和 GATA3）等（2A 类推荐证据）。

五、肺癌的病理分类和临床分期（第八版国际肺癌 TNM 分期）

1. 肺癌 TNM 的定义

原发癌（T）（prinary tumor）：

T_x：原发肿瘤部位无法判断，在痰液或支气管冲洗液中发现肿瘤细胞，但在 X 线或支气管镜下未发现癌肿。

T_0：无原发癌的证据。

Tis：原位癌。

T_1：癌肿的最大直径≤ 3 cm；周围包绕肺组织及脏层胸膜，支气管镜见肿瘤侵及叶支气管，未侵及主支气管。

T_{1a}：肿瘤的最大直径≤ 1 cm。

T_{1b}：肿瘤的最大直径> 1 cm，≤ 2 cm。

T_{1c}：肿瘤的最大直径> 2 cm，≤ 3 cm。

T_2：癌肿的最大直径> 3 cm，≤ 5 cm；侵犯主支气管（不常见的表浅扩散型肿瘤，不论体积大小，侵犯限于支气管壁时，虽可能侵犯主支气管，仍为T_1），但未侵及隆突；侵及脏胸膜；有阻塞性肺炎或者部分肺不张。符合以上任何一条即归为T_2。

T_{2a}：肿瘤的最大直径> 3 cm，≤ 4 cm。

T_{2b}：肿瘤的最大直径> 4 cm，≤ 5 cm。

T_3：肿瘤的最大直径> 5 cm，≤ 7 cm。直接侵犯以下任何一个器官，包括胸壁（包含肺上沟瘤）、膈神经、心包；全肺肺炎肺不张；同一肺叶出现孤立性癌结节。符合以上任何一条即归为T_3。

T_4：肿瘤的最大直径> 7 cm，无论大小侵犯以下任何一个器官，包括纵隔、心脏、大血管、隆突、喉返神经、主气管、食管、椎体、膈肌；同侧不同肺叶内孤立癌结节。

区域淋巴结（N）（regional lymph nodes）：

N_x：无法证实区域性淋巴结的转移情况。

N_0：无区域性淋巴结转移。

N_1：同侧支气管周围和（或）同侧肺门和肺内淋巴结转移；癌肿直接侵及肺内淋巴结。

N_2：同侧纵隔淋巴结和（或）隆突下淋巴结转移。

N_3：对侧纵隔、对侧肺门、同侧或对侧斜角肌或锁骨上淋巴结转移。

远处转移（M）分期（distant metastasis）：

M：无法证实有无远处转移。

M_0：无远处转移。

M_1：有远处转移。

M_{1a}：局限于胸腔内，包括胸膜播散（恶性胸腔积液、心包积液或胸膜结节）以及对侧肺叶出现癌结节（许多肺癌胸腔积液是由肿瘤引起的，少数患者胸腔积液多次细胞学检查阴性，既不是血性也不是渗液，如果各种因素和临床判断认为渗液和肿瘤无关，那么不应该把胸腔积液纳入分期因素）。

M_{1b}：远处器官单发转移灶为M_{1b}。

M_{1c}：多个或单个器官多处转移为M_{1c}。

2.肺癌的临床分期

隐性癌：$T_xN_0M_0$。

0期：原位癌 $TisN_0M_0$。

ⅠA1：$T_{1a}N_0M_0$。

ⅠA2：$T_{1b}N_0M_0$。

ⅠA3：$T_{1c}N_0M_0$。

ⅠB：$T_2N_0M_0$。

ⅡA：$T_{2b}N_0M_0$。

ⅡB：$T_{1a}N_1M_0$，$T_{1b}N_1M_0$，$T_{1c}N_1M_0$，$T_{2a}N_1M_0$，$T_{2b}N_1M_0$，$T_3N_0M_0$。

ⅢA：$T_{1a}N_2M_0$，$T_{1b}N_2M_0$，$T_{1c}N_2M_0$，$T_{2a}N_2M_0$，$T_{2b}N_2M_0$，$T_3N_1M_0$，$T_4N_0M_0$，$T_4N_1M_0$。

ⅢB：任何 $T_{1\sim2b}N_3M_0$；$T_{3\sim4}N_3M_0$。

ⅣA：任何 TN，$M_{1a\sim1b}$；任何 TN，M_{1c}。

3. 小细胞肺癌的临床分期

小细胞肺癌临床分为局部限制期和广泛转移期：

局部限制期：约占 1/3，局限期小细胞肺癌定义为Ⅰ~Ⅲ期，是指小细胞肺癌病变范围局限于一侧的胸腔或胸膜腔，纵隔，前斜角肌，锁骨上淋巴结，包括出现上腔静脉综合征，但不能有明显的上腔静脉，声带麻痹，胸腔积液。

广泛转移期：约占 2/3，广泛期小细胞肺癌定义为Ⅳ期，是指小细胞肺癌病变超过局部限制期的范围，包括血行播散。不仅出现肺内转移病灶、转移淋巴结，还已经扩散到肺部以外。

【鉴别诊断】

一、肺结核

（1）肺门淋巴结结核、锁骨下浸润病灶、肺不张、结核球、空洞形成、粟粒样病变、胸腔积液等各种结核病变都类似肺癌。结核多发于老年人或儿童，常有低热、盗汗等结核中毒症状，结核菌素试验多为强阳性，抗结核治疗有效。肺结核球常需与周围型肺癌相鉴别：结核球常位于上叶尖后段、下叶背段，密度较高、不均匀，可有钙化，边缘光滑，少有毛刺，常有周围卫星灶，空泡征和胸膜牵连征少见，如有空洞，壁较厚，内壁光滑，外壁清楚；而周围型肺癌部位不定，可发生于任何部位，密度较均匀，边缘轮廓毛糙，可伴有短毛刺，分叶有切迹，典型者呈脐样切迹，无卫星灶，可有胸膜增厚和胸膜牵拉征，其空洞洞壁厚薄不一，凹凸不平。

（2）肺泡细胞癌需与粟粒型肺结核相鉴别，特别是亚急性粟粒型肺结核，两者都可呈大小不等、分布不均的结节状播散病灶，临床表现均有低热、咳嗽、咯血等表现，两者不易区分。必要时需开胸活检。

二、肺炎

周围型肺癌常需要和炎性假瘤鉴别，后者为炎症吸收不全遗留的圆形病灶，在病史中有发热、白细胞升高等呼吸道感染症状，胸片表现先呈片状浸润，密度较深，边缘无分叶，轮廓较模糊，经积极抗生素治疗可吸收；肺癌不一定伴感染，胸片上形态逐渐增大，形成块影，密度浓，有分叶和短毛刺。

三、肺脓肿

肺脓肿患者多起病急骤，伴寒战高热，大量脓痰，白细胞计数和中性粒细胞分类增多。空洞多位于上叶后段和下叶背段，但有组织坏死时，洞腔内可见液平面。空洞周围有大片炎性浸润，引流支气管影少见。癌性空洞的患者以中老年多见，伴痰血，癌性空洞在肿块的基础上形成，通常壁较厚，多偏心，空洞的肿块轮廓常不规则，内壁凹凸不平，可有分叶，肿块周围无更多的浸润性病灶。可通过肺穿刺或气管镜、痰培养等明确。

四、纵隔肿瘤

位于右上叶前段外周部的肺癌可深入纵隔，类似纵隔肿瘤。纵隔肿瘤一般无症状，体检发现或压迫近邻组织器官出现相应的症状，主要表现为肿块中心大部分在纵隔内，边缘光滑，恶性者可有大分叶，块影较大，特殊肿瘤如畸胎瘤可有碎骨牙齿等影像。肺癌多有呼吸道症状，块影中心位于肺内，边缘毛糙伴毛刺分叶，病灶小于纵隔肿瘤，可通过 CT 或 MRI 加以鉴别。

【西医治疗】

一、Ⅰ、Ⅱ期非小细胞肺癌患者的综合治疗

1. 基本原则　外科手术根治性切除是早期非小细胞肺癌的推荐优选局部治疗方式。

2. 外科治疗的重要性

（1）外科医师对患者肿瘤进行临床分期、切除可能性的判断和功能评估，根据肿瘤进展程度和患者的功能状况决定手术指征和手术方式。

（2）高危患者功能状况可能无法耐受根治性手术切除时，应多学科团队进行讨论，决定其他局部治疗方式，如立体定向放疗（stereotactic body radiotherapy，SBRT）、冷冻和射频消融等。

3. 手术方式

（1）原则：完整彻底切除是保证手术根治性、分期准确性、加强局控和长期生存的关键。

（2）手术方式：解剖性肺切除仍是标准术式（1 类推荐证据）。① 1995 年 LCSG 821 前瞻性研究结果显示，T_1 期肺癌肺叶切除的局部复发率明显低于亚肺叶切除，生存率显著高于亚肺叶切除，因此目前早期肺癌的标准术式仍是解剖性肺叶切除（1 类推荐证据）。②对于部分中央型肺癌，在手术技术能够保证切缘的情况下，支气管和（或）肺动脉袖式肺叶切除围手术期风险小而疗效优于全肺切除，为推荐术式（1 类推荐证据）。③亚肺叶切除目前仍处于临床研究阶段，日本 JCOG0802/WJOG4607L 和北美 CALGB 140503 两项早期肺癌肺叶切除与亚肺叶切除比较的前瞻性多中心随机对照试验均已完成入组，并有围手术期结果报道，未发现两种切除范围之间手术并发症发生率或死亡率有统计学意义，目前正在等待长期随访结果，在此之前意向性亚肺叶切除仅适用于以下情况（2B 类推荐证据）。a. 患者功能状况无法耐受肺叶切除。b. 直径 ≤ 2 cm 的周围型小结节、同时具备以下条件之一：磨玻璃影成分 ＞ 50%；长期随访肿瘤倍增时间 ≥ 400 天；病理为原位腺癌（adenocarcinoma in situ，AIS）或微浸润腺癌（minimally invasive adenocarcinoma，MIA）。c.亚肺叶切除要求（2B类推荐证据）：应保证切缘 ≥ 2 cm 或 ≥病灶直径；相比于楔形切除更推荐解剖性肺段切除；除非患者功能状况不允许，否则同样应行肺门、纵隔淋巴结采样。

（3）手术路径：①开胸和微创手术具备同样的肿瘤学效果，外科医师可根据习惯和熟练程度选择手术方式（1类推荐证据）。②已证实胸腔镜（包括机器人辅助）等微创手术安全可行，围手术期结果优于开胸手术，长期疗效不亚于开胸手术。因此在外科手术可行且不违背肿瘤学治疗原则的前提下推荐胸腔镜手术路径（1类推荐证据）。

（4）淋巴结清扫标准（2A类推荐证据）：①淋巴结清扫及采样是外科手术的必要组成部分，常规至少应整块清除或系统采样3组纵隔淋巴结（左侧第4L、第5、第6、第7、第8、第9组，右侧第2R、第4R、第7、第8、第9组）。对于淋巴结清扫或采样个数，至少清扫或采样纵隔肺内共12个淋巴结。②Ⅰ～Ⅲ期肺癌在术前规范纵隔分期未发现淋巴结转移（PET或EBUS、纵隔镜检查阴性）的前提下，淋巴结清扫较采样并未明显升期或带来术后生存优势，但术前仅行影像分期（未行PET或EBUS、纵隔镜分期）者，仍推荐行淋巴结清扫（1类推荐证据）。③术前影像学显示以纯GGO为主（成分>50%），且术中冰冻为伏壁生长为主的浸润型腺癌，纵隔淋巴结转移概率极低，可选择性采样1~3组（左侧第4、第5、第7组，右侧第2、第4、第7组）纵隔淋巴结。

4.手术切除标准

（1）完整切除包括阴性切缘（支气管、动脉、静脉、支气管周围、肿瘤附近组织）、系统性淋巴结清扫或采样且最上纵隔淋巴结阴性。无论何时，如有出现切缘受累、未切除的阳性淋巴结、淋巴结外侵犯或转移性胸腔或心包积液，即为不完整切除。

（2）完整切除为R0，镜下发现不完整切除为R1，肉眼可见肿瘤残余为R2，镜下切缘阴性但纵隔淋巴结清扫未达到标准或最上纵隔淋巴结阳性为Rx。

5.术后辅助治疗

（1）完整切除切缘阴性（R0切除）NSCLC后续治疗：①ⅠA（$T_{1a/1b/1c}N_0$）期患者术后定期随访（1类推荐证据）。②ⅠB（$T_{2a}N_0$）期患者术后可随访。ⅠB期患者术后辅助治疗需行多学科评估，对每一例患者评估术后辅助化疗的益处与风险，有高危因素者［如低分化肿瘤（包括神经内分泌肿瘤但不包括分化良好的神经内分泌肿瘤）、脉管侵犯、肿瘤直径>4 cm、脏层胸膜侵犯、气腔内播散、姑息性楔形切除］推荐进行术后辅助化疗（2A类推荐证据）。病理亚型以实体型或微乳头为主的ⅠB期腺癌患者也可考虑辅助化疗（2B类推荐证据）。③ⅡA/ⅡB期患者，推荐以铂类为基础的方案进行辅助化疗，不建议行术后辅助放疗（1类推荐证据）。

（2）非完整切除切缘阳性NSCLC的后续治疗：①ⅠA（$T_{1a/1b/1c}N_0$）期患者，术中发现为R1或是R2切除，均首选再次手术，放疗也可供选择（2B类推荐证据）。②ⅠB（$T_{2a}N_0$）/ⅡA（$T_{2b}N_0$）期患者，术中发现为R1或是R2切除，均应首选再次手术，放疗也可供选择，后续化疗视情况而定。ⅠB期有高危因素者［如低分化肿瘤（包括神经内分泌肿瘤但不包括分化良好的神经内分泌肿瘤）、脉管侵犯、楔形切除、脏层胸膜侵犯、未知的淋巴结状态Rx］可考虑进行术后辅助化疗，病理亚型以实体型或微乳头为主的ⅠB期腺癌患者也可考虑辅助化疗（2B类推荐证据）。ⅡA期患者均应进行辅助化疗（2A 类推荐证据）。③ⅡB 期 R1 切除患者可选择再次手术和术后辅助化疗，或者同步或序贯放化疗；R2 切除患者可选择再次手术和术后辅助化疗，或者同步放化疗（2A 类推荐证据）。

6. 同期多原发癌（2B 类推荐证据）

（1）诊断：病理组织类型不同或为不同的 AIS；若病理组织类型相同，肿瘤位于不同肺叶，且无纵隔淋巴结转移。

（2）分期：针对每一个病灶进行 TNM 分期（2A 类推荐证据）。

（3）治疗：首选外科手术治疗。①优先处理主病灶，兼顾次要病灶，在不影响患者生存及符合无瘤原则的前提下尽量切除病灶，并尽可能保留肺功能（如亚肺叶切除）（2A 类推荐证据）。②次要病灶若为纯 GGO，受限于心肺功能无法全部切除病灶时，建议 6~12 个月随访 1 次，若无变化，每 2 年随访 1 次（2A 类推荐证据）。

7. 不适合手术或拒绝手术的早期 NSCLC 推荐放射治疗　首选立体定向放射治疗（1 类推荐证据），适应证包括：①不耐受手术的早期 NSCLC：高龄、严重内科疾病、$T_{1-2}N_0M_0$ 期。②可手术但拒绝手术的早期 NSCLC。③不能施行或拒绝接受病理诊断的临床早期肺癌，在满足下列条件的情况下，可考虑进行 SBRT 治疗：a. 明确的影像学诊断［病灶在长期随访（＞2 年）过程中进行性增大，或磨玻璃影的密度增高、比例增大，或伴有血管穿行及边缘毛刺样改变等恶性特征；至少 2 种影像学检查（如胸部增强 1~3 mm 薄层 CT 和全身 PET-CT）提示恶性］；b. 经肺癌多学科协作组（MDT）讨论确定；c. 患者及家属充分知情同意。④相对适应证：a. $T_3N_0M_0$；b. 同时性多原发 NSCLC。

二、Ⅲ期 NSCLC 患者的综合治疗

Ⅲ期 NSCLC 是一类异质性明显的疾病。根据国际肺癌研究学会（International Association for the Study of Lung Cancer，IASLC）第 8 版Ⅲ期非小细胞肺癌分为Ⅲ A、Ⅲ B、Ⅲ C 期。Ⅲ C 期和绝大部分Ⅲ B 期归类为不可切除的Ⅲ期 NSCLC。治疗以根治性同步放化疗为主要治疗模式（1 类推荐证据）。Ⅲ A 和少部分Ⅲ B 期 NSCLC 的治疗模式分为不可切除下和可切除下两种。对于不可切除者，治疗以根治性同步放化疗为主，对于可切除者，治疗模式是以外科为主导的综合治疗（2A 类推荐证据）。

1. 可切除类Ⅲ期 NSCLC　Ⅲ期 NSCLC 可切除类是指 T_3N_1、T_4N_{0-1} 和部分 $T_{1-2}N_2$，少部分Ⅲ B 期指 T_3N_2（N_2 为单一淋巴结转移且直径＜3 cm）。外科治疗主要取决于肿瘤的可切除性，多学科综合治疗的模式是以外科为主的综合治疗。因此，临床分期（可切除性评估）、手术耐受性评估及手术时机和方式是可切除类Ⅲ期 NSCLC 外科治疗的重要内容。

（1）临床分期：对所有怀疑为Ⅲ A 期的患者均推荐行胸部高分辨增强 CT 检查，以评估纵隔淋巴结情况（2A 类推荐证据）。强烈推荐有条件的患者进行 PET-CT 检查，以评估纵隔淋巴结及远处淋巴结转移情况（2A 类推荐证据）。可疑阳性淋巴结标准为短径≥1 cm 或 PET-CT 提示氟代脱氧葡萄糖（FDG）高代谢，对此类淋巴结建议通过 EBUS-TBNA 或纵隔镜明确病理分期（2A 类推荐证据）。对于新辅助治疗后降期重新评

估的患者，可行 PET-CT 替代有创检查（2A 类推荐证据）。新辅助治疗模式（化疗、序贯化放疗、同步化放疗等）待进一步研究。患者在接受根治性疗法前，推荐行脑部增强 MRI 检查，以评估脑转移情况（2A 类推荐证据）。脑部增强 CT 可作为替代检查（2A 类推荐证据）。

（2）手术耐受性评估：术前必须评估患者的心肺功能，推荐使用心电图及肺功能检查进行评估（1 类推荐证据）。由于 ⅢA 期患者术后需行辅助治疗，因此此术前应考虑到患者的残肺功能是否可以耐受化疗及放疗（2A 类推荐证据）。术前需排除患者其他器官严重并发症，包括 6 个月内心脑血管事件（心肌梗死、中风等）、心力衰竭、心律失常、肾衰竭等（2A 类推荐证据）。高龄患者的数据报道较少，行手术应谨慎（2A 类推荐证据）。

（3）手术时机和方式：可以和（或）能完全切除肿瘤的患者，新辅助治疗的最佳模式尚未确定，是否接受术前新辅助治疗对生存的改善差异不明显，但均建议接受术后辅助治疗（2B 类推荐证据）。外科医师在综合评估患者情况后决定手术时机（2B 类推荐证据）。

推荐进行彻底的纵隔淋巴结清扫，即右侧清扫 2R、4R、7、8、9 组淋巴结，左侧清扫 4L、5~9 组淋巴结（1 类推荐证据）。推荐整块切除淋巴结（2A 类推荐证据）。

手术的原则为在完全切除肿瘤的基础上尽可能保留肺组织（1 类推荐证据）。在术前充分评估的基础上，视肿瘤浸润范围可行肺叶、复合肺叶、袖状及全肺切除（2A 类推荐证据）。

ⅢA 期可手术的 NSCLC 术后推荐辅助含铂两药化疗（1 类推荐证据）。不常规推荐术后辅助放疗，建议进行多学科会诊、评估术后辅助放疗对于 N_2 患者的治疗获益与风险（2B 类推荐证据）。对于术后发现 *EGFR* 基因阳性的患者，可行术后辅助 EGFR-TKI 靶向治疗（2A 类推荐证据）。

2. 不可切除类Ⅲ期 NSCLC　Ⅲ期不可切除的非小细胞肺癌包括以下几类。

（1）同侧多枚成团或多站纵隔淋巴结转移 ［ ⅢA（$T_{1~3}N_2$）或 ⅢB（T_4N_2）］。

（2）对侧肺门、纵隔淋巴结，或同侧、对侧斜角肌或锁骨上淋巴结转移 ［ ⅢB、ⅢC（$T_{1~4}N_3$）］。

（3）不可或不适合切除肿瘤包括部分肺上沟瘤 ［主要指肿瘤侵犯椎体超过 50%；臂丛神经受侵犯，食管、心脏或气管受侵犯等，ⅢA（T_3N_1、$T_4N_{0~1}$）］。

局部晚期不能手术患者治疗方法的选择，除了需要考虑到肿瘤因素外，还需要结合患者一般情况和治疗前有无明显体重下降，以及对放疗的正常组织器官（如肺、脊髓、心脏、食管和臂丛神经等）耐受剂量等进行综合考虑，根据实际情况选择放化疗剂量。

（1）推荐根治性同步放化疗（1 类推荐证据）（表 18-3）。

表 18-3　常规分割放疗正常组织器官剂量——体积限制

危及器官	30~35 分次限量
脊髓	$D_{max} \leq 50\ Gy$
肺	$V_{20} \leq 30\%$，$V_5 \leq 60\%$，$MLD \leq 18\ Gy$
食管	$D_{mean} \leq 34\ Gy$，$D_{max} \leq 105\%$ 处方剂量
心脏	$V_{40} \leq 80\%$，$V_{45} \leq 60\%$，$D_{mean} \leq 26\ Gy$
臂丛神经	$D_{max} \leq 66\ Gy$

注：D_{max}：最大剂量；MLD：肺平均剂量；D_{mean}：平均剂量。

1）同步放疗：①放疗靶区。原发灶转移淋巴结累及野放疗，累及野放疗可以更优化肿瘤组织剂量和正常组织的毒性剂量；PET-CT 图像能明显提高靶区勾画的准确性，特别是对存在明显肺不张或者静脉增强禁忌的患者。②放疗剂量。根治性处方剂量是 60~70 Gy，2 Gy/次，最小处方剂量至少 60 Gy，但最佳放疗剂量仍不确定，74 Gy 不推荐作为常规用量。③可以采用更新的放疗技术保证根治性放疗的实施，如调强适形放疗/容积旋转调强疗法、图像引导放疗（image-guided radiation therapy，IGRT）及质子放疗等，可减少不良反应并提高疗效。临床常规采用三维适形放疗（3-dimensional conformal radiation therapy，3DCRT）、IMRT 技术，IMRT 是更好的选择，其能降低放射性肺炎的发生。

2）以铂类为主的同步化疗方案（2A 类推荐证据）：①EP 方案：顺铂 50 mg/m²，第 1、第 8、第 29、第 36 天；依托泊苷 50 mg/m²，第 1~5 天，第 29~33 天。②NP 方案：顺铂 75 mg/m²，第 1、第 29 天；长春瑞滨 5 mg/m²，每周 1 次，共 5 次。③AC 方案：卡铂时间曲线下面积（area under the curve，AUC）=5，第 1 天；培美曲塞 500 mg/m²，第 1 天；每 3 周重复，共 4 个周期（非鳞状细胞癌）。④AP 方案：顺铂 75 mg/m²，第 1 天；培美曲塞 500 mg/m²，第 1 天；每 3 周重复，共 3 个周期（非鳞状细胞癌）。⑤TC 方案：每周紫杉醇 40~50 mg/m²，卡铂 AUC=2，同步胸部放疗 ± 序贯 2 个周期紫杉醇 150~175 mg/m²，卡铂 AUC=5~6。

（2）序贯放化疗：若无法耐受同步化放疗时，序贯放化疗优于单纯放疗（2A 类推荐证据）。放疗方案同前，增加放疗剂量有可能改善患者生存状况（2B 类推荐证据），最佳放疗剂量不确定。序贯化疗方案如下。①NP 方案：顺铂 75 mg/m²，第 1 天；长春瑞滨 25 mg/m²，第 1、第 8 天；每 3 周重复，2~4 个周期，随后放疗；②TC 方案：紫杉醇 150~175 mg/m²，第 1 天；卡铂 AUC=6，第 1 天；2~4 个周期，随后放疗；③AC 方案：卡铂 AUC=5，第 1 天；培美曲塞 500 mg/m²，第 1 天，每 3 周重复，2~4 个周期（非鳞状细胞癌），随后放疗；④AP 方案：顺铂 75 mg/m²，第 1 天；培美曲塞 500 mg/m²，第 1 天，每 3 周重复，2~4 个周期（非鳞状细胞癌），随后放疗。

（3）诱导和巩固化疗：①若无法耐受化放疗综合性治疗［患者一般情况差，伴内科并发症，体质明显下降和（或）患者意愿］，单纯放疗是标准治疗（2A 类推荐证据）。

其放疗方案同根治性同步放化疗中放疗方案：增加放疗剂量有可能改善生存状况（2B类推荐证据），最佳放疗剂量不确定。②尽管对于大负荷肿瘤，临床上通过诱导化疗来降低肿瘤体积，获得化放疗同步治疗机会，但无证据显示诱导化疗能提高生存获益（2A类推荐证据）。③同步化放疗后巩固化疗未能进一步提高临床疗效，但对于潜在转移风险大或同步期间化疗未达到足量患者，可考虑应用巩固化疗（2A类推荐证据）。

三、IV期 NSCLC 患者的全身治疗

1. 一线治疗

（1）非鳞状细胞癌驱动基因阳性且不伴有耐药基因突变患者的治疗。

① *EGFR* 敏感驱动基因阳性的患者：推荐使用 EGFR-TKI，包括吉非替尼、厄洛替尼、埃克替尼、阿法替尼、奥希替尼（1类推荐证据），脑转移患者优先推荐奥希替尼（2A类推荐证据），无脑转移者也可使用达克替尼（2A类推荐证据）；也可使用厄洛替尼联合贝伐珠单抗（2A类推荐证据），化疗联合吉非替尼（PS=1~2分）；对于 *G719X*、*L861Q*、*S768I* 等少见突变的患者，首先推荐阿法替尼。已经开始一线化疗的过程中发现 *EGFR* 驱动基因阳性的患者，推荐完成常规化疗（包括维持治疗）后换用 EGFR-TKI，或者中断化疗后开始靶向治疗（2A类推荐证据）。

② *ALK* 融合基因阳性的患者：推荐选择阿来替尼，也可使用克唑替尼（1类推荐证据）；已经开始一线化疗的过程中发现 *ALK* 融合基因阳性的患者，推荐完成常规化疗，包括维持治疗后换用靶向治疗或者中断化疗后开始靶向治疗（2A类推荐证据）。

③ *ROS1* 融合基因阳性的患者：*ROS1* 融合基因阳性的患者一线治疗推荐选择克唑替尼。

（2）非鳞状细胞癌驱动基因阴性或未知患者的治疗：对于 PD-L1 表达阳性的患者，可单药使用帕博利珠单抗，PD-L1 高表达（＞50%）的患者获益更明显。

① 功能状态（PS）评分 0~1 分的患者：a. 推荐培美曲塞、卡铂或顺铂联合帕博利珠单抗化疗；或含铂两药联合的方案化疗，化疗 4~6 个周期，铂类可选择卡铂或顺铂、洛铂，与铂类联合使用的药物包括培美曲塞、紫杉醇、吉西他滨或多西他赛（1类推荐证据）；培美曲塞联合顺铂可以明显延长患者生存时间，且在疗效及降低不良反应方面优于吉西他滨联合顺铂（2A类推荐证据）；对不适合铂类药物治疗的患者，可考虑非铂类两药联合方案化疗，包括吉西他滨联合长春瑞滨或吉西他滨联合多西他赛（1类推荐证据）。b. 对无以下禁忌患者可选择贝伐单抗或重组人血管内皮抑素，与化疗联用并进行维持治疗（2A类推荐证据），贝伐单抗联合紫杉醇及卡铂为推荐方案（1类推荐证据），禁忌包括中央型肺癌、近期有活动性出血（如咯血）、血小板降低、难以控制的高血压、肾病综合征、动脉血栓栓塞事件、充血性心力衰竭、抗凝治疗。

② PS 评分 2 分的患者：推荐单药治疗。与最佳支持治疗相比，单药化疗可以延长患者生存时间并提高生存量。可选的单药包括吉西他滨、长春瑞滨、紫杉醇、多西他赛、培美曲塞（2A类推荐证据）。

③ PS 评分 3~4 分的患者：不建议使用细胞毒类药物化疗。此类患者一般不能从化

疗中获益，建议采用最佳支持治疗或参加临床试验。

④ 一线化疗 4~6 个周期疾病达到控制（完全缓解、部分缓解和稳定）且 PS 评分好、化疗耐受性好的患者，可选择维持治疗。同药维持治疗的药物为培美曲塞、吉西他滨或贝伐单抗（1 类推荐证据）；换药维持治疗的药物为培美曲塞（1 类推荐证据）。

（3）鳞状细胞癌驱动基因阴性或未知患者的治疗：对于 PD-L1 表达阳性的患者，可单药使用帕博利珠单抗，PD-L1 高表达（> 50%）的患者获益更明显。

① PS 评分 0~1 分的患者：推荐含铂两药联合的方案化疗，化疗 4~6 个周期，铂类可选择卡铂、顺铂、洛铂或奈达铂，与铂类联合使用的药物包括紫杉醇、吉西他滨、多西他赛（1 类推荐证据）或白蛋白紫杉醇；对不适合铂类药物治疗的患者，可考虑非铂类两药联合方案化疗，包括吉西他滨联合长春瑞滨或吉西他滨联合多西他赛。

② PS 评分 2 分的患者：推荐单药化疗，与最佳支持治疗相比，单药化疗可以延长生存时间并提高生活质量，可选的单药包括吉西他滨、长春瑞滨、紫杉醇、多西他赛（2A 类推荐证据）。

③ PS 评分 3~4 分的患者：建议采用最佳支持治疗或参加临床试验。

④ 一线化疗 4~6 个周期疾病达到控制（完全缓解、部分缓解和稳定）且 PS 评分好、化疗耐受性好的患者可选择维持治疗。同药维持治疗的药物为吉西他滨（1 类推荐证据），也可选择多西他赛（2A 类推荐证据）。

（4）鳞状细胞癌驱动基因阳性患者的治疗：

① 尽管晚期 NSCLC 中的腺癌 *EGFR* 突变率明显高于非腺癌，但在非腺癌中检测的 *EGFR* 突变结果支持对所有 NSCLC 患者进行 *EGFR* 检测。推荐对不吸烟、小标本或混合型的鳞状细胞癌患者进行 *EGFR*、*ALK* 基因检测（2A 类推荐证据），也推荐对鳞状细胞癌患者进行 *ROS1* 融合基因检测（2A 类推荐证据）。

② *EGFR* 驱动基因、*ALK* 融合基因和 *ROS1* 融合基因阳性患者的治疗分别参照非鳞状细胞癌驱动基因阳性患者治疗方法。

2. 二线及后线治疗　首先积极鼓励后线患者参加新药临床研究。

（1）非鳞状细胞癌驱动基因阳性患者的治疗

① *EGFR* 驱动基因阳性的 IV 期非鳞状细胞癌患者：如果一线未使用 EGFR-TKI，二线治疗时建议首先使用 EGFR-TKI（1 类推荐证据）。一线使用 EGFR-TKI 后疾病进展患者，根据进展类型分为缓慢进展型、局部进展型、快速进展型。a. 若为缓慢进展型，推荐继续原 EGFR-TKI 治疗（2A 类推荐证据）。治疗后再次进展，推荐二次活组织检查检测 *T790M* 突变状态。b. 若为局部进展型，推荐继续原 EGFR-TKI 治疗 + 局部治疗（2A 类推荐证据）。治疗后再次进展，推荐二次活组织检查检测 *T790M* 突变状态。c. 若为快速进展型，推荐二次活组织检查检测 *T790M* 突变状态，*T790M* 阳性者，推荐奥希替尼治疗，*T790M* 阴性者推荐含铂双药化疗（1 类推荐证据）。若未进行 *T790M* 状态检测，推荐含铂双药化疗。三线可接受单药化疗或在无禁忌证的情况下推荐使用安罗替尼（2A 类推荐证据）。

② *ALK* 融合基因阳性的 IV 期非鳞状细胞癌患者：如果一线未使用阿来替尼或克唑替尼，二线治疗时建议首先使用阿来替尼或克唑替尼，也可使用含铂双药化疗（1 类推荐

证据）。一线克唑替尼治疗出现疾病进展者，若为缓慢进展，可继续口服克唑替尼（2A类推荐证据）；若为局部进展型者，推荐继续口服克唑替尼局部治疗（2A类推荐证据）；若为快速进展者，推荐阿来替尼或色瑞替尼治疗（1A类推荐证据），也可接受含铂双药化疗（2A类推荐证据）。在无禁忌证的情况下，三线推荐使用安罗替尼（2A类推荐证据）。

③ *ROS1* 基因重排阳性的Ⅳ期非鳞状细胞癌患者：如果一线未使用克唑替尼，二线治疗时建议首先使用克唑替尼（2B类推荐证据）。若为一线接受克唑替尼治疗后进展者，建议接受含铂双药化疗（2A类推荐证据）。在无禁忌证的情况下，三线推荐使用安罗替尼（2A类推荐证据）。

（2）非鳞状细胞癌驱动基因阴性或未知患者的治疗：PS评分0~2分驱动基因阴性非鳞状细胞癌患者一线进展后，如果未接受过免疫治疗，推荐二线治疗使用纳武单抗（1类推荐证据）。PS评分0~2分驱动基因阴性非鳞状细胞癌患者一线进展后也可使用多西他赛（1类推荐证据）或培美曲塞（2A类推荐证据）单药化疗。对于PS评分>2分患者，二线建议最佳支持治疗。若前期未使用培美曲塞或多西他赛单药治疗者，三线可接受培美曲塞或多西他赛单药治疗（2A类推荐证据）；或在无禁忌证的情况下推荐使用安罗替尼（2A类推荐证据），后线建议最佳支持治疗。

（3）鳞状细胞癌驱动基因阳性患者的治疗：对于 *EGFR* 驱动基因阳性的Ⅳ期鳞状细胞癌患者，如果一线未使用EGFR-TKI，二线治疗时建议首先使用EGFR-TKI（2B类推荐证据）。若一线使用EGFR-TKI后疾病进展，参照非鳞状细胞癌驱动基因阳性患者的治疗。三线建议单药化疗，或在无禁忌证的情况下，非中央型的鳞状细胞癌推荐使用安罗替尼（2A类推荐证据）。

（4）鳞状细胞癌驱动基因阴性或不详患者的治疗：PS评分0~2分驱动基因阴性鳞状细胞癌患者一线进展后，如果未接受过免疫治疗，推荐二线治疗使用纳武单抗（1类推荐证据）。PS评分0~2分驱动基因阴性的鳞状细胞癌患者一线进展后也可使用多西他赛单药化疗（1类推荐证据）。三线在无禁忌证的情况下，非中央型鳞状细胞癌患者推荐使用安罗替尼（2A类推荐证据）。对于PS评分>2分的患者，二线及后线建议最佳支持治疗。对于接受中、高发热性中性粒细胞减少风险化疗方案的患者，可考虑预防性使用重组人粒细胞集落刺激因子（rhG-CSF）或聚乙二醇化重组人粒细胞集落刺激因子（PEG-rhG-CSF）。

四、寡病灶转移的Ⅳ期 NSCLC 患者的治疗

寡转移是指单个器官的孤立转移病灶，寡转移又分为同时性寡转移和异时性寡转移。同时性寡转移是指初次确诊时已经出现的寡转移灶，异时性寡转移是指经过治疗后一段时间出现的寡转移灶。

前瞻性随机对照临床研究证实，NSCLC 寡转移患者经有效的全身治疗后，采用放疗、手术等局部治疗手段可带来临床获益，多学科综合治疗策略可使肺癌寡转移患者获益最大化。手术前存在孤立性脏器（脑、肾上腺或骨）转移者，应根据肺部病变分期原则进行手术或放疗以及术后治疗。孤立性脏器转移灶治疗按照部位进行：①脑或肾上腺

转移者积极行局部治疗，包括手术切除脑或肾上腺转移瘤，或脑或肾上腺转移瘤行放疗/SBRT（2A 类推荐证据）。若患者已合并明显的中枢神经系统症状，影像学检查提示有脑转移瘤压迫水肿显著或中性结构偏移严重等情况，建议先行脑转移瘤手术解除颅脑问题，择期再行肺原发瘤手术（2A 类推荐证据）。②骨转移者接受放疗联合双膦酸盐治疗。对于承重骨转移推荐转移灶手术加放疗（2A 类推荐证据）。

肺部手术后出现孤立性脏器（脑、肾上腺或骨）转移的，应根据孤立性脏器转移灶部位进行治疗。①脑转移或肾上腺转移者积极行局部治疗，包括手术切除脑或肾上腺转移瘤，或者脑或肾上腺转移瘤行放疗/SBRT，根据情况联合全身治疗（2A 类推荐证据）。②骨转移者接受放疗联合双膦酸盐治疗。对于承重骨转移患者推荐转移灶手术加放疗，根据情况联合全身治疗（2A 类推荐证据）。

总之，对于寡转移晚期 NSCLC 患者，在全身规范治疗基础上，应采取积极的局部治疗，使患者生存获益达最大化。

五、SCLC 和 LCNEC 的治疗

1. SCLC 患者的治疗

（1）局限期 SCLC 患者的治疗

① 可手术局限期 SCLC 患者（$T_{1\sim2}N_0$）的治疗：经系统的分期检查后提示无纵隔淋巴结转移的 $T_{1\sim2}N_0$ 的患者，推荐根治性手术，术式为肺叶切除术及肺门、纵隔淋巴结清扫术（2A 类推荐证据）；术后病理提示 N_0 的患者推荐辅助化疗，方案包括依托泊苷 + 顺铂、依托泊苷 + 卡铂（2A 类推荐证据）；术后病理提示 N_1 和 N_2 的患者，推荐行辅助化疗合并胸部放疗（2A 类推荐证据），同步或序贯均可。辅助化疗方案推荐依托泊苷 + 顺铂（1 类推荐证据）。可以根据患者的实际情况决定是否行预防性脑放疗（prophylactic cranial irradiation，PCI）（1 类推荐证据）。

② 不可手术局限期 SCLC 患者（超过 $T_{1\sim2}N_0$ 或不能手术的 $T_{1\sim2}N_0$）的治疗：a. 美国东部肿瘤协作组（Eastern Cooperative Oncology Group，ECOG）PS 评分 0~2 分的患者：化疗同步胸部放疗为标准治疗（1 类推荐证据）。化疗方案为依托泊苷 + 顺铂（1 类推荐证据）和依托泊苷 + 卡铂（1 类推荐证据）。胸部放疗应在化疗的第 1~2 个周期尽早介入。如果患者不能耐受，也可行序贯化放疗。放疗最佳剂量和方案尚未确定，推荐胸部放疗总剂量为 45 Gy，1.5 Gy/次，2 次/日，3 周；或总剂量为 60~70 Gy，1.8~2.0 Gy/次，1 次/日，6~8 周。对于特殊的临床情况，如肿瘤巨大、合并肺功能损害、阻塞性肺不张等，可考虑 2 个周期化疗后进行放疗。放化疗后疗效达完全缓解或部分缓解的患者，可考虑行预防性脑放疗（1 类推荐证据）。b. ECOG PS 评分 3~4 分（为 SCLC 所致）患者：应充分综合考虑各种因素，谨慎选择治疗方案，如化疗（单药方案或减量联合方案），如果治疗后 PS 评分能达到 2 分以上，可考虑给予同步或序贯放疗，如果 PS 评分仍无法恢复至 2 分以上，则根据具体情况决定是否采用胸部放疗。放化疗后疗效达完全缓解或部分缓解的患者，可考虑行 PCI（1 类推荐证据）。c. ECOG PS 评分 3~4 分（非 SCLC 所致）患者：推荐最佳支持治疗。

（2）广泛期 SCLC 患者的一线治疗

① 无症状或无脑转移的广泛期 SCLC 患者的治疗：a. ECOG PS 评分 0~2 分或 3~4 分（为 SCLC 所致）患者：推荐化疗 + 支持治疗。化疗方案包括 EP 方案（依托泊苷 + 顺铂）（1 类推荐证据）、EC 方案（依托泊苷 + 卡铂）（1 类推荐证据）、IP 方案（伊立替康 + 顺铂）（1 类推荐证据）、IC 方案（伊立替康 + 卡铂）（1 类推荐证据），依托泊苷 + 洛铂（2A 类推荐证据）。化疗后疗效达完全缓解或部分缓解的患者，如果远处转移灶得到控制，且一般状态较好，可加用胸部放疗（2A 类推荐证据）；酌情谨慎选择 PCI（2A 类推荐证据）。b. ECOG PS 评分 3~4 分（非 SCLC 所致）患者：推荐最佳支持治疗。

② 有局部症状的广泛期 SCLC 患者的治疗：a. 上腔静脉综合征，临床症状严重者推荐先放疗后化疗（2A 类推荐证据）；临床症状较轻者推荐先化疗后放疗（2A 类推荐证据），同时给予吸氧、利尿、镇静、止痛等对症治疗。局部放疗的放射野应包括原发灶、整个纵隔区及两锁骨上区，要将上腔静脉包括在放射野内；放疗初期可能出现局部水肿加重，可配合激素和利尿剂辅助治疗；首次化疗剂量要大，应具有冲击性。放化疗结束后，根据患者具体情况决定是否行 PCI（2A 类推荐证据）。b. 脊髓压迫症，如无特殊情况，患者应首先接受局部放疗，控制压迫症状，并给予 EP 方案、EC 方案、IP 方案或 IC 方案化疗（2A 类推荐证据）。脊髓压迫症的患者生存时间较短、生命质量较差，所以对于胸部放疗和 PCI 的选择需综合考量多方因素，慎重选择（如完全缓解或部分缓解的患者可以放疗），但不建议手术减压治疗。c. 骨转移推荐 EP 方案、EC 方案、IP 方案或 IC 方案化疗 + 局部姑息外照射放疗 ± 双膦酸盐治疗（2A 类推荐证据）；骨折高危患者可采取骨科固定。d. 阻塞性肺不张：推荐 EP 方案、EC 方案、IP 方案或 IC 方案化疗 + 胸部放疗（2A 类推荐证据）。2 个周期化疗后进行放疗是合理的，其易于明确病变范围，缩小照射体积，使患者能够耐受和完成放疗。

③ 脑转移患者的治疗：a. 无症状脑转移患者：推荐 EP 方案、EC 方案、IP 方案或 IC 方案化疗，全身化疗结束后接受全脑放疗（2A 类推荐证据），治疗后疗效达完全缓解或部分缓解的患者，可给予胸部放疗（2A 类推荐证据）。b. 有症状脑转移患者：推荐全脑放疗与 EP 方案、EC 方案、IP 方案或 IC 方案化疗序贯进行（2A 类推荐证据），治疗后疗效达完全缓解或部分缓解的患者，可给予胸部放疗（2A 类推荐证据）。

（3）SCLC 患者的 PCI：制定 PCI 治疗决策应与患者及家属充分沟通，根据患者具体情况，权衡利弊后确定。对于完全切除的局限期 SCLC，根据实际情况决定是否接受 PCI 治疗（1 类推荐证据）；对于获得完全缓解、部分缓解的局限期 SCLC，推荐 PCI（1 类推荐证据）；对于广泛期 SCLC，酌情考虑 PCI（2A 类推荐证据）。不推荐年龄 > 65 岁、有严重的并发症、PS 评分 > 2 分、神经认知功能受损的患者行 PCI。PCI 应在化放疗结束后 3 周左右时开始，PCI 之前应行脑增强 MRI 检查，如证实无脑转移，可开始 PCI。PCI 的剂量为 25 Gy，2 周内分 10 次完成。

（4）二线治疗

① 一线治疗后 6 个月内复发的 ECOG PS 评分 0~2 分患者：推荐选择静脉或口服拓扑替康化疗（2A 类推荐证据），也可推荐患者参加临床试验或选用以下药物，包括伊立替康（2A 类推荐证据）、紫杉醇（2A 类推荐证据）、多西他赛（2A 类推荐证据）、长春

瑞滨（2A 类推荐证据）、吉西他滨（2A 类推荐证据）、替莫唑胺（2A 类推荐证据）、环磷酰胺联合多柔比星及长春新碱（2A 类推荐证据）。ECOG PS 评分 2 分的患者可酌情减量或应用生长因子支持治疗。

②一线治疗后 6 个月以上复发患者：选用原一线治疗方案。

（5）三线治疗：推荐安罗替尼口服（1A 类推荐证据）或纳武单抗、帕博利珠单抗（2A 类推荐证据）。

（6）老年 SCLC 患者的治疗：对于老年 SCLC 患者，不能仅根据年龄确定治疗方案，根据机体功能状态指导治疗更有意义。如老年患者有日常生活自理能力、体力状况良好、器官功能相对较好，应接受标准联合化疗（如果有指征也可放疗），但老年患者出现骨髓抑制、乏力和器官功能储备较差的概率更高，所以在治疗过程中应谨慎观察，以避免过高的风险。

2. 肺大细胞神经内分泌癌患者的治疗　肺大细胞神经内分泌癌的发病率低，占肺癌的 3%，目前尚无统一治疗标准，推荐参考非鳞状大细胞神经内分泌癌的治疗原则，内科治疗可采用依托泊苷 + 铂类方案治疗（2B 类推荐证据）。对于接受中、高发热性中性粒细胞减少风险化疗方案的患者，可考虑预防性使用重组人粒细胞集落刺激因子或聚乙二醇化重组人粒细胞集落刺激因子。

【中医治疗】

一、中医辨证施治

1. 肺郁痰瘀证
临床表现：咳嗽不畅，咳痰不爽，痰中带血，胸肋背痛，胸闷气急，唇紫口干，便秘，舌暗红，有瘀斑（点），苔白或黄，脉弦滑。
病机：邪毒外侵，肺气郁闭，失于宣降，气机不利，血行瘀滞，痰浊内生。
治法：宣肺理气，化痰逐瘀。
处方：星夏涤痰饮（周岱翰方）。生天南星，生半夏，壁虎，薏苡仁，鱼腥草，仙鹤草，桔梗，夏枯草，北杏仁，全瓜蒌，田七，浙贝母。
加减：胸胁胀疼者，加制乳香、制没药、延胡索；咯血者，重用仙鹤草、白茅根、旱莲草；痰瘀发热者，加金银花、连翘、黄芩。

2. 脾虚痰湿证
临床表现：咳嗽痰多，咯痰稀薄，胸闷气短，疲乏懒言，纳呆消瘦，腹胀便溏，舌淡胖，边有齿痕，舌苔白腻，脉濡、缓、滑。
病机：脾气亏虚，失于运化，痰湿内生，上渍于肺。
治法：健脾燥湿，理气化痰。
处方：星夏健脾饮（周岱翰方）。生天南星，生半夏，壁虎，薏苡仁，全瓜蒌，浙贝母，桔梗，猪苓，茯苓，党参，白术。
加减：痰涎壅盛者，加陈皮、牛蒡子；肢倦思睡者，加人参、黄芪。

3. 阴虚痰热证

临床表现：咳嗽痰少，干咳无痰，或痰带血丝，咯血，胸闷气急，声音嘶哑，潮热盗汗，头晕耳鸣，心烦口干，尿赤便结，舌红绛，苔花剥或舌光无苔，脉细数无力。

病机：肺阴亏虚，肺失濡润，虚热内生，津液不布。

治法：滋肾清肺，化痰散结。

处方：清金散结汤（周岱翰方）。壁虎，薏苡仁，仙鹤草，夏枯草，桔梗，浙贝母，猪苓，沙参，麦冬，鳖甲，生地。

加减：五心烦热者，加知母、丹皮、黄柏；口干欲饮者，加天花粉、天冬；大便干结者，加生地、火麻仁。

4. 气阴两虚证

临床表现：干咳少痰，咳声低微，或痰少带血，颜面萎黄暗淡，唇红，神疲乏力，口干短气，纳呆、瘦削，舌淡红或胖，苔白干或无苔，脉细。

病机：五志过极，化火灼阴，化热积毒，气阴耗伤。

治法：益气养阴，化痰散结。

处方：固本磨积汤（周岱翰方）。壁虎，薏苡仁，仙鹤草，桔梗，猪苓，浙贝母，沙参，麦冬，百合，西洋参，党参，五味子。

加减：面肢浮肿者，加葶苈子、郁金；神志昏蒙者，加全蝎、蜈蚣、石决明。

二、中成药处方

1. 参一胶囊　口服，每次 2 粒，每日 2 次，饭前空腹口服。适用于肺癌、胃癌、肠癌等体质虚衰的患者。

2. 鹤蟾片　口服，每次 6 片，每日 3 次，温开水送服。适用于原发性支气管肺癌、肺部转移癌。

3. 复方斑蝥胶囊　口服，每次 3 粒，每日 2 次，3 个月为 1 个疗程。适用于各证型肺癌。

4. 清肺散结丸　口服，每次 3 g，每日 2 次。用于肺癌气阴两虚、痰热瘀阻证，也可作为肺癌手术、放化疗的辅助用药。

5. 康莱特软胶囊　口服，每次 6 粒，每日 4 次，宜联合放、化疗使用。适用于手术前及不宜手术的脾虚痰湿、气阴两虚型原发性非小细胞肺癌。

三、针灸及其他疗法

1. 针灸疗法

（1）改善症状，延长生存期

治法：扶正固本。以强壮保健穴为主。

主穴：关元、足三里、三阴交、肺俞、内关、列缺、尺泽。

（2）镇痛

治法：行气活血。以夹脊穴及手阳明、足厥阴经穴为主。

主穴：夹脊、合谷、太冲、孔最、尺泽、列缺。

（3）减轻放化疗反应

治法：扶正化浊。以督脉、足阳明、足太阴经穴为主。

主穴：大椎、足三里、三阴交。

根据辨证分型或相关症状进行配穴。瘀血内停配膈俞、血海；痰湿结聚配中脘、丰隆、阴陵泉；气血不足配气海、脾俞、胃俞；脾肾阳虚配肾俞、命门；肝肾阴虚配太冲、太溪、照海。厌食配下脘、天枢、上巨虚；呃逆配内关、中脘。免疫功能抑制配内关、关元；白细胞减少配膈俞、脾俞、胃俞、肝俞、肾俞；胃肠反应配内关、中脘、天枢；口腔咽喉反应配照海、列缺、廉泉；直肠反应配天枢、大肠俞、支沟、梁丘。还可配合耳针、灸法、穴位埋线等治疗。或在背俞穴隔姜铺灸，用于放化疗后副作用。

2.其他疗法　吸气肌训练，每天1~2次，每天总共20分钟，每周3次，持续超过4周（癌转移患者禁做，咯血者严禁胸部拍打及震颤）。体积不大的肿瘤或转移癌可用电化学疗法，经皮电刺激疗法可用于缓解癌痛。

四、外治法

蟾酥膏（刘嘉湘方）由蟾酥、生川乌、蚤休、红花、莪术、冰片等组成，制成布质橡皮膏，外贴疼处，一般15~30分钟起效，每6小时更换一次，可连用1~3天。适用于肺癌患者伴胸部、骨等局部疼痛患者。

【用药说明及治疗注意事项】

一、化疗使用注意事项

（1）化疗应尽可能根据患者的耐受情况给予足量足疗程，并尽可能达到完全缓解。个体化用药原则非常重要，选择化疗方案应考虑肺癌的病理类型，以及患者的体质状态、基础疾病和患者对药物不良反应可能的耐受情况等因素。有糖尿病的患者使用需要用糖皮质激素预防过敏的紫杉类，应评估是否能很好控制血糖。不能进行中心静脉置管的患者，使用长春瑞滨则有一定的困难。有心脏疾病应避免蒽环类化疗药；肾功能异常者，可选用二代、三代铂类或不含铂方案。合并肺间质病变应禁用博来霉素。老年、体质较虚患者及接受过多次化疗既往出现过重不良反应的患者，化疗药物应酌情减量，化疗间隔应适当延长，或采用单药化疗或口服化疗。

（2）化疗毒性反应达3~4级，对患者健康有一定威胁，应停药或换药。

（3）并发症发生，如发热＞38℃，或有出血倾向等，应停药或换药。

（4）卡铂是治疗肺癌的常用药，但是化疗药物副作用会很大，建议和人参皂苷Rh2（GS-Rh2，又名护命素）一起使用，后者能抵抗化疗期间副作用，增强机体对化疗药物的敏感性。

（5）化疗药物在杀伤肿瘤细胞的同时，对正常的组织细胞也有一定的杀伤作用，几乎所有的化疗药物，对膳食的摄入都有抑制作用。可引起恶心、呕吐、味觉异常而影响食欲，或发生口腔黏膜溃疡、舌炎等，有些药物还可以引起腹泻、便秘或肝功能损害，导致机体营养不良，免疫力下降，加速病情的恶化，所以化疗时患者应加强营养，注意饮食的调配，以增强抵御化疗反应和抗病的能力。

二、中药使用注意事项

（1）攻坚散结的中药中可能含有毒性，煎药时要先下并久煎约1小时，以降低其毒性。服药后注意有无口腔发麻、口唇水肿、咽喉烧灼感，甚至口腔黏膜轻度糜烂、口舌麻木、味觉丧失、言语不清、声音嘶哑、张口困难等中毒症状。服药后如出现一些反应要及时找医生进行诊察，要完整详细地向医生阐述自身的症状。口腔糜烂者要做好口腔护理。

（2）清热解毒剂大多药性寒凉，易伤脾胃，以饭后2小时服为宜。服后注意食欲以及有无呕吐、苔白、脉缓等，发现异常应适当减量，少量多次服用。此外，服用虫药类要注意有无血尿。服用止血药要详细记录用药前后的出血情况，以掌握病情、调整用药。

（3）服用活血化瘀药物，有出血倾向如牙龈出血，有皮下出血点或病灶局部有少量出血、消化道肿瘤合并溃疡者要慎用。服药后注意面色、神志、脉搏、呼吸、血压、月经等的改变，肢体的温度，以及排泄物带血量，必要时留大便送检潜血。肺癌患者自觉胸闷、呼吸不畅，以及可能有腔内出血者要停止用药，卧床休息。

（4）复方中成药如果不知道其配伍组成，最好不要与中药煎剂一起服用。服用中药期间不宜喝浓茶。

【预防与康复指导】

（1）减少工业污染的危害。在粉尘污染的环境中工作者，应戴好口罩或者其他防护面具以减少有害物质的吸入。改善工作场所的通风环境，使空气中的有害物质浓度减少。

（2）减少环境污染。大气污染为一个重要的致肺癌因子。其中主要有3，4-苯并芘、二氧化硫以及一氧化碳等。

（3）在精神方面，肺癌患者应保持精神愉快，不为小事闷闷不乐。

（4）饮食应富于营养、维生素，应多吃新鲜蔬菜和水果。水果能够有效预防肺癌的引发，不要吃辛辣刺激的食物。

第三节　乳腺癌

【概述】

一、西医定义

乳腺癌是女性最常见的恶性肿瘤之一，是乳房腺上皮细胞在多种致癌因子作用下，发生基因突变，使细胞增生失控所致。它的组织学表现形式是大量的幼稚化的癌细胞无限增殖和无序状地拥挤成团，挤压并侵蚀破坏周围的正常组织，破坏乳房的正常组织结构。其特点是乳房有肿块，质地坚硬，凹凸不平，边界不清，推之不移，按之不痛，或乳窍溢血，晚期溃烂则凸如泛莲或菜花。未曾生育或哺乳的妇女、月经初潮早或绝经期的妇女、有乳腺癌家族史的妇女乳腺癌的发病率相对较高。男性乳腺癌少见。乳腺癌可分为非浸润性与浸润性两种，后者恶性程度较高，且占大多数。

二、中医认识

乳腺癌，属于中医学"乳痞""乳岩"等范畴。此外，"石痈""乳核""妒乳""乳毒""乳疽""石榴翻花发"等也与乳腺癌类似。早在隋·巢元方所著《诸病源候论》中提到"乳石痈"时就说："石痈之状，微强不甚大，不赤微痛热……但结核如石。"宋·陈自明所著《妇人大全良方》中描述乳岩为："若初起，内结小核，或如鳖棋子，不赤不痛，积之岁月渐大，崩破如熟石榴，或内溃深洞。此属肝脾郁怒，气血亏损，名曰乳岩。"该书不仅对乳癌的症状描述得非常确切，而且对其转移部位也做了深刻论述，指出："乳岩初起结核隐痛……耽延续发如堆粟，坚硬岩形引腋胸。"治疗宜早，晚期多不可救治。明·陈实功著《外科正宗》论述："经络痞涩，聚结成核，初如豆大，渐如棋子；半年一年，二载三载，不痛不痒，渐渐而大，始生疼痛，痛则无解，日后肿如堆粟，或如复碗，紫色气秽，渐渐溃烂，深者如岩穴，凸者若泛莲，疼痛连心，出血则臭，其时五脏俱衰，四大不救，名曰乳岩"。清·王洪绪《外科全生集》指出，晚期乳岩禁忌局部手术，"大忌开刀，开则翻花最惨"。乳腺癌主要病因病机为七情太过，肝气郁结；肝郁脾虚失运，气滞痰凝；或年高体弱，冲任失调，日久致气滞血瘀，热毒内蕴，结积而成。病位主要在乳房，病根在肝、肾，病机与肝胆、脾胃、肾关系密切。

【诊断依据】

一、临床表现

1.乳房肿块　80%的乳腺癌患者以乳腺肿块首诊。患者常无意中发现肿块，多为单发，质硬，边缘不规则，表面欠光滑。大多数乳腺癌为无痛性肿块，仅少数伴有不同程度的隐痛或刺痛。

2.局部皮肤改变　乳腺癌引起的皮肤改变可出现多种体征，最常见的是肿瘤侵犯乳房悬韧带（库珀韧带，Cooper ligament）后与皮肤粘连，出现酒窝征。若癌细胞阻塞了真皮淋巴管，则会出现橘皮样改变。乳腺癌晚期，癌细胞沿淋巴管、腺管或纤维组织浸润到皮内并生长，形成皮肤卫星结节。

3.乳头、乳晕异常　肿瘤位于或接近乳头深部，可引起乳头回缩。肿瘤距乳头较远，乳腺内的大导管受到侵犯而短缩时，可引起乳头回缩或抬高。乳头乳晕湿疹样癌即佩吉特病（Paget disease），表现为乳头皮肤瘙痒、糜烂、破溃、结痂、脱屑、伴灼痛，甚至乳头回缩。

4.乳头溢液　非妊娠期从乳头流出血液、浆液、乳汁、脓液，或停止哺乳半年以上仍有乳汁流出者，称为乳头溢液。引起乳头溢液的原因很多，常见的疾病有导管内乳头状瘤、乳腺增生、乳腺导管扩张症和乳腺癌。单侧单孔的血性溢液应进一步行乳管镜检查，若伴有乳腺肿块更应重视。

5. 腋窝淋巴结肿大　隐匿性乳腺癌乳腺体检摸不到肿块，常以腋窝淋巴结肿大为首发症状。乳腺癌患者 1/3 以上有腋窝淋巴结转移。初期可出现同侧腋窝淋巴结肿大，肿大的淋巴结质硬、散在、可推动。随着病情发展，淋巴结逐渐融合，并与皮肤和周围组织粘连、固定。晚期可在锁骨上和对侧腋窝摸到转移的淋巴结。

二、辅助检查

（一）体格检查

包括视诊和触诊两部分。

1. 视诊　观察双侧乳腺是否对称、双侧乳头是否在同一水平，乳头有无凹陷、糜烂、回缩，乳腺皮肤有无改变。

2. 触诊临床规范　进行乳腺触诊前应详细询问乳腺病史、月经婚姻史、既往肿瘤家族史（乳腺癌、卵巢癌）。绝经前妇女最好在月经结束后进行乳腺触诊。受检者常采用坐位或立位，对下垂型乳房或乳房较大者，亦可结合仰卧位。大多数乳腺癌触诊时可以触到肿块，此类乳腺癌容易诊断。部分早期乳腺癌触诊阴性，查体时应重视乳腺局部腺体增厚变硬、乳头糜烂、乳头溢液，以及乳头轻度回缩、乳房皮肤轻度凹陷、乳晕轻度水肿、绝经后出现乳房疼痛等，应提高警惕。诊断时要结合影像学和组织病理学检查结果，必要时可活检行细胞学诊断。

（二）乳腺 X 线

其为乳腺疾病的最基本检查方法，在检出钙化方面，具有其他影像学方法无可替代的优势，但对致密型乳腺、近胸壁肿块的显示不佳，且有放射性损害，对年轻女性患者不作为首选检查方法。

（三）乳腺超声

超声检查因其简便易行、灵活直观、无创无辐射等特点，适用于所有疑诊乳腺病变的人群。可同时进行乳腺和腋窝淋巴结的检查。常规超声检查可早期、敏感地检出乳腺内可疑病变，通过对病变形态、内部结构及周围组织改变等特征的观察，结合彩色多普勒血流成像观察病变内血流情况，确定病变性质。超声造影可显示病灶内微血管分布、走形、血流动力学差异及病灶与周围正常组织的关系，对于良恶性病灶的鉴别具有一定的意义。弹性成像可以评价组织硬度，对于部分乳腺病变的良恶性判断有一定的辅助价值。

（四）骨成像

对于临床 I～Ⅱ B 期浸润性乳腺癌患者，有局部骨痛或碱性磷酸酶升高时，可行骨显像检查评估是否有骨转移。临床Ⅲ期浸润性乳腺癌患者，可行骨显像检查或氟化钠 PET-CT 检查，评估是否有骨转移（2B 类）。复发或临床Ⅳ期乳腺癌患者，可行骨显像检查或 PET-CT 检查，评估是否有骨转移。若患者已行的 FDG PET-CT 检查中明确提示有骨骼转移，那么骨显像或不再需要 PET-CT 检查。

（五）正电子发射计算机断层显像

该检查适用于临床局部晚期、分子分型预后差，或有症状可疑存在远处转移的患者疗前分期（尤其是在常规影像检查对是否存在远处转移难以判断或存在争议时）。术后患者随访过程中可疑出现局部复发或转移，包括查体或常规影像检查出现异常、肿瘤标志物升高等（对于鉴别复发和放射性纤维化，PET-CT 较其他常规影像检查具有优势）。

（六）乳腺磁共振成像检查

乳腺 MRI 检查的优势在于敏感度高，能显示多病灶、多中心或双侧乳腺癌病灶，并能同时显示肿瘤与胸壁的关系、腋窝淋巴结转移情况等，为制订手术方案提供更可靠的依据。

（七）实验室检查

1.生化检查　早期无特异性血生化改变，晚期累及其他脏器时，可出现相应的生化指标的变化。如多发骨转移时，出现碱性磷酸酶升高。

2.肿瘤标志物检测　CA153、CEA 是乳腺癌中应用价值较高的肿瘤标志物，主要用于转移性乳腺癌患者的病程监测。CA153 和 CEA 联合应用可明显提高检测肿瘤复发和转移的敏感度。由于其对局部病变的敏感度低，且在某些良性疾病和其他器官的恶性肿瘤中也可升高，因此不适合用于乳腺癌的筛查和诊断。

（八）组织病理学诊断

病理学诊断是乳腺癌确诊和治疗的依据。规范化的乳腺癌病理诊断不仅需提供准确的病理诊断，还需提供正确、可靠、与乳腺癌治疗方案选择、疗效预测和预后判断相关的标志物检测结果。进行病理学诊断时，临床医师需提供完整、确切的临床情况，以及合格、足量、完整的组织标本。

三、诊断标准

（1）患侧乳房出现无痛、单发肿块；少见的表现是乳头溢液、乳头回缩及腋窝肿块。

（2）肿块质硬，表面不光滑，与周围组织分界不很清楚，在乳房内不易推动。可伴有"酒窝征"、乳头内陷、皮肤"橘皮样"改变及腋窝淋巴结肿大。

（3）超声表现不均匀的弱回声区，形态不规则、周边不规整，可见粗大斑点状回声，周围见回声晕带。不规则低回声区，CDFI 癌瘤内血流信号增多。

（4）钼靶 X 线片密度增高的肿块影，边界不规则，或呈毛刺征。钙化点颗粒较小，呈点状、小分支状或泥沙样，一般认为有 10 个以上钙化点相互群集时，大多为恶性，尤其是钙化点在 1 cm 范围内集中时恶性可能性很大。

（5）粗针穿刺病理或切取病理检查可明确诊断。

四、乳腺癌 TNM 分期（2009 年 AJCC 第 8 版）

（一）乳腺癌的 pTNM 分期

1.原发肿瘤（浸润性癌）（pT）

pT_x：原发肿瘤不能被估量。

pT_0：无原发肿瘤证据。

pTis（DCIS）：导管原位癌（小叶原位癌已从此分类中去除）。

pTis（Paget disease）：乳头 Paget 病，不伴随乳腺实质中的浸润性癌和（或）原位癌［DCIS 和（或）LCIS］成分。

pT_1：肿瘤最大径 ≤ 20 mm（根据 5 mm、10 mm 可细分为 T_{1a}、T_{1b}、T_{1c}）。

pT_{1mi}：肿瘤最大径 ≤ 1 mm（微小浸润性癌）。

pT_{1a}：1 mm ＜肿瘤最大径 ≤ 5mm（1.0~1.9 mm 的肿瘤均计为 2 mm）。

pT_{1b}：5 mm ＜肿瘤最大径 ≤ 10 mm。

pT_{1c}：10 mm ＜肿瘤最大径 ≤ 20 mm。

pT_2：20mm ＜肿瘤最大径 ≤ 50 mm。

pT_3：肿瘤最大径＞ 50 mm。

pT_4：任何大小肿瘤直接侵犯胸壁和（或）皮肤（形成溃疡或肉眼肿块）；仅有肿瘤侵及真皮不诊断为 pT_4。

pT_{4a}：侵犯胸壁（不包括单纯胸大、小肌受累）。

pT_{4b}：皮肤溃疡，和（或）同侧有肉眼可见的卫星结节，和（或）皮肤水肿（包括橘皮征），但不到炎性乳癌的诊断标准（仅有镜下可见的皮肤卫星结节，且无皮肤溃疡或水肿，不诊断为 pT_{4b}）。

pT_{4c}：T_{4a} 和 T_{4b}。

pT_{4d}：炎性乳癌。

2. 区域淋巴结（pN）

pN_x：不能评估区域淋巴结。

pN_0：无区域淋巴结转移或仅有 ITCs。

pN_0（i-）：组织学无转移，IHC 阴性。

pN_0（i+）：仅有 ITCs；肿瘤细胞簇 ≤ 0.2 mm（单个淋巴结中可有多灶 ITC，最大者必须 ≤ 0.2 mm；若 ITCs 细胞总数大于 200，则应诊断为微转移）。

pN_0（mol-）：组织学无转移，RT-PCR 阴性。

pN_0（mol+）：未检测到 ITCs，但 RT-PCR 阳性。

pN_{1mi}：微转移（约 200 个细胞，＞ 0.2 mm，≤ 2.0 mm）。

pN_{1a}：1~3 个淋巴结有转移，至少一个肿瘤灶＞ 2.0 mm。

pN_{1b}：转移至同侧内乳前哨淋巴结（胸骨旁，转移灶＞ 0.2 mm），腋窝淋巴结阴性。

pN_{1c}：pN_{1a} 和 pN_{1b}。

pN_{2a}：4~9 个腋窝淋巴结转移（至少 1 个肿瘤灶＞ 2.0 mm）。

pN_{2b}：临床检测到内乳（胸骨旁）淋巴结转移（有或无病理证实），不伴腋窝转移。

pN_{3a}：≥ 10 个腋窝淋巴结有转移（至少 1 个肿瘤灶＞ 2.0 mm）或锁骨下淋巴结（腋顶部）转移。

pN_{3b}：pN_{1a} 或 pN_{2a} 伴有 pN_{2b}（影像学证实的内乳淋巴结转移）；或 pN_{2a} 伴有 pN_{1b}。

pN_{3c}：转移至同侧锁骨上淋巴结分期：T_1 包括 T_{1mi}，而 N_{1mi} 对分期有意义；如果淋巴结只有前哨，则标记 N_x（sn）。

3. 远处转移（M）

pM_0：不适用。

pM_0（i+）：无临床或影像学证据证实远处转移；但在没有转移症状和体征的患者中，分子生物学或显微镜下检测到循环血液中、骨髓中或其他非区域淋巴结组织中有 $\leq 0.2\ mm$ 的肿瘤细胞群。

pM_1：临床和影像学手段检查到远处转移和（或）组织学证实转移灶 $> 0.2\ mm$。

（二）临床分期

0 期：$TisN_0M_0$。

Ⅰ A 期：$T_1N_0M_0$。

Ⅰ B 期：T_0，$T_1N_{1mi}M_0$，$T_0N_{1mi}M_0$，$T_1N_{1mi}M_0$。

Ⅱ A 期：T_0，$T_1N_1M_0$，$T_2N_0M_0$。

Ⅱ B 期：T_2，N_1M_0，$T_3N_0M_0$。

Ⅲ A 期：T_0，T_1，$T_2N_2M_0$，T_3N_1，N_2M_0。

Ⅲ B 期：T_4N_0，N_1，N_2M_0。

Ⅲ C 期：任何 TN_3M_0。

Ⅳ期：任何 T 任何 N M_1。

五、病理组织学分类

（一）根据病理分类

1. 原位癌　导管内原位癌；PAGET 病

2. 浸润性癌　非特殊型（NOS）：导管癌；炎性癌；髓样癌，NOS；髓样癌伴淋巴细胞浸润；黏液腺癌；乳头状癌（微乳头状癌为主型）；小管癌；小叶癌；伴浸润性癌的佩吉特氏病。未分化：鳞状细胞癌；腺样囊性癌；分泌性癌；筛状癌。

（二）乳腺癌的分子亚型（表18-4）

表 18-4　乳腺癌的分子亚型

分子亚型	病理特点	备注
Luminal A 型	ER 阳性，PR 阳性且 PR 高表达（＞20%）；HER-2 阴性，Ki-67 低表达（＜14%）	Ki-67 高低表达的判定值在不同病理实验中心可能不同，一般采用 20%~30% 作为判断 Ki-67 高低的界值
Luminal B 型	管腔 B 型（HER-2 阴性），ER 和（或）PR 阳性，HER-2 阴性，且 Ki-67 高表达（≥14%）或 PR 低表达（≤20%）；管腔 B 型（HER-2 阳性），ER 和（或）PR 阳性，HER-2 阳性（蛋白质过表达或基因扩增），任何状态的 Ki-67	

分子亚型	病理特点	备注
HER-2 过表达型	HER-2 阳性（蛋白质过表达或基因扩增），ER 和 PR 阴性	
基底样型	非特殊型浸润性导管癌（三阴性）：ER 阴性，PR 阴性，HER-2 阴性	三阴性乳腺癌和 Basal-like 型乳腺癌之间的吻合度约 80%。但是三阴性乳腺癌也包含一些特殊类型乳腺癌如髓样癌（典型性）和腺样囊性癌，这类癌的复发转移风险较低

【鉴别诊断】

一、乳腺纤维腺瘤

为常见的乳腺良性肿瘤，可能与性激素功能失调有关，好发于性激素活跃期，多见于青年妇女（20~30 岁），肿块多位于乳腺外上象限，呈圆形或扁圆形，一般在 3 cm 以内。单发或多发，质坚韧，表面光滑或结节状，分界清楚，无粘连，触之有滑动感，活动度良好，肿块无痛，生长缓慢，少数可伴有乳头清亮溢乳。在妊娠时常增大较快。

二、囊性增生病

因乳腺组织出现多发囊肿改变及乳腺导管上皮细胞增生而得名，主要由于在性激素活动期，乳腺异常增生而引起。本病多发于 40 岁前后的女性，主要表现为乳腺腺体增厚，常为双侧，约 1/3 患者可有乳房胀痛，肿块可呈周期性，与月经周期有关，少数可有溢乳现象。触诊检查乳房乳腺局限性增厚，有结节感，但触不到清楚分界的肿块，与皮肤无粘连，必要时应通过病理组织学检查来诊断。

三、乳房囊肿

可分为积乳和积血。积乳多见于哺乳期或妊娠期妇女，根据病史和体征不难诊断。积血多见于外伤，因积血堵塞乳管，未被吸收而形成炎性肿块。

四、浆细胞性乳腺炎

常由于各种原因引起乳腺导管阻塞，导致乳管内脂性物质溢出，进入管周组织而造成无菌性炎症。本病好发于 50 岁前后女性，临床表现无固定性规律，有的发病急可出现乳痛、红肿、乳头内陷、腋淋巴结肿大，易被误诊为炎症乳腺癌。当病变局限急性炎症消退，乳内有肿块，且可与皮粘连，也易误诊为乳腺癌。一般数周后组织反应和肿块逐渐自行消退。也有的以乳腺肿块为主，缓慢生长，持续数月，甚至 1~2 年，既无明显急性期，也无明显缩小表现，临床上很难与癌瘤相鉴别。

五、乳腺结核

本病好发于中、青年女性，比较少见。乳腺结核是由结核杆菌导致的乳腺组织的慢性炎症，局部表现为乳房内肿块，肿块质硬偏韧，部分区域可有囊性感，临床表现为炎症性病变，可形成肿块，但见时大时小的变化，患者不一定有肺结核，也常伴有腋下淋巴结肿大，临床有 35% 的患者难以与癌相区别。

【西医治疗】

一、治疗思路

乳腺癌应采用综合治疗的原则，根据肿瘤的生物学行为和患者的身体状况，联合运用多种治疗手段，兼顾局部治疗和全身治疗，以期提高疗效和改善患者的生活质量。

二、西医治疗

（一）乳腺癌的术前新辅助治疗

1. HER-2 阳性新辅助治疗　满足以下条件之一者可选择术前新辅助药物治疗。

（1）肿块较大（> 5 cm）。

（2）腋窝淋巴结转移。

（3）HER-2 阳性。

（4）三阴性。

（5）有保乳意愿，但肿瘤大小与乳房体积比例大难以保乳者。

2. HER-2 阳性乳腺癌术前治疗（表 18-5）

表 18-5　推荐术前治疗

Ⅰ级推荐	Ⅱ级推荐
① TCbHP（1A） ② THP（1A）	① 抗 HER-2 单抗联合以紫杉类为基础的其他方案（2B） 如 TCbH（2A）、AC-THP（2B） ② 科学合理设计的临床研究

3. HER-2 阳性乳腺癌新辅助治疗后的辅助治疗（表 18-6、表 18-7）

表 18-6　术前抗 HER-2 治疗仅使用曲妥珠单抗

分层	Ⅰ级推荐	Ⅱ级推荐
病理学完全缓解（pCR）	曲妥珠单抗	HP（曲妥珠单抗 + 帕妥珠单抗）（2A）
未达病理学完全缓解（non pCR）	① HP（曲妥珠单抗 + 帕妥珠单抗）（2A） ② T-DM1（1B）	曲妥珠单抗（2B）

表 18-7 术前抗 HER-2 治疗使用曲妥珠单抗联合帕妥珠单抗

分层	Ⅰ级推荐	Ⅱ级推荐
病理学完全缓解（pCR）	HP（曲妥珠单抗 + 帕妥珠单抗）（1A）	曲妥珠单抗（2B）
未达病理学完全缓解（non pCR）	T-DM1（1B）	HP（曲妥珠单抗 + 帕妥珠单抗）（2A）

4. HER-2 阴性乳腺癌术前治疗（表 18-8）

表 18-8 HER-2 阴性乳腺癌术前治疗

Ⅰ	Ⅱ
选择同时包含蒽环类和紫杉类的治疗方案联合使用：TAC 方案（1A）　AT 方案（2A）	① 以蒽环类和紫杉类为主的其他方案，AC-T 方案（1B） ② 年轻、三阴性，尤其 *BRCA* 基因突变者，可选择紫杉联合铂类的方案，如 TP（2A）

5. 激素受体阳性乳腺癌术前内分泌治疗（表 18-9）

表 18-9 激素受体阳性乳腺癌术前内分泌治疗

分层	Ⅰ级推荐	Ⅱ级推荐	Ⅲ级推荐
复发风险低的患者（满足以下全部条件）： ①淋巴结阴性； ②G1； ③T < 2 cm； ④低 Ki-67	TAM 5 年（1A）		
满足以下危险因素之一者： ① G2 或 G3； ② 淋巴结阳性（1~3 个）； ③ T_2 及以上；	OFS+TAM 5 年（1A）	OFS+AI 5 年（2A）	TAM（2B）
淋巴结阳性（4 个及以上）	OFS+AI 5 年（1A）	OFS+TAM 5 年（2A）	TAM（2B）

（二）乳腺癌的术后辅助治疗

1.HER-2 阳性乳腺癌辅助治疗（表 18-10）

表 18-10 HER-2 阳性乳腺癌辅助治疗

分层	Ⅰ级推荐	Ⅱ级推荐	Ⅲ级推荐
腋窝淋巴结阳性	AC-THP（1A） TCbHP（1A）	AC-TH（1A） TCbH（1A）	H 后序贯来那替尼 （2A）
腋窝淋巴结阴性但伴高危因素 ①肿瘤 > 2 cm； ②其他危险因素（如 ER 阴性）	AC-TH（1A） TCbH（1A）	AC-THP（2A） TCbHP（2A）	H 后序贯来那替尼 （2B）
腋窝淋巴结阴性且肿瘤 ≤ 2 cm	TC+H（2A）	wTH（2B）	
激素受体阳性、无须化疗或不 能耐受化疗		H+ 内分泌治疗（2A）	化疗后再用 H（2B）

2.HER-2 阴性乳腺癌辅助治疗（表 18-11）

表 18-11 HER-2 阴性乳腺癌辅助治疗

分层	Ⅰ级推荐	Ⅱ级推荐	Ⅲ级推荐
高复发风险的患者： ①阳性腋窝淋巴结 ≥ 4 个； ②阳性或淋巴结 1~3 个并伴有其 他复发风险	ACT-T（1A） ddAC-ddT（1A）	TAC（1B） FEC-T（1B）	FAC×6（2B）
三阴性乳腺癌复发风险降低的患 者，符合以下危险因素之一： ①淋巴结 1~3 个（Luminal A 型）； ②Ki-67 高表达（ ≥ 30%）； ③ ≥ T_2； ④年龄小于 35 岁	AC（1C） TC（1A）	AC-T（2A）	

3.激素受体阳性乳腺癌的辅助内分泌治疗　方案同激素受体阳性乳腺癌术前内分泌治疗。

（三）晚期乳腺癌的解救治疗

1. HER-2 阳性晚期乳腺癌一线解救化疗（表 18-12）

表 18-12　HER-2 阳性晚期乳腺癌一线解救化疗

分层	Ⅰ级推荐	Ⅱ级推荐	Ⅲ级推荐
① 未用过 H； ② 曾用 H 但符合再使用条件	① THP（紫杉类 +H+ 帕妥珠单抗）（1A）； ② TXH（紫杉类 + 卡培他滨 +H）（1A）	H 联合化疗（2A） 包括：紫杉类、长春瑞滨、卡培他滨等	① 吡咯替尼 + 卡培他滨（2B）； ② H+ 帕妥珠单抗 + 其他化疗（2B）
H 治疗失败	吡咯替尼 + 卡培他滨（1A）	① T-DM1（1A）； ② 拉帕替尼 + 卡培他滨（2B）	① 吡咯替尼单药； ② TKI 联合其他化疗（2B）； ③ H 联合其他化疗（2B）

2. HER-2 阴性晚期乳腺癌一线解救化疗（表 18-13）

表 18-13　HER-2 阴性晚期乳腺癌一线解救化疗

分层	Ⅰ级推荐	Ⅱ级推荐	Ⅲ级推荐
蒽环类治疗失败	① 单药紫杉类： 白蛋白紫杉醇（1A） 多西他赛（2A） 紫杉醇（2A） ② 联合化疗： TX（1A） GT 方案（1A） TP 方案（2A）	① 单药化疗： 卡培他滨（2A） 长春瑞滨（2A） 吉西他滨（2A） 依托泊苷（2B） ② 联合化疗： 紫杉类 + 贝伐珠单抗（2B）	多柔比星脂质体（2B） 紫杉醇脂质体（2B）
蒽环类和紫杉类治疗失败	① 单药化疗： 卡培他滨（2A） 长春瑞滨（2A） 吉西他滨（2A） ② 联合方案： NP 方案（2A） GP 方案（2A） NX 方案（2A）	① 单药化疗： 艾立布林（2B） 白蛋白紫杉醇（2B） 依托泊苷（2B） ② 联合化疗： 卡培他滨 + 贝伐珠单抗（2B） 白蛋白紫杉醇 + 其他化疗（2B） 优替德隆 + 卡培他滨（2B）	多柔比星脂质体（2B） 紫杉醇脂质体（2B）

3. 激素受体阳性晚期乳腺癌的内分泌治疗（绝经后）（表 18-14）

表 18-14　激素受体阳性晚期乳腺癌的内分泌治疗

分层	Ⅰ级推荐	Ⅱ级推荐	Ⅲ级推荐
未经内分泌治疗	AI+CDK4/6 抑制剂（1A）	① AI（1A）； ② 氟维司群（1A）	TAM（2B）
TAM 治疗失败	① AI+CDK4/6 抑制剂（1A）； ② AI+HDAC 抑制剂（1A）； ③ 氟维司群 +CDK4/6 抑制剂（1B）	① AI（1A）； ② 氟维司群（1A）	
NSAL 治疗失败	① 甾体类 AI+HDAC 抑制剂（1A）； ② 氟维司群 +CDK4/6 抑制剂（1A）	① 甾体类 AI+HDAC 抑制剂（2A）； ② 氟维司群（2A）； ③ 甾体类 AI+ 依维莫司（1B）	① 甾体类 AI（2B）； ② TAM 或托瑞米芬（2B）； ③ 孕激素（2B）
SAI 治疗失败	氟维司群 +CDK4/6 抑制剂（1A）	① 氟维司群（2A）； ② 非甾体类 AI+ 依维莫司（2A）	① 非甾体类 AI（2B）； ② TAM 或托瑞米芬（2B）； ③ 孕激素（2B）

（四）乳腺癌骨转移

治疗的基本原则：

（1）根据分类治疗原则决定全身抗肿瘤药物治疗。

（2）合理使用骨改良药：唑来膦酸或伊班膦酸（1A）、地舒单抗（1B）及其他膦酸盐类药物（1B）。

（3）手术治疗。

（4）局部放疗。

（五）乳腺癌脑转移

具体方案见表 18-15。

表 18-15　乳腺癌脑转移治疗方案

分层	Ⅰ级推荐	Ⅱ级推荐
有限脑转移病灶数目	① 颅外疾病控制好，KPS ≥ 60 分： （a）手术切除（1A），术后残腔部位进行 SRT； （b）对不需要手术或者活检证实转移灶的患者，可直接选择 SRT。 ② 颅外疾病控制差，KPS 评分低： （a）全脑放疗（2A）； （b）支持治疗（2A）	① 直径 ≤ 3.5 cm 病灶，考虑 SRT（1B）； ② 无法手术考虑 SRT（1B）； ③ HER-2 阳性患者，局部症状可控，可以首先考虑抗 HER-2 药物治疗
弥散脑转移病灶	全脑放疗（含海马回保护）（1A）	HER-2 阳性患者，局部症状可控，可以首先考虑抗 HER-2 药物治疗（2B）
脑膜转移	放射治疗（2A）	鞘内注射（2B）

注：SRT 为立体定向放疗。

【中医治疗】

一、中医辨证施治

1. 肝郁气滞证

临床表现：乳房结块，皮色不变，两胁胀痛，或经前乳房作胀，经来不畅，郁闷寡言，心烦易怒，口苦咽干。舌苔薄白或微黄，或舌边瘀点，脉弦或弦滑。

病机：肝气失于条达，气滞血瘀，不通则痛。

治法：疏肝理气，化痰散结。

处方：逍遥散加减。瓜蒌、当归、赤芍、柴胡、白术、郁金、香附、青皮、枳实、山慈菇、八月札、夏枯草。

加减：乳房胀痛明显者加王不留行、延胡索化瘀止痛；气滞血瘀见乳房结块胀痛者加王不留行、延胡索、炮山甲等；大便干结可加制大黄。

2. 冲任失调证

临床表现：乳房内肿块，质地硬韧，粘连，表面不光滑，五心烦热，午后潮热，盗汗，口干，腰膝酸软，兼有月经不调。舌质红，苔少有裂纹，脉细或细数无力。

病机：肝肾阴虚，冲任失养，血脉不畅。

治法：调理冲任，滋阴软坚。

处方：知柏地黄汤加减。生地黄、山萸肉、知母、八月札、莪术、山慈菇、石见穿、蜂房、川牛膝、元参、炙鳖甲、鸡内金。

加减：失眠者，加酸枣仁、柏子仁、夜交藤养心安神；盗汗者，加煅龙骨、煅牡蛎、浮小麦收敛止汗；如有腹泻便溏则去知母，酌加山药、扁豆；月经不调酌加益母草、制香附。

3. 热毒蕴结证

临床表现：乳房结块迅速肿大，隐隐作痛，或结肿溃破，甚则溃烂翻花，流水臭秽，痛引胸胁，烦热眠差，口干苦，小便黄赤，大便秘结。舌质红，苔黄白或厚腻，脉弦数或滑数。

病机：热毒内蕴，气机不利，肝络失和，胆不疏泄。

治法：清热解毒，化瘀消肿。

处方：五味消毒饮加减。金银花、蒲公英、桃仁、红花、赤芍、野菊花、夏枯草、蜂房、元参、生地黄、柴胡、山慈菇、薏苡仁、制大黄、皂角刺。

加减：火结便秘者，加大黄、厚朴、枳实等通腑泄热；热入营血可加丹皮、生地、赤芍；晚期乳癌见消瘦乏力、面色不华、脉虚数者，可加黄芪、白术、当归。

4. 气血两虚证

临床表现：乳中结块，推之不移，或肿块溃烂，血水淋漓，疼痛难忍，头晕目眩，面色白，神疲气短。舌质淡或淡胖，舌苔薄白，脉沉细无力。

病机：正气大伤，邪毒炽盛，气血不足，机体失养。

治法：健脾益气，化痰软坚。

处方：补中益气汤加减。黄芪、党参、白术、茯苓、当归、白芍、女贞子、阿胶（烊化）、薏苡仁、山慈菇、蜂房、淫羊藿、橘叶、柴胡。

加减：若气虚卫表不固，自汗，易感冒，宜重用黄芪，加防风、浮小麦益气固表敛汗；脾虚湿盛泄泻或便溏者，当归减量，加薏苡仁、炒扁豆健脾祛湿；脾胃虚弱加山药、扁豆；肿块痛者可加制香附、制没药、延胡索；畏寒怕冷者加鹿角霜。

二、中成药处方

1. 平消胶囊　口服，每次4~6粒，每日3次。主治多种肿瘤。

2. 增生平片　口服，每次4~8片，每日2次，疗程3~6个月。用于乳腺癌，与放化疗配合使用可提高疗效、减轻其毒副作用。

3. 山慈菇片、山慈菇注射液　手术前2~6个星期给药，每次服2片（每片0.2 mg），每日4次。山慈菇注射液（每支1 mL，含生药10 mg），静脉注射，每次1支，每日1次。适用于乳腺癌术前治疗，可缩小肿块。

4. 华蟾素注射液　肌内注射，每次2~4 mL，每日2次，4周为1个疗程。静脉注射：每次10~20 mL，加入500 mL 5%葡萄糖注射液中静脉缓慢滴注，每2~4周为1个疗程。

三、针灸及其他疗法

1. 针灸疗法

（1）改善症状，延长生存期。

治法：扶正固本。以强壮保健穴为主。

主穴：关元、足三里、三阴交、内关、乳根、膺窗。

（2）镇痛。

治法：行气活血。以夹脊穴及手阳明、足厥阴经穴为主。

主穴：夹脊、合谷、太冲、内关、膻中、乳根。

（3）减轻放化疗反应。

治法：扶正化浊。以督脉、足阳明、足太阴经穴为主。

主穴：大椎、足三里、三阴交。

根据辨证分型或相关症状进行配穴。瘀血内停配膈俞、血海；痰湿结聚配中脘、丰隆、阴陵泉；气血不足配气海、脾俞、胃俞；脾肾阳虚配肾俞、命门；肝肾阴虚配太冲、太溪、照海。厌食配下脘、天枢、上巨虚；呃逆配内关、中脘。免疫功能抑制配内关、关元；白细胞减少配膈俞、脾俞、胃俞、肝俞、肾俞；胃肠反应配内关、中脘、天枢；口腔咽喉反应配照海、列缺、廉泉；直肠反应配天枢、大肠俞、支沟、梁丘。还可配合耳针、灸法、穴位埋线等治疗。或在背俞穴隔姜铺灸，用于放化疗后副作用。

2. 其他疗法　可用超声波药物透入疗法，体积不大的肿瘤或转移癌可用电化学疗法，经皮电刺激疗法可用于缓解癌痛。

3.外治

（1）外治乳腺癌肿块未溃者，可用太乙膏掺阿魏粉或黑退消贴敷；湿疹样癌宜搽青黛膏扑三石散；将溃者，用红灵丹油膏外敷。肿块溃后，局部疮口每日清洁换药，换药以红油膏或生肌玉红膏掺海浮散或九黄丹纱布外敷；若以出血为主，以棉花蘸桃花散紧塞疮口并加压缠缚。

（2）手术并发症外治手术后切口感染或皮瓣坏死：局部疮口每日清洁换药，换药时外敷九一丹、红油膏以祛腐，必要时使用蚕食修剪局部少量坏死、腐脱组织，创面腐肉脱尽后改用生肌散、白玉膏以生肌收口。术后患肢水肿，芒硝装入布袋，外敷患肢，每日2次。

（3）化疗并发症外治化疗药物引起静脉炎，芙蓉膏或金黄膏取适量，外敷患处，每日换药1次。功效：清热解毒，消肿止痛。

（4）放疗并发症外治放疗引起皮肤放射性溃疡：四味黄连洗剂，湿敷，每日4~5次。

【用药说明及治疗注意事项】

一、化疗注意事项

（1）术前新辅助化疗患者在穿刺活检确诊后要尽快开始化疗；术后辅助化疗在手术恢复后（伤口愈合，一般术后1个月内）开始化疗。

（2）在乳腺癌化疗前必须要测患者的身高、体重，以计算体表面积，决定化疗剂量。

（3）乳腺癌化疗前一般建议行大静脉穿刺建立长期的静脉通道，以减少药物渗漏损伤组织的发生。

（4）术前新辅助化疗的患者需要在化疗前行哨兵淋巴结活检，以明确腋窝淋巴结分期。

（5）化疗前患者血常规、心肝肾等功能检查正常，或由医生评估能进行化疗。

二、化疗副作用及注意事项

1.胃肠道反应　化疗药物会引起恶心、呕吐、腹胀、便秘、腹泻、食欲不振等胃肠道反应，故化疗期间以清淡、易吸收、高蛋白、低脂的食物为主，多摄入水果及蔬菜。

2.脱发　化疗药物可能引起脱发，勿紧张，化疗结束后大多数患者会重新长出头发，化疗期如不好护理，或每日脱发增加心理负担，可剃掉头发，戴帽子或者戴假发。

3.骨髓抑制　化疗药物可以引起骨髓抑制使白细胞下降（一般要维持到化疗后10~14天，而后开始上升），免疫力下降，可能引起感染，出现发热、肺炎、口腔溃疡，故化疗期间要减少去公共场所活动的次数，出门戴口罩，在医生指导下定时复查血常规及做升白细胞处理，对于骨髓抑制敏感的患者，可以预防应用升白药物（重组人粒细胞集落刺激因子）。

4.体检项目　每次化疗前需要抽血了解血常规、肝肾功、心电图等，部分患者需要复查心脏彩超，甚至肺 CT、腹部 CT 等。

5. 对于行腋窝淋巴结清扫的患者，应避免患侧肢体剧烈活动、提重物、输液及抽血。

6. 过敏反应　部分化疗药物（如紫杉类化疗药物）可能引起过敏，故医生需提前使用激素预防过敏处理，建议饭后食用激素药物，避免空腹。

7. 化疗期间建议安置深静脉管道，出院后遵从医嘱按时冲管。

三、中医治疗注意事项

（1）中医治则中的扶正培本法是调节机体免疫功能很好的体现。中药有免疫调节、促进蛋白质合成、刺激骨髓造血、提高机体对肿瘤的抵抗力等作用，同时也有解毒、抗衰老作用，可不同程度地提高机体免疫力。

（2）中药与手术的联合应用，通过益气补血、活血化瘀、通络消肿等治法，可有效治疗及预防手术后的并发症，如术后皮瓣坏死、术后上肢淋巴水肿等，临床常选用党参、黄芪、茯苓皮、鸡血藤、当归、赤芍、桃仁、红花、川芎等中药加减运用，已取得较好的疗效。

（3）在进行放疗、化疗时，即使没有明显的毒副作用，也应与中药联合应用。但此时使用中药，应避免使用气味厚重之品，应偏重应用性甘味和的药物进行调理，且用量不宜大。

【预防与康复指导】

乳腺癌的病因问题尚未解决，故可用于其一级预防的方法极为有限，谨慎地提出几种降低乳腺癌危险性的措施是有可能的，如青春期适当节制脂肪和动物蛋白的摄入，增加体育活动，尽量避免高龄生育，鼓励母乳喂养，更年期妇女尽量避免使用激素，适当增加体育活动，控制总热量及脂肪摄入，防止肥胖，避免不必要的放射线照射等。有效开展乳腺癌的二级预防，从而可以起到改善乳腺癌的预后和降低病死率的作用。应经常进行乳房自我检查，尤其是 35 岁以后的女性，发现乳房硬结和肿块，应及时做必要的检查，以利于早发现、早诊断、早治疗。

护理方面首先注意情志的调摄，中医学认为乳腺癌的发病与七情活动有密切的联系。不良精神因素是引起气血逆乱，经络阻塞，痰瘀结聚成核的重要致病因素。精神创伤诱发癌症，悲观恐惧心理会加速癌症恶化。因此保持健康的心理状态和乐观的情绪，对乳腺癌的未病先防和既病调护都是必需的。饮食调护在乳腺癌患者康复治疗中也起着重要作用，饮食宜多样化，平衡饮食，忌食助火生痰有碍脾运的食物，手术后可给予益气养血、理气散结之品；化疗时，若出现消化道反应及骨髓抑制现象，可食和胃降逆、益气养血之品。放疗期间要注意皮肤护理，首先要保持局部皮肤清洁干燥，禁止直接用肥皂擦洗，防止机械刺激，避免阳光直接照射，如感到瘙痒难忍时可用苦参煎水外洗或用炉甘石洗剂涂搽，对于溃破的皮肤可用甲紫外涂防止感染。一般于根治术后 24~72 小时，若无活动性出血即可开始患侧上肢功能训练活动，活动要循序渐进、由远及近，引流管拔除，皮瓣与胸壁已贴合，可逐渐活动肩关节，勿使患肢疲劳或下垂太久。禁止在患侧上肢测量血压、抽血、静脉注射和肌内注射。

第四节　食管癌

【概述】

一、西医定义

食管癌是指发生于食管上皮组织的恶性肿瘤，是消化道常见的恶性肿瘤之一。食管癌预后极差，中晚期患者 5 年生存率仅为 10% 左右。我国是食管癌发病率和病死率较高的国家，其好发于中、老年人，男性发病率高于女性。早期食管癌无特异的症状，有轻微的吞咽不适，进食停滞感、异物感、烧灼感或微痛，胸骨后不适，或呃逆嗳气、剑突下或上腹部不适等，中晚期患者常有进行性吞咽困难、呕吐黏液或食物、胸骨后或背部隐痛不适、出血、声音嘶哑、体重减轻等，或有锁骨上淋巴结肿大等其他转移的症状和体征。吸烟和饮酒是引起食管癌的重要因素。在我国食管癌高发区，主要致癌危险因素是致癌性亚硝胺及其前体物和某些真菌及其毒素等。

二、中医认识

食管癌属于中医学的"噎膈""痞满"等范畴。《素问·阴阳别论》："三阳结，谓之膈。"《素问·通评虚实论》曰："隔塞闭绝，上下不通，则暴忧之病也。"隋·巢元方《诸病源候论》将噎膈分为气、忧、食、劳、思五噎，忧、恚、气、寒、热五膈；明·张景岳《景岳全书》曰："噎膈一证，必以忧愁思虑，积劳积郁，或酒色过度，损伤而成。"治噎膈大法，当以脾肾为主；清·叶天士《临证指南医案·噎膈反胃》描述该疾病："气滞痰聚日拥，清阳莫展，脘管窄隘，不能食物，噎膈渐至矣。"中医学认为噎膈的病因是以内伤饮食，情志、脏腑失调为主，形成气滞、痰阻、血瘀 3 种邪气阻滞食管，邪毒瘀热内蕴，气血瘀滞，日久生成，使食管狭窄。噎膈病位在食管，属胃气所主，其病变脏腑关键在胃，与肝、脾、肾关系密切。初起以实证为主，久则化生燥热，耗伤阴血，津枯血燥，病性虚实夹杂，晚期阴损及阳，阳气亏虚。

【诊断依据】

一、食管癌高危因素和高危人群

1.高危因素　年龄 40 岁以上，长期饮酒吸烟、直系家属有食管癌或恶性肿瘤病史、具有上述癌前疾病或癌前病变者。

2.高危人群　具有上述高危因素的人群，尤其是生活在食管癌高发区，年龄 40 岁以上，有肿瘤家族史或者有食管癌的癌前疾病或癌前病变者及长期饮酒和吸烟者。

二、食管癌的临床表现

（一）症状

吞咽食物时有哽咽感、异物感、胸骨后疼痛，或明显的吞咽困难等，考虑有食管癌的可能，应进一步检查。

早期食管癌的症状一般不明显，常表现为反复出现的吞咽食物时有异物感或哽咽感，或胸骨后疼痛。一旦上述症状持续出现或吞咽食物有明显的吞咽哽咽感或困难时提示食管癌可能已为中晚期。当患者出现胸痛、咳嗽、发热等，应考虑食管穿孔的可能。当患者出现声音嘶哑、吞咽梗阻、明显消瘦、锁骨上淋巴结肿大或呼吸困难时常提示可能为食管癌晚期。

（二）体征

查体时大多数食管癌患者无明显相关阳性体征。当患者出现头痛、恶心或其他神经系统症状和体征，或骨痛、肝大、胸腹腔积液、体重明显下降、皮下结节、颈部淋巴结肿大等时提示有远处转移可能，需进一步检查确诊。

三、辅助检查

（一）血液生化检查

食管癌患者实验室常规检查目的是为了评估患者的一般状况及是否适于采取相应的治疗措施，包括血常规、肝肾功能、肝炎、梅毒、艾滋病等抗原抗体检查及凝血功能等其他必要的实验室检查。食管癌患者血液碱性磷酸酶或血钙升高需考虑骨转移可能；血液谷氨酰转肽酶、碱性磷酸酶、谷草转氨酶、乳酸脱氢酶或胆红素升高考虑肝转移可能。有进食不适感时，特别是晚期吞咽困难的食管癌患者，可用前白蛋白和白蛋白水平评估患者营养状况。

（二）肿瘤标志物检查

目前常用于食管癌辅助诊断、预后判断、放疗敏感度预测和疗效监测的肿瘤标志物有细胞角蛋白片段19（cytokeratin-19-fragment，CYFRA21-1）、癌胚抗原（carcinoembryonic antigen，CEA）、鳞状上皮细胞癌抗原（squamous cell carcinoma antigen，SCC）和组织多肽特异性抗原（tissue polypeptide specific antigen，TPS）等。上述标志物联合应用可提高中晚期食管癌诊断和预后判断及随访观察的准确度。目前应用于食管癌早期诊断的肿瘤标志物尚不成熟。

（三）影像学检查

1.气钡双重对比造影　它是目前诊断食管癌最直接、最简便、最经济而且较为可靠的影像学方法，食管气钡双重对比造影可发现早期黏膜表浅病变，对中晚期食管癌诊断价值更大，对于食管癌的位置和长度判断较直观。但对食管外侵诊断正确率较低，对纵隔淋巴结转移则不能诊断。

2.电子计算机断层成像　作为一种非创伤性检查手段，CT被认为是对食管癌分期及预后判断较好的方法之一。CT检查特点，可以在术前明确病变范围、淋巴结有无转移、有无远处转移等情况，也可用于术后（放化疗后）疗效评价，不足之处有组织分辨率不高、无法准确评估肿瘤外侵情况及小淋巴结转移情况。关于临床分期，CT判断T分期的准确度为58%左右，判断淋巴结转移的准确度为54%左右，判断远处部位如肝、肺等处转移的准确度为37%~66%。

3.磁共振成像　无放射性辐射，组织分辨率高，可多方位、多序列成像，对食管癌病灶局部组织结构显示优于CT。特别是高场强磁共振设备的不断普及和发展，使磁共振扫描速度大大加快，可以和CT一样完成薄层、多期相动态增强扫描，大大改善了对病变侵犯范围、与周围器官的关系及淋巴结的检出率均有提高。

4.超声检查　超声通常并不能显示食管病灶，食管癌患者的超声检查主要应用于颈部淋巴结、肝脏、肾脏等部位及脏器转移瘤的观察，为肿瘤分期提供信息。

5.正电子发射计算机断层显像检查　正电子发射计算机断层显像可确定食管癌原发灶的范围，了解周围淋巴结是否有转移及转移的范围，准确判断肿瘤分期。与胃镜及螺旋CT相比，18F-FDG PET-CT在食管癌病灶检测方面有更高的敏感度及特异度，因而能更精确地进行TNM分期。建议局部进展期食管癌在手术前、术前治疗和根治性放化疗时，应用PET-CT或PET提高分期检查的准确度，以及作为术前治疗、根治性放化疗后常规评价疗效手段的补充。

（四）内镜检查

1.普通白光纤维胃镜　在普通胃镜观察下，早期食管癌表现为食管黏膜病灶，有以下几种状态：①红区，即边界清楚的红色灶区，底部平坦；②糜烂灶，多为边界清楚、稍凹陷的红色糜烂状病灶；③斑块，多为类白色、边界清楚、稍隆起的斑块状病灶；④结节，直径在1 cm以内，隆起的表面黏膜粗糙或呈糜烂状的结节病灶；⑤黏膜粗糙，指局部黏膜呈粗糙不规则、无明确边界的状态；⑥局部黏膜上皮增厚的病灶，常遮盖其下的血管纹理，显示黏膜血管网紊乱、缺失或截断等特点。

2.色素内镜　将各种染料散布或喷洒在食管黏膜表面后，使病灶与正常黏膜在颜色上形成鲜明对比，更清晰地显示病灶范围，并指导指示性活检，以提高早期食管癌诊出率。色素内镜常用染料有碘液、甲苯胺蓝等，可单一染色，也可联合使用。

3.超声内镜（endoscopic ultrasound，EUS）　EUS下早期食管癌的典型表现为局限于黏膜层且不超过黏膜下层的低回声病灶。EUS可清楚显示食管壁层次结构的改变、食管癌的浸润深度及病变与邻近脏器的关系，T分期的准确度可达74%~86%，但EUS对病变浸润深度诊断的准确度易受病变大小及部位的影响。EUS对食管癌腹腔淋巴结转移的诊断敏感度和特异度分别为85%和96%，均高于CT（42%和93%）。

四、诊断标准

（一）临床诊断

根据上述临床症状、体征及影像学和内镜检查，符合下列情况之一者可作为临床诊断依据。

（1）吞咽食物时有哽咽感、异物感、胸骨后疼痛或出现明显的吞咽困难，食管造影发现食管黏膜局限性增粗、局部管壁僵硬、充盈缺损或龛影等表现。

（2）吞咽食物时有哽咽感、异物感、胸骨后疼痛或出现明显的吞咽困难，胸部 CT 检查发现食管管壁环形增厚或不规则增厚。

临床诊断食管癌病例需经病理学检查确诊。不宜依据临床诊断做放化疗，也不提倡进行试验性放化疗。

（二）病理诊断

根据临床症状、体征及影像学和内镜检查，经细胞学或组织病理学检查，符合下列情况之一者可确诊为食管癌。

（1）纤维食管镜检查刷片细胞学或活检为癌。

（2）临床诊断为食管癌，食管外转移病变（锁骨上淋巴结、皮肤结节等）经活检或细胞学检查明确诊断为食管癌转移病灶。

五、病理分型

（一）食管癌的大体分型

早期/表浅食管癌推荐巴黎分型（同早期/表浅食管癌日本大体分型，即 0 型）：

隆起型（0~Ⅰ）：又可分为有蒂隆起型（0~Ⅰp）和无蒂隆起型（0~Ⅰs）；

表浅型（0~Ⅱ）：又可分为表浅隆起型（0~Ⅱa）、表浅平坦型（0~Ⅱb）和表浅凹陷型（0~Ⅱc）。同时具有表浅隆起和表浅凹陷的病灶根据表浅隆起，表浅凹陷的比例分为表浅凹陷+表浅隆起型（0~Ⅱc+Ⅱa型）和表浅隆起+表浅凹陷型（0~Ⅱa+Ⅱc型）。

凹陷（溃疡）型（0~Ⅲ）：凹陷和表浅凹陷结合的病灶根据凹陷，表浅凹陷的比例分为表浅凹陷+凹陷（0~Ⅱc+Ⅲ型）和凹陷+表浅凹陷型（0~Ⅲ+Ⅱc型）。

（二）进展期食管癌推荐国内分型

髓质型：以食管壁增厚为特点，边缘呈坡状隆起。

蕈伞型：肿瘤边缘隆起，呈唇状或蘑菇样外翻，表面可伴有浅溃疡。

溃疡型：少见，此类型也可见于早期/表浅食管癌。中央有明显溃疡，通常伴有边缘隆起（与 Borrmann 分型的 2 或 3 型对应）。

缩窄型：以管腔明显狭窄为特点，患者的吞咽困难症状明显。

腔内型：少见，此类型也可见于早期/表浅食管癌。病变像蘑菇样或大息肉样，有细蒂。

（三）食管癌的分段

（1）颈段食管：上自下咽，下达胸廓入口即胸骨上切迹水平。周围毗邻气管、颈血管鞘和脊椎。内镜下测量距上切牙 15~20 cm。

（2）胸上段食管：上起胸廓入口，下至奇静脉弓下缘（即肺门水平之上）。其前面被气管、主动脉弓的 3 个分支及头臂静脉包围，后面毗邻脊椎。内镜下测量距上切牙 20~25 cm。

（3）胸中段食管：上起奇静脉弓下缘，下至下肺静脉下缘（即肺门水平之间）。其前方夹在两肺门之间，左侧与胸降主动脉为邻，后方毗邻脊椎，右侧游离直接与胸膜相贴。内镜下测量距上切牙 25~30 cm。

（4）胸下段食管：上起自下肺静脉下缘，下至食管胃结合部（即肺门水平之下）。内镜下测量距上切牙 30~40 cm。

六、组织学分型

（1）组织学类型见表 18-16。

表 18-16　组织学类型

组织学类型
鳞状细胞癌，非特殊型（NOS）
疣状癌
梭形细胞鳞状细胞癌
基底细胞样鳞状细胞癌
腺癌，非特殊型（NOS）
腺鳞癌
腺样囊性癌
黏液表皮样癌
未分化癌，非特殊型（NOS）
淋巴上皮瘤样癌
神经内分泌肿瘤（NET），非特殊型（NOS）
NET G1
NET G2
NET G3
神经内分泌癌（NEC）
大细胞癌
大细胞神经内分泌癌
混合性神经内分泌 – 非神经内分泌癌
复合性小细胞 – 腺癌
复合性小细胞 – 鳞状细胞癌

（2）组织学分级：鳞状细胞癌和腺癌依据分化程度分为高分化、中分化和低分化。

七、TNM 国际分期（AJCC 第八版，2017）

T（原发肿瘤）分期：

T_x：原发肿瘤不能确定。

T_0：无原发肿瘤证据。

Tis：重度不典型增生，定义为恶性细胞未突破基膜。

T_1：肿瘤侵犯黏膜固有层、黏膜肌层或黏膜下层。

T_{1a}：肿瘤侵犯黏膜固有层或黏膜肌层。

T_{1b}：肿瘤侵犯黏膜下层。

T_2：肿瘤侵犯固有肌层。

T_3：肿瘤侵犯食管外膜。

T_4：肿瘤侵犯食管邻近组织器官。

T_{4a}：肿瘤侵犯胸膜、心包、奇静脉、膈肌或腹膜。

T_{4b}：肿瘤侵犯其他邻近组织，如主动脉、椎体或气管。

N（区域淋巴结）分期：

N_x：区域淋巴结转移不能确定。

N_0：无区域淋巴结转移。

N_1：1~2 枚区域淋巴结转移。

N_2：3~6 枚区域淋巴结转移。

N_3：≥ 7 枚区域淋巴结转移。

M（远处转移）分期：

M_0：无远处转移。

M_1：有远处转移。

G（肿瘤分化程度）分类：

（1）腺癌 G 分类。

G_x：分化程度不能确定。

G_1：高分化，＞95% 的肿瘤组织由分化好的腺体组成。

G_2：中分化，50%~95% 的肿瘤组织显示腺体形成。

G_3：低分化，肿瘤组织由片状和巢状细胞组成，其中形成腺体结构的细胞成分＜50%。

（2）鳞状细胞癌 G 分类。

G_x：分化程度不能确定。

G_1：高分化，有明显的角化珠结构及较少量的非角化基底样细胞，肿瘤细胞呈片状分布，有丝分裂少。

G_2：中分化，呈现出各种不同的组织学表现，从角化不全到角化程度很低再到角化珠基本不可见。

G_3：低分化，主要是由基底样细胞组成的大小不一的巢状结构，内有大量中心性坏死；由片状或铺路石样肿瘤细胞组成的巢状结构，其中偶见少量的角化不全细胞或角化的细胞。

鳞状细胞癌 L（位置）分段[d]：

L_x：肿瘤位置不能确定。

Upper：颈部食管至奇静脉弓下缘。

Middle：奇静脉弓下缘至下肺静脉下缘。

Lower：下肺静脉下缘至胃，包含食管胃交界部。

【鉴别诊断】

一、食管其他恶性肿瘤

1. 食管癌肉瘤　影像表现与腔内型食管癌十分相似，多为带蒂的肿物突入食管腔内形成较粗大的食管腔内不规则的充盈缺损，病变段食管腔明显变宽。

2. 食管平滑肌肉瘤　可以表现为息肉型或浸润型 2 种类型。息肉型多为较大的软组织肿物，向食管腔内突出，表面被覆食管黏膜，常有蒂与食管壁相连。浸润型同时向腔内、外生长，食管壁增厚、表面常伴有中央溃疡。X 线胸片可见纵隔走行部位肿物影。食管造影见食管腔内巨大肿块，管腔狭窄偏位，也可呈局限性扩张，其内有大小不等的息肉样充盈缺损，黏膜平坦或破坏，中央可有龛影。

3. 食管恶性黑素色瘤　原发食管恶性黑色素瘤很少见，肿瘤表现为食管腔内的结节状或分叶状肿物，表面呈棕黑色或棕黄色，呈息肉状突入腔内，可有蒂与食管壁相连。影像表现类似腔内型食管癌。

4. 食管转移瘤　原发肿瘤常为气管肿瘤、甲状腺癌、肺癌、肾癌、乳腺癌等，这些癌通过直接侵犯或淋巴结转移而累及食管，食管镜检查常为外压性改变。由血行播散至食管壁的转移瘤罕见。其食管造影所见也与腔内型食管癌相似。

二、食管良性肿瘤和瘤样病变

1. 食管平滑肌瘤　食管镜下表现为食管壁结节状肿物，表面被覆有正常黏膜。触之似在黏膜下滑动。可单发或多发。常为单发肿物，呈圆形、卵圆形、哑铃形或不规则的生姜状。镜下由交错的平滑肌和纤维组织所构成，有完整的包膜。食管钡餐造影呈圆形或卵圆形的壁在性肿物，大小不一，边缘光滑锐利，正面观肿瘤局部食管增宽，表面黏膜皱襞消失，但其对侧黏膜正常。肿瘤表面黏膜常无钡剂覆盖，表现为均匀的充盈缺损，称之为涂抹征或瀑布征。切线位肿物与食管之交界呈钝角。肿物表面黏膜被展平或呈分叉状，邻近黏膜被推移。怀疑平滑肌瘤时不能活检，以免产生炎症粘连而导致手术切除时黏膜破损。

2. 其他良性肿物　如血管瘤、脂肪瘤、息肉等的食管造影所见与平滑肌瘤相仿。纤维血管性息肉好发于颈段食管且有蒂，有时可见其在食管腔内上下移动甚至返至口腔内。脂肪瘤质地较软，有一定的活动度，CT 或 MRI 检查可见低密度或脂肪信号。

三、食管良性病变

1. 食管良性狭窄　患者有明确的误服强酸或强碱的病史。病变部位多在食管生理狭窄区的近端，以食管下段最多见。食管管腔长段狭窄，边缘光整或呈锯齿状，管壁僵硬略可收缩，移行带不明显。

2. 贲门失弛症　患者多年轻时起病，有长期反复进食下咽困难和需用水冲食物帮助吞咽的病史。食管造影显示贲门区上方食管呈对称性狭窄，狭窄段食管壁光滑呈漏斗状或鸟嘴状，其上方近端食管扩张明显。镜下可见有食物潴留、食管黏膜无破坏，镜子常可通过狭窄进入胃腔。但应与少数食管下段的狭窄型食管癌导致的癌浸润性狭窄鉴别。

3. 消化性食管炎　患者有长期吞咽疼痛、反酸、胃灼热等症状，然后由于炎症反复、局部发生瘢痕狭窄而出现吞咽困难。食管钡餐造影示食管下段痉挛性收缩，黏膜增粗或模糊，有糜烂或小溃疡时可有小的存钡区或龛影。长期炎症病变可导致纤维化进而出现管腔狭窄，但狭窄较对称。食管仍有一定的舒张度，镜下可见病变段食管黏膜糜烂和小溃疡形成，官腔轻度狭窄，与正常食管黏膜间的移行带不明显，常伴有食管裂孔疝和胃食管反流现象。病变黏膜的改变在服用抑制酸分泌药物治疗一段时间后有明显改观，症状也会有明显改善。

4. 食管静脉曲张　患者常有肝硬化病史，无明显吞咽困难症状。造影表现为息肉样充盈缺损，重度病变黏膜增粗呈蚯蚓状或串珠状，但食管壁柔软，有一定的收缩或扩张功能，无梗阻的现象。镜下可见食管下段黏膜下增粗迂曲的静脉，触之较软。切忌活检，以免导致大出血。

5. 外压性狭窄　食管周围良性肿瘤直接压迫，或恶性肿瘤导致颈部和纵隔淋巴结肿大、大血管病变或变异及其他纵隔内病变如结核性淋巴结侵犯食管壁均可造成食管受压而导致狭窄，镜下一般为外压性改变，局部黏膜光整无破坏。其边缘较清晰，但若恶性肿大淋巴结或结核性淋巴结侵及食管壁直至黏膜，可以导致局部黏膜破坏和溃疡形成。通过活检可以明确诊断。

6. 食管结核　食管结核比较少见，临床表现多有进食发噎史，发病时年龄一般较年轻。食管结核感染途径可有：①由喉或咽部结核向下蔓延；②结核菌通过肺结核的痰液下咽时直接侵入食管黏膜；③脊柱结核侵及食管；④血行感染播散到食管壁内；⑤食管旁纵隔淋巴结核干酪性变侵蚀食管壁（临床最为常见）。食管造影所见病变部位稍窄、发僵，常有较大溃疡形成，周围的充盈缺损及黏膜破坏等不如食管癌明显。镜下可见较大而深的溃疡，没有食管癌明显的黏膜糜烂和狭窄及多个结节样改变。通过活检可以进行鉴别诊断。

【西医治疗】

一、非远处转移性食管癌的治疗

（一）早期食管癌内镜治疗
具体见表 18-17。

表 18-17　早期食管癌内镜治疗

分期	分层	Ⅰ级专家推荐	Ⅱ级专家推荐	Ⅲ级专家推荐
癌前病变	低级别上皮内瘤变/异型增生	随访	射频消融/冷冻治疗	—
	高级别上皮内瘤变/异型增生	内镜下切除（ESD/EMR/MBM）	射频消融/冷冻治疗	—
T_1N_0 期食管增生	1pm	ESD	ESD/EMR/MBM	—
	mm、sm1	ESD		

（二）可切除食管癌治疗

1. 可切除颈胸段食管癌治疗具体见表 18-18。

表 18-18　可切除颈胸段食管癌治疗

临床分期（M_0）	Ⅰ级专家推荐	Ⅱ级专家推荐	Ⅲ级专家推荐
$cTis \sim cT_{1a}$，N_0	内镜下切除（2A 类证据）	食管切除术（2B 类证据）	
$cT_{1b} \sim cT_2$，N_0（胸段食管癌）	食管切除术（2A 类证据）		
$cT_{1b} \sim cT_2$，N_0（颈段或胸段食管癌距环咽肌 < 5 cm）		根治性同步放化疗 + 化疗（2B 类证据）	食管切除术（必要时切喉）（2B 类证据）
$cT_{1b} \sim cT_2$，N_+ or $cT_3 \sim cT_{4a}$，ang N（胸段食管癌）	新辅助同步放化疗 + 食管切除术（1A 类证据）	新辅助化疗 + 食管切除术（1B 类证据）	
$cT_{1b} \sim cT_2$，N_+ or $cT_3 \sim cT_{4a}$，ang N（颈段或胸段食管癌距环咽肌 < 5 cm）		根治性同步放化疗 + 化疗（2B 类证据）	新辅助治疗 + 食管切除术（必要时切喉）（2B 类证据）
可疑累及周围器官但未明确 cT_{4b}（胸段食管癌）	新辅助同步放化疗（1A 类证据）；多学科团队讨论评价新辅助治疗后的手术可能性，如能做到根治性切除，可考虑手术治疗	新辅助同步放化疗（1B 类证据）；多学科团队讨论评价新辅助治疗后的手术可能性，如能做到根治性切除，可考虑手术治疗	
有手术禁忌证或拒绝手术	见本节"不可切除局部晚期食管癌的治疗"部分		

2. 可切除食管胃交界部癌治疗具体见表 18-19。

表 18-19　可切除食管胃交界部癌治疗

临床分期（M_0）	Ⅰ级专家推荐	Ⅱ级专家推荐	Ⅲ级专家推荐
$cTis \sim cT_{1a}$，N_0	内镜下切除（2A 类证据）	食管胃部分切除术（2B 类证据）	—
$cT_{1b} \sim cT_2$，N_0	食管胃部分切除术（2A 类证据）		
$cT_{1b} \sim cT_2$，N_+ or $cT_3 \sim cT_{4a}$，ang N	围手术期化疗 + 食管胃部分切除术（1A 类证据）； 新辅助同步放化疗 + 食管胃部分切除术（1A 类证据）		—
可疑累及周围器官但未明确 cT_{4b}	新辅助化疗（1A 类证据）； 新辅助同步放化疗（1A 类证据）； 多学科团队讨论评价新辅助治疗后的手术可能性，如能做到根治性切除，可考虑手术治疗		—
有手术禁忌证或拒绝手术	见本节"不可切除局部晚期食管癌的治疗"部分		

（三）术后辅助治疗

具体见表 18-20。

表 18-20　术后辅助治疗

手术情况	分层		Ⅰ级专家推荐	Ⅱ级专家推荐	Ⅲ级专家推荐
RO 切除	（y）$pT_{1\sim3}N_0M_0$	未接受或接受过新辅助化疗/同步放化疗	观察； 辅助化疗（推荐患腺癌，pT_3 或接受过术前化疗者）（1A 类证据）		
	（y）$pT_{4a}N_0M_0$	接受过新辅助化疗/同步放化疗	观察； 辅助化疗（推荐患腺癌，且接受过术前化疗者）（1A 类证据）		
		未接受新辅助化疗/同步放化疗	观察； 辅助化疗（推荐腺癌患者）（1A 类证据）	辅助放疗（2B 类证据） 辅助化疗 + 放疗（2B 类证据）	

手术情况	分层		Ⅰ级专家推荐	Ⅱ级专家推荐	Ⅲ级专家推荐
RO 切除	（y）$pT_{1\sim4a}N_+M_0$	未接受新辅助化疗/同步放化疗	辅助化疗（推荐腺癌患者）（1A类证据）	辅助放疗（2B类证据） 辅助化疗（2B类证据） 辅助化疗+放疗（2B类证据）	
		接受过新辅助化疗/同步放化疗	辅助化疗（推荐患腺癌，且接受过术前化疗者）（1A类证据）	辅助化疗（2B类证据）	辅助放疗（未放疗过）（3类证据）
R1/R2切除（包括环周切缘阳性，任何T/N分期、M_0）	未接受新辅助化疗/同步放化疗		同步放化疗（1A类证据）	化疗+放疗（不能耐受同步放化疗）（2B类证据）	化疗（不适宜放疗）（3类证据）
	接受过新辅助化疗/同步放化疗			化疗（2A类证据） 观察，直至肿瘤进展（2B类证据） 最佳支持治疗/对症处理（2A类证据）	放疗（未放疗过）（3类证据）

（四）常用围手术期化疗方案

氟尿嘧啶类+奥沙利铂（仅针对胸段食管腺癌或食管胃交界部腺癌）；

氟尿嘧啶+亚叶酸+奥沙利铂+多西他赛（FLOT）（仅针对胸段食管腺癌或食管胃交界部腺癌）；

氟尿嘧啶+顺铂。

氟尿嘧啶类+奥沙利铂方案：

奥沙利铂 85 mg/m^2 iv，d1；

LV 400 mg/m^2 iv，d1；

5-FU 400 mg/m^2 静脉推注，d1 然后 1200 mg/m^2×2 d，持续静脉输注（总量 2400 mg/m^2，46~48 小时）；

每2周重复。

奥沙利铂 85 mg/m^2 iv，d1；

LV 200 mg/m^2 iv，d1；

5-FU 2600 mg/m^2 持续静脉输注 24 小时，d1；

每2周重复。

卡培他滨 1000 mg/m^2 po bid，d1~d14；

奥沙利铂 130 mg/m² iv，d1；

每 3 周重复。

氟尿嘧啶 + 亚叶酸 + 奥沙利铂 + 多西他赛（FLOT）方案：

5-FU 2600 mg/m² 持续静脉输注 24 小时，d1；

LV 200 mg/m² iv，d1；

奥沙利铂 85 mg/m² iv，d1；

多西他赛 50 mg/m² iv，d1；

每 2 周重复，术前 4 个周期 + 术后 4 个周期，共 8 个周期。

氟尿嘧啶 + 顺铂方案：

5-FU 1000 mg/m² 持续静脉输注 48 小时，d1~d2；

顺铂 50 mg/m² iv，d1；

每 2 周重复，术前 4~6 个周期 + 术后 4~6 个周期，共 12 个周期。

氟尿嘧啶 + 顺铂：

5-FU 1000 mg/m² 持续静脉输注 24 小时，d1~d4；

顺铂 80 mg/m² iv，d1；

每 3 周重复，术前 2 个周期。

紫杉醇 + 顺铂（仅对食管鳞癌）：

紫杉醇 150 mg/m² iv，d1；

顺铂 50 mg/m² iv，d1；

每 2 周重复。

卡培他滨 + 奥沙利铂（仅针对食管胃交界部腺癌）：

卡培他滨 1000 mg/m² po bid，d1~d14；

奥沙利铂 130 mg/m² iv，d1；

每 3 周重复。

紫杉醇 + 顺铂（仅针对食管鳞癌）：

紫杉醇 150 mg/m² iv，d1；

顺铂 50 mg/m² iv，d1；

每 2 周重复。

（五）不可切除局部晚期食管癌的治疗

具体见表 18-21。

表 18-21　不可切除局部晚期食管癌的治疗

临床分期	分层	Ⅰ级专家推荐	Ⅱ级专家推荐	Ⅲ级专家推荐
$cT_{1b\sim4b}N_0M_0$，$cT_{1\sim4b}N_+M_0$（包括不可切除或有手术禁忌证或拒绝手术）	PS=0~1	根治性同步放化疗（1A 类证据）化疗 + 放疗（2A 类证据）化疗（2A 类证据）（侵犯气管、大血管、心脏的 T_{4b}，推荐化疗）	根治性放疗（不能耐受同步放化疗）（2A 类证据）	根治性同步放化疗联合靶向治疗（3 类证据）
	PS=2	最佳支持治疗/对症处理（2A 类证据）可通过营养支持、内置支架等方法改善营养状况，缓解出血、梗阻或疼痛等症状，待一般状况好转后考虑综合治疗	化疗（2B 类证据）姑息性放疗	

二、转移性食管癌的治疗原则

（一）远处转移性食管癌的治疗原则

1. 一线治疗具体见表 18-22。

表 18-22　远处转换性食管癌一线治疗

分层		Ⅰ级专家推荐	Ⅱ级专家推荐	Ⅲ级专家推荐
HER-2 阳性腺癌	PS ≤ 2	曲妥珠单抗联合氟尿嘧啶 + 顺铂（1A 类证据）		曲妥珠单抗联合其他一线化疗方案（2B 类证据）
鳞癌、HER-2 阴性腺癌	PS=0~2	氟尿嘧啶类（5-FU 或卡培他滨或替吉奥）+ 顺铂（1A 类证据）氟尿嘧啶类 + 奥沙利铂（推荐腺癌患者）（2A 类证据）；三药联合方案（mDCF）适用于评分良好、可配合定期行毒副作用反应评估的患者（对食管腺癌和食管胃交界部腺癌患者）（1A 类证据）	氟尿嘧啶类 + 伊立替康（2A 类证据）紫杉类 + 顺铂：紫杉醇/多西他赛 + 顺铂/奈达铂（推荐鳞癌患者）（2A 类证据）长春瑞滨 + 顺铂/奈达铂（推荐鳞癌患者）（2A 类证据）	
	PS ≥ 3	最佳支持治疗/对症处理（2A 类证据）临床研究		

2. 二线及以上治疗具体见表 18-23。

表 18-23 远处转移性食管癌二线及以上治疗

分层	Ⅰ级专家推荐	Ⅱ级专家推荐	Ⅲ级专家推荐
PS=0~2	卡瑞利珠单抗（鳞癌患者，1A 类证据） 帕博利珠单抗（鳞癌患者，PD-L1 CPS ≥ 10，1A 类证据） 氟尿嘧啶 + 伊立替康（2A 类证据） 伊立替康 + 替吉奥（2A 类证据） HER-2 阳性腺癌，如果铂类治疗失败且 既往未应用过曲妥珠单抗，则建议曲妥 珠单抗联合紫杉醇（1A/2A 类证据） 多西他赛单药（1A 类证据） 紫杉醇单药（1A 类证据） 伊立替康单药（1A 类证据）	纳武利尤单抗（鳞癌，2A 类 证据） 安罗替尼（鳞癌，2A 类证据） 阿帕替尼（对食管腺癌和食 管胃交界部腺癌患者，1A 类 证据）（对食管鳞癌患者， 2B 类证据）	多西他赛 + 顺铂 （2B 类证据）
PS ≥ 3	最佳支持治疗/对症处理（2A 类证据） 临床研究		

（二）局部区域复发的治疗

具体见表 18-24。

表 18-24 局部区域复发的治疗

复发情况	分层一	分层二	Ⅰ级专家推荐	Ⅱ级专家推荐	Ⅲ级专家推荐
局部区域 复发	可手术 切除	复发部位未 接受过放疗	根治性手术（2A 类证据）	同步放化疗（拒绝手术或有 手术禁忌，2B 类证据）； 化疗 + 放疗（不能耐受同步 放化疗，2B 类证据）； 化疗（2B 类证据）	放疗（不能耐受 同步放化疗，3 类 证据）
		复发部位接 受过放疗	挽救性手术（1 类 证据）； 化疗（2A 类证据）		
	不可手 术切除	复发部位未 接受过放疗		同步放化疗（2B 类证据）； 化疗 + 放疗（不能耐受同步 放化疗，2B 类证据）； 化疗（2B 类证据）	放疗（不能耐受 同步放化疗，3 类 证据）
		复发部位接 受过放疗	化疗（2A 类证据）		

（三）常用转移性/复发性食管癌化疗方案

HER-2 过表达的转移性腺癌，推荐使用曲妥珠单抗联合化疗治疗。

曲妥珠单抗（+化疗）：

三周方案：负荷剂量 8 mg/kg，d1，iv；维持剂量 6 mg/kg，d1，iv。

两周方案：负荷剂量 6 mg/kg，d1，iv；维持剂量 4 mg/kg，d1，iv。

一线治疗方案：推荐使用两药联合方案（两药联合方案毒副作用较三药联合方案低），三药联合方案可考虑用于 PS 评分良好、可配合定期行毒副作用评估的患者。

推荐方案：

氟尿嘧啶类 + 顺铂（1 类证据）

　　顺铂 75~100 mg/m² iv，d1；

　　5-FU 750~1000 mg/m² civ 24 h，d1~d4；

　　每 28 天重复。

　　顺铂 50 mg/m² iv，d1；

　　LV 200 mg/m² iv，d1；

　　5-FU 2000 mg/m² iv/civ 24 h，d1；

　　每 14 天重复。

　　顺铂 80 mg/m² iv，d1；

　　卡培他滨 1000 mg/m²　po bid，d1~d14；

　　每 21 天重复。

氟尿嘧啶类 + 奥沙利铂

奥沙利铂 +5-FU/CF

　　奥沙利铂 85 mg/m² iv，d1；

　　LV 400 mg/m² iv，d1；

　　5-FU 400 mg/m² 静脉推注，d1，然后 1200 mg/m² civ 24 h，d1~d2；

　　每 14 天重复。

　　奥沙利铂 85 mg/m² iv，d1；

　　LV 200 mg/m² iv，d1；

　　5-FU 2600 mg/m² civ 24 h，d1；

　　每 14 天重复。

　　卡培他滨 1000 mg/m² po bid，d1~d14；

　　奥沙利铂 130 mg/m² iv，d1；

　　每 21 天重复。

多西他赛 +5-FU/CF

　　多西他赛 40 mg/m² iv，d1；

　　LV 400 mg/m² iv，d1；

　　5-FU 400 mg/m² iv，d1，然后 1000 mg/m² civ 24 h，d1~d2；

　　顺铂 40 mg/m² iv，d3；

　　每 14 天重复。

　　多西他赛 50 mg/m² iv，d1；

　　奥沙利铂 85 mg/m² iv，d1；

5-FU 1200 mg/m² civ 24 h，d1~d2；

每 14 天重复。

多西他赛 75 mg/m² iv，d1；

卡铂 AUC=6 iv，d2；

5-FU 1200 mg/m² civ 24 h，d1~d3；

每 21 天重复。

紫杉类 + 顺铂/卡铂

紫杉醇 175 mg/m² iv，d1；

顺铂 75 mg/m² iv，d2；

每 21 天重复。

紫杉醇 90 mg/m² iv，d1；

卡铂 AUC=5 iv，d1；

每 21 天重复。

多西他赛 70~85 mg/m² iv，d1；

顺铂 70~75 mg/m² iv，d1；

每 21 天重复。

氟尿嘧啶单药

LV 400 mg/m² iv，d1；

5-FU 400 mg/m² 静脉推注 d1，然后 1200 mg/m² civ 24 h，d1~d2；

每 14 天重复。

5-FU 800 mg/m² civ 24 h，d1~d5；

每 28 天重复。

卡培他滨 1000~1250 mg/m² po bid，d1~d14；

每 21 天重复。

其他方案：

紫杉类单药

多西他赛 75~100 mg/m² iv，d1；

每 21 天重复。

紫杉醇 135~175 mg/m² iv，d1；

每 21 天重复。

紫杉醇 80 mg/m² iv，d1、d8、d15、d22；

每 28 天重复。

5-FU+ 伊立替康

伊立替康 180 mg/m² iv，d1；

LV 400 mg/m² iv，d1；

5-FU 400 mg/m² iv，d1，然后 2000 mg/m² civ 24 h，d1~d2；

每 14 天重复。

伊立替康 80 mg/m² iv，d1；

LV 500 mg/m² iv, d1；

5-FU 2000 mg/m² civ 24 h, d1,

每周重复，连续 6 周后停止 2 周。

表柔比星 + 顺铂

表柔比星 50 mg/m² iv, d1；

顺铂 60 mg/m² iv, d1；

5-FU 200 mg/m² civ 24 h, d1～d21；

每 21 天重复。

表柔比星 + 奥沙利铂 +5-FU

表柔比星 50 mg/m² iv, d1；

奥沙利铂 130 mg/m² iv, d1；

5-FU 200 mg/m² civ 24 h, d1～d21；

每 21 天重复。

表柔比星 50 mg/m² iv, d1；

顺铂 60 mg/m² iv, d1；

卡培他滨 625 mg/m² po bid, d1～d21；

每 21 天重复。

表柔比星 50 mg/m² iv, d1；

奥沙利铂 130 mg/m² iv, d1；

卡培他滨 625 mg/m² po bid d, d1～d21；

每 21 天重复。

二线及后续治疗方案：

推荐方案：

卡瑞利珠单抗 200 mg iv, d1；

每 14 天重复。

帕博利珠单抗 10 mg/kg iv d1 或 200 mg iv, d1；

每 14 天重复或每 21 天重复。

纳武利尤单抗 3 mg/kg iv d1 或 240 mg iv, d1；

每 14 天重复。

紫杉类

多西他赛 75～100 mg/m² iv, d1；

每 21 天重复。

紫杉醇 175 mg/m² iv, d1；

每 21 天重复。

紫杉醇 80 mg/m² iv, d1、d8、d15、d22；

每 28 天重复。

紫杉醇 80 mg/m² iv, d1、d8、d15；

每 28 天重复。

伊立替康

伊立替康 150~180 mg/m² iv，d1；

每 14 天重复。

伊立替康 125 mg/m² iv，d1、d8；

每 21 天重复。

氟尿嘧啶＋伊立替康

伊立替康 180 mg/m² iv，d1；

LV 400 mg/m² iv，d1；

5-FU 400 mg 静脉推注，d1，然后 1200 mg/m² civ 24 h，d1~d2；

每 14 天重复。

伊立替康＋替吉奥

伊立替康 160 mg/m² iv，d1；

替吉奥 40~60 mg po bid，d1~d10；

每 14 天重复。

其他方案：

安罗替尼 12 mg/d po，d1~d14；

每 21 天重复。

阿帕替尼 250~500 mg/d po

连续服用。

【中医治疗】

一、中医辨证施治

1. 痰气交阻证

临床表现：吞咽时自觉食管哽噎不舒，胸膈痞满，甚则疼痛，情志舒畅可减轻，精神抑郁则加重。兼嗳气呃逆，呕吐痰涎，口干咽燥，大便艰涩。舌质红，苔薄腻；脉弦滑。

病机：痰气交阻，食管不利，气结津液，郁热伤津。

治法：开郁化痰，润燥降气。

处方：启膈散。丹参、郁金、砂仁、沙参、贝母、茯苓、八月札、白花蛇舌草、菝葜。

加减：痰多者，可加陈皮、半夏、天南星、青礞石等；胸痛明显者，加延胡索、郁金、瓜蒌皮等，胃纳欠佳者，加陈曲、炒谷麦芽等；嗳气者，加沉香、陈皮和胃降逆。

2. 津亏热结证

临床表现：吞咽梗涩而痛，水饮可下，食物难进，食后大部分食物吐出。兼胸背灼痛，形体消瘦，肌肤枯燥，五心烦热，口燥咽干，渴欲冷饮，大便干结。舌质红而干，或有裂纹；脉弦细数。

病机：胃津亏耗，热结痰凝、灼津，津亏热结。

治法：滋养津液，泄热散结。

处方：沙参麦冬汤加味。南沙参、北沙参、麦冬、玄参、野葡萄藤、枸橘李、石上柏、生山楂、甘草。

加减：大便秘结者，加瓜蒌仁、火麻仁等；低热不退者，可以加地骨皮，银柴胡等。方中沙参、麦冬、玉竹养阴生津，天花粉养阴泄热，扁豆、甘草安中和胃；胃火炽盛，格拒不入者，用黄芩、黄连、栀子、竹茹、枇杷叶、芦根、天花粉降火止吐。

3. 瘀血内结证

临床表现：吞咽梗阻，胸膈疼痛，食不得下，甚则滴水难进，食入即吐。兼面色暗黑，肌肤枯燥，形体消瘦，大便坚如羊屎，或吐下物如赤豆汁，或便血。舌质紫暗，或舌质红少津；脉细涩。

病机：痰瘀内结，瘀热伤络，阴伤肠燥，血亏瘀结。

治法：破结行瘀，滋阴养血。

处方：通幽汤加减。桃仁、红花、生地、当归、熟地、八月札、升麻、威灵仙、山豆根、石上柏、石打穿、蜣螂虫、炙甘草。

加减：黑便明显者，可减活血药，加茜草炭、仙鹤草等；痰多者，可加浙贝母、制半夏、瓜蒌皮、莱菔子等；呕吐痰涎者，加莱菔子、生姜汁行气化痰，止呃；气虚者加党参、黄芪益气健脾。

4. 气虚阳微证

临床表现：长期吞咽受阻，饮食不下，面色㿠白，精神疲惫，形寒气短。兼面浮足肿，泛吐清涎，腹胀便溏。舌质淡，苔白；脉细弱。

病机：阴损及阳，脾肾衰败，阳气衰微，气虚阳微。

治法：温补脾肾，益气回阳。

方药：温脾用补气运脾汤，温肾用右归丸。党参、黄芪、白术、茯苓、半夏、陈皮、附子、肉桂、菟丝子、怀山药、甘草、砂仁、大枣。

加减：大便溏薄，可加补骨脂、怀山药、白扁豆、木香等；咳嗽痰多，可加杏仁、枇杷叶、芦根、白芥子、南星等；吞咽困难，可加八月札、枸橘李、地龙等。

二、中成药处方

1. 六神丸　口服，每次 10 粒，每日 3 次，含化或开水送服。适用于痰气交阻型。

2. 小金丹　口服，每次 1 丸，每日 2 次，开水送服。适用于痰气交阻型。

3. 犀黄丸　口服，每日 1 丸，开水送服。适用于痰气交阻型。

4. 平消片　每次 4~8 片，每日 3 次，本品性燥热，阴虚内热者慎用。

5. 六神丸　每次 10 粒，每日 4 次，7 天为 1 个疗程，连用 4 个疗程。具有清热解毒，消肿止痛的作用。适用于食管癌各型出现的吞咽梗阻、胸骨后疼痛等症。

6. 复方天仙胶囊　每次 10 粒，分 3 次于饭后服，吞咽困难者以稀蜜水将药粉调匀送服，400 粒为 1 个疗程。具有清热解毒、活血化瘀、涤痰除积、祛邪抗癌、固本扶正的功效。

三、针灸和其他疗法

1. 针灸疗法

（1）改善症状，延长生存期

治法：扶正固本。以强壮保健穴为主。

主穴：关元、足三里、三阴交、天突、膻中、巨阙、鸠尾。

（2）镇痛

治法：行气活血。以夹脊穴及手阳明、足厥阴经穴为主。

主穴：夹脊、合谷、太冲、廉泉、人迎。

（3）减轻放化疗反应

治法：扶正化浊。以督脉、足阳明、足太阴经穴为主。

主穴：大椎、足三里、三阴交。

根据辨证分型或相关症状进行配穴。瘀血内停配膈俞、血海；痰湿结聚配中脘、丰隆、阴陵泉；气血不足配气海、脾俞、胃俞；脾肾阳虚配肾俞、命门；肝肾阴虚配太冲、太溪、照海。厌食配下脘、天枢、上巨虚；呃逆配内关、中脘。免疫功能抑制配内关、关元；白细胞减少配膈俞、脾俞、胃俞、肝俞、肾俞；胃肠反应配内关、中脘、天枢；口腔咽喉反应配照海、列缺、廉泉；直肠反应配天枢、大肠俞、支沟、梁丘。还可配合耳针、灸法、穴位埋线等治疗。或在背俞穴隔姜铺灸，用于放化疗后副作用。

2. 其他疗法　可用厘米波疗法，体积不大的肿瘤或转移癌可用电化学疗法，经皮电刺激疗法可用于缓解癌痛。

四、中医外治法

1. 蟾酥膏　由蟾酥、生川乌、七叶一枝花、红花、莪术、冰片等20种中药制成，外观如橡皮膏，镇痛有效率可达92.5%。

2. 金仙膏　《理瀹骈文》方是由苍术、白术、川乌、生半夏、生大黄、生五灵脂、生延胡索、枳实、当归、黄芩、巴亚仁、莪术、三棱、连翘、防风、芫花等百余种中药制成的药膏，按病情分次摊在膏纸上，外敷病处或选穴外贴。可用于噎膈、反胃等多种病症。

3. 复方荆芥液　荆芥、川乌各20 g，川芎、荜茇各30 g，马钱子15 g。研成细末，浸泡于75% 酒精400 mL 内密闭7日，滤渣取液再放入冰片粉15 g备用。用棉球蘸药液涂抹痛处，每日1次或数次，用药后一般10~20分钟可达到止痛效果。

【用药说明及治疗注意事项】

一、食道癌化疗注意事项

1. 联合用药　联合应用化疗药、足量用药，特别是在首次治疗时用药必须足量。

2. 个体化治疗　根据患者病理活检或手术切除标本进行癌细胞药物敏感试验，选择对癌细胞最敏感的抗癌药物，组成对每个患者的个体化化疗方案。

3.加强肿瘤局部控制治疗　目前食道癌的化学治疗很难起到根治的效果，因此，在化疗时可进行放射治疗，以加强肿瘤的局部控制作用。

4.序贯性及同步化化疗　根据细胞动力学原理，按肿瘤细胞增殖的快慢及增殖细胞与暂时处于非增殖期细胞的比率，采用针对不同时相敏感的化疗药物。

5.巩固和维持治疗　化疗后即使病情取得完全缓解，也很难把疗效长时间维持下去，故有计划地进行巩固和维持治疗，对提高食道癌的远期疗效非常重要。

二、食道癌放化疗副作用

（1）食管癌放疗患者可能出现放射性食管炎，一般放疗10次左右发生，患者会感觉进食疼痛，可能梗阻加重等现象，这时需应用药物对症治疗，可给予激素类、止痛类药物，合并感染时需应用抗菌药物治疗，患者进食差，应同时予静脉营养支持治疗。

（2）食管癌放疗患者可能会出现放射性肺炎，这种反应较少见，可在放疗中或放疗结束后发生，在肿瘤病变比较大、比较长时，发生的概率较大。患者开始症状不明显，可出现咳嗽、气喘等，较重时可伴有气喘加重、呼吸困难、血氧饱和度降低，当合并感染时可出现发热症，这种情况需及时处理，严重时可危及生命。

（3）食管癌放化疗患者可能会出现恶性呕吐胃肠道反应，这种情况应用抑酸、止吐药物治疗。

（4）食管癌放化疗患者可能出现骨髓抑制，应及时处理，避免粒细胞缺乏性发热出现。

（5）食管癌放化疗患者，可能出现食管出血、穿孔等现象，这种情况应停止放化疗，行对症止血、抗感染、营养支持治疗。

（6）食管癌放疗患者，当放疗次数较多时，可能出现放射性皮炎，这种情况可提前给予局部皮肤放射防护剂处理，以减轻反应。

三、中药使用注意

中药术前以改善患者的症状，提高患者的免疫力及营养状况为主，如抗肿瘤药有夏枯草、僵蚕、地龙、苦参等。术后中药可以减轻化疗、放疗等毒副作用并增加疗效，如人参、黄芪、党参、枸杞子、山茱萸、冬虫夏草等。

【预防与康复指导】

食管癌一旦诊断，除早期外，预后较差，故预防食管癌的发生非常关键，应从以下几个方面着手。

（1）根据食管癌的诱发因素，提高高发区群众生活质量，减少腌渍品的摄入，劝戒烟、戒酒等。

（2）在高发区进行食管癌的普查，在普通人群中进行高危个体的筛查，积极推广色素内镜技术，提高早期癌及癌前疾病的发现率，尽早治疗，减少其发病。

（3）研究并开展食管癌的化学预防，试验性应用比如 COX-2 抑制药、营养干预、中药等，减少食管癌的发病。

第五节　胃　癌

【概述】

一、西医定义

胃癌是起源于胃黏膜上皮的恶性肿瘤，可发生于胃的各个部位（胃窦幽门区最多、胃底贲门区次之、胃体部略少），可侵犯胃壁的不同深度和广度。早期胃癌可无症状，中晚期胃癌可出现中上腹部疼痛，包块，消化道出血，穿孔，幽门梗阻及癌肿扩散转移而引起的能量消耗，代谢障碍等相应临床表现。胃癌好发年龄在 50 岁以上，男女发病之比为 2∶1，病死率在全球肿瘤中居第 2 位，其发病主要危险因素有地理差别、环境、饮食、遗传因素、幽门螺杆菌、血清胃蛋白酶原水平、烟酒等。

二、中医认识

胃癌中医属于"反胃""积聚""伏梁""心腹痞""胃脘痛"等范畴。《金匮要略·呕吐哕下利病脉证治》曰："脉弦者，虚也，胃气无余，朝食暮吐，变为胃反。"很大程度上就是对胃癌的描述。《景岳全书》中指出："脾胃不足及虚弱失调之人，多有积聚之病。"也是对胃癌病因的解释。《丹溪心法》记载："反胃大约有：血虚、气虚、有热、有痰。"结合古代文献和近代学者医家的认识理解，可对胃癌的病因病机归结为饮食不节、情志不舒、内伤劳倦、外感六淫等内因或外因造成素体脾胃虚弱，脾胃升降失调，痰凝气滞，热毒血瘀，结聚成块。胃癌的基本治法以健脾为基础，根据患者的不同分期、不同病情，辅之以理气、化瘀、解毒、消痰等法。

【诊断依据】

一、临床表现

1. 早期胃癌患者常无特异的症状，随着病情的进展可出现类似胃炎、溃疡病的症状，主要有：①上腹饱胀不适或隐痛，以饭后为重；②食欲减退、嗳气、反酸、恶心、呕吐、黑便等。

进展期胃癌除上述症状外，常出现：①体重减轻、贫血、乏力。②胃部疼痛，如疼痛持续加重且向腰背放射，则提示可能存在胰腺和腹腔神经丛受侵。胃癌一旦穿孔可出现剧烈腹痛的胃穿孔症状。③恶心、呕吐，常为肿瘤引起梗阻或胃功能紊乱所致。贲门部癌可出现进行性加重的吞咽难及反流症状，胃窦部癌引起幽门梗阻时可呕吐宿食。④出血和黑便，肿瘤侵犯血管，可引起消化道出血。小量出血时仅有大便潜血阳性，当出血量较大时可表现为呕血及黑便。⑤其他症状，如腹泻（患者因胃酸缺乏、胃排空加快）、转移灶的症状等。晚期患者可出现严重消瘦、贫血、水肿、发热、黄疸和恶病质。

2.一般胃癌尤其是早期胃癌，常无明显的体征，进展期乃至晚期胃癌患者可出现下列体征：①上腹部深压痛，有时伴有轻度肌抵抗感，常是体检可获得的唯一体征。②上腹部肿块，位于幽门窦或胃体的进展期胃癌，有时可扪及上腹部肿块；女性患者于下腹部扪及可推动的肿块；应考虑 Krukenberg 瘤的可能。③胃肠梗阻的表现：幽门梗阻时可有胃型及震水音，小肠或系膜转移使肠腔狭窄可导致部分或完全性肠梗阻。④腹水征，有腹膜转移时可出现血性腹水。⑤锁骨上淋巴结肿大。⑥直肠前窝肿物。⑦脐部肿块等。其中，锁骨上窝淋巴结肿大、腹水征、下腹部盆腔包块、脐部肿物、直肠前窝种植结节、肠梗阻表现均为提示胃癌晚期的重要体征。

二、辅助检查

（一）实验室检查

大便隐血、胃蛋白酶原、幽门螺杆菌感染、血清胃癌相关抗原 −7 及癌胚抗原（CEA）、糖类抗原 125（CA-125）、糖类抗原 199（CA-199）、糖类抗原 724（CA7-24）等对本病的筛查、诊断及预后有一定的价值。

（二）影像学检查

上消化道钡剂造影是诊断胃肠病变的重要手段之一，它的优点在于操作简便，无痛无创，易于被患者接受，但同样存在着一定的局限性，如检测效果受胃腔充盈情况、钡剂浓度等影响较大，无法检出肿瘤对胃部以外组织及器官的侵袭转移情况。螺旋CT 也可用于胃癌的诊断，其主要优势在于可以多方位观察胃内肿瘤的生长状况，还能显示其对邻近组织及脏器的转移及侵袭情况，作为胃癌术前分期的首选检查，螺旋CT 诊断胃癌的原理是当胃壁厚度高于 1 mm 时，则可显示胃壁具有条带状或者线装的白影，而对于早期胃癌，胃壁增厚通常并不明显，因此用于早期胃癌筛查的价值有限。PET-CT 可辅助胃癌分期，但不做常规推荐。如 CT 怀疑有远处转移可应用 PET-CT 评估患者全身情况。B超可以了解周围实质性脏器及淋巴结等有无转移。

（三）内镜检查

胃镜检查结合组织病理活检是目前诊断胃癌最重要、最可靠的方法。该检查不仅能直视黏膜病变，还能直接取病变部位进行组织病理活检，对早期胃癌筛查的准确率高于其他筛查方法。近年来，随着科技的不断发展，内镜技术也是突飞猛进，在普通白光内镜的基础上，逐渐出现了放大内镜、色素内镜、电子染色内镜、超声内镜、共聚焦激光显微内镜等，使得早期胃癌的检出率得到了显著的提高。

三、诊断标准

（1）年龄多在 40 岁以上，既往有慢性萎缩性胃炎或不典型增生病史，胃溃疡患者经严格内科治疗而症状仍无好转者。

（2）近期症状加重，出现中上腹不适或疼痛，无明显节律性并伴有明显食欲缺乏和消瘦。

（3）有慢性胃病史，大便潜血阳性，持续2周以上者。

（4）经胃镜黏膜活检可明确诊断。

四、病理学分型

（一）大体分型

1. 早期胃癌　Ⅰ型（隆起型）：肿瘤突出胃腔内，隆起高度超过周围黏膜2倍，约5 mm以上。Ⅱ型（浅表型）：肿瘤平坦或轻微隆起，或轻微低洼，其高度或深度在5 mm以内。其分为三个亚型：ⅡA型（浅表隆起型）、ⅡB型（浅表平坦型）和ⅡC型（浅表凹陷型）。Ⅲ型（凹陷型）：又称溃疡型肿瘤明显凹陷或溃疡，深度超过5 mm。

2. 进展期胃癌　隆起型：肿瘤的主体向肠腔内突出。溃疡型：肿瘤深达或贯穿肌层合并溃疡。浸润型：肿瘤向肠壁各层弥漫浸润，使局部肠壁增厚，但表面常无明显溃疡或隆起。

（二）组织学分型

1979年世界卫生组织按组织学分类将胃癌分为以下几类。①腺癌：包括乳头状腺癌、管状腺癌、黏液腺癌和黏液癌（印戒细胞癌），又根据其分化程度进一步分为高分化、中分化和低分化3种；②腺鳞癌；③鳞癌；④类癌；⑤未分化癌；⑥未分类癌。

我国将其分为4型，①腺癌：包括乳头状腺癌、管状腺癌、黏液腺癌（分为高分化、中分化和低分化3种）；②黏液癌（印戒细胞癌）；③未分化癌；④特殊类型癌：腺鳞癌、鳞癌、类癌、未分化癌和混合型癌。

五、胃癌 AJCC/VICC 第8版 TNM 分期

原发肿瘤（T）：

T_x：原发肿瘤无法评估。

T_0：无原发肿瘤的证据。

Tis：原位癌，上皮内肿瘤，未侵及黏膜固有层，高度不典型增生。

T_1：肿瘤侵犯黏膜固有层，黏膜肌层或黏膜下层。

T_{1a}：肿瘤侵犯黏膜固有层或黏膜肌层。

T_{1b}：肿瘤侵犯黏膜下层。

T_2：肿瘤侵犯固有肌层。

T_3：肿瘤穿透浆膜下结缔组织，而尚未侵犯脏层腹膜或邻近结构。

T_4：肿瘤侵犯浆膜（脏层腹膜）或临近结构。

T_{4a}：肿瘤侵犯浆膜（脏层腹膜）。

T_{4b}：肿瘤侵犯邻近结构。

区域淋巴结（N）：

N_x：区域淋巴结无法评价。

N_0：无区域淋巴结转移。

N_1：1~2个区域淋巴结有转移。

N_2：3~6 个区域淋巴结有转移。

N_3：7 个或 7 个以上区域淋巴结有转移。

N_{3a}：7~15 个淋巴结有转移。

N_{3b}：16 个或 16 个以上区域淋巴结有转移。

远处转移（M）：

M_0：无远处转移。

M_1：有远处转移。

组织学分级（G）：

G_x：分级无法评估。

G_1：高分化。

G_2：中分化。

G_3：低分化，未分化。

临床分期具体见表 18-25。

表 18-25　临床分期（cTNM）

0 期	Tis	N_0	M_0
I 期	T_1	N_0	M_0
	T_2	N_0	M_0
II A 期	T_1	$N_{1\sim3}$	M_0
	T_2	$N_{1\sim3}$	M_0
II B 期	T_3	N_0	M_0
	T_{4a}	N_0	M_0
III 期	T_3	$N_{1\sim3}$	M_0
	T_{4a}	$N_{1\sim3}$	M_0
IV A 期	T_{4b}	任何 N	M_0
IV B 期	任何 T	任何 N	M_1

【鉴别诊断】

一、胃良性溃疡

与胃癌相比较，胃良性溃疡一般病程较长，曾有典型溃疡疼痛反复发作史，抗酸剂治疗有效，多不伴有食欲减退。除非合并出血、幽门梗阻等严重的并发症，多无明显体征，不会出现近期明显消瘦、贫血、腹部肿块甚至左锁骨上窝淋巴结肿大等。更为重要的是 X 线钡餐和胃镜检查，良性溃疡直径常小于 2.5 cm，圆形或椭圆形龛影，边缘整齐，蠕动波可通过病灶；胃镜下可见黏膜基底平坦，有白色或黄白苔覆盖，周围黏膜水肿、充血，黏膜皱襞向溃疡集中。

二、胃淋巴瘤

占胃恶性肿瘤的2%~7%。95%以上的胃原发恶性淋巴瘤为非霍奇金淋巴瘤，常广泛浸润胃壁，形成一大片浅溃疡。以上腹部不适、胃肠道出血及腹部肿块为主要临床表现。

三、胃肠道间质瘤

间叶源性肿瘤，约占胃肿瘤的3%，肿瘤膨胀性生长，可向黏膜下或浆膜下浸润形成球形或分叶状的肿块。瘤体小时症状不明显，可有上腹不适或类似溃疡病的消化道症状，瘤体较大时可扪及腹部肿块，常有上消化道出血的表现。

四、胃良性肿瘤

约占全部胃肿瘤的2%，按组织来源可分为上皮细胞瘤和间叶组织瘤，前者常见为胃腺瘤，后者以平滑肌瘤常见。一般体积较小，发展较慢。胃窦和胃体为多发部位。多无明显临床表现，X线钡餐为圆形或椭圆形的充盈缺损，而非龛影；胃镜下则表现为黏膜下肿块。

【西医治疗】

一、治疗原则

应当采取综合治疗的原则，即根据肿瘤病理学类型及临床分期，结合患者一般状况和器官功能状态，采取多学科综合治疗模式，有计划地、合理地应用手术、化疗、放疗和生物靶向等治疗手段，达到根治或最大幅度地控制肿瘤，延长患者生存期，改善生活质量的目的。

（1）Ⅰ期胃癌且无淋巴结转移证据，可根据肿瘤侵犯深度，考虑行内镜下治疗或手术治疗，术后无须辅助放疗或化疗。

（2）局部进展期胃癌或伴有淋巴结转移的早期胃癌，应当采取以手术为主的综合治疗。根据肿瘤侵犯深度及是否伴有淋巴结转移，可考虑直接行根治性手术或术前先行新辅助化疗，再考虑根治性手术。成功实施根治性手术的局部进展期胃癌，需根据术后病理分期决定辅助治疗方案（辅助化疗，必要时考虑辅助化放疗）。

（3）复发/转移性胃癌应当采取以药物治疗为主的综合治疗手段，在恰当的时机给予姑息性手术、放射治疗、介入治疗、射频治疗等局部治疗，同时也应当积极给予止痛、支架置入、营养支持等最佳支持治疗。

二、手术治疗

手术切除是胃癌的主要治疗手段，也是目前治愈胃癌的唯一方法。胃癌手术分为根治性手术与姑息性手术，应当力争根治性切除。胃癌根治性手术包括早期胃癌的 EMR、ESD、D0 切除术和 D1 切除术等，部分进展期胃癌的 D2 切除术及扩大手术（D2+）。胃癌姑息性手术包括胃癌姑息性切除术、胃空肠吻合术、空肠营养管置入术等。

外科手术应当完整切除原发病灶，彻底清扫区域淋巴结。对呈局限性生长的胃癌，切缘距病灶应当至少 3 cm；对呈浸润性生长的胃癌，切缘距病灶应当超过 5 cm。邻近食道及十二指肠的胃癌，应当尽量完整切除病灶，必要时行术中冰冻病理检查，以保证切缘无癌残留。现仍沿用 D（dissection）表示淋巴结清除范围，如 D1 手术指清扫区域淋巴结至第 1 站，D2 手术指清扫区域淋巴结至第 2 站，如果达不到第 1 站淋巴结清扫的要求，则视为 D0 手术。腹腔镜是近来发展较快的微创手术技术，在胃癌的应用目前应当选择 I 期患者为宜。

三、放射治疗

胃癌放疗或放化疗的主要目的包括施行术前或术后辅助治疗、姑息性治疗和改善生活质量。术后放化疗的适应证主要针对 $T_{3~4}$ 或 N_+（淋巴结阳性）的胃癌；术前放化疗的适应证主要针对不可手术切除的局部晚期或进展期胃癌；姑息性放疗的适应证为肿瘤局部区域复发和（或）远处转移。

（1）胃癌根治术后（R0），病理分期为 $T_{3~4}$ 或淋巴结阳性（$T_{3~4}N_+M_0$）者，如未行标准 D2 手术，且未行术前放化疗者，建议术后同步放化疗。

（2）局部晚期不可手术切除的胃癌（$T_4N_xM_0$），可以考虑术前同步放化疗，治疗后重新评估，争取行根治性手术。

（3）胃癌非根治性切除，有肿瘤残存患者（R1 或 R2 切除），建议行术后同步放化疗。

（4）局部区域复发的胃癌，建议行放疗或放化疗。

（5）病变范围相对局限、骨转移引起的疼痛和脑转移等转移性胃癌，考虑行肿瘤转移灶或原发病灶的姑息减症放疗。

四、化学治疗

分为姑息性化疗、辅助化疗和新辅助化疗，应当严格掌握临床适应证，并在肿瘤内科医生的指导下施行。化疗应当充分考虑患者病期、体力状况、不良反应、生活质量及患者意愿，避免治疗过度或治疗不足。及时评估化疗疗效，密切监测及防治不良反应，并酌情调整药物和（或）其剂量。

1.姑息性化疗　目的为缓解肿瘤导致的临床症状，改善生活质量及延长生存期。适用于全身状况良好、主要脏器功能基本正常的、无法切除、复发或姑息性切除术后的患者。常用的系统化疗药物包括：5-氟尿嘧啶、卡培他滨、替吉奥、顺铂、表柔比星、多西紫杉醇、紫杉醇、奥沙利铂、伊立替康等。

化疗方案包括两药联合或三药联合方案，两药联合方案包括：5-FU/LV+顺铂、卡培他滨＋顺铂、替吉奥＋顺铂、卡培他滨＋奥沙利铂（XELOX）、FOLFOX、卡培他滨＋紫杉醇、FOLFIRI 等。三药联合方案适用于体力状况好的晚期胃癌患者，常用者包括：ECF 及其衍生方案（EOX、ECX、EOF）、DCF 及其改良方案等。对体力状态差、高龄患者，考虑采用口服氟尿嘧啶类药物或紫杉类药物的单药化疗。

2.辅助化疗　辅助化疗的对象包括：术后病理分期为 I b 期伴淋巴结转移者，术后病理分期为Ⅱ期及以上者。辅助化疗始于患者术后体力状况基本恢复正常时，一般在术后 3~4 周开始，联合化疗在 6 个月内完成，单药化疗不宜超过 1 年。辅助化疗方案推荐氟尿嘧啶类药物联合铂类的两药联合方案。对临床病理分期为Ⅰb期、体力状况差、高龄、不耐受两药联合方案者，考虑采用口服氟尿嘧啶类药物的单药化疗。

3.新辅助化疗　对无远处转移的局部进展期胃癌（$T_{3~4}$、N_+），推荐新辅助化疗，应当采用两药或三药联合的化疗方案，不宜单药应用。胃癌的新辅助化疗推荐 ECF 及其改良方案。新辅助化疗的时限一般不超过 3 个月，应当及时评估疗效，并注意判断不良反应，避免增加手术并发症。术后辅助治疗应当根据术前分期及新辅助化疗疗效，有效者延续原方案或根据患者耐受性酌情调整治疗方案，无效者则更换方案。

五、靶向治疗

HER-2 是胃癌的重要治疗靶点，对 HER-2 表达呈阳性［免疫组化染色呈（+++），或免疫组化染色呈（++）且 FISH 检测呈阳性］的晚期胃癌患者，可考虑在化疗的基础上，联合使用分子靶向治疗药物曲妥珠单抗。阿帕替尼是我国自主研发的靶向药物，是血管内皮细胞生长因子受体 2 抑制剂，主要作用原理是对抗肿瘤组织血管生成，可用于胃癌患者的辅助治疗。

六、支持治疗

目的为缓解症状、减轻痛苦、改善生活质量，应当在选择治疗方案、判断疗效时统筹考虑，包括纠正贫血、改善营养状况、改善食欲、缓解梗阻、镇痛、心理治疗等。具体措施包括支架置入、肠内外营养支持、控制腹水、中医中药治疗等。

【中医治疗】

一、中医辨证施治

1.痰气交阻证
临床表现：胃脘满闷作胀或痛，窜及两胁，呃逆，呕吐痰涎，胃纳减退，厌肉食，苔白腻，脉弦滑。
病机：肝气郁结，痰湿交阻，胃气上逆。
治法：疏肝健脾，理气解郁。
处方：开郁至神汤加减。人参、白术、茯苓、陈皮、香附、当归、柴胡、栀子、甘草。
加减：闷胀、疼痛明显者，可加厚朴、郁金以行气活血止痛；呕吐痰涎者，可加半夏、旋覆花以和胃降逆。
2.痰湿凝滞证
临床表现：胃脘满闷，面黄虚胖，呕吐痰涎，腹胀便溏，痰核累累，舌淡滑，苔滑腻。
病机：痰湿阻滞，脾失健运，气机不和。

治法：燥湿化痰。

处方：导痰汤加减。天南星、枳实、陈皮、半夏、茯苓、白术、甘草。

加减：若伴腹胀便溏，可加猪苓、泽泻、苍术以利水渗湿，健脾理气。

3. 瘀血内结证

临床表现：胃脘刺痛而拒按，痛有定处，或可扪及腹内积块，腹满不食，或呕吐物如赤豆汁样，或黑便如柏油样，或左颈窝有痰核，形体日渐消瘦，舌质紫暗或有瘀点，脉涩。

病机：瘀血内停，气机阻滞，脉络不通。

治法：活血化瘀，行气止痛。

处方：膈下逐瘀汤加减。桃仁、红花、五灵脂、赤芍、当归、川芎、丹皮、延胡索、香附、乌药、枳实、甘草。

加减：呕血或黑便者，可加白及、仙鹤草、地榆、槐花以止血；心悸少气，多梦少寐，体倦，脉虚弱者，加酸枣仁、茯神、远志、黄芪；吞咽梗阻，腹满不食者，也可改用通幽汤破结行瘀，滋阴养血。

4. 胃热伤阴证

临床表现：胃脘部灼热，口干欲饮，胃脘嘈杂，食后剧痛，进食时可有吞咽梗阻难下，甚至食后即吐，纳差，五心烦热，大便干燥，形体消瘦，舌红少苔，或舌黄少津，脉细数。

病机：胃阴不足，润降失司。

治法：清热养阴，益胃生津。

处方：益胃汤加减。生地黄、麦冬、北沙参、玉竹、石斛、天花粉、白芍、竹茹、藤梨根。

加减：大便干结难解者，加火麻仁、郁李仁润肠通便；胃脘灼热疼痛明显，伴嘈杂泛酸者，加黄连、吴茱萸、煅牡蛎。

5. 脾胃虚寒证

临床表现：胃脘隐痛，喜温喜按，腹部可触及积块，朝食暮吐，或暮食朝吐，宿食不化，泛吐清涎，肢冷神疲，面部、四肢浮肿，便溏，大便可呈柏油样，舌淡而胖，苔白滑润，脉沉缓。

病机：中焦虚寒，胃失温养。

治法：温中散寒，健脾和胃。

处方：理中汤加减。干姜、人参、白术、吴茱萸、丁香、檀香、肉桂、陈皮、法半夏、白英、砂仁、石见穿、炙甘草。

加减：痛甚者，加制附片、补骨脂、淫羊藿；全身浮肿者，可合真武汤以温阳化气利水；便血者，可合黄土汤温中健脾，益阴止血。

6. 气血两亏证

临床表现：胃脘疼痛绵绵，全身乏力，心悸气短，头晕目眩，面色无华，虚烦不眠，自汗盗汗，面浮肢肿，或可扪及腹部积块，或见便血，纳差，舌淡苔白，脉沉细无力。

病机：久病伤正，气虚血亏。

治法：益气养血。

处方：八珍汤加减。人参、熟地黄、黄芪、白术、茯苓、当归、白芍、川芎、紫河车、黄精、阿胶、炙甘草。

加减：黑粪者，加白及、三七粉、大黄炭；纳呆食少者，加薏苡仁、神曲；下利清谷，腰膝酸软者，加补骨脂、肉豆蔻、吴茱萸、五味子。

二、中成药处方

1. 消癌平片　口服，每片 0.3 g，1 次 4 片，1 日 3 次。功效：抗癌，消炎，平喘。

2. 平消胶囊　口服，每粒 0.23 g，1 次 4~8 粒，1 日 3 次。功效：活血化瘀，散结止痛，清热解毒，扶正祛邪。

3. 去甲斑蝥素片　口服，每片 5 mg，1 次 5~15 mg，1 日 3 次，或遵医嘱。功效：抗肿瘤。

4. 安替可胶囊　口服，每粒 0.22 g，1 次 2 粒，1 日 3 次。功效：软坚散结，解毒止痛，养血活血。

5. 参一胶囊　口服，每粒 10 mg，1 次 2 粒，1 日 2 次，2 个月为 1 个疗程。若用于抗转移，应连续服用 3 个月为宜。功效：培元固本，补益气血。

6. 金龙胶囊　口服，每粒 0.25 g，1 次 2~4 粒，1 日 3 次，1~2 个月为 1 个疗程。功效：扶正祛邪，消肿解毒，破瘀散结，理气止痛。

三、针灸及其他疗法

1. 针灸疗法

（1）改善症状，延长生存期

治法：扶正固本。以强壮保健穴为主。

主穴：关元、足三里、三阴交、胃俞、曲池、内关、上巨虚。

（2）镇痛

治法：行气活血。以夹脊穴及手阳明、足厥阴经穴为主。

主穴：夹脊、合谷、太冲、中脘、上脘、鸠尾。

（3）减轻放化疗反应

治法：扶正化浊。以督脉、足阳明、足太阴经穴为主。

主穴：大椎、足三里、三阴交。

根据辨证分型或相关症状进行配穴。瘀血内停配膈俞、血海；痰湿结聚配中脘、丰隆、阴陵泉；气血不足配气海、脾俞、胃俞；脾肾阳虚配肾俞、命门；肝肾阴虚配太冲、太溪、照海。厌食配下脘、天枢、上巨虚；呃逆配内关、中脘。免疫功能抑制配内关、关元；白细胞减少配膈俞、脾俞、胃俞、肝俞、肾俞；胃肠反应配内关、中脘、天枢；口腔咽喉反应配照海、列缺、廉泉；直肠反应配天枢、大肠俞、支沟、梁丘。还可配合耳针、灸法、穴位埋线等治疗。或在背俞穴隔姜铺灸，用于放化疗后副作用。

2. 其他疗法 可用厘米波疗法，体积不大的肿瘤或转移癌可用电化学疗法，经皮电刺激疗法可用于缓解癌痛。

【用药说明及治疗注意事项】

（1）治疗方案的制定要根据患者原发肿瘤及区域淋巴结、远处转移情况进行，其次，全面了解患者系统器官功能状态、营养状况，尤其肝肾功能、呼吸功能、心功能等，制定相应的治疗方案。

（2）术后辅助化疗应在手术后 2~3 周开始实施，如无特殊情况，最迟不超过手术 4 周。一般以化疗 6 周期为宜。

（3）中医治疗方面，患者初期邪盛以祛邪为主，佐以扶正；中期祛邪与扶正并重；晚期以扶正为主，佐以祛邪。

（4）多吃新鲜蔬菜、水果、肉类和多饮乳制品，少进咸菜和腌腊食品，减少食盐摄入，每天进服维生素 C 等措施对本病均有一定预防作用。积极根除幽门螺杆菌也是预防胃癌发生的重要手段之一。

（5）对于慢性萎缩性胃炎患者，尤其是有肠上皮化生及不典型增生者除给予积极治疗外，还应定期进行内镜随访检查，对中度不典型增生者经长期治疗未见好转，以及重度不典型增生者宜予以预防性手术治疗。

【预防与康复指导】

养成良好的饮食习惯，如按时进餐，不食过烫、过冷、过辣、变质食物，少吃或不吃油炸、腌熏食品，细嚼慢咽，戒除烟酒；多食新鲜瓜果蔬菜、豆类，适当配制一定数量的粗杂粮。既病之后，应注意精神护理，使患者增强战胜疾病的信心，积极配合各种治疗。饮食应尽量做到色香味佳，富于营养又品种多样，如奶类、鱼、肉末、果汁等，有吞咽困难者应进食半流质或流质饮食，少食多餐。呕吐不能进食者，应适当补充液体、能量和维生素，以维持生命之必须。

第六节 肠 癌

【概述】

一、西医定义

大肠癌是位于升结肠、横结肠和直肠的恶性肿瘤，包括结肠癌和直肠癌。大肠癌的发病率从高到低依次为直肠、乙状结肠、盲肠、升结肠、降结肠及横结肠，近年有向近端（右半结肠）发展的趋势。大肠癌早期无症状，或症状不明显，仅感不适、消化不良、大便潜血等。随着癌肿发展，症状逐渐出现，表现为大便习惯改变、腹痛、便血、腹部包块、肠梗阻等，伴或不伴贫血、发热和消瘦等全身症状。肿瘤因转移、浸润可引起受累器官的改变。大肠癌因其部位不同而表现出不同的临床症状及体征。肠癌的发病与生活方式、遗传、大肠腺瘤等关系密切。

二、中医认识

大肠癌在中医学中称之为"积聚""肠覃""癥瘕""下痢""肠风""脏毒""锁肛痔""肠积"等。中医学认为，大肠癌的形成，多因饮食不节、嗜食辛辣，湿热内生；或七情所伤，气滞血瘀；或寒热、气滞、血瘀、痰湿等邪毒郁积，日久结聚成块，以致阴阳失调，气血两虚，最终导致正气亏损而发为本病。印证了"邪之所凑，其气必虚"。《灵枢·刺节真邪》中说："虚邪之入于身也深，寒与热相搏，久留而内著，寒胜其热……有所疾前筋，筋屈不得伸，邪气居其间而不反，发于筋溜。有所结……合而为肠溜，久者，数岁乃成，以手按之柔。已有所结……连以聚居，为昔瘤，以手按之坚"。因此，大肠癌的发生以正气虚损为内因，邪毒入侵为外因，两者相互影响，正气虚损，易招致邪毒入侵，更伤正气，且正气既虚，无力抗邪，致邪气留恋，气、瘀、毒留滞大肠，壅蓄不散，大肠传导失司，日久则积生于内，发为大肠癌。本病病位在肠，但与脾、胃、肝、肾的关系尤为密切。其病性早期以湿热、瘀毒邪实为主，晚期则多为正虚邪实，正虚又以脾肾（气）阳虚、气血两虚、肝肾阴虚多见。外感湿热或脾胃损伤导致水湿内生，郁久化热，是发病的重要原因，湿热久羁，留连肠道，阻滞气机，热渐成毒，热伤脉络，致使气滞、湿热、毒聚、血瘀，在肠道结积成块是发病的主要病机环节。

【诊断依据】

一、临床表现

（一）症状

早期大肠癌起病隐匿，常仅表现为大便隐血阳性，多无明显症状，随着疾病的进展可出现下列表现。

（1）排便习惯改变指排便的次数增多或减少、排便时间延长等改变；粪便性状改变是指常有腹泻、粪便呈糊状或黏液便，或有大便秘结、泄泻与便秘交替，甚则有便血或痢疾样脓血便，大便变扁、变细。以上是本病最早出现的症状。

（2）腹痛多见于右侧结直肠癌，常呈持续性隐痛，但若存在肠梗阻则多呈绞痛，且伴有明显的肠胀气。

（3）肛门坠痛，里急后重常同时存在，多在大便时症状加剧。

（4）腹内结块以右下腹多见，结块质硬、固定，无压痛或有轻度压痛。

（5）全身表现可见贫血、低热等，多见右侧结直肠癌。晚期患者有进行性消瘦、恶病质、腹水等。

（二）体征

大多数大肠癌患者无明显体征，当癌瘤体积较大时，有时可扪及腹部肿块，质地坚硬，表面有结节感，一般可以推动（至后期则固定），当合并感染时可有压痛。

二、辅助检查

1.粪便检查　大便常规及隐血试验对诊断虽无特异性，但方便简单易行，可作为普查筛选的手段，可提供早期诊断的线索。

2. 直肠指检　直肠指检是直肠癌最为简单有效的检查方法，大部分直肠癌可在直肠指检时触及。

3. 肠镜检查　是大肠癌确诊的最佳方法，可直接观察全结肠的肠壁、肠腔改变，并可确定肿瘤部位、大小及浸润范围，可通过肠镜取组织活检以确诊。

4. 影像学检查　普通钡灌肠 X 线检查对较小的大肠癌容易漏诊，最好采用气钡双重对比造影，可提高放射学诊断的正确率，并显示癌肿的部位及范围，可发现充盈缺损、肠腔狭窄、黏膜皱襞破坏等征象。CT 主要用于了解大肠癌肠外浸润和转移情况，有助于进行临床病理分期及术后随访。对于 CT 不能确诊肝转移瘤时，或肝转移瘤存在手术切除机会时，建议行腹部 MRI。临床怀疑转移但其他影像学检查无法确诊，或重大治疗决策前，PET-CT 可用于发现可能存在的转移灶，从而避免过度治疗，但不推荐 PET-CT 作为结肠癌诊断的常规检查。近年来应用超声结肠镜，可观察大肠癌在肠壁的浸润深度及大肠癌淋巴结的转移情况，对术前肿瘤分期颇有帮助。

5. 血清癌胚抗原（CEA）测定　血清 CEA 测定对本病的诊断不具有特异性，但用放射免疫法检测 CEA，作为定量动态观察，对判断大肠癌的手术效果与监测术后复发有一定意义。此外，直肠黏液 T- 抗原试验，方法简单，可作为筛检大肠癌的一种方法。

三、诊断标准

（1）年龄大于 40 岁，Ⅰ级亲属有直肠癌病史者、有癌症史或肠道腺瘤或息肉史者、有慢性阑尾炎史及精神创伤史者为高危人群。

（2）大便隐血试验阳性者，具有以下表现：黏液血便、慢性腹泻、慢性便秘、腹部可扪及包块等。

（3）肠镜及黏膜组织活检可明确诊断。CT 检查可了解大肠癌肠外浸润和转移情况。血清学诊断对预后判断有一定监视作用。

四、病理类型

（一）大体分型

大体分型可分为肿块型、浸润型、溃疡型。

1. 肿块型　肿瘤向肠腔内生长、瘤体较大，呈半球状或球状隆起，易溃烂出血并继发感染、坏死。该型多数分化较高，浸润性小，生长较慢，好发于右半结肠。

2. 浸润型　肿瘤环绕肠壁浸润，有显著的纤维组织反应，沿黏膜下生长，质地较硬，易引起肠腔狭窄和梗阻。该型细胞分化程度较低，恶性程度高，出现转移早。好发于乙状结肠及直肠上部。

3. 溃疡型　肿瘤向肠壁深层生长并向肠壁外浸润，早期即可出现溃疡，边缘隆起，底部深陷，易发生出血、感染，并易穿透肠壁。该型细胞分化程度低，转移早，是结肠癌中最常见的类型，好发于左半结肠、直肠。

（二）组织学分型

组织学分型可分为腺癌、黏液癌、未分化癌等。

1.腺癌　约占肠癌的四分之三，腺癌细胞可辨认，排列成腺管状或腺泡状，按其分化程度可分为三级，Ⅲ级分化最差，细胞排列为片状或索条状。

2.黏液癌　癌细胞分泌黏液，在细胞内可将细胞核挤到一边（状似戒指，又称作印戒细胞癌），在细胞外可见间质内有黏液以及纤维组织反应，癌细胞在片状黏液中似小岛状。分化低，预后较腺癌差。

3.未分化癌　癌细胞小，形状与排列不规则，易侵入小血管及淋巴管，浸润明显，分化很低，愈后最差。

五、采用 UICC/AJCC TNM 分期系统（2017 年第 8 版）

原发肿瘤（T）：

T_x：原发肿瘤无法评价。

T_0：无原发肿瘤证据。

Tis：原位癌，黏膜内癌（肿瘤侵犯黏膜固有层但未突破黏膜肌层）。

T_1：肿瘤侵犯黏膜下层（肿瘤突破黏膜肌层但未累及固有肌层）。

T_2：肿瘤侵犯固有肌层。

T_3：肿瘤穿透固有肌层到达结直肠旁组织。

T_{4a}：肿瘤穿透脏层腹膜（包括肉眼可见的肿瘤部位穿孔，以及肿瘤透过炎症区域持续浸润到达脏层腹膜表面）。

T_{4b}：肿瘤直接侵犯或附着邻近器官或结构。

区域淋巴结（N）：

N_x：区域淋巴结无法评价。

N_0：无区域淋巴结转移。

N_1：有 1~3 枚区域淋巴结转移（淋巴结中的肿瘤直径 ≥ 0.2 mm），或无区域淋巴结转移，但存在任意数目的肿瘤结节。

N_{1a}：有 1 枚区域淋巴结转移。

N_{1b}：有 2~3 枚区域淋巴结转移。

N_{1c}：无区域淋巴结转移，但浆膜下、肠系膜，或无腹膜覆盖的结肠/直肠周围组织内有肿瘤结节。

N_2：有 4 枚以上区域淋巴结转移。

N_{2a}：有 4~6 枚区域淋巴结转移。

N_{2b}：有 ≥ 7 枚区域淋巴结转移。

远处转移（M）：

M_x：远处转移无法评价。

M_0：影像学检查无远处转移，即远隔部位和器官无转移肿瘤存在的证据（该分类由病理医生来判断）。

M_1：存在一个或多个远隔部位、器官或腹膜的转移。

M_{1a}：远处转移局限于单个远离部位或器官，无腹膜转移。

M_{1b}：远处转移分布于两个以上的远隔部位或器官，无腹膜转移。

M_{1c}：腹膜转移，伴或不伴其他部位或器官转移。

解剖分期/预后组别见表 18-26。

表 18-26　解剖分期/预后组别

当 T 为	且 N 为	且 M 为	则期别为
Tis	N_0	M_0	0
T_1，T_2	N_0	M_0	I
T_3	N_0	M_0	II A
T_{4a}	N_0	M_0	II B
T_{4b}	N_0	M_0	II C
$T_{1\sim2}$	$N_{1、1c}$	M_0	III A
T_1	N_{2a}	M_0	III A
$T_{3\sim4a}$	$N_{1、1c}$	M_0	III B
$T_{2\sim3}$	N_{2a}	M_0	III B
$T_{1\sim2}$	N_{2b}	M_0	III B
T_{4a}	N_{2a}	M_0	III C
$T_{3\sim4a}$	N_{2b}	M_0	III C
T_{4b}	$N_{1\sim2}$	M_0	III C
任何 T	任何 N	M_{1a}	IV A
任何 T	任何 N	M_{1b}	IV B
任何 T	任何 N	M_{1c}	IV C

【鉴别诊断】

肠癌应与下列疾病进行鉴别诊断。

一、结肠良性肿物

病程较长，症状较轻，X 线表现为局部充盈缺损，形态规则，表面光滑，边缘锐利，肠腔不狭窄，未受累的结肠袋完整。

二、结肠炎性疾患（包括结核、血吸虫病肉芽肿、溃疡性结肠炎、痢疾等）

肠道炎症性病变病史方面各有其特点，大便镜检都可能有其特殊发现，如虫卵、吞噬细胞等，痢疾可培养出致病菌。X线检查病变受累肠管较长，而癌肿一般很少超过10 cm。肠镜检查及病理组织学检查也不同，可进一步确诊。

三、结肠痉挛

X线检查为小段肠腔狭窄，为可复性。阑尾脓肿；有腹部包块，但X线检查包块位于盲肠外，患者有阑尾炎病史。

四、肛瘘

一般先有肛周脓肿，以局部疼痛开始，脓肿破溃后成瘘，症状缓解，无直肠癌、肛管癌的排便习惯及粪便性状改变。

【西医治疗】

一、治疗思路

大肠癌最有效的治疗手段是根治性手术切除，不能行手术治疗的患者应进行姑息性治疗，以提高生活质量，延长生存期。

（一）结肠癌的治疗原则

0期：手术，术后定期观察，不需要辅助治疗。

Ⅰ期：手术，术后一般不需要辅助化疗，血管瘤栓者应辅助化疗。

Ⅱ期：手术，有下列因素之一者应行术后辅助化疗：T_4分期；淋巴结取样不足14个；血管瘤栓；病理分化程度差；术前有穿孔和（或）肠梗阻；分子生物学检测（免疫组化）有预后不良因素；患者要求辅助化疗。

Ⅲ期：手术，术后常规行辅助化疗。

Ⅳ期：以全身化疗为主，必要时辅助其他局部治疗手段。

（二）直肠癌治疗原则

0期：手术，术后定期观察，不需要辅助治疗。

Ⅰ期：手术，术后一般不需要辅助化疗，但有血管瘤栓者术后应辅助化疗，视情况亦可予放疗或同步放化疗。

Ⅱ A期：手术，有血管瘤栓者应行术后放化疗或同步放化疗，随后应行辅助化疗。分化差及分子生物学检测有预后不良因素者应行术后辅助治疗。

Ⅱ B期及Ⅲ期：应行术前放疗或同步放化疗，如术前未作者应行术后放疗或同步放化疗，术后常规行辅助化疗。

Ⅳ期：以全身化疗为主，必要时辅以其他局部治疗手段。

二、手术治疗

手术治疗为大肠癌患者的首选治疗方法。标准的大肠癌根治术是提高患者生存率的关键。对于早、中期大肠癌应采用规范化根治性手术，包括肿瘤切除术及 2~3 站淋巴结的清扫；对于不能手术的患者，可先实施新辅助放化疗使肿瘤缩小，再进行手术切除；对于部分远处转移的患者，可行转移瘤切除术；晚期大肠癌患者可通过姑息性手术，如短路手术、造口手术等，以提高患者生活质量。

三、放射治疗

虽然手术在大肠癌的治疗中占有重要的地位，但是术后仍有约 50% 病例会发生复发和转移，因此，手术前后辅助治疗是提高大肠癌疗效的一个重要方面。放射治疗在大肠癌治疗中的作用为提高手术切除率；对不能手术切除的晚期患者或术后复发的患者进行姑息性治疗；有相关文献报道对少数经过严格选择的早期患者经单独放疗也可以达到根治目的。

四、化学治疗

1. 结直肠癌的新辅助治疗　新辅助治疗目的在于提高手术切除率，提高保肛率，延长患者无病生存期。推荐新辅助放化疗仅适用于距肛门 < 12 cm 的直肠癌。除结肠癌肝转移外，不推荐结肠癌患者术前行新辅助治疗。直肠癌的新辅助放化疗：

（1）直肠癌术前治疗推荐以氟尿嘧啶类药物为基础的新辅助放化疗。

（2）$T_{1~2}N_0M_0$ 或有放化疗禁忌的患者推荐直接手术，不推荐新辅助治疗。

（3）T_3 和（或）N_+ 的可行切除术的直肠癌患者，推荐术前新辅助放化疗。

（4）T_4 或局部晚期不可行切除术的直肠癌患者，必须行新辅助放化疗。治疗后必须重新评价，多学科讨论是否可行手术。

结直肠癌肝和（或）肺转移新辅助化疗：结直肠癌患者合并肝转移和（或）肺转移，其肿瘤可切除或者潜在可切除，推荐术前化疗或化疗联合靶向药物治疗，如西妥昔单抗（推荐用于 *Ras* 基因状态野生型患者），或联合贝伐珠单抗。化疗方案推荐 FOLFOX（奥沙利铂 +5- 氟尿嘧啶 + 亚叶酸钙），或者 FOLFIRI（伊立替康 +5- 氟尿嘧啶 + 亚叶酸钙），或者 CapeOx（卡培他滨 + 奥沙利铂），或者 FOLFOXIRI。建议治疗时限 2~3 个月。

2. 结直肠癌的辅助治疗　辅助治疗应根据患者原发部位、病理分期、分子指标及术后恢复状况来决定。推荐术后 8 周内开始，化疗时限应当不超过 6 个月。

3. 复发/转移性结直肠癌化疗　目前，治疗晚期或转移性结直肠癌使用的药物：5-FU/LV、伊立替康、奥沙利铂、卡培他滨和靶向药物。

五、靶向治疗

西妥昔单抗（推荐用于 Ras 基因状态野生型患者）和贝伐珠单抗、呋喹替尼等。

其他治疗：术中或术后区域性缓释化疗与腹腔热灌注化疗目前不常规推荐应用，若姑息一线联合西妥昔单抗治疗，不推荐二线继续行西妥昔单抗治疗。若一线化疗联合贝伐珠单抗时，二线可考虑更换化疗方案继续联合贝伐珠单抗治疗。

呋喹替尼为晚期患者在上述常规治疗不结直肠癌的小分子抗血管生成靶向药物。适用的前提下，可以选择局部治疗如介入于既往接受过氟尿嘧啶类、奥沙利铂和伊利替康为基础的化疗，以及既往接受过或不适合接受抗血管内皮生长因子治疗、瘤体内注射、物理抗表皮生长因子受体治疗（RAS 野生型）的转移性结直肠癌患者。

六、免疫治疗或者中医中药

尽管中国尚无免疫检查点抑制剂在 MSI–H/dMMR 结直肠相关数据，但对于 MSI–H/dMMR 晚期结直肠癌可接受帕博利珠单抗和纳武单抗治疗。

七. 支持治疗

最佳支持治疗应该贯穿于患者的治疗全过程，建议多学科综合治疗。最佳支持治疗推荐涵盖下列方面：

1.疼痛管理　准确完善疼痛评估，综合合理治疗疼痛，推荐按照疼痛三阶梯治疗原则进行，积极预防处理止痛药物不良反应。同时关注病因治疗，重视患者及家属疼痛教育和社会精神心理支持，加强沟通随访。

2.营养支持　建议常规评估营养状态，给予适当的营养支持，倡导肠内营养支持。

3.精神心理干预　建议有条件的地区由癌症心理专业医师进行心理干预和必要的精神药物干预。

【中医治疗】

一、中医辨证施治

1.湿热内蕴证
临床表现：腹部阵痛，里急后重，大便脓血，血色紫暗，肛门灼热，舌质红或紫暗，苔黄腻，脉滑数。
病机：湿邪化热，湿热蕴毒。
治法：清热祛湿，化瘀解毒。
处方：白头翁汤加减。白头翁、黄柏、黄连、秦皮、广木香、厚朴、苍术、地榆、槐花、白芍、薏苡仁、败酱草、半枝莲、白花蛇舌草。
加减：胁痛者，加柴胡、郁金；热结便秘者，加大黄、枳实、厚朴；便血者，加地榆炭、炒荆芥、三七粉。

2.气滞血瘀证
临床表现：腹胀刺痛，腹块坚硬不移，下利紫黑脓血，里急后重，或肠癌术后，腹痛振作，大便干结，舌质紫暗或有瘀斑，苔黄，脉涩。
病机：气机郁滞，瘀血内停。
治法：行气活血，消瘤散结。

处方：桃红四物汤加减。桃仁、红花、熟地黄、当归、芍药、川芎、丹皮、香附、延胡索、枳壳、乌药。

加减：腹硬满而痛者，加川楝子、炮山甲、丹参；里急后重者，加广香木、藤梨根；腹内结块而体实者，加山棱、莪术；大便秘结属体虚者，加火麻仁、郁李仁、柏子仁，体实便秘者加生大黄（后下）、枳实、玄明粉。

3.脾肾阳虚证

临床表现：面色萎黄，腰酸膝软，畏寒肢冷，腹痛绵绵，喜按喜温，五更泄泻，或污浊频出无禁，舌淡，苔薄白，脉沉细无力。

病机：脾肾阳虚。

治法：温补脾肾，益气固涩。

处方：附子理中丸合四神丸加减。制附子、炮姜、党参、白术、茯苓、大枣、肉豆蔻、补骨脂、五味子、吴茱萸、薏苡仁。

加减：肾阳虚明显者，加仙灵脾、巴戟天、肉桂，便血量多色暗者，加灶心土、艾叶；大便无度者，加诃子、罂粟壳；兼腹水尿少者，加白茅根、大腹皮、茯苓皮。

4.气血两虚证

临床表现：形体瘦削，大肉尽脱，面色苍白，气短乏力，卧床不起，时有便溏，或脱肛下坠，或腹胀便秘，舌质淡，苔薄白，脉细弱无力。

病机：久病伤正，气虚血亏。

治法：益气养血。

处方：八珍汤加减。熟地、党参、白术、茯苓、当归、白芍、川芎、升麻、生黄芪、炙甘草。

加减：兼心悸失眠者，加炒枣仁、柏子仁、远志；脱肛下坠、大便频繁者，加柴胡、诃子；大便带血者，加艾叶、三七。

5.脾气亏虚证

临床表现：腹部隐痛，大便不畅，虽有便意，解之困难，便溏，神疲乏力，食欲不振，食后作胀，面色萎黄，舌淡胖，苔白，脉沉细。

病机：脾气虚弱，健运失职。

治法：健脾益气。

处方：四君子汤加减。党参、白术、茯苓、炙甘草。

加减：脱肛下坠、大便频繁者，加柴胡、诃子；大便带血者，加艾叶、三七。

6.肝肾阴虚证

临床表现：腹痛隐隐，便秘，头晕耳鸣，潮热盗汗，五心烦热，口咽干燥，形体消瘦，腰膝酸软，舌红少苔或光剥，脉细数。

病机：肾阴亏虚，肝风内动。

治法：滋肾养肝。

处方：六味地黄丸加减。熟地黄、山萸肉、山药、丹皮、泽泻、茯苓。

加减：口渴、尿少、舌干者，加沙参、石斛以养阴生津；大便带血者，加艾叶、三七。

二、中成药处方

1. 平癌片　每次 8~10 片，每日 3 次。适用于肠道肿瘤的治疗，具有防治肿瘤术后复发转移、化放疗减毒增效、控制癌性胸腹水作用。

2. 癌复康　每次 8~10 片，每日 3 次。具有抑制肿瘤的作用。

3. 复方斑蝥胶囊　每次 2 片，每日 3 次。具有益气养阴、化瘀解毒的作用。

4. 鸦胆子油软胶囊　每次 4 粒，每日 3 次。具有软坚散结、抗癌的作用。

5. 西黄胶囊　每次 4~8 粒，每日 2 次。具有解毒散结、消肿止痛的作用。

6. 乌苯美司　每次 1 片，每日 3 次。具有扶正抗癌的作用。

三、外治法

根据病情选择肛滴法、中药灌肠、中药外敷、中药熏药治疗等外治法。

1. 肛滴法　适应证：消化道完全性或不完全性梗阻者，消化道恶性肿瘤患者伴有腹胀症状者，无法耐受口服中药者，增加该用药途径。

禁忌证：门静脉癌栓，严重痔疮，痔静脉曲张，消化道出血等。

2. 保留灌肠疗法　适应证：直肠癌放疗后局部炎症、疼痛、肿胀者。

推荐用药：生大黄、黄柏、山栀子、蒲公英、金银花、红花、苦参。

3. 四妙散外敷　适应证：腹水、不完全肠梗阻、腹部肿块疼痛。

推荐用药：甘遂、大戟、芫花、商陆、麝香（或冰片）。

四、针灸及其他疗法

1. 针灸疗法

（1）改善症状，延长生存期

治法：扶正固本。取穴以强壮保健穴为主。

主穴：关元、足三里、三阴交、大肠俞、天枢、偏历、上巨虚。

（2）镇痛

治法：行气活血。以夹脊穴及手阳明、足厥阴经穴为主。

主穴：夹脊、合谷、太冲、天枢、外陵。

（3）减轻放化疗反应

治法：扶正化浊。以督脉、足阳明、足太阴经穴为主。

主穴：大椎、足三里、三阴交。

根据辨证分型或相关症状进行配穴。瘀血内停配膈俞、血海；痰湿结聚配中脘、丰隆、阴陵泉；气血不足配气海、脾俞、胃俞；脾肾阳虚配肾俞、命门；肝肾阴虚配太冲、太溪、照海。厌食配下脘、天枢、上巨虚；呃逆配内关、中脘。免疫功能抑制配内关、关元；白细胞减少配膈俞、脾俞、胃俞、肝俞、肾俞；胃肠反应配内关、中脘、天枢；口腔咽喉反应配照海、列缺、廉泉；直肠反应配天枢、大肠俞、支沟、梁丘。还可配合耳针、灸法、穴位埋线等治疗。或在背俞穴隔姜铺灸，用于放化疗后副作用。

2. 其他疗法　可用厘米波疗法，体积不大的肿瘤或转移癌可用电化学疗法，经皮电刺激疗法可用于缓解癌痛。

【用药说明及治疗注意事项】

（1）治疗方案的制定要根据患者肿瘤局部情况和全身的功能状态，以及患者原发肿瘤与局部淋巴结转移、远处转移情况综合考虑。其次，需了解患者全身系统器官功能状态、营养状况。尤其肝、肾、心、肺功能等，来制定相应的治疗方案。

（2）术后辅助化疗要在手术后2~3周内开始，最迟不超过手术后4周。一般以治疗6周期为宜。

（3）中药适用于大肠癌的各个阶段。如手术后患者气血津液亏虚，可采用益气养血、健脾益肾之品；化疗后消化道、骨髓抑制等反应重，可采用健脾和胃、益肾养血之品；放疗后可产生局部放射性炎症，可采用清热解毒养阴之品。临床运用时需辨证施治。

【预防与康复指导】

饮食中应少食腌制食品，多吃谷物纤维，并戒酒戒烟；日常生活中，要控制体重，适当地有规律地参加体力活动。此外，还要保持良好的排便习惯，预防便秘。若饮食及生活方式无大变化，排便习惯明显改变，如排便次数增多、大便带血、粪便变细或有羊粪样便、排便不尽感等，应及时就诊。

第七节　肝　癌

【概述】

一、西医定义

原发性肝癌是指原发于肝细胞或肝内胆管上皮细胞的恶性肿瘤，是我国常见的恶性肿瘤之一，好发于中年男性，男女之比为3.5∶1，具有起病隐匿、进展迅速、恶性程度高、治疗难度大等特点。早期无明显症状，晚期常表现为肝区疼痛、发热、乏力等。肝癌的发生与多种因素综合作用有关，在我国主要有患病毒性肝炎、误用黄曲霉素、饮酒、饮用水污染及误用亚硝酸盐类化合物等因素。

二、中医认识

根据其临床表现不同，中医将肝癌归属于"肝积""癥瘕""积聚""鼓胀""黄疸"范畴。肝癌多由于正气亏虚、饮食不节、情志失调而致肝脾受损，气机阻滞，肝郁化火，瘀血内停，湿热毒蕴，日久成积。肝癌的病机首重肝火燔灼、脾肾两虚。清·王旭高《西溪书屋夜话录》云："肝火燔灼，游行于三焦，一身上下内外皆能为病，难以枚举，如目红颧赤，痉厥狂躁，淋秘疮疡，善饥烦渴，呕吐不寐，上下血溢皆是。"肝为刚脏，主升主动，藏血而主疏泄，喜条达而恶抑郁。肝疏泄失常，气机失调，肝气郁结，肝郁化火，湿热内生，瘀毒互结，临床见积块、黄疸、鼓胀、疼痛等症。此外，肝癌的病机与脾、肾两脏关系密切。因肝木乘土，肝失疏泄，肝气横逆，木盛乘土，侮脾犯胃，故而脾气亏虚；肝血不足，肝阳妄动，下劫肾阴，致肾阴不足，肾气虚损。因此，肝癌的治疗重在清肝疏肝、健脾补肾、利湿解毒。

【诊断依据】

一、临床表现

1. 症状　常以肝区疼痛为首发症状，合并腹胀、纳差、乏力、消瘦、黄疸、腹水、发热等肝癌的常见症状，大多数已属于中晚期表现。

2. 体征　多数肝癌患者无明显相关阳性体征。合并高危因素者，出现肝大伴或不伴结节、上腹肿块、黄疸、腹水、脾大等，应警惕肝癌可能；肝掌、蜘蛛痣、血管痣和腹壁静脉曲张等为肝硬化体征；临床诊断为肝癌的患者近期出现咳嗽、咯血、骨痛、病理性骨折、左锁骨上淋巴结肿大等提示有远处转移的可能。

二、辅助检查

1. 血液生化检查　对于原发性肝癌，可能出现血液碱性磷酸酶、谷草转氨酶、乳酸脱氢酶，或胆红素升高及白蛋白降低等肝脏功能改变，以及淋巴细胞亚群等免疫指标的改变。甲胎蛋白（AFP）是肝癌诊断中最具特异性的肿瘤标志物。当 AFP ≥ 400 µg/L 持续 1 个月，或 AFP ≥ 200 µg/L 持续 2 个月，且排除妊娠和生殖腺胚胎癌者，高度警惕肝癌，应通过影像学检查确诊。

2. 影像学检查　腹部超声扫描无创、方便、经济，可用于对高危人群的筛查，术中超声可以发现小病灶及判断肿瘤与血管的关系，超声导引下穿刺活检可以直接获取组织学诊断。CT 是肝癌诊断和鉴别诊断最重要的影像检查方法，用来观察肝癌形态及血供状况，以及肝癌的检出、定性、分期与肝癌治疗后复查。而 CT 平扫价值有限，可用来观察脂肪变性、出血和碘油栓塞后沉积情况，CT 增强应视为常规扫描。MRI 是肝癌影像诊断的有力补充，对脂肪肝、肝硬化背景下的肝癌检出及定性，以及肝癌介入治疗后肿瘤残留及复发的判断具有优势。MRI 平扫组织分辨率高，可对病变的内部结构进行分析，CT 增强扫描可了解肿瘤的血供情况，平扫与增强结合更有助于肝癌的诊断。选择性血管造影曾经对评估肝细胞肝癌有关键性作用，但随着螺旋 CT，特别是多排螺旋 CT 及 MR 动态增强扫描的临床应用，选择性血管造影对肝癌的诊断价值逐渐被替代，目前其主要价值为经动脉化疗及栓塞治疗。ECT 有助于肝癌骨转移的诊断。

3. 病理学检查　腹腔镜和经皮细针穿刺活检，在有适应证的情况下，可分别采用以协助诊断。

三、诊断标准

（1）有原发性肝病，如慢性肝炎或者肝硬化的病史。

（2）甲胎蛋白升高，特别是甲胎蛋白进行性升高，除外活动性肝病或者甲胎蛋白大于 400 ng/dL。

（3）影像学检查发现肝内占位，并且肝内占位有血流信号，边缘不规则，至少有两种影像学检查，如彩超、增强核磁、增强CT、肝动脉造影等，有两个支持肝癌的诊断，基本可以诊断为肝癌。

（4）症状不典型的做肝脏结节穿刺，在显微镜下发现癌细胞。

四、病理学分型

（一）大体分型

1.巨块型　常为单发性癌块，也可由多个结节汇集而成一大块，有时其邻近有小的散在癌结节；癌块直径一般在10 cm以上，有假包膜形成。

2.结节型　较多见，可为单个或多个大小不等结节散在肝内，与周围组织分界不清。多个癌结节的形成，可能是癌细胞经门静脉播散，或癌组织多中心发生的结果。此型多伴有肝硬化，恶性程度高。

3.弥漫型　少见，结节一般都很小，大小相差不多，呈灰白色，散布全肝，伴有肝硬化。有时与肝硬化结节很难区别，病情发展快，预后极差。

4.小癌型　将直径小于3 cm的小肝癌另分为小癌型。小癌型的病理特点：包膜多完整；癌栓发生率较少；合并肝硬化程度较轻；癌细胞分化较好；癌周淋巴细胞浸润较多；人免疫状态好。预后好，多为单结节。

（二）组织学分型

1.肝细胞型　原发于肝细胞上皮，是临床常见的肝癌类型。癌细胞多成多角形或圆形，排列成巢状或索状，核大而核仁明显，在巢或索之间，有丰富的血窦，无间质成分。

2.胆管细胞癌　原发于胆管上皮细胞，临床少见，癌细胞成立方形或柱状，排列成腺体，纤维组织多，而血窦较少。

3.混合型　上述两型同时存在，或呈过渡形态，不完全像肝细胞，也不完全像胆管细胞，此型罕见。

五、分期

美国癌症联合委员会（AJCC）对肝肿瘤（包括肝内胆管）的TNM分期如下。

原发肿瘤（T）：

T_x：原发肿瘤无法评估。

T_0：无原发肿瘤的证据。

T_1：单发肿瘤无血管受侵。

T_2：单发肿瘤有血管受侵或多发肿瘤最大者≤5 cm。

T_3：多发肿瘤直径＞5 cm或肿瘤侵及门静脉或肝静脉的主干。

T_4：肿瘤直接侵犯除胆囊外的邻近器官或穿透脏层腹膜。

区域淋巴结（N）：

N_x：区域淋巴结无法评估。

N_0：无淋巴结转移。

N_1：区域淋巴结转移。

远处转移（M）：

M_x：远处转移无法评估。

M_0：无远处转移。

M_1：有远处转移。

组织学分级（G）：

G_x：分化程度无法评估。

G_1：高分化。

G_2：中分化。

G_3：低分化。

G_4：未分化。

纤维化分级（F）Ishak 定义的纤维化评分具有对总生存期预后评估价值，故推荐应用。此评分系统有 0~6 级。

F_0：纤维化得分 0~4 分（没有或中度纤维化）。

F_1：纤维化得分 5~6 分（严重纤维化或肝硬化）。

分期组合：

Ⅰ期：$T_1N_0M_0$。

Ⅱ期：$T_2N_0M_0$。

Ⅲ A 期：$T_3N_0M_0$。

Ⅲ B 期：$T_4N_0M_0$。

Ⅲ C 期：任意 T，N_1，M_0。

Ⅳ期：任意 T，任意 N，M_1。

【鉴别诊断】

一、AFP 阳性患者的鉴别诊断

1.病毒性肝病　如患者有肝炎、肝硬化，应对患者血清 AFP 水平进行动态观察，肝病活动期 AFP 多与 ALT 同向活动，多为一过性升高或呈反复波动性，一般不超过 400μg/L，时间也较短暂；如 AFP 与 ALT 异向活动和（或）AFP 持续高浓度，则应警惕肝细胞癌可能。

2.妊娠、生殖腺或胚胎型等肿瘤　鉴别主要通过病史、体检以及腹盆腔 B 超、CT 检查。

3.某些消化系统肿瘤　某些发生于胃、胰腺、肠道的肿瘤也会引起血清 AFP 升高。鉴别论断除询问详细的病史、进行体检和影像学检查外，测定血清 AFP 异质体也有助于鉴别肿瘤的来源。如产 AFP 胃癌中 AFP 以扁豆凝集素非结合型为主。

二、AFP 阴性的肝细胞癌患者鉴别诊断

1. 继发性肝癌　多见于消化道肿瘤转移，多无肝病背景，病史可能有便血、饱胀不适、贫血、体重下降等消化道肿瘤症状，肿瘤标志物检查 AFP 阴性，而 CEA、CA199、CA242 等消化道肿瘤标志物可能升高。影像学检查也有一定特点：

（1）常为多发占位，而肝细胞肝癌多为单发。

（2）典型转移瘤影像可见"牛眼征"（肿物周边有晕环，中央因缺乏血供而呈低回声或低密度）。

（3）CT 增强或肝动脉造影可见肿瘤血管较少，血供不如肝细胞肝癌。

（4）消化道内镜或造影可能发现胃肠道的原发病变。

2. 胆管细胞癌　多无肝病背景，CEA、CA199 等肿瘤标志物可能升高。影像学检查最有意义的是 CT 增强扫描，肿物血供不如肝细胞肝癌丰富，且纤维成分较多，呈"快进慢出"，周边有时可见扩张的末梢胆管。

3. 肝肉瘤　常无肝病背景，影像学检查显示为血供丰富的均质实性占位，不易与 AFP 阴性的肝细胞肝癌相鉴别。

4. 肝良性肿瘤

（1）肝腺瘤：常无肝病背景，女性多，常有口服避孕药史，与高分化的肝细胞肝癌不易鉴别，对鉴别较有意义的检查是 ^{99m}Tc 核素扫描，肝腺瘤能摄取核素，且延迟相呈强阳性显像。

（2）肝血管瘤：常无肝病背景，女性多，CT 增强扫描见自占位周边开始强充填，呈"快进慢出"，与肝细胞肝癌的"快进快出"区别，MRI 可见典型的"灯泡征"。

（3）肝脓肿：常有痢疾或化脓性疾病病史而无肝病史，有或曾经有感染表现，其超声在未液化或脓稠时常与肝癌混淆，在液化后则呈液平面，应与肝癌中央坏死鉴别。肝动脉造影无肿瘤血管与染色。

（4）肝包虫：常具有多年病史、牧区生活，以及狗、羊接触史，叩诊有震颤即"包虫囊震颤"是特征性表现，包虫皮内试验（Casoni 试验）为特异性试验，阳性率达 90%～95%，B 超检查在囊性占位腔内可发现漂浮子囊的强回声，CT 有时可见囊壁钙化的头结。由于诱发严重的过敏反应，该病不宜行穿刺活检。

【西医治疗】

一、治疗原则

肝癌的治疗主要分为手术治疗和非手术治疗。根据患者的机体状况、肿瘤的部位与侵犯范围以及肝功能情况，有计划地、合理地应用现有的治疗手段，以期最大幅度地根治、控制肿瘤和提高治愈率，改善患者的生活质量。

二、手术治疗

肝癌的手术治疗包括肝切除和肝移植。其治疗原则如下。

（1）彻底性：完整切除肿瘤、切缘无残留肿瘤。

（2）安全性：最大限度保留正常肝组织，降低手术死亡率及手术并发症。在术前应对肝功能储备进行评价，通常采用 Child-Pugh 分级评价肝实质功能。其治疗目标一为根治，二为延长生存期，三为减轻痛苦。

三、肝癌的非手术治疗

尽管手术是原发性肝癌首选治疗方法，然而仅约 20% 的患者适合手术，大部分患者在诊断时已属于中晚期，失去手术机会。因此采用非手术治疗方法能使相当一部分患者生活质量改善，生存期延长。

1.肝癌的介入治疗　适用人群为手术不能切除的中晚期原发性肝癌患者；能手术切除，但由于其他原因（例如高龄、严重肝硬化等）不能或不愿进行手术的患者；可手术切除患者术后预防性治疗。

2.肝癌消融治疗　主要包括射频消融、微波消融及无水酒精注射。适用于肿瘤体积 ≤ 5 cm，肿瘤数目少于 3 个；患者身体情况不能耐受手术或者是拒绝手术者；患者肿瘤无法手术切除需要姑息性治疗者，如大肝癌或者是中央型肝癌无法手术切除；严重肝硬化无法耐受手术的小肝癌患者。

3.肝癌的放射治疗　适用于不适合手术或不愿接受手术的局限性肝癌；手术后肿瘤残留；肝细胞癌伴淋巴结转移；肝癌远处转移尤其是骨转移的姑息性治疗。在治疗技术上推荐采用三维适形或调强放射治疗技术。

4.肝癌的系统全身治疗　肝癌对化疗药物不敏感，且其容易产生毒副反应，当前国际上尚无标准化疗方案，我国推荐使用 FOLFOX4 方案，但疗效并不令人满意。晚期肝癌以靶向、免疫及中医药治疗为主，配合最佳支持治疗。目前治疗原发性肝癌的主要分子靶向药物有索拉非尼、仑伐替尼、瑞戈非尼等。免疫治疗广泛应用于临床，主要适用于索拉非尼治疗失败的晚期肝癌，如纳武利尤单抗、帕博利珠单抗、伊匹木单抗等。

【中医治疗】

一、中医辨证施治

1.肝郁脾虚证

临床表现：上腹肿块胀闷不适，消瘦乏力，倦怠短气，腹胀纳少，进食后胀甚，口干不喜饮，大便溏数，小便黄短，甚则出现腹水、黄疸、下肢水肿，舌质胖、舌苔白，脉弦细。

病机：肝失条达，脾虚气弱。

治法：健脾益气，疏肝软坚。

处方：逍遥散合四君子汤加减。柴胡、当归、白术、茯苓、党参、桃仁、白芍、八月札、川朴、栀子、莪术、炙甘草。

加减：纳呆者，加鸡内金、山楂、炒谷芽、麦芽；便稀者，加吴茱萸、黄连、炒扁豆；疼痛甚者，加延胡索、川楝子、郁金、苏木；恶心欲呕者，加法半夏、竹茹、砂仁；腹大胀满、尿少者，加枳壳、大腹皮、桑白皮。

2. 肝胆湿热证

临床表现：头重身困，身目黄染，心烦易怒，发热口渴，口干而苦，胸脘痞闷，胁肋胀痛灼热，腹部胀满，胁下痞块，纳呆呕恶，小便短少黄赤，大便秘结或不爽，舌质红、舌苔黄腻，脉弦数或弦滑。

病机：湿热蕴结，肝胆失疏。

治法：清热利湿，凉血解毒。

处方：茵陈蒿汤加减。绵茵陈、栀子、大黄、金钱草、猪苓、柴胡、白芍、郁金、川楝子、枳壳、半枝莲、七叶一枝花、车前草、泽泻。

加减：大便不通，腹胀腹满者，加芒硝、枳实、厚朴；腹胀甚者，加厚朴、茯苓皮、枳壳、泽兰；热甚者加黄芩、生石膏（包煎）。

3. 肝热血瘀证

临床表现：上腹肿块石硬，胀顶、疼痛拒按，或胸胁疼痛拒按，或胸胁炽痛不适，烦热，口干唇燥，大便干结，小便黄或短赤，甚则肌肤甲错，舌质红或暗红，舌苔白厚，脉弦数或弦滑有力。

病机：肝经郁热，瘀血内停。

治法：清肝凉血，解毒祛瘀。

处方：龙胆泻肝汤合膈下逐瘀汤加减。龙胆草、半枝莲、栀子、泽泻、木通、车前子、当归、生地黄、柴胡、桃仁、莪术、大黄、茜根、丹皮、甘草。

加减：瘀血内结较甚者，加川楝子、三棱；腹胀明显者，加隔山消、沉香粉、大腹皮。

4. 脾虚湿困证

临床表现：腹大胀满，神疲乏力，身重纳呆，肢重足肿，尿少。口黏不欲饮，时觉恶心，大便溏烂，舌淡，舌边有齿痕，苔厚腻，脉细弦或滑或濡。

病机：脾失健运，湿毒瘀结。

治法：健脾益气，利湿解毒。

处方：四君子汤合五皮饮加减。黄芪、党参、白术、茯苓皮、香附、枳壳、陈皮、大腹皮、桑白皮、泽泻、薏苡仁、龙葵、桃仁、莪术、半枝莲。

加减：恶心欲呕者，加法半夏、竹茹、砂仁；腹泻较重者，加炮姜、苍术、炒扁豆；身目发黄者，加茵陈、栀子、赤芍；腹水较重者，加泽兰、猪苓、车前子（布包）。

5. 肝肾阴虚证

临床表现：鼓胀肢肿，蛙腹青筋，四肢柴瘦，短气喘促，唇红口干，纳呆畏食，烦躁不眠，溺短便数，甚或循衣摸床，上下血溢，舌质红绛、舌光无苔，脉细数无力，或脉如雀啄。

病机：肝肾亏虚，气血失调。

治法：清热养阴，软坚散结。

处方：一贯煎加味。生地黄、沙参、麦冬、当归、枸杞子、桑椹子、川楝子、赤芍、鳖甲（先煎）、女贞子、旱莲草、丹皮等。

加减：低热、口干咽燥者，加青蒿、银柴胡、天冬；牙龈及鼻出血者，加仙鹤草、白茅根；呕血、便血者，加云南白药（冲服）、生大黄粉（冲服）。

二、中成药处方

1. 肝复乐片　口服，每片 0.5 g，1 次 6 片，1 日 3 次。功效：健脾理气，化瘀软坚，清热解毒。

2. 安替可胶囊　口服，每粒 0.22 g，1 次 2 粒，1 日 3 次。功效：软坚散结，解毒定痛，养血活血。

3. 康赛迪胶囊　口服，每粒 0.25 g，1 次 3 粒，1 日 2 次。功效：清热解毒，破血消癥，攻毒蚀疮。

4. 参一胶囊　口服，每粒 10 mg，1 次 2 粒，1 日 2 次，2 个月为 1 个疗程。若用于抗转移，应连续服用 3 个月为宜。功效：培元固本，补益气血。

5. 华蟾素注射液　每支 2 mL/5 mL/10 mL，取 10~20 mL 溶于 500 mL 5% 葡萄糖注射液中静脉滴注，1 日 1 次，28 天为 1 个疗程。功效：清热解毒，消肿止痛，活血化瘀，软坚散结。

三、外治法

根据病情酌情使用活血化瘀、清热解毒等中药或中成药进行外敷治疗、中药泡洗、中药熏洗等。

四、针灸及其他疗法

1. 针灸疗法

（1）改善症状，延长生存期

治法：扶正固本。以强壮保健穴为主。

主穴：关元、足三里、三阴交、肝俞、中都、太冲。

（2）镇痛

治法：行气活血。以夹脊穴及手阳明、足厥阴经穴为主。

主穴：夹脊、合谷、太冲、阳陵泉、期门、章门。

（3）减轻放化疗反应

治法：扶正化浊。以督脉、足阳明、足太阴经穴为主。

主穴：大椎、足三里、三阴交。

根据辨证分型或相关症状进行配穴。瘀血内停配膈俞、血海；痰湿结聚配中脘、丰隆、阴陵泉；气血不足配气海、脾俞、胃俞；脾肾阳虚配肾俞、命门；肝肾阴虚配太冲、太溪、照海。厌食配下脘、天枢、上巨虚。呃逆配内关、中脘。免疫功能抑制配内关、关元；白细胞减少配膈俞、脾俞、胃俞、肝俞、肾俞；胃肠反应配内关、中脘、天枢；口腔咽喉反应配照海、列缺、廉泉；直肠反应配天枢、大肠俞、支沟、梁丘。还可配合耳针、灸法、穴位埋线等治疗。或在背俞穴隔姜铺灸，用于放化疗后副作用。

2.其他疗法 可用厘米波疗法，体积不大的肿瘤或转移癌可用电化学疗法，经皮电刺激疗法可用于缓解癌痛。

【用药说明及治疗注意事项】

（1）肝癌首选手术治疗，但手术后复发、转移率高，介入治疗可导致肝损害，全身放化疗效果欠佳，且不良反应较多。中医药可贯穿肝癌治疗的各个阶段，尤其是在肝癌手术和介入治疗前后、化疗期间，在促进术后恢复、提高机体免疫力、改善临床症状、减轻不良反应等方面显示出明显的优势。

（2）注重原发性肝癌并发症的诊治，常见肿瘤破裂出血、消化道出血、肝肾综合征等，可由肝癌本身或并存的肝硬化所引起，这些并发症往往是导致或促进患者死亡的原因。因此，应密切关注患者病情变化。

（3）手术后身体状况未完全恢复前，少用或不用抗癌药物，而加大益气扶正之品。

（4）化疗、介入治疗期间，注重顾护胃气，培土温肾，尽快使机体恢复。

【预防与康复指导】

肝癌患者应适当多摄入富含蛋白质的食物、蔬菜、水果和其他植物性食物，限制精制糖摄入，戒烟、限酒，避免吃发霉的食物，减少黄曲霉素暴露。当治疗期间膳食摄入不能满足目标需要量时，建议在医师或营养师指导下给予肠内、肠外营养支持治疗。

第八节　胰腺癌

【概述】

一、西医定义

胰腺癌指胰外分泌腺的恶性肿瘤，表现为腹痛、食欲不振、消瘦和黄疸。我国145个疾病监测点的统计结果显示：胰腺癌的死亡率已经从1991年的1.75/10万上升至2000年的3.06/10万，由于早期诊断困难，大多数患者在确诊时已属疾病中晚期，常常失去了手术根治机会，手术切除率一般在30%左右。即便是能行手术切除的患者，其5年生存率也不到10%；至于未切除者多数在半年内死亡，故该病恶性程度高，预后差。

二、中医认识

中医典籍中并没有类似"胰腺癌"的直接描述，但根据胰腺癌患者腹痛、黄疸、消瘦、消化不良及腹部包块等常见临床表现可归属于中医"积聚""黄疸""癥瘕"等范畴。古代文献中，《内经·元正纪大论》就有关于"积聚"的描述，曰："民病胃脘当心而痛，上支两胁，膈咽不通，食饮不下。"而黄疸的记载最早可以追溯到汉代的张家山汉简《脉书》"内瘅，身痛，艮蚤黄，为黄瘅"。《内经》中提到的积聚、癥瘕、肠覃、肉瘤、肠瘤等疾病均可见胰腺癌相关症状；《难经》提出了五脏积的分类，曰："肝之积名曰肥气，在左胁下……脾之积，名曰痞气，在胃脘，覆大如盘。"其中脾积患者的临床表现类似胰腺癌的消化不良、食欲不振及腹水等症状；《金匮要略》中提到的谷疸、酒疸、黑疸以及孙思邈《备急千金药方》提到的胃疸、心疸、肠疸、膏疸、肉疸等均与胰腺癌患者出现的黄疸有相似的临床表现。中医认为正虚邪实是胰腺癌发病的基础，该病多因外感湿热之邪、七情郁结或饮食不节等因素，久而积之使肝脾受损、脏腑失和，进而导致湿热互结、瘀毒内蕴，形成癥瘕结块。

【诊断依据】

一、临床表现

（一）腹痛

腹痛常为该疾病的首发症状，早期腹痛较轻或部位不清，以后逐渐加重且腹痛部位相对固定。90%的患者有明显的疼痛，其中部分患者可不伴腹痛和黄疸，但黄疸仍是胰头癌的突出症状，病程中约90%出现黄疸。大多数病例的黄疸由胰头癌压迫或浸润胆总管引起，持续进行性加深，伴皮肤瘙痒，尿色如浓茶呈深黄色，粪便如陶土样呈灰白色。该病还可常见食欲不振和消化不良，这与胆总管下端和胰腺导管被肿瘤阻塞，胆汁和胰液不能进入十二指肠有关。该病还常见恶心、呕吐、腹胀、腹泻、消化道出血等症状。

（二）体征

表现为可见体重减轻、上腹压痛和黄疸。出现黄疸时，常因胆汁淤积而有肝大，其质硬、表面光滑，同时可扪及囊状、无压痛、表面光滑并可推移的肿大胆囊，称库瓦西耶征（Courvoisier sign），是诊断胰腺癌的重要体征。胰腺肿块多见于上腹部，呈结节状或硬块，肿块可以是肿瘤本身，也可是腹腔内转移的淋巴结。晚期患者可有腹水，多为腹膜转移所致。

二、辅助检查

（一）血液、粪便、尿液检查

血液当中的CEA、CA199可升高，肝功能出现异常，血清胆红素升高，以结合胆红素为主。胰管梗阻或并发胰腺炎时，血清淀粉酶和脂肪酶可升高。葡萄糖耐量不正常或有高血糖和糖尿。重度黄疸时尿胆红素阳性，尿胆原阴性，粪便可呈灰白色，粪胆原减少或消失。有吸收不良时粪中可见脂肪滴。

（二）影像学检查

CT可显示＞2 cm的肿瘤，可见胰腺形态变异、局限性肿大、胰周脂肪消失、胰管扩张或狭窄、大血管受压、淋巴结或肝转移等，诊断准确率可达80%以上。目前首选多期增强薄层CT（≤1 cm）用于胰腺癌的术前诊断及分期，对于部分诊断存疑特别是疑有肝脏转移的患者，建议通过动态增强MRI进一步评估。超声可发现晚期胰腺癌，胰腺局限性增大，边缘回声不整齐，呈火焰状，回声不均，声影衰减明显，胰管不规则狭窄、扩张或中断，胆囊肿大，可见肿瘤压迫周围大血管的现象。超声内镜的探头可置于肝左叶与胃小弯处或直接通过小网膜置于胰腺表面探查。结合穿刺活检，胰腺癌检出率接近 100%。

（三）病理学和细胞学检查

在超声内镜、经腹壁超声或 CT 定位和引导下，或在剖腹探查中用细针穿刺做多处细胞学或活体组织检查，确诊率高。在晚期患者的腹水当中也可检出癌细胞。在微创活检领域，EUS 及其引导下的细针穿刺活检不仅有助于对胰腺肿瘤 T 分期及胰周淋巴结转移的判断，还可获取组织学标本明确病理学诊断。EUS 诊断 T_{1-2} 期胰腺癌的灵敏度和特异度分别为 72% 和 90%，诊断 T_{3-4} 期的灵敏度和特异度分别为 90% 和 72%，对肠系膜上静脉及门静脉是否受累及浸润范围的判断优于 CT 及 MRI 检查。但 EUS 为有创操作，其准确性受操作者技术及经验的影响较大，临床更多以在其引导下穿刺获取组织标本为目的，对于诊断及手术指征明确的患者，术前无须常规行 EUS。

三、诊断标准

本病的早期诊断困难，出现明显食欲减退、上腹痛、进行性消瘦和黄疸，上腹扪及肿块；影像学检查发现胰腺有占位时，诊断胰腺癌并不困难。但大多数时候肿块已较大，且可能伴有其他脏器的转移，属晚期，绝大多数已丧失手术的时机。因此，对 40 岁以上，近期出现下列临床表现者应重视：①持续性上腹不适，进餐后加重伴食欲下降；②不能解释的进行性消瘦；③不能解释的糖尿病或糖尿病突然加重；④多发性深静脉血栓或游走性静脉炎；⑤有胰腺癌家族史、大量吸烟、慢性胰腺炎者。应密切随访检查。

四、分期（UICC/AJCC 推荐的 2017 年第 11 版 TNM 分期）

原发肿瘤（T）：

T_x：原发肿瘤不能评估。

T_0：无原发肿瘤的证据。

Tis：原位癌，包括高级别胰腺上皮内瘤变、导管内乳头状黏液性肿瘤伴重度不典型增生、导管内乳头状肿瘤伴重度不典型增生和黏液性囊性肿瘤伴重度不典型增生。

T_1：肿瘤最大直径 ≤ 2 cm。

T_{1a}：肿瘤最大直径 ≤ 0.5 cm。

T_{1b}：0.5 cm ＜肿瘤最大直径 ＜ 1 cm。

T_{1c}：肿瘤最大直径 1~2 cm。

T_2：2 cm ＜肿瘤最大直径 ≤ 4 cm。

T_3：肿瘤最大直径 ＞ 4 cm。

T_4：肿瘤累及腹腔干、肠系膜上动脉和（或）肝总动脉（无论肿瘤多大）。

区域淋巴结（N）：

N_x：区域淋巴结不能评估。

N_0：无区域淋巴结转移。

N_1：1~3 枚区域淋巴结转移。

N_2：4 枚或 4 枚以上区域淋巴结转移。

远处转移（M）：

M_0：无远处转移。

M_1：存在远处转移。

4.胰腺癌分期具体见表 18-27。

表 18-27　胰腺癌分期表

分期	T 分期	N 分期	M 分期
0 期	Tis	N_0	M_0
Ⅰ A 期	T_1	N_0	M_0
Ⅰ B 期	T_2	N_0	M_0
Ⅱ A 期	T_3	N_0	M_0
Ⅱ B 期	$T_{1,2,3}$	N_1	M_0
Ⅲ期	$T_{1,2,3,4}$	N_2	M_0
Ⅳ期	任何 T	任何 N	M_1

【鉴别诊断】

胰腺癌应与下列疾病进行鉴别诊断。

一、慢性胃炎

两者均可出现腹痛、食欲差，体重减轻等症状。但胃炎伴有反酸、嗳气，不会伴有血清肿瘤标志物的升高、也不伴有黄疸。通过胃镜及影像学检查可明确。

二、急性/慢性肝炎

两者都会出现黄疸、肝功能损伤，胰腺癌主要是肿瘤侵犯、压迫胆管引起的，是难以逆转的黄疸，需行手术才可改善黄疸状况。急性/慢性肝炎是病毒感染引起的，通过保肝降酶抗病毒治疗可以改善黄疸情况。

三、原发性肝癌

两者的共同点都是恶性肿瘤，但胰腺癌是原发胰腺的恶性肿瘤，原发性肝癌是发生在肝脏的恶性肿瘤，可以通过影像学检查，血液学检查，肿瘤标志物 CEA、CA199、AFP，以及组织活检病理检查相鉴别。

四、急性胰腺炎

两者都会出现腹部疼痛。但急性胰腺炎血清淀粉酶、尿淀粉酶增高一般比较明显，及早治疗可以治愈。胰腺癌属于恶性肿瘤，淀粉酶升高一般没有急性胰腺炎明显，且并发症状多，预后差。

【西医治疗】

一、治疗思路

胰腺癌的治疗仍以争取手术切除为主。对不能手术者常作姑息性手术、化学疗法和放射治疗。目前有研究证实在免疫检查点阳性的患者当中，行免疫治疗或联合其他治疗可有效提高患者的生存质量及延长患者的生存期。

二、外科治疗

因早期诊断困难，一般手术切除率不高，约 21.2% 的早期患者可接受根治手术。

三、内科治疗

晚期或手术前后病例均可进行化疗、放疗、靶向治疗、免疫治疗和各种对症支持治疗。胰腺癌目前的化疗药物有：吉西他滨、5-氟尿嘧啶、丝裂霉素、表柔比星、链霉素、紫杉醇、多西他赛及卡培他滨等。吉西他滨被已发生转移的胰腺癌患者视为一线治疗药物，在患者身体状况允许下，联合化疗优于单药化疗。靶向药物治疗，如贝伐单抗、西妥昔单抗和厄洛替尼与化疗药物合并使用或是单用，可以提高肿瘤缓解率及生存周期。胰腺癌经动脉局部灌注化疗优于全身静脉化疗，而且能减少化疗药物的毒副作用，在近年使用较为广泛。在免疫治疗方面，只要患者 PD1、PD-L1 阳性，或 MSI-H、TMB-H 就可尝试使用相关免疫制剂，目前有多份报道显示其可延长患者生存期，改善患者生存质量。

四、放射治疗

随着放疗技术不断改进，胰腺癌的放疗效果有所提高，常可使症状明显改善，存活期延长。可进行术前、术中、术后放疗，佐以化疗。对无手术条件的患者可做高剂量局部照射及粒子植入照射等。术前放疗可使切除困难的肿瘤局限化，提高胰腺癌的切除率。联合放化疗可延长患者存活期。

五、姑息治疗

对有顽固性腹痛者可给予镇痛及麻醉药，必要时可用 50% 乙醇或神经麻醉剂行腹腔神经丛注射，或行交感神经节阻滞疗法、腹腔神经切除术，也可在硬膜外应用麻醉药缓解腹痛。此外，应用各种支持疗法对晚期胰腺癌及术后患者均十分重要，可选用肠外营养液输注，改善营养状况；可给予胰酶制剂治疗消化吸收功能障碍；有阻塞性黄疸时可行 PTCD 术改善黄疸。

【中医治疗】

一、中医辨证施治

1. 湿热蕴结证

临床表现：上腹部胀满不适或胀痛，纳差，同时可有发热，口苦口干，大便干燥或闭结，或黄疸，小便短赤，舌质红或淡，苔黄腻，脉细弦。

病机：湿邪内困，气机不畅，郁而化热。

治法：清热化湿。

处方：三仁汤加减。薏苡仁、杏仁、白豆蔻、淡竹叶、滑石、通草、竹叶、半夏、白花蛇舌草、半枝莲等。

加减：黄疸加茵陈、青蒿、栀子等。腹痛加玄胡、木香、八月札、香附等。痞块加天龙、干蟾皮、蜂房、山慈菇、浙贝、藤梨根等。出血加三七、茜草、蒲黄、白茅根、大蓟、小蓟等。便秘加大黄、虎杖、蒲公英等。腹泻加防风、土茯苓等。厌食加神曲、山楂、鸡内金、莱菔子等。腹水加车前子、大腹皮、泽泻、猪苓等。血瘀加三七、红藤、虎杖等。

2. 热毒壅盛证

临床表现：右胁疼痛，恶心纳差，口苦，口干，大便干燥或闭结，小便短赤，舌质红或红绛，苔黄或腻，脉弦或弦滑数。

病机：热毒入里，伤营动血，津液亏耗。

治法：清热解毒。

处方：大柴胡汤加减。柴胡、黄芩、半夏、大黄、枳实、白芍、生姜、大枣等。

加减：黄疸加茵陈、青蒿、栀子等。腹痛加玄胡、木香、八月札、香附等。痞块加天龙、干蟾皮、蜂房、山慈菇、浙贝、藤梨根等。出血加三七、茜草、蒲黄、白茅根、大蓟、小蓟等。便秘加虎杖、蒲公英等。腹泻加防风、土茯苓等。厌食加神曲、山楂、鸡内金、莱菔子等。腹水加车前子、大腹皮、泽泻、猪苓等。血瘀加三七、红藤、虎杖等。

3. 湿阻中焦证

临床表现：恶心纳差，口淡乏味，大便溏薄，舌质淡，苔白腻，脉濡或细。

病机：湿邪内困，脾胃升降失常。

治法：燥湿健脾。

处方：二陈汤加减。半夏、陈皮、茯苓、甘草、生姜、乌梅等。

加减：黄疸加茵陈、青蒿、栀子等。腹痛加玄胡、木香、八月札、香附等。痞块加天龙、干蟾皮、蜂房、山慈菇、浙贝、藤梨根等。出血加三七、茜草、蒲黄、白茅根、大蓟、小蓟等。便秘加大黄、虎杖、蒲公英等。腹泻加防风、土茯苓等。厌食加神曲、山楂、鸡内金、莱菔子等。腹水加车前子、大腹皮、泽泻、猪苓等。血瘀加三七、红藤、虎杖等。

4.阴虚内热证

临床表现：烦热口干，低热盗汗，形体消瘦，或鼻衄齿衄，舌红少苔或光剥有裂纹，脉细弦数或细涩。

病机：阴液亏损，难制阳光，内生邪热，邪热郁蒸。

治法：养阴保津。

处方：玉女煎加减。生石膏、熟地、知母、麦冬、牛膝等。

加减：黄疸加茵陈、青蒿、栀子等。腹痛加玄胡、木香、八月札、香附等。痞块加天龙、干蟾皮、蜂房、山慈菇、浙贝、藤梨根等。出血加三七、茜草、蒲黄、白茅根、大蓟、小蓟等。便秘加大黄、虎杖、蒲公英等。腹泻加防风、土茯苓等。厌食加神曲、山楂、鸡内金、莱菔子等。腹水加车前子、大腹皮、泽泻、猪苓等。血瘀加三七、红藤、虎杖等。

5.气血亏虚证

临床表现：动则气促，纳少腹胀，面色萎黄或淡白无华，大便溏薄，小便清长，舌淡苔白，脉细弱。

病机：气血不足，脏腑功能下降。

治法：益气补血。

处方：八珍汤加减。党参、茯苓、白术、甘草、当归、白芍、熟地黄、牛膝、川芎、炙甘草等。

加减：黄疸加茵陈、青蒿、栀子等。腹痛加玄胡、木香、八月札、香附等。痞块加天龙、干蟾皮、蜂房、山慈菇、浙贝、藤梨根等。出血加三七、茜草、蒲黄、白茅根、大蓟、小蓟等。便秘加大黄、虎杖、蒲公英等。腹泻加防风、土茯苓等。厌食加神曲、山楂、鸡内金、莱菔子等。腹水加车前子、大腹皮、泽泻、猪苓等。血瘀加三七、红藤、虎杖等。

二、中成药处方

1.消癌平胶囊　每次 0.8~1 g，每日 3 次，适用于瘀毒内结证。

2.华蟾素胶囊　每次 0.5 g，每日 3 次，适用于肿痛毒瘀证。

3.西黄丸　每次 3 g，每日 2 次，适用于热毒肿痛证。

4.槐耳颗粒　每次 20 g，每日 3 次，适用于正虚瘀结证。

三、针灸及其他疗法

1.针灸疗法

（1）改善症状，延长生存期

治法：扶正固本。以强壮保健穴为主。

主穴：关元、足三里、三阴交、胃脘下俞、太冲、公孙。

（2）镇痛

治法：行气活血。以夹脊穴及手阳明、足厥阴经穴为主。

主穴：夹脊、合谷、太冲、腹哀、章门。

（3）减轻放化疗反应

治法：扶正化浊。以督脉、足阳明、足太阴经穴为主。

主穴：大椎、足三里、三阴交。

根据辨证分型或相关症状进行配穴。瘀血内停配膈俞、血海；痰湿结聚配中脘、丰隆、阴陵泉；气血不足配气海、脾俞、胃俞；脾肾阳虚配肾俞、命门；肝肾阴虚配太冲、太溪、照海。厌食配下脘、天枢、上巨虚；呃逆配内关、中脘。免疫功能抑制配内关、关元；白细胞减少配膈俞、脾俞、胃俞、肝俞、肾俞；胃肠反应配内关、中脘、天枢；口腔咽喉反应配照海、列缺、廉泉；直肠反应配天枢、大肠俞、支沟、梁丘。还可配合耳针、灸法、穴位埋线等治疗。或在背俞穴隔姜铺灸，用于放化疗后副作用。

2.其他疗法　同本章食管癌。

四、外治法

根据病情选择穴位敷贴疗法、中药泡洗、中药熏洗治疗等外治法。

【用药说明及治疗注意事项】

（1）胰腺癌以外科手术治疗为主，化学药物、靶向药物、免疫药物及免疫治疗为辅，中药以清热解毒、化瘀散结为其基本治法，在疾病治疗中注意中西医两者有机结合。

（2）在放化疗期间应注意减少或不用清热解毒的抗癌中药，而加大滋补肝肾、健脾益气一类的中药，防止骨髓抑制，减轻消化道症状，增效减毒。

（3）由于胆管炎性狭窄、畸形、结核、硬化性胆管炎、转移性肿瘤、胆管癌栓等可产生与胰腺癌相同的临床表现，故只要患者CT提示胰腺肿瘤，可考虑剖腹探查，术中快速冷冻切片明确诊断。

【预防与康复指导】

嘱患者慎起居，调畅情志，避免七情过极。不吃烧焦和烤煳的食品，少吃高脂、高油、多盐的食物。在饮食中增加纤维类、胡萝卜素、维生素E和必要的矿物质等，控制食盐摄入，避免暴饮暴食。戒烟戒酒，适当的体育锻炼，增强体质。

第九节　子宫颈癌

【概述】

一、西医定义

宫颈癌是最常见的妇科癌瘤，患者年龄分布呈双峰状，即31~39岁和60~64岁，平均年龄为52~53岁。由于宫颈癌有长期癌前病变阶段，加之子宫颈解剖位置易于暴露及细胞学检查技术的普及与发展，子宫颈癌得以早期发现、早期诊断及早期治疗，生存率明显提高，发病率及死亡率逐年下降。

二、中医认识

中医无宫颈癌病名，但根据临床表现，与"五色带""癥瘕""恶疮""阴疮"等病有部分相似。如《素问·骨空论》曰："任脉为病，女子带下瘕聚。"《诸病源候论·崩中五色俱下候》曰："崩中之病，是伤损冲任之脉……冲任气虚，不能统制经血，故忽然崩下……伤损之人，五脏皆虚者，故五色随崩俱下。"朱丹溪曰："妇人崩中者由脏腑损伤，冲任二脉，气血俱虚故也。二脉为经脉之海，血气之行，外循经络，内荣脏……若劳动过极，脏腑俱伤，冲任之气虚，不能约制其经血，故忽然而下，谓之崩中暴下。"《景岳全书》曰："盖积者，积垒之谓，由渐而成者也……凡汁沫凝聚，旋成块者，皆聚之类，其病多在血分，血有形而静也。"《医宗必读·积聚》："积之成也，正气不足，而后邪气踞之。"由此可见，崩漏、带下、癥瘕是脏腑虚损、冲任失约、带脉不固、邪毒瘀阻血络和痰湿内结胞宫所致，与肝、脾、肾三脏关系最为密切。

【诊断依据】

一、临床表现

早期宫颈癌常无症状也无明显体征，与慢性宫颈炎无明显区别，有时甚至见宫颈光滑，尤其于老年妇女宫颈已萎缩者。有些宫颈管癌患者，病灶位于宫颈管内，宫颈阴道部外观正常，易被忽略而漏诊或误诊。患者一旦出现症状，主要表现为：①阴道不规则出血。阴道不规则出血是大部分宫颈癌患者的主要症状及首发症状，尤其是绝经后的阴道不规则出血更应引起注意。②阴道分泌物增多。阴道分泌物增多是宫颈癌患者的主要症状，多发生在阴道出血之前。最初阴道分泌物可以没有任何气味，随着肿瘤的生长，癌瘤继发感染、坏死，则分泌物增多，如淘米水样或混杂血液，并带有恶臭味。③疼痛。癌瘤向宫旁组织延伸，侵犯骨盆壁，压迫周围神经，临床表现为坐骨神经痛或一侧骶髂部的持续性疼痛。④泌尿道症状。晚期宫颈癌压迫或侵犯膀胱，出现尿频、尿血、尿道炎的症状；压迫输尿管可引起肾盂积水，如为双侧，尚可出现尿毒症。⑤下消化道症状。晚期宫颈癌压迫或侵犯直肠，引起大便困难、梗阻、便血，乃至阴道直肠瘘。⑥全身症状。晚期患者因癌瘤组织的代谢、坏死组织的吸收或合并感染可引起发热；由于出血、消耗而出现贫血、消瘦甚至恶病质。

宫颈上皮内瘤样病变、镜下早期浸润癌及早期宫颈浸润癌，局部无明显病灶，宫颈光滑或轻度糜烂如一般宫颈炎表现。随着宫颈浸润癌的生长发展，根据不同的类型，局部体征也不同。外生型见宫颈上有赘生物向外生长，呈息肉状或乳头状突起，继而向阴道突起形成菜花状赘生物，表面不规则，合并感染时表面有灰白色渗出物，触之易出血。内生型则见宫颈肥大、质硬，宫颈管膨大如桶状，宫颈表面光滑或有浅表溃疡，晚期由于癌组织坏死脱落，形成凹陷性溃疡，整个宫颈有时被空洞替代，并覆盖有灰褐色坏死组织，有恶臭味。癌灶浸润阴道壁见阴道壁上有赘生物，向两侧子宫旁组织侵犯，妇科检查可扪及两侧增厚，呈结节状，质地与癌组织相似，有时浸润达盆壁，形成"冰冻骨盆"。

二、辅助检查

（一）宫颈刮片检查及活检

宫颈刮片检查为发现早期宫颈癌有效的检查方法。由于早期患者大多数没有明显症状，因此很难被及时发现。目前在临床上对已婚妇女做妇科检查或防癌普查时，都常规以阴道脱落细胞检查，作为筛查手段。宫颈和宫颈管活检是诊断子宫颈癌最可靠的依据。当宫颈刮片检查多次为阳性，而多点活检及颈管刮片阴性，或已证明为原位癌，不能排除浸润癌时，可行宫颈锥切术并送病理。此种方法既能达到诊断的目的又可将病灶一并切除，被认为是一举两得的方法，但因锥切术后有不同程度的并发症，目前在临床已少采用。

（二）碘试验

将浓度2%的碘溶液直接涂在子宫颈和阴道黏膜上，观察染色情况。正常宫颈和阴道鳞状上皮含丰富糖原，可被碘溶液染为棕色或深赤褐色，若不染色即为阳性，说明鳞状上皮不含糖原。瘢痕、囊肿、宫颈炎或宫颈癌等的鳞状上皮不含或缺乏糖原，也不能染色，故本试验对癌无特异性。然而碘试验用于检测宫颈癌可识别宫颈病变的危险区，以便确定活检取材的部位，提高诊断率。

（三）氮激光肿瘤固有荧光诊断法

根据荧光素与肿瘤的亲和作用，应用人体原有的荧光（即固有荧光），通过光导纤维传送激光（常用氮激光）激发病变部位，目测病灶组织与正常组织发出不同颜色即可诊断。目测见宫颈表面呈紫色或紫红色为固有荧光阳性，提示有病变；出现蓝白色为阴性，提示无恶性病变。本法优点是患者不需要服光敏药，无副作用，能反映微观结构，筛选早期宫颈癌，尤其适用于癌前病变的定位活检，并适用于大规模普查。

（四）宫颈摄影

用100 mm显微镜附加35 mm相机及50 mm延伸圈组成摄影仪，将所获图像投射在3.3 m宽屏幕上，在1 m远处观察：鳞柱交界处全部显示，无异常为阴性，发现异常为可疑，未见鳞柱交界为不满意。据观察其诊断准确率为93.1%，故为一种准确性高、成本低、便于应用的新方法。

（五）影像学检查

宫颈癌CT扫描时可见宫颈增大呈软组织块状影并蔓延至子宫及子宫旁组织。MRI检查宫颈癌在T_2加权像上显示高信号，与其他结构形成对比，最易发现。如需估计宫颈癌侵犯的范围，可行B超经直肠沿半径旋转扫描。此外，可视患者具体情况做X线检查、静脉肾盂造影、膀胱镜、直肠镜及放射性核素检查。

三、诊断标准

根据临床表现与体征，以及实验室检查基本可诊断该病，宫颈组织活检是明确该病诊断的金标准。

四、分期

参照美国癌症联合委员会（AJCC）子宫肿瘤 TNM 分期（第八版，2017）及国际妇产科联盟（FIGO）子宫癌手术分期系统。

原发肿瘤（T）：

T_x：原发肿瘤不能评估。

T_0：无原发肿瘤的证据。

Tis：原位癌。

T_1（FIGO 分期Ⅰ期）：肿瘤最大直径 ≤ 2 cm。

T_{1a}（FIGO 分期ⅠA 期）：肿瘤局限于宫体，包括宫颈腺体受累。

T_{1b}（FIGO 分期ⅠB 期）：肿瘤侵犯子宫肌层的 1/2 或以上。

T_2（FIGO 分期Ⅱ期）：肿瘤侵犯宫颈的基质结缔组织但未延伸超出子宫。不包括宫颈腺体受累。

T_3（FIGO 分期Ⅲ期）：肿瘤侵犯浆膜、附件、阴道或宫旁。

T_{3a}（FIGO 分期ⅢA 期）：肿瘤侵犯浆膜和（或）附件（直接延伸或转移）。

T_{3b}（FIGO 分期ⅢB 期）：阴道受侵（直接延伸或转移）或宫旁受侵。

T_4（FIGO 分期ⅣA 期）：肿瘤侵犯膀胱黏膜和（或）肠黏膜（大疱性水肿不足以将肿瘤归类为 T_4）。

区域淋巴结（N）：

N_x：区域淋巴结不能评估。

N_0：无区域淋巴结转移。

N_0（i+）：区域淋巴结见孤立性肿瘤细胞，≤ 0.2 mm。

N_1（FIGO 分期ⅢC1 期）：盆腔区域淋巴结转移。

N_{1mi}（FIGO 分期ⅢC1 期）：盆腔区域淋巴结转移（直径 > 0.2 mm 但 ≤ 2.0 mm）。

N_{1a}（FIGO 分期ⅢC1 期）：盆腔区域淋巴结转移（直径 > 2 mm）。

N_2（FIGO 分期ⅢC2 期）：主动脉旁淋巴结转移，伴或不伴盆腔淋巴结转移。

N_{2mi}（FIGO 分期ⅢC2 期）：主动脉旁淋巴结转移（直径 > 0.2 mm 但 ≤ 2.0 mm），伴或不伴盆腔淋巴结转移。

N_{2a}（FIGO 分期ⅢC2 期）：主动脉旁淋巴结转移（直径 > 2.0 mm），伴或不伴盆腔淋巴结转移。

注：当转移的诊断是仅通过前哨淋巴结活检时，N 分类加后缀（sn）。

远处转移（M）：

M_0：无远处转移。

M_1（FIGO 分期ⅣB 期）：有远处转移（包括转移至腹股沟淋巴结、腹腔内、肺、肝或骨，但不包括转移至盆腔淋巴结或主动脉旁淋巴结、阴道、子宫浆膜或附件）。

G 分级：

G_x：（组织学分级）：分级无法评估。

G_1：（组织学分级）：分化好。

G_2：（组织学分级）：分化中等。

G_3：（组织学分级）：分化差或未分化。

子宫颈癌分期具体见表 18-28。

表 18-28　子宫颈癌分期表

分期	T 分期	N 分期	M 分期
Ⅰ 期	T_1	N_0	M_0
Ⅰ A 期	T_{1a}	N_0	M_0
Ⅰ B 期	T_{1b}	N_0	M_0
Ⅱ 期	T_2	N_0	M_0
Ⅲ 期	T_3	N_0	M_0
Ⅲ A 期	T_{3a}	N_0	M_0
Ⅲ B 期	T_{3b}	N_0	M_0
Ⅲ C1 期	$T_{1\sim3}$	N_0	M_0
Ⅲ C2 期	$T_{1\sim3}$	$N_1/N_{1mi}/N_{1a}$	M_0
Ⅳ A 期	T_4	$N_2/N_{2mi}/N_{2a}$	M_0
Ⅳ B 期	任何 T	任何 N	M_1

【鉴别诊断】

宫颈癌应与下列疾病进行鉴别诊断。

一、宫颈糜烂

是最常见的良性宫颈病变，临床可有月经间期出血，或接触性出血，阴道分泌物增多，检查时宫颈外口周围有鲜红色小颗粒，擦拭后也可以出血，大体所见与原位癌及早期浸润癌相似，肉眼不能区分，故难以与早期宫颈癌鉴别。可做宫颈刮片检查或活体组织检查以明确诊断。

二、宫颈息肉

一般为宫颈口或宫颈管内炎性增生所致，常为小圆形肿物，带蒂，但偶也无蒂，鲜红色或粉红色，可单发或为多发，易有接触出血，还可以有继发感染、坏死。息肉癌变较为罕见，但宫颈之恶性病变有时呈息肉状，故凡有宫颈息肉均应切除，并送病理学检查以明确诊断。

三、颈管黏膜下或肌瘤样息肉

颇似颈管内的癌瘤，尤其是在并发坏死、感染时，但一般宫颈口扩大，阴道指诊可触到瘤蒂，境界清晰，无癌瘤的侵蚀，但瘤蒂宽与宫颈贴接者易与宫颈癌混淆，需做活检以确诊。

四、子宫颈结核

宫颈结核症状上除有不规则阴道出血和大量白带外，可有闭经史及结核体征，阴道镜检在外观上可见多个溃疡，甚至菜花样赘生物，与宫颈癌很相似，亦需活检进行鉴别。

【西医治疗】

一、治疗思路

宫颈癌治疗方法主要是手术治疗、放射治疗和化疗，化疗广泛应用于与手术、放疗配合的综合治疗和晚期复发性子宫颈癌的治疗。目前靶向治疗、免疫治疗及其联合治疗可用于复发或转移子宫颈癌的全身系统性治疗。子宫颈癌综合治疗不是几种方法的盲目叠加，而应有计划地分步骤实施，治疗中根据手术结果和放疗后肿瘤消退情况予以调整，原则上早期子宫颈癌以手术治疗为主，中晚期子宫颈癌以放疗为主，化疗为辅。

二、外科治疗

已有病理学检查确诊为宫颈癌0期~Ⅱ期的患者，且患者全身情况能够耐受手术。宫颈残端癌、阴道狭窄的宫颈癌患者及不宜放疗的宫颈癌患者可考虑手术治疗。手术选择：①宫颈锥形切除术，主要适用于0、ⅠA1期宫颈癌的诊断或确定病变范围。宫颈癌患者需保留生育功能时，也可行治疗性锥形切除术，但病变必须在切除范围内，而且术后可进行随诊。②扩大的筋膜外全子宫切除术：有腹式与阴道式两种，适用于宫颈原位癌或ⅠA1期癌。③次广泛全子宫切除术：适用子宫颈癌ⅠA2期肉眼未见明显病灶或病灶极小的浸润癌。④广泛性子宫切除术：为宫颈癌手术治疗的基本术式，适用于ⅠA~Ⅱ期。

三、放射治疗

各期宫颈癌均可放射治疗，但Ⅰ期及Ⅱ期以手术治疗为主，Ⅱ期及以后各期则以放疗为主。放射治疗包括体外照射及腔内照射两部分，早期病例以腔内放疗为主，体外放疗为辅；中期病例内外各半；晚期病例则以体外放射为主，腔内放射为辅。腔内放射的目的是控制局部病灶，体外放射则用以治疗盆腔淋巴结及宫颈旁组织等处的病灶。由于宫颈腺癌对放疗不敏感，只要患者能耐受手术且估计病灶尚能切除，应尽量争取手术。

四、化学治疗

对于宫颈癌晚期肿瘤全身广泛转移的病例、局部巨大肿瘤以及中晚期宫颈癌配合放疗增敏均可考虑化学治疗。常用的有效药物有顺铂、博来霉素、丝裂霉素、环磷酰胺、阿霉素、卡铂、5-氟尿嘧啶等，其中顺铂是治疗宫颈癌有效的常用药。近年来在宫颈癌治疗方面取得较好效果的药物主要有白蛋白紫杉醇、异环磷酰胺等。

五、其他治疗

目前对于 PD1、PD-L1 阳性及微卫星高不稳定（MSI-H）/错配修复缺陷（dMMR）的宫颈癌患者，二线治疗可考虑帕博丽珠单抗免疫治疗。NTRK 基因融合阳性的患者可选用拉罗曲替尼或恩曲替尼进行治疗。

【中医治疗】

一、中医辨证施治

1. 肝郁气滞证

临床表现：白带量多，偶带血丝，小腹胀痛，月经失调，情志郁闷，心烦易怒，胸胁胀闷不适，舌苔薄白，脉弦。

病机：肝失疏泄，气机不畅。

治法：疏肝解郁。

处方：逍遥散加减。柴胡、当归、白术、白芍、茯苓、薄荷、煨生姜、甘草。

加减：气郁甚者加佛手、香附、郁金；肝郁化火，潮热额红，加牡丹皮、栀子；血虚甚者加地黄、何首乌；少腹胀或痛甚者加川楝子、延胡索；纳少腹胀者加炒麦芽、鸡内金，另可酌加土茯苓以解毒。

2. 湿热瘀毒证

临床表现：白带量多，色如米泔或浊黄，气味秽臭，下腹、腰骶酸胀疼痛，伴见口干口苦，大便秘结，小便黄赤，舌质红，苔黄或腻，脉滑数。

病机：湿热内蕴，气血不畅，湿热瘀毒，胶结于内。

治法：清热解毒，活血化瘀。

处方：八正散加减。药用木通、瞿麦、滑石、扁蓄、车前子（包煎）、大黄（后下）、栀子、生甘草、灯心草。

加减：热毒甚者加蒲公英、蚤休；口渴思饮加天花粉、石斛；心烦难寐加黄连、茯神；腰酸痛者加桑寄生、杜仲；小腹痛甚者加赤芍、台乌药；阴道流血加三七粉（冲）、牡丹皮。

3. 肝肾阴虚证

临床表现：白带量多，色黄或杂色，有腥臭味，阴道时呈不规则出血，头晕耳鸣，手足心热，额红盗汗，腰背酸痛，下肢酸软乏力，大便秘结，小便涩痛，舌质红绛苔少，脉细数。

病机：肝肾不足，水不涵木，津液亏损。

治法：滋养肝肾。

处方：知柏地黄丸加减。药用知母、黄柏、熟地黄、山茱萸、淮山药、茯苓、牡丹皮、泽泻。

加减：下焦热毒甚者酌加土茯苓、白花蛇舌草；出血量多加白茅根、茜草、仙鹤草；阴虚目糊干涩者酌加枸杞子、杭菊花；便秘者加火麻仁、郁李仁；少腹痛，口干欲频频少饮者加鳖甲、乳香、没药。

4.脾肾阳虚证

临床表现：白带量多，带下伴有腥臭味，崩中漏下，精神疲惫，面色㿠白，颜面水肿，腰酸背痛，四肢不温，纳少乏味，大便溏薄，小便清长，舌淡胖，苔薄白，脉沉细无力。

病机：脾肾阳虚，温煦不足，下焦失固。

治法：温肾健脾。

处方：参苓白术散合肾气丸加减。药用党参、茯苓、白术、淮山药、薏苡仁、莲子肉、白扁豆、桔梗、砂仁（后下），生甘草、熟地黄、山茱萸、泽泻、牡丹皮、桂枝、附子。

加减：崩漏不止者加血余炭、大蓟、小蓟；肾虚夜尿次数增多者酌加补骨脂、益智仁；泄泻不止加诃子、肉豆蔻；湿毒甚者加土茯苓、七叶一枝花；大汗淋漓，似有阳脱之兆，急加人参回阳固脱；腰膝冷痛甚者加杜仲、续断。

二、中成药处方

1.消癌平胶囊　口服，每次 0.8~1 g，每日 3 次，适用于瘀毒内结证。

2.华蟾素胶囊　口服，每次 0.5 g，每日 3 次，适用于肿痛毒瘀证。

3.西黄丸　口服，每次 3 g，每日 2 次，适用于热毒肿痛证。

4.养正消积胶囊　口服，每次 1.56 g，每日 3 次，适用于脾肾两虚证。

三、针灸及其他疗法

1.针灸疗法

（1）改善症状，延长生存期

治法：扶正固本。以强壮保健穴为主。

主穴：关元、足三里、三阴交、肝俞、肾俞、关元俞。

（2）镇痛

治法：行气活血。以夹脊穴及手阳明、足厥阴经穴为主。

主穴：夹脊、合谷、太冲、子宫、石门、八髎穴。

（3）减轻放化疗反应

治法：扶正化浊。以督脉、足阳明、足太阴经穴为主。

主穴：大椎、足三里、三阴交。

根据辨证分型或相关症状进行配穴。瘀血内停配膈俞、血海；痰湿结聚配中脘、丰隆、阴陵泉；气血不足配气海、脾俞、胃俞；脾肾阳虚配肾俞、命门；肝肾阴虚配太冲、太溪、照海。厌食配下脘、天枢、上巨虚；呃逆配内关、中脘。免疫功能抑制配内关、关元；白细胞减少配膈俞、脾俞、胃俞、肝俞、肾俞；胃肠反应配内关、中脘、天枢；口腔咽喉反应配照海、列缺、廉泉；直肠反应配天枢、大肠俞、支沟、梁丘。还可配合耳针、灸法、穴位埋线等治疗。或在背俞穴隔姜铺灸，用于放化疗后副作用。

2.其他疗法　可用厘米波疗法，体积不大的肿瘤或转移癌可用电化学疗法，经皮电刺激疗法可用于缓解癌痛。

四、外治法

宫颈重度非典型增生、宫颈鳞状上皮原位癌、宫颈癌早期，可考虑使用三品一条枪、双紫粉、鹤酱粉，共同研成细末，高压消毒后纳阴道内用。

【用药说明及治疗注意事项】

（1）宫颈癌以手术和放疗为主要治疗手段，化疗是常用的辅助方法，对于巨大肿瘤在手术和放疗前进行2~3个周期化疗药物治疗，可缩小肿瘤体积，以利于手术切除，减少切除范围。部分不能手术的患者化疗后有可能获得根治性手术的机会。

（2）要把握好放化疗的适应证，积极治疗并发症，要注意和熟悉化疗药物的不良反应，及早预防处理。放疗时要避免对膀胱和直肠的伤害。

（3）中医治疗以辨证施治为原则，在综合分析宫颈癌诊断分期、对治疗的敏感性及患者已接受的相关治疗情况，辨清病证的虚实寒热，施行适当的中医药治疗。

（4）避免早婚早育、性生活过频。30岁以上的妇女每年一次常规妇科检查，有可疑症状者要进一步检查，以便确诊。中重度宫颈糜烂治疗要彻底。目前可考虑抗HPV四价及九价疫苗接种以阻断HPV病毒感染，预防子宫颈癌。

【预防与康复指导】

医嘱患者慎起居，调畅情志，避免七情过极。应避免精神紧张、情绪过激，保持开朗、乐观的心境。若确诊为宫颈癌，要克服焦虑、悲伤、恐惧的心理，树立同癌症做斗争的信心。饮食应多样化，不可偏嗜或不节，尽可能选择新鲜的水果、蔬菜，常吃豆类和粗杂粮。忌烟酒，少吃韭菜、生葱、辛辣食物等。要保持良好的生活习惯，做到起居有常，不妄作劳，经常参加适度的体育活动。

第十节　子宫内膜癌

【概述】

一、西医定义

子宫内膜癌，又称子宫体癌，为原发于子宫内膜的一组上皮性恶性肿瘤，其多数为起源于内膜腺体的腺癌，又称子宫内膜样腺癌。子宫内膜癌为女性生殖道常见的三大恶性肿瘤之一，约占女性总癌瘤的 7%，占女性生殖道恶性肿瘤的 20%~30%，多见于老年妇女，多数患者诊断时病变尚局限于子宫，故预后好，其 5 年总生存率为 67%。

二、中医认识

参照本章子宫颈癌中医认识。

【诊断依据】

一、临床表现

（1）子宫内膜癌最典型的临床表现为不规则阴道流血、绝经后出血，且可合并阴道排液，早期仅有少量血性分泌物，如感染坏死，可大量排液，为黄色恶臭或脓血样。同时肿瘤坏死或宫腔积液、积血刺激子宫收缩，导致下腹部疼痛。

（2）子宫增大或绝经后妇女子宫不萎缩反而膨满。晚期可有腹股沟淋巴结肿大等。

二、辅助检查

（一）细胞学检查

通过子宫刮片、阴道后穹隆涂片及宫颈管吸片取材做细胞学检查，但其阳性率不高，故临床价值不高。

（二）宫腔镜检查

目前较广泛地应用于子宫内膜病变诊断。在经绝后子宫出血患者中约 20% 为子宫内膜癌，应用宫腔镜可直接观察宫颈管及宫腔情况，发现病灶并准确活检，可提高活检准确率，避免常规诊刮漏诊，并可提供病变范围，协助术前正确临床分期。

（三）B 超检查

近年来其广泛应用于妇科临床，特别是经阴道 B 超检查在辅助诊断子宫内膜病变方面有一定的进展。经阴道 B 超检查可了解子宫大小，宫腔形状，宫腔内有无赘生物，子宫内膜厚度，肌层有无浸润及深度。据报道，绝经后妇女经阴道测定萎缩性子宫内膜平均厚度为（3.4±1.2）mm，内膜癌为（18.2±6.2）mm，并认为绝经后出血患者若经阴道 B 超检查内膜厚度 < 5 mm，可不做诊断性刮宫。

（四）影像学检查

CT、MRI 主要用于了解宫腔、宫颈病变，肌层浸润深度，淋巴结有无长大（2 cm

以上）等。

三、诊断标准

根据临床表现与体征，以及实验室检查基本可诊断该病，组织活检是明确该病诊断的金标准。

四、分期

参照本章子宫颈癌分期。

【鉴别诊断】

子宫内膜癌应与下列疾病进行鉴别诊断。

一、功能性子宫出血

两者均有异常月经，但功能性子宫出血主要在青年及更年期妇女中出现，而子宫内膜癌多见于老年绝经妇女，可做诊断性刮宫以明确诊断。

二、老年性阴道炎

其亦有排液或血性分泌物，按炎症治疗疗效佳，但子宫内膜癌按炎症治疗基本无效。

三、子宫肌瘤

两者均有阴道流血、子宫增大等症状及体征，可做诊断性刮宫、B 超等明确诊断。

【西医治疗】

一、治疗思路

子宫内膜癌治疗主要是手术切除、化学治疗及放射治疗。随着对子宫内膜癌转移播散认识的深入，以及对内膜组织学类型、分化程度、肌层浸润度及淋巴转移等与预后相关因素的重视，对病变范围及影响预后相关因素进行评估，结合病程、全身状况，制定最佳治疗方案，对内膜癌患者进行个体化治疗，已成为当前总趋势。

二、外科治疗

手术目的是进行手术病理分期，探查病变的侵犯范围及确定预后，另外是切除癌变子宫、其他存在病灶及可能的转移病灶。早期可直接进行手术治疗，晚期在激素治疗或新辅助化疗、放疗后，如有手术指征则行手术治疗。

三、放射治疗

在手术前后加放疗，阻止癌扩散，降低种植转移率，减少在阴道处的复发。

四、化学治疗

目前主要于晚期子宫内膜癌及术后分期较晚的子宫内膜癌行化学治疗。主要治疗药物为紫杉醇类联合铂类，或阿霉素类联合铂类等。

五、激素治疗

目前激素治疗首选甲羟孕酮与他莫昔芬交替使用，其他可用于子宫内膜癌的激素类药物还有芳香化酶抑制剂及氟维司群。

六、免疫治疗

1. 曲妥珠单抗　对于 Ⅲ/Ⅳ 期和复发的子宫内膜浆液性癌，并且人表皮生长因子受体 2（human epidermal growth factor receptor 2，HER2）表达阳性的患者，可在卡铂联合紫杉醇方案的基础上加入曲妥珠单抗。

2. 帕博丽珠单抗　用于肿瘤突变负荷高（tumor mutation burden-high，TMB-H）或 MSI-H/dMMR，前线治疗后进展，或没有满意替代治疗方案、无法切除的转移性子宫内膜癌患者。

3. 纳武单抗　适用于 dMMR 的复发、转移或高危型子宫内膜癌患者。

4. 仑伐替尼 + 帕博丽珠单抗　用于晚期或复发性子宫内膜癌，不存在 MSI-H 或 dMMR，没有手术或放疗治愈的可能性，并且在前次系统治疗后进展的患者。

5. 拉罗替尼或恩曲替尼　用于治疗 NTRK 基因融合阳性的患者。

【中医治疗】

一、中医辨证施治

参照本章子宫颈癌辨证施治。

二、中成药处方

1. 消癌平胶囊　口服，每次 0.8~1 g，每日 3 次，适用于瘀毒内结证。

2. 华蟾素胶囊　口服，每次 0.5 g，每日 3 次，适用于肿痛毒瘀证。

3. 西黄丸　口服，每次 3 g，每日 2 次，适用于热毒肿痛证。

4. 养正消积胶囊　口服，每次 1.56 g，每日 3 次，适用于脾肾两虚证。

三、针灸及其他疗法

参照本章子宫颈癌使用。

【用药说明及治疗注意事项】

临床资料表明，肥胖女性容易患子宫内膜癌，其发病率比较瘦女性高。目前研究发现，脂肪组织可贮存雌激素，倘若女性雌激素合成过多，那些多余的雌激素被脂化后贮存于脂肪组织内，使得脂肪细胞中雌激素贮存量增多。同时，贮存在脂肪细胞内的雌激素又可不断地释放进入血流，因代谢缓慢，持续作用于子宫内膜。子宫内膜在雌激素的长期作用下容易发生癌变，尤其是更年期妇女肥胖者，其子宫内膜癌的发生率是非肥胖妇女的 2~4 倍。肥胖妇女发生月经紊乱，应慎用雌激素，可用孕激素止血，调整月经周期。经过 2~3 个周期治疗无效者，应做诊断性刮宫，以明确子宫内膜情况。子宫内膜癌绝大部分为散发性，但约有 5% 的患者为遗传性子宫内膜癌。以错配修复（mismatch repair，MMR）系统基因胚系突变为特征的 Lynch 综合征是最常见的遗传性子宫内膜癌，其他还包括以 PTEN 基因胚系突变为主要特征的 Cowden 综合征等。遗传性子宫内膜癌患者平均发病年龄较散发性患者小 10~20 岁。故在条件允许时，建议对所有子宫内膜癌患者行 Lynch 综合征筛查。

【预防与康复指导】

医嘱患者慎起居，调畅情志，避免七情过极。对 40 岁以上妇女定期普查，有不规则出血妇女需进行诊刮，明确诊断。肥胖者超重 15% 以上适当减肥，少食高脂肪食物。某些疾病需用雌激素治疗时，要用量少，时间不要太长。

（何寄琴　王　斌　尹秀东　吴小宁　邓雄飞）

【参考文献】

［1］刘明武.黄帝内经素问原文［M］.长沙：中南大学出版社，2007.

［2］陈实功.外科正宗［M］.上海：上海科学技术出版社，1989.

［3］吴谦.医宗金鉴［M］.北京：人民卫生出版社，1982.

［4］中国临床肿瘤学会指南工作委员会.中国临床肿瘤学会（CSCO）鼻咽癌诊疗指南［M］.北京：人民卫生出版社，2020.

［5］云秀花.实用中医内科学［M］.上海：上海交通大学出版社，2018.

［6］王士贞，刘蓬.中华医学百科全书：中医耳鼻咽喉口腔科学［M］.北京：中国协和医科大学出版社，2016.

［7］常威.肿瘤常见疾病诊治精要［M］.武汉：湖北科学技术出版社，2018.

［8］栾强.精编耳鼻咽喉疾病临床诊疗［M］.上海：上海交通大学出版社，2018.

［9］孙桐.难经［M］.北京：中国医药科技出版社，1998.

［10］张仲景.金匮要略［M］.北京：中国中医药出版社，2003.

［11］丁光迪.诸病源候论校注［M］.北京：人民卫生出版社，1992.

［12］中华医学会，中华医学会肿瘤学分会，中华医学会杂志社.中华医学会肺癌临床诊疗指南（2019 版）［J］.肿瘤研究与临床，2020，32（4）：217-249.

［13］张用，毕建平，皮国良，等.国际肺癌研究协会第八版国际肺癌 TNM 分期修订稿解读［J］.肿瘤防治研究，2016，43（4）：313-318.

［14］周岱翰.中医肿瘤学［M］.北京：中国中医药出版社，2011.

［15］陈自明.妇人大全良方［M］.北京：人民卫生出版社，2006.

［16］陈实功.外科正宗［M］.北京：中医古籍出版社，1999.

［17］王维德.外科证治全生集［M］.北京：人民卫生出版社，2006.

［18］乳腺癌诊疗规范（2018年版）［J］.肿瘤综合治疗电子杂志，2019，5（3）：70-99.

［19］苏小军.新编中医内科学［M］.上海：上海交通大学出版社，2017.

［20］张景岳.景岳全书［M］.太原：山西科学技术出版社，2006.

［21］叶天士.临证指南医案［M］.北京：人民卫生出版社，2017.

［22］中国医师协会放射肿瘤治疗医师分会，中华医学会放射肿瘤治疗学分会，中国抗癌协会肿瘤放射治疗专业委员会.中国食管癌放射治疗指南（2020年版）［J］.国际肿瘤学杂志，2020，47（11）：641-655.

［23］李浩淼，孙海波，郑燕，等.AJCC/UICC第八版食管及食管胃交界部癌TNM分期解读及中文版主要内容［J］.中国胸心血管外科临床杂志，2017，24（2）：87-92.

［24］刘亚娴.中西医结合肿瘤病学［M］.北京：中国中医药出版社，2005.

［25］周岱翰.中医肿瘤学［M］.广州：广东高等教育出版社，2007.

［26］国家卫生健康委员会.胃癌诊疗规范（2018年版）［J］.中华消化病与影像杂志（电子版），2019，9（3）：118-144.

［27］赵月.复方苦参注射液联合化疗改善胃癌患者生活质量的疗效观察［D］.济南：山东中医药大学，2011.

［28］房传赐，钱亚云.中医治疗胃癌研究进展［J］.亚太传统医药，2020，16（4）：182-185.

［29］葛均波，徐永建，王辰.内科学［M］.9版.北京：人民卫生出版社，2018.

［30］万德森.临床肿瘤学［M］.3版.北京：科学出版社，2010.

［31］沈蕾，张茜，张禹，等.多层螺旋CT在进展性胃癌及胃淋巴瘤中的鉴别诊断价值［J］.实用放射学杂志，2019，35（4）：572-575，597.

［32］解天娲.胃肠道间质瘤的临床病理诊断及鉴别诊断分析［J］.中国保健营养，2020，30（11）：293.

［33］陈孝平，汪建平，赵继宗.外科学［M］.9版.北京：人民卫生出版社，2018.

［34］王若峥，张国庆.肿瘤放射治疗学［M］.北京：科学出版社，2010.

［35］周际昌.实用肿瘤内科治疗［M］.北京：北京科学技术出版社，2010.

［36］吴勉华，王新月.中医内科学［M］.北京：中国中医药出版社，2012.

［37］黄立中.肿瘤科中西医诊疗套餐［M］.北京：人民军医出版社，2013.

［38］顾晋，汪建平.中国结直肠癌诊疗规范（2017年版）［J］.中华临床医师杂志（电子版），2018，12（1）：3-23.

［39］翟双庆，黎敬波.内经选读［M］.北京：中国中医药出版社，2016.

［40］中国临床肿瘤学会指南工作委员会，中国临床肿瘤学会（CSCO）.结直肠癌诊疗指南［M］.北京：人民卫生出版社，2020.

［41］王姗，吴庆旺，李小科，等.《原发性肝癌诊疗规范（2019年版）》解读［J］.临床肝胆病杂志，2020，36（5）：996-999.

［42］林丽珠，肖志伟，黄学武，等.原发性肝癌中西医结合诊疗实践回眸［J］.中医肿瘤学杂志，2020，2（1）：5-9.

［43］吴玉潇，盛庆寿.中医药治疗原发性肝癌的研究进展［J］.广西医学，2020，42（4）：483-485.

［44］张振.原发性肝癌的诊断进展［J］.亚洲临床医学杂志，2020，3（3）：126.

［45］侯飞.彩超检查对原发性肝癌和继发性肝癌的鉴别诊断［J］.中国卫生产业，2012（28）：153.

［46］周俭，吴志全，樊嘉，等.胆管细胞癌临床特点及其与肝细胞癌的比较［J］.中华普通外科杂志，2000，15（6）：330.

［47］荚卫东，刘文斌.《肝血管瘤诊断和治疗多学科专家共识（2019版）》解读［J］.临床外科杂志，2020，28（1）：19-22.

［48］张惠，刘志红，邓立强，等.超声造影对泡型肝包虫病的临床诊断价值［J］.西南医科大学学报，2018，41（4）：313-316.

［49］孙丹，朱晓宁，汪静.原发性肝癌中医证型客观化研究进展［J］.中国中医药现代远程教育，2020，18（10）：147-149.

［50］汤钊猷.现代肿瘤学［M］.3版.上海：复旦大学出版社，2011.

［51］中国临床肿瘤学会指南工作委员会.中国临床肿瘤学会（CSCO）胰腺癌诊疗指南［M］.北京：人民卫生出版社，2020.

［52］刘渊，吴潜智.难经［M］.成都：四川科学技术出版社，2008.

［53］孟如.金匮要略选读［M］.上海：上海科学技术出版社，1997.

［54］谢玲玲，林荣春.《2020 NCCN子宫肿瘤临床实践指南（第1版）》解读［J］.中国实用妇科与产科杂志，2020，36（4）：333-339.

［55］李中梓.医宗必读［M］.北京：人民卫生出版社，1995.

［56］巢元方.诸病源候论［M］.沈阳：辽宁科学技术出版社，1997.